U0790012

普通高等教育案例版系列教材

供临床、预防、基础、口腔、麻醉、影像、药学、检验、护理、法医等专业使用

病　理　学

案例版

第 2 版

主　　编　唐建武
副 主 编　阮永华　张志刚　黄玉红　董小黎　吴淑华
编　　委　(按姓氏笔画为序)
于燕妮(贵阳医学院)　陈平圣(东南大学)
刘复兴(咸宁学院)　胡新荣(广东医学院)
阮永华(昆明医学院)　姚海涛(佳木斯大学)
吴淑华(滨州医学院)　高志安(辽宁医学院)
张文敏(福建医科大学)　唐建武(大连医科大学)
张志刚(复旦大学)　黄玉红(大连医科大学)
张　忠(沈阳医学院)　董小黎(首都医科大学)
张绘宇(广州医学院)　董志恒(北华大学)

科 学 出 版 社
北　京

郑 重 声 明

为顺应教学改革潮流和改进现有的教学模式，适应目前高等医学院校的教育现状，提高医学教育质量，培养具有创新精神和创新能力的医学人才，科学出版社在充分调研的基础上，首创案例与教学内容相结合的编写形式，组织编写了国内首套案例版系列教材。案例教学在医学教育中，是培养高素质、创新型和实用型医学人才的有效途径。

图书在版编目(CIP)数据

病理学:案例版 / 唐建武主编．—2 版．—北京:科学出版社，2012.1

ISBN 978-7-03-032942-4

Ⅰ．病… Ⅱ．唐… Ⅲ．病理学-医学院校-教材 Ⅳ．R36

中国版本图书馆 CIP 数据核字(2011)第 250592 号

责任编辑:周万灏 / 责任校对:林青梅
责任印制:赵　博 / 封面设计:范璧合

科学出版社 出版
北京东黄城根北街 16 号
邮政编码:100717
http://www.sciencep.com
三河市骏杰印刷有限公司 印刷
科学出版社发行　各地新华书店经销
*
2007 年 1 月第　一　版　开本:850×1168　1/16
2012 年 1 月第　二　版　印张:19
2023 年 3 月第二十三次印刷　字数:642 000

定价:88.00 元

(如有印装质量问题，我社负责调换)

第2版前言

2010年初春在北京参加全国“两会”期间，科学出版社有关领导和编辑与我谈起主持案例版《病理学》再版之事。此前我曾主编、参编过多部《病理学》规划教材，却还是第一次主持案例版教材的编写，深感责任重大。于是，立即着手制定编写大纲，组织编者队伍，并召开五月大连、十月昆明两次编者会议研讨。在各位编者同仁近一年的精诚合作努力拼搏之下，终于得以在岁末年初杀青付梓，较好实现了本版要在第1版基础上，把握好继承性和创新性对立统一的初衷。本版教材主要的改动之处有：

1. 明确读者目标　在读者对象上，本版除仍以五年制本科临床医学专业学生为重点外，还同时兼顾了预防、基础、口腔、麻醉、影像、药学、检验、护理等各专业学生的需求。在内容取舍上，一方面注意坚持与五年制规划教材教学大纲完全一致，另一方面还特别注意确保知识覆盖面应涵括国家硕士研究生入学考试和卫生部执业医师考试的要求。在教材体例上，既可作为教学课本使用，也可作为复习资料备考使用。

2. 调整编者队伍　在第1版作者基础上，我们新邀请了复旦大学上海医学院、首都医科大学等几位高年资教授参加编写。本教材中，除主编单位外各院校只保留一位编者，从而使参编院校由第1版的8所增加到第2版的14所。本版教材各章编者分工为：绪论和第一章唐建武、第二章黄玉红、第三章陈平圣、第四章张志刚、第五章阮永华、第六章胡新荣、第七章董小黎、第八章高志安、第九章张绘宇、第十章于燕妮、第十一章张忠、第十二章刘复兴、第十三章姚海涛、第十四章张文敏、第十五章董志恒、第十六章吴淑华。

3. 体现四个强化　不断改革更新观念，适应多样化教学的需要，力求贴近“教”与“学”两个实践环节，在方便教师“教”和学生“学”两个层面上下功夫。第2版较之第1版更加注重凸显四个强化，即强化案例描述分析，强化问题导入推理，强化病理临床联系，强化知识总结归纳。在规范保留“易混淆的概念”、“学习思考题”条目的同时，在每个章节之前增加了“学习目标”，之后增加了“重点词汇的中英文对照”等内容，以利于加强学生对课堂知识与英文单词的掌握。

4. 突出案例特色　本书的最大特点是每章节都有3～5个真实的或标准化的案例，首先介绍患者主诉、入院后检查治疗经过及病理活检或尸检资料等，然后根据案例信息引出相关问题，并结合所学病理学或其他学科知识进行分析、归纳、总结、鉴别。通过案例形式，同学们不仅可将所学的基础医学知识、病理学知识及临床知识集中融会贯通起来，而且可将培养综合素质、解决实际问题和早期接触临床实践有机结合起来，是对病理学教学理念、教学模式、教学方法的有益改革与探索。在学习中，同学们要首先认真研读所提供的患者症状、体征和其他检查资料，然后密切结合大体标本和切片标本的病理学所见，全面进行病理临床分析，最终独立做出主要病理诊断和死亡原因的推定。这不仅是本学期同学们达到病理学学习目标的基本方法，也是将来同学们成为医生时临床诊治的思维模式。

案例教学的最大特点是侧重实践，贴近临床，更易激发广大教师和学生的创新思路和求实精神，从而全面提高医学教育“教”与“学”两方面的积极性与热情。因此，本教材既可用于按传统模式进行讲授、案例作为学生课间阅读的教学方式，也可用于以案例为先导、提出问题进行讨论的教学方式。本教材编者们对于教材的编写做出了极大的努力，在此感谢第1版的编写人员：崔进、王芳、李桢、张树华、张祥盛、姚运红、申丽娟、杨春雨、苏敏、张燕、张雅洁、姜汉国、郭萍、韩玉贞等教授的大力支持、但案例版《病理学》教材仍会有许多疏漏和不当之处，编者团队恭请使用本书的各校师生不吝提出宝贵意见，以便日后进一步改进完善。

唐建武

二零一一年元旦于大连

第1版前言

本书是根据教育部倡导的教育教学改革精神，为深化课程体系与教学方法改革，加大教材建设与改革力度，提高高等医学教育教学质量，由科学出版社组织出版的一本全国性、创新性高等医药院校本科案例版教改教材。本教材以5年制医学本科生为主要对象，以临床医学专业为主，兼顾预防、基础、口腔、麻醉、影像、药学、检验、护理等专业需求。

本书由传统的总论和各论两部分内容组成，共17章，第1章～第6章为总论，第7章～第17章为各论；共有插图498幅，其中彩色图421幅，黑白图28幅，彩色模式图49幅。本教材的编写，在没有改变现有教学体制和教学核心内容的基础上，采用创新性编写模式，在内容和格式上与以往的编写方式有所不同，特别是在教材中增加了临床真实案例和标准化案例，本书共收集案例77例，其中总论部分14例，各论部分63例，这是本教材有别于其他教材的特色，并具有以下特点：

1. 本书融典型案例于教材中，教学内容丰富，既可以按传统模式讲授，案例作为补充，供学生阅读使用，也可以临床案例为先导进行教学。

2. 为加强临床专业学生从基础向临床的过渡，为学习临床打好基础，在案例中适当增加了简单的、常用的临床知识。

3. 本教材在内容上加强了病理与临床的联系和结合，可提高学生的学习兴趣，使学生感到学有所用，从而达到提高学习效率和教学质量的目的。

4. 编写时，突出“三基”内容，知识点明确，学生好学，教师好教，将教学改革和教学经验融入教材，使学生在尽可能短的时间内掌握所学课程的知识点。

5. 为进一步开阔学生的学习思路，在章、节之后，设有“易混淆的概念”、“习题”和“习题答案”以及“思考题”。

在此应当指出，虽然各位编委都尽了最大努力，但由于首次编写案例版病理学教材，经验不足，加之时间和水平有限，不当和错误之处在所难免，敬请使用和关心本教材的同道和学员们多提宝贵意见与建议，以便在版时修订完善。

本书在编写过程中，得到各编委院校有关领导和许多关心教学改革的病理学同道们的热心支持和帮助，在此一并表示衷心的感谢。

崔　进

2006年11月于昆明

目　录

绪　论

病理学(pathology)是研究疾病发生发展和转化规律、阐明疾病本质的医学科学分支。病理学的核心是研究疾病发生的原因(病因学,etiology),病因作用下疾病发生发展的过程(发病学,pathogenesis),机体在疾病过程中细胞、组织、器官的形态学变化(病理变化,pathological changes),以及由于这些变化引起的临床表现、转归和结局(临床病理联系,clinical pathological relations)等。病理学的最终目的就是从分子、细胞、组织、器官及个体等不同水平,来研究确定疾病对机体的影响及其规律,从而指导疾病的预防、诊断和治疗。

一、病理学的内容

在病理学内容中,细胞和组织的适应与损伤、损伤的修复、局部血液循环障碍、炎症、肿瘤等章节,论述不同疾病的共同病变与疾病发生发展的一般规律,称为普通病理学(general pathology),属于总论性质(本书第一～五章)。其后内容以各系统疾病为顺序,阐述各疾病的病因、发病机制、病理变化、转归与临床病理联系,讨论具体疾病的各自特点,称为系统病理学(systemic pathology),属于各论性质(本书第六～十六章)。

病理学的学习分为理论课和实验课两部分,积极提倡启发式、提问式和以问题为基础的学习(problem based learning,PBL)方式。病理理论课以病因、发病机制、病理变化和转归间讲授为主,注重基本病理概念、基本病理变化、基本病理类型以及它们与疾病病因、发病机制、临床表现和转归间的整体联系;病理实验课则以大体标本和切片标本的诊断和鉴别诊断为主,注重以器官为中心、以疾病为主线,旨在提高医学生观察问题和分析解决问题的能力。病理学的总论与各论及其各章节之间,理论知识与实践环节之间,病理形态与功能变化之间,病理静态图像与疾病动态发展之间,疾病局部病变与全身影响之间,病理改变与临床症状体征之间等,都有着不可分割的内在联系,学习时应特别注意相互联系,融会贯通。

二、病理学在医学中的地位

病理学是医学科学的主干课程和医疗实践的组成部分。病理学是基础医学和临床医学的重要桥梁,是医学课程中第一门讲授疾病发生发展规律的学科,也是诊断、治疗疾病的知识基础和具体方法,因此病理学被称为“现代医学之本”。

(一) 病理学是一门与医学各学科密切相关的综合性学科

病理学以生物学、解剖学与组织胚胎学、生物化学与分子生物学、生理学、病原生物学、免疫学、遗传学等为基础,运用正常人体形态、功能、代谢等各种知识,综合分析阐述疾病发生发展的规律。同时,病理学又为同学们正在学习和将要学习的病理生理学、药理学等其他基础学科,以及外科学、内科学、妇产科学、儿科学、五官科学、神经与精神学科等临床学科,提供不可或缺的背景知识。就此意义而言,病理学在基础医学和临床医学各学科间,具有不可逾越的桥梁作用。

(二) 病理学是医学院校课程中第一门系统讲授疾病的学科

病理学研究的对象是人体疾病,而疾病(disease)是指机体在体内外致病因素作用下,因自身稳态调节紊乱而发生的生命活动障碍。正是由于细胞组织发生了一系列不同的功能、代谢和形态等病理变化,才使得疾病在临床上出现各种症状、体征和社会行为异常。学习并且掌握病理学,不仅可以汇集和综合基础医学和临床医学各学科知识内涵,还可培养医学生全面、科学、理性地认识疾病及其特征的思维能力和分析能力。因此,无论是国家执业医师资格考试,还是全国博士、硕士研究生入学考试等,都必定少不了病理学这门医学核心主干课程的内容。

(三) 病理学还是一门实践性和实用性都十分突出的学科

这不仅体现在实验教学占据病理学教学相当的时数,更体现在病理学知识和病理诊断是临床诊治疾病的根本依据。例如,损伤、修复、炎症、肿瘤和血液循环障碍等基本病理现象,是临床上各种疾病症状、体征和综合征产生的基础和原因,不了解这些知识,就不能正确理解和把握疾病发生发展的脉络;又如,临床诊疗中经常使用的内镜、影像学和生物化学等检查手段,虽然在发现和诊断疾病中起到重要作用,但病理组织学和病理细胞学诊断(统称为临床病理学,clinical pathology,又称为外科病理学或诊断病理学)，仍然是最后确诊许多疑难疾病，特别是肿瘤性疾病的金标准，同时也为医患医疗纠纷和某些司法裁定判决等，提供最终的权威依据。

三、病理学的研究方法

根据研究对象和研究角度的不同，病理学的研究方法可分为三大类。

(一) 人体病理学研究方法

人体病理学(human pathology)是通过对患者病史、临床表现，特别是病理学变化的分析，来指导疾病诊断、治疗的方法。人体病理学方法主要包括尸体解剖、活组织检查和细胞学检查等。人体病理学方法不仅是医学生学习病理知识的最重要方法，而且是临床对疾病进行诊断的最常用方法，同时也是病理教学中使用的大体标本和切片标本的最主要来源。

1. 尸体解剖(autopsy) 简称尸检，即在具有合法性和医学需要的前提下，对死者遗体进行剖验，是病理学的基本研究方法之一。尸检的主要作用有：①查明病因和病变，确定死因，分析各种病变的主次和相互关系，协助临床总结疾病诊断和治疗的经验教训；②发现和确定某些传染病、地方病、流行病和新疾病病种；③积累各种疾病的病理资料，用于医疗、教学和科研之用，或为医疗事故鉴定收集证据；④有助于推进器官组织移植手术的开展。

2. 活组织检查(biopsy) 简称活检，即采用局部手术切除、内镜钳取、细针穿刺等方法，取得患者活体病变组织，在显微镜下进行组织病理学检查。活检目的在于：①取得新鲜标本，在活体情况下对患者疾病性质做出诊断，并提示病情的分期和分级状况；②活组织快速冷冻切片法，可对手术中的患者做出即时诊断，协助临床医生术中选择术式和范围；③多次定期活检，可随诊观察病情演变转化，修正原有诊断并判断治疗效果；④新鲜活组织检查，还可对病变组织中的蛋白质、酶、糖、核酸等物质的构成和功能，进行实时定性、定量测定。

3. 细胞学检查(cytology) 简称细胞诊，即采集患者泌尿生殖道、消化道、呼吸道等病变部位自然分泌液(如痰、乳腺液)，渗出物(如胸腔积液、腹腔积液)，排泄物(如尿、粪)，或人工获取(如针吸、涂抹、刮取)的各种脱落细胞，通过涂片染色在光镜下进行细胞病理学、免疫细胞化学、遗传学等项观察并做出疾病诊断。此法较活检方法创伤为小，简便易行，适宜较大规模人群的疾病普查，但有时需配合活组织检查证实后，方能最终确立诊断。

(二) 实验病理学研究方法

实验病理学(experiment pathology)是运用动物体内疾病模型和细胞、组织或器官体外培养等手段，进行疾病病因学、发病学和病理改变研究的方法。

1. 动物实验 包括急性和慢性动物实验，其主要目的是：①复制人类疾病模型，通过复制过程和人为干预，研究疾病病因、发病和转归的规律；②利用动物自发性疾病，人为控制某些条件对其进行病程观察和实验治疗；③进行一些不宜在人体上进行的研究，如致癌、致畸和毒物致病等。但动物实验的结果不能机械地等同于人体，需要比较分析整合后，才能作为人体疾病研究的补充。

2. 细胞、组织或器官培养 将生物细胞、组织或器官在适宜条件下进行体外培养，可研究不同病因作用下疾病发生、发展的过程。其优点是周期短、干预因素易于控制；缺点是离开了复杂的体内整体环境，其结果必然与体内状况有别。如可利用体外培养的人体和动物的正常或肿瘤细胞系，观察病毒感染或其他致癌因素作用下，细胞如何发生恶性转化，发生了哪些分子生物学改变，以及有无可能抑制或逆转其转化过程等。

(三) 临床病理流行病学研究方法

采用个体或群体流行病学方法，对患者进行周密细致的临床病理过程的观察和实验性治疗效果的随诊，探索疾病动态发展的趋势，判断在分子水平、细胞水平、器官水平以及个体水平、群体水平等不同层面所获得疾病资料间的相互关系，为人类疾病的诊断和治疗提供综合性、前瞻性、规律性的信息。

人体病理学方法、实验病理学方法和临床病理流行病学研究方法，分别从不同的研究对象和研究角度来认识疾病，认识病变。因此，只有将各种方法相互补充，扬长避短，综合应用，才能全面理解病理学的全部真谛。

四、病理学的观察技术

大体观察技术和光镜组织学细胞学观察技术是病理学学习和研究的最基本技术。随着科学技术的不断进步与发展，一些新的形态学、功能学、生化学技术，如电子显微镜技术、免疫组织化学与细胞化学技术、形态计量和图像分析技术、分子生物学技术等，也逐渐成为病理学学习和研究的常用技术。

(一) 大体观察技术

运用肉眼或辅以放大镜和度量衡工具，目视观察测量被检物体特别是病变的大小、形态、重量、色泽、质地、表面及切面状况、与周围组织和器官的关系等。许多疾病具有明显的肉眼变化特点，如大多数恶性肿瘤都是以在器官组织中形成单个或多发灰白质实结节，并向邻近组织侵袭扩展生长为特征。大体观察是做出正确病理诊断的第一步。

（二）组织学与细胞学技术

与正常组织一样，病变组织也可经石蜡包埋制成切片或直接采用细胞学涂片，经不同染色后用光学显微镜（光镜）进行观察。最常规的组织学和细胞学染色为苏木素伊红染色（HE染色）、瑞氏染色、巴氏染色等，可以显示组织形态结构（如肝小叶、肺泡、肠腺），区分不同细胞及细胞外成分（如神经细胞、上皮细胞、胶原纤维等），对比观察正常和异常组织与细胞发生的变化（如血液循环障碍、炎症、肿瘤等）。组织学与细胞学技术对于判断病变性质、提供病变分级分期状况、决定手术切除范围等极为重要，是诊断和研究疾病最基本的病理学技术。必要情况下，可以再辅以其他一些特殊方法。

（三）电子显微镜技术

电子显微镜（电镜）较光镜的放大倍数和分辨率要高几百倍至数万倍，其在生物医学中的应用主要有透射电镜和扫描电镜两种形式，可对细胞内部或表面超微结构和成分进行观察，不仅可将亚细胞（如细胞器、细胞骨架等）或大分子（如蛋白质、核酸等）的形态结构联系起来，还可进行组织发生、细胞类型、分化程度及功能产物的观察，尤其对于病毒等病原体、肾小球病变、细胞凋亡、肿瘤组织来源的判定有所帮助。

（四）组织与细胞化学技术

组织与细胞化学技术（histochemistry and cytochemistry），又称为特殊染色技术，其原理是利用某些显色剂能与不同化学成分特异性结合的特性，通过光镜或电镜观察，显示病变组织和细胞结构中蛋白质、酶类、核酸、糖类、脂类等化学成分的数量变化与位置变化。如利用过碘酸Schiff（PAS）反应可显示糖原，刚果红染色可显示淀粉样物质，苏丹Ⅲ、苏丹Ⅳ染色可显示中性脂肪，Van Gieson染色、Masson三色染色和Gomori银染色可分别显示胶原纤维、弹力纤维和网状纤维等。

（五）免疫组织与细胞化学技术

免疫组织与细胞化学技术（immunohistochemistry and immunocytochemistry，IHC，ICC）的原理是利用已知抗原或抗体能与特定抗体或抗原特异结合的特性，经光镜或电镜观察，通过荧光、酶或胶体金等标记呈色系统，来检测组织细胞中可能存在的相应抗体或抗原，藉以判断被测蛋白质的有无、部位及含量，确定正常和肿瘤组织细胞的来源、分化方向和功能产物。免疫组织与细胞化学技术可用于测定癌基因、抑癌基因及其蛋白表达状况，评价肿瘤细胞增生程度，检测病原微生物、激素、生长因子及其受体的表达等，已常规用于多种疾病的病理诊断和鉴别诊断之中。如角蛋白阳性支持癌的诊断，而波形蛋白阳性支持肉瘤的诊断，S-100蛋白阳性则支持黑色素瘤的诊断等。

（六）形态计量和图像分析技术

形态计量（morphometry）和图像分析（image analysis）技术的出现，弥补了以往病理形态学研究只能对病变综合定性而不能精细定量的不足。其机制是通过激光电子扫描技术，将组织细胞图像分解成束，经电子计算机自动整合后，进行定量定位分析。如流式细胞术（flow cytometry，FCM）能测定游离单细胞内DNA含量、倍体类型、细胞周期、细胞表面标记物和细胞内酶的含量等。组织图像分析则可测定组织细胞及细胞器的直径、周长、面积、形态以及各种显色反应的强弱。又如新近应用的激光扫描共焦显微技术（laser scanning confocal microscopic technique），可对活细胞功能结构进行原位定量和三维重构，被称为细胞CT或显微CT。形态计量和图像分析技术主要用于肿瘤良恶性质、分级、分型的判断，以及正常和肿瘤细胞亚群的分类研究等。

（七）分子生物学技术

研究核酸、蛋白质、糖等生物大分子结构、功能、代谢、信息传递、表达调控等的技术称为分子生物学技术，主要包括聚合酶链反应（polymerase chain reaction，PCR）、原位杂交（in situ hybrization，ISH）、Southern印记（Southern blot）、Northern印记（Northern blot）、Western印记（Western blot）、基因芯片（gene chip）、组织芯片（tissue chip，又称组织微阵列）、蛋白质芯片（protein chip，又称蛋白质微阵列）、比较基因组杂交（comparative genomic hybridization，CGH）、比较蛋白质组（comparative proteomics）、生物信息学（bioinformatics）技术等，已广泛用于病理学诊断和研究之中。核酸分子生物学的基本原理，是利用核酸具有严格碱基配对及变性、复性的特点，来实现对组织中DNA、RNA成分的定性、定量和定位检查。蛋白质分子生物学的基本原理，则是利用已知抗体（或抗原）与待测样本中抗原（或抗体）竞争结合的特点，对细胞组织蛋白质进行定性、定量和定位检查。聚合酶链反应、原位杂交、Southern印迹、Northern印迹、基因芯片、比较基因组杂交等技术，属于核酸分子生物学技术；而Western印记、蛋白质芯片、比较蛋白质组学技术，则属于蛋白质分子生物学技术。分子生物学技术的迅速发展和推广应用，使疾病诊断、治疗和研究水平得到了很大的提高。

五、病理学的发展

病理学是最古老的医学学科之一。随着人类对于疾病认识的不断深化，病理学得到逐步发展。在我国，秦汉时期的《黄帝内经》、隋唐时代的《诸病源侯论》等，都曾对病因和病机提出理论。中医阴阳五行学说认为，机体由木、火、土、金、水等五种基本物质组成，由于“六淫”（风、寒、暑、湿、燥、火）和“七情”（喜、怒、忧、思、悲、恐、惊）损伤机体而致病。南宋时期宋慈的《洗冤集录》，详细地描述了伤痕病变、尸体剖验、中毒鉴定等案例特点，体现了法医病理学（forensic pathology）的萌芽。在西方，古希腊 Hippocrates 提出了体液病理学（humoral pathology）学说，认为疾病是由于体内血液、黏液、黄胆汁、黑胆汁的分泌失衡所致。这些朴素唯物论思想对医学特别是病理学的发展，都起到重要的奠基作用。

现代西方医学是以病理学为最终客观依据的科学。18 世纪中叶，意大利的 Morgagni 发表了《疾病的位置和原因》，19 世纪初意大利的 Rokitansky 出版了巨著《病理解剖学》，详细记录了疾病发生器官的大体形态变化，创建了器官病理学（organ pathology）。与此同时代，法国生理学家 Bernard 开始在动物身上复制人类疾病，孕育了实验病理学（experimental pathology）的雏形。此后，德国病理学家 Virchow 提出，细胞的改变和功能障碍是一切疾病的基础，具有局部性、定位性和独立性等特点，创立了有划时代意义的细胞病理学（cellular pathology）。

20 世纪中叶以来，由于新兴科学技术手段的引入，逐渐产生了新的病理学分支如超微病理学（ultrastructure pathology）、免疫病理学（immunopathology）、遗传病理学（genetic pathology）、定量病理学（quantitative pathology）、分子病理学（molecular pathology）等，使疾病的病因与病变、形态与功能、定性与定量、静态与动态、细胞与分子、基础与临床等多方面研究，更加有机地结合起来，具有了更好的客观性、重复性、相关性和可比性，也拓宽了病理学的传统研究领域。

我国现代病理学始于 20 世纪初。一个多世纪以来，我国病理学家在肿瘤、心血管疾病、传染病、寄生虫病、地方病等方面，都取得了可喜的研究成果，编著出版了具有我国特色的病理学教科书和参考书，培养出大批病理学专门人才和学术带头人，建立起独立的病理学教学体系和教学机构。同时，我国病理尸检、活检、细胞学检查等，也得到广泛推动与开展。我们要进一步突出病理学的传统学科优势，加强病理学与其他医学学科之间既分工又合作的关系，不断推动我国病理学科和整个医学教学、科研和临床工作取得更大的进步与发展。

（大连医科大学　唐建武）

第一章 细胞和组织的适应与损伤

【学习目标】

(1) 了解适应的概念，掌握肥大、增生、萎缩和化生的概念及常见类型。

(2) 了解细胞损伤的原因，掌握变性的概念，掌握细胞水肿和脂肪变的概念、形态变化、发生机制，掌握玻璃样变性、纤维素样变性的概念和形态变化，熟悉淀粉样变、黏液样变、病理性色素沉积的特点，掌握病理性钙化的概念和类型。

(3) 掌握坏死的概念、类型、病理变化及结局。

(4) 熟悉凋亡的概念，掌握坏死和凋亡的异同，了解细胞老化。

正常细胞不断调整自身代谢、功能和结构，以应对细胞内需要及细胞外刺激，保持机体生命活动的平衡。正常机体对内外刺激的反应和结果，一方面取决于刺激类型、持续时间以及严重程度，另一方面也取决于受累细胞的类型、状态、分化、血供、营养及遗传背景，且可引起适应、损伤等常见病理形态学变化。

当机体接受过度生理性需要或轻微病理性刺激时，细胞和组织会产生一系列适应性反应，出现肥大、增生、萎缩和化生等变化。一般而言，适应性反应是非损伤性应答反应，并不会在结构和功能上对细胞造成明显损害。如果病理性刺激的强度超过了机体适应能力，就会造成细胞的损伤性变化。其中轻中度病理性刺激造成的细胞损伤是可逆的，称为可逆性损伤，病因去除后有可能恢复到原先的正常状态。形态学上常见的细胞可逆性损伤有细胞水肿、脂肪变、玻璃样变、淀粉样变以及病理性色素沉着和病理性钙化等类型。然而持续严重的病理性刺激会造成细胞不可逆性损伤，导致细胞死亡，形态学上表现为细胞坏死或凋亡。从这个意义上来讲，无论细胞发生何种适应反应，或无论细胞损伤是否可逆，细胞都会产生一系列的代谢、功能和结构改变。机体对于过度生理性需要或病理性刺激产生的反应类型和模式，构成了疾病病理变化的细胞分子基础。

适应性变化和损伤性变化是大多数疾病发展进程中的基础性病理变化。它们与正常细胞之间的关系如图 1-1。通常适应、可逆性损伤或不可逆性损伤是细胞结构和功能变化的一个连续性过程，即正常细胞与适应性改变和损伤性改变之间并无截然的界限，可逆性损伤与不可逆性损伤之间的过渡也难以单凭形态学观察来确定。而且，正常细胞、适应性改变和可逆性损伤几种状态间，在一定条件下还可以相互转化。

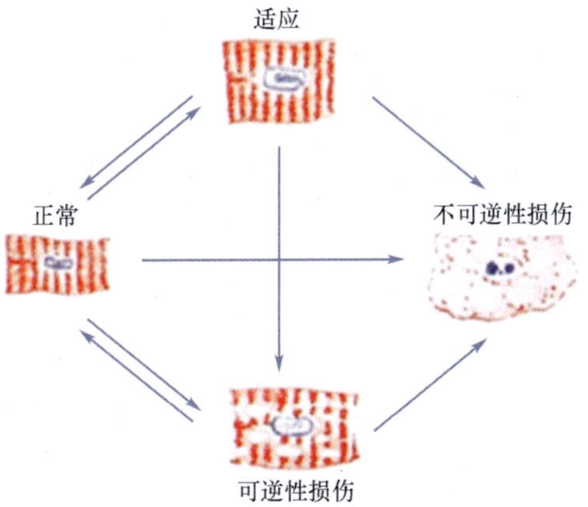

图 1-1 正常、适应、可逆性损伤和不可逆性损伤间的关系

本模式图以心肌为例。适应以细胞肥大为代表，可逆性损伤以细胞水肿为代表，不可逆性损伤以坏死为代表，箭头表示变化演进方向

第一节 适应的类型和形态学变化

适应(adaptation)是细胞和由其组成的组织、器官对过度生理性需要或外源性和内源性轻微病理性刺激而产生的非损伤性反应。在一定程度上，适应体现了机体对细胞生长和细胞分化的调整和应答能力，是介于正常与损伤之间的一种状态。适应的发生机制涉及细胞代谢的所有过程，包括基因表达与调控、信号转导、细胞因子和激素分泌、受体结合、蛋白质转录及翻译，以及蛋白质合成调节等。

适应性反应的常见形态学类型是肥大、增生、萎缩和化生，表现为细胞数目、细胞体积、细胞形态及其功能代谢的变化。细胞通过这些适应性反应，不断地改变自身的代谢、功能和结构，以求在内外环境变化中达到新的平衡。一般而言，病因去除后发生适应性反应的细胞有可能逐步恢复正常。图 1-2 显示了几种常见的适应性反应在细胞数目、细胞体积或细胞形态上的异同。

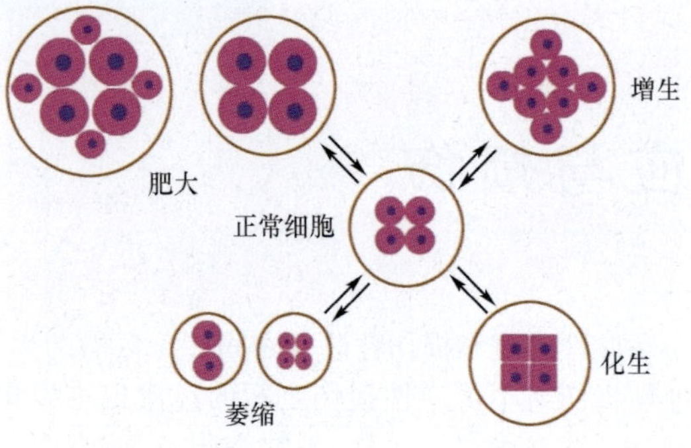

图 1-2 细胞和组织的适应性反应

一、肥 大

肥大(hypertrophy)是由于功能增强合成代谢旺盛引起的细胞体积增大。细胞肥大不是因为细胞肿胀,而是因为细胞内合成了更多的细胞器成分,具有更多的结构蛋白。由于大量实质细胞的肥大,有时还由于实质细胞数目的增多(增生),可导致组织和器官的体积肥大。

(一) 肥大的类型

肥大可能是生理性或病理性的,根据发生的原因和机制,生理性肥大(physiologic hypertrophy)和病理性肥大(pathologic hypertrophy)都可分为代偿性肥大和内分泌性肥大两类,或因功能增强的需要,或因接收更多特殊激素信号的刺激。

1. 生理性肥大

(1) 代偿性肥大(compensatory hypertrophy):又称功能性肥大。需求旺盛、负荷增加,是导致代偿性肥大最常见的原因。如反复锻炼可因雄性激素和生长激素分泌增多,刺激骨骼肌细胞生理性肥大,使肌肉收缩力度增加,常见于运动员肢体的肥大。

(2) 内分泌性肥大(endocrine hypertrophy):又称激素性肥大。生理性肥大也会在各种正常内分泌激素的调节下发生。如青春期雌、雄激素的增加,会导致青少年男女性器官和第二性征相关器官的肥大。妊娠期由于雌激素、孕激素及其受体的作用,可导致子宫平滑肌细胞和乳腺腺上皮细胞体积变大,甚至引起子宫平滑肌细胞数量增多。此时的子宫可以从平时的壁厚 0.4cm、重量 100g,肥大至壁厚 5cm、重量 1000g。

2. 病理性肥大

(1) 代偿性肥大:如原发性高血压时,心肌细胞肥大,心室壁增厚,心脏收缩力增强,以适应外周小血管阻力的异常增加(图 1-3、图 1-4)。药物中毒时,肝细胞通过细胞色素 P450 混合功能氧化酶的增多,来应对解毒代谢需求的增加,从而造成肝细胞的肥大。器官的肥大也可以是同类器官组织的缺如或功能丧失后的反应,如一侧肾脏被手术切除或由于肾动脉闭塞失去功能,对侧肾脏可通过肥大来实现代偿。

(2) 内分泌性肥大:食物缺碘时,垂体促甲状腺素产生过量,可引起甲状腺滤泡细胞肥大并增生,形成甲状腺肿。增加的激素也可以来源于内分泌肿瘤,如垂体瘤促肾上腺激素分泌增多,可导致肾上腺皮质细胞肥大。

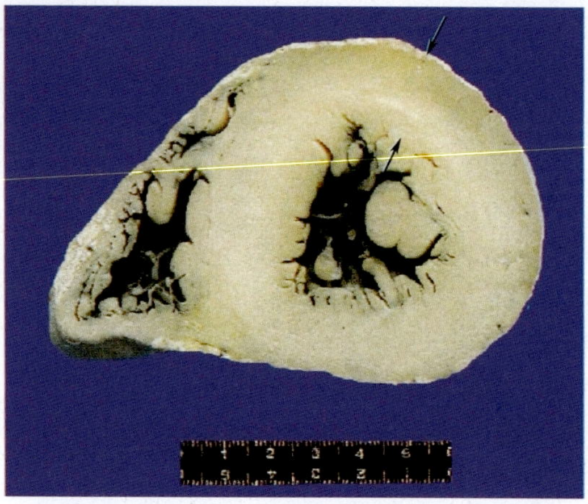

图 1-3 心脏向心性肥大

心脏横断面,示左心室壁及室间隔明显增厚(↑),乳头肌显著增粗,左心室腔相对较小

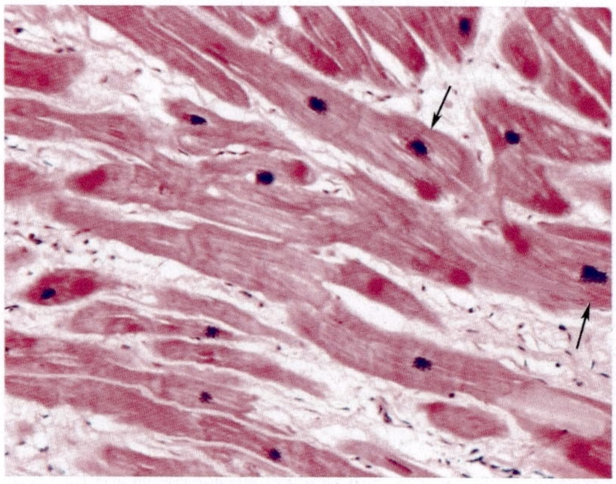

图 1-4 心肌肥大

部分心肌细胞变粗,细胞核不规则且深染,呈代偿性肥大(↑)

(二) 肥大的病变

肥大的细胞不仅体积增大,而且 DNA 基因表型也发生改变。例如,肥大心肌中 c-fos、c-jun、c-myc 等生长基因大量被活化,结构蛋白合成活跃,细胞器肥大且数量增多,使得细胞体积增加,整个细胞功能增强。有两个机制参与了此过程,一是心肌本身的机械性伸展,通过伸展受体的作用,刺激核酸和蛋白质的合成;二是心肌细胞表面受体活化,改变了某些收缩蛋白的表达,如心肌细胞内 α 型肌凝蛋白重链被 β 型肌凝蛋白重链所取代。又如一侧肾切除后,存留肾小管上皮细胞在体积上和数量上都会增加,但当体外培养的肾小管加入 DNA 合成抑制剂后,细胞便不能增生而只是肥大。

但是，细胞肥大产生的功能代偿作用是有限度的。例如，当心脏过度肥大时，心肌细胞的血液供应相对不足；心肌细胞产生的正常收缩蛋白，也会因胚胎性基因的激活，转变为产生收缩力较差的幼稚收缩蛋白；部分心肌纤维收缩成分甚至会分解消失。当心肌体积不再能随着负荷的增加而继续增大时，心脏功能便逐渐失代偿，随之产生心力衰竭。

[案例 1-1]

患者，男性，67 岁，既往有高血压病史 15 年，某日上午在田间劳动时突然跌倒不省人事 2 小时入院。入院检查：体温 38℃，血压 210/120mmHg，神志不清。心尖搏动呈抬举样，心浊音界向左扩大。左侧上、下肢呈弛缓性瘫痪。头颅 CT 扫描示右基底核区及脑室内高密度影，临床诊断为高血压心脏病、脑出血，后因呼吸、心跳停止而死亡。尸体解剖见左心室壁厚 1.7cm，室间隔及左室肥厚，乳头肌、腱索增粗。镜下观，部分心肌细胞体积增大，胞质染色变深。部分心肌细胞体积缩小，核周有黄褐色颗粒状物。脑右侧内囊、脑室、桥脑、中脑见出血灶。

[问题]

(1) 该患者心脏发生了哪些适应性变化？

(2) 为什么心脏会出现一部分心肌细胞体积增大、一部分心肌细胞体积缩小的现象？

二、增　　生

增生(hyperplasia)是由于有丝分裂活跃而致局部细胞数量增多的现象，可导致器官或组织的体积肥大，多数是因靶细胞受到过度的激素刺激以及生长因子及其受体的过度表达所致，同时也与细胞凋亡受到抑制有关。

(一) 增生的类型

增生从性质上来讲，包括生理性增生(physiologic hyperplasia)和病理性增生(pathologic heperplasia)两类。从原因上来讲，也可分为内分泌性增生和代偿性增生两种。

1. 生理性增生

(1) 内分泌性增生(endocrine hypertrophy)：又称激素性增生。生理状态下内分泌性增生的最好例子，是青春期和妊娠期女性在雌激素和孕激素作用下，乳房和子宫内膜腺上皮细胞数量的增多。同样的情况，也发生于绝经期妇女给予外源性雌激素治疗后。

(2) 代偿性增生(compensatory hyperplasia)：亦称功能性增生。如高海拔地区空气中氧含量较低，机体骨髓中红细胞前体和外周血中红细胞数量均代偿性增多。

2. 病理性增生

(1) 内分泌性增生：过度的激素刺激也可诱导病理性内分泌性增生，如子宫内膜增生症时子宫内膜腺体细胞和子宫肌瘤时子宫平滑肌细胞的增生(图 1-5)。男性慢性肝病患者肝功能降低使循环中雌激素水平升高，会引起以导管相连上皮细胞增生为特点的男性乳腺增生症。肿瘤产生的激素也会引起增生，例如肾癌细胞分泌促红细胞生成素，使骨髓中红细胞前体及外周血红细胞数量增多。

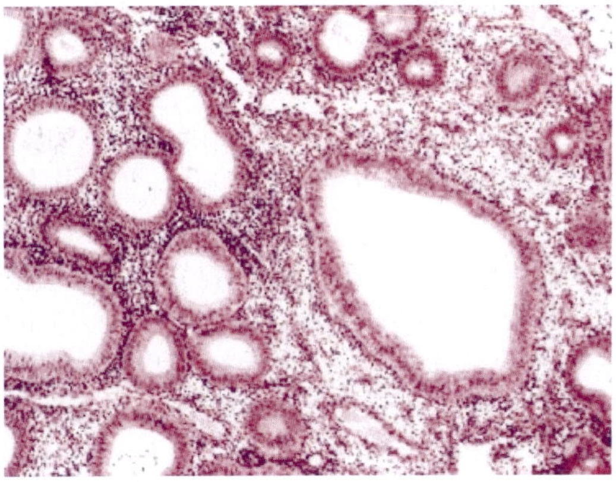

图 1-5　子宫内膜增生症

子宫内膜腺体增生，不同程度扩张呈囊状，上皮细胞柱状，呈多层次排列

(2) 代偿性增生：细胞损伤后的增生为病理性代偿性增生，是生长因子刺激下细胞有丝分裂增强的表现。在细菌感染和移植排斥反应所引起的淋巴结慢性炎症，常可见非常显著的淋巴细胞增生。膀胱慢性炎症时，膀胱被覆移行上皮和腺上皮都可发生增生。代偿性增生还可见于肝脏部分切除后，残存肝细胞和非实质性肝细胞分泌多肽生长因子，刺激残存肝细胞大量增生。

增生也是间质细胞组织的重要适应性反应。在创伤愈合过程中，成纤维细胞必须通过增生达到修复的目的。在各种急、慢性炎症及肿瘤时，间质成纤维细胞也会发生增生，是机体抗炎、抗瘤功能的重要组织学与细胞学表现。

(二) 增生的病变

增生可分为弥漫性或局限性，分别表现为增生组织器官均匀性增大，或在组织器官中形成单发或多发性结节，后者更多见于前列腺、甲状腺、肾上腺、乳腺等激素靶器官。大部分病理性增生，如炎症、创伤修复、激素和生长因子增多时，会因有关引发因素的去除而停止。但病理性增生失去控制会演变为肿瘤性增生，如某些上皮的过度增生会由炎性增生转变为癌前病变，继而发展成为肿瘤性增生。

(三) 增生与肥大的关系

虽然增生和肥大是两个不同的过程，但经常一起发生。原因是它们可能具有类似的触发机制和诱因，通常都受到增殖基因、凋亡基因、激素和多种肽类生长因子的精细调控，其机制在于对细胞组织增殖平衡的重新调整。由于大量生长因子过度表达，激活细胞内 mRNA、rRNA、DNA 及蛋白质的复制合成，促进了细胞数量和细胞体积在量和质两方面都发生变化。

一般来说，细胞本身的分裂增殖类型（永久细胞、稳定细胞或不稳定细胞），是决定它是发生肥大还是增生的最重要因素。分裂增殖能力旺盛的稳定细胞或不稳定细胞，如妊娠期子宫的平滑肌细胞和肝脏部分切除后残存的肝细胞、胆管细胞，它们既可增生又可肥大。而分裂增殖能力低下但分化特异性较强的永久性细胞，如神经细胞及心肌细胞等，则仅能发生肥大。对于即可增生又可肥大的细胞，其分化功能和增殖功能即可各自表达，又可共同表达。如细胞在有丝分裂前被阻滞在 G_2 期，就会出现多倍体，即细胞肥大但不分裂；如细胞能顺利由 G_0 期依次进入到 G_1 期等后续时相，则完成分裂增殖进程。调控细胞增生和肥大过程的因子，包括转录生长因子、表皮生长因子、白介素-6 及肿瘤坏死因子等。

三、萎　缩

萎缩（atrophy）是指已发育正常的细胞、组织或器官的体积缩小，通常伴相应的功能降低、能量需求减少和细胞内物质丧失。当体积缩小的实质细胞数量较多，或同时伴实质细胞数目大量减少时，受累组织或器官也可萎缩。组织器官的不发育或发育不充分，分别称为未发育（aplasia）和发育不全（hypoplasia），均不属于萎缩范畴。

（一）萎缩的类型

萎缩分为生理性萎缩和病理性萎缩两类。

1. 生理性萎缩　生理性萎缩（physiologic atrophy）很常见，例如女性绝经期雌激素水平降低导致的卵巢、乳腺和子宫等性腺的老年萎缩，以及成年青春期后胸腺的退化萎缩等。大部分生理性萎缩时的细胞数量减少，是通过细胞凋亡实现的。

2. 病理性萎缩　病理性萎缩（pathologic atrophy）主要有以下几种常见类型：

（1）营养不良性萎缩：常由营养缺乏或血液供应不足引起，可分为：①全身营养不良性萎缩，如结核病、糖尿病、恶性肿瘤时，蛋白质营养物质摄入不足或消耗过度，可导致全身脂肪减少，肌肉萎缩，称为恶病质（cachexia）；②局部营养不良性萎缩，如脑内动脉粥样硬化引起的局部血供和营养减少，可致大脑进行性萎缩。心脏冠状动脉和肾动脉的粥样硬化常造成局部血管阻塞，可导致组织局部心、肾细胞缺血性坏死，邻近细胞发生萎缩。萎缩的细胞、组织和器官通过调节细胞体积、数量和功能，可与降低的血液供应和营养补给之间形成新的平衡。

［案例 1-1 分析讨论］

（1）该患者心脏发生了两种适应性变化，一是心肌肥大（心肌细胞体积增大、胞质染色变深、室间隔和左心室增厚、乳头肌腱索增粗）；二是心肌萎缩（心肌细胞体积缩小、细胞核周围有黄褐色颗粒状脂褐素）。

（2）本例的心肌肥大属于代偿性肥大，通过心室壁增厚加强心脏收缩力，以适应外周小血管阻力的增加。但当心脏过度肥大（图 1-3），或此前伴有冠状动脉粥样硬化时，部分心肌细胞的血液供应相对缺乏，会发生营养不良性萎缩，因此会出现肥大和萎缩并存的现象。

（2）压迫性萎缩：长期受持续推挤压迫能引起局部细胞组织萎缩，其机制是受压组织细胞会缺氧、缺血。例如，生长中的肝、脑、肺肿瘤推挤压迫，可致周围正常肝、脑、肺组织受压而发生萎缩。肿瘤、结石等上尿路梗阻致肾盂积水，可造成肾实质压迫性萎缩（图 1-6）。右心心力衰竭时，肝小叶中央静脉及其周围血窦血液淤积，引起邻近肝细胞发生压迫性萎缩。

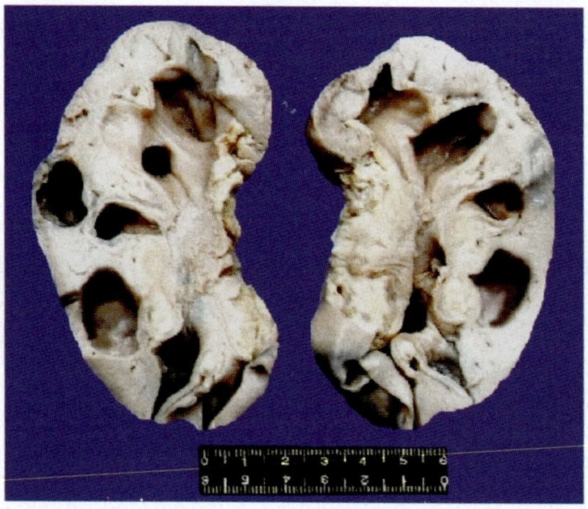

图 1-6　肾压迫性萎缩
肾盂肾盏积水、扩张，肾皮质髓质受压萎缩

（3）失用性萎缩：功能需求下降是最常见的细胞、组织和器官萎缩的原因。如患者因四肢骨折需绝对卧床休息，或需器具固定活动的肢体，都会使肢体工作负荷减少，功能需求下降，骨骼肌随之萎缩。随着肢体重新开始正常活动，相应骨骼肌细胞会恢复正常大小和功能。

（4）去神经性萎缩：许多细胞的功能依赖细胞内、外各种化学物质信号的传递和激动。运动神经元和轴突损伤时，神经-肌肉间兴奋介质传递丢失，使其所支配骨骼肌萎缩。脊髓灰质炎前角细胞受损时，会引起相应肢体肌肉萎缩瘫痪，甚至发生长骨骨质疏松。

(5) 内分泌性萎缩：受激素调节的内分泌腺细胞，会因激素分泌的减少而丧失应有的信号刺激，表现为靶器官细胞的体积减小和数量减少，又称激素性萎缩。如下丘脑缺血坏死，促肾上腺皮质激素(ACTH)释放减少，导致肾上腺皮质细胞萎缩。此外，肿瘤细胞也会发生萎缩，如给予雌激素治疗后，前列腺癌细胞可以萎缩。

(6) 老化和损伤性萎缩：细胞老化的标志之一是细胞萎缩。不可再生细胞如神经细胞和心肌细胞的萎缩，是大脑和心脏发生随龄性器官老化的常见原因。此外，病毒和细菌引起的慢性炎症也是细胞、组织或器官萎缩的常见原因，如慢性胃炎时胃黏膜的萎缩和慢性肠炎时小肠黏膜绒毛的萎缩。大量细胞凋亡也会引起组织和器官的萎缩，如阿尔茨海默病(Alzheimer disease)时大脑的萎缩，就主要是由于大量神经细胞凋亡所致。

[案例 1-2]

患者，男性，43 岁。因腰部不适、闷胀入院。体检发现有一肿块位于右腹部，有波动感。超声检查肾脏体积增大，皮质变薄，实质内见大小不等液性暗区，左输尿管中段见一个 1.2cm × 1.0cm × 0.5cm 高亮度光斑，X 线静脉尿路造影显示严重肾积水。对侧肾功能尚好，遂行患侧肾切除。病理检查见左侧肾脏体积 20cm × 14cm × 10cm，呈囊性，剖开其内充满淡黄色清亮液体，肾皮质最薄处仅为 0.1cm，左输尿管腔内有一同上光斑大小结石。

[问题]

(1) 患者肾脏发生了什么病理变化？

(2) 患者肾脏体积明显增大，可不可以诊断为肾脏肥大或假性肥大？

(二) 萎缩的病变

镜下观，萎缩的细胞体积变小，细胞质内可含有不被溶酶体消化的细胞碎片形成的残留小体(脂褐素颗粒)，在心肌、肝细胞及肾上腺皮质网状带细胞中更易见到，可以作为细胞发生萎缩的一个标志。萎缩时看家基因(housekeep genes)和分化基因(differentiation genes)表达都会受到抑制，但以分化基因受到的抑制更为明显。由于激素和生长因子合成减少与功能下调，泛酸-蛋白酶体通路激活，细胞内结构蛋白合成减少、分解增加，细胞器数量减少、退化固缩，导致组织器官细胞体积萎缩和细胞数量减少。

肉眼观，萎缩的组织器官体积缩小，重量减轻，色泽变深。当脂褐素明显增多时，整个器官呈棕褐色，称为褐色萎缩(brown atrophy)。

需要指出的是，临床上萎缩可由多种因素所致。例如，骨折后肌肉的萎缩，可能就是营养性、神经性、失用性甚至是压迫性(石膏固定过紧时)等诸因素共同作用的结果；而慢性肝淤血时肝细胞的萎缩，则可能受到压迫性、营养不良性、失用性及损伤性等多种原因的复合影响。去除病因后，轻度病理性萎缩的细胞有可能恢复正常，而长期持续性病理性萎缩的细胞可经由细胞凋亡途径死亡。

实质细胞萎缩的同时，间质中的成纤维细胞及脂肪细胞却可增生，以填补实质细胞萎缩造成的原有空间损失。此时虽或有器官或组织体积的增大，但其实质细胞无论在体积、数量和功能上都处于低下状态，称为假性肥大。

[案例 1-2 分析讨论]

(1) 本例患者的病变是一侧输尿管结石使尿液排出障碍，导致肾盂积水，引起肾实质压迫性萎缩(图 1-6)。除结石外，输尿管肿瘤、粘连或受压等，都可使尿液不能顺利排出而积聚在肾盂肾盏内，压迫肾脏髓质、皮质，引起肾脏压迫性萎缩。

(2) 此时尽管肾脏外观上体积可增大，但肾髓质、皮质等处大量肾实质细胞已经发生萎缩，因此不能称为肾脏肥大；又因没有明显的间质成纤维细胞和脂肪细胞增生，故也不属于假性肥大范畴。

四、化　　生

化生(metaplasia)是一种分化成熟的细胞类型被另一种分化成熟的细胞类型所取代的过程。化生并非由一种成熟的细胞直接转变为另一种成熟细胞，而是由于干细胞、储备细胞或未分化细胞等发生了转分化(transdifferentiation)，调控细胞生长和分化的基因程序重排，因而具有了与原先细胞类型完全不同的结构、功能和代谢特征，这一过程可能要通过特定基因 DNA 的去甲基化或甲基化来实现。

(一) 化生的类型

大多数化生发生在同源组织细胞之间，即上皮细胞之间或间叶细胞之间，一般是由特异性较低的细胞类型来取代特异性较高的细胞类型。上皮细胞的化生在原因消除后通常可恢复正常，但间叶细胞的化生多不易逆转。化生的常见类型主要有如下几种：

1. 上皮细胞的化生

(1) 鳞状上皮化生(简称鳞化)：最常见的上皮细胞化生是柱状上皮化生为鳞状上皮。如气管或支气管黏膜长期受到吸烟等慢性刺激后，假复层纤毛柱状上皮转变为鳞状上皮(图 1-7)。涎腺、胰腺、肾盂、膀胱和肝管发生结石或维生素 A 缺乏时,这些组织的被覆柱状上皮、立方上皮或移行上皮也可化生为鳞状上皮。

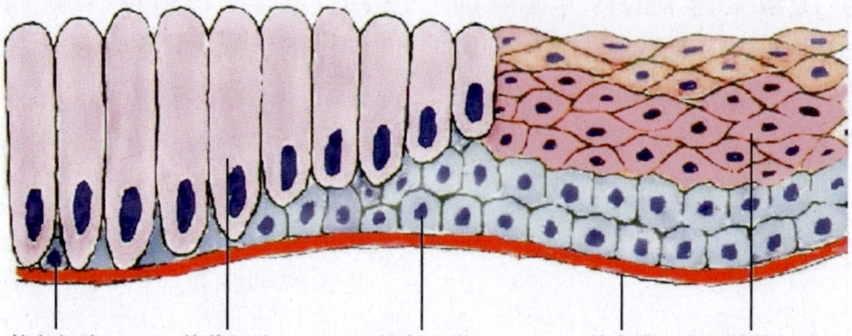

图 1-7 柱状上皮的鳞状上皮化生

柱状上皮细胞中的储备细胞分裂增殖,化生形成复层鳞状上皮细胞

(2) 柱状上皮化生:有时鳞状上皮也会向柱状上皮化生。如 Barrett 食管时,其鳞状上皮被类似胃腺的柱状细胞取代,以适应胃酸和胃蛋白酶对食管的消化作用。又如慢性子宫颈炎时,子宫颈的鳞状上皮可被子宫颈管黏膜柱状上皮所取代,形成肉眼所见的子宫颈糜烂。

(3) 肠上皮化生(简称肠化):化生也可表现为一种腺上皮被另一种腺上皮取代。如慢性萎缩性胃炎时,萎缩的胃腺可被类似小肠腺或大肠腺的腺体所取代,分别称为小肠型肠上皮化生和大肠型肠上皮化生(图 1-8)。

2. 间叶细胞的化生 间质中不成熟的间叶细胞可分化为成骨细胞或成软骨细胞,并产生相应的骨基质和软骨基质,分别称为骨化生或软骨化生。这类化生多见于骨化性肌炎等一些局部受损的软组织中,也见于某些肿瘤的间质。

(二) 化生的意义

化生的生物学意义利弊兼有,但大多数情况下对机体无益处。例如,虽然呼吸道鳞化的上皮细胞对局部有害环境的抵抗力有所提高,但原有假复层纤毛柱状上皮的一些重要保护机制(如黏液分泌和纤毛摆动等)功能明显丧失。此外,如果化生长期持续存在,可能促使细胞组织增生失去控制而发生癌变。如支气管鳞状上皮化生与支气管鳞状细胞癌的发生有关,Barrett 食管的柱状上皮化生则是某些食管腺癌的组织学来源。就此意义而言,某些化生是与多步骤肿瘤发生演进相关的癌前病变。

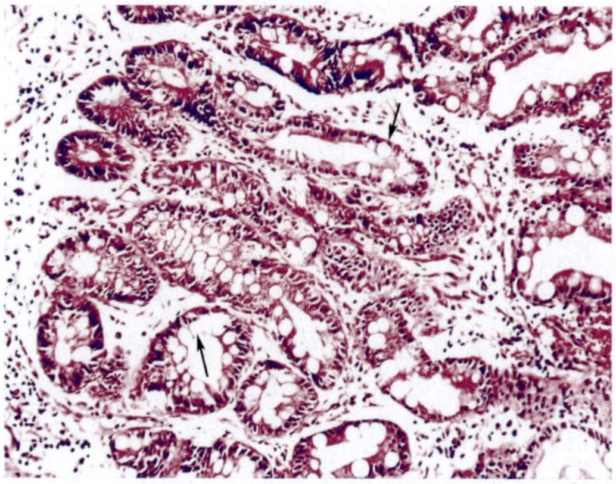

图 1-8 胃黏膜肠上皮化生

胃黏膜固有腺体消失,出现多量充满黏液的杯状细胞(↑)

综上所述,肥大、增生、萎缩、化生是一组有关细胞生长和细胞分化异常的病理学现象,它们之间的相关性和异同点简要说明于表 1-1。

表 1-1 几种常见适应性反应的特点

病变性质		病变特征
肥大	细胞生长异常	细胞:细胞体积增大,细胞器增多、蛋白合成增加,功能增强 器官:细胞体积增大和(或)细胞数量增多,器官体积增大,功能增强
增生	细胞生长异常	细胞:通过分裂增殖,细胞数量增多,功能增强 器官:细胞数量增多,器官体积可肥大,功能增强。肥大和增生常可以共存
萎缩	细胞生长异常	细胞:细胞体积缩小,细胞器减少,蛋白合成低下,功能减低 器官:细胞体积缩小和(或)细胞数量减少,器官体积减小,功能减低
化生	细胞分化异常	一种分化成熟的细胞转分化为另一种分化成熟的细胞,其形态结构和代谢功能均发生改变

第二节 细胞和组织损伤的原因与机制

当环境改变超出自身适应能力时,可引起受累细胞组织依次在物质代谢、组织化学、显微结构、大体外观等多个层面上,出现一系列对机体有害的异常变化,称为损伤(injury)。细胞损伤的程度,取决于损伤持续的时间和强度、损伤的性质与类别、受累细胞的比例和类型，以及组织先前所处状态等。

一、细胞和组织损伤的原因

细胞组织损伤的原因可分为机体外部因素（外因，如缺氧、生物及理化因素等），机体内部因素（内因，如神经内分泌、免疫、遗传因素等）以及社会心理因素等几方面。各种原因相互影响，共同决定损伤的产生、演变和转归。

（一）缺氧性因素

缺氧和缺血是导致细胞和组织损伤的最常见原因之一。由于心肺功能衰竭使动脉血氧合不足，或由于贫血和CO中毒使血液携氧能力下降，或由于血管管腔阻塞使血液供应量下降，都会导致细胞组织氧气或营养供给量减少，引起细胞组织结构破坏和功能丧失。

（二）生物性因素

生物性因素包括各种病原生物，如细菌、病毒、立克次体、支原体、螺旋体、真菌、原虫、蠕虫等。病原生物侵入机体生长繁殖，会造成机械性损伤，诱发免疫反应，释放内外毒素等，损害细胞组织结构与功能。

（三）物理性因素

当环境中各种物理性因素超过机体生理耐受时，便可致细胞损伤。例如高温、高辐射可导致中暑烫伤或辐射损伤，寒冷导致冻伤，强大电流冲击造成电击伤，机械力可引起创伤、骨折等。

（四）化学性因素

化学性因素包括外源性物质，如强酸、强碱、铅、汞等无机毒物，有机磷、氰化物等有机毒物，蛇毒、蕈毒等生物毒素；内源性物质，如细胞变性坏死的分解产物或尿素、自由基等代谢产物。药物、卫生制剂等既可对人类有益，也可产生不良毒副影响。

（五）营养性因素

营养物质摄入不足或过多都可致机体损伤。如维生素D、蛋白质和碘的缺乏分别导致佝偻病、营养不良和地方性甲状腺肿；铁、锌、硒等微量元素的缺乏引起贫血和发育障碍；长期摄入高热量、高脂肪是肥胖症、高脂血症和冠心病的重要病因。

（六）神经内分泌因素

原发性高血压和溃疡病的发生，与迷走神经长期过度兴奋有关。甲状腺机能亢进时，机体细胞组织对感染、中毒的敏感性增加。糖尿病胰岛素分泌不足时，全身尤其是皮下组织易伴发细菌感染。

（七）免疫因素

机体组织细胞对某些抗原刺激反应过度时，可引起变态反应或超敏反应，如支气管哮喘和过敏性休克。自身抗原可引起自身组织损伤，如系统性红斑狼疮、类风湿性关节炎等。艾滋病等免疫缺陷病，易伴发肿瘤和感染。

（八）遗传因素

遗传在损伤中的作用体现在两方面：一是基因突变或染色体畸变，直接引起子代遗传病，如先天愚型、血友病、急性溶血性贫血（蚕豆黄）等；二是遗传物质缺陷，使子代产生容易诱发某些疾病的倾向，称为遗传易感性。

（九）社会心理因素

冠心病、原发性高血压、消化性溃疡，甚至某些肿瘤，都与社会心理因素有着极其密切的关系，称为心身疾病（psychosomatic disease）。对医务工作者来说，还要防止因卫生服务不当而引起的医源性伤害，如医院获得性感染、药源性损伤等。

二、细胞和组织损伤的机制

不同原因引起细胞损伤的机制不尽相同，不同类型和功能状态的细胞对同一致病因素的敏感性也有差异，故细胞组织损伤机制相当复杂，简述如下：

（一）细胞膜结构的损伤

细胞膜结构损伤是所有形式细胞损伤的共同特征。机械力、缺氧、活性氧类物质、细菌毒素及免疫和物理化学损伤等，都会破坏细胞生物膜结构的通透性和完整性，导致ATP耗竭、补体激活、膜钠泵功能障碍及钙调磷脂酶激活等细胞损伤。细胞膜破坏的最重要机制，涉及自由基的生成以及继发的脂质过氧化反应，主要影响细胞膜和线粒体等细胞器的膜相结构。细胞膜功能的严重紊乱和线粒体膜功能的不能恢复，是细胞不可逆性损伤的特征。

细胞膜的损伤可归结于以下四方面的因素

1. 膜磷脂进行性丧失　如缺血缺氧使ATP依赖的再酰基化作用减弱，减低磷脂合成速率，同时可激活内源性磷脂酶，加速磷脂分解代谢。

2. 细胞骨架异常　如缺血、缺氧可引起细胞膜与细胞骨架成分解离，使细胞膜扭曲和破裂，胞质蛋白酶活化，也使骨架蛋白降解。

3. 氧自由基损伤　自由基脂质过氧化主要作用于生物膜不饱和脂肪酸中的双链，引起膜通透性增加和完整性破坏。

4. 磷脂降解产物毒性　缺血时细胞中磷脂降解，产生游离脂肪酸和溶血卵磷脂，直接损伤细胞膜。

在细胞膜损伤过程中，蛋白质、酶、辅酶及核糖核酸，通过高通透性的细胞膜连续丢失，同时也导致细胞外钙离子的大量内流。磷脂降解致游离脂肪酸及代谢产物累积，影响细胞膜脂质双层结构，引发膜通透性和电生理特性改变。可能引起细胞膜损伤的因素还有补体或穿孔素介导的细胞溶解、特异性离子泵和通道的阻滞等。

形态学上，由于细胞膜和细胞器膜损伤，细胞和线粒体、内质网等细胞器均发生肿胀，细胞表面微绒毛消失，并有小泡形成。细胞膜和(或)细胞器膜脂质变性，发生螺旋状或同心圆状卷曲，形成髓鞘样结构(myelin figures)。溶酶体膜破损时，可释放大量酸性水解酶，导致整个细胞结构自溶(autolysis)而解体。无论细胞致死原因如何，细胞坏死总是从细胞膜通透性功能紊乱开始，以细胞膜完整性丧失为终结的，也就是说细胞膜损伤是细胞损伤的重要因素和关键环节。

(二) 自由基介导的损伤

自由基介导是细胞损伤的一个重要机制，特别是活性氧类物质(activated oxygen species，AOS，又称反应性氧类物质)的产生，如超氧自由基($O_2^{\bar{\cdot}}$)、羟自由基($OH^{\cdot}$)、羟阴离子(OH^-)、次氯酸自由基($OCl_3^{\cdot}$)以及不属于自由基的过氧化氢(H_2O_2)等(图 1-9)。引起局部游离自由基增多的常见病理学因素，有毒物、物理辐射、缺血再灌注、炎症、细胞老化和胞内杀菌引起的组织损伤等。自由基可以被铁和铜激活。

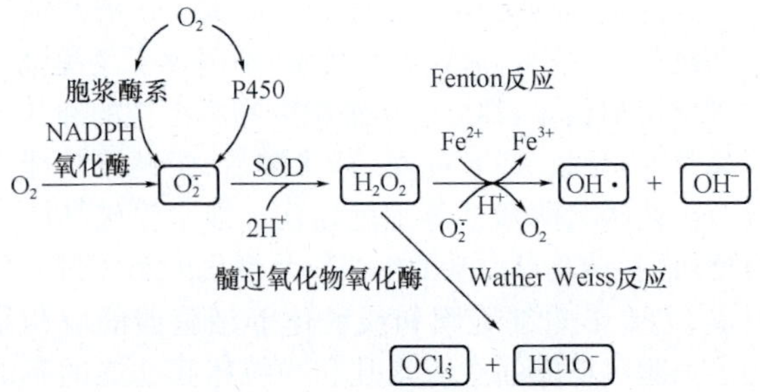

图 1-9 活性氧类物质的产生

O_2：氧分子，$O_2^{\bar{\cdot}}$：超氧自由基，H_2O_2：过氧化氢，OH·：羟自由基，OH^-：羟阴离子，$OCl_3^{\cdot}$：次氯酸自由基，$HClO^-$：次氯酸

自由基是原子最外层成对的电子丢失一个电子后形成的基团，具有高度的强氧化活性和不稳定性，并促使与其反应的分子转变为有毒性的自由基，形成链式放大反应。自由基引起的细胞损伤，主要涉及生物膜的脂质过氧化作用、非过氧化作用的线粒体损伤、DNA 损伤和蛋白质交联等几个环节，改变细胞生物膜结构和细胞内结构蛋白质、脂质及碳水化合物分子的构型。例如，膜的不饱和脂肪酸受到氧自由基作用，可导致脂质过氧化，从而促进氨基酸残基侧链氧化，形成蛋白-蛋白反链，导致蛋白质断裂。自由基也能与细胞核和线粒体中的胸腺嘧啶反应，使 DNA 单链断裂。

自由基作用的效能取决于自由基形成与自由基灭活之间的平衡。细胞内同时存在生成和拮抗 AOS 生成的抗氧化体系，后者能保持其在正常细胞内低浓度。首先，一系列的酶充当清除过氧化氢和超氧自由基的角色，这些酶包括过氧化氢酶(CAT)、超氧化物歧化酶(SOD)以及谷胱苷肽过氧化物酶($GSH\text{-}P_X$)等。再者，活性氧类超氧化物很不稳定，可自发裂解，在超氧化物歧化酶催化下，其裂解速度还可进一步加快，有助于消除体内自由基的产生和蓄积。

大部分 AOS 都是在线粒体电子释放过程中产生的。如辅酶 Q 功能紊乱，电子传递链不完整，便可产生 $O_2^{\bar{\cdot}}$。已经证明，AOS 是引起许多疾病的重要原因。例如，无论是急性还是慢性炎症，由于吞噬细菌的炎细胞产生氧自由基，都会导致大量组织和细胞的损伤破坏。许多物理、化学因素可以促进氧自由基的形成，如电离辐射对细胞的杀伤，就很可能是辐射水解产生羟自由基的直接结果。此外，AOS 可能在化学性肿瘤形成与突变中起作用，并且是生物细胞老化的主要参与者。因此，AOS 的强氧化作用是细胞损伤的基本环节。

(三) 细胞内钙超载损伤

正常细胞内游离钙与钙转运蛋白结合后，储存在线粒体和内质网等处的钙库中。细胞内钙稳态的调控主要通过膜结合的能量依赖 Ca^{2+}/Mg^{2+}-ATP 酶(钙泵)实现。细胞膜内 Ca^{2+} 通道控制钙的进入和存在，膜钙泵调节维持细胞内相对低钙和细胞外相对高钙。细胞受到缺血、缺氧、中毒等损伤后，由于细胞膜对钙的不通透性消失及钙从细胞内泵出减少，细胞内外原先存在的巨大钙浓度梯度因而消失，导致细胞内游离钙增加，称为细胞内钙超载。局部缺血和某些毒素促使钙离子通过细胞质膜流入细胞，线粒体和内质网快速释放 Ca^{2+}，产生细胞内钙超载。胞内持续的游离 Ca^{2+} 增加，会依次活化磷脂酶、蛋白酶、ATP 酶及核酸内切酶等，降解细胞结构相关生物大分子。

众所周知，过多的 Ca^{2+} 会诱导线粒体功能丧失，但这种线粒体损害只是可逆性细胞损伤众多表现中的一个伴随病变。更重要的是，Ca^{2+} 是细胞死亡的生物化学和形态学改变的中介者，各种离子紊乱的最后途径就是细胞内 Ca^{2+} 的流入和累积。细胞内高游离钙或钙平衡丧失，构成了许多因素损伤细胞的终末环节。

(四) 缺血缺氧损伤

缺血(ischemia)是指局部细胞组织的有效动脉血液供应不足；缺氧(hypoxia)是指全身或局部细胞组织不能获得足够的氧，或氧利用能力下降。缺氧按其原因可分为：①低张性缺氧，空气中氧分压低或气道外呼吸障碍；②血液性缺氧，血红蛋白质和量的异常；③循环性缺氧，心功能衰竭或局部性缺血；④组织性缺氧，线粒体生物氧化特别是氧化磷酸化等内呼吸功能障碍。从这个意义来讲，缺血是缺氧的原因之一。但缺血除了氧供应不足之外，还有营养物质供应不足的问题，造成的局部损伤也较单纯缺氧更为迅速和严重。

由于缺血缺氧时氧供应量减少，细胞膜上的能量依赖性钠泵活性降低。这种离子转运机制的衰竭，会导致细胞内高浓度的钠，而钾则向细胞外扩散，同时伴随细胞内水的蓄集。局部缺血引起细胞组织损伤的另一个机制是细胞代谢产物引起的渗透压增加，进一步造成细胞内水肿。细胞中 ATP 的降低和 AMP 的增加，会刺激磷酸果糖激酶和磷酸酶活化，使细胞内糖原迅速耗尽，紧接着出现蛋白质合成机制的破坏。糖酵解的增加伴随乳酸和无机磷在细胞内堆积，使细胞内 pH 降低，激活溶酶体酶的非特异性自溶功能，进一步加重细胞内酸中毒。缺血缺氧还激活中性粒细胞、巨噬细胞等释放大量炎症介质，继而导致 AOS 产生过多，引起脂质崩解和细胞骨架破坏。

血流的阻断是导致细胞缺血缺氧的最主要原因。功能高度分化的细胞，如肾小管上皮细胞、心肌细胞、神经细胞等，总是依赖有氧环境来产生 ATP。短暂轻度缺氧，可使这些细胞发生水肿和脂肪变；持续重度缺氧，可导致细胞坏死。因此，缺血缺氧是引起细胞损伤的最常见和最重要的中心环节。

在某些情况下，缺血后血流的再通恢复会加剧组织损伤，称为缺血—再灌注损伤。首先是缺血引起某种细胞损伤，随后血液再灌注提供了大量氧分子，在炎症介质等其他因子的参与下继续形成 AOS，对此前已发生缺血损伤的细胞产生进一步损害。

（五）化学性损伤

化学物质包括药物对细胞有损伤作用。化学性损伤包括腐蚀消化机体、干扰代谢途径、损伤细胞膜、诱发变态反应以及促进肿瘤形成等。化学性损伤通常是剂量相关的，其中一些化学物质既有局部作用又有全身作用，而另外一些化学物质则仅产生局部作用。化学物质和药物的剂量、作用时间、作用方式、吸收蓄积排除速率以及代谢速率的个体差异等，都会影响细胞组织损伤的部位、程度和类型。

化学性损伤的机制有：

1. 化学物本身的细胞毒作用 一些化学物质、药物及毒素能直接与关键的细胞成分结合。例如，氰化物中毒能迅速封闭线粒体细胞色素氧化酶系统的功能，瞬时阻断细胞氧化磷酸化过程，造成个体猝死。

2. 代谢活化产物的细胞毒作用 大多数化学物质原本不具有生物学活性，而是通过肝、肾、心及其他细胞中滑面内质网细胞色素 P450 复合功能氧化酶的作用，先在体内转化为毒性代谢产物，其后才作用于靶细胞。例如，CCl_4 的毒性是因为其转化成了有毒的 CCl_3 · 自由基，使滑面内质网肿胀，脂肪代谢障碍，最后发生肝细胞脂肪变。

3. 诱发过敏反应和变态反应疾病 如青霉素可引发Ⅰ型变态反应，临床处理不及时会导致患者在发病数分钟内死亡。

4. 诱发 DNA 损伤 内容见遗传变异。

（六）遗传变异

随着遗传学和分子生物学的进步，许多疾病的病因和发病机制在基因水平上得到了阐明。遗传变异（genetic variation）可能是先天遗传的，或是在受孕期或胚胎发生期获得的，也可以是后天获得的。化学物质、药物、病毒、物理射线等，常常是造成 DNA 损伤、基因突变和染色体畸变的原因。

遗传变异常以下述几种形式表现：先天性代谢缺陷、形态发生错误、单基因缺损、多基因遗传病，以及机体对肿瘤等其他一些疾病的易感性增加等。遗传变异通过引起结构蛋白合成低下、合成异常生长调节蛋白、阻止重要功能细胞分裂、引发先天性或后天性酶合成障碍等环节，使细胞缺乏生命必需的生长、分化和代谢机制。

（七）病毒与 G 蛋白异常的损伤

病毒可通过干扰细胞酶的作用或剥夺细胞营养成分，形成病毒包涵体细胞或多核巨细胞；也可以通过抗原提呈系统，激活补体攻击细胞膜；或通过细胞介导的细胞毒性，引起细胞溶解坏死和（或）细胞凋亡。这也是机体通过免疫反应清除病毒感染细胞的重要机制之一。此外，正常细胞功能需要信号级联反应的激活和相互调节，干扰细胞信号转导可导致重要细胞功能丧失。如各类细胞膜受体都需与细胞内 G 蛋白偶联结合，才能实现导向细胞核的下传信号转导。G 蛋白亚单位缺失或突变，有时会引起明显内分泌症状，如垂体瘤和胸腺瘤；或引起血管对刺激敏感，如高血压。一些细菌产物可抑制 G 蛋白活性，如百日咳毒素可导致喘息性咳嗽。

第三节 可逆性损伤的类型和形态学变化

大部分轻中度细胞损伤在应激和有害因素去除后可以恢复正常，称为可逆性损伤（reversible injury）。可逆性损伤导致的细胞形态学改变称为变性（degeneration），是指细胞内和（或）细胞间质内出现异常物质或正常物质过度蓄积的现象，多伴有细胞、组织或器官的功能低下。一般而言，细胞水肿、脂肪变等细胞内可逆性损伤，去除病因后可以恢复正常；而淀粉样变、病理性钙化等细胞间质的损伤，则不易完全恢复正常。

正常物质增多或异常物质蓄积的原因，是由于在包装、转运及分泌这些物质的环节上，机体组织细胞发生了遗传性或获得性改变。这些物质的合成速率正常或者增快，而分解代谢却不足以消除这些物质的蓄积，或没有可以降解它们的酶，或缺乏转运它们的功能。细胞通过许多途径能遭受到不同类型的可逆性损伤，每一种可逆性损伤大致都有其相对独特的形态学特征。

细胞组织损伤后，显露出形态学变化需要一定的时间，且需要应用相应敏感的方法才能检测到。如通过组织化学或超微结构显示技术，可以在细胞损伤后数分钟到数十分钟内观察到其最初的改变；而通过光学显微镜或肉眼观察所能发现的改变，则需要在细胞损伤后数小时甚至数天后才能被观测到。

一、细胞水肿

细胞水肿（cellular swelling），或称水变性（hydropic degeneration），是所有形式细胞损伤中最早出现的形态学改变。凡是能引起细胞液体和离子内稳态变化的损害，都会导致细胞水肿。细胞膜上的钠泵功能和 ATP 产生障碍，使细胞内水和钠大量潴留，可由缺血、缺氧、感染、中毒等引起，但通常对组织或细胞功能没有重大影响。

1. 细胞水肿的机制 细胞水肿好发于肝脏、肾脏，有时也发生于心脏等实质性器官，主要是由于细胞容积调节机制，即控制胞质离子浓度机制下降造成的。由于细胞膜对钠离子通透性增强，或由于能量依赖性钠泵（Na^{+}/K^{+}- ATP 酶）功能下降，高渗钠环境吸引大量的水分子进入细胞，以维持细胞内外等渗，其结果是细胞内水潴留。此后，无机磷酸盐、乳酸和嘌呤核苷酸等代谢产物的蓄积，进一步增加渗透压负荷，加重细胞水肿。去除病因后，水肿的细胞结构和功能可恢复正常。

2. 细胞水肿的病变 光镜下，细胞水肿的形态学表现是体积变大，胞质疏松，细胞核也变大，但仍多位于细胞中央部。细胞水肿早期，在胞质中可见小而清亮的颗粒空泡，称为颗粒变或空泡变。电镜下，这些颗粒空泡是肿胀的线粒体和内质网，线粒体内可出现富含磷脂的无定形小体，粗面内质网上结合的核糖体解离（图 1-10）。重度细胞水肿因过多的水钠进一步充斥，胞体极度肿胀，称气球样变，常见于病毒性肝炎和四氯化碳中毒时（图 1-11）。

肉眼观，细胞水肿的器官体积增大，苍白肿胀，颜色变淡，包膜紧张，切面外翻，重量增加。有时细胞水肿病变在光镜下识别都很困难，但整个器官的变化却较为明显。

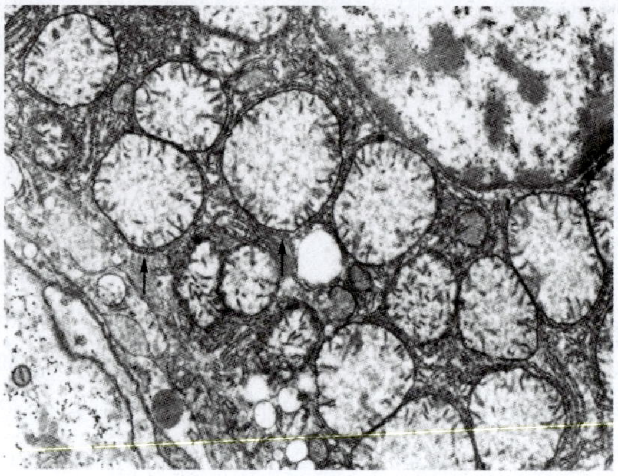

图 1-10 肝细胞水肿（电镜）

透射电镜下，多数线粒体明显肿胀、扩张，线粒体嵴变短、断裂（↑），基质疏松

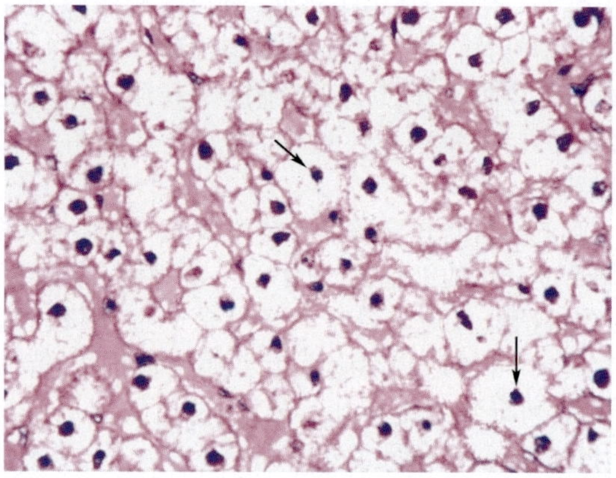

图 1-11 肝细胞水肿

高倍镜下，部分肝细胞肿胀变大，胞质疏松呈气球样，细胞核多居于细胞中央（↑）

二、脂肪变

脂肪变（fatty change）是指非脂肪细胞内甘油三酯的异常蓄积，会导致核糖体功能失调及脂质-蛋白质代谢解偶联。脂肪变的原因包括感染、中毒、缺氧、贫血、糖尿病、肥胖症、酗酒等。脂肪变是可逆的，尚无证据显示胞质内中等量以下的脂肪变会严重影响细胞功能。

1. 脂肪变的病变 肝脏是脂肪的主要代谢器官，故脂肪变多发生于肝细胞，但也常见于心肌细胞、肾小管上皮细胞及骨骼肌细胞等。脂肪变可发生在细胞受损后数分钟内，电镜下便见有膜结构包绕的脂质包涵物（脂质体）。在石蜡切片 HE 染色中，由于脂质被制片过程中使用的脂溶性试剂溶解，原先细胞内脂质存在的部位成为光镜下大小不等的空泡。这些脂肪空泡通常首先出现在细胞内核周区域，之后融合成大脂滴，并挤压细胞核偏移至细胞一侧（图 1-12）。为了证实是脂肪成分，可以对冷冻组织切片进行苏丹Ⅲ、苏丹Ⅳ或油红 O 染色，三者都能把脂质染成橙红色或红色。

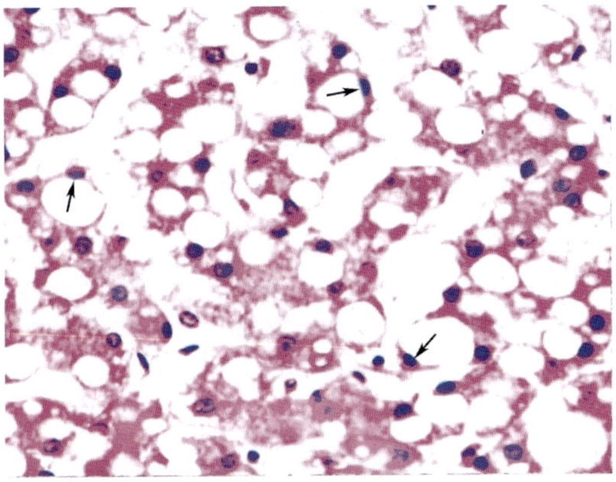

图 1-12　肝细胞脂肪变
肝细胞质中见大小不等的空泡，为脂肪滴；部分细胞核被脂肪空泡推挤偏向细胞的一侧（↑）

肉眼观，随着脂肪变进一步发展，受累器官体积会增大且逐渐变黄，最终变成一个明黄色、柔软、油腻的器官，其边缘圆钝，包膜紧张。慢性肝淤血时由于肝小叶中央区血窦扩张充血，肝小叶周边区肝细胞发生脂肪变，两区会形成红黄相间的斑纹，称为槟榔肝。大量肝细胞发生严重的弥漫性脂肪变时，称为脂肪肝。若病因不消除，脂肪肝可能进展为肝坏死和肝硬变。

除肝细胞外，心肌也是脂肪变的常见部位。肉眼观，受累心肌呈现显著的黄色，其与正常心肌的暗红色相交织，形成黄红相间的条纹，称为虎斑心。常发生虎斑心的部位为心尖区和右心室，多伴有高度肥胖及饮酒史。虎斑心需要与心肌脂肪浸润相区别。脂肪浸润（fatty infitration）是指脂肪组织在实质细胞间的增多。心外膜下增多的脂肪组织向心肌细胞之间伸入，称为心肌脂肪浸润。重度心肌脂肪浸润可致心功能下降，极重者会造成心脏破裂，引发猝死。

肾小管上皮细胞也常发生脂肪变，光镜下可见脂滴主要位于肾近曲小管细胞的基底部，严重者可累及远曲小管细胞。肾小管上皮细胞中脂肪的来源是过量重吸收的原尿脂蛋白。

2. 脂肪变的机制　甘油三酯等脂肪在肝细胞中蓄积的主要机制如下：

（1）过多的游离脂肪酸进入肝脏：如饥饿时体内脂肪组织分解，游离脂肪酸运输至肝脏，被肝细胞摄取，转化为甘油三酯。缺氧时糖酵解增强，产生的过多乳酸也可转化为脂肪酸进入肝脏。糖尿病时，运输到肝脏的脂肪酸也有所增加。

（2）脂肪酸氧化利用降低：缺氧和酒精过量可改变线粒体和滑面内质网功能，抑制肝细胞脂肪酸氧化利用，使肝细胞内脂肪酸相对增多。

（3）甘油三酯产生过多：当酒精过量时，促进肝细胞将 α-磷酸甘油合成新的甘油三酯，使甘油三酯在肝细胞中累积。

（4）载脂蛋白脂蛋白合成减少：营养不良、缺氧、CCl_4中毒时，载脂蛋白数量减少，功能下降，其与甘油三酯结合形成的脂蛋白亦减少，导致脂肪成分转运出肝细胞的能力下降。

此外，胆固醇及胆固醇酯也可在细胞内蓄积。如在动脉粥样硬化斑块病变中，平滑肌细胞及巨噬细胞中都可含有由胆固醇及胆固醇酯组成的脂质空泡，是特殊类型的细胞内脂类蓄集。当这一类细胞在皮下组织中显著增多聚集时，称为黄色瘤。

三、玻璃样变

玻璃样变又称透明样变（hyaline degeneration），是指细胞内或间质内出现免疫球蛋白、胶原蛋白或血浆蛋白蓄集。在常规 HE 染片中，玻璃样变的物质呈现均质、半透明、粉染的嗜酸性小滴、颗粒或条索状。

1. 玻璃样变的机制　玻璃样变是一组物理学上性状相似、但化学成分和发生机制各不相同的病变，是多种蛋白质在数量、分布和组分上的改变，并不代表某种特殊蛋白的出现。玻璃样变物质产生的机制，可能是由于蛋白质合成的先天遗传障碍或蛋白质折叠的后天缺陷，使一些蛋白质的三级结构和氨基酸序列发生了变异所致。

2. 玻璃样变的病变　根据病变累及部位，玻璃样变可分为：

（1）细胞内玻璃样变：受累细胞内见有均质红染的圆滴状蛋白质沉积。

1）玻璃样小滴：肾小管上皮细胞中具有吸液作用的小泡重吸收尿液中的蛋白质，并与溶酶体融合而成。

2）Russell 小体：浆细胞粗面内质网中免疫球蛋白蓄集而成。

3）Mallory 小体：酒精性肝病时，肝细胞胞质中细胞骨架成分中间丝前角蛋白变性而成。

4）阿尔茨海默病包涵体：由神经细胞微管相关蛋白和神经微丝缠绕而成。

（2）结缔组织玻璃样变：见于陈旧瘢痕组织、动脉粥样硬化纤维斑块、机化坏死组织以及萎缩的子宫和乳腺间质中，因胶原蛋白交联、变性、融合而形成，是结缔组织胶原老化的表现。肉眼观，玻璃样变的组织呈灰白色，质韧，半透明。

（3）细动脉壁玻璃样变：在原发性高血压和糖尿病的影响下，由于血浆蛋白渗入以及基膜代谢物质沉积，脑、肾、脾的细小动脉管壁可发生玻璃样变，称为细动脉硬化（arteriosclerosis，图 1-13）。细小血管管壁增厚和管腔狭窄，可导致血流供应显著减少和局部缺血。细动脉壁玻璃样变后弹性减弱，脆性增加，易继发扩张、破裂和出血。

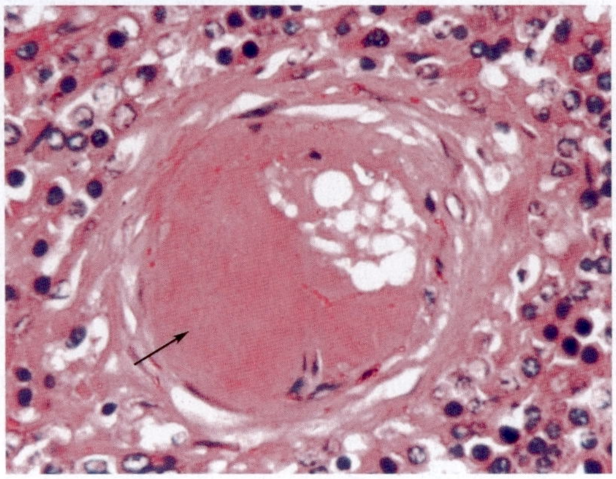

图 1-13 脾中央动脉玻璃样变

原发性高血压时，脾中央动脉管壁明显增厚，管腔相对狭小，动脉管壁内见红染、均质的玻璃样变物质（↑）

四、淀 粉 样 变

淀粉样变（amyloid change）是细胞外间质内出现淀粉样蛋白质-黏多糖复合物的蓄积，因其具有淀粉样染色的特征而得名。

1. 淀粉样变的机制 淀粉样变也是一类形态学和特殊染色相近，但化学结构和产生机制不同的病变。淀粉样物质分别由淀粉样免疫球蛋白轻链（amyloid IgG light chain，AL）、$β_2$ 淀粉样微球蛋白载脂蛋白等淀粉样相关血清蛋白（amyloid associated，AA）、降钙素、转甲状腺素蛋白等淀粉样内分泌蛋白（amyloid endocrine，AE）等组成。淀粉样蛋白的新生多肽链分别排列折叠为 α 链螺旋或 β 链片层，这些固有构型对实现蛋白质功能及细胞器间运输起关键作用。淀粉样变时有较多 AL、AA 等突变型蛋白的生成，是因为机体内没有能消化 β 折叠结构的酶。

2. 淀粉样变的病变

光镜下，淀粉样变物质沉积于细胞间、小血管基膜下，或沿网状纤维支架分布，HE 染色特点为淡红色均质细丝状团块。淀粉样变物质可经特殊染色方法显示，如被刚果红染成橘红色，遇碘则为棕褐色，再加稀硫酸呈蓝色。

电镜下，为不分支原纤维构成的网，此外还含有血清 α-球蛋白构成的非纤维性五角形物质和硫酸肝素等。

淀粉样变可表现为局部性或全身性。局部性淀粉样变发生于脑、皮肤、结膜、舌、喉、肺等处，也可见于阿尔茨海默病、肽-激素产生肿瘤、甲状腺髓样癌等，主要成分是 β/A-4 跨膜蛋白、$β_2$ 淀粉样微球蛋白、降钙素、转甲状腺素蛋白等。全身性淀粉样变又可分原发性和继发性两类，前者同时累及肝、肾、脾、心等器官；后者见于老年人和结核病等慢性炎症以及霍奇金病、多发性骨髓瘤等某些肿瘤的间质中。

五、黏 液 样 变

黏液样变（mucoid degeneration）是间质中黏多糖类物质和蛋白质的蓄积。黏多糖类物质由包含 *N*-乙酰己糖胺重复二糖末端的聚合物所组成，常见的有葡萄糖胺聚糖、透明质酸等。黏液样变有局部性和全身性分布两种形式。局部性黏液样变见于间叶组织肿瘤、动脉粥样硬化斑块、结缔组织性疾病和营养不良患者的骨髓和脂肪组织等，其镜下特点是在疏松的间质内，有多突起的星状纤维细胞散在于灰蓝色的黏液基质中。在风湿性心瓣膜病，黏液样变性可使心瓣膜肿胀、增厚、变形。全身性黏液样变可引起黏液样物质和水分在全身皮肤与皮下组织蓄积。例如甲状腺功能减退症时，透明质酸活性受抑，含有透明质酸的黏液样物质及水分在皮肤和皮下组织中蓄积，可形成黏液性水肿（myxedema）。

六、病理性色素沉着

病理情况下某些色素增多并蓄积于细胞内或细胞间质内，称为病理性色素沉着（pathological pigmentation）。色素可以由体内自身合成，也可以来源于体外。有些色素是体内正常细胞组分，如脂褐素、含铁血黄素、黑色素及胆红素等。外源色素可能见于一些特殊情况下，如纹身色素、碳尘等。大多数病理性色素沉着并不引起组织细胞功能的严重受损。

1. 含铁血黄素 含铁血黄素（hemosiderin）是巨噬细胞吞噬降解红细胞中血红蛋白所产生的衍生物，呈金色、黄棕色、褐色颗粒状，因含有铁离子，故可被普鲁士蓝染成蓝色。正常情况下，少量的含铁血黄素可在骨髓、脾、淋巴结、肝及单核巨噬细胞中见到。大量含铁血黄素的存在与蓄积，反映了红细胞的破坏和含铁物质的增多。当局灶性出血、长期淤血、全身性含铁血黄素沉着症、血色病时，巨噬细胞吞噬红细胞碎片，其溶酶体将含有 Fe^{3+} 的血红蛋白转化聚合为光镜下见到的含铁血黄素颗粒（图 1-14）。在左心衰竭患者肺内或痰内出现的拥有含铁血黄素的巨噬细胞，称为心衰细胞（heart failure cell）。胞质富集含铁血黄素的巨噬细胞破裂后，此色素也见于间质中。

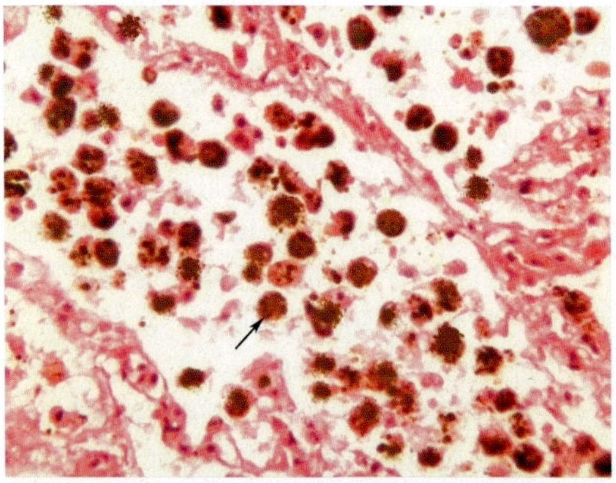

图 1-14 含铁血黄素沉着

慢性肺淤血时，肺泡腔内大量巨噬细胞吞噬降解红细胞，在胞质内形成众多金黄色或褐色的含铁血黄素颗粒（↑）

2. 脂褐素　脂褐素(lipofuscin)是细胞自身代谢产生的不溶性色素,系细胞自噬溶酶体内不被溶酶体酶消化的细胞器碎片残体。脂褐素来源于细胞器膜上多不饱和脂肪酸过氧化产生的脂质聚合物和蛋白磷脂复合物,是细胞以往受到自由基损伤的重要证据,故也被称为消耗性(wear and tear)色素或老年性色素。脂褐素的存在使细胞不能充分防御 AOS 的作用,促进细胞膜脂质进一步受到过氧化损伤。

镜下观,脂褐素在细胞中常位于核周或核的两端,为黄褐色的细颗粒,可见于营养不良、慢性消耗疾病及老年人的肝细胞、心肌细胞中,亦可在正常神经细胞或附睾细胞内见到。细胞内含有大量脂褐素时,常伴更明显的器官萎缩(褐色萎缩)。

3. 黑色素　黑色素(melanin)是细胞内非血红蛋白来源的内源性棕黑色色素。黑色素细胞中的酪氨酸在酪氨酸酶的作用下,经由左旋多巴生成黑色素,这一过程受到垂体促肾上腺皮质激素(ACTH)和黑色素细胞刺激素(MSH)的促进。虽然一般认为黑色素细胞是体内产生黑色素的唯一来源,但是在皮肤基底层细胞内,甚至在巨噬细胞中,也可有黑色素的累积。除皮肤、毛发外,黑色素在正常虹膜、脉络膜、软脑膜、卵巢等器官中也可见到。

病理性黑色素增加可为局限性或全身性,如局限性黑色素增多可见于炎症局部、色素痣、黑色素瘤或基底细胞癌中(图 1-15);而全身性黑色素增多则因肾上腺皮质功能低下(如 Addison 病)所致,也发生于慢性肝病及其他某些与性激素有关的疾病。

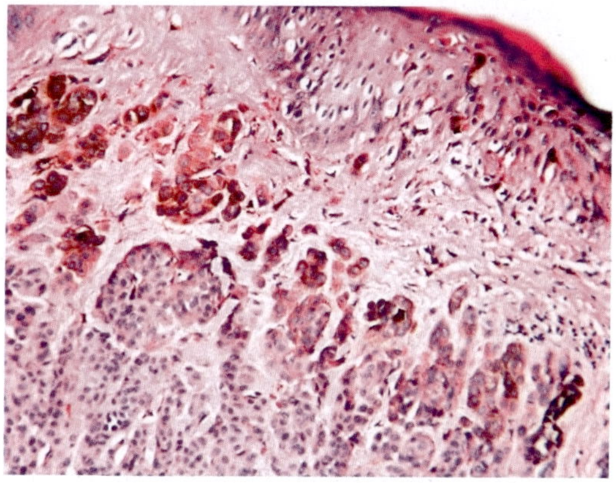

图 1-15　黑色素沉着

皮肤色素痣,表皮和真皮黑色素细胞增生,胞质内见有众多黑色素颗粒

4. 胆红素(bilirubin)　胆红素是胆汁中主要的正常色素,它也来源于血红蛋白,但不含铁,在胞质中蓄集时呈现为粗糙、金黄色细颗粒状。血中胆红素增高时,出现皮肤黏膜黄疸。

七、病理性钙化

病理性钙化(pathological calcification)系骨骼和牙齿之外的组织中固体钙盐沉积,可位于细胞内或细胞外,但以细胞外间质为主。

1. 病理性钙化的类型　有两种形式的病理性钙化:

(1) 营养不良性钙化:钙盐在局部死亡或濒死组织中的沉积,称为营养不良性钙化(dystrophic calcification),此时机体血清钙水平正常,没有钙代谢紊乱。营养不良性钙化多出现在凝固性、干酪性、液化性坏死或是脂肪坏死区域。在已经受损的组织中,如结核病、寄生虫、血栓、心脏瓣膜病以及动脉粥样硬化斑块,都经常发生营养不良性钙化(图 1-16)。坏死细胞的钙化往往从线粒体开始,这是局部钙盐在细胞内沉积的基础。

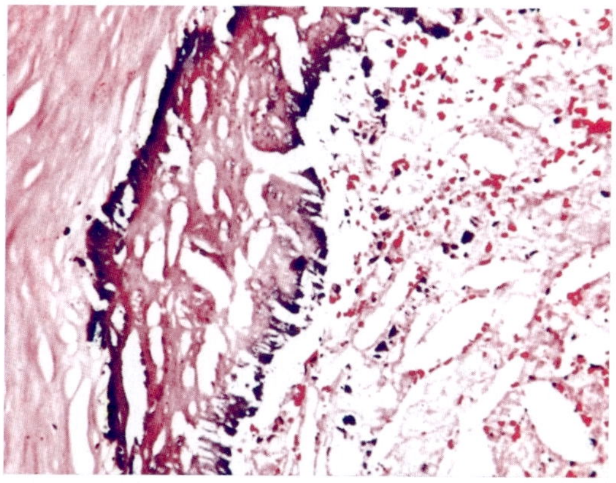

图 1-16　动脉壁营养不良性钙化

动脉壁发生动脉粥样硬化,继发营养不良性钙化,钙盐沉积呈蓝色颗粒状

(2) 转移性钙化:正常组织中过量钙盐的沉积,称为转移性钙化(metastatic calcification),它是体内钙磷代谢紊乱所致高血钙、高血磷的局部表现。转移性钙化比营养不良性钙化少见,但它可以在全身各处发生,主要累及胃、肾、肺、动脉等,见于骨髓瘤、原发或继发甲状旁腺功能亢进,以及维生素 D 摄入过多时。一般认为,转移性钙化钙盐多沉积在泌酸较多的部位,因局部氢氧根离子浓度较高,易形成氢氧化钙和混合盐羟磷灰石。

2. 病理性钙化的病变　病理性钙化是许多疾病十分常见的伴随病变,主要成分是磷酸钙和碳酸钙,以及少量的铁、锰、镁及其他无机盐。肉眼观,病理性钙化灶为细小白色颗粒或团块状,触之常有沙粒感或硬石感。镜下观,钙化物为嗜碱性、无定形的颗粒或团块,HE 染色为蓝色。大片钙化造成的严重组织硬化,可能导致受累组织形态的变形和器官机能的障碍。

病理性钙化的另一种形式是胆囊、肾盂、膀胱或胰腺等部位的结石。这些部位组织中的矿物质盐沉淀与其他有机物聚集,形成由碳酸钙、胆固醇等构成的结石。

由上所述,不同的正常或异常物质在细胞内或细胞间质内的异常蓄积,会引起不同类型的可逆性损伤,几种常见可逆性损伤的特征总结如表 1-2。

表 1-2 常见可逆性损伤的特征

	病变性质	病变部位
细胞水肿	水和 Na^+ 蓄积	细胞内
脂肪变	甘油三酯蓄积	细胞内
玻璃样变	血浆蛋白、胶原蛋白、免疫球蛋白等蓄积	细胞内、细胞间质内
淀粉样变	淀粉样蛋白质-黏多糖复合物蓄积	细胞间质内
黏液样变	黏多糖类物质和蛋白质蓄积	细胞间质内
病理性色素沉着	含铁血黄素、脂褐素、黑色素等沉着	细胞内、细胞间质内
病理性钙化	磷酸钙、碳酸钙沉积	细胞间质内、细胞内

第四节 细胞死亡

细胞受损达到不可恢复的程度，称为不可逆性损伤(irreversible injury)，即细胞死亡(cell death)。细胞死亡是机体最重要病理变化之一，涉及体内所有细胞类型，是局部缺血、感染、毒素及免疫反应等各种体内外有害因素作用的最终结果。

细胞死亡有两种主要形态学类型，一是坏死，二是凋亡。坏死是细胞病理性死亡的主要形式，而凋亡虽主要见于细胞的生理性死亡，但也出现于许多病理性状况下，两者具有相对不同的发生机制、生化特点、形态变化以及生理病理意义。细胞经由何种方式死亡，主要依赖于外来刺激的强度、持续时间、死亡过程的速度、受累细胞 ATP 缺失的程度，以及细胞内基因的程序性表达状况等。

一、坏　死

坏死(necrosis)是活体内局部组织以酶溶性变化为特点的多细胞死亡形式，可因致病因素较强直接导致，但大多数由可逆性损伤发展而来。坏死的主要特征是细胞内蛋白质变性、细胞膜损伤、细胞器破坏、ATP 生成减少、细胞肿胀等，常见的原因有缺血缺氧、代谢障碍、免疫紊乱、创伤、中毒感染及炎症等。

坏死的形态学变化有两个重要机制。一是酶对细胞的消化，这些消化酶主要来自坏死细胞自身溶酶体，同时也来自坏死周围浸润的中性粒细胞的溶酶体，分别引起细胞自溶(autolysis)和异溶(heterolysis)。二是蛋白质变性，由于损伤和随后的细胞内酸中毒，使细胞结构蛋白和酶蛋白性质发生改变。

(一) 坏死的基本病变

坏死的基本病变在细胞死亡后数小时内陆续出现，最终导致细胞代谢停止、结构破坏和功能丧失。

1. 细胞核的变化 细胞核改变是细胞坏死的主要形态学标志，主要表现为以下三种形式。

(1) 核固缩(pyknosis)：特征是核浓聚皱缩，核体积缩小深染，嗜碱性增强，提示 DNA 结构浓聚，转录合成停止。

(2) 核碎裂(karyorrhexis)：表现为核染色质破碎，由于核膜直接破裂，或由于已固缩的核膜继发破裂，使核物质分散在胞质中。

(3) 核溶解(karyolysis)：由于非特异性 DNA 酶和蛋白酶活化，使 DNA 和核蛋白溶解破坏，细胞内 pH 降低，核染色质嗜碱性减弱。坏死初期还能见核的轮廓，但在坏死后一两天内，细胞核完全溶解消失。

核固缩、核碎裂、核溶解的发生并不一定是循序渐进的过程，它们各自的特点和变化转归见图 1-17。不同类型细胞死亡时，核的形态变化也有所区别。

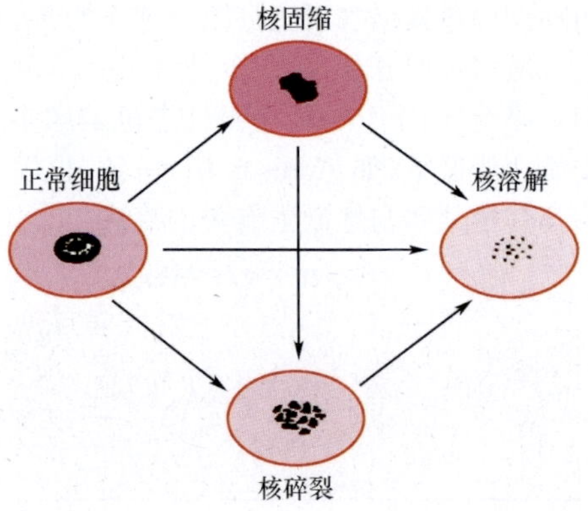

图 1-17 坏死时细胞核的变化

2. 细胞质的变化 细胞坏死后，胞质嗜酸性明显增强，部分是因为胞质中核蛋白体解聚消失、DNA 传递嗜碱性下降；部分是因为胞质蛋白质变性、糖原物质颗粒减少。细胞器蛋白质或脂质被溶酶体酶消化后，胞质呈空泡状。

3. 间质的变化 细胞间质对于各种损伤刺激的耐受性要大于实质细胞，因此间质出现损伤性变化的时间要迟于实质细胞。后期由于酶的作用，间质基质与胶原纤维也逐渐崩解液化，最后融合呈片状模糊的无结构物质。

细胞损伤后，由于细胞膜通透性增加和完整性破坏，各种酶会从受累细胞中释放进入血流。例如心肌梗死后，心肌细胞中的乳酸脱氢酶、门冬氨酸转氨酶、肌酸磷酸激酶等被释放入血，可测得血浆相应酶水平增高。心肌不是唯一含有这些酶的组织，它们也存在于骨骼肌细胞中，但是不同的组织有不同形式的同工酶，例如通过测定肌酸激酶 MB 或钙肌肉蛋白含量，可进一步确定所检同工酶系的组织来源。因此，细胞内某些酶活性的降低和血浆中相应酶水平的增高，可分别作为临床早期发现某些细胞与组织（如心肌、肝脏、胰腺等）受到损伤乃至坏死的诊断指标。

（二）坏死的类型

凝固性坏死、液化性坏死和纤维素样坏死是三种最基本的坏死类型。此外，还可能发生干酪样坏死、脂肪坏死、坏疽等一些特殊坏死类型。一般而言，当组织以蛋白质变性为主，多发生凝固性坏死；如果组织内有大量消化酶存在，则常导致液化性坏死。组织坏死后颜色苍白，失去弹性，感觉和运动功能丧失，血管无搏动，切割无新鲜血液流出，临床上谓之失活组织，应予及时切除。

1. 基本坏死类型

（1）凝固性坏死：凝固性坏死（coagulative necrosis）是细胞死亡的最常见类型，可发生于局部缺氧缺血、病毒毒素、某些物理性和化学性损伤之后。心、肝、脾及肾等实质性脏器（但不包括脑），是经常发生凝固性坏死的器官。

肉眼观，凝固性坏死区呈灰黄、干燥、质实状态，但巨噬细胞消化溶解使其随后变软。

镜下观，凝固性坏死的形态学特点是组织结构的大致基本轮廓可保存数天，但细胞微细结构已丧失；坏死及正常区域间会出现充血出血及炎症反应带（图 1-18）。凝固性坏死时组织结构轮廓可保持一段时间的原因，可能是蛋白酶发生了变性而丧失水解功能。此外，钙盐沉积也有利于产生以凝固性坏死为特征的形态学改变。

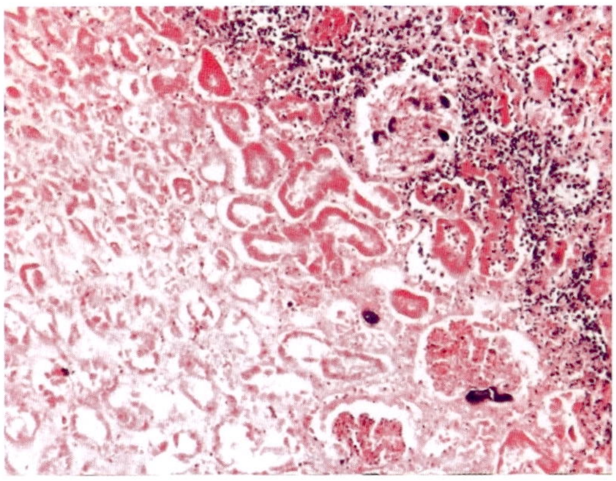

图 1-18　肾凝固性坏死

凝固性坏死区肾小管、肾小球等肾组织结构轮廓尚可辨认，但肾小管上皮细胞和肾小球细胞微细结构消失。本图右上区可见炎症反应带和正常肾皮质结构

（2）液化性坏死：液化性坏死（liquefactive necrosis）以死亡细胞完全消化及组织快速溶解为特征，常因细菌或偶尔由真菌感染所引起，也见于缺血缺氧引起的脑软化，以及由细胞水肿发展而来的溶解性坏死（lytic necrosis）。急性炎症时，实质细胞坏死及中性粒细胞等炎性细胞的聚集，使得炎症局部存在大量溶酶体酶或其他水解酶，溶解消化炎症组织和浸润炎细胞，在组织中形成含有脓液的囊腔，称为脓肿（abscess）。在某些富含水分、磷脂和溶酶体的组织与细胞（如中枢神经系统），也较易出现液化性坏死（如脑软化）。

（3）纤维素样坏死：纤维素样坏死（fibrinoid necrosis），旧称纤维素样变性，是结缔组织及小血管壁常见的坏死类型。病变部位形成细丝状、颗粒状或小条块状无结构物质，由于其与纤维素染色性质相似，因此得名。发生机制可能与免疫复合物引发的胶原纤维肿胀崩解、结缔组织免疫球蛋白沉积，特别是血浆纤维蛋白渗出变性有关，见于某些变态反应性疾病如风湿病、结节性多动脉炎、新月体性肾小球肾炎，以及急进型高血压和胃溃疡底部小血管等。

2. 特殊坏死类型

（1）干酪样坏死：干酪样坏死（caseous necrosis）得名于坏死区灰白色和黄色奶酪样的肉眼外观，是凝固性坏死在结核病的一种特殊表现形式，偶也见于某些梗死灶、肿瘤和结核样麻风等。

镜下观，细胞坏死与普通凝固性坏死相比更彻底，结构完全消失，表现为无定形、粗糙、嗜酸性的颗粒状碎屑，不见任何组织和细胞的形态轮廓（图 1-19）。干酪样坏死发生原因与引起结核病的分枝杆菌细胞壁复杂蜡类（肽糖脂）的毒性作用及病灶中巨噬细胞富含脂质有关，是单核-吞噬细胞系统被激活但却不能及时充分消化结核杆菌的结果。由于坏死灶内含多量抑制水解酶的活性物质，干酪样坏死物可长期不发生溶解，也不易被吸收。但有时干酪样坏死也会像液化性坏死一样，细胞组织残骸最终水解液化，形成“冷脓肿”。

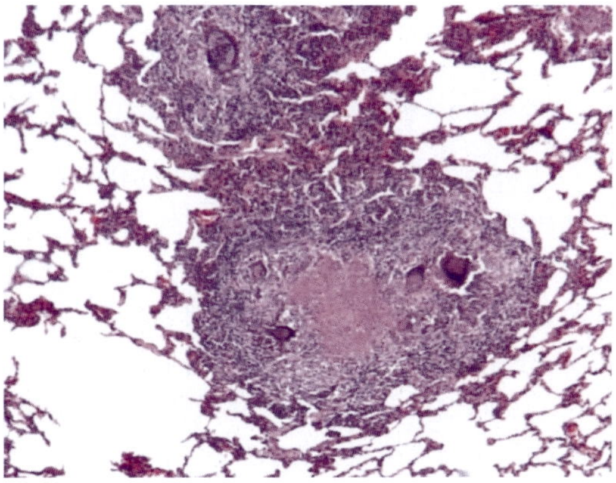

图 1-19　干酪样坏死

在结核病灶中呈现大片凝固性坏死，呈无结构细颗粒状，不见原有组织结构和细胞轮廓，见数个多核巨细胞

（2）脂肪坏死：脂肪坏死（fat necrosis）是液化性坏死的一种特殊类型。如急性胰腺炎时，活化的胰脂酶释放，分解甘油三酯为甘油和脂肪酸，称为酶解性

脂肪坏死。当乳腺等富含脂肪的组织受到直接创伤后，也会诱发组织对坏死细胞的清除反应，称为创伤性脂肪坏死。释放出的脂肪酸与组织中的钙盐结合，形成肉眼可见的坚硬白色钙皂。镜下观，坏死组织与细胞中有嗜碱性细颗粒状的钙盐沉积。

（3）坏疽：坏疽（gangrene）是伴有腐败菌继发感染的较大块组织坏死，可分为干性、湿性和气性等三种类型。干性坏疽和湿性坏疽多继发于血液循环障碍引起的缺血性坏死；湿性坏疽和气性坏疽常伴有全身中毒症状；干性坏疽主要为凝固性坏死，而湿性坏疽则可兼有液化性坏死和凝固性坏死。

1）干性坏疽（dry gangrene）：常发生在动脉闭塞但静脉回流通畅的四肢末端，如脚趾、手指等，见于动脉粥样硬化、血栓闭塞性脉管炎和冻伤等（图 1-20）。由于血红蛋白降解形成硫化铁沉积，受累组织常呈黑色。因水分丢失较多，局部干燥皱缩，病灶与邻近正常组织之间常有明显分界线。

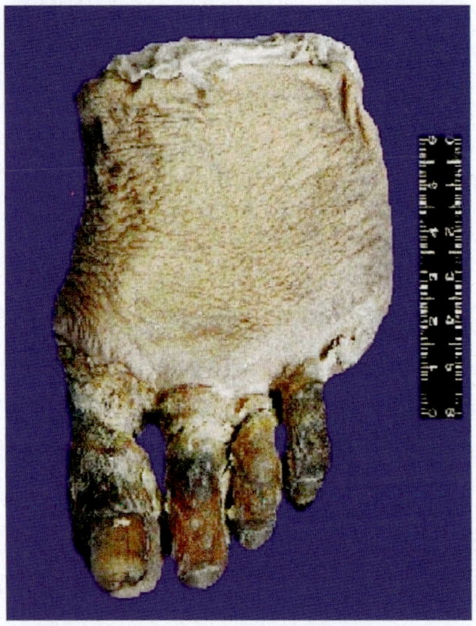

图 1-20　足干性坏疽

干性坏疽累及脚趾，呈黑色，干枯，与周围组织边界清楚，为血栓闭塞性脉管炎引起的缺血性坏死，小趾已缺失

2）湿性坏疽（moist gangrene）：多因局部动脉闭塞合并严重的静脉淤血所致。此型坏疽可发生在与外界相通的内脏，引起肺坏疽、肠坏疽、子宫坏疽、坏疽性胆囊炎、坏疽性阑尾炎等。湿性坏疽常有多重细菌感染，故坏死区肿胀呈蓝绿色，与周围正常组织分界不清。不同细菌对蛋白质液化或凝固作用不同，对中性粒细胞吸引作用也各异，使得湿性坏疽可同时伴有液化性坏死和凝固性坏死两种性质。

3）气性坏疽（gas gangrene）：气性坏疽也属于湿性坏疽，系在深达肌肉的开放性创伤基础上，合并产气荚膜杆菌感染，肌肉发生凝固性或液化性坏死，产生大量气体。肉眼观，病灶肿胀，触及有捻发感，伴奇臭并有较重全身症状，常最终导致机体中毒而死亡。

［案例 1-3］

患者，男性，46 岁。右下腹疼痛 14 小时入院。体检体温 38.6℃，脉搏 84 次/分，血压 110/70mmHg，全腹肌紧张，压痛、反跳痛以右下腹为著。周围血检查 WBC 15.7×10^9/L。入院后急行阑尾切除术，见阑尾长 10cm，直径 1cm，充血肿胀明显，腔内有粪石，阑尾体部呈明显紫黑色，病理报告为急性坏疽性阑尾炎。

［问题］

（1）什么叫坏疽？如何分类？

（2）本例阑尾属于哪种类型的坏疽？可能具有的病变有哪些？

（三）坏死的结局

1. 溶解吸收　大多数坏死细胞及其碎片，首先由坏死组织及浸润中性粒细胞释放的水解酶进行消化溶解，然后经由淋巴管和血管引流吸收。坏死范围较大溶解液化不易被完全吸收时，可形成囊腔（cyst）。坏死细胞溶解是周围组织发生急性炎症的前提条件和诱发因素。

2. 分离排出　分离排出是指病变组织与健康组织的解离。坏死较大且位于表面时，多以糜烂或溃疡的形式被解离。皮肤、黏膜处浅表的组织缺损称为糜烂（erosion），较深的组织缺损则称为溃疡（ulcer）。窦道（sinus）是指开口于皮肤或黏膜表面的允许脓液流出的异常盲管通道；瘘管（fistula）通常是指内脏之间或是从内脏器官通往体表的异常通道；空洞（cavity）则是坏死物质液化从天然管道如支气管、输尿管排出后在肺、肾等器官内遗留下的空腔。

3. 机化和包裹　机化（organization）是新生肉芽组织长入取代坏死组织、血栓及异物的过程。若坏死组织等太大，则由周围增生的肉芽组织将其环绕，称为包裹（encapsulation）。机化和包裹的肉芽组织最终可形成瘢痕组织。

4. 钙化　如果坏死细胞和细胞碎片未被迅速清除，便易吸引钙盐及其他矿物质沉积于坏死区域，引发营养不良性钙化。

（四）坏死的后果

坏死对机体的影响与下列因素有关：

1. 坏死细胞的生理重要性　例如心、脑组织的坏死，后果严重。

2. 坏死细胞的数量　例如广泛的肝细胞坏死，可致机体死亡。

3. 坏死细胞周围同类细胞的再生情况　例如易于再生的肝、表皮等细胞，坏死组织的结构功能容易恢复；而神经细胞、心肌细胞等坏死后，则无法再生。

4. 坏死器官的代偿能力　例如肾、肺等成对器官，储备代谢能力较强。

［案例 1-3 分析讨论］

(1) 坏疽是指继发伴有腐败菌感染的较大块组织坏死，可分为干性坏疽、湿性坏疽和气性坏疽三种类型。其中干性坏疽常见于动脉闭塞但静脉回流通畅的四肢末梢，可在动脉粥样硬化、血栓闭塞性脉管炎和冻伤等疾病时见到。湿性坏疽多因动脉闭塞和严重的静脉淤血所致，如肺坏疽、肠坏疽、子宫坏疽、坏疽性胆囊炎、坏疽性阑尾炎等。气性坏疽也属湿性坏疽，系在深达肌肉的开放性创伤基础上，合并产气荚膜杆菌感染。

(2) 急性阑尾炎导致的坏疽属于湿性坏疽。转移性右下腹痛、体温升高及末梢血中性粒细胞升高等，都是急性阑尾炎的典型临床表现。急性阑尾炎在病理改变上，分为急性单纯性、急性蜂窝织性和急性坏疽性三种类型，以后者最为严重，本例即属此型。此时阑尾可表现为阑尾壁肿胀、内腔粪石阻塞、积脓、阑尾系膜血栓性静脉炎等，导致阑尾壁发生坏死甚至穿孔，引起阑尾周围脓肿和弥漫性腹膜炎，应及时进行手术治疗。

二、凋　亡

凋亡(apoptosis)是活体内局部组织以程序化调控为特点的单细胞死亡形式。凋亡是能量依赖的细胞主动死亡过程，是体内外因素触发细胞内预存的死亡基因程序表达的结果，故又称为程序性细胞死亡(programmed cell death)，是有别于坏死的又一种重要的细胞死亡形式。凋亡的本意在于机体自我清除不正常或不需要的宿主细胞，调控防止细胞过度生长。因此，凋亡是正常机体细胞自然死亡的体现方式，广泛存在于生物胚胎发生发育、成熟细胞新旧交替、激素依赖性生理退化等多种生理性细胞死亡过程中。但是，凋亡也可以在一些病理状态下发生，如激素、毒素、肿瘤和炎症损伤细胞时，也见于细胞萎缩或细胞老化的终末阶段。

(一) 凋亡的形态学

凋亡的主要形态学特征有(图 1-21)：

1. 细胞固缩嗜酸性变　细胞体积缩小，水分减少，胞质高度嗜酸性(图 1-22)，故曾称固缩坏死和嗜酸性坏死，如病毒性肝炎时肝细胞质内的嗜酸性变和嗜酸性小体。

2. 染色质凝聚　核染色质浓集形成致密团块(固缩)，或集结排列于核膜内面(边集)，并进一步裂解形成碎片(碎裂)。

3. 凋亡小体形成　凋亡细胞首先表现为细胞表面起泡形成芽状(budding)，然后突出、分离，形成膜包裹的含有细胞器和(或)核碎片的凋亡小体(apoptosis body)。凋亡小体是判断细胞凋亡的重要形态学标志。

4. 邻近细胞吞噬　邻近健康实质细胞及巨噬细胞可吞噬凋亡小体。

5. 质膜完整　凋亡细胞因细胞质膜完整，阻止了胞内物质与邻近细胞分子间的识别与接触，故不引起周围组织炎症反应，也不诱发周围细胞的增生修复。

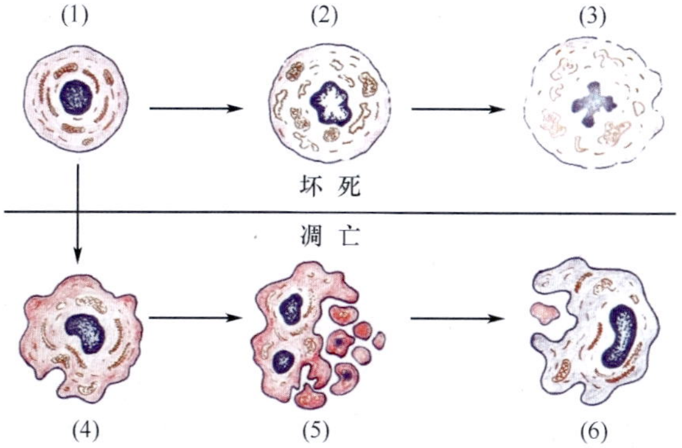

图 1-21　细胞坏死与细胞凋亡的形态学

(1) 正常细胞；(2) 细胞和细胞器肿胀，核染色质边集；(3) 细胞膜细胞器膜和核膜破裂、崩解、自溶；(4) 细胞和细胞器皱缩，胞质致密，核染色质边集；(5) 胞质分叶状突起并形成多个凋亡小体；(6) 邻近巨噬细胞等包裹、吞噬凋亡小体。本模式图中，(2)～(3)为坏死过程，(4)～(6)为凋亡过程

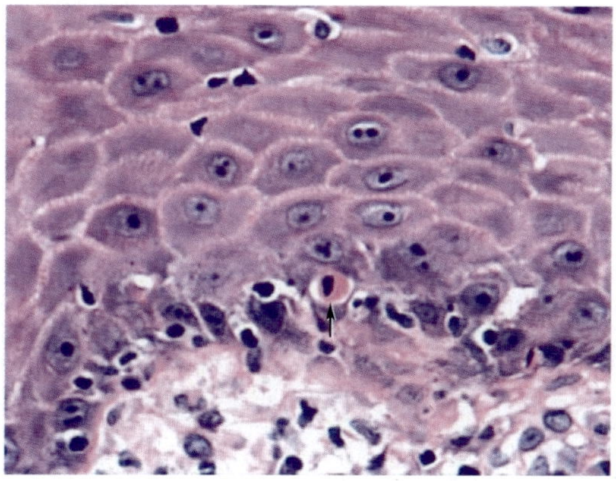

图 1-22　细胞凋亡

高倍镜下视野中央见单个细胞凋亡(↑)，细胞固缩，与邻近细胞分离，胞质嗜酸性明显增强，凋亡小体形成

［案例 1-4］

患者，男性，35 岁。肝区胀痛、乏力、食欲不振、厌油两周。肝功能检查 AST 486U/L、ALT 61U/L、GGT 186U/L，肝脏免疫学检查 HBsAg(＋)、HBsAb(－)、HBcAb(＋)、HBeAg(－)、HBeAb(＋)。肝脏穿刺组织学检查，见弥漫性肝细胞体积增大，胞质淡染，严重者胞质高度疏松状如气球样。部分肝细胞质内出现大小不等的圆形空泡，苏丹Ⅲ染色阳性。部分肝细胞核浓聚、破碎、溶解，呈点状分布。少数散在肝细胞体积减小，胞质红染，胞质中可见嗜酸性圆形小体。坏死区周围可见体积增大、核大深染或见双核的肝细胞，肝细胞和小胆管细胞数量均增多。

[问题]

(1) 从镜下改变看，你认为该患者发生了哪些损伤性病理变化？

(2) 上述病变中，哪些病变属于可逆性细胞损伤？哪些属于不可逆性细胞损伤？

(3) 除损伤外，该患者肝脏是否还伴有其他已学过的病理变化？

(二) 凋亡的生物化学

细胞凋亡的生物化学过程大致概括为三个阶段：信号传递阶段、中央调控阶段和结构改变阶段。①信号传递阶段主要是各种诱导凋亡的因子通过受体将信号导入细胞的过程，为外源性死亡受体通路；②中央调控阶段是线粒体内膜凋亡促进调节基因、白细胞介素 1β 转化酶(ICG)等基因蛋白被激活的过程，为内源性线粒体通路；③结构改变阶段是在前两阶段基础上，出现凋亡小体等一系列形态学改变的过程。

凋亡的生物化学特征是特异性蛋白质水解，特别是半胱氨酸-门冬氨酸蛋白酶(caspase，胱门蛋白酶)家族的激活，通过转谷氨酰酶活化，引起广泛的蛋白交联，使胞质蛋白分解消化，并参与形成凋亡小体。凋亡的另一个生化特征是 Ca^{2+}/Mg^{2+} 依赖的内切核酸酶(endonuclease)和需钙蛋白酶(calpain)的活化，将 DNA 裂解为 180～200kb 大小的规则片段，在琼脂凝胶电泳中呈现特征性梯带状(DNA ladder)。其中，胱门蛋白酶、内切核酸酶和需钙蛋白酶是凋亡生化程序的主要执行者。某些因素可抑制或诱导凋亡，前者包括生长因子、细胞基质、性甾体激素、某些病毒蛋白等；后者包括生长因子缺乏、基质附着物丢失、糖皮质激素、自由基、电离辐射等。

(三) 凋亡的基因调控

凋亡受到许多基因及其蛋白产物的调控，可以促进凋亡，如 Bax、Bak；也可以抑制凋亡，如 Bcl-2、Bcl-XL，其中最重要的是位于线粒体内膜的细胞凋亡基因家族 Bcl-2。凋亡也被细胞表面受体 Fas(CD95)所引发，其是肿瘤坏死因子受体及神经生长因子受体家族成员，可与 Fas-L 结合，促使细胞凋亡。胱门蛋白酶启动子包括前胱门蛋白酶-9，其可被 Fas-Fas-L 相互作用所触发。细胞色素 C 可结合并激活某些细胞可溶性蛋白(如抗恶性贫血因子 Apaf-1)，触发胱门蛋白酶活化，推动细胞凋亡过程。p53 基因蛋白通常刺激凋亡，但有时也抑制凋亡，是调节细胞“活或死”的关键点。C-myc 基因对细胞凋亡的作用也是双向的，当生长因子足量时，C-myc 可促进细胞周期进展和细胞增殖再生；如缺乏必需的生长因子，C-myc 则可以阻止细胞分化并引起细胞凋亡。

[案例 1-4 分析讨论]

(1) 根据所提供的镜下描述，该患者肝细胞发生了细胞水肿(弥散性肝细胞体积增大、胞质淡染、严重者胞质高度疏松化犹如气球样)，脂肪变(肝细胞质内见大小不等的圆形空泡，苏丹Ⅲ染色阳性)，凝固性坏死(部分肝细胞微细结构模糊，细胞核浓聚、破碎、溶解，呈点状分布)，凋亡(少数散在肝细胞体积缩小，胞质红染呈强嗜酸性，胞质中可见均匀红染的圆形凋亡小体)等多种损伤性病理变化。

(2) 在上述病变中，细胞水肿和脂肪变属于细胞可逆性损伤，凝固性坏死和凋亡属于细胞不可逆性损伤。其中细胞水肿或可发展成为细胞溶解性坏死，后者属于液化性坏死的一种。

(3) 除损伤性变化外，该患者还伴有肥大(肝细胞体积增大、核大深染或见双核的肝细胞)，增生(肝细胞和小胆管细胞数量均增多)等适应性变化。

(四) 凋亡与坏死的主要异同

细胞凋亡是多细胞生物以不引起周围组织炎症的方式“干净”地清除不需要细胞的过程，对维持机体内正常细胞数量与质量的稳定十分重要。凋亡减少促使细胞累积，如形成肿瘤；凋亡增加则诱导细胞丢失，如萎缩。凋亡和坏死的主要区别见表 1-3。

需要指出的是，虽然凋亡与坏死各自有许多不同特征，但是凋亡与坏死在某些机制、生化学表现、形态学特点上仍有一些相同之处。如 DNA 内切核酸酶的激活并非仅为凋亡所有，DNA 电泳梯带状也能在一些坏死细胞中见到；核固缩、核碎裂和核染色质的边集，除了细胞坏死外，均也见于细胞凋亡的晚期。

表 1-3 凋亡与坏死的主要异同

特征	凋亡	坏死
机制	程序化(programmed)细胞死亡，主动进行(自杀性)	事故性(accident)细胞死亡，被动进行(他杀性)
诱因	生理性或轻微病理性刺激诱导发生，如生长因子的缺乏	较重病理性刺激诱导发生，如缺氧、感染、中毒等
范围	单细胞或个别细胞	多细胞或群体细胞
形态学	细胞及细胞器皱缩，染色质凝聚边集，细胞表面芽状突起，凋亡小体形成，质膜完整	细胞和细胞器肿胀及破裂，染色质固缩、碎裂或溶解，质膜完整性消失

续表

特征	凋亡	坏死
生物化学	依赖 ATP 的能量消耗过程，DNA 核酸内切酶活化，形成规律性 180～200bp 核酸降解片段，琼脂凝胶电泳呈梯带状，溶酶体完整，特异性激活胱门蛋白酶及 Bcl-2 基因家族，有新蛋白质合成	不消耗能量，不依赖 ATP，溶酶体破坏，消化酶外漏，酶系统广泛被激活，非特异性降解蛋白质、核酸等，片段大小不一，无新蛋白质合成
周围反应	周围组织无炎症和再生，凋亡小体可被邻近实质细胞及巨噬细胞吞噬	周围组织常见炎症和再生，坏死细胞碎片可被巨噬细胞及中性粒细胞吞噬

第五节 细胞老化

老化是由于生物体及其细胞分化成熟而逐渐导致的功能丧失及最终死亡，个体的老化在很大程度上受遗传、饮食、社会、环境、年龄相关疾病等的影响。细胞老化(cellular aging)是随生物体年龄增长而发生的细胞退行性变化的总和。老化时，细胞在损伤反应能力、营养吸收能力和染色体损伤修复能力上均有减退。

一、细胞老化的特征

细胞老化具有以下四个特征：

1. 普遍性 机体组织所有的细胞都会出现老化改变。

2. 进行性 随着时间的推移，老化不断进行性或不可逆性地发展。

3. 内因性 老化不是由于外伤、事故等外因作用，而是细胞内在决定性的衰退。

4. 有害性 老化时，细胞代谢、适应、代偿等多种功能低下，缺乏恢复能力。组织器官的老化导致老年病的产生，其他疾病的患病率和死亡率也逐渐增加。

二、细胞老化的生化学与形态学

细胞老化是生物个体老化的基础，是生命发展的必然。任何细胞和任何个体自诞生之时起，老化过程就已经开始，导致核酸、结构蛋白、酶蛋白、细胞受体、转录因子合成减少，线粒体氧化磷酸化功能降低，摄取营养和修复染色体损伤能力下降。细胞老化的主要形态学变化包括不规则核分裂、形成多形空泡线粒体、内质网缩小、高尔基体变形，以及胞质色素(如脂褐素)沉积等。脂褐素沉积是细胞长期过氧化损害导致某些蛋白结构异常的结果，是细胞老化的重要形态学表现。

三、细胞老化的机制

细胞老化的机制包括细胞内部老化的分子基础以及外部环境的损伤效应，涉及细胞增生、分化和防御功能丧失等许多环节。目前较重要的有两个老化起因学说，一是细胞遗传基因的程序化启动，二是细胞内代谢损伤的长期累积。

1. 细胞遗传基因的程序化启动 基因编码决定细胞生存期限的观点，主要来自对组织培养中复制细胞的研究。例如，正常人类细胞只有有限的分裂潜能，对于体外培养的成纤维细胞而言，大约只有 50 次的群体分裂代数。达到分裂代数极限后，细胞将停止在不分裂状态。此外，同卵双胞胎寿命的显著相关性，也为此学说提供了证据。现已明确，体细胞老化机制与细胞内染色体短臂末端端粒结构功能调节有关，称为端粒-端粒酶学说。

端粒(telomeres)是 DNA 上短的多重复序列(TTAGGG)与一些结合蛋白组成的特殊结构，在确保染色体末端完全重复、避免染色体末端融合降解、控制细胞生长寿命等方面，起着十分重要的作用。由于 DNA 多核糖体不能完成线性染色体末端 DNA 的复制工作，因此每当体细胞分裂一次，染色体的端粒会减少 10～30 个碱基而逐次变短，构成端粒的一部分基因序列中的遗传程序信息因之丢失。缩短的端粒是细胞变老的标志，会激活细胞周期素依赖性激酶抑制因子(CDKI)p16、p21 和 p27 等老化相关效应分子，使细胞生长增殖受到抑制，同时激活细胞周期中 p53 限制点的功能，进一步促进 CDKI 的生长抑制作用，引起细胞寿命缩短。已有证据表明随着年龄增长，干细胞中的 p16 等基因蛋白表达会增加，干细胞自身则逐渐丧失自我更新的能力。

端粒酶(telemerase)是由 RNA 和蛋白质组成的核糖核酸蛋白复合物，其功能是特殊的端粒末端转移酶，能以自身 RNA 为模板，复制合成丢失的端粒序列，增加和恢复染色体末端基因序列的稳定，保持端粒的长度。正常体细胞中通常没有端粒酶活性。在某些需要无限循环复制的细胞中，例如在生殖细胞和干细胞中，拥有足够的端粒酶水平，从而维持其端粒长度的恒定(图 1-23)。肿瘤细胞中的端粒酶活性较强，而端粒的延长对于肿瘤形成可能是必需的。因此，抑制癌细胞中的端粒酶，可以抑制肿瘤生长；而将端粒酶加入某些细胞，可以延长其寿命。

细胞遗传基因的程序化启动学说是对分裂活跃细胞老化的合理解释。但在不分裂细胞如神经细胞和心肌细胞，其细胞老化的机制尚不清楚。在低等生物，生命长短的控制是以时钟遗传定时器的形式来完成的。例如，退化基因 elk-1 和机械传感基因 daf-2 可改变发育过程的生长速率和生长时限，但它们在高等

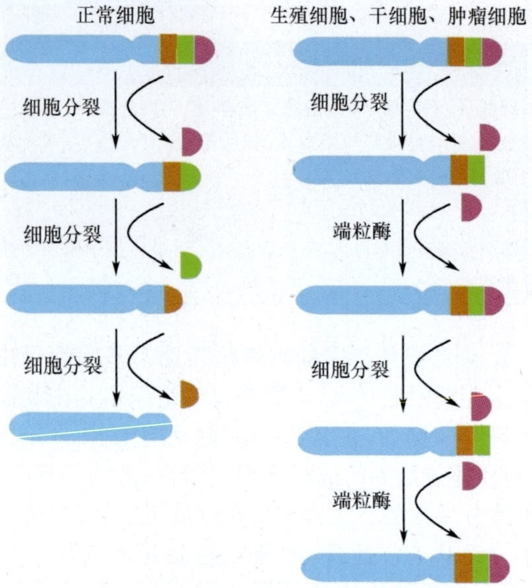

图 1-23 端粒与端粒酶对细胞分裂的影响
正常细胞每分裂一次，其染色体短臂末端端粒长度就会缩短一些(左图)。生殖细胞、干细胞及肿瘤细胞有较高的端粒酶活性，会在每次细胞分裂后修复端粒长度，从而保持其分裂能力(右图)

哺乳动物中的作用还有待证实。

2. 细胞代谢损伤的长期累积 除细胞增殖分化的程序性机制外，细胞寿命的长短也取决于代谢作用及损伤后分子反应所致的细胞损伤之间的平衡，即一个物种寿命的长短也受到其一生总的代谢消耗所限，决定了细胞老化的程度。细胞老化可归因于蛋白质和DNA交联、重要基因突变、线粒体损伤、氧和营养物质利用缺陷，特别是能量限制等所造成DNA损害和蛋白质损害的长期积累。

自由基对抗氧化防御机制的损伤，以及对细胞内、外蛋白质翻译后修饰的影响，是造成细胞老化的主要环节。活性氧类物质导致蛋白质、脂质、核酸的共价键改变，同时细胞抗氧化能力也与端粒缩短的速率相关。易受过氧化损害的细胞，其端粒缩短的速率也越快。因此，过氧化损伤也是影响老化的最重要因素之一。大量生物大分子受到过氧化损伤，可引起细胞生理功能下降，促进细胞进入老化阶段。虽然大多数DNA损伤都可以被内源性DNA修复酶修复，但是有一些损伤会随着细胞老化而持续积累。具有细胞周期G_1/S期检测纠错功能的p53基因由此可被激活，进一步阻止细胞分裂。

关于细胞老化的机制尚在探讨之中。遗传程序因素主要解释细胞增殖和分化的内控性机制，强调端粒的缩短以及端粒酶对端粒的修复作用；而自由基氧化所致DNA损伤和蛋白质损伤及其修复能力的缺乏，则可能外在性地加速了细胞的老化进程。

【易混淆的概念】

1. 肥大与增生 肥大是指细胞、组织或器官体积的增大；增生是指器官或组织内细胞数量的增多，也可导致组织或器官体积的肥大。虽然增生和肥大是两个不同的概念，但它们经常一起发生，其原因是它们可能具有相同的触发机制和共同的病因。一般来说，分裂增殖能力旺盛的细胞，如妊娠期子宫平滑肌细胞和肝脏中肝细胞、胆管细胞，受到损伤后即能发生肥大又可发生增生；而分裂增殖能力低下的细胞，如神经细胞及心肌细胞等，则仅能发生肥大。

2. 增生与化生 组织或器官内细胞数量增多的现象称为增生，一种分化成熟的细胞类型被另一种分化成熟的细胞类型所取代的过程称为化生。增生产生的是同种细胞的成熟后代，具有和损伤前局部细胞相同的形态与功能；而化生则是干细胞、储备细胞等在分裂增殖中基因重新编程转分化为另一种成熟细胞的结果，因此具有和损伤前局部细胞不同的形态与功能。从这个意义上来讲，增生体现了细胞生长方面的异常，化生则体现了细胞分化方面的异常。

3. 肝脂肪变与脂肪肝 脂肪变是指非脂肪细胞的实质细胞内甘油三酯的异常蓄积。由于肝脏是脂肪的主要代谢器官，脂肪变多发生于肝细胞。脂肪空泡通常首先出现在肝细胞的核周区域，病变继续进展，小的脂肪空泡融合成大脂滴，并挤压细胞核偏移至细胞一侧。当大量肝细胞发生严重的弥漫性脂肪变性时，受累肝脏体积会增大并且逐渐变黄，最终变成一个肿大、明黄色、柔软、油腻的器官，称为脂肪肝。

4. 玻璃样变与淀粉样变 玻璃样变和淀粉样变分别各自是一大类形态学和染色性质类似、但化学结构和产生机制不同的病理改变。两者的异同点是：在常规HE染色中玻璃样变呈现均质、粉染的嗜酸性颗粒或条索；淀粉样变物质则对刚果红、碘、稀硫酸等特殊染色呈阳性反应。玻璃样变可见于细胞内、间质结缔组织及细动脉壁；淀粉样物质多见于间质小血管基膜下结缔组织网状纤维支架附近。玻璃样变物质的生化组分为血浆蛋白、免疫球蛋白、细胞骨架蛋白，基膜物质及变性的胶原蛋白；淀粉样变物质的生化组分为免疫球蛋白轻链、淀粉样相关血清蛋白及淀粉样内分泌蛋白等。

5. 营养不良性钙化与转移性钙化 营养不良性钙化与转移性钙化是病理性钙化的两种主要类型，都可发生于细胞内或细胞外间质，镜下观为嗜碱性无定形的颗粒或团块，肉眼观为白色细小的结节。两者的区别在于营养不良性钙化时，钙盐沉积在局部已坏死或濒死的组织中，没有钙的代谢紊乱；而转移性钙化则是钙盐沉积在正常组织中，血钙水平增高，可以在全身各处发生。营养不良性钙化常见于结核病、寄生虫、血栓、心瓣膜病变及动脉粥样硬化斑块，转移性钙化则多发生于骨髓瘤、甲状旁腺功能亢进和维生素D摄入过多时。转移性钙化较营养不良性钙化少见。

6. 坏死与坏疽 坏死是以酶溶性变化为主的体内局部组织细胞群体死亡的形式，可分为凝固性坏死、液化性坏死、纤维性坏死等基本类型以及干酪性坏死、脂肪坏死、坏疽等特殊类型。坏疽是坏死的一种类型，是伴有腐败菌继发感染的较大块组织坏死，可分为干性坏疽、湿性坏疽和气性坏疽三类。其中干性坏疽多为凝固性坏死，湿性坏疽和气性坏疽可同时具有液化性坏死和凝固性坏死性质。

7. 糜烂与溃疡 细胞发生坏死后，病变组织会与周围健康组织解离，以保护周围组织免受进一步损害。当坏死位于皮肤、黏膜表面且达到一定范围，多以糜烂或溃疡的形式被解离，并遗留下局部组织的缺损。其中，皮肤黏膜较浅表的组织缺损如仅局限于皮肤黏膜的表皮层或黏膜层，称为糜烂；较深的组织缺损如累及皮肤黏膜的真皮层或黏膜下层、肌层等，称为溃疡。

8. 可逆性损伤与不可逆性损伤 如果病理性刺激超过了细胞的适应能力，细胞就会发生损伤性变化。轻中度的损伤性变化在病因去除后有可能恢复到原来的正常状态，称为可逆性损伤。可逆性损伤导致的细胞形态学改变称为变性，主要类型有细胞水肿、脂肪变、玻璃样变、淀粉样变、黏液样变、病理性色素沉着、病理性钙化等。持续严重的病理性刺激会造成细胞的不可逆性损伤，导致细胞死亡。细胞死亡的形态学改变可为细胞坏死和凋亡两种类型。不可逆性损伤多由可逆性损伤发展而来，也可因致病因太强烈直接导致。

9. 细胞死亡和细胞凋亡 细胞死亡是不可逆性细胞损伤的最终结果，涉及体内所有细胞类型，如前所述，可分为坏死和凋亡两类。细胞凋亡是细胞死亡的两种主要类型之一，是细胞生理性死亡的主要形式，承担多细胞生物的不引起周围组织炎症而清除不需要细胞的"自净"功能，但也出现于生长因子缺乏、局部缺血、感染、中毒、免疫反应等所致的病理性细胞死亡时。

10. 端粒与端粒酶 端粒是真核细胞线性染色体由DNA和蛋白质组成的特殊结构，在保证染色体末端完全重复、控制细胞生长寿命等方面，起着十分重要的作用。正常细胞不断分裂时，端粒结构会进行性逐次缩短，遗传信息程序会因之丧失，继而发生细胞衰老、凋亡。端粒酶是RNA和蛋白质组成的端粒转移酶，能以自身RNA为模板复制合成已丢失的端粒序列，从而延长细胞的寿命和增殖代数。大部分正常体细胞端粒酶功能低下，而生殖细胞、干细胞、肿瘤细胞等端粒酶功能多增强，降低肿瘤细胞中端粒酶的表达，可以抑制肿瘤的生长。

【重点词汇的中英文对照】

适应(adaptation)
萎缩(atrophy)
肥大(hypertrophy)
增生(hyperplasia)
化生(metaplasia)
可逆性损伤(reversible injury)
细胞水肿(cellular swelling)
变性(degeneration)
脂肪变(fatty change)
透明样变(hyaline degeneration)
淀粉样变(amyloid change)
转移性钙化(metastatic calcification)
营养不良性钙化(dystrophic calcification)
不可逆性损伤(irreversible injury)
凝固性坏死(coagulative necrosis)
干酪样坏死(caseous necrosis)
液化性坏死(liquefactive necrosis)
坏疽(gangrene)
机化(organization)
凋亡(apoptosis)

思 考 题

1. 某患者骨折后发生患肢肌肉萎缩，请分析可能的原因。
2. 何谓肥大、增生、萎缩、化生？各自有哪些类型？如何理解它们是关于细胞生长和细胞分化异常的一组病理学现象？
3. 怎样区分细胞水肿和细胞脂肪变？它们的形态学和发生机制有何不同？
4. 妊娠时子宫体积可明显增大，试运用已学病理学知识对此做一解释。
5. 化生是在什么情况下发生的？有哪些常见类型？
6. 营养不良性钙化有何意义？
7. 坏死和凋亡有何不同？其各自的意义是什么？
8. 干性坏疽和湿性坏疽有何异同？
9. 哪些组织易发生透明变性？为什么说它是一组物理性状相同，但其化学成分、发生机制各异的病变？
10. 端粒和端粒酶在细胞正常生长以及老化、肿瘤形成等病理过程中有何作用？

（大连医科大学 唐建武）

第二章 损伤的修复

【学习目标】

(1) 掌握再生与修复的概念和类型,熟悉各种组织的再生能力及其与细胞周期的关系,了解各种组织的再生过程。

(2) 掌握肉芽组织的概念、形态及作用,熟悉肉芽组织和瘢痕组织形成的过程及机制。

(3) 熟悉创伤愈合和骨折愈合的基本过程,掌握一期愈合和二期愈合的特点,熟悉影响创伤愈合和骨折愈合的因素。

(4) 了解生长因子及其受体、生长抑素、接触性抑制和细胞外基质在修复中的作用。

通过邻近同种细胞再生和纤维结缔组织增生的方式,以修补、恢复受损组织的结构和功能,称为修复(repair)。修复可概括为两种形式:再生与纤维性修复。由于局部组织损伤常累及多种细胞,故两种修复形式常同时并存。细胞的增殖、细胞的迁徙以及细胞外基质的构成与重构,是修复过程最基本的三个关键细胞分子机制。

组织受到损伤后,具有再生潜能的周围同种细胞会迅速再生。若基膜、肌膜或间质网状支架完好,受损组织可恢复原有结构与功能,谓之完全性修复(complete repair)。不具有再生潜能的细胞受到损伤;或虽有再生潜能但细胞损害太重,基膜、肌膜或间质网状支架受到破坏时,则由肉芽组织填充并形成纤维性修复,丧失原有组织结构与功能,称为不完全性修复(incomplete repair)。

第一节 再 生

再生(regeneration)是指局部组织损伤后邻近同种细胞通过分裂增生以完成修复的现象,又称为再生性修复。

一、再生的类型

根据发生的原因和性质,再生可分生理性再生和病理性再生两类。

1. 生理性再生 生理性再生指生理过程中,某些细胞不断老化消亡,新生同种细胞不断补充,以恢复原有结构和功能的再生修复。如皮肤表层角化细胞和子宫内膜腺体细胞都会经常性或周期性脱落,由基底部细胞分化不断补充;而消化道黏膜上皮,则约1～2天脱落更新一次;又如红细胞平均寿命约120天,机体需不断从造血器官中产生大量新生红细胞进行补充。一般而言,生理性再生可实现完全性修复。

2. 病理性再生 病理性再生指创伤、炎症、缺血、中毒等疾病状态下,同种细胞为弥补取代受损细胞而发生的再生修复。如皮肤烫伤后形成水疱时,其基底部细胞再生分化形成新的鳞状上皮;病毒性肝炎时,部分肝细胞坏死可引起周围正常肝细胞的再生。病理性再生后,其原有组织细胞结构和功能可能保持,从而实现完全性修复;其原有组织细胞结构和功能也可能无法保持,表现为不完全性修复。本章主要讨论病理性再生。

二、细胞周期与不同类型细胞的再生潜能

无论是生理条件还是病理状况下,细胞周期在维持内环境稳态和调节再生修复过程中都起到核心作用。细胞周期由 G_1 期(DNA 合成前期)、S 期(DNA 合成期)、G_2 期(DNA 合成后期或称分裂前期)及 M 期(分裂期)等时相所组成,G_1 期、S 期和 G_2 期又合称为间期。在细胞周期各时相间,有一些调控细胞周期进程的限制点,分别称为 G_1 期、S 期、G_2 期和 M 期校验点(check point)。只有完成上一时相的所有任务,细胞才能顺利依次经由各校验点进入下一细胞周期时相。大多数成熟组织中都有些细胞在 M 期后一定时间内保持静止状态,处于细胞增殖周期之外,此期称为 G_0 期(静止期)。除了永久细胞外,在衰老、损伤等因素刺激下,不稳定细胞和稳定细胞的 G_0 期细胞可重新进入细胞周期 G_1 期,开始有丝分裂进程(图 2-1)。人体细胞的再生潜能与细胞周期的关系可分为三类:

1. 不稳定细胞(labile cells) 是指再生能力很强的细胞,其在生理情况下能随时从极短的细胞周期 G_0 期进入 G_1 期,不断分裂增殖以更替老化死亡的细胞,故又称持续分裂细胞。如消化道、呼吸道和泌尿生殖道等自然管腔的黏膜被覆细胞,包括柱状上皮、立方上皮、移行上皮和鳞状上皮,以及表皮细胞、间皮细胞、骨髓造血细胞等。这些组织中的大多数成熟细胞都来源于成体干细胞,当细胞受损后后者再生能力极强,并有着分化成为一种或多种类型细胞后代的潜能。

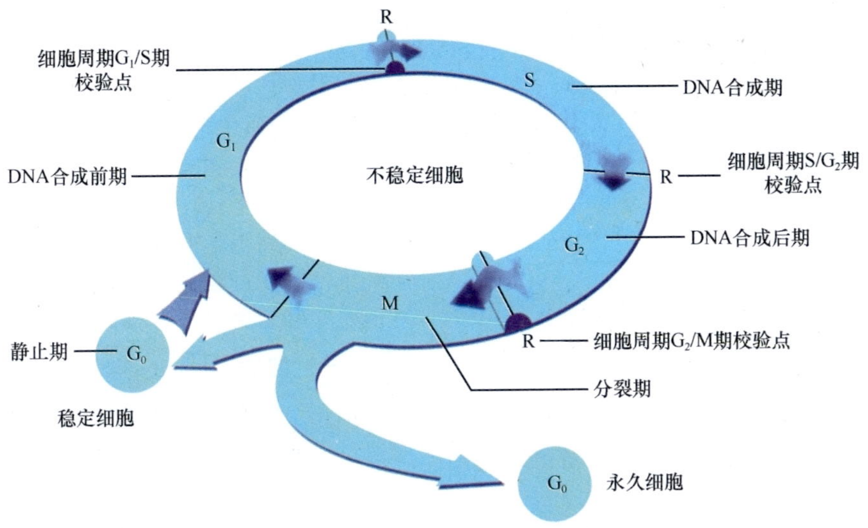

图 2-1 细胞周期与细胞再生潜能模式图

G_1:DNA 合成前期;S:DNA 合成期;G_2:DNA 合成后期;M:分裂期;G_0:静止期;R:细胞周期校验点

2. 稳定细胞(stable cells) 指具有较强潜在再生能力的细胞,但其在生理状态下并不增殖,上一细胞周期 M 期结束后,较长时间处在 G_0 期,又称静止细胞。一旦同类细胞受损死亡,稳定细胞便迅速由 G_0 期重新进入 G_1 期,具有快速分裂重建组织的能力。如肝、肾、胰、肾上腺、甲状腺、汗腺、皮脂腺、涎腺等内外分泌腺及腺样器官的腺上皮细胞,原始间叶细胞以及成纤维细胞、骨细胞,内皮细胞、淋巴细胞和粒细胞等。平滑肌细胞和成软骨细胞亦属稳定细胞,但其再生能力通常较弱,修复的实际意义不大。稳定细胞和不稳定细胞再生的修复类型可为完全性修复,也可为不完全性修复。

3. 永久细胞(permanent cells) 指几乎不具有再生能力的细胞,如神经细胞、心肌细胞和骨骼肌细胞等功能、结构都高度分化的细胞。机体出生后,此类细胞永久性处于 G_0 期静止状态,不再进入下一个细胞增殖周期 G_1 期,或虽可进入细胞增殖周期,但被阻滞在 S 期或 G_2 期,不能完成细胞分裂过程,故又称非分裂细胞,因此这些细胞损伤缺失后一般不可再生。如心肌梗死时的心肌细胞和脑梗死时的中枢神经细胞,都只能由纤维结缔组织和神经胶质组织增生实现不完全性修复。在神经细胞胞体存活情况下,周围神经纤维断裂受损后仍具有较强的再生能力,表现为轴突生长;而骨骼肌细胞再生则通过卫星细胞的分化来完成。不同类型细胞的再生修复特点及其与细胞周期的关系参见表 2-1。

表 2-1 不同类型细胞的再生修复

细胞类型	再生潜能	与细胞周期的关系	细胞举例	修复形式
不稳定细胞	极强	在生理状态下不断从 G_0 期进入 G_1 期	呼吸、消化、泌尿生殖道黏膜上皮、表皮、间皮、造血细胞等	完全性修复或不完全性修复
稳定细胞	较强	生理状态下处于 G_0 期不增殖,受到损伤后即进入 G_1 期	肝、肾、胰、甲状腺、肾上腺、皮脂腺、汗腺、涎腺等腺体及腺样器官的腺细胞,原始间叶细胞、成纤维细胞、骨细胞、软骨细胞、平滑肌细胞等	完全性修复或不完全性修复
永久细胞	无或弱	正常时或损伤后都处于 G_0 期	神经细胞、心肌细胞、骨骼肌细胞等	不完全性修复

细胞具有不同再生潜能还由于其细胞周期的时程长短不同,特别是在单位时间内进入细胞周期的数量不同。虽然细胞的生长可通过缩短细胞周期来完成,但影响机体组织再生修复最重要的因素,还是稳定细胞重新进入细胞周期的速率和比值。通常,幼稚组织比成熟组织再生能力要强;病理状态下易受损或生理状态下经常更新的组织,其再生能力也较强。

[案例 2-1]

患者,男性,70 岁,因轻度偏瘫、失语两天入院。患者既往有脑动脉粥样硬化病史。脑 CT 检查见左侧额叶、颞叶部位脑实质中出现数个低密度病灶。脑 MRI(磁共振)示左侧大脑中动脉近端管腔狭窄,脑血管图示大脑中动脉血流明显减少。临床诊断为大脑中动脉血栓形成，额叶、颞叶部位脑梗死。

[问题]

(1) 根据病情资料，受累脑组织可能发生了哪些病理变化？

(2) 脑组织受损死亡后如何再生修复？

三、各种组织的再生过程

除永久细胞外，不稳定细胞和稳定细胞都可再生，基本过程包括：①再生细胞的增殖；②增殖细胞的迁徙；③组织结构的重建。

(一) 上皮组织的再生

1. 被覆上皮的再生 复层鳞状上皮、柱状上皮、立方上皮等被覆上皮的再生，是通过创伤邻近部位的基底部储备细胞及残留部细胞分裂增生来完成的。通常先形成单层扁平或立方上皮，再由立方上皮增高变为柱状上皮，或由单层上皮增生分化形成复层上皮。

2. 腺上皮的再生 各类腺上皮均具有较强的再生能力，但腺上皮再生还取决于腺体基膜和间质状况。若基底膜或间质网状支架破坏，则腺体结构难以完全性修复；否则，可恢复原有的腺体构造。如部分肝脏切除后，残存肝细胞可分裂增殖，完全恢复原有的肝脏体积。肝细胞坏死时，若肝小叶网状支架完整，肝细胞可完全性修复；否则，当肝小叶网状支架塌陷、网状纤维转化为胶原纤维时，或由于肝细胞反复坏死、刺激肝小叶间隔纤维组织过度增生时，再生肝细胞和增生纤维组织可共同形成结构紊乱的肝细胞团，是肝硬化发生的基础。

(二) 结缔组织的再生

纤维结缔组织损伤后 2～3 天，成纤维细胞开始分裂增殖。该细胞由局部静止状态的纤维细胞活化而来，或由周围幼稚间叶细胞转分化而来。成纤维细胞停止分裂后 1～2 天，开始分泌前胶原蛋白等细胞外基质，在间质中形成胶原纤维等成分，自身逐渐成熟为纤维细胞。需要说明的是，纤维结缔组织细胞自身受损后的增生，属于再生过程，可实现完全性修复；而其他组织细胞受损后纤维结缔组织细胞的增生，属于纤维性修复过程，只能实现不完全性修复。两者的功能意义和结局影响，都是有区别的。

(三) 血管组织的再生

损伤组织的清除和损伤部位细胞外基质的沉积，都可以刺激受损血管组织的再生重建。

1. 小血管的再生 毛细血管的再生过程主要有两种形式(图 2-2)：①血管生成(angiogenesis)，先是在蛋白酶作用下基膜溶解，受损处原有血管内皮细胞分裂增殖，形成幼芽突起。随后增生的内皮细胞向前移动，组成实心细胞索。继而在血流冲击下于数小时后出现管腔，彼此吻合构筑成新的毛细血管及其网络。②血管形成(vasculogenesis)，成体骨髓中内皮前体细胞(endothelial precursor cell，EPC)被动员并经血流迁徙到达损伤部位，在局部增殖分化，形成连接原有血管的网络。再生的内皮细胞可分泌Ⅳ型胶原、层粘连蛋白和纤维粘连蛋白，构成基膜的基板。周围成纤维细胞分泌Ⅲ型胶原及基质，组成基膜的网板，成纤维细胞本身则分化成为周细胞(血管外皮细胞)。新生毛细血管基膜不完整，内皮细胞间隙较大，通透性较高。随后，有的毛细血管闭锁消失，有的转变为小动静脉，完成小血管的改建。

2. 大血管的再生 较大血管离断后需手术吻合，断端内皮细胞再生分裂，逐渐弥合原有内膜结构缺失。血管中膜平滑肌细胞损伤时，尽管少数平滑肌成分也可由血管外原始间叶细胞分化再生，但大多只能由结缔组织增生实现纤维性修复。

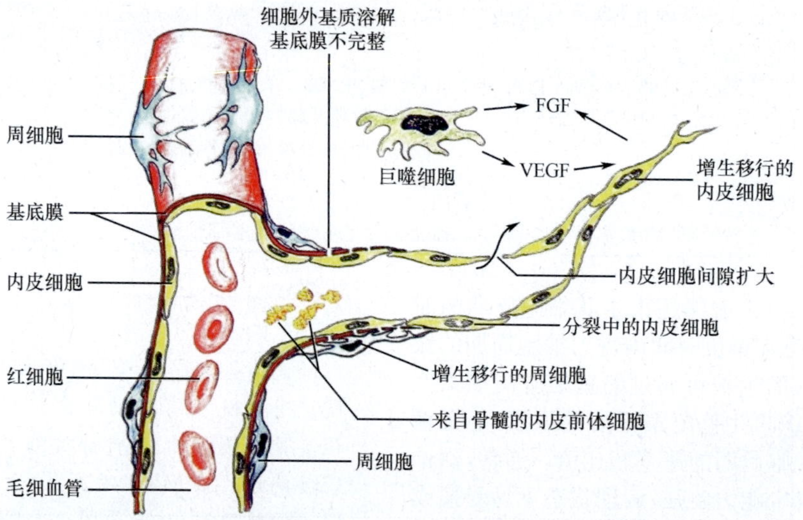

图 2-2 毛细血管的再生

毛细血管内皮细胞和内皮前体细胞增生迁徙，形成新的毛细血管结构，细胞外基质和生长因子参与此过程

（四）肌组织的再生

骨骼肌细胞损伤较轻且肌膜完好时，虽肌原纤维部分坏死，但残存肌细胞仍可产生新的肌质和肌原纤维，恢复正常的骨骼肌结构功能。肌纤维若有离断或肌膜破坏时，断端也有肌质和肌原纤维新生，甚至可形成花蕾状结构，但最终无法连接肌纤维断端，只能由纤维结缔组织填充修复。瘢痕愈合后的骨骼肌纤维仍可以收缩，经过锻炼基本可恢复功能。平滑肌细胞有一定再生能力，如小血管平滑肌损伤后，可达到完全性修复；但断开的肠管或较大血管平滑肌损害后，只能由纤维瘢痕连接。心肌细胞几乎没有再生能力，死亡后为纤维瘢痕修复。

（五）神经组织的再生

脑和脊髓内的神经细胞和周围神经节内的节细胞死亡后不能再生，只能由胶质细胞形成胶质瘢痕来修复。外周神经离断后，远端或近端一部分轴突及髓鞘崩解脱失。如神经细胞仍存活，则可由两端的神经膜细胞增生，形成带状的合体细胞，将断端连接，并产生新的髓鞘。近端轴突生长，以每天 1～3mm 的速度向远端延伸，达到末梢，多余部分吸收消失（图 2-3）。神经纤维离断后再生能否成功，取决于连接处瘢痕的宽度和断端对合的状况。若两端相隔超过 2.5cm，或断端间有瘢痕组织等阻隔，再生神经纤维会与周围增生的结缔组织混杂成团，形成创伤性神经瘤（traumatic neuoma），可产生顽固性疼痛。

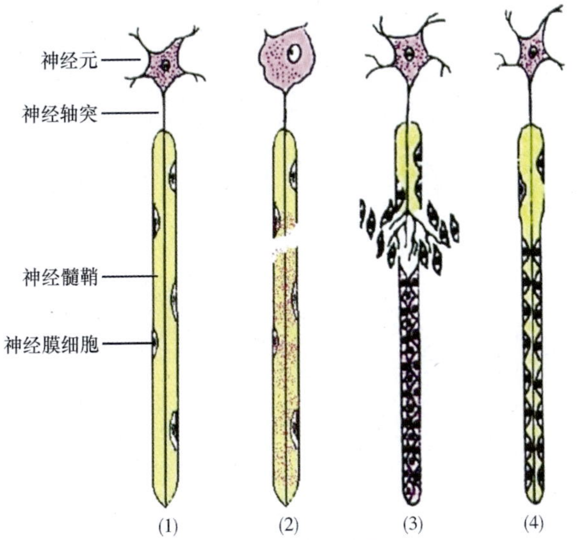

图 2-3　神经组织的再生

（1）正常神经细胞；（2）神经细胞离断，胞体肿胀，远端及近端的一部分髓鞘及轴突崩解；（3）神经细胞轴突生长，神经膜细胞增生；（4）神经轴突达末梢，多余神经轴突及神经膜细胞逐渐消失

（六）骨组织的再生（见本章第四节）

［案例 2-1 分析讨论］

（1）本例为脑血栓形成所致的脑实质缺血性梗死病变。病理学上可表现为一系列组织与细胞的适应性与损伤性反应。因患者既往有脑动脉粥样硬化病史，相应脑组织可发生营养不良性萎缩、病理性色素沉积等。本次检查见大脑中动脉血流明显减少，CT 显现脑实质低密度病灶，提示已发生了脑软化。由于脑组织富含水分和磷脂，组织坏死后易发生溶解，导致液化性坏死（脑软化）。

（2）神经细胞、心肌细胞、骨骼肌细胞在结构和功能上都是高度分化的细胞，在机体出生后永久性处在细胞周期 G_0 期静止状态，几乎不具有再生能力，因此神经细胞受到缺血（如本例）、感染、中毒、创伤等因素损伤死亡后不可再生，只能由神经胶质细胞形成胶质瘢痕，起到类似非神经组织受损后肉芽组织的纤维性修复作用，取代、机化与包裹坏死脑组织，实现不完全性修复。

第二节　纤维性修复

纤维性修复（fibroplasia）是指受损组织细胞破坏严重或再生能力低下不能完成同种细胞修复时，通过肉芽组织增生填补组织缺损并逐渐转化为瘢痕组织的过程，又称瘢痕性修复。

一、肉芽组织的形态与作用

肉芽组织（granulation tissue）是富含增生成纤维细胞和新生毛细血管的幼稚结缔组织，肉眼观呈红色颗粒样，柔软湿润，状似肉芽，故名。严重的组织坏死以及损伤后出现的炎症反应，都会诱导无法再生的细胞在 24 小时内逐渐被增生的肉芽组织所取代。

（一）肉芽组织的形态

肉芽组织的主要成分是增生的成纤维细胞和新生的毛细血管内皮细胞。细胞组织受损后，局部静止的纤维细胞或未分化的间充质干细胞开始分裂增殖和分化，形成胞质丰富的成纤维细胞。与此同时，为了提供足够营养，增生的成纤维细胞之间长入大量新生毛细血管。来自于局部或骨髓的新生毛细血管内皮细胞及其前体细胞增生或呈芽状，并向远处延伸迁徙，或形成实心细胞团块。随后在血流冲击下，内皮细胞间产生裂隙，逐渐出现薄壁的毛细血管，并在创口近表面处形成袢状弯曲的毛细血管网。由于毛细血管基膜发育尚不完整，血浆成分易进入基质形成渗出液，故肉芽组织间质常水肿。早期肉芽组织没有神经末梢，再生的皮肤亦无附属器，故局部痛触觉、出汗、皮脂分泌等功能均有障碍。

光镜下，肉芽组织中的增生成纤维细胞和新生毛细血管多与损伤表面呈垂直排列生长，其间有多少不等的巨噬细胞、中性粒细胞和浆细胞等炎细胞浸润（图 2-4）。若是感染性损伤，则肉芽组织内中性粒细胞等炎细胞会明显增多。巨噬细胞和中性粒细胞能吞噬细菌及损伤细胞碎屑，释放各种水解酶，分解坏死组织和血凝块。巨噬细胞还能分泌 PDGF、FGF 等生长因子，加上创伤处血小板释放的 PDGF，进一步刺激成纤维细胞和毛细血管内皮细胞增生迁徙，促进胶原蛋白特别是Ⅲ型胶原等细胞外基质的合成。浆细胞则分泌免疫球蛋白，参与机体内体液免疫过程。部分成纤维细胞发生转分化，除有产生胶原的功能外，胞质中还含有肌细丝，具有类似平滑肌的收缩功能，称为肌成纤维细胞(myofibroblast)，是损伤后肉芽组织和瘢痕组织收缩的主要细胞学基础。

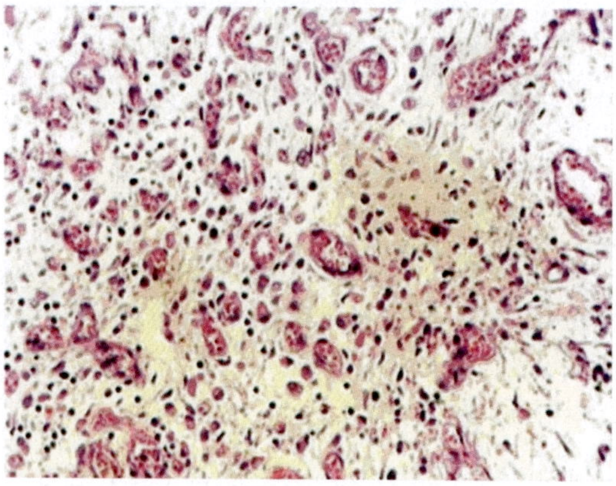

图 2-4　肉芽组织

肉芽组织由大量增生的成纤维细胞、新生的毛细血管组成，间质疏松水肿，见有巨噬细胞、中性粒细胞及浆细胞等炎细胞浸润

(二) 肉芽组织的作用

肉芽组织的主要功能包括：①抗感染保护创面，通过巨噬细胞和中性粒细胞的吞噬、水解、消化，清除感染与异物，保持创口洁净；②填补组织缺损，成纤维细胞通过产生胶原纤维及其他基质成分将伤口缺损填充，同时肉芽组织也为上皮组织的再生修复提供支撑；③机化坏死组织，肉芽组织向损伤部位生长填充的同时，也是对损伤处坏死组织、血凝块、异物等进行机化和包裹的过程。

由于肉芽组织在损伤修复过程中具有极其重要的作用，必须确保肉芽组织能健康生长。临床上将红色湿软、触之易出血的肉芽组织，称为健康肉芽或红色肉芽。当伴有局部血液循环障碍或感染时，肉芽组织苍白水肿，称为不良肉芽或白色肉芽，需外科手术及时清除。

[案例 2-2]

患者，男性，37 岁，以"规律性上腹痛二年，加重一周"为主诉入院。入院检查：上腹部剑突下偏左有压痛，X 线钡餐检查见胃窦部黏膜龛影。胃镜检查见胃窦部有一 0.8cm×0.4cm×0.4cm 溃疡灶，边缘光滑，基底部平整有黄白色苔，周围黏膜肿胀充血，黏膜皱襞向溃疡处集中。胃镜取组织行病理检查见病灶区组织缺损深达肌层，溃疡底部见炎性渗出物、坏死组织及较多肉芽组织及陈旧瘢痕组织，幽门螺旋杆菌阳性，诊断为胃窦部慢性消化性溃疡。经制酸剂和胃黏膜保护剂治疗六周后，胃镜复查见溃疡已愈合。

[问题]

(1) 何谓溃疡？从组织适应和损伤角度看，胃溃疡是一种什么类型的病变？

(2) 胃溃疡愈合中可能有哪些组织的再生？其中哪些组织的再生可形成完全性修复？哪些可不形成完全性修复？

二、瘢痕组织的形态与作用

新生肉芽组织填充伤口后，由底部向表面逐渐成熟，此种由幼稚肉芽组织改建而成的老化纤维结缔组织，称为瘢痕(scar)组织。

(一) 瘢痕组织的形态

镜下观，瘢痕组织主要由大量平行或交错分布的胶原纤维束组成，其间成纤维细胞和小血管的数量均很稀少(图 2-5)。肥胖的成纤维细胞产生大量Ⅰ型胶原纤维，自身逐渐转化为梭长的纤维细胞，并常伴胶原纤维玻璃样变。大部分毛细血管闭合，少数毛细血管存留，或发育分化为小动脉和小静脉。

肉眼观，瘢痕组织呈干燥收缩状态，颜色苍白，质地硬韧，半透明，并缺乏弹性。

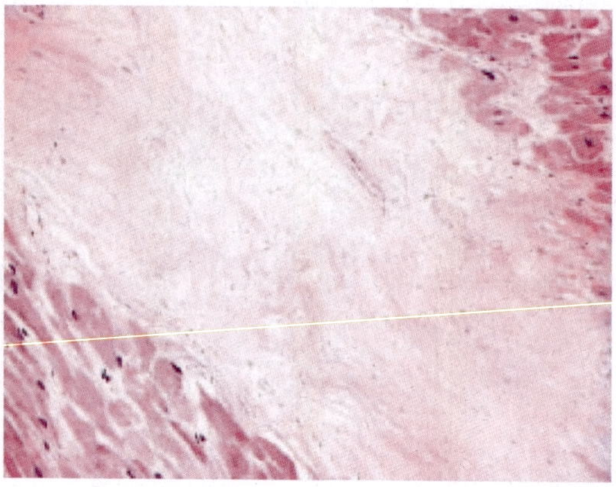

图 2-5　瘢痕组织

图中央部淡染处为瘢痕组织，图左下部及右上部见正常或肥大的心肌细胞

(二) 瘢痕组织的作用

瘢痕组织对机体有利的作用体现在：①可长期填补连接组织缺损，保持组织器官完整性；②瘢痕组织含有大量胶原纤维，抗拉力虽不如正常皮肤但优于肉芽组织，可使损伤愈合保持相对坚固性。

瘢痕组织对机体不利的方面有：①瘢痕收缩，瘢痕组织由于水分丧失和肌成纤维细胞收缩，可引起组织挛缩或腔道狭窄，导致心瓣膜变形、关节运动障碍和胃肠道梗阻等（图 2-6）；②瘢痕粘连，各器官之间或器官与体腔壁之间发生纤维性粘连，可造成运动障碍或腔道狭窄，影响脏器功能；③器官硬化，如肝脏贮脂细胞（又称 Ito 细胞或星状细胞）、肺泡隔间叶细胞等受到一些因素的诱导，可被激活转分化为肌成纤维细胞或成纤维细胞，引起 ECM 过度沉积，使肝、肺组织发生纤维化和玻璃样变；④瘢痕疙瘩，损伤后成纤维细胞增生和胶原产生过度，可使瘢痕组织肥大凸于皮肤表面，并向周围不规则生长扩延，临床上称为蟹足肿，瘢痕疙瘩发生的机制可能与体质、缺血、缺氧及肥大细胞分泌生长因子过多有关；⑤瘢痕膨出，若胶原形成相对不足或承受力过大且持久，瘢痕部位易膨出形成腹壁疝或心脏室壁瘤等，有破裂可能。

肉芽组织和瘢痕组织中的胶原数量取决于胶原蛋白合成和分解间的相对速率。在中性粒细胞、巨噬细胞等炎细胞和成纤维细胞分泌的胶原酶作用下，瘢痕组织中的胶原纤维被逐渐分解、吸收，瘢痕可缩小、软化。因此，凡是能够减少胶原合成、促进胶原分解的方法，都有助于缓解器官纤维化、瘢痕形成以及其后的组织收缩、粘连和硬化。

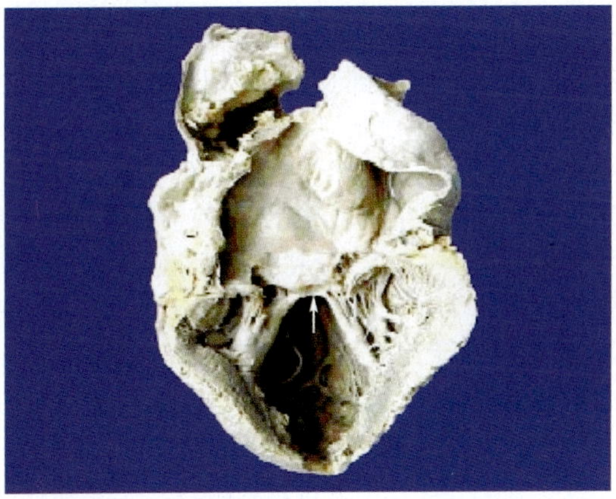

图 2-6　心脏瓣膜瘢痕形成
心脏二尖瓣瓣膜瘢痕形成（↑），使瓣膜变形，引起二尖瓣狭窄及关闭不全

［案例 2-2 分析讨论］

（1）溃疡指皮肤黏膜表面处较深的组织缺损，从细胞和组织的适应与损伤的角度看，胃溃疡是一种损伤性病变，由局部细胞组织坏死脱离引起。

（2）在本例中，损伤累及的细胞组织可能包括胃黏膜、黏膜下层和肌层的上皮细胞、平滑肌细胞、血管内皮细胞、神经细胞纤维等，这些细胞均可发生再生。其中，胃黏膜上皮细胞、血管内皮细胞、神经细胞纤维等的再生可实现完全性修复，而平滑肌细胞特别是神经细胞的损伤则多可导致不完全性修复。本例中见较多肉芽组织和瘢痕组织增生即为例证。

三、肉芽组织和瘢痕组织的形成过程与机制

组织损伤后 2～3 天即开始形成肉芽组织，最初是成纤维细胞和毛细血管内皮细胞迁徙增殖，随后逐渐成熟形成老化的瘢痕组织。这一过程主要包括：①血管新生；②纤维化；③纤维结缔组织重建。

（一）血管新生

如前所述，血管新生（neovascularization）有两种形式。一种是由骨髓中的内皮前体细胞随血流迁徙，至损伤处增殖形成新的血管结构，称为血管形成；另一种是由受损组织中既存的成熟血管内皮细胞局部再生，迁徙增殖形成新的小血管，称为血管生成。病理状态下的血管新生过程，如创伤愈合、炎症、肿瘤等，都同时包括血管形成和血管生成两种形式。

与其他组织增殖再生过程一样，血管新生过程也受到生长因子、生长因子受体以及细胞和细胞外基质间相互作用的调控。在生长因子及其受体中，血管内皮细胞生长因子（VEGF）和血管生成素（angiopoietin，Ang）对血管新生的作用最为突出。在血管新生的早期，VEGF 与血管内皮细胞上的受体结合，诱导内皮细胞迁徙增殖和毛细血管管腔形成。进一步的血管新生则依赖于 Ang 的调控，其与内皮细胞膜上的相应受体相互作用，使内皮细胞外侧出现新的周细胞，并维持内皮细胞处于静止状态，进而促进血管的稳定与成熟。其他一些生长因子，如 PDGF、bFGF、TGF-β 及它们的受体等，也在血管新生、成熟和重建中发挥重要作用。

血管新生的关键环节是内皮细胞的迁徙增殖，此过程主要受到细胞外基质中整合素、基质细胞蛋白、蛋白水解酶等多种蛋白质的调控。如整合素、血小板反应蛋白和富含半胱氨酸的酸性分泌蛋白等，对血管新生和内皮细胞迁徙过程有促进作用；而来源于细胞外基质蛋白酶水解片段的内皮抑素，则抑制内皮细胞增殖和血管新生。

（二）纤维化

纤维化（fibrosis）的过程，就是成纤维细胞迁徙增殖和细胞外基质成分积聚的过程。首先是损伤部位成纤维细胞迁徙增殖，之后成纤维细胞转变为纤维细胞，而胶原蛋白等细胞外基质成分，则不断增多积聚。

1. 成纤维细胞迁徙增殖　多种生长因子，如转化生长因子 β（TGF-β）、血小板源性生长因子（PDGF）、成纤维细胞生长因子（FGF）及促纤维化细胞因子 IL-1 等，都可刺激成纤维细胞向损伤部位迁徙增殖，增加胶原蛋白和纤维连接蛋白合成，抑制金属蛋白酶对细胞外基质的降解作用。其中，TGF-β 是引起感染性纤维化最重要的生长因子。除了成纤维细胞外，肌成纤维细胞、血管内皮细胞、周细胞和各类炎细胞的迁徙增生，也都对肉芽

组织的纤维化进程产生影响。

2. 细胞外基质积聚 修复部位结缔组织间质中的主要成分是胶原纤维，其对创伤修复过程中组织张力的形成最为重要，也是纤维化最本质的体现。许多生长因子，如 PDGF、FGF、TGF-β 等，都可促进细胞外基质的合成。胶原的合成在损伤后 3～5 天开始出现，并根据创口大小可持续数周。在由肉芽组织向瘢痕组织成熟老化的过程中，胶原纤维因降解受抑而增多。此外，肉芽组织中由血管渗出的血浆纤维蛋白原和血浆纤维连接蛋白等的聚积，也为生长中的成纤维细胞和毛细血管内皮细胞提供了临时基质。

（三）纤维结缔组织重建

肉芽组织转变为瘢痕组织的过程，称为纤维结缔组织重建（remodeling），包括毛细血管结构重建和细胞外基质结构重建。由于创口处胶原产生大致保持相对恒定，因此胶原酶功能对于清除损伤组织碎屑和调整结缔组织强度就显得更为重要。

引起胶原和其他细胞外基质成分降解的关键酶是锌离子依赖性基质金属蛋白酶（matrix metalloproteinase，MMP）。MMP 家族包括：①能降解Ⅰ、Ⅱ、Ⅲ型胶原的间质胶原酶；②能降解明胶和纤维连接蛋白的明胶酶（Ⅵ型胶原酶）；③能降解蛋白多糖、层粘连蛋白、纤维连接蛋白等的间质溶素（stromelysin）；④膜金属蛋白酶等。MMP 在生长因子 PDGF、FGF、细胞因子 IL-1、肿瘤坏死因子-α（TNF-α）等诱导下，由成纤维细胞、粒细胞和一些上皮细胞所分泌。此外，非金属蛋白酶如中性粒细胞弹性蛋白酶、组织蛋白酶 G、激肽酶、纤溶酶等，也在细胞外基质成分降解中起重要作用。

组织内 MMP 通常以无活性的酶原形式分泌，需要次氯酸（$HClO^-$）和纤溶酶等活化，并由金属蛋白酶组织抑制剂（tissue inhibitor of metalloproteinase，TIMP）抑制其基质降解作用。因此，创伤愈合过程中各种蛋白溶解酶及其抑制剂功能的严密调控，构成了损伤部位清除坏死物质并完成纤维结缔组织重建的基础与条件。

第三节 创伤愈合

创伤愈合（wound healing）是机械性外力造成皮肤等组织连续性中断后的愈合过程，表现为各种组织再生、肉芽组织和瘢痕组织形成等一系列病理变化。

一、皮肤创伤愈合

皮肤创伤，轻者为表皮及皮下组织受损，重者可累及肌肉、神经、肌腱等，并出现与外界相通的伤口。皮肤创伤愈合通常先自表皮及皮下组织开始，肌肉、神经、肌腱等的创伤愈合则需时较长。

（一）创伤愈合的基本过程

创伤愈合的基本过程主要经历以下几个阶段：

1. 损伤与炎症 局部组织变性、坏死，血管断裂、出血，数小时内出现充血、浆液渗出，随后可见中性粒细胞（创伤后 1 天）和巨噬细胞（创伤后 2～3 天）游出等，创口局部红肿。渗出物中的血浆纤维蛋白和血细胞凝块可结成痂皮，保护和连接伤口，同时为细胞的再生、修复和迁徙提供支架。

2. 创口收缩 损伤后 2～3 天，创口边缘皮肤及皮下组织向创口中心收缩移动，使创面减小。创口收缩在损伤后 14 天左右终止。创口收缩主要系伤口周边新生的肌成纤维细胞牵拉所致，也由于创口处肉芽组织中水分逐渐消失所致，但与胶原形成无关。植皮可使创口收缩停止，抑制创口收缩会延缓创口愈合过程。

3. 肉芽组织和瘢痕形成 损伤后第 1～2 天，肉芽组织开始从创口底部及边缘长出，沿血凝块中的纤维蛋白伸入创口中心部位，机化血凝块和坏死组织，并填平伤口。新生毛细血管大约每日延长 0.1～0.6mm，大多垂直创面方向生长。肉芽组织中没有神经，故触之无感觉。第 3～5 天起，成纤维细胞开始产生胶原，至创伤后的 1 个月逐渐形成瘢痕。肉芽组织形成的大小和速度，取决于组织所受创伤和炎症的程度。

4. 表皮及其他组织再生 创口边缘基底细胞创伤后第 2 天开始分裂增生，并向创口中心迁徙，先形成单层上皮，之后分化为复层鳞状上皮，覆盖于肉芽组织表面。健康的肉芽组织为表皮再生提供结构基础、营养和生长因子。存在异物或感染时，肉芽组织生长不良，不能将创口填平，故表皮再生受阻碍。创口直径超过十数厘米时，需植皮才能覆盖创面。毛囊、汗腺、皮脂腺等皮肤附属器损伤后不易再生，多由瘢痕组织纤维性修复。

创伤愈合的基本过程总结于表 2-2。

表 2-2 创伤愈合的基本过程

时间	病理变化
第 1 天	损伤边缘处出现中性粒细胞，并向纤维蛋白和血细胞凝块移动。创口处表皮基底细胞分裂活性增加
第 2 天	创口两边上皮细胞开始迁移增生，伴随其推进，基膜物质沉积。上皮细胞在表面痂皮下向中心部汇集，形成菲薄但延续的表皮层
第 3 天	肉芽组织逐渐长入创口部位，创缘处胶原纤维明显，但因其多垂直于创缘方向，故尚无法弥合创口。上皮细胞持续增生，以形成完整的表皮覆盖层，巨噬细胞开始取代中性粒细胞
第 5 天	随着肉芽组织填充创口，血管新生达到高峰。胶原纤维渐次丰富，连接创口。随着表层细胞的分化，表皮恢复正常厚度，形成表层角化的成熟表皮结构

续表

时间	病理变化
第 2 周	胶原持续沉积，水肿和血管新生逐渐减弱，伴随血管的减少和瘢痕内胶原的成熟，肉眼变白过程开始
1 月底	瘢痕由大量纤维性结缔组织构成，炎性细胞很少，但被损坏的表皮附件将永久性丧失，创口强度随时间推移而逐渐增加

（二）创伤愈合的类型

根据创面大小、深度及有无感染等，可将皮肤创伤愈合分为一期愈合、二期愈合等类型（图 2-7）。

1. 一期愈合（healing by first intention）　见于组织缺损少、出血和渗出物少、创缘整齐、对合严密且无感染的伤口，如皮肤无菌手术切口。创伤后血液及渗出物先将创口黏着，1～2 天后肉芽组织开始从创口两边向中心部位长入，随后表皮再生覆盖于肉芽组织之上，创口逐渐收缩减小。第 5～6 天创口处胶原纤维连接已较丰富，故术后第 6～7 天，临床可拆除手术缝线，但此时创口连接的强度只有正常皮肤强度的 10%。约 1～2 个月后，组织水肿吸收，血管减少，胶原纤维玻璃样变。肉眼观，创伤处逐渐形成白色线状瘢痕，但其拉力强度仍仅达正常皮肤的 80%。

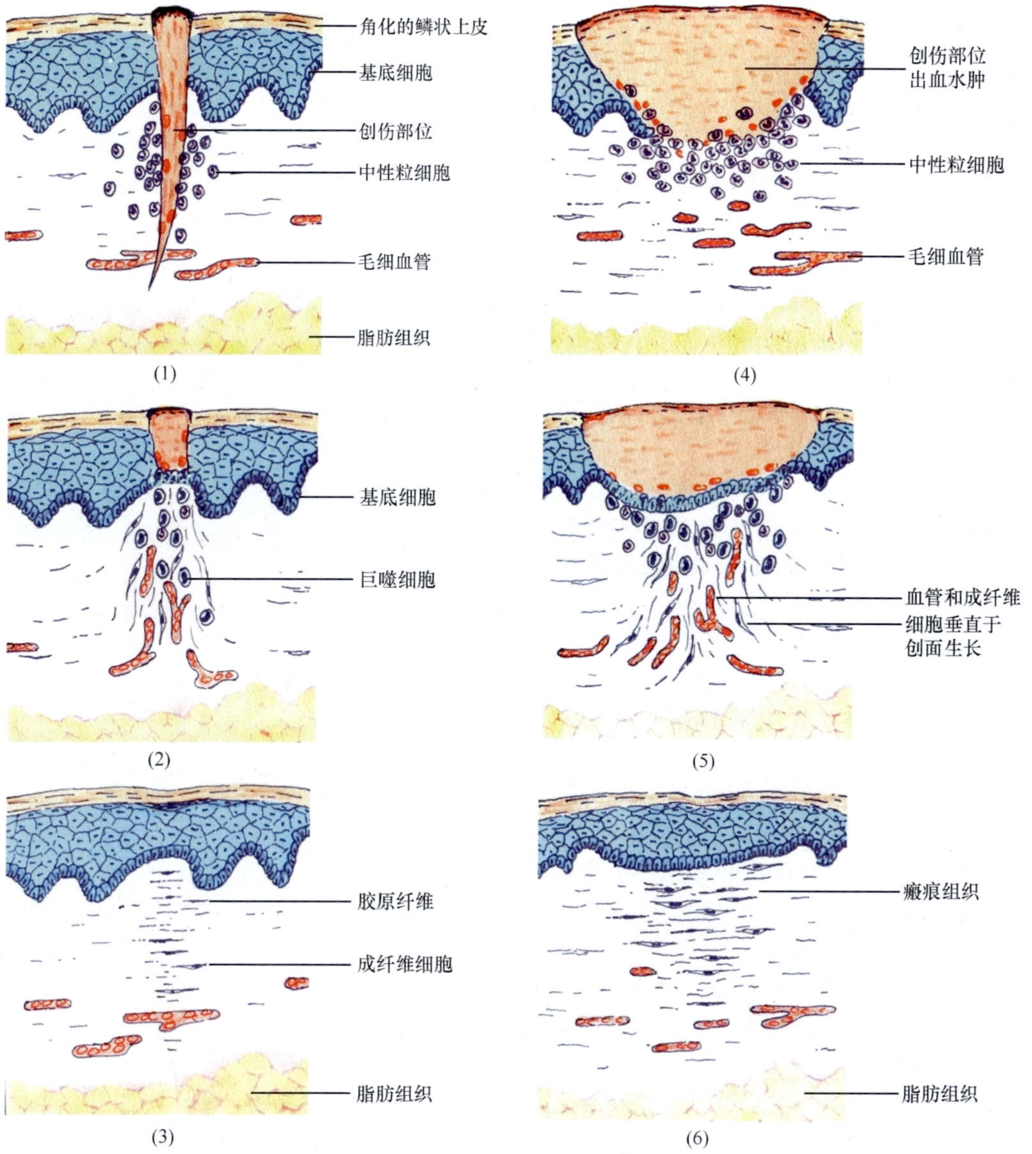

图 2-7　一期愈合与二期愈合

一期愈合：(1)创伤处切缘整齐，组织破坏少，炎症反应轻；(2)肉芽组织从伤口边缘长入，表皮由基底细胞再生；(3)愈合后瘢痕较小，表皮再生完全

二期愈合：(4)创口大，边缘不整，组织破坏多，炎症反应重；(5)肉芽组织须从底部和边缘生长将伤口填平，然后表皮才再生；(6)愈合后瘢痕较大，表皮再生较薄

2. 二期愈合(healing by second intention) 二期愈合的基本过程与一期愈合相似,但因组织损伤范围较大,创面边缘不整齐,炎症渗出物较多,对合欠紧密齐整,故瘢痕相对较大,修复需时明显延长。首先须清除坏死物和异物,并控制感染、加强对合(如缝线连接),各种细胞与组织始可再生,创口方能愈合。二期愈合时皮肤表皮再生后仍较薄,且收缩明显。故医生的任务就是促进二期愈合向一期愈合转化。

(三)影响创伤愈合的因素

影响创伤愈合的因素包括全身和局部两个方面。缩小创面、避免感染及促进再生修复,是保证创伤良好愈合的基本原则。

1. 全身因素 一些全身性因素会对创伤愈合过程产生影响,需要注意。

(1) 年龄:老年人再生能力弱于青少年,这可能与老年人血管硬化血液供应减少、细胞老化和生长因子减少有关。

(2) 营养:蛋白质、维生素、钙、磷等的严重缺乏,可影响胶原合成而使创口愈合延缓。含硫氨基酸(如甲硫氨酸、胱氨酸)缺乏,可造成肉芽组织形成不良。当维生素C缺乏时,催化脯氨酸赖氨酸形成前胶原分子的功能受阻;锌参与细胞内一些氧化酶的功能,因此可促进胶原合成。

(3) 激素及药物:肾上腺糖皮质激素抑制胶原合成,肾上腺盐皮质激素和甲状腺素促进白细胞浸润,分别可延缓或促进再生修复。5-羟色胺和血管紧张素有利于创缘收缩,可促进伤口愈合。平滑肌拮抗药物则通过抑制伤口肌成纤维细胞收缩,延缓伤口愈合。

(4) 并发症:有溃疡、糖尿病、心力衰竭、尿毒症、肝硬化及某些免疫缺陷病时,创口愈合均较迟缓。

2. 局部因素 与全身性因素相比,损伤局部因素对于创伤愈合的影响更为重要。

(1) 感染与异物:细菌感染、异物、组织坏死都会加重炎症反应和组织损伤,对伤口愈合影响极大。如细菌和坏死组织释放各种水解酶和毒素,不断水解创伤处基质和胶原纤维,使伤口难以愈合。伤口感染和渗出导致局部张力增加,使伤口裂开。因此,创口若有感染、水肿、坏死或异物时,就必然是二期愈合,应适时施行清创缝合手术和抗感染治疗,争取使原本二期愈合的伤口达到一期愈合。

(2) 局部血液供应:局部血液供应可提供再生修复所需的氧和营养,对促进坏死吸收和控制感染起重要作用。动脉粥样硬化或静脉曲张时,局部血液循环发生障碍,会延缓伤口愈合。伤口包扎缝合过紧,也对局部创伤愈合不利。

(3) 神经支配:植物神经损伤使血管舒缩功能障碍,导致组织血供下降。如麻风时神经受累引起局部神经性营养不良,对再生修复不利。

(4) 电离辐射:能直接破坏细胞并损伤小血管,从而抑制细胞组织再生。

二、骨折愈合

骨骼完整性或连续性的中断称为骨折(bone fracture),通常可分为外伤性骨折和病理性骨折两大类,病理性骨折多发生于先前存在骨疾患的部位。骨的再生能力很强,复位良好的骨折数月内可完全愈合,恢复正常结构和功能。

[案例 2-3]

患者,男性,21岁,主诉一小时前因打篮球不慎摔伤左小腿入院。入院检查:左小腿中下段轻度肿胀,未见皮肤破损,无活动性出血及骨质外露。触诊局部有疼痛,骨擦感为阳性,局部有叩痛,纵叩痛亦为阳性。X线检查示左胫骨中下段螺旋形骨折,骨折端未见明显移位。诊断为左胫骨中下段骨折。经石膏固定,给予脱水、消肿、止血治疗,两个月后X线复查骨折部位愈合良好,功能基本恢复。

[问题]

(1) 请描述该患者骨折愈合的基本过程。

(2) 影响骨折愈合的因素有哪些?

(一)骨折愈合的基本过程

骨折的愈合大致可分以下四个阶段(图2-8):

1. 血肿形成 骨组织血管丰富,骨折后断端及其周围组织常易出血形成血肿,数小时后血肿中积存的血液凝固。1~2天,毛细血管内皮细胞和成纤维细胞开始长入血肿,同时有炎细胞浸润。伴血管断裂时,骨皮质和骨髓质可发生缺血性坏死。骨组织坏死范围较小时,可被破骨细胞吸收;骨组织损伤较大时,可形成游离死骨片。

2. 纤维性骨痂形成 骨折后2~3天,由骨外膜长入的肉芽组织逐渐机化血肿,形成纤维性骨痂(暂时性骨痂),骨折局部呈梭形肿胀。约1周后,肉芽组织中的成纤维细胞逐渐分化为成软骨细胞和成骨细胞,约2~3周可形成不规则的透明软骨小岛和骨小梁。纤维性骨痂内软骨形成过多时,会延缓骨折愈合时间。

3. 骨性骨痂形成 纤维性骨痂中逐渐分化形成的成骨细胞开始分泌胶原和基质,构成类骨组织。钙盐在类骨基质中沉积,类骨骨痂转变为骨性骨痂,称之为编织骨。纤维性骨痂中的软骨组织,也可经软骨化骨过程形成骨性骨痂。此过程约4~8周。

4. 骨痂改建重塑 骨痂改建是在成骨细胞形成骨质和破骨细胞吸收骨质的协调作用下完成的,目的是将新生的编织骨改建为成熟的板层骨，重塑骨小梁排列和骨皮质骨髓腔的适应关系，逐渐恢复正常骨的外形和力学结构。

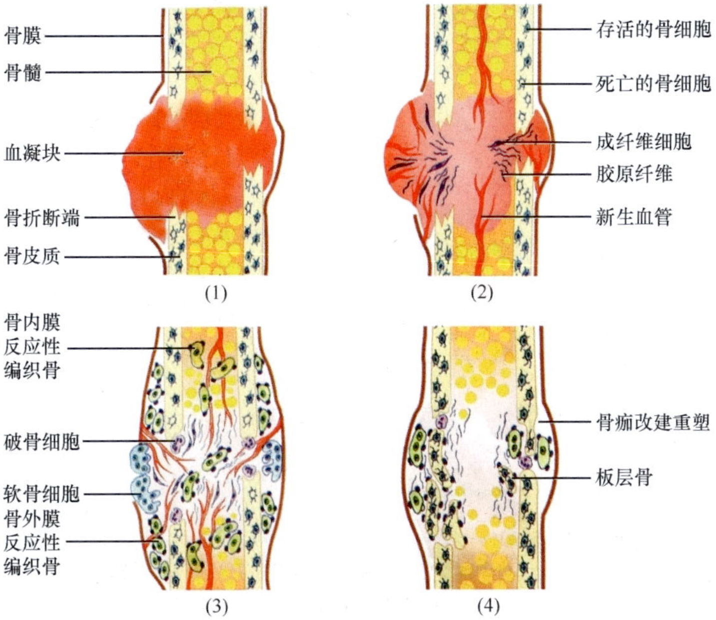

图 2-8 骨折愈合过程

(1)血肿形成；(2)纤维性骨痂形成；(3)骨性骨痂形成；(4)骨痂改建重塑

(二) 影响骨折愈合的因素

凡前述影响创伤愈合的全身和局部因素，都会影响骨折的愈合。此外还应特别注意：

1. 正确复位 及时、正确复位骨折断端，防止错位或有其他异物及软组织嵌塞，防止邻近关节骨关节炎等退行性疾病发生，是骨折愈合的必要前提条件。

2. 妥当固定 适时、牢靠、准确地固定骨折断端，如采用石膏、小夹板或髓腔钢针固定等。骨折两端的活动不仅会引起疼痛，还会因新骨形成过多而产生赘生骨痂，妨碍骨的重建。骨折断端的固定，通常须至骨性骨痂形成后。

3. 功能恢复 尽早进行功能锻炼，保证良好的局部血运。骨折局部长期固定制动，会影响骨折愈合的速度与质量，甚至可能造成肌肉的失用性萎缩和关节强直。

[案例 2-3 分析讨论]

(1) 骨骼完整性和连续性中断称为骨折，此例为外伤性骨折，临床上常见。在病理学上，骨折愈合大致可分为血肿形成、纤维性骨痂形成、骨性骨痂形成和骨痂改建重塑等四个阶段。

(2) 除影响外伤愈合的全身和局部因素外，骨折愈合还应注意：①骨折断端及时正确的复位；②适时牢靠的固定；③良好的功能锻炼。

第四节 再生修复的细胞和分子机制

促进和抑制再生修复间的动态消长，决定了机体组织细胞再生修复能力的强弱。首先，单个细胞再生受到自身细胞周期与细胞分裂周期基因程序化表达的调控，即不同再生潜能(不稳定细胞、稳定细胞、永久细胞)是决定细胞再生与修复能力的根本性因素。同时，即使是具有较强再生能力的不稳定细胞和稳定细胞，其细胞与组织的再生修复也还受到生长因子及其受体、抑素、细胞外基质等微环境因素的影响。

一、细胞周期与细胞分裂调节

细胞组织的再生修复是受到多基因调控的复杂过程，这些基因决定再生细胞由静止期重新进入细胞周期的能力，其中细胞分裂周期基因和校验点分子基因的作用最为重要。

(一) 细胞分裂周期基因

细胞分裂周期(cell division cycle)基因编码的蛋白质，如周期素(cyclin)、周期素依赖性激酶(cyclin dependent kinase，CDK)、周期素依赖性激酶抑制因子(CDK inhibitor，CDKI)等，统称为细胞周期素家族，是调节细胞再生增殖的核心蛋白群。细胞周期能否启动并运行，受到 cyclin(如 cyclin A、cyclin B、cyclin D)和 CDK(如 CDK1、CDK2、CDK4、CDK6 等)复合物的调控；而这些复合物的形成，则受到 CDKI（如 p27、p21、p15、p16 等）的影响。当 cyclin 和 CDK 形成复合物时，细胞分裂增殖得到促进；CDKI 则能直接结合于这些复合物并抑制 CDK 活性，阻止细胞周期向前运行（图 2-9）。

（二）校验点分子基因

校验点（check point）是细胞周期调控的又一方式，它提供了一种能按正确的顺序和时间使细胞周期各时相之间顺利过渡的机制。当增殖细胞在 DNA 修复或染色体分离中出现问题时，校验点系统可通过促进或抑制激活通路，启动或中止细胞周期，为修复或清除突变细胞提供可能。最重要的细胞周期校验点是 G_1/S 期校验点，常见的校验点分子有 p53 和 pRb 蛋白等，主要具有负调控细胞生长增殖的作用。例如，在 G_1/S 期校验点，p53 可受到 DNA 损伤或缺氧等因素刺激而活化，通过激活 CDKIp21 和 DNA 修复基因 GADD45 的转录，使细胞停滞在 G_1 期等待 DNA 修复。如果 DNA 修复成功，细胞进入 S 期；反之，则活化凋亡基因 Bax，使细胞凋亡。此外，去磷酸化的 pRb 通过阻断细胞 S 期基因的转录，抑制细胞从 G_1 期进入 S 期，是另一个 G_1/S 期校验点分子。当周期素与 CDK 形成复合物后，可使 pRb 磷酸化，推动细胞越过 G_1/S 期校验点，完成细胞分裂过程（图 2-9）。

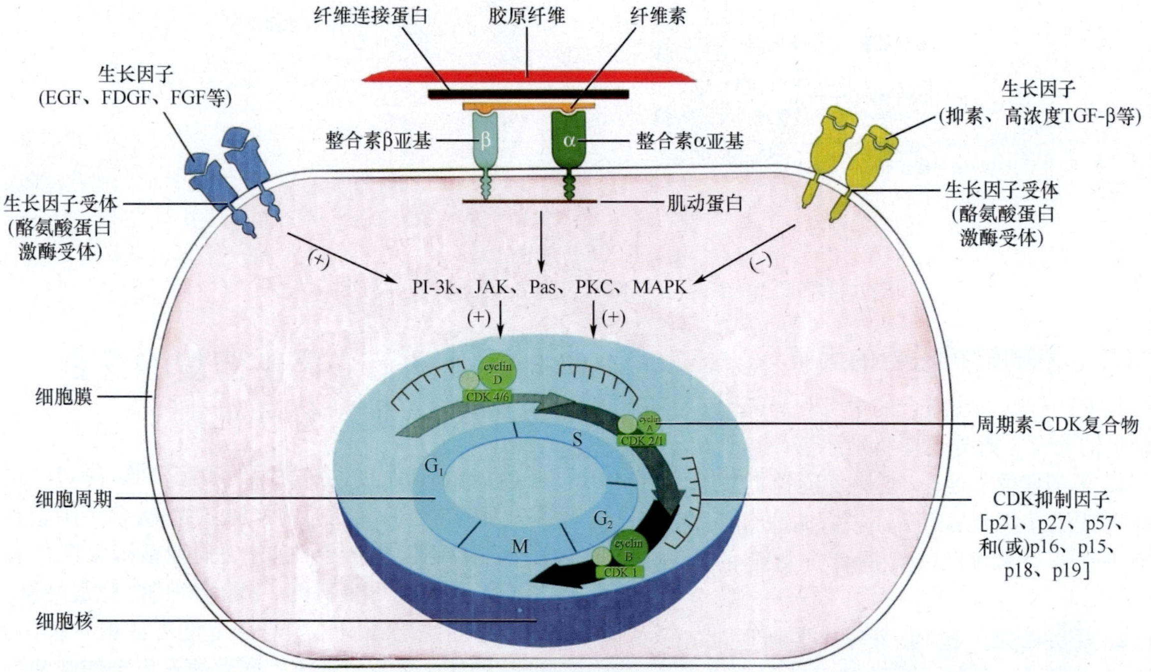

图 2-9 细胞周期、校验点分子、细胞外基质和生长因子对细胞再生等功能的调控

周期素与 CDK 结合形成复合物，使 CDK 活化。在 G_1/S 期校验点，这种复合物可将 pRb 磷酸化（图中为 pRb-p），推动细胞进入 S 期，促进细胞分裂过程。p53 可被 DNA 损伤等因素所激活，通过增加 P21 等 CDKI 的表达，抑制细胞周期的进展；体内有促进和抑制细胞增殖或分化的两种机制，它们的动态消长决定了细胞再生的进程。本模式图同时显示细胞外基质、生长因子及其受体、细胞内信号转导系统等，参与了这一进程的调控。图中 PI、JAK、Pas、PKC 和 MAPK，分别为不同的细胞内信号转导通路。（+）表示促进细胞增殖作用，（-）表示抑制细胞增殖作用

二、生长因子及其受体

细胞损伤后会释放一系列生长因子（growth factor），调节同类细胞或其他细胞及相关前体细胞的再生与分化，完成修复过程，其中以多肽类生长因子最为关键。有些生长因子只作用于特定靶细胞，有的生长因子则作用于多种类型靶细胞。除了调控细胞增殖、影响细胞分化外，有些生长因子及其受体还在细胞移动和伤口收缩中发挥作用，并参与损伤组织的结构重建。

（一）生长因子

生长因子是一类专门调节细胞生长或分化的细胞外信号分子，主要以自分泌或旁分泌的方式作用于靶细胞，起到局部化学介质作用。细胞的增殖和分化受到生长因子促进和抑制两类作用的双向调节，或者促进细胞增殖，抑制细胞分化，有利于受损伤组织的早期填充和修补；或者抑制细胞增殖，促进细胞分化，有利于受损伤组织后期的结构重建和成熟。重要的生长因子有以下几种。

1. 血小板源性生长因子（platelet derived growth factor，PDGF） 存在于血小板的 α 颗粒中，也可由巨

噬细胞、内皮细胞、平滑肌细胞产生，可引起成纤维细胞、平滑肌细胞、单核细胞和胶质细胞增生迁徙，促进肉芽组织形成。

2. 成纤维细胞生长因子(fibroblast growth factor，FGF) 由成纤维细胞、巨噬细胞等产生，对内皮细胞、成纤维细胞和胶质细胞有促增殖作用，并促使内皮细胞产生蛋白酶溶解基膜，启动内皮细胞穿越基膜发芽生长，对创伤修复、血管新生、肌肉发育等有利。其中，碱性FGF(bFGF)存在于很多器官，而酸性FGF(aFGF)仅限于神经组织。

3. 表皮生长因子(epidermal growth factor，EGF) 是从颌下腺分离出来的多肽，对上皮细胞、成纤维细胞、胶质细胞及平滑肌细胞有促增殖作用，但也可促进胶原酶的分泌和胶原降解。

4. 转化生长因子(transforming growth factor，TGF) 可由血小板、内皮细胞、T淋巴细胞、巨噬细胞等产生，对再生的作用依其亚型和浓度不同而各异。如TGF-α氨基酸序列与EGF有较大同源性，同属于表皮生长因子家族，都可与EGF受体结合，故与EGF有类似作用。TGF-β在低浓度时诱导PDGF合成，促进成纤维细胞迁徙增生，产生胶原和纤维连接蛋白，抑制胶原酶降解胶原；高浓度时TGF-β则抑制PDGF受体表达，使成纤维细胞等的生长受到抑制，同时也是所有上皮细胞的生长抑制因子。

5. 血管内皮生长因子(vascular endothelial growth factor，VEGF) 最初从肿瘤组织中分离获得，可由巨噬细胞和多种间叶细胞产生。VEGF-A、VEGF-B与其受体VEGFR-1、VEGFR-2结合可促进炎症和肿瘤时的血管增生及创伤愈合，并明显增加血管通透性，是成年人新生血管早期形成的主要诱导因子。VEGF-C、VEGF-D与其受体VEGFR-3结合则主要作用于淋巴管内皮细胞，促进淋巴管的产生。VEGF及其受体的组成与功能列于表2-3。

表 2-3 血管内皮生长因子及其受体的组成与功能

类别	病理变化
蛋白组成	血管内皮生长因子家族成员包括VEGF-A、VEGF-B、VEGF-C、VEGF-D等，是具有多种异构体的糖蛋白二聚体。VEGF靶突变可导致血管和器官新生缺陷
产生部位	VEGF在许多发育成熟组织低表达，在少数部位如肾小球足细胞和和心肌细胞高表达
介导因子	缺氧、TGF-β、PDGF、TGF-α
受体	VEGFR-1、VEGFR-2、VEGFR-3受体基因靶突变可导致血管或淋巴管新生缺陷
功能	促进血管新生，增加血管通透性，刺激内皮细胞迁徙，促进内皮细胞表达纤溶酶原激活剂、纤溶酶原激活抑制剂-1和胶原酶。VEGF-C、VEGF-D选择性诱导淋巴管增生

6. 肝细胞生长因子(hepatocyte growth factor，HGF) 可由成纤维细胞、间质细胞、血管内皮细胞等产生，作用于肝、胆管、肺、乳腺、皮肤、肾小管等上皮细胞，可促进胚胎发育、形态发生、细胞迁移，提高细胞生存率。

7. 细胞因子 除各种生长因子外，许多细胞因子(cytokine)也是促生长因子。其中白介素-1(inteleukin-1，IL-1)、白介素-6(inteleukin-6，IL-6)、肿瘤坏死因子(tumor necrosis factor，TNF)等，都能够刺激成纤维细胞增殖和胶原合成。TNF和IL-6可引发肝细胞再生，TNF对于成纤维细胞、血管内皮细胞等的再生具有促进作用。

除VEGF外，其他主要与再生修复有关的生长因子和细胞因子及其功能总结于表2-4。

表 2-4 与再生修复有关的生长因子和细胞因子及其功能

生长因子和细胞因子	主要功能
促进再生修复	
PDGF、FGF、TGF-β	吸引单核巨噬细胞
FDGF、FGF、TGF-β、EGF	吸引成纤维细胞
PDGF、FGF、EGF、TNF	促进成纤维细胞迁徙增生
TGF-β(低浓度)、PDGF、FGF、TNF	促进胶原合成分泌
IL-1、FGF	促进血管新生
FGF、TGF-β(低浓度)	促进肉芽组织形成
TGF-α	促进上皮细胞、内皮细胞迁徙增生

续表

生长因子和细胞因子	主要功能
抑制再生修复	
TGF-β(高浓度)	抑制胶原合成分泌
PDGF、FGF、EGF、TNF、IL-1	促进胶原酶分泌
IF、肝素、TGF-β(高浓度)	抑制细胞增生、促进组织成熟
TGF-β(高浓度)	促进组织收缩,增强接触抑制
Ang	使内皮细胞静止,促进血管成熟
PDGF、FGF、MMP	促进组织重构

(二)生长因子受体及信号转导系统

细胞的增殖或分化需要有信号分子配体(如生长因子)与其特异性受体结合,形成配体-受体复合物,通过启动一系列信号转导系统途径,将已被识别的细胞外信号转变为细胞内信号,最终传递至细胞核。大部分生长因子受体是跨膜糖蛋白,当细胞外生长因子与受体某些结构域相互作用后,可激活细胞内结构如细胞骨架成分等,引起细胞的迁移、增殖和分化。

1. 生长因子受体 生长因子受体(growth factor receptor)大部分都是细胞表面受体,经由三种信号转导途径实现功能。第一类是内源性激酶活性受体,其有完整的细胞外、跨膜和细胞质区段,发挥酪氨酸激酶活性和丝氨酸/苏氨酸激酶活性,如 PDEF、FGF、EGF 等绝大部分生长因子受体,以及连接蛋白家族成员、src 家族成员、蛋白激酶 C 家族成员等。第二类是无内源性激酶活性受体,其虽也具有完整的细胞外、跨膜和细胞质等三个区段结构,但不具有酪氨酸激酶活性,大多数细胞因子受体属于此类。第三类是 G 蛋白耦联受体,只有跨膜区段,本身没有激酶活性,但可激活细胞质内 G 蛋白复合物,增加细胞内第二信使效应,如神经递质、激素和肽类配体的受体等。

2. 信号转导系统 信号转导系统(signal transduction system)是一系列由细胞外信号转变为细胞内信号的信息转导网络。对生长因子调节最重要的细胞内信号转导途径,包括丝裂原激活蛋白(MAP)激酶途径、肌醇磷脂(PI)激酶途径、三磷酸肌醇(IP_3)途径、环磷酸腺苷(cAMP)途径、Janus 激酶(JAK)信号转导和转录激活子(STAT)信号途径等(图 2-9)。这些信号转导系统途径,分别通过激酶启动相应的激酶级联放大效应,提高 G 蛋白耦联水平,刺激静止细胞进入细胞周期,促进细胞的增殖与分裂。

三、抑素与接触抑制

机体存在促进细胞增殖分裂机制的同时,也存在抑制细胞增殖分裂、促进细胞成熟分化的相应机制。前述细胞周期与细胞分裂调节中的 CDKI、P53 和 pRb 蛋白,生长因子中的 PDGF 与 TGF-β,以及下述的抑素和接触抑制等,都具有生长抑制作用。

(一)抑素

许多组织都可以产生具有组织特异性的某种抑素(chalone)来抑制自身的增殖。例如,已分化的表皮细胞能分泌表皮抑素(epidestadin),抑制基底细胞增殖。当皮肤表皮细胞受损后,表皮抑素分泌减少,基底细胞便开始增殖;又如上述 PDGF 对间叶组织增殖有促进作用,但对上皮组织则是一种抑素。而 TGF-β 虽可促进基质细胞增生,但却抑制内皮细胞生长,同时也具有阻止肝细胞增殖的作用。此外,干扰素-α(IF-α)、前列腺素 E2 和肝素对成纤维细胞和平滑肌具有抑素样作用,血管抑素(angiostatin)、内皮抑素(endostatin)和血小板反应蛋白 1(thrombospondin1)则可抑制血管内皮细胞的生长。

(二)接触抑制

上皮细胞分裂增生并相互接触时,细胞自身停止生长繁殖,使细胞不致堆积起来,这种密度依赖性生长抑制现象称为接触抑制(contact inhibition),细胞缝隙连接和桥粒连接可能参与了此过程。如肝脏部分切除后,剩余肝细胞会迅速增生,但达到原有肝脏大小时,细胞便停止生长。接触性抑制的机制尚不清楚,有可能与组织特异性抑素或某些生长抑制因子及其受体功能激活有关。

四、细胞外基质

稳定细胞和不稳定细胞虽可具有完全的再生修复能力,但其最终能否达到完全性修复效果,则还需依赖细胞外基质(extracellular matrix,ECM)的参与。ECM 的主要作用是连接、支撑和维持组织的生理结构,为创伤愈合时细胞的迁徙提供支架,保证复层细胞结构重构的极性,参与新生血管的形成,并通过生长因子与细胞因子,调节细胞的生长、分化与增殖,影响胚胎发生发育、组织修复重建、纤维化瘢痕形成以及肿瘤侵袭转移等过程。ECM 有两种基本形态:间质基质和基膜。间质基质主要由纤维性和非纤维性的胶原蛋白、弹性蛋白、纤维连接蛋白、蛋白多聚糖和透明质酸构成，而基膜则由非纤维性的胶原蛋白（主要是Ⅳ型胶原蛋白）、层粘连蛋白、硫酸肝素和蛋白多聚糖所构成。ECM的主要成分简介如下：

1. 胶原蛋白（collagen） 是体内最常见的蛋白，除作为组织器官的细胞外支架，对细胞生长、分化、黏附及迁徙都有明显影响。胶原蛋白有十几种，其中Ⅰ、Ⅱ、Ⅲ型胶原为纤维性（间质性）胶原蛋白，体内各组织含量均丰富；Ⅳ、Ⅴ、Ⅵ型胶原为非纤维性（无定形）胶原蛋白，存在于间质和基膜内。胶原蛋白中α链脯氨酸残基的氧化，对于邻近α链交联形成稳定原胶原纤维排列具有重要意义，否则会影响胶原纤维的组织张力。

2. 弹力蛋白（elastin） 某些组织如大血管、皮肤、肺、子宫等，不仅需要组织张力，还需要回缩弹力来维持正常功能。组织张力主要由胶原蛋白构成的胶原纤维提供，而回缩弹力则主要由弹力蛋白构成的弹力纤维提供。回缩弹力的维持和调节，有赖于成熟弹力蛋白中的交联结构。

3. 黏附糖蛋白（adhensive glycoprotein） 包括纤维连接蛋白（fibronectin，FN）和层粘连蛋白（laminin，LN）等。FN广泛分布于细胞外基质中，可介导细胞和各种基质成分发生黏附，促进细胞铺展和迁徙，而这正是细胞增殖的前提和基础。LN是基膜中含量最丰富的大分子糖蛋白，可与细胞表面特异性受体（如整合素）和基质成分（如Ⅳ型胶原）结合，对细胞黏附、迁徙和增殖产生作用。

4. 细胞黏附分子（cell adhension molecules，CAMs） 是多种介导细胞间或细胞与细胞外基质相互黏附的分子总称，包括整合素（integrin）、选择素（selectin）、免疫球蛋白（immunoglobin）和钙黏素（cadherin）等。黏附分子作为受体以配体-受体结合的方式，参与细胞间识别、活化、信号转导传递等功能，是创伤愈合、炎症、肿瘤等重要病理过程的分子基础。如整合素由细胞表面特殊三肽链结构受体组成，可与层粘连蛋白和纤维连接蛋白等细胞外基质成分配体相结合，调节细胞与细胞外基质的黏附，诱导细胞的迁徙、增殖和分化。大多数细胞表面可以表达一种以上的整合素。

5. 蛋白多聚糖（proteoglycan）**和透明质酸素**（hyaluronan） 由核心蛋白及与其相连接的多糖和氨基多糖构成，以硫酸肝素、硫酸软骨素、硫酸皮肤素等为代表，是ECM的最主要成分，能把各种细胞黏合成组织和器官，参与体内凝胶和溶胶体系建立，影响细胞物质交换、渗透压平衡、细胞迁徙、细胞增殖、细胞分化等许多过程，特别在结缔组织重构和血管通透性调节方面具有多重作用。

6. 基质细胞蛋白（matrixcellular protein） 是一类能与基质蛋白、细胞表面受体、生长因子等相互作用的分泌蛋白家族，主要包括血小板反应蛋白（thrombospendin）、富含半胱氨酸的酸性分泌蛋白（secreted protein acidic and rich in cysteine，SPARC，又称骨连接蛋白）、细胞黏合素（tenascin）等。基质细胞蛋白的功能主要有抑制血管新生，促进损伤后组织重建，并在白细胞游出中发挥作用。细胞再生涉及的生长因子及其受体、信号转导系统以及细胞外基质的相互作用和调控机制总结于图2-9。

五、干 细 胞

干细胞（stem cell）是个体发育过程中产生的具有持续自我更新和多向分化潜能的一类细胞。大部分干细胞每次分裂后，子代细胞之一仍保持上述干细胞的特性，另一子代细胞则分化成为某种成熟类型细胞。尽管组织中的干细胞仅占细胞总数的3%以下且弥散分布，但这些干细胞的存在是组织细胞不断更新再生的必要条件。

（一）干细胞的类型

干细胞分为胚胎干细胞和成体干细胞两类。胚胎干细胞（embryonic stem cell）起源于着床前期胚胎内细胞群，具有向内、中、外三个胚层全能分化的潜力，可分化为成体组织器官中各种类型细胞。成体干细胞（adult stem cell）是存在于成体组织器官中的不成熟细胞，大多可向自身胚层类型中的一类或几类细胞分化，有些也可多能分化为无关胚层类型的成熟细胞。

（二）干细胞的应用

主要的成体干细胞包括造血干细胞、间充质干细胞、肝脏干细胞、表皮干细胞、肌肉干细胞、神经干细胞等，它们可在EGF、FGF、IL及其他诱导剂（如地塞米松）等人工干预因子作用下，分别分化成血细胞、脂肪细胞、骨细胞、软骨细胞、肝细胞、心肌细胞、神经细胞等各类细胞，实现损伤后细胞组织的再生和修复。

1. 造血干细胞 造血干细胞主要存在于骨髓、外周血和脐带血中，除是各种血细胞的主要来源外，也可以分化为肝脏、肌肉及神经组织细胞。造血干细胞移植常用于白血病、贫血、淋巴瘤、小细胞性肺癌、乳腺癌等疾病的治疗。

2. 间充质干细胞 间充质干细胞包括骨髓基质细胞和组织多能间质细胞等，存在于骨髓、脐带血、外周血、骨骼肌、脂肪及骨膜中，具有向骨、软骨、脂肪及肌腱组织分化的潜能，也可分化成为心肌和真皮组织，在创伤愈合、心肌梗死、烧伤治疗中起重要作用。

3. 肝脏干细胞 肝脏干细胞主要位于肝脏的赫令管，即肝实质细胞和胆管系统结合部，可双向分化为肝细胞和胆管上皮细胞，对肝癌、肝硬化和慢性肝炎时损伤肝细胞的修复有益，如植入心脏也可能分化

第三章 局部血液循环障碍

【学习目标】

（1）掌握充血、淤血的概念，了解充血类型、病变及后果，掌握淤血原因、病变及后果，熟悉肺淤血、肝淤血常见原因和病变特点。

（2）了解出血的概念、病因、发病机制、基本病理变化及后果。

（3）掌握血栓形成的概念、条件和机制，熟悉血栓形成过程，掌握血栓形态特点、结局和对机体的影响。

（4）掌握栓塞的概念、栓子运行途径，熟悉血栓栓塞的好发部位及后果，了解其他类型栓塞的后果。

（5）掌握梗死的概念，熟悉梗死的病因和形成条件、类型、病理变化、对机体的影响及结局。

（6）了解水肿的概念、发病机制、基本病理变化和对机体的影响。

机体正常的新陈代谢和生命活动有赖于健全的血液循环，一旦血液循环发生障碍，即可引起相应的局部器官和组织的代谢、功能异常及形态结构变化，出现组织萎缩、变性、坏死等改变，严重者甚至导致机体死亡。

血液循环障碍可分为全身性和局部性两类，两者既有区别又有联系。全身性血液循环障碍指整个心血管系统功能紊乱，如心功能不全、休克等，同时可引起局部血液循环障碍，如左心衰引起肺淤血。局部血液循环障碍是指某个器官或局部组织的循环异常，亦可以是全身血液循环障碍的局部表现，严重的局部血液循环障碍又可影响全身血液循环，如心肌梗死可导致心功能不全。

本章主要介绍局部血液及体液循环障碍，包括：①局部循环血量的异常（充血和缺血）；②血液性状和血管内容物的异常（血栓形成、栓塞，其后果可引起梗死）；③血管壁通透性和完整性的改变（水肿、积液和出血）。

第一节 充血和淤血

充血（hyperemia）指器官或局部组织血管内血液含量增多，可分为动脉性充血和静脉性充血两类，后者又称为淤血（congestion）（图 3-1）。

一、充　血

动脉性充血（arterial hyperemia）又称主动性充血（active hyperemia），简称充血，是指器官或局部组织细动脉血液输入量增多。

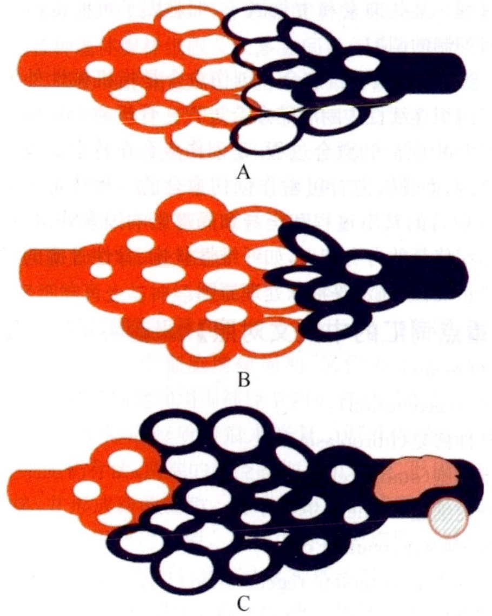

图 3-1　充血和淤血模式图

A. 正常血流；B. 充血，动脉血流入增加；C. 淤血，静脉血回流受阻

（一）病因

各种原因通过神经体液作用，使血管舒张、神经兴奋性增高或血管收缩、神经兴奋性降低，舒血管活性物质如组胺、激肽类物质释放增加等，引起细动脉扩张、血流加快，使微循环的灌注量增多。

（二）类型

充血可分为生理性和病理性两种。

1. 生理性充血　如运动时的骨骼肌、进食后的胃肠道黏膜和妊娠时的子宫充血及情绪激动时的面部充血。

2. 病理性充血　包括：①炎症性充血，见于局部炎症反应的早期，由于致炎因子的作用引起轴突反射使血管舒张神经兴奋，以及组胺、缓激肽等血管活性物质作用，使细动脉扩张充血；②减压后充血，如局部器官或组织长期受压，见于绷带包扎的肢体或大量腹水压迫腹腔内器官后，组织内的血管壁张力及弹性降低，若突然解除压力，受压组织内的细动脉发生反射性扩张，导致局部充血；③侧支性充血，即缺血组织周围吻合支动脉开放充血。

（三）病变及后果

动脉性充血的器官和组织，镜下观，可见局部细动脉及毛细血管扩张，充满血细胞。由于微循环内血液灌注量增多，使体积轻度增大。充血若发生于体表时，由于局部微循环内氧合血红蛋白增多，局部组织色泽鲜红，因代谢增强局部温度增高，可有搏动感。动脉性充血是短暂的血管反应，原因消除后局部血量恢复正常，通常对机体无不良后果，对改善局部代谢和功能状态，促进炎症发展和组织修复有积极意义。但减压后充血，如大量腹水或腹部巨大肿瘤因抽腹水过快或肿瘤摘除，腹腔内压力突然降低，腹腔内脏受压动脉突然发生扩张充血，可导致脑缺血和昏厥。在原有高血压和动脉粥样硬化等血管病变情况下，情绪激动等可以导致脑血管充血破裂。

二、淤　血

［案例 3-1］

患者，女性，41 岁，因心慌、胸闷 2 年，咳嗽、气急 30 天入院。既往有风湿病史，二尖瓣狭窄。近一个月来症状加重，夜间不能平卧，起初痰中带血，现在痰呈铁锈色。体检：体温 37 ℃ 、脉搏 105 次/分，呼吸 31 次/分，血压 140/90mmHg，肝、脾未超肋缘，腹部无移动性浊音，双下肢无水肿。X 线检查：双肺纹理增粗，心界扩大。

［问题］

(1) 该患者肺部可能有哪些病理变化？

(2) 试分析肺部病变形成机制。

静脉性充血（venous hyperemia）又称被动性充血（passive hyperemia），简称淤血，指器官或局部组织由于静脉回流受阻使血液淤积于小静脉和毛细血管内。淤血多为病理性的，有急性与慢性、全身与局部之分。

（一）病因

1. 静脉受压　如肿瘤压迫局部静脉；妊娠子宫压迫髂总静脉；嵌顿性肠疝、肠套叠和肠扭转时压迫肠系膜静脉；绷带包扎过紧等。

2. 静脉腔阻塞　如静脉血栓形成和栓塞，且未能建立有效的侧支循环。

3. 心力衰竭　如二尖瓣狭窄和高血压病引起的左心衰竭，导致肺淤血；肺源性心脏病时发生的右心衰竭，导致体循环脏器淤血。

（二）病变

镜下观，局部细静脉及毛细血管扩张淤血，亦可伴有组织的水肿和出血，淤血的局部组织和器官肿胀。发生于体表时，由于微循环的灌注量减少，血液内氧合血红蛋白减少，局部皮肤发绀，代谢低下，温度降低。

（三）后果

淤血在临床上较充血更为常见，其对机体的影响取决于淤血的范围、部位、程度、发生速度（急性或慢性）及侧支循环建立的状况。长期淤血使局部组织缺氧、营养物质供应不足和中间代谢产物堆积，损害毛细血管壁使通透性增高，以及淤血时细静脉和毛细血管流体静压升高，可引起局部组织出现：①淤血性水肿和漏出性出血（diapedesis）；②实质细胞萎缩、变性甚至坏死；③间质纤维组织增生形成淤血性硬化；④侧支循环建立。

（四）重要器官淤血举例

1. 肺淤血　急性左心衰竭时引起急性肺淤血。镜下观，肺泡壁毛细血管高度扩张淤血，肺泡腔内见大量红染的水肿液，患者可有粉红色泡沫痰（图 3-2 A）。慢性肺淤血多因慢性左心衰竭引起。镜下观，肺泡壁毛细血管及小静脉高度扩张淤血，肺泡腔内可见水肿液、红细胞和心力衰竭细胞（heart failure cell）。心力衰竭细胞指左心衰竭时肺泡腔内吞噬了红细胞崩解产生的棕黄色含铁血黄素颗粒的巨噬细胞。随着肺淤血时间的延长，肺泡壁纤维组织增生及网状纤维胶原化使肺泡壁增厚（图 3-2B）。肉眼观，肺体积增大，暗红色，质地较实，切面可流出泡沫状血性液体。长期慢性的肺淤血，可使肺泡壁增厚和纤维化，肺质地变硬，加上含铁血黄素沉积使肺呈棕褐色，称为肺褐色硬化（brown duration）。患者有明显的气促、缺氧、发绀、咳铁锈色痰等症状。

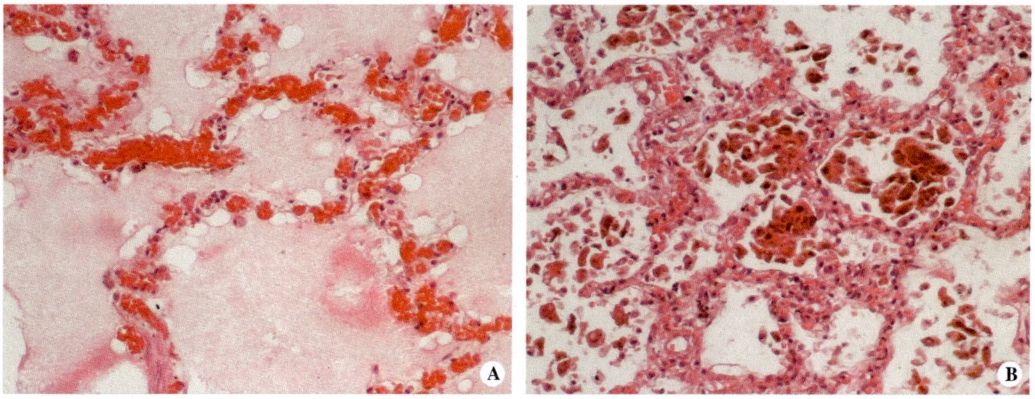

图 3-2　肺淤血

A. 急性肺淤血；B. 慢性肺淤血

2. 肝淤血 常由右心衰竭引起。慢性肝淤血时，肉眼观，肝体积增大，包膜紧张，淤血区呈暗红色，脂肪变性的肝细胞索呈黄色，故切面红黄相间似槟榔，称为槟榔肝(nutmeg liver)(图 3-3A)。镜下观，肝小叶中央静脉及其附近肝窦高度扩张淤血；肝细胞萎缩、坏死、崩解，小叶周边部肝细胞脂肪变性(图 3-3B)。长期严重的肝淤血，除小叶中央肝细胞萎缩消失外，间质纤维组织明显增生，可形成淤血性肝硬化(congestive liver cirrhosis)。

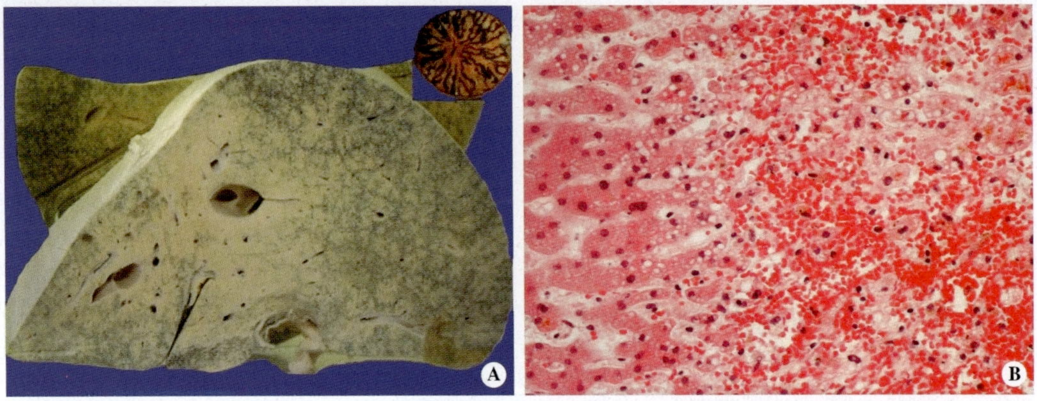

图 3-3 慢性肝淤血

A. 肉眼观，肝脏切面见花纹，与右上小图槟榔切面相似；B. 镜下观，肝窦高度扩张淤血，邻近肝细胞脂肪变性

[案例 3-1 分析讨论]

(1) 该患者可能有慢性肺淤血。镜下观：①肺泡壁毛细血管及小静脉高度扩张充血(淤血)；②肺泡腔内可见水肿液、红细胞及心力衰竭细胞；③肺泡壁纤维组织增生而增厚。肉眼观，肺褐色硬化。

(2) 该患者因风湿性心脏病二尖瓣狭窄使舒张期血液从左心房流入左心室发生障碍，血液滞留于左心房内，失代偿引起左心衰竭，造成左心房淤血，肺静脉流入左心房受阻，引起慢性肺淤血和水肿。慢性肺淤血导致患者临床表现胸闷、咳嗽、气急、夜间不能平卧、痰中带血，X 线检查双肺纹理增粗。

第二节 出 血

出血(hemorrhage)是指血液从血管或心脏逸出，分为生理性出血和病理性出血两类。前者如正常月经的子宫内膜出血，后者多由创伤、血管病变及出血性疾病等引起。

一、病因和发病机制

按血液逸出机制分为破裂性出血和漏出性出血。

(一) 破裂性出血

破裂性出血指由心脏或血管壁破裂所发生的出血。原因有：①血管机械性损伤，如刀伤、枪伤等；②血管壁或心脏病变，如心肌梗死室壁瘤、主动脉瘤、动脉粥样硬化等，管壁不能承受管内压力也会破裂；③血管壁周围病变侵蚀，如肿瘤侵及周围血管、结核性病变侵蚀肺空洞壁血管、消化性溃疡侵蚀溃疡底部血管等；④肝硬化时食管下段静脉曲张破裂出血。

(二) 漏出性出血

由于微循环内血管壁通透性增高，使血液漏出血管外，这种出血称为漏出性出血。由于其发生在毛细血管或小静脉，临床上称之为“渗血”。常见原因有：①血管壁的损害，是很常见的出血原因，系由于缺氧、感染、中毒、药物、维生素 C 缺乏等因素对毛细血管的损害引起；②血小板减少和功能障碍，如再生障碍性贫血、白血病、骨髓内广泛性肿瘤转移等均可使血小板生成减少；血小板减少性紫癜、DIC 、脾功能亢进、药物等使血小板破坏或消耗过多均能引起漏出性出血；③凝血因子缺乏，凝血因子Ⅷ 、Ⅸ 、Von Willebrand 因子、凝血因子Ⅰ 、Ⅱ 、Ⅳ 、Ⅴ 、Ⅶ 、Ⅹ 、Ⅺ 等的先天性缺乏或肝实质疾患时凝血因子Ⅶ 、Ⅸ 、Ⅹ 合成减少，以及 DIC 时凝血因子消耗过多等，均可造成凝血障碍和出血倾向。

二、基本病理变化

逸出的血液进入体腔和组织内为内出血，流出到体外为外出血。内出血如胸腔积血或血胸(hemothorax)、腹腔积血(hemoperitoneum)、心包积血(hemopericardium)、脑出血等。组织中血凝块直径大于 1～2cm 者称为血肿(hematoma)。皮肤、黏膜或浆膜面针尖大小的出血点称为瘀点(petechiae)，形成较大的出血斑块称为瘀斑(ecchymosis)，更大而密集的瘀点呈紫红色者称为紫癜(purpura)。外出血常见的有：鼻出血也称鼻衄(epistasis),胃出血而呕出者称呕血(hematemesis),随粪便排出者称黑便(melanorrhea),肺出血而咳出者称咯血(hemoptysis)。

组织新鲜的出血呈红色,以后随红细胞降解形成含铁血黄素而带棕黄色。镜下观,组织的血管外见红细胞和巨噬细胞,巨噬细胞胞质内可见吞噬的红细胞及含铁血黄素,组织中亦见游离的含铁血黄素或橙色血质(hemofuscin)。较大的血肿吸收不全可发生机化或纤维包裹。

三、后　　果

出血的后果取决于出血类型、数量、速度和部位。人体具有止血功能,一般缓慢的小量出血多可自行止血,主要由于局部受损血管发生反射性收缩,或血管受损处血小板黏集,经凝血过程形成血凝块,阻止继续出血。破裂性出血时,若出血过程迅速,短时间内丧失循环血量的 20% ~ 25%,可发生出血性休克。出血量虽不多,但若发生在重要器官,亦可引起严重后果,如心脏破裂引起心包积血,由于心包填塞,可导致急性心功能不全。脑出血尤其是脑干出血,因重要的神经中枢受压可致死亡。局部组织或器官的出血,可导致相应的功能障碍,如脑内囊出血引起对侧肢体偏瘫,视网膜出血引起视力减退或失明,慢性出血可引起贫血。肝硬化时,因门静脉高压发生的广泛性胃肠道黏膜漏出性出血,亦可导致出血性休克。

第三节　血 栓 形 成

[案例 3-2]

患者,男性,25 岁,因皮肤大面积烧伤急诊入院。住院期间反复从股静脉输血、输液,历时 2 个月,终因抢救无效死亡。尸检见:皮肤大面积烧伤并化脓感染,股静脉、脾静脉、肠系膜上下静脉均有血栓形成并与血管壁粘连紧密。

[问题]

(1) 该病例股静脉血栓形成的条件有哪些?

(2) 血栓有哪些类型?该病例所形成的血栓最可能是哪种类型?

(3) 血栓的结局有哪些?该病例的血栓可能发生了什么变化?

在活体心血管内,血液中某些成分析出、凝集或血液发生凝固,形成固体质块的过程,称为血栓形成(thrombosis),所形成的固体质块称为血栓(thrombus)。血液中存在凝血系统和抗凝血系统(纤维蛋白溶解系统)。生理状态下,血液凝血系统和纤维蛋白溶解系统的动态平衡,既保证了血液潜在的可凝固性又保证了血液的流动状态。若在某些激发凝血过程因素的作用下,破坏了上述动态平衡,触发了内源性或外源性凝血系统,便可形成血栓。

一、血栓形成的条件和机制

血栓形成是血液在流动状态中由于血小板的活化和凝血因子被激活而发生的异常凝固。血栓形成的条件目前公认是由 Virchow 提出的三个条件:

(一) 心血管内皮细胞损伤

心血管内膜的内皮细胞具有抗凝和促凝两种特性,完整的内皮细胞主要起抑制血小板黏集和凝血作用,在内皮损伤或被激活时,则引起局部凝血(图 3-4)。

1. 内皮细胞的抗凝作用　生理情况下,其抗凝作用表现为以下几个方面:

(1) 屏障作用:完整的单层内皮细胞起屏障作用,阻止血液中的血小板、凝血因子与内皮下有促凝作用的胶原纤维相接触,防止凝血过程启动。

(2) 抗血小板黏集作用:内皮细胞合成前列环素(PGI2)、一氧化氮(nitric oxide,NO)和 ADP 酶,抑制血小板黏集。

(3) 合成抗凝血酶或凝血因子的物质:内皮细胞产生凝血酶调节蛋白(thrombomodulin),它与凝血酶(thrombin)结合降低凝血酶的血浓度,还能激活血浆 C 蛋白,继而与由内皮细胞合成的蛋白 S 协同作用,灭活凝血因子Ⅴa 和Ⅷa;产生肝素样分子,与抗凝血酶Ⅲ 结合,灭活凝血酶、凝血因子Ⅹ、Ⅸ 等。

(4) 溶解纤维蛋白:内皮细胞合成组织型纤溶酶原活化因子(tissue type plasminogen activator,t-PA),促使纤维蛋白溶解,以清除沉着于内皮细胞表面的纤维蛋白。

2. 内皮细胞的促凝作用　在内皮损伤或受肿瘤坏死因子、白介素-1、内毒素刺激时,其将发挥促凝作用,主要表现为:

(1) 合成组织因子,激活外源性的凝血过程。

(2) 合成 Von Willebrand 因子(vWF):该因子是血小板黏附于内皮下胶原和其他表面的主要辅助因子,通过与血小板表面的黏附分子 gplb 结合,形成血小板与胶原结合的中介物。

(3) 分泌纤溶酶原活化因子的抑制因子(inhibitors of plasminogen activator,PAIs):PAIs 抑制纤维蛋白溶解。

3. 心血管内皮损伤的原因　创伤、缺氧、感染、免疫反应、化学物质(如尼古丁)等皆能损伤内膜。临床上血栓形成多见于风湿性和细菌性心内膜炎的病变瓣膜、心肌梗死区的心内膜、静脉内膜炎、动脉粥样硬化斑块或其溃疡处、创伤性或炎症性的血管损伤部位。心血管内皮损伤是血栓形成的最重要和最常见的原因。内皮细胞受损可导致：①内皮下胶原纤维暴露，激活血小板和凝血因子Ⅻ，启动内源性凝血系统；②损伤的内皮细胞释放组织因子，激活凝血因子Ⅶ，启动外源性凝血系统；③屏障作用消失，有利于血小板的附壁和凝集；④产生纤溶酶原激活物抑制因子（PAIs）；⑤造成粗糙面，有利于血液涡流形成。

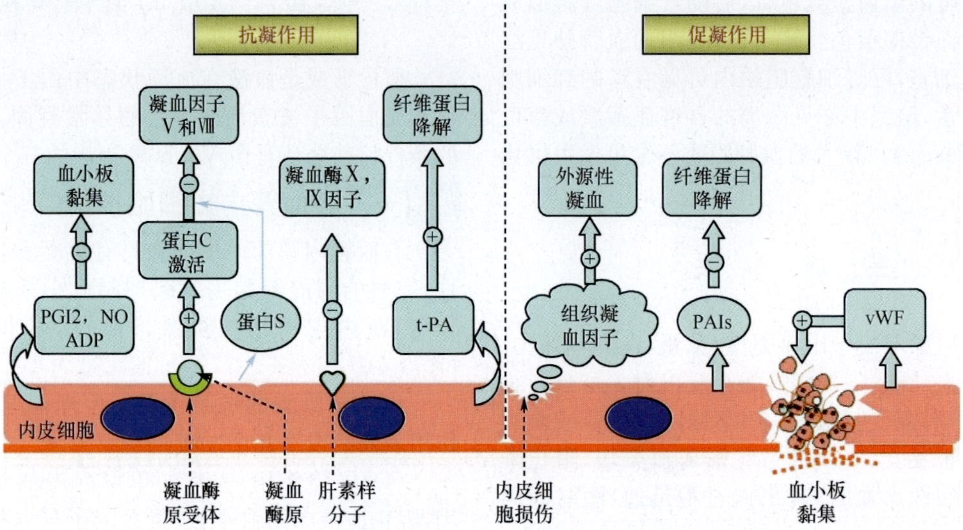

图 3-4 内皮细胞抗凝和促凝作用模式图（⊕促进；⊖抑制）

4. 血小板在凝血过程中的作用 血小板活化在触发凝血过程中起重要作用。血小板在vWF的介导下黏附于内皮损伤处的胶原纤维，电镜观，血小板内的微丝和微管收缩至变形，出现黏性变态。黏附后不久，血小板内α颗粒和致密颗粒释放出ADP、血栓素A2（thromboxane，TXA2）、Ca^{2+}、5-HT、血小板因子等，其中以ADP和TXA2对血小板不断黏集起重要作用。血小板还可与纤维蛋白和纤维连接蛋白黏附，促使血小板彼此黏集成堆，称为血小板黏集堆（图3-5）。初时血小板黏集堆是可逆的，随着内源及外源性凝血系统的激活、凝血酶的形成，使血小板黏集堆变成不可逆性，成为血栓形成的起始点。

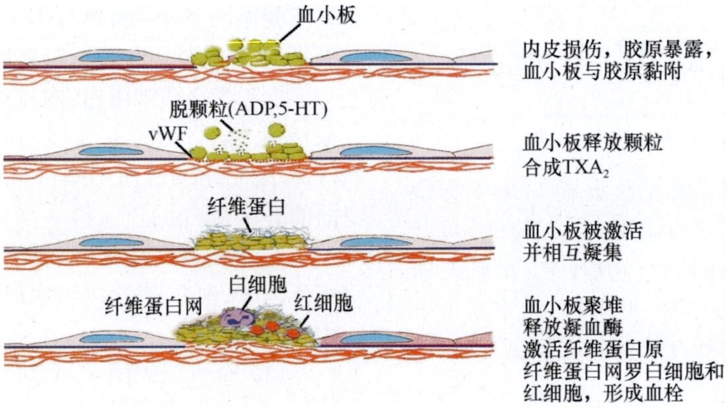

图 3-5 内皮损伤、血小板黏集模式图

（二）血流状态的改变

血流缓慢、停滞或产生漩涡等血流状态改变，均有利于血栓形成。正常情况下，红细胞和白细胞在血流的中轴流动构成轴流，外层是血小板，最外围由血浆带构成边流，将血液的有形成分与血管壁隔开，阻止血小板与内膜接触。当血流减慢或产生漩涡时可导致：①轴流散乱，血小板进入边流，增加了与内膜的接触机会和黏附于内膜的可能性；②被激活的凝血因子和凝血酶不易被冲走或稀释，在局部易达到凝血所需的浓度；③流入局部血液中的凝血物质在局部滞留，促进血栓形成。

心力衰竭、久病卧床或静脉曲张患者的静脉血流缓慢易形成血栓。静脉内有静脉瓣，其内血流缓慢，且出现漩涡，故静脉血栓形成常以瓣膜囊为起始点；静脉不似动脉那样随心搏动而收缩或舒张，其血流有时甚至可出现短暂停滞；静脉壁较薄，容易受压；血流通过毛细血管到静脉后，血液的黏性也会有所增加等因素，都有利于血栓形成。因此，静脉血栓比动脉血栓多4倍，下肢静脉血栓比上肢静脉血栓多3倍。

心脏和动脉内血流快，不易形成血栓，但在二尖瓣狭窄时的左心房、动脉瘤内或血管分支处血流缓慢及出现旋涡时，涡流的冲力可使受损的内皮细胞脱落，并因离心力的作用使血小板靠边和聚集，则易并发血栓形成。

（三）血液凝固性增高

血液中血小板增多或黏性加大，凝血因子合成增多或灭活减少，或纤维蛋白溶解系统的活性降低，均可导致血液的高凝状态，此状态可见于遗传性和获得性疾病。在高凝血遗传性原因中，最常见为凝血因子Ⅴ和凝血因子Ⅱ的基因突变。在患有复发性深静脉血栓形成患者中，凝血因子Ⅴ基因的突变率高达60%。患有原发性高凝血状态的患者也可能与遗传性抗凝血酶Ⅲ、蛋白C或蛋白S先天性缺乏及纤维蛋白溶解系统的遗传性缺乏有关。在广泛转移的胰腺、胃肠道、肺和卵巢等脏器发生的黏液腺癌，由于癌细胞释放出促凝因子入血，引起弥散性血管内凝血(DIC)。在严重创伤、大面积烧伤、大手术后或产后导致大失血时血液浓缩、黏稠度增加，血中凝血因子Ⅰ、凝血因子Ⅱ及其他凝血因子(Ⅻ、Ⅶ)的含量增多，以及血中补充大量幼稚的血小板，其黏性增加，易于发生黏集形成血栓。此外，血小板增多以及黏性增加也可见于妊娠中毒症、高脂血症、冠状动脉粥样硬化、吸烟和肥胖症等。血栓形成有时见于组织大量坏死或细胞溶解时，如肿瘤坏死、溶血、胎盘早期剥离等，与组织因子释放入血有关。

以上血栓形成的条件往往是同时存在，并常以某一条件为主(图3-6)。如术后卧床、创伤时的血栓形成既有血管内皮和组织的损伤，又有长期卧床血流缓慢、大量幼稚血小板进入血流、血液凝固性增加等诸多因素的综合作用。

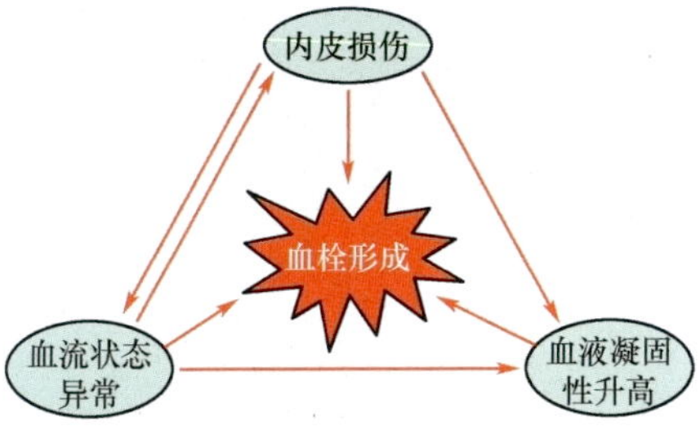

图3-6　血栓形成的条件
三种因素常同时存在，而内皮损伤多起主导作用

二、血栓形成的过程与形态类型

血栓形成包括血小板凝集和血液凝固两个基本过程。无论心脏或血管内的血栓，其形成过程都是以血小板黏附于内膜裸露的胶原开始，所以血小板黏集堆形成是血栓形成的第一步。血小板黏集堆引起涡流又形成新的血小板小丘，它们相互吻合形成珊瑚状小梁，白细胞易黏附于血小板小梁表面。血小板和白细胞崩解，释放凝血因子，加速凝血过程，终使血小板小梁纤维蛋白网架形成，使流经其中的血流更趋缓慢。纤维蛋白网架中网罗大量红细胞，一旦血栓完全阻塞血管腔，局部血流停止，血液迅速凝固形成均一的红色血栓(图3-7)。血栓形成的过程及血栓的组成、形态、大小都取决于血栓发生的部位和局部血流速度。血栓类型可分为以下四种。

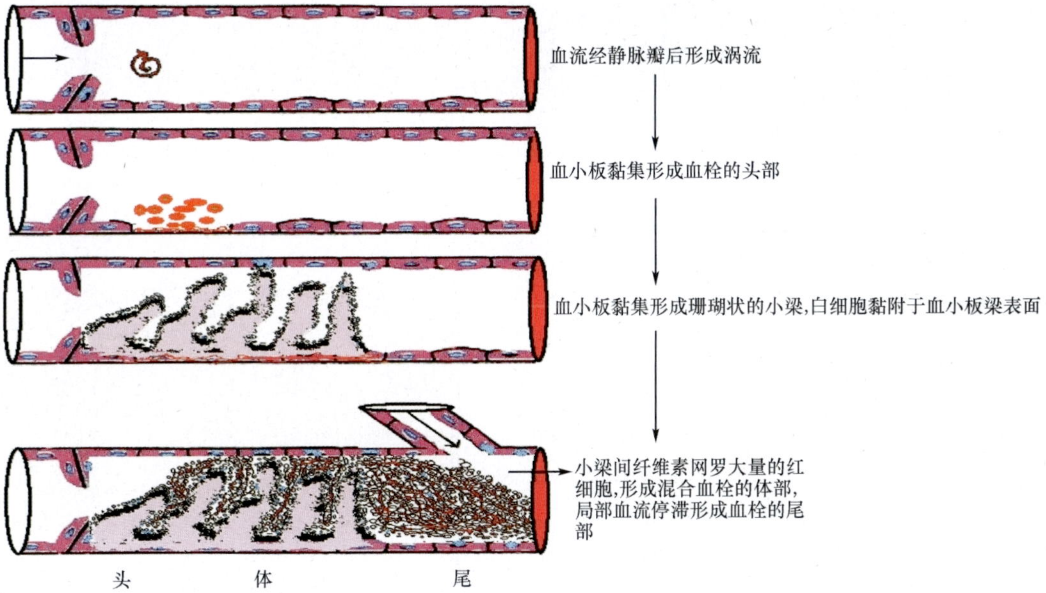

图3-7　血栓形成过程示意图

（一）白色血栓

白色血栓(pale thrombus)多发生于血流较快的心瓣膜、动脉或静脉延续性血栓的起始部。肉眼观，呈灰白色小结节，表面粗糙质实，与发生部位紧密黏着(图3-8)。镜下观，主要由血小板及少量纤维素构成，又称血小板血栓或析出性血栓。

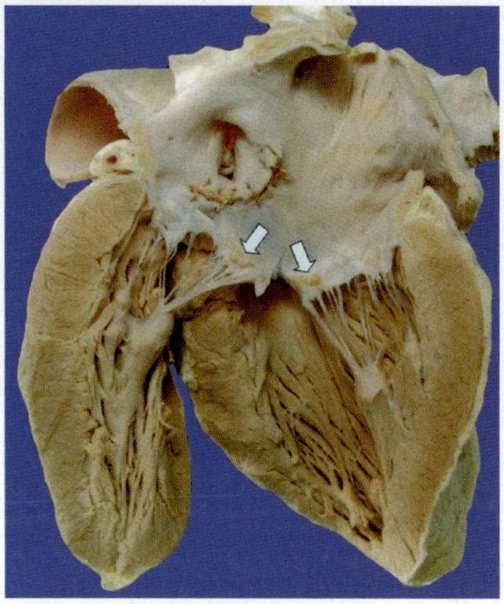

图 3-8 白色血栓

二尖瓣闭锁缘白色血栓（↑）

（二）混合血栓

混合血栓（mixed thrombus）是由红色血栓和白色血栓相间混合构成，常见于延续性血栓的体部、动脉瘤、室壁瘤内的附壁血栓（mural thrombus）及扩张的左心房内的球形血栓（图 3-9A）。在血栓头部形成后，引起其下游血流减慢和血流漩涡，从而再形成一个血小板的凝集堆，血小板堆逐渐增高延长呈梁状，在血小板小梁之间，血液发生凝固，纤维素形成网状结构，其内充满大量红细胞（图 3-9B）。此过程交替进行，形成肉眼观呈现灰白色与红褐色交替的层状结构，又称为层状血栓。肉眼观，呈粗糙干燥的圆柱状，与血管壁粘连。镜下观，主要由淡红色无结构的不规则珊瑚状的血小板小梁和小梁间充满红细胞的纤维素网所构成，并见血小板小梁边缘有较多的中性粒细胞黏附。

（三）红色血栓

红色血栓（red thrombus）主要见于静脉，随着混合血栓逐渐增大阻塞血管腔，使下游局部血流停止致血液凝固，常构成延续性血栓的尾部。红色血栓形成过程与血管外凝血过程相同。肉眼观，呈暗红色、湿润、有弹性、与血管壁无粘连，与死后血凝块相似。经过一段时间，红色血栓由于水分被吸收，变得干燥、无弹性、质脆易碎，可脱落形成栓塞。

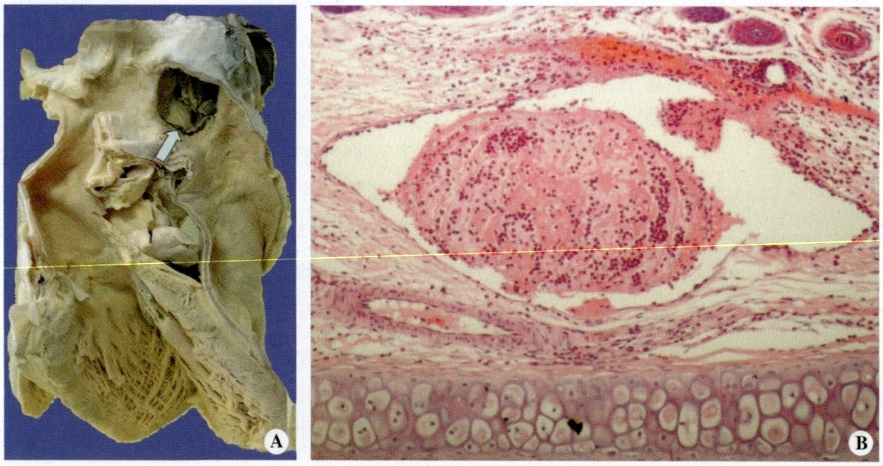

图 3-9 混合血栓

A. 主动脉瘤内球形混合血栓（↑）；B. 静脉内混合血栓从管壁脱落，镜下见血小板小梁呈伊红染不规则珊瑚状

（四）透明血栓

透明血栓（hyaline thrombus）发生于微循环的毛细血管及微静脉内，主要由纤维素构成均质红染的血栓，因其只能在显微镜下才能见到，又称为微血栓（microthrombus）或纤维素性血栓（fibrinous thrombus），最常见于弥散性血管内凝血，见图 3-10。

除上述血栓类型外，根据血栓与管腔的关系还可分为：①阻塞性血栓（occlusive thrombus），指引起血管管腔完全阻塞的血栓；②附壁血栓（mural thrombus），指黏附于心脏房室和血管内膜面的血栓；③球形血栓（globular thrombus），见于左心房二尖瓣口上方呈球形的血栓，可因心动周期中血流的改变而上下移动，一旦阻塞二尖瓣口，可导致猝死。

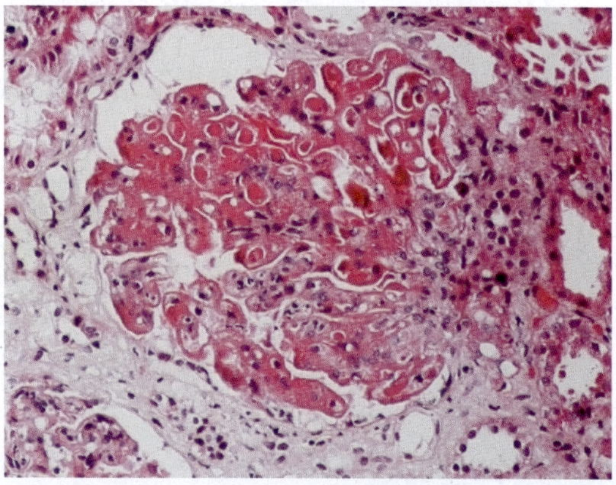

图 3-10 透明血栓

肾小球毛细血管内血栓呈伊红染团块状

附：血栓与死后血凝块的区别

死后血液凝固的过程和在试管内的血液凝固相同，血液成分均匀分布，血凝块呈一致暗红色。在慢性消耗性疾病或患者死亡过程较长时，以及在其他一些血液逐渐凝固的条件下，比重较大的红细胞沉积于底部，白细胞和纤维素在上层，则血块下层为暗红色，上层为浅黄色略似鸡脂。血栓（图 3-11）和死后血凝块的肉眼形态的区别可概括如表 3-1。

在尸检工作中，红色血栓和死后血凝块有时很难甚至不能区别。在这种情况下，如果镜下见该血凝块表面有一层膜状的血小板黏集层，则为生前的红色血栓的有力证据。

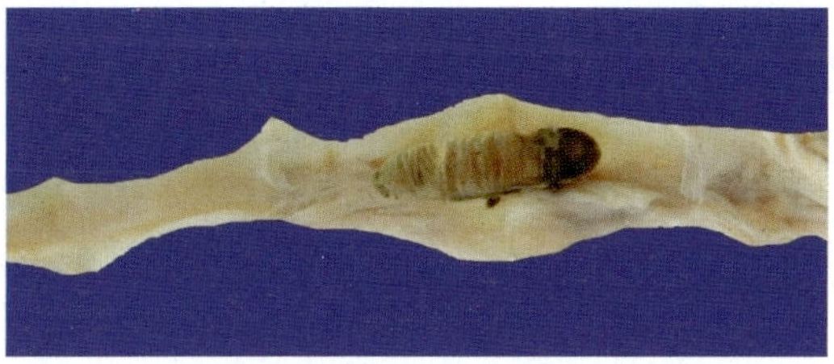

图 3-11　静脉延续性血栓
图中显示剪开之静脉，其内血栓色泽混杂，波纹状，尾为暗红色

表 3-1　血栓和死后血凝块的区别

鉴别	血栓	死后血凝块
质地	干燥、粗糙、质硬、易碎、无光泽	湿润、光滑、柔软而有弹性
与血管的关系	与心血管壁粘连，血管被胀大，饱满	与心血管壁无粘连，血管大小如常
色泽	色泽混杂，红白相间，波纹状，血栓尾为暗红色	暗红色，均匀一致，血凝块的上层浅黄色，鸡脂样

三、血栓的结局

（一）溶解、吸收

血栓内纤溶酶原的激活和白细胞崩解释放的溶蛋白酶，可使血栓溶解。血栓溶解过程取决于血栓的大小及血栓的新旧程度。小的新鲜的血栓可被完全溶解吸收或被血流冲走，不留痕迹；较大的血栓，由于部分软化、脱落，形成栓子，可引起栓塞。

（二）机化与再通

由血管壁向血栓内长入肉芽组织，逐渐取代血栓，这一过程称为血栓机化（图 3-12）。因纤溶酶系统的活力不足，血栓存在较久时则发生机化。较大的血栓约 2 周便可完全机化，此时血栓与血管壁紧密黏着不脱落。在血栓机化过程中，由于水分被吸收，血栓干燥收缩或部分溶解而出现裂隙，被新生的内皮细胞被覆于表面而形成新的血管，并相互吻合沟通，使被阻塞的血管部分地重建血流的过程，称为再通（recanalization）。临床将各种合金支架和组织工程血管支架放置于阻塞处，亦可使血管再通。

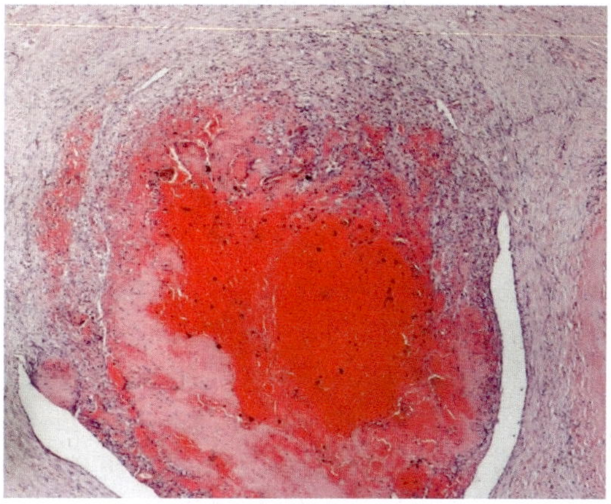

图 3-12　血栓机化再通
图中血栓上半部已被机化，其与管壁之间出现裂隙，实现再通

（三）钙化

血栓发生大量的钙盐沉着，称为血栓钙化，可形成静脉石（phlebolith）或动脉石（arteriolith）。

四、血栓对机体的影响

血栓形成对破裂的血管起堵塞裂口和止血的作用，这是对机体有利的一面。如慢性消化性溃疡底部和肺结核性空洞壁的血管，在病变侵蚀前已形成血栓，避免了大出血的危险。在炎症灶周围血管内血栓形成可防止病菌或毒素蔓延扩散。但多数情况下血栓形成对机体则造成不利的影响，甚至是致命的危害。

（一）阻塞血管

血栓可阻塞血管，其后果取决于组织、器官内有无充分的侧支循环。动脉血管未完全阻塞管腔时，可引起局部器官或组织缺血，导致实质细胞萎缩。若完全阻塞而又无有效的侧支循环时，可引起局部器官或组织的缺血性坏死（梗死）。如脑动脉血栓引起脑梗死，心冠状动脉血栓引起心肌梗死，血栓性闭塞性脉管炎时引起患肢的坏疽等。静脉血栓形成时，若未能建立有效的侧支循环，则引起局部淤血、水肿、出血，甚至坏死。如肠系膜静脉血栓可引起肠的出血性梗死；肢体浅表静脉血栓时，由于有丰富的侧支循环，通常只在血管阻塞的远端引起淤血水肿。

（二）栓塞

血栓的整体或部分脱落成为栓子，随血流运行可引起栓塞。若栓子内含有细菌，可引起栓塞组织的败血性梗死或脓肿形成。

（三）心瓣膜病

心内膜炎患者，心瓣膜上反复发作的血栓形成及机化，可使瓣膜瓣叶粘连增厚变硬，腱索增粗缩短，引起瓣口狭窄或关闭不全，导致心瓣膜病。

（四）出血

出血见于DIC，微循环内广泛性透明血栓形成，可引起全身广泛性出血和休克。

[案例3-2分析讨论]

（1）患者股静脉血栓形成的条件有：①血管内皮损伤，大面积烧伤及反复多次股静脉输血、输液损伤血管内皮；②血流缓慢和血流中漩涡形成，患者久病卧床血流缓慢及股静脉内有静脉瓣，其内血流不但缓慢，而且出现漩涡；③血液凝固性增高，大面积烧伤使血液浓缩、黏稠度增加，血中凝血因子Ⅰ、凝血因子Ⅱ及其他凝血因子（Ⅻ、Ⅶ）的含量增多，以及血中补充大量幼稚的血小板，其黏性增加，易于发生黏集形成血栓。

（2）血栓类型有4种：白色血栓、红色血栓、混合血栓和透明血栓。该患者静脉血栓属延续性血栓，其血栓头为白色血栓，血栓体为混合血栓，血栓尾为红色血栓。

（3）血栓的结局有：溶解吸收软化、机化和钙化。本病例多处静脉内血栓形成并与血管壁粘连紧密说明血栓可能发生了机化。

第四节 栓 塞

在循环血液中出现的不溶于血液的异常物质，随血流运行至远处阻塞血管腔的现象称为栓塞（embolism）。阻塞血管腔的异常物质称为栓子（embolus）。栓子可以是固体、液体或气体，以脱落的血栓栓子引起栓塞最常见。脂肪滴、气体、羊水、癌细胞团、寄生虫及其虫卵等亦可成为栓子引起栓塞。

一、栓子运行的途径

栓子一般随血流方向运行，栓塞在血管变细的部位。

1. 来自体静脉系统及右心的栓子 随血流进入肺动脉主干及其分支，可引起肺栓塞。某些体积小而又富于弹性的栓子（如脂肪滴、气泡）可通过肺泡壁毛细血管经左心进入体循环系统，阻塞动脉小分支。

2. 来自左心或主动脉系统的栓子 随动脉血流运行，阻塞于各器官的小动脉内。常见于脑、下肢、脾、肾、心等器官。

3. 来自门静脉系统的栓子 可引起肝内门静脉分支的栓塞。

4. 交叉性栓塞（crossed embolism） 偶见来自右心或腔静脉系统的栓子，在右心压力升高的情况下通过先天性房、室间隔缺损到左心，再进入体动脉系统引起栓塞。左心压力升高时，左心的栓子也可到右心引起肺动脉栓塞。

5. 逆行性栓塞（retrograde embolism） 极罕见于下腔静脉内血栓，在胸、腹压突然升高（如咳嗽、屏气或深呼吸）时，使血栓一时性逆血流方向运行至肝、肾、髂静脉分支并引起栓塞。

二、栓塞类型和对机体的影响

（一）血栓栓塞

[案例3-3]

患者，男性，16岁，因外伤脾破裂、失血性休克入院。行脾切除及输血、输液治疗，术后恢复尚好。入院后第3天发现左下肢轻度肿胀、疼痛，进行性加重，主治医生在检查后嘱抬高左下肢，溶栓治疗。第二天中午坐起吃饭时突然胸痛、呼吸急促，迅速死亡。尸检见一长条血栓骑跨阻塞于左、右肺动脉干。

[问题]

（1）阻塞左、右肺动脉的血栓可能来自何处？怎样运行至肺？

（2）左下肢肿胀进行性加重与坐起进餐及胸痛、呼吸急促、猝死有何因果关系？

（3）分析该例猝死的主要机制。

由血栓脱落引起的栓塞称为血栓栓塞（thromboembolism），是栓塞中最常见的一种。血栓脱落的原因常见于因身体活动、肢体受按摩、长期卧床后突然起身，或治疗性纤维素溶解所致的血栓软化等。由于血栓栓子的来源、大小和栓塞部位不同，其对机体的影响也不相同。

1. 肺动脉栓塞（pulmonary embolism） 肺动脉血栓栓塞的栓子95%来自下肢深部静脉，特别是腘静脉、股静脉和髂静脉，偶可来自盆腔静脉或右心附壁血栓。研究发现，老年人较年轻人多见、成年女性较男性多见、患有心肺疾病者多见。此外，妊娠及口服避孕药、患恶性肿瘤、吸烟、糖尿病等也为危险因素。根据栓子大小和数量，其引起栓塞的后果不同：

（1）中、小栓子多栓塞肺动脉的小分支，常见于肺下叶，一般不引起严重后果，因为肺有双重血液循环，肺动脉和支气管动脉间有丰富的吻合支，侧支循环可起代替作用，这些栓子可被溶解吸收或机化。若在栓塞前，肺已有严重淤血，致微循环内压升高，使支气管动脉供血受阻，可引起肺组织的出血性梗死。

（2）大的血栓栓子多栓塞肺动脉主干或大分支

(图 3-13),较长的栓子可栓塞左右肺动脉干,称肺动脉栓塞症或骑跨性栓塞,使肺循环血量减少 50% 以上,常引起严重后果。患者可突然出现呼吸困难、发绀、休克,甚至猝死。

(3) 若栓子小但数目多,可广泛栓塞于肺动脉多数小分支,也可引起右心衰竭、猝死。

肺动脉栓塞引起猝死的原因尚未完全阐明。一般认为:较大栓子栓塞肺动脉主干或大分支时,肺动脉阻力急剧增加,造成急性右心衰竭;同时肺缺血缺氧,左心回心血量减少,冠状动脉灌流不足导致心肌缺血;血栓栓子刺激肺动脉管壁引起迷走神经反射,导致肺动脉、支气管动脉、冠状动脉广泛性痉挛和支气管平滑肌痉挛,进而导致急性右心衰竭和窒息;血栓栓子中的血小板释放出大量 5-HT 及 TXA_2 亦可引起肺动脉的痉挛,故新鲜的血栓栓子比陈旧性血栓栓子危害性更大。

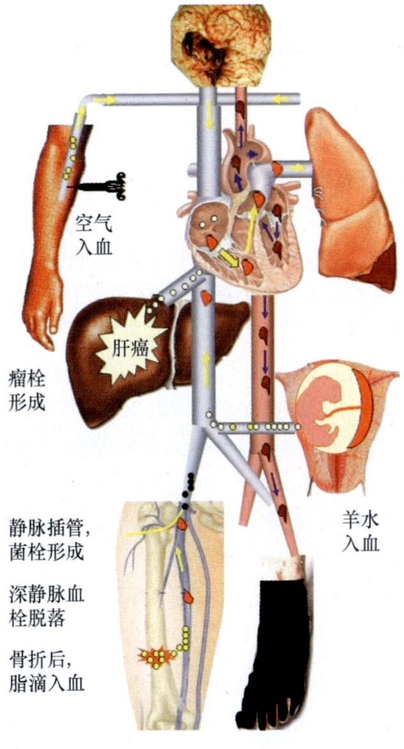

图 3-13　栓塞的主要类型模式图

2. 体循环动脉栓塞　栓子大多数来自左心,如亚急性细菌性心内膜炎时心瓣膜赘生物、二尖瓣狭窄时左心房附壁血栓、心肌梗死的附壁血栓;少数发生于动脉粥样硬化溃疡或主动脉瘤表面的血栓;极少数来自腔静脉的栓子,可通过房、室间隔缺损进入左心,发生交叉性栓塞。动脉栓塞的主要部位为下肢和脑(图 3-13),亦可累及肠、肾和脾。栓塞的后果取决于栓塞的部位和局部的侧支循环情况以及组织对缺血的耐受性。当栓塞的动脉缺乏有效的侧支循环时,局部组织发生急性缺血,引起梗死。

[案例 3-3 分析讨论]

(1) 该病例为肺动脉血栓栓塞,根据病史,患者左下肢肿胀进行性加重,提示左下肢深静脉内有血栓形成,故阻塞左、右肺动脉干的血栓极可能来自左下肢深静脉脱落的血栓,栓子经股静脉进入下腔静脉,流进右心,经肺动脉主干栓塞于左、右肺动脉干。

(2) 患者左下肢静脉血栓形成,随着血栓逐渐增大使静脉回流受阻导致左下肢淤血肿胀,并进行性加重。坐起进餐时,体位突然改变引起股静脉内血栓脱落,血栓随血流方向运行至肺,栓塞于肺动脉主干,引起胸痛、呼吸急促、猝死。

(3) 猝死机制如下:①肺循环机械性阻塞,肺动脉主干或大分支栓塞时,肺动脉内阻力急剧增加,致急性右心衰竭;②肺栓塞刺激迷走神经,通过神经反射引起肺动脉、冠状动脉、支气管动脉和支气管的痉挛,致发生急性右心衰竭和窒息;③血栓栓子中的血小板释放 5-HT 及血栓素 A2,亦可引起冠状动脉、肺和支气管动脉广泛痉挛,导致心肌缺血和肺循环进一步衰竭。

(二) 脂肪栓塞

在循环血液中出现脂肪滴阻塞于小血管,称为脂肪栓塞(fat embolism)。栓子来源常见于长骨骨折、皮下脂肪组织重度挫伤、脂肪肝挤压伤或烧伤时,脂肪细胞破裂释出脂滴,由破裂的小静脉进入血循环,引起脂肪栓塞(图 3-13)。

脂肪栓塞常见于肺、脑等器官。脂滴栓子随静脉入右心到肺,直径 $>20\mu m$ 的脂滴栓子引起肺动脉分支、小动脉或毛细血管的栓塞;直径 $<20\mu m$ 的脂滴栓子可通过肺泡壁毛细血管经肺静脉至左心达体循环分支,可引起全身多器官栓塞。最常见的为脑血管栓塞,引起脑水肿和血管周围点状出血。在镜下血管内可找到脂滴,其临床表现为,在损伤后 1～3 天内出现突然发作性的呼吸急促,呼吸困难和心动过速。从脂滴释出的游离脂肪酸可引起局部血管内皮细胞损伤,出现特征性瘀斑、瘀点及其兴奋、烦躁不安、谵妄和昏迷等神经性症状。

脂肪栓塞的后果取决于栓塞部位及脂滴的多少。如少量脂滴入血,可被巨噬细胞吞噬吸收并由血中脂酶分解清除,无不良后果。若大量(9～20g)、较大的脂滴(直径 $>20\mu m$)进入肺循环,肺部血管广泛栓塞或痉挛,使肺血循环面积可丧失 3/4,同时由于血管壁通透性增加,肺泡腔内有大量水肿液,严重影响气体交换,可因窒息和急性右心衰竭死亡。

（三）气体栓塞

［案例 3-4］

患者，男性，31 岁，潜水员。在打捞沉船时，潜入海底 50 米深处，30 分钟后因设备故障，只好快速上浮返回救生船。不久，即感到呼吸困难，胸骨后痛以及眩晕和剧烈头痛。1 小时后，又出现肌肉痛和关节痛。上述症状在 24 小时内逐渐减轻消失。

［问题］

（1）患者为何出现呼吸困难、头痛等症状？

（2）哪些情况下可能出现气体栓塞？

大量空气迅速进入血循环或原溶于血液内的气体迅速游离，形成气泡阻塞血管或心腔，称为气体栓塞（air embolism）（图 3-13）。空气栓塞多由于静脉破裂，外界空气由静脉缺损处进入血流所致。如头颈手术、胸壁和肺创伤时，损伤接近心脏的静脉（如锁骨下静脉、颈静脉），空气可被吸气时因静脉腔内的负压吸引，由损伤的破口处进入静脉。使用正压静脉输液、人工气胸或气腹、输卵管通气等意外事故误伤静脉时也可发生。亦可见于分娩或流产时，子宫强烈收缩，将空气挤入子宫壁破裂的静脉窦内。

空气进入血液循环的后果取决于进入的速度和气体量。小量气体入血，可溶解入血液内，不会发生气体栓塞。若大量气体（>100ml）迅速进入静脉，随血流到右心后，因心脏搏动将空气与血液搅拌形成大量气泡，使血液变成可压缩的泡沫充满心腔，当心脏收缩时气泡不被排出而阻塞肺动脉出口，血液不能有效搏出，心脏舒张时气泡又变大阻碍静脉血回流入右心，造成严重的循环障碍。患者可出现呼吸困难、发绀和猝死。进入右心的部分气泡可进入肺动脉，阻塞小的肺动脉分支，引起肺小动脉气体栓塞。小气泡亦可经过肺动脉小分支和毛细血管到左心，引起体循环一些器官的栓塞。空气栓塞动物实验时，发现在肺动脉终末分支内有纤维素凝块，可能是气泡激活血小板，血小板第Ⅲ 因子启动凝血系统，致纤维素析出，引起 DIC，从而加重栓塞症状导致死亡。

氮气栓塞即减压病（decompression sickness），又称沉箱病（caisson disease）和潜水员病（divers disease），是气体栓塞的一种，主要见于潜水员从深海迅速浮出水面或飞行员从地面快速升空而机舱又未密封时，人体从高气压环境迅速进入常压或低气压的环境，使原来溶于血液、组织液和脂肪组织的气体迅速游离形成气泡，但其中氧和二氧化碳可再溶于体液内被吸收，氮气在体液内溶解缓慢，可在血液和组织内形成很多微气泡或融合成大气泡，引起广泛栓塞。因气泡所在部位不同，其临床表现不同，可引起皮下气肿、骨、四肢、肠道等末梢血管阻塞出现痉挛性疼痛，如阻塞冠状动脉时常引起迅速死亡。

［案例 3-4 分析讨论］

（1）本例为典型的减压病表现。患者从深海迅速浮出水面，使原来处于高压情况下溶于血液、组织液和脂肪组织的气体迅速游离形成气泡，但其中氧和二氧化碳可再溶于体液内被吸收，氮气在体液内溶解缓慢，可在血液和组织内形成很多微气泡或融合成大气泡，引起广泛栓塞。

（2）头颈手术、胸壁和肺创伤时，损伤接近心脏的静脉（如锁骨下静脉、颈静脉），空气可被吸气时因静脉腔内的负压吸引，由损伤的破口处进入静脉。使用正压静脉输液、人工气胸或气腹、输卵管通气等意外事故误伤静脉时也可发生。亦可见于分娩或流产时，子宫强烈收缩，将空气挤入子宫壁破裂的静脉窦内。飞行员从地面快速升空而机舱又未密封时，溶解于血中的气体也可析出导致栓塞。

（四）羊水栓塞

羊水栓塞（amniotic fluid embolism）是羊水进入母体血液循环造成的栓塞，为分娩过程中一种罕见的严重合并症，死亡率极高。在分娩过程中，羊膜破裂、胎盘早期剥离、胎儿阻塞产道时，由于子宫强烈收缩，宫内压增高，可将羊水压入子宫壁破裂的静脉窦内进入母体，经血液循环流入肺动脉分支及毛细血管内引起栓塞（图 3-13）。少量羊水可通过肺的毛细血管经肺静脉达左心，引起体循环器官的小血管栓塞。镜下观察在肺的小动脉和毛细血管内见到角化鳞状上皮、胎毛、皮脂、胎粪和黏液等羊水成分。本病发病急，患者常突然出现呼吸困难、发绀、休克及死亡。

羊水栓塞引起急死的原因包括：①肺循环的机械性阻塞；②肺羊水栓塞和迷走神经反射引起血管反射性痉挛，造成肺动脉高压右心衰竭；③羊水成分作为抗原入血引起过敏性休克；④羊水具有凝血激活酶样作用引起 DIC 。

［案例 3-5］

某女，29 岁，足月第一胎，头位，前置胎盘，上午 10 时因出现规律宫缩而入院，因宫缩弱，静脉滴注缩宫素（催产素）催产。下午 2 时自然破水，产程进展慢，因胎心变慢行产钳助产，胎儿娩出 10 分钟胎盘自然娩出，子宫收缩不良，阴道流血不止，血液不凝固，出血量达 3000ml，患者出现头昏、胸闷、呼吸困难及发绀。经输血及其他抢救无效，于下午 6 时死亡。

［问题］

（1）该患者的死因是什么？有何依据支持你的判断。

（2）该病例尸体解剖可见哪些病理改变？

(五) 其他栓塞

1. 恶性肿瘤细胞　恶性肿瘤细胞侵入血管，瘤栓可随血流运行至其他部位形成转移瘤。

2. 细菌或真菌团、寄生虫及虫卵侵入血管　不仅阻塞管腔引起栓塞，而且可引起病原体的扩散蔓延。

3. 其他异物　如子弹偶可进入血循环引起栓塞。

[案例 3-5 分析讨论]

(1) 该患者的死因是羊水栓塞。患者为前置胎盘，缩宫素催产造成子宫强烈收缩，宫内压力增高使羊水压入破裂的静脉窦，通过血循环主要引起肺动脉的栓塞，少量羊水可通过肺毛细血管经肺静脉达左心，引起体循环器官的小血管栓塞。该患者主要死于：①肺循环的机械性阻塞及羊水引起肺血管反射性痉挛，造成肺动脉高压右心衰竭，临床表现头昏、胸闷、呼吸困难及发绀。②羊水具有凝血激活酶样的作用引起 DIC，大量微血栓形成消耗了各种凝血因子，使血液凝固性降低，又因激活了纤维蛋白溶解系统，产生纤维蛋白降解产物(FDP)，FDP 抑制凝血，均导致患者出血，表现为阴道流血不止，血液不凝固，出血量达 3000ml。

(2) 该病例尸体解剖的病理改变：肉眼观：全身皮肤苍白，贫血貌，口唇、指甲青紫，胃、肠、肝、脾点状出血，子宫大而软，胎盘附着面在宫体下部分有小血肿形成。镜下观：①羊水栓塞的证据：双肺多部位细小动脉及毛细血管内可见鳞状上皮、黏液、毳毛及棕黄色颗粒状胎粪。②DIC：肺、心肌、肾、脑实质毛细血管内透明血栓形成，心肌及肾实质有小灶性梗死，胃、肠、肝、脾点状出血。

第五节　梗　死

[案例 3-6]

患者，男性，60 岁，患糖尿病伴血压升高 20 年。近几年来，劳累后心慌气短。一年来出现呼吸困难、不能平卧、咳嗽、咳泡沫痰，并发现尿少、双下肢发凉、发麻，行动时腿痛明显，休息后好转，近几天左脚剧痛，足背动脉搏动消失，皮肤逐渐变黑，完全不能活动，最终因全心衰竭死亡。尸检肉眼所见：心脏肥大，左心室壁片状灰白色瘢痕灶，主动脉及冠状动脉粥样硬化，右小腿胫前动脉粥样硬化伴血栓形成，右足坏疽。

[问题]

(1) 右小腿胫前动脉内为什么有血栓形成？

(2) 患者为什么双下肢发凉、发麻，行动时腿痛明显，休息后好转，继而右足发生坏疽？该坏疽属于哪种类型？

机体局部组织器官因血流中断而引起的缺血性坏死，称为梗死(infarct)。梗死一般是由动脉阻塞引起局部组织的缺血缺氧而坏死，但静脉阻塞使局部血流停滞导致缺氧，亦可引起梗死。

一、原因和条件

(一) 血管阻塞

动脉阻塞是造成梗死的基本原因。绝大多数是由血栓形成和动脉栓塞引起。如冠状动脉或脑动脉粥样硬化继发血栓形成，可引起心肌梗死或脑梗死；趾、指的血栓闭塞性脉管炎引起趾、指梗死(坏疽)；脏器动脉血栓栓塞可引起脾、肾、肺和脑的梗死。

(二) 血管受压闭塞

血管受压闭塞见于血管外肿瘤压迫、肠扭转、肠套叠和嵌顿疝时肠系膜静脉和动脉受压，卵巢囊肿蒂扭转及睾丸扭转致血管受压等使血流阻断而引起梗死。

(三) 动脉痉挛

在动脉病变的基础上，如冠状动脉粥样硬化时，血管发生持续性痉挛，加重阻塞，亦可引起心肌梗死。

(四) 未能建立有效侧支循环

供血中断后，能否形成梗死主要取决于局部组织内有无及时建立有效的侧支循环。有双重血液循环的肝、肺及有丰富吻合支的肠和皮肤，血管阻塞后，通过侧支循环的代偿，不易发生梗死。有些器官动脉吻合支少，如肾、脾及脑，动脉迅速发生阻塞时，其侧支循环不能及时建立，常易发生梗死。

(五) 局部组织对缺血的耐受性和全身血液循环状态

如心肌与脑组织对缺氧比较敏感，短暂的缺血也可引起梗死。全身血液循环在贫血或心功能不全状态下，组织器官有效循环血量不足，均可促进梗死的发生。

二、形态与类型

(一) 梗死的一般形态特征

梗死是局限性组织坏死。梗死灶的形状取决于该器官的血管分布方式。多数器官的血管呈锥形分支，如脾、肾、肺等，故梗死灶也呈锥形，切面呈楔形或三角形，其尖端位于血管阻塞处，底部为器官的表面(图 3-14)。心冠状动脉分支不规则，故梗死灶呈地图状。肠系膜血管呈扇形分支，故肠梗死灶呈节段性。心、肾、脾和肝等器官梗死为凝固性坏死。脑梗死为液化性坏死，新鲜时质软疏松，日久后可液化成囊。梗死的颜色取决于病灶内的含血量，含血量少时颜色灰白，称为贫血性梗死（anemic infarct）；含血量多时，颜色暗红，称为出血性梗死（hemorrhagic infarct）。

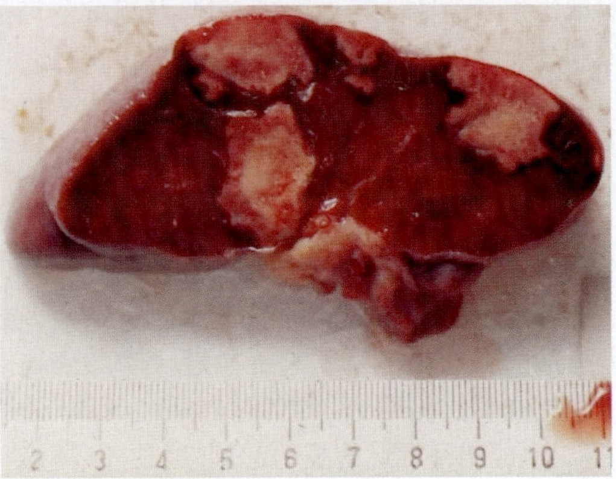
图 3-14 脾梗死

（二）梗死类型

根据梗死灶内含血量多少，梗死分为两种类型：

1. 贫血性梗死 发生于组织结构较致密、侧支循环不丰富的实质器官，如脾、肾、心肌和脑组织。当动脉血流阻断后，供血区及其邻近的动脉分支发生反射性痉挛，再加上组织坏死，蛋白质分解，渗透压升高，将血液从该区挤压出来，梗死灶缺血呈灰白色，故称为贫血性梗死（又称为白色梗死）。梗死的早期，梗死灶与正常组织交界处因炎症反应常见一暗红色的充血出血带（图 3-15A），数日后因红细胞被巨噬细胞吞噬后转变为含铁血黄素而变成黄褐色。晚期病灶表面下陷，质地变坚实，黄褐色出血带消失，由肉芽组织和瘢痕组织取代。镜下观，呈缺血性凝固性坏死改变，早期梗死灶内尚可见核固缩、核碎裂和核溶解等改变，细胞质呈均匀一致的红色，组织结构轮廓保存（图 3-15B）。晚期病灶呈红染的均质性结构，边缘有肉芽组织和瘢痕组织形成。此外，脑梗死一般为贫血性梗死，坏死组织常变软液化，无结构。

2. 出血性梗死 常见于肺、肠等具有双重血液循环、组织结构疏松伴严重淤血的情况下，因梗死灶内有大量的出血，故称为出血性梗死，又称为红色梗死。出血性梗死发生的条件是：

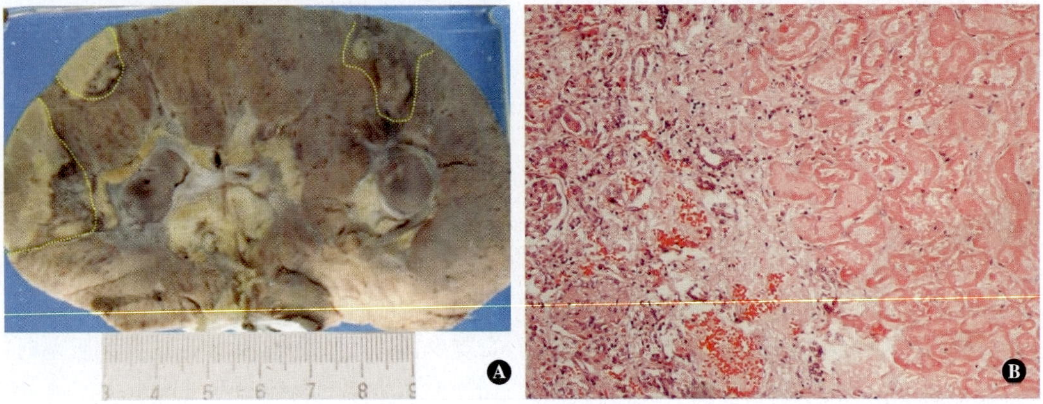
图 3-15 肾贫血性梗死

A. 肉眼观（黄虚线所围区域为梗死灶）；B. 镜下观（图中右半部为梗死区）

（1）动脉阻塞伴严重静脉淤血（如肺淤血），是肺梗死形成的重要先决条件。因为肺有肺动脉和支气管动脉双重血液供应，两者之间有丰富的吻合支，单纯肺动脉分支阻塞可借助支气管动脉的吻合支供血于该区肺组织，因此不会引起梗死（图 3-16），但在左心衰肺淤血情况，肺静脉和毛细血管内压增高，阻碍了肺动脉和支气管动脉侧支循环的有效建立，引起肺出血性梗死；卵巢囊肿或肿瘤在卵巢蒂部扭转时，使静脉回流受阻，动脉供血也逐渐减少甚至停止，致卵巢囊肿或肿瘤梗死。

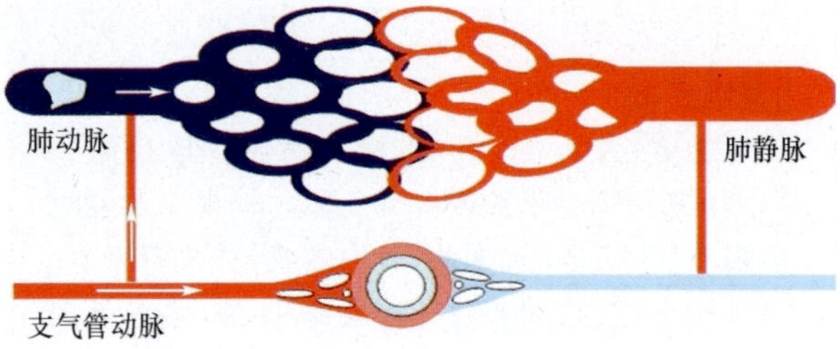

图 3-16 肺动脉分支栓塞时血流方向模式图

（2）器官组织结构疏松，如肠和肺的组织较疏松，由于严重淤血及组织疏松，梗死发生后血液不能被挤出梗死区并从侧支循环注入大量血液，因而梗死灶为出血性。

1）肺出血性梗死：梗死灶常位于肺下叶外周部，好发于肋膈缘。病灶大小不等，呈锥形、楔形，尖端朝向肺门，底部紧靠肺膜，肺膜面有纤维素性渗出物（图 3-17A）。梗死灶质实，因弥散性出血呈暗红色，略向表面隆起，日久后因红细胞崩解，肉芽组织长入，梗死灶机化变成灰白色，病灶表面瘢痕收缩使局部下陷。镜下观，梗死灶呈凝固性坏死，可见肺泡轮廓，肺泡腔、小支气管腔及肺间质充满红细胞（图 3-17B）。早期红细胞轮廓尚保存，以后崩解。梗死灶边缘与正常肺组织交界处的肺组织充血、水肿及出血。临床上可出现胸痛、咳嗽、咯血、发热及白细胞总数升高等症状。

2）肠出血性梗死：多见于肠系膜动脉栓塞、肠套叠、肠扭转、嵌顿疝、肿瘤压迫等情况，肠梗死灶呈节段性暗红色或紫黑色，肠壁因淤血、水肿和出血而明显增厚，随之肠壁坏死易破裂，肠浆膜面可有纤维素性渗出物被覆（图 3-18）。临床上可有剧烈腹痛、呕吐，出现麻痹性肠梗阻、肠穿孔及腹膜炎等，引起严重后果。

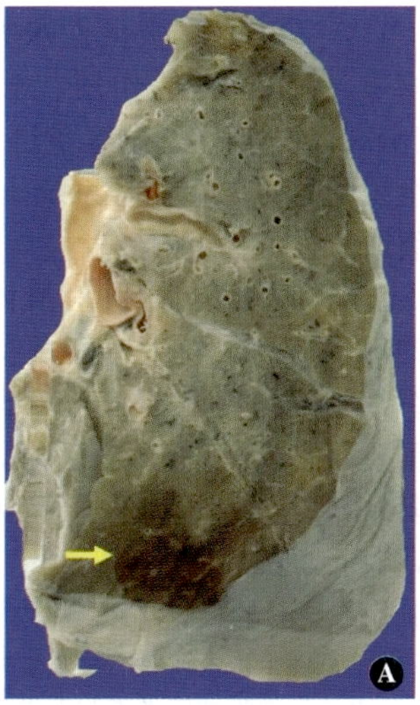

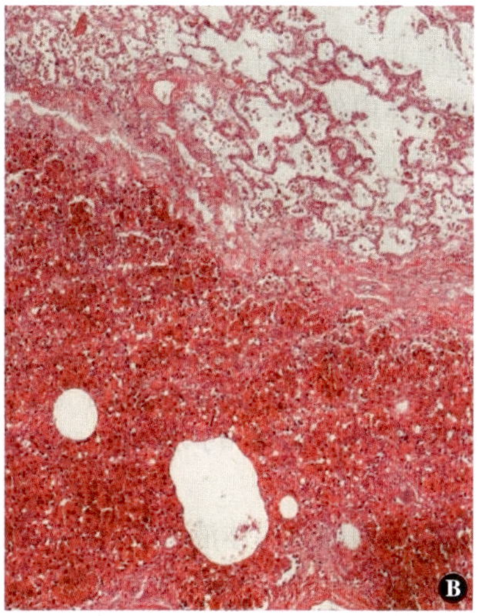

图 3-17 肺出血性梗死

A. 肉眼观（黄箭头所指区域为梗死灶）；B. 镜下观（图下部深红区域为梗死灶）

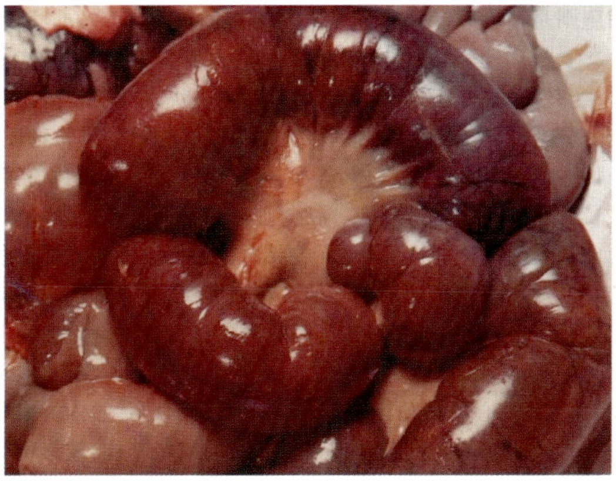

图 3-18 小肠出血性梗死

严重静脉阻塞所致梗死，不论发生在任何器官，都是出血性梗死。此外，带细菌的栓子引起梗死可形成败血性梗死（septic infarct），梗死灶内有细菌感染，引起急性炎症反应，梗死区有大量炎性细胞浸润，甚至形成脓肿。败血性梗死也见于梗死继发感染或已有感染的组织发生梗死，如肺炎后并发肺梗死。

三、对机体的影响和结局

梗死对机体的影响取决于梗死灶大小、部位及有无细菌感染。肾、脾的梗死一般影响较小，肾梗死通常出现腰痛和血尿，不影响肾功能；肺梗死有胸痛和咯血；肠梗死常出现剧烈腹痛、血便和腹膜炎的症状；心肌梗死影响心脏功能，严重者可致心力衰竭甚至死亡；脑梗死出现其相应部位的功能障碍，梗死灶大者可致死。四肢、肺、肠梗死等可继发腐败菌感染而造成坏疽。如合并化脓菌感染，亦可引起脓肿。

梗死的结局：在梗死灶形成时，引起病灶周围的炎症反应，血管扩张充血，有中性粒细胞及巨噬细胞渗出，在梗死发生 24～48 小时后，肉芽组织已开始从梗死灶周围长入病灶内，小的梗死灶可被肉芽组织完全取代机化，日久变为纤维瘢痕。大的梗死灶不能完全机化时，则由肉芽组织和日后转变成的瘢痕组织加以包裹，病灶内部可发生钙化。脑梗死则可液化成囊腔，周围由增生的胶质瘢痕包裹。

[案例 3-6 分析讨论]

（1）该患者右足胫前动脉血栓形成的条件主要有：① 动脉粥样硬化导致血管内膜受损；②心功能不全使血流速度减慢。

（2）双下肢发凉、发麻、行动时腿痛明显，休息后好转是由于下肢动脉粥样硬化导致管腔狭窄供血不足所致。右足发生坏疽的原因是右足胫前动脉血栓形成，动脉管腔完全阻塞（足背动脉搏动消失），侧支循环不能建立而引起右足缺血性坏死（梗死），合并腐败菌感染引起右足坏疽。因动脉阻塞同时伴心衰引起的下肢淤血水肿，故该坏疽属于湿性坏疽。

第六节 水 肿

组织间隙或体腔内过量的体液积聚称为水肿（edema）。水肿不是一种独立的疾病，而是许多疾病时的一种重要病理过程。

第四章 炎 症

【学习目标】

(1) 掌握炎症的概念，熟悉炎症的病因、基本病变，以及炎症的局部和全身表现。

(2) 了解炎症发生机制，了解血管反应、液体渗出及白细胞渗出等变化，熟悉渗出液的意义，掌握常见炎症细胞的种类及其功能，了解炎症介质的概念。

(3) 掌握各种炎症的病理类型，掌握变质性炎、浆液性炎、纤维素性炎、化脓性炎、出血性炎、增生性炎、一般慢性炎症及肉芽肿性炎的病理形态。

(4) 熟悉炎症结局，熟悉败血症、脓毒血症的概念。

第一节 炎症概述

一、炎症的概念

具有血管系统的活体组织对各种损伤因子刺激及局部损伤所发生的以防御为主的反应称为炎症(inflammation)。机体细胞和组织在受到内、外环境的各种损伤因子刺激后，会产生各种各样的损伤性改变，同时机体的局部和全身也发生一系列复杂的反应，以局限和消除致病因子，清除局部坏死组织，并通过实质和间质细胞的增生来修复损伤，这种机体的损伤和抗损伤的反应过程就形成了炎症现象。

生物界的个体，无论是植物还是动物都会通过各种方式对有害因子发生种种抵抗反应，如一些单细胞生物或多细胞生物可吞噬有害因子。在生物进化过程中，只有当机体内发育了血管系统，在神经体液等因素的参与下，出现以血管反应，尤以炎性渗出和炎细胞浸润为主要病理变化的过程才称为炎症。深入了解炎症的发生、发展规律及其特点，对于防治炎症性疾病有着重要意义。

炎症是人类疾病中一种最常见的病理改变过程，是机体最重要的保护性反应。以血管改变及炎性渗出为特点的炎症反应有利于机体消灭致病因子，清除坏死组织，促进再生和修复。如果缺乏炎症反应，人们将不能长期生存于这个充满致病因子的自然环境中。但是炎症对机体也有潜在的危害性，如严重的过敏性炎症反应可危及患者生命，急性严重的声带炎性水肿可引起窒息，脑实质或脑膜炎症可引起颅内压升高，进而形成脑疝压迫生命中枢而致患者死亡。因此，医务人员在治疗炎症病变时，除采取消除炎症病因的措施外，还应适当控制不利的炎症反应。

炎症通常依其临床病程可分为两大类：急性炎症(acute inflammation)和慢性炎症(chronic inflammation)。急性炎症起病急骤，持续时间短，常常仅几天，一般不超过一个月。慢性炎症持续时间较长，数月到数年。此外，有些炎症因其特殊的病变过程，又有超急性或亚急性炎等不同的变化。

炎症按其病变性质可分为变质性炎、浆液性炎、化脓性炎或增生性炎等病理分型。通常把上述两种分类结合起来考虑，如急性变质性炎、慢性增生性炎。

二、炎症的原因

引起炎症的原因很多。凡是能引起组织和细胞损伤的因素都可成为炎症的原因，即致炎因子。根据其性质可分为以下几类：

1. 生物性因子 这是引起炎症最常见也是最重要原因，如细菌、病毒、立克次体、原虫、真菌、螺旋体和寄生虫等。由生物性病原体所引起的炎症又称为感染(infection)。不同的病原体导致炎症的机制各不相同：细菌主要通过释放内毒素、外毒素或分泌的酶激发炎症；病毒在机体细胞内生长并破坏寄生细胞的正常代谢，导致细胞死亡引发炎症；寄生虫及结核病是通过其抗原性而诱发变态反应性炎症等。部分病原微生物经一定传播途径，可在相应易感人群中引起同类炎症疾病，这类疾病称为传染病。

2. 变态反应 是由变态原引起的某些机体的异常免疫反应，形成变态反应性炎症。例如对花粉过敏的机体会发生过敏性鼻炎、过敏性哮喘。某些自身免疫性疾病如系统性红斑狼疮、溃疡性结肠炎等也是变态反应性炎症。

3. 物理性因子 高温(烫伤)、低温(冻伤)、机械性创伤、紫外线和放射线等均能引起组织损伤及炎症性病变。

4. 化学性因子 化学性因子包括外源性和内源性化学物质。外源性化学物质如强酸、强碱和强氧化剂等；内源性化学物质如坏死组织的分解产物及在某些病理条件下堆积于体内的代谢产物如尿素、尿酸等。

5. 坏死组织 坏死组织崩解产物可引起炎症反应，如缺氧或低氧等原因引起的组织坏死或脏器梗死中，梗死灶边缘可出现炎症反应而形成出血充血带。

致炎因子作用于机体是否会引起炎症，以及炎症反应的性质与强弱程度，不仅与致炎因子有关，还与机体内因即抵抗力、免疫力、耐受性、组织特性等有关。如：老年人免疫机能低下，易患肺炎，病情也较严重；接受预防疫苗注射的儿童，对相应细菌表现不感受性；对结核菌的免疫力和变态反应的强弱影响结核病的基本病变和发展过程等。因此，炎症反应的发生和发展应综合考虑致炎因子和机体两方面因素。

三、炎症的基本病理变化

各种炎症性疾病在临床和病理形态上各有其特点，但无论何种原因或发生在何种组织的炎症，其局部病理改变均包括变质、渗出及增生这三种基本的病理变化。炎症的早期一般以变质及渗出为主，病变的后期以增生为主。

1. 变质（alteration） 炎症过程中局部组织细胞发生变性和坏死称为变质。变质是致炎因子引起的组织损伤现象，是局部细胞的组织代谢、理化性质改变所致。变质既可发生在实质细胞，也可发生在间质细胞。实质细胞常出现的变质性变化表现如前述的细胞水肿、脂肪变、细胞坏死等；间质成分如纤维结缔组织，常出现的变质性变化包括黏液（样）变和纤维素样坏死等。变质改变不仅是由于致炎因子直接干扰破坏了细胞代谢，也可由于炎症过程中出现的局部血液循环障碍影响了细胞代谢过程，一般是两者同时作用的结果。当组织细胞发生变性坏死后，受损细胞胞质内的溶酶体裂解，释放出多种水解酶，如蛋白酶、脂酶和磷酸酯酶等，这些水解酶可引起受损组织和细胞自溶、液化，从而进一步引起周围组织细胞发生变质变化。变质性变化的程度一方面取决于致病因子的性质和强度，另一方面也取决于机体的反应性。

2. 渗出（exudation） 炎症中局部组织血管内液体、蛋白质和白细胞成分经血管壁进入组织间隙、体腔、体表或黏膜表面的过程称之渗出。渗出过程是在炎症局部出现血液动力学的改变及血管壁通透性增高的基础上发生的。渗出过程中，除血管内流体静压升高，以及管壁通透性增高外，同时因炎区组织分解代谢增强，组织崩解使离子及分子浓度增高，组织内渗透压升高，促使更多液体成分从血管内渗出。液体渗出到组织间隙，引起炎性水肿；渗出到浆膜腔（胸腔、腹腔、心包腔）或关节腔，引起体腔或关节腔积液。

3. 增生（proliferation） 由于致炎因子、组织分解产物或某些理化因子的刺激，炎症局部组织的实质细胞和间质细胞发生增生。实质细胞的增生如急性肾小球肾炎中肾小球的内皮细胞和系膜细胞增生，慢性肠炎引起肠黏膜上皮细胞和腺体的增生并形成息肉。间质细胞的增生常见于病灶中成纤维细胞及血管内皮细胞增生形成肉芽组织，填补坏死组织缺损；或在慢性肝炎时，大量纤维组织增生形成纤维间隔。在某些情况下，炎症病灶中出现大量巨噬细胞的增生，形成结节状的肉芽肿病灶。增生是一种防御反应，可限制炎症的蔓延，使受损组织得以修复。但过度的增生又会使原组织遭受破坏，如急性肾小球肾炎中，肾小球毛细血管襻内皮细胞及系膜细胞大量增生，可使血管管腔阻塞；在慢性活动性肝炎中，肝小叶周围间质的纤维组织增生，使肝小叶结构破坏，这些炎症的增生反应，反而影响了病变器官的正常功能。

任何炎症的局部都具有上述变质、渗出和增生三种变化，但在不同的炎症性疾病中及由于不同机体的反应差异性，这三者的表现都有所不同。一些炎症性疾病以变质为主，一些以渗出为主，而另一些则以增生为主。一般来说，变质改变反映损伤的一面，渗出和增生改变则多反映抗损伤的一面。但在一定条件下，损伤能促使抗损伤过程出现，而抗损伤因素也能转变成为损伤因素。因此，在临床上对炎症进行治疗和处理时，要根据病情做出具体分析。

四、炎症的临床表现

炎症的临床表现有局部表现和全身反应。早在公元1世纪，罗马学者 Cornelius Celsus 就描述了炎症主要表现为患病部位出现发红、肿胀、发热和疼痛四种症状。19世纪，德国著名病理学家 Virchow 又加上局部功能障碍。在我国，中医学也早在两千多年前的《黄帝内经》中就有痈、疽等炎症病变记载，以及以后的张仲景《金匮要略》及隋巢元方《诸病源侯论》中，不仅描述了炎症局部的红、肿、热、痛和功能障碍等表现，而且还指出严重炎症病变时可伴有发热、畏寒等全身症状。

（一）炎症的局部表现

炎症的局部临床表现以体表炎症时最为明显，主要表现为红、肿、热、痛及局部功能障碍。

1. 红 损伤部位血管扩张充血所致。炎症早期由于动脉性充血，局部血流中氧合血红蛋白含量增多，故呈鲜红色。以后随炎症的发展，转变为静脉性淤血，血流缓慢，甚至血流停滞，氧合血红蛋白含量减少，还原血红蛋白含量增多，渐呈暗红色。

2. 肿 损伤部位急性炎症时，局部充血或液体渗出，形成局部组织炎性水肿，使局部组织肿胀。另外在某些慢性炎症中，局部组织和细胞增生也可引起局部肿胀。

3. 热 在急性损伤部位，局部组织动脉性充血，血流量增多以及血流速度加快，加上炎症区代谢旺盛，产热增多，使病变局部体表温度升高发热。

4. 痛 损伤部位因炎性渗出物形成炎性水肿压迫，以及局部组织损伤、细胞坏死使局部 K^+、H^+ 集聚，尤其是炎症介质释放，如前列腺素、5-羟色胺、缓激肽的刺激直接作用于神经末梢均可引起局部疼痛。

5. 功能障碍 损伤部位组织细胞变性、坏死，可导致局部组织功能异常，并根据炎症的部位、性质和严重程度不同而出现程度不等的功能障碍。如急性关节炎时多量渗出物聚集可引起关节腔积液，形成机械性阻塞及关节运动受阻；大叶性肺炎影响气血交换引起缺氧和呼吸困难等。

[案例 4-1]

男性，患者，20 岁，在足球比赛中右踝关节急性扭伤。受伤的踝关节明显肿胀，颜色呈鲜红色，局部发热。患者自觉疼痛难忍，行走受限。

[问题]

患者踝关节为什么会出现红肿、局部发热、疼痛和行走受限？

(二) 炎症的全身反应

炎症病变虽然主要出现在致炎因子所作用的部位，也会引起全身反应，因此既要注意局部的病理表现，也要注意炎症时的全身反应。

1. 发热 多见于病原微生物引起的炎症，引起发热的化学物质主要是内、外源致热原。外源致热原有革兰阴性菌的内毒素以及革兰阳性菌、流感病毒、真菌、螺旋体和抗原抗体复合物等。内源致热原是指在外源致热原的作用下，血液中白细胞包括中性粒细胞、单核细胞及嗜酸粒细胞所释放的细胞因子，如 IL-1、TNF-α 和干扰素等，再作用于体温调节中枢引起发热。此外，在变态反应性发热、肿瘤性发热中，致敏淋巴细胞与抗原发生反应时释放的某些淋巴因子，也可刺激中性粒细胞或巨噬细胞形成并释放内源致热原。

发热虽为疾病的一种表现，但发热也有防卫意义。一定程度的发热使机体代谢加强，有利于抗体形成和促进吞噬细胞的吞噬作用，并使肝细胞解毒功能加强，促进骨髓及淋巴组织增生。然而，高热却可使中枢神经、血液循环、消化和排泄等器官的代谢和功能发生障碍，特别是中枢神经系统的功能障碍，可给机体带来不良后果，甚至危及患者生命。

2. 中性粒细胞增多 是机体防御反应的表现。一般由细菌引起的急性炎症常伴有血中中性粒细胞增多，特别是化脓菌感染时中性粒细胞明显增多。寄生虫感染和变态反应性疾病，血中嗜酸粒细胞增多，往往反映患病机体的抵抗力和感染的严重程度。在严重感染时，中性粒细胞从骨髓储存库中过度释放，使外周血液中幼稚的杆状核中性粒细胞增多，此现象称为核左移，提示机体抗感染能力较强和感染程度较重。如果患者感染很严重，而抵抗力差时，中性粒细胞的数量反而减少。另外，在某些感染如伤寒病或病毒感染时，血中中性粒细胞也有减少的趋势。

3. 单核-吞噬细胞系统增生 单核-吞噬细胞系统是机体重要的防御系统，包括骨髓、肝、脾、淋巴结中的巨噬细胞。在炎症特别是病原微生物引起的感染炎症中，上述组织中的单核/巨噬细胞常有增生，主要表现为局部淋巴结、肝、脾肿大，吞噬功能增强。除了单核巨噬细胞系统增生之外，脾脏、淋巴组织中的 T 淋巴细胞或 B 淋巴细胞也可增生，从而增强了机体的免疫能力，是机体防御反应的表现。

4. 实质器官病变 较严重的炎症，因病原微生物及其毒素、发热和血液循环障碍等因素的作用，患者的心、肝、肾等实质器官可出现不同程度的物质代谢障碍，细胞发生水肿、脂肪变性，甚至出现坏死等变化，实质器官功能也因此而降低。

[案例 4-1 分析讨论]

踝关节受伤后发生局部急性炎症，炎症组织可出现变质、渗出等改变。在踝关节局部表现出皮肤变红、肿胀、局部发热、关节疼痛和关节功能障碍。红、热是由于炎症局部血管扩张、血流加快所致。肿是踝关节局部充血和血液成分渗出引起的。疼痛是踝关节部位肌腱组织有损伤，并有许多炎症介质释放如前列腺素、缓激肽等直接作用于神经末梢所引起的，同时局部渗出物积聚造成组织肿胀，张力增高，也会压迫神经末梢导致疼痛。踝关节肌腱组织损伤、局部肿胀疼痛使患者感到踝关节活动时疼痛，活动功能障碍。

第二节 炎症的血管反应过程及机制

炎症的基本病变显示出炎症局部的血管反应是中心环节，包括血管管径的变化、血管通透性增加和血管内液体和细胞成分渗出三方面改变，这些改变在急性炎症中表现尤为明显。通过血管反应，机体将血液中的中性粒细胞、巨噬细胞等白细胞运送到炎症局部，清除致病因子，促进创伤修复。

一、血流动力学改变

急性炎症时，组织受到致病因子作用后，局部血管很快发生血流动力学变化，即血流量和血管口径的改变。但变化发展的速率取决于损伤的严重程度（图 4-1）。

1. 细动脉短暂收缩 通常在损伤发生后即刻出现细动脉短暂收缩，持续几秒钟至几分钟。其发生机制主要是神经反射性的，但局部细胞释放的一些化学介质也可参与调节。

2. 血管扩张和血流加速 细动脉在短暂收缩后，很快就出现血管扩张，接着局部更多的毛细血管

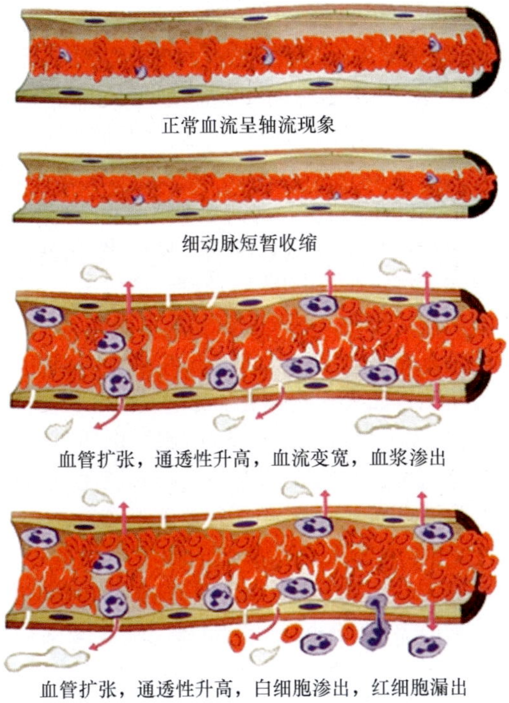

图 4-1 炎症血流动力学变化模式图

床开放。结果血流加快，血容量增加，局部出现发红、发热、代谢增强，持续数分钟至数小时不等。血管扩张的发生机制与神经因素和体液因素有关，以化学介质包括组胺、缓激肽和前列腺素等所代表的体液因素对血管扩张的发生起着更为重要的作用。

3. 血流速度减慢 细动脉及动脉端毛细血管扩张 10～15 分钟后，静脉端毛细血管和小静脉也发生扩张，血流速度减慢，引起静脉性充血（淤血）。随着淤血形成，小静脉和毛细血管的通透性升高，血管内富含蛋白质的液体向血管外渗出，导致血管内血液浓缩、黏稠度增加，血流变缓。最后在扩张的小血管内充满大量红细胞，血流停滞。

血流动力学改变所经历的时间，与致炎因子的种类和刺激的严重程度有关。轻度刺激引起血流加快可持续几小时，随后血流速度减慢，并可发生血流停滞；较重刺激约经 15～30 分钟可见到血流停滞，而严重损伤仅需几分钟就可出现。此外在炎症灶的不同部位，其血流动力学改变也是不同的，例如皮肤烧伤病灶的中心已发生了血流停滞，但病灶周边部血管可能仍处于扩张状态。

二、血管壁通透性变化和液体渗出

1. 血管壁通透性升高 炎症过程中，随着血流动力学的变化，炎症灶内微静脉和静脉端毛细血管壁通透性也进一步增高。炎症区血管壁通透性增高的原因，主要是与以下引起内皮细胞的功能状态和受损的因素有关（图 4-2）：

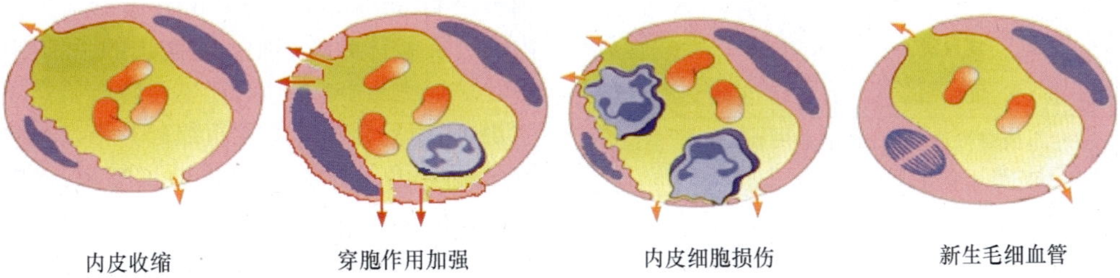

图 4-2 血管通透性增加机制模式图

（1）内皮细胞收缩：内皮细胞受刺激后迅速收缩，导致细胞间隙增宽，此系组胺、缓激肽等化学介质作用细静脉内皮细胞受体所致。由于这些炎性介质半衰期短，仅持续 15～30 分钟，故称为速发短暂反应（immediate transient response）。它主要发生在直径 20～60μm 的细静脉，不累及毛细血管和细动脉，其原因可能与细静脉内皮细胞具有较多的上述介质受体有关。二者的结合使内皮细胞质内的收缩蛋白发生磷酸化，引起细胞收缩。另外，内皮细胞内的骨架结构炎症时会发生重组，也会引起内皮细胞收缩，原因是在一些细胞因子如 IL-1、TNF、IFN-γ 及缺氧等因素的作用下，内皮细胞中的骨架蛋白发生结构重排。但其发生比速发短暂反应要晚4～6 小时，而且可持续 24 小时以上，故称为迟发持续反应。

（2）穿胞作用增加：正常内皮细胞中原本存在一些囊泡性细胞器散在分布于细胞质中，并可相互连接形成穿膜通道，少量血浆成分可以通过此通道穿越内皮细胞。炎症中一些细胞因子如血管内皮生长因子、组胺等可促进穿膜通道增多，使血管通透性增加。

（3）内皮细胞损伤：严重的致炎因子刺激如严重的烧伤或化脓性细菌感染等可直接引起内皮细胞坏死和分离，可累及小动脉、毛细血管和小静脉，一般为即刻发生，但持续较久，可几小时至数天，直至损伤处血管血栓形成或内皮细胞修复，这种过程称为速发延续反应（immediate-sustained response）。血管内皮细胞的损伤也可由轻至中等程度的热损伤或紫外线、X 射线及某些细菌毒素引起。由此产生的血管通透性升高常延迟到 2～12 小时发生，持续的时间也长达数小时至数天，故称为迟发延续反应（delayed prolonged response）。此外，炎症时白细胞附壁黏着于内皮细胞上，释出氧自由基及蛋白溶解酶等，也可引起内皮细胞损伤、分离，增加血管通透性，这种损伤容易发生在小静脉及肺、肾等脏器的毛细血管。

(4) 新生毛细血管：炎症修复期时，内皮细胞增生形成新生的毛细血管芽，其新生的毛细血管内皮细胞之间连接尚不完善，并且具有较多的化学介质受体，因而新生毛细血管具有高通透性，在炎症修复的肉芽组织中常有液体外渗水肿表现。

2. 液体渗出 炎症时血管内的血浆液体成分可通过管壁渗出血管外，渗出的液体称为渗出液(exudates)。渗出液的量及成分主要取决于管壁通透性升高的程度。一般急性炎症的渗出液比重在1.018以上，蛋白含量大于30g/L，除其中的小分子白蛋白外，还可能含有分子量较大的球蛋白，甚至纤维素原；同时，渗出液中还有各种白细胞；管壁损伤严重者可伴有红细胞的漏出。这种炎症过程中形成的渗出液与单纯由于血管内流体静压升高引起的漏出液(transudate)不同，后者常由静脉流受阻、血液循环障碍如右心衰竭所致。漏出液具有蛋白含量低、比重轻、细胞少等特点，两者区别有着重要的临床指导意义(表4-1)。

表4-1 渗出液与漏出液的区别

区别点	渗出液	漏出液
比重	>1.018	<1.018
蛋白量	>30g/L	<30g/L
白细胞	$>1000\times10^6$/L	$<300\times10^6$/L
Rivalta 试验*	阳性	阴性
凝固性	能自凝	不自凝
透明度	混浊	澄清

*Rivalta 试验为醋酸沉淀试验，渗出液因含大量黏蛋白，为0.1%醋酸所沉淀，呈阳性反应

渗出过程对机体具有积极意义：大量渗出液能稀释毒素，带走炎区内的有害物质，减轻毒素对局部的损伤作用；渗出液里含有大量抗体和补体，有利于增强机体局部的防御能力并杀灭病原微生物；渗出的纤维素原转变成纤维素而交织成网，不仅能黏附限制病原菌扩散，使病灶局限，也有利于白细胞发挥吞噬作用以消灭病原体，在炎症后期纤维蛋白网架可成为修复的支架，并有利于成纤维细胞产生胶原纤维，利于组织修复再生。渗出物中的病原微生物和毒素随淋巴液被带到局部淋巴结，有利于产生细胞和体液免疫。

但过多的渗出液也会造成不良后果，某些局部渗出液过多，可压迫邻近组织和器官，造成不良后果，例如肺泡内较多渗出液积聚可影响换气功能。渗出液中大量纤维素如不能完全被吸收，常会发生粘连机化，影响器官功能。如大叶性肺炎中肺泡腔内的大量纤维素渗出，若吸收不良可发生机化，引起肺肉质变；胸膜炎纤维素渗出可引起胸膜粘连甚至胸膜腔闭锁；过多的心包腔积液可压迫心脏，给机体带来不利影响。

炎症时，由于血管壁损伤的程度不同，渗出液的组成成分有较大差异。当血管壁损伤较轻微时，渗出液中仅含有盐类和小分子白蛋白；血管壁受损严重时，分子量较大的球蛋白、纤维素原等均能渗出，甚至也可有红细胞漏出。

三、白细胞渗出和吞噬作用

白细胞渗出是炎症反应最重要的特征。各种白细胞通过血管壁游出并聚集到组织中的现象，称为炎细胞浸润(inflammatory infiltration)。进入炎症组织内的白细胞称为炎细胞。在游出的炎细胞中，尤其是中性粒细胞与巨噬细胞，能够吞噬和降解各种病原微生物、免疫复合物和坏死组织碎片等。但白细胞相对游出过多，也可通过释放蛋白水解酶、化学介质和毒性氧自由基等，加重局部组织损伤并延长炎症过程，造成不良后果。白细胞从血管内到血管外的游出过程是复杂的连续过程，包括白细胞边集与附壁、游出与趋化、吞噬与降解等阶段(图4-3)。

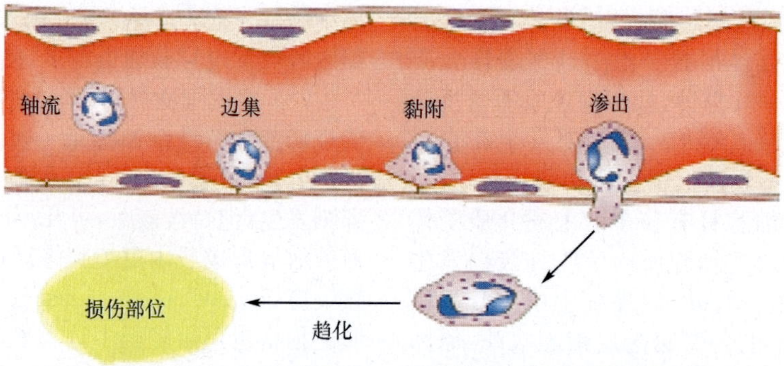

图4-3 炎症时白细胞的渗出和聚集过程模式图

1. 白细胞边集与附壁 正常静脉血中，红细胞多局限在血流的中心部位(轴流现象)，而白细胞则位于轴流外围。炎症早期时，由于血管扩张，特别是通透性升高，血浆渗出，使炎区血流缓慢或发生淤滞，这时血液轴流变宽，白细胞被挤至血流边缘，向管壁靠拢，这种现象称为白细胞边集。此后，靠边的白细胞

随缓慢的血流沿内皮细胞表面滚动，随后附着停留在管壁某些部位并牢固黏附内皮细胞表面，此现象称为白细胞附壁或黏着。白细胞附壁的过程，除受钙离子以及细胞表面电荷影响外，现认为主要与细胞表面的黏附分子有关。

在细胞与细胞、细胞与基质间有一些促进两者互相结合的物质，称为细胞黏附分子（cell adhesion molecule）。黏附分子包括四类：选择素（selectins）、免疫球蛋白（immunoglobulins）、整合素（integrins）和黏液样糖蛋白（mucin-like glycoproteins）。这些黏附因子部分存在于内皮细胞，部分存在于白细胞，它们以受体与配体相对应的形式相互结合，从而实现白细胞与内皮细胞之间的黏附。在炎症过程中，受炎症因子或炎症介质刺激，可促进内皮细胞和白细胞增强黏附因子的表达、增强黏附分子之间的亲和性及增加新的黏附因子表达等多方面的作用，来增强内皮细胞与白细胞之间的黏附。内皮细胞有一种P-选择蛋白，正常情况下存在于内皮细胞胞质内，炎症早期在组胺、凝血酶和血小板激活因子（platelet-activating factor，PAF）等化学介质刺激下，P-选择蛋白很快由内皮细胞内再分布至细胞表面，并能与血管内的白细胞表面相应受体黏附。炎症时产生的一些细胞因子 IL-1 和 TNF 促使内皮细胞的细胞间黏附分子 1（intercellular adhesion molecule-1，ICAM-1）和血管黏附分子 1（vascular cell adhesion molecule，VCAM-1）表达水平增加，这两种黏附分子都可与白细胞上的整合蛋白相互起作用。炎症中细胞释放的趋化因子可激活白细胞如中性粒细胞、单核细胞、淋巴细胞上的整合蛋白 LFA-1，使 LFA-1 由低亲合性转换成高亲合性，使这些炎症细胞易与内皮细胞上的黏附分子相黏着。

白细胞附壁和黏着的过程要求 2 价阳离子如 Ca^{2+}、Mg^{2+} 的存在，它们可能在白细胞与内皮细胞负电荷之间起桥联作用。体外实验用 EDTA 螯合钙离子可抑制白细胞附壁。此外，大剂量肾上腺皮质激素也可减少或完全抑制其附壁现象，乃至抑制炎症反应。因此，长期应用肾上腺皮质激素的患者容易发生细菌性感染，后果也较严重。

2. 白细胞游出和趋化作用 白细胞穿过血管壁进入邻近的组织间隙的过程称为白细胞游出。紧紧黏附于内皮细胞表面的白细胞沿内皮细胞表面缓慢移动，在内皮细胞连接处伸出伪足，整个白细胞以阿米巴运动的方式从内皮细胞缝隙中经基膜游出到血管周围组织间隙。白细胞游出是一个主动耗能过程，各种白细胞均以阿米巴运动方式游出血管。用电子显微镜追踪此游出轨迹，可观察到穿过内皮细胞的白细胞可分泌胶原酶，降解血管基膜而进入周围组织。一个白细胞常需 2～12 分钟才能完全通过血管壁。白细胞游出血管之际，有时红细胞也因血管内流体静压升高被挤，随之漏出，后者属被动过程。红细胞漏出是炎症反应剧烈或血管壁损伤严重的表现。

由于致炎因子和机体反应性不同，游出的白细胞及在局部组织浸润的白细胞种类和数量有很大差异。在急性炎症早期和化脓性炎症时以中性粒细胞游出为主，急性炎症后期以及某些特殊病原体感染（结核杆菌、伤寒杆菌等）则以单核细胞为主。其原因在于：①中性粒细胞游出速度最快，每分钟可以移行 20μm，故在炎症灶内最先出现，单核细胞次之；②中性粒细胞寿命短，经过 24～48 小时后崩解消失，尤其在酸性环境下（pH＜4.0），更易死亡，而单核细胞在组织中寿命长，可生存数周到数月，在酸性环境下也能很好地发挥其吞噬功能。病毒、梅毒螺旋体等感染以淋巴细胞浸润为主，在一些过敏反应或寄生虫感染则以嗜酸粒细胞为主。

趋化作用（chemotaxis）是指白细胞向着化学刺激物所在的炎症部位做定向游走的现象。具有吸引白细胞作用的物质称阳性趋化物或趋化因子。趋化因子可以是外源性的，也可以是内源性的。最常见的外源性化学趋化因子是细菌及其代谢产物，内源性趋化因子包括补体成分、白细胞三烯、细胞因子等。各种类型白细胞对趋化物的反应不尽相同，也常因趋化物的种类而异。对中性粒细胞有趋化作用的物质主要有 C5a、白三烯 B4 以及细菌毒素，如金黄色葡萄球菌和大肠埃希菌的产物。单核巨噬细胞的趋化因子除补体 C5a、白三烯 B4、细菌产物外，还有中性粒细胞的颗粒成分、致敏淋巴细胞释放的淋巴因子和纤维连结蛋白片段。值得指出的是，中性粒细胞溶酶体颗粒中的阳离子蛋白对巨噬细胞有较强趋化作用，因此炎症组织中中性粒细胞的浸润对单核巨噬细胞的游出和集聚起着重要作用。某些过敏反应（Ⅰ型）的炎区中有较多嗜酸粒细胞浸润，其趋化因子是肥大细胞释放的嗜酸粒细胞趋化因子（ECF-A）和花生四烯酸代谢产物，如前列腺素 D。

趋化因子如何与白细胞作用并使其运动，其中很重要的因素，是白细胞的细胞膜表面有接受趋化因子刺激的特殊受体。趋化因子与受体相互作用后，引起细胞活动是个复杂的过程，其机制并未完全清楚。目前认为是趋化因子与白细胞膜上的相应受体结合，启动了一系列生化反应，引起细胞钙离子流入有关。各种趋化因子首先与细胞膜上的相应受体特异性结合，引起一系列细胞内信号传导活动和生物化学反应，其结果是细胞内钙储存动员，细胞外钙向细胞内输入，共同引起白细胞胞质内游离钙离子浓度增加，刺激收缩蛋白（肌动蛋白、肌球蛋白等）组装，并在微管指引下，驱使白细胞往趋化因子密集处定向运动。若用秋水仙素破坏微管，则白细胞只能盲目、非定向运动。细胞的运动方式首先表现为伸出伪足（pseudopod），在伪足部分可见到肌动蛋白（actin）和肌球蛋白（myosin）组成的细丝网，然后把细胞的其余部分拉向伪足伸出的方向，从而带动整个胞体移动。

3. 白细胞在局部的吞噬作用 吞噬作用(phagocytosis)是指白细胞游走集中到炎症灶后，进行吞噬异物、微生物，杀灭病原微生物和分解组织碎片的过程，这是机体最直接又最重要的防御过程。但与此同时，白细胞对局部组织也会产生一定程度的损伤和破坏作用。具有吞噬功能的细胞主要为中性粒细胞和巨噬细胞。吞噬过程包括吞噬细胞对颗粒的识别接触、包围吞入和杀灭降解三个步骤(图 4-4)。

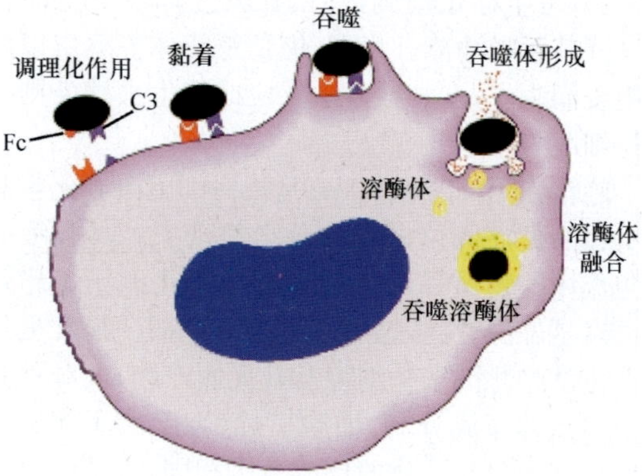

图 4-4 白细胞吞噬作用模式图

(1) 识别接触：吞噬细胞本身能接触细菌、异物，但有些细菌具有荚膜，表面光滑，白细胞对它难以捕捉。此时来自血清的调理素可包被在细菌表面，起到调理素样(opsonization)作用，吞噬细胞再通过其表面 IgG 的 Fc 受体和 C3b 受体，识别被相应的抗体或补体包被的颗粒状物(如细菌)，经抗体或补体与相应受体特异性结合，细菌就被黏着在吞噬细胞表面。调理素(opsonins)是自然产生并存在于血清中的一类增强吞噬细胞吞噬作用的蛋白质，主要包括：①免疫球蛋白 IgG 的 Fc 片段，由抗体作用在被摄入颗粒时自然产生；②结合素糖蛋白，也称凝集素，能与细菌壁上的成分如甘露糖结合蛋白等结合，常与先天性免疫有关；③C3b 为补体 C3 活性片段，也称 C3 的调理素性片段，通过免疫和非免疫机制引起补体活化而形成。同时，在吞噬细胞的表面存在这些调理素的相应受体，如识别 Fc 片段的 Fcγ 受体；与结合素相结合的 C1q 受体，以及与 C3b 相互作用的受体 CR_1、CR_2 和 CR_3 等。其中，CR_3 是一种特别重要的受体，除能识别 C3b 发挥调理素化作用外，因它与黏附分子 β2 整合素 Mac-1(CD11)的作用相同，故在白细胞与内皮细胞黏附过程中也发挥重要作用。此外，CR_3 还能直接识别细菌的脂多糖，故其与某些细菌的结合时，无须抗体和补体参与，形成非调理素化吞噬作用。受体中的某些成分除能与配体(调理素)结合发挥识别和黏附作用外，还能激活巨噬细胞。如来自 Fcγ 受体的信号也参与了吞噬细胞的激活，促进下一步的吞噬作用。

(2) 包围吞入：吞噬细胞与细菌等异物接触后，相应部位的质膜内陷成袋状，首先在与病原微生物相接触的细胞膜伸出伪足，随着伪足的延伸和相互融合，吞噬细胞的细胞膜渐包围吞噬物形成泡状小体，称为吞噬体(phagosome)。吞噬体逐渐脱离细胞膜进入细胞内部，并与初级溶酶体融合形成吞噬溶酶体(phagolysosome)。随后溶酶体膜破裂，释放溶蛋白酶、氧化酶等多种酶类，并对病原微生物或异物进行杀灭和降解。吞噬细胞的包围、吞入和释放溶酶体酶等过程与细胞内微丝和微管的作用有关，是一个耗能过程，并需要 Ca^{2+}、Mg^{2+} 存在。在此过程中，细胞的代谢有显著变化，葡萄糖利用和氧耗量增加，无氧糖酵解增强，后一种供能方式对处于炎症中心低氧状态下的中性粒细胞尤其重要。

(3) 杀灭降解：吞噬细胞杀灭被吞入的微生物可通过依赖氧和不依赖氧的杀灭降解机制，但主要是被具有活性氧的代谢产物杀灭。当微生物与吞噬细胞接触，激活了细胞膜上的还原型辅酶Ⅱ(NADPH)氧化酶，使 NADPH 氧化为 $NADP^+$，O_2 被还原为超氧离子 $O_2^{\bar{\cdot}}$，后者在吞噬体的歧化酶作用下生成 H_2O_2。氧化过程中产生的 $O_2^{\bar{\cdot}}$、OH^-、H_2O_2 虽能杀灭细菌，但作用弱，而 H_2O_2 在卤素离子(Cl^-、I^-)的存在下，经髓过氧化物酶作用下进一步形成具有强杀菌作用的次氯酸盐，故 H_2O_2-卤素-髓过氧化物酶系统是中性粒细胞主要的灭菌系统。它不仅能够杀灭细菌，而且对真菌、病毒、支原体也均有效。

赖氧杀菌机制涉及的化学过程如下：

$$2O_2 + \underset{(NADH)}{NADPH} \xrightarrow[\text{(NADH 氧化酶)}]{\text{NADPH 氧化酶}} 2O_2^{\bar{\cdot}} + NADP^+ + H^+$$

$$2O_2 + 2H^+ \longrightarrow H_2O_2 + O_2$$

$$H_2O_2 \xrightarrow{MPO} O_2 + 2H^+$$

$$H_2O_2 + Cl^- + H^+ \xrightarrow{MPO} HOCl + H_2O$$

微生物还能被白细胞溶酶体中的一些物质经不依赖氧的作用而被杀灭，它们包括杀菌膜通透性增强蛋白、溶菌酶、乳铁蛋白等。如在白细胞颗粒中，有杀菌膜通透性增强蛋白(bactericidal permeability increasing protein)，它是一种与阳离子颗粒密切相关的蛋白，可激活磷脂酶而降解磷脂，造成微生物的外膜通透性增加和微生物损伤，导致细菌死亡；又如白细胞特异颗粒中的乳铁蛋白及溶菌酶能溶解细菌细胞壁中的乙酰氨基葡萄糖与乙酰胞壁酸分子间的连接，引起细菌崩解；乳铁蛋白还可以夺取细菌生长所必需的铁来抑制细菌生长；阳离子蛋白能与细菌内某些酸基结合，干扰细菌生长。此外，由于葡萄糖酵解增强，乳酸堆积，吞噬体中的酸性环境(pH4～5)也有助于杀菌。一般认为溶酶体酶对已被杀死的菌体消化降解作用比直接杀菌作用更为重要。

四、常见白细胞的种类及其功能

1. 白细胞类型　血液中具有吞噬杀灭各种致病因子的细胞统称白细胞，包括中性粒细胞、单核细胞、淋巴细胞、浆细胞、嗜酸粒细胞和嗜碱粒细胞等，但它们在形态上和功能上均有一定区别(图 4-5)。

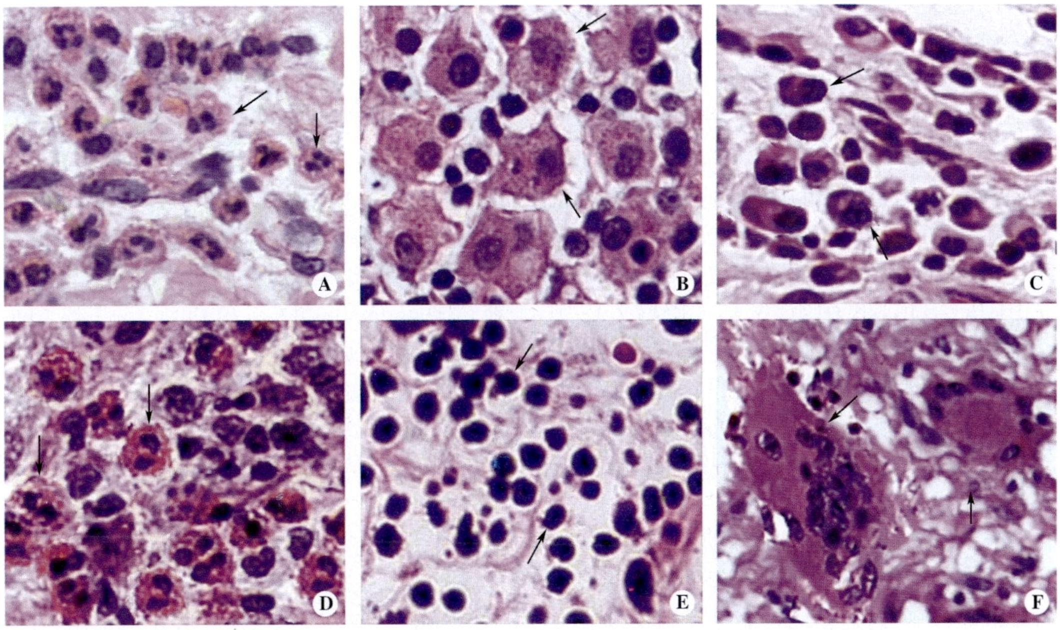

图 4-5　各种白细胞

A. 中性粒细胞(↑)；B. 巨噬细胞，有吞噬现象(↑)；C. 浆细胞(↑)；D. 嗜酸粒细胞(↑)；E. 淋巴细胞(↑)；F. 多核巨细胞(↑)

(1) 中性粒细胞：又称小吞噬细胞，具有活跃的运动能力和较强的吞噬作用，主要能吞噬细菌、坏死组织碎片以及抗原抗体复合物。中性粒细胞核呈分叶状，胞质内有丰富的中性颗粒，内富含酸性水解酶、中性蛋白酶、髓过氧化物酶(myeloperoxidase，MPO)、溶菌酶、乳铁蛋白及碱性磷酸酶等。中性粒细胞通过这些酶及其氧化代谢产物的作用对病原微生物进行直接或间接的杀灭、降解。在非酸性环境中，中性粒细胞能吞噬绝大多数病原微生物和组织崩解产物。中性粒细胞数量多，是机体清除和杀灭病原微生物的最主要成分。中性粒细胞常见于炎症早期、急性炎症和化脓性炎症，它是机体重要的防御组成部分。

(2) 巨噬细胞：又称大吞噬细胞，主要来源于血液的单核细胞，以及部分组织内的组织细胞。组织内巨噬细胞弥散分布在结缔组织或成簇分布在肝(Kupffer 细胞)、脾和淋巴结(窦组织细胞)以及肺(肺泡巨噬细胞)。它不仅有中性粒细胞所具有的吞噬功能，还能吞噬中性粒细胞不能吞噬的某些病原体，如结核杆菌、伤害杆菌、寄生虫及其虫卵、较大异物、组织碎片及细胞等。巨噬细胞体积较大，胞质丰富，核呈肾型或椭圆形，胞质内含有丰富的溶酶体。在不同的炎症中，巨噬细胞还可互相融合而形成多核巨细胞，如郎罕巨细胞、异物巨细胞。巨噬细胞的功能主要有三个方面：①吞噬、杀灭消化病原菌和异物或组织碎片，甚至肿瘤细胞；②分泌参与炎症反应的生物活性介质，如溶酶体酶、干扰素、前列腺素、IL-1 等；③摄取并处理抗原，并把抗原信息传递给免疫活性细胞，参与特异性免疫反应。巨噬细胞常见于急性炎症后期，慢性炎症，尤其是肉芽肿性炎症。

(3) 淋巴细胞和浆细胞：淋巴细胞来自血液及局部淋巴组织。淋巴细胞体积较小，核呈圆形，浓染，胞质极少。淋巴细胞游走能力较弱，无吞噬作用，常见于慢性炎症或急性病毒性感染。淋巴细胞可分为 B 细胞和 T 细胞两类，但这两类细胞只能通过免疫组化方法及细胞化学方法鉴别。T 淋巴细胞具有细胞免疫功能；B 淋巴细胞在抗原刺激下，可转化为浆细胞。浆细胞形态特殊，核呈卵圆形、圆形，位于胞质一侧，染色质呈车轮状排列，胞质丰富，略带嗜碱性。它能按抗原特异性信息合成相应的免疫球蛋白，并分泌到细胞外，参与体液免疫反应过程，浆细胞浸润常见于慢性炎症。

(4) 嗜酸粒细胞：嗜酸粒细胞核也呈分叶状，胞质内含有许多较大的嗜酸性颗粒，颗粒中有多种酶(蛋白酶、过氧化物酶)。嗜酸粒细胞的运动能力较弱，具有一定的吞噬能力，能吞噬抗原抗体复合物。抗原抗体复合物、补体成分(C3a 和 C5a)、组胺和变态反应性嗜酸粒细胞趋化因子等，对嗜酸粒细胞都有趋化作用。嗜酸粒细胞主要见于某些变态反应性疾病或寄生虫感染。

(5) 嗜碱粒细胞和肥大细胞：嗜碱粒细胞胞质中

含有嗜碱性异染颗粒。嗜碱粒细胞主要来自血液；肥大细胞主要分布在全身结缔组织和血管周围。两种细胞的嗜碱性颗粒均含有肝素及组织胺，肥大细胞胞质内还含有5-羟色胺。当这些细胞脱颗粒时便释放出上述物质，引起炎症反应，多见于变态反应性炎症。

2. 白细胞的免疫作用 在不同炎症中，白细胞还发挥抗原递呈和免疫作用，主要有巨噬细胞、淋巴细胞和浆细胞。抗原进入机体后，首先巨噬细胞将其吞噬处理，再把抗原信息递给T和(或)B细胞，使其致敏。而这些免疫活性细胞再遇到相应抗原时，T或B淋巴细胞就可分别产生淋巴因子或抗体，发挥其特异的免疫作用，有效地杀伤病原微生物。自然杀伤细胞(natural killer cell，NK细胞)又称大颗粒淋巴细胞，约占外周血循环中淋巴细胞的10%～15%，它不具备T细胞受体或细胞表面免疫球蛋白，但胞质内含有丰富的嗜天青颗粒，无需先致敏就可溶解病毒感染的细胞，因而NK细胞是抗病毒感染的第一道防线。

3. 白细胞引起的组织损伤 某些情况下，在白细胞趋化、吞噬过程中或细胞坏死崩解后，白细胞产物，包括溶酶体酶、氧源性活性产物、花生四烯酸代谢产物等可释放至细胞外，这些产物能导致内皮细胞损伤、组织破坏以及增强原有刺激的作用。因而，持久、过多的白细胞浸润也能造成组织损伤，成为某些慢性疾病的基础，如类风湿性关节炎。

五、炎症介质在炎症过程中的作用

由细胞释放或在体液中产生的、参与或引起炎症反应的化学物质，称为炎症介质(inflammatory mediator)。炎症过程中，血管扩张、通透性增加和白细胞游出的发生机制主要就是通过一系列炎症介质的介导来实现的。大多数炎症反应中炎症介质被激活或分泌到细胞外后，其生存期十分短暂，很快被酶解灭活或被拮抗分子所清除。

炎症介质种类繁多，它们有的来自细胞，有的来自血浆。以下仅介绍几种主要的炎症介质。

(一) 细胞释放的炎症介质

1. 血管活性胺 又分为两种：组胺和5-羟色胺。

(1) 组胺：主要存在于肥大细胞和嗜碱性细胞的胞质异染颗粒中，血小板也可产生。组胺由组胺酸在组胺脱羧酶的作用下生成，并储存于上述细胞颗粒中。当受到刺激时，可激活肥大细胞表面的卵磷脂酶或蛋白酶，它们作用于肥大细胞使其脱颗粒而释放组胺。引起组胺释放的刺激因素有很多，如寒冷、高温、创伤等物理损伤，免疫反应、补体活性片段C3a、C5a，神经多肽以及来自白细胞的组胺释放因子。这种脱颗粒反应不依赖IgE，也不需要其他刺激性抗原的激活。组胺释放可使细动脉扩张，细静脉通透性增加，并对嗜酸粒细胞有趋化作用。在急性炎症过程中，炎症局部组织可释放组胺。在某些疾病，如荨麻疹、支气管哮喘等过敏反应中，组胺起着重要作用。

(2) 5-羟色胺(5-HT)，又名血清素，主要存在于血小板和胃肠道上皮嗜铬细胞及脑组织中。血小板释放5-HT(和组胺)是在血小板与凝血酶、胶原、ADP血小板激活因子等结合引起血小板凝集后发生的。5-HT在炎症中的作用与组胺相似，能引起平滑肌的收缩和血管通透性增强，炎症反应中一般与组胺同时出现。由于浓度差别和动物种属不同，5-羟色胺既能引起血管扩张，也能使血管发生收缩。

2. 花生四烯酸代谢产物 其代表物质有前列腺素(prostaglandin PG)和白细胞三烯(leucotriene LT)。花生四烯酸(arachidonic acid，AA)是正常情况下存在于细胞膜磷脂内二十碳不饱和脂肪酸。在多种炎症刺激如化学的、物理的或其他炎症介质如C5a作用下，中性粒细胞、巨噬细胞、肥大细胞及体内各种组织细胞中磷脂酶(主要来自中性粒细胞的溶酶体)被激活，进而膜上的磷脂被裂解释放出AA。AA经环氧化酶(cyclooxygenase)途径代谢形成前列腺素(如 PGD_2、PGE_2、PGF_{2a} 等)；经脂质氧化酶(1ipoxygenase)途径代谢形成白细胞三烯(如 LTB_4、LTC_4、LTD_4、LTE_4 等)。前列腺素的主要作用是促使微血管扩张，增加血管壁的通透性，对中性粒细胞有微弱的趋化作用；前列腺素还可引起发热和疼痛。LTB_4、LTC_4、LTD_4、LTE_4 可使血管收缩、支气管痉挛，使血管通透性增加的作用更强，是速发型变态反应的重要炎症介质。白细胞三烯对中性粒细胞、巨噬细胞、嗜酸粒细胞等具有趋化作用，能促进白细胞与血管内皮的黏附，以及氧自由基的产生和溶酶体酶的释放。LTB_4 还具有多种免疫调节功能，能增强人类 $CD8^+$ T细胞 的增殖和促进其免疫标记的表达，促进NK细胞与靶细胞的结合并增强其细胞毒作用。临床上采用抗炎症药物如阿司匹林、消炎痛和类固醇激素等，有抑制产生花生四烯酸代谢的作用，从而达到减轻炎症反应的目的。

3. 白细胞产物 中性粒细胞和巨噬细胞受致炎因子作用被激活，能释放活性氧代谢产物与溶酶体成分参与炎症反应。

(1) 活性氧代谢产物：如超氧负离子($O_2^{\cdot}$)、过氧化氢(H_2O_2)以及羟自由基(OH·)。它们在炎症中的作用包括损伤内皮细胞使血管通透性增加，促进细胞内某些蛋白酶活性增加，可破坏组织结构成分如弹力纤维，可损伤实质细胞或红细胞等。

(2) 溶酶体成分：如酸性蛋白酶、中性蛋白酶等。由溶酶体颗粒所含溶酶体成分所释放，有多种促发炎症的作用。如中性蛋白酶直接降解C3和C5成为C3a、C5a，具有趋化白细胞的功能；蛋白酶可降解各种细胞外成分如胶原纤维、基膜、纤维蛋白、弹力蛋白及软骨等,另外它们都还具有增加血管通透性和化学趋化性的作用,并可产生组织损伤。

4. 细胞因子(cytokine) 细胞因子主要是由激活的淋巴细胞和单核巨噬细胞产生,并可调节其他细胞功能的一种小分子多肽。由活化淋巴细胞产生的细胞因子称为淋巴因子(lymphokine),来自单核细胞的细胞因子称为单核因子(monokine),化学因子是指那些特别还有激活白细胞运动、起趋化作用的细胞因子。细胞因子根据它们的功能和作用于哪种靶细胞,区分为5大类:

(1)调节淋巴细胞的细胞因子:涉及淋巴细胞激活、生长和分化,如IL-2和IL-4促进淋巴细胞生长,而IL-10和转化生长因子β(TGF-β)是免疫反应的负调节因子。

(2)调节自然免疫的细胞因子:如TNF-α和IL-1β、干扰素(IFN-α和IFN-β)以及IL-6。

(3)激活巨噬细胞的细胞因子:如干扰素γ(IFN-γ)、TNF-α、TNF-β、IL-5、IL-10和IL-12。

(4)对不同炎症细胞有趋化作用的化学因子。

(5)刺激造血及调节不成熟白细胞生长、分化的因子:如IL-3、IL-7、集落刺激因子(CSF)和干细胞因子等。

细胞因子不仅在调节各种炎症细胞的功能及免疫反应中起重要作用,在介导炎症反应中也起重要作用。

5. 血小板激活因子 它可来源于活化的嗜碱粒细胞、肥大细胞、中性粒细胞、单核巨噬细胞、血管内皮细胞以及血小板本身。它作用于血小板,使之激活、聚集,影响血流动力学改变;增加血管通透性,促使白细胞与内皮细胞黏着,以及影响趋化作用和促使白细胞脱颗粒;还有刺激白细胞和其他细胞合成前列腺素和白细胞三烯的作用。

6. 一氧化氮(NO) 主要是由内皮细胞、巨噬细胞和一些特定神经细胞在一氧化氮合酶(NOS)作用下生成的。一氧化氮合酶有3种类型:内皮细胞型(eNOS)、神经元型(nNOS)和细胞因子诱导型(iNOS)。前两者在组织内通常有少量表达,一旦激活可大量增加。iNOS和eNOS、nNOS的激活方式有所不同:细胞内Ca^{2+}增加是eNOS和nNOS的激活因素,并快速产生NO;巨噬细胞的iNOS则由细胞因子如TNF-α、IFN-γ或其他因子所激活,无需细胞内的Ca^{2+}增加。生理条件下,eNOS和nNOS在细胞内仅低水平表达,主要发挥生理调节作用,如维持足够的血容量、微血管通透性、调节血小板聚集和黏附、维持肠道黏膜完整性等。炎症时,NO产量增大,过多的NO对细胞和组织产生有害作用,参与炎症过程,主要作用于血管平滑肌,使血管扩张;抑制血小板黏着和聚集、抑制肥大细胞引起的炎症反应;调节、控制白细胞向炎症灶的集中。细胞内有大量NO可减少微生物复制,但也可造成组织细胞的损伤。

7. 神经肽 如P物质,存在于肺和胃肠道的神经纤维。P物质是增加血管通透性的强有力介质,并具有传递疼痛信号、调节血压和刺激免疫细胞、内分泌细胞分泌的作用。

(二)体液中的炎症介质

血浆中存在着3种相互关联的系统:激肽、补体和凝血系统,它们都是重要的炎症介质(表4-2)。通常是以前体的形式存在,需经蛋白酶裂解才能激活,又称为血浆源性炎症介质。

表4-2 主要炎症介质的作用

功能	炎症介质
血管扩张	组胺、缓激肽、NO、PGI_2、PGE_2、PGD_2、PGF_2
增加血管通透性	组胺、缓激肽、C3a、C5a、白三烯C4、D4、E4、P物质、血小板激活因子
趋化作用	C5a、LTB4、细菌产物、IL-8
发热	细胞因子(IL-1、IL-6、TNF)、PGE_2
致痛	缓激肽、PGE_2
致组织损伤	氧自由基、溶酶体酶、NO

1. 激肽系统(kinin system) 激肽是由少数氨基酸组成的小分子多肽链,有血浆型与组织型两种。在激肽释放酶的作用下,激肽原裂解,形成有生物活性的缓激肽(bradykinin)。缓激肽通过与其受体结合而发挥作用。缓激肽可引起内皮细胞的微管、微丝收缩,使内皮细胞间隙增宽,血管通透性显著增加;缓激肽能增强痛觉感受器的兴奋性,具有致痛作用,若缓激肽与组胺、前列腺联合作用,其致痛作用明显增强;缓激肽还能促进成纤维细胞合成胶原纤维。缓激肽受体分为B_1和B_2两种亚型。B_1受体激活后,主要参与炎症反应并引起持续的痛觉;B_2受体被激活后,则引起局部疼痛、水肿等,参与急性炎症过程。缓激肽的作用十分短暂,易被激肽酶灭活。

2. 补体系统(complement system) 补体系统是由存在于血浆中的一组具有酶活性的20种糖蛋白构成。补体在血浆中以不激活形式存在,可通过两种途径即经典途径和替代途径被激活。在炎症中,病原微生物的抗原和体内抗体结合后,可通过经典途径激活补体。革兰阴性细菌的内毒素则通过替代途径激活补体。此外,某些细菌所产生的酶及坏死组织释放的酶也能激活C3和C5,还有激肽、纤维素等物质也能激活补体。补体是机体抵抗病原微生物的重要因子,具有增加血管通透性,促使化学趋化作用和调理素化作用。其中C3和C5的裂解片段C3a和C5a最为重要,可引起肥大细胞释放组胺,进而引起血管扩张、血管通透性增加。C5a还能激活花生四烯酸代谢的脂质氧化酶途径，促使中性粒细胞和单核细胞进一步释放炎症介质。C5a 可引起中性粒细胞与血管内皮细胞黏着，并且是中性粒细胞和单核细胞的趋化因子。在中性粒细胞和单核细胞表面存在有 C3b 受体。C3b 可结合在细菌胞壁上，具有调理素作用，因而增强中性粒细胞和单核细胞的吞噬活性。C3 和 C5 除了上述激活途径外，还受炎症渗出物中蛋白水解酶的激活，包括纤维蛋白溶酶和溶酶体酶。这样就出现一方面补体对中性粒细胞有趋化作用，另一方面中性粒细胞释放的溶酶体酶又能激活补体，成为促使中性粒细胞不断游出的“动态循环”。

3. 凝血系统和纤维素溶解系统 纤维素溶解系统的激活是和激肽系统的激活密切关联的。激肽释放酶使纤维素溶解酶原转变成纤维素溶解酶。第Ⅻ因子接触到胶原或基膜或由于内皮受损而激活血小板，形成Ⅻa 因子，进而启动一系列凝血过程和纤维素溶解过程。凝血过程中凝血酶原转变成凝血酶，凝血酶可使纤维素原形成纤维素，同时释放出纤维素多肽，其中纤维素促使白细胞黏着和成纤维细胞增生。纤维素多肽可使血管通透性增高，同时又是白细胞趋化因子。此外，X 因子形成 Xa 因子，可作为炎症介质增加血管通透性并促进白细胞渗出。纤维素溶解酶也有两方面作用。一方面可溶解纤维素，形成纤维素降解产物，它们具有增加血管通透性的作用；另一方面纤维素溶解酶还有使 C3 降解形成 C3a 的作用。

值得注意的是，不同炎症介质系统之间有着密切的相互联系，如补体、激肽、凝血和纤维素溶解系统炎症介质的产生及其作用是相互交织、互为影响的。而且所有炎症介质均处于灵敏的调控和平衡体系中。不论在细胞内处于严密隔离状态的介质，还是血浆内处于前体状态的介质，都必须经过许多步骤才被激活；并且炎症介质一旦被激活和释放，又将迅速被破坏或灭活。机体是通过复杂有序的调控体系使体内炎症介质处于动态平衡的。

第三节 急性炎症的病理类型

根据炎症过程中的基本病理变化特点的不同，急性炎症相应分为变质性炎、渗出性炎和增生性炎。但这种分类是相对的，在临床实践过程中还应注意将病理学分类与病因学结合起来进行考虑。

一、变质性炎

变质性炎（alterative inflammation）是指炎症局部组织细胞出现变性、坏死为主要改变的炎症，多由于某些重症感染和中毒等病因引起，常发生在心、脑、肝、肾等实质脏器。由于病变脏器中大量实质细胞广泛的变性、坏死，使受累脏器功能严重障碍，如流行性乙型脑炎是发生在大脑中枢神经的传染病，其病变主要是大脑神经细胞的变性坏死，脑组织液化性坏死并形成筛状软化灶（图 4-6），从而引起严重的中枢神经系统功能障碍。急性重型病毒型肝炎时，肝细胞发生成片的广泛坏死，而渗出和增生改变轻微，导致肝功能严重障碍。白喉外毒素可引起中毒性心肌炎，心肌细胞发生变性坏死，心功能障碍。

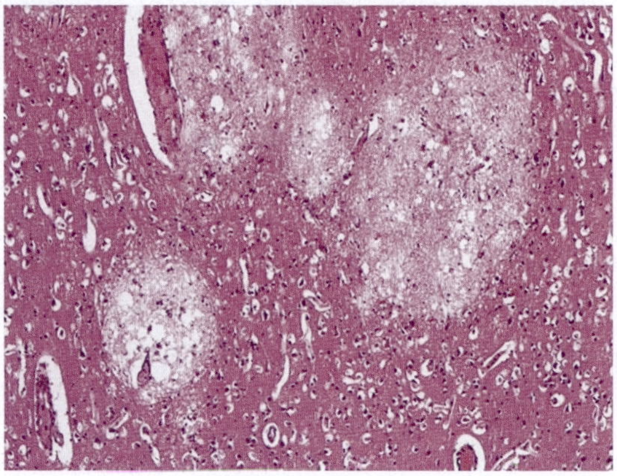

图 4-6 脑组织急性变质性炎症
乙型脑炎病变中，大脑组织中有许多灶性神经细胞坏死溶解，形成疏松筛网状软化灶

二、渗出性炎

渗出性炎是以炎症病灶中有大量渗出物为主要病理改变特征的炎症，多见于急性炎症。根据渗出物的主要成分和病理特点，将渗出性炎又分为浆液性炎、纤维素性炎、化脓性炎、出血性炎等类型。

（一）浆液性炎

浆液性炎（serous inflammation）是炎症以浆液渗出为其特征。由于微循环血管壁损伤相对轻微，渗出物以血浆成分为主，仅含有 3%～5%的小分子蛋白质，其中主要为白蛋白，同时混有少量中性粒细胞和纤维素。浆液性炎好发于浆膜（胸膜、腹膜、心包膜），滑膜（关节腔）以及黏膜（呼吸道、消化道）、皮肤和疏松结缔组织。浆液性渗出物弥散于组织内，局部出现炎性水肿，如毒蛇咬伤的局部炎性水肿。皮肤Ⅱ度烧伤时，渗出物在表皮内和表皮下形成水疱（图 4-7）。浆膜的浆液性炎可引起体腔积液，关节的浆液性炎可引起关节腔积液。黏膜的浆液性炎又称浆液性卡他性炎，卡他（catarrh）是指渗出物和分泌物（此时腺体分泌亢进）沿黏膜表面顺势下流的意思，常见于感冒初期的鼻炎。

浆液性炎多为急性或亚急性炎，病因去除后，渗出的浆液容易通过血管、淋巴管吸收，病变组织破坏轻微也易再生修复，因此多数病变愈合良好。若有大量浆液渗出可以引起局部压迫和水肿，给机体带来不

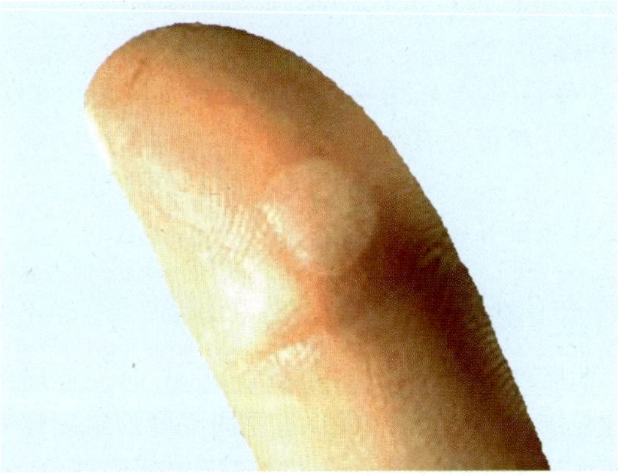

图 4-7 手指烫伤后炎性浆液渗出形成的小水泡

利影响。如喉头浆液性炎造成的喉头水肿可引起呼吸困难或窒息，胸膜和心包腔大量积液可压迫心、肺，影响其功能。

（二）纤维素性炎

纤维素性炎（fibrinous inflammation）是炎症以纤维素原渗出为主，纤维素原在病灶中进一步受组织因子作用下形成纤维素，故称为纤维素性炎。在HE切片中，炎症病灶中纤维素呈红染交织的网状、条状或颗粒状，常混有中性粒细胞和坏死细胞的碎片。血浆中纤维素原分子量较大，只有在毛细血管和小静脉损伤较重，通透性明显升高时才能大量渗出，多由于某些细菌毒素（如白喉杆菌、痢疾杆菌和肺炎球菌的毒素）或某些内源性和外源性毒物（如尿毒症的尿素和汞中毒的汞）所致。纤维素性炎易发生于黏膜（咽喉、气管、肠），浆膜（胸膜、腹膜、心包膜）和肺组织。发生在肺的纤维素性炎，最常见于大叶性肺炎。在肺炎链球菌作用下，肺泡内不仅有大量中性粒细胞和红细胞，还有大量渗出的纤维素原形成的纤维素，使肺泡腔充满了渗出物，引起肺实变（图4-8）。发生于浆膜的纤维素性炎，常见于胸膜腔和心包腔，如在结核病或风湿性心脏病引起的心包炎，由于心脏的跳动，渗

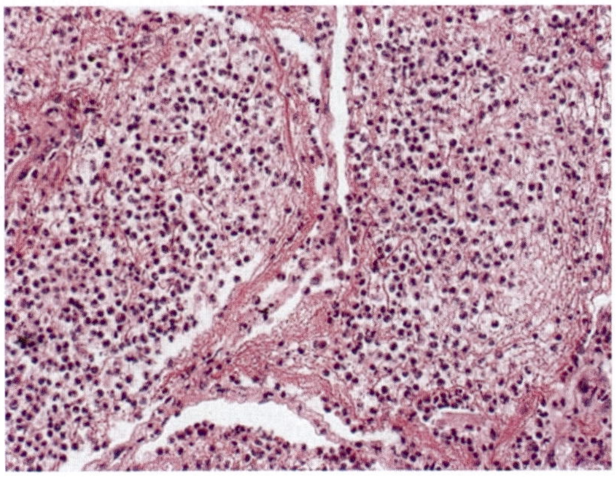

图 4-8 肺纤维素性炎

大叶性肺炎时，肺的实变区中肺泡腔内大量伊红色线状纤维素渗出，形成网状，并伴有大量中性粒细胞浸润

出物在心包脏、壁层表面互相摩擦并牵拉，形成绒毛状，称为“绒毛心”（图4-9）。而胸膜腔的纤维素性炎则可引起胸膜粘连。

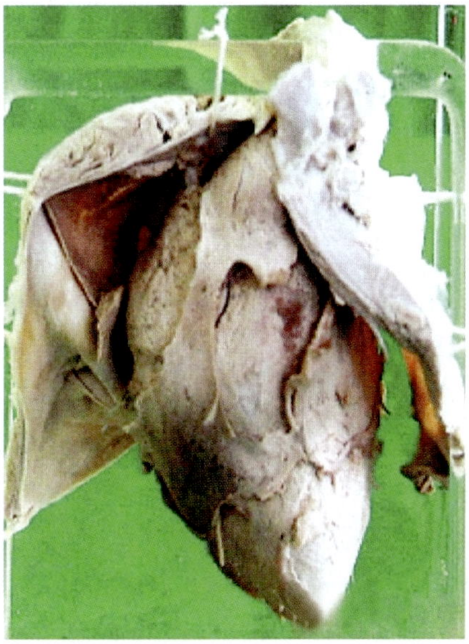

图 4-9 纤维素性心包炎“绒毛心”

发生于黏膜面的纤维素性炎症常会在黏膜表面形成灰白色膜状物，称为“假膜”，故把发生在黏膜表面的纤维素性炎又称为假膜性炎（pseudomembranous inflammation）。假膜由渗出的纤维素、中性粒细胞、局部脱落坏死的黏膜上皮及病原微生物等共同构成。

假膜性炎症常见于白喉和细菌性痢疾。白喉是发生在儿童的一种传染病，白喉杆菌通过外毒素的作用，可以引起咽喉及气管黏膜的纤维素性炎症及假膜形成，称为咽白喉和气管白喉（图4-10）。若发生于喉部，

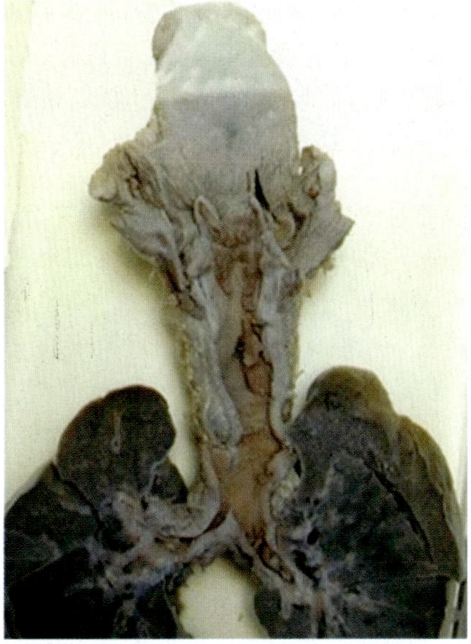

图 4-10 喉及气管的假膜性炎

在咽喉及气管黏膜表面可见有一层灰红色的膜样结构附着，部分有脱落

所形成的假膜与深部组织结合较紧密，不易脱落称为固膜性炎；若发生于气管，假膜较易脱落，可吸入阻塞支气管，引起窒息，造成严重后果。而在急性菌痢病变中，痢疾杆菌引起的黏膜炎症以及释放的大量内毒素可引起结肠假膜性炎(图 4-11)。此外，大量应用广谱抗生素时，由于肠道菌群失调，肠道内的金黄色葡萄球菌、梭形芽孢杆菌等大量繁殖释放出毒素也可引起假膜性肠炎。此时，肠黏膜表面大量炎症细胞浸润及浅表黏膜腺体坏死脱落，黏膜表面可见一层由渗出的纤维素、中性粒细胞、坏死的黏膜上皮等共同构成的假膜结构。大体上结肠黏膜的皱襞已不清楚，表面呈灰白色的膜样结构。

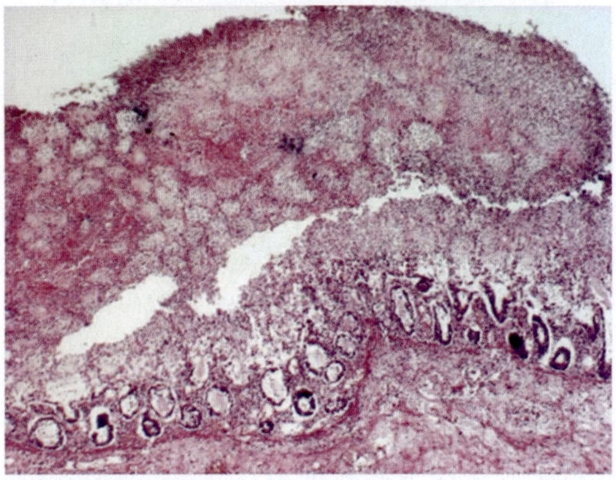

图 4-11 结肠假膜性炎

结肠菌痢病变中，结肠黏膜表面浅层部分腺体坏死消失，大量中性粒细胞浸润及纤维素渗出，在黏膜表面形成一层假膜结构

纤维素炎一般呈急性过程，渗出的纤维素可被中性粒细胞及坏死组织崩解所释放的蛋白溶解酶溶解、液化，并通过脉管吸收或通过自然管道排出。若纤维素过多、中性粒细胞渗出过少，或组织内抗胰蛋白酶过多可致纤维素吸收不良，发生机化、粘连，给机体带来不利影响，如浆膜的纤维性增厚、粘连，甚至闭锁，严重影响有关器官的功能。

[案例 4-2]

患者，男性，34 岁，建筑工人。中午在工地食用盒饭后，继续工作约 1 个小时，突感下腹部疼痛，伴恶心、不适，去厕所解稀便后自觉好转，遂回家休息，并口服两片黄连素。下午 4 点钟，患者出现多次反复水样腹泻，伴恶心、呕吐及发热，来院急诊。体检：体温 38.5℃，中下腹有压痛，肠鸣音亢进。血液检查白细胞总数升高，中性粒细胞比例增高。大便检查有大量中性粒细胞、脓细胞，伴黏液及片状膜样物。医生即给予输液，加入左氧氟沙星等抗生素治疗，病情缓解。

[问题]

(1) 患者肠道病变的病理诊断是什么？显微镜下肠道会有哪些病变？

(2) 病变的发生发展如何？为什么大便中有片状膜样物？

(三) 化脓性炎

化脓性炎(purulent inflammation)时炎症局部以中性粒细胞渗出为主，并伴有不同程度的组织坏死和脓液形成。化脓性炎多由化脓菌(如葡萄球菌、链球菌、脑膜炎双球菌、大肠埃希菌)感染所致，亦可由组织坏死继发感染产生。炎症区的坏死组织被中性粒细胞及坏死组织崩解所释放的蛋白酶溶解液化成液状物的过程，称为化脓。所形成的脓性渗出物称为脓液(pus)，脓液内含有大量变性、坏死和少量存活的中性粒细胞，以及病原微生物、坏死组织碎片和少量浆液。变性、坏死的中性粒细胞又称为脓细胞。脓液的性状随感染的病原菌不同而有差异，由葡萄球菌引起的脓液较为浓稠，由链球菌引起的脓液较为稀薄。常见化脓性炎根据病因和发生部位的不同，可分为脓肿、蜂窝织炎、表面化脓和积脓。

1. 脓肿(abscess) 发生在组织或器官内局限性化脓性炎症称为脓肿，可伴有脓腔形成，主要由金黄色葡萄球菌引起。这些细菌一方面可产生毒素使局部组织坏死，继而大量中性粒细胞浸润，后者崩解释放出蛋白溶解酶，使坏死组织液化形成含有脓液的空腔；另一方面，金黄色葡萄球菌能产生血浆凝固酶，使渗出的纤维素原转变成纤维素，阻抑病原菌的蔓延，病变因而较局限。在镜下，可见组织中有大量中性白细胞在病变局部呈集中灶性分布。在急性期，脓肿周围的组织有明显的充血、水肿和炎细胞浸润。经过一段时间后，脓肿周围有肉芽组织形成，形成所谓的脓肿膜。脓肿膜具有吸收脓液、限制病变扩散的作用。当脓腔内的渗出液持续增多、压力不断增高时，可向周围薄弱处突破，向周围组织扩散。脓肿较大时，还能压迫周围脏器，影响其功能。脓肿如经久不愈，脓肿壁因大量纤维组织增生包绕，可形成厚壁脓肿，称为慢性脓肿。

脓肿常发生于皮肤和实质性脏器，疖和痈为典型的皮肤脓肿。疖是毛囊、皮脂腺及其周围组织的脓肿，好发于皮脂腺丰富的面部和颈部；痈是多个疖相互融合，并在皮下脂肪和筋膜组织等较深部位中形成许多相互沟通的脓腔，必须及时切开排脓。常见的内脏实质器官有肺脓肿(图 4-12)、肝脓肿、肾脓肿和脑脓肿(图 4-13)等，可为单发性或多发性。小脓肿可以吸收消散，较大脓肿由于脓液过多，吸收困难需要切开排脓或穿刺抽脓，局部才能修复愈合。脓腔局部常由肉芽组织替代修复。在组织抵抗力薄弱的地方，脓肿可被穿破，而产生一系列并发症。皮肤和黏膜的浅表性脓肿，向表面溃破，形成较薄的缺损称为溃疡(ulcer)。深部脓肿向体表或体腔穿破，形成一个一端为盲端的排脓管道称为窦道(sinus)。深部脓肿一端向自然管道穿破，另一端向体表、体腔或另一自然管道穿破，形成两个或两个以上开口的排脓管道称为瘘管(fistula)，常见的有肛瘘、直肠膀胱瘘、食管气管瘘和肠瘘等。内脏器官脓肿若与自然管道相通，脓液经自然管道排出，脓肿部位形成的空腔，称为空洞(cavity)。

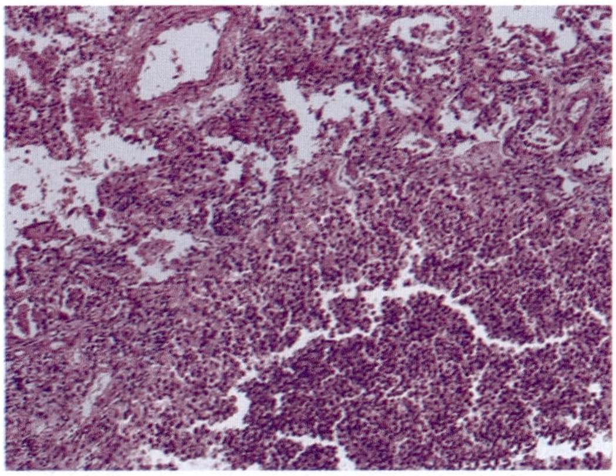

图 4-12 肺脓肿

肺组织右下角有一脓肿病灶，为大量中性粒细胞浸润，肺组织结构已破坏消失

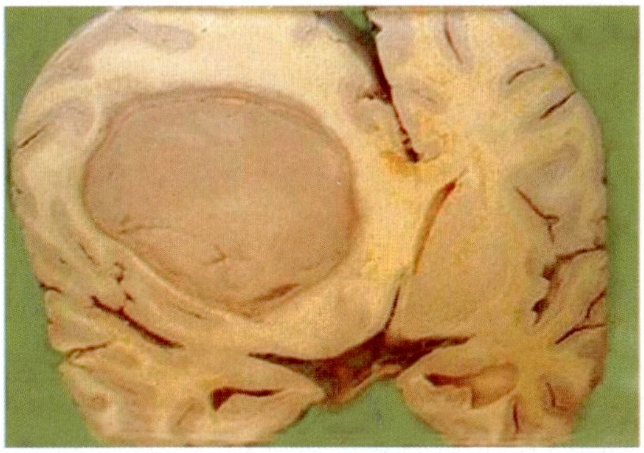

图 4-13 脑脓肿

2. 蜂窝织炎(phlegmonous inflammation) 蜂窝织炎是指疏松结缔组织的弥散性化脓性炎。蜂窝织炎主要由溶血性链球菌引起，链球菌能分泌透明质酸酶，能降解疏松结缔组织基质中的透明质酸，链球菌还能分泌链激酶，溶解纤维素，因此细菌易于通过组织间隙和淋巴管扩散。蜂窝织炎常发生于皮下组织、肌肉和阑尾(图 4-14)等疏松组织。炎症病灶内有大量中性粒细胞或脓细胞弥散性浸润，与正常组织分界不清，局部组织的坏死不明显。严重病例病变扩展快，范围广，局部淋巴结常肿大，全身中毒症状明显。

3. 表面化脓和积脓 表面化脓是指发生在黏膜和浆膜的化脓性炎。黏膜的化脓性炎又称脓性卡他性炎，其病理改变是中性粒细胞向黏膜表面渗出，深部组织的中性粒细胞浸润不明显。如化脓性尿道炎或化脓性支气管炎，渗出的脓液可沿尿道或支气管排出体外。当化脓性炎发生于浆膜、胆囊和输卵管及脑膜时，脓液则在浆膜腔、胆囊、输卵管腔和脑膜内蓄积，称为积脓。在流行性脑脊髓膜炎时，可见大量脓液积聚在大脑表面脑沟的蛛网膜下腔内，使脑沟被填满，脑膜饱满混浊及血管充血，正常脑回结构不易辨认。

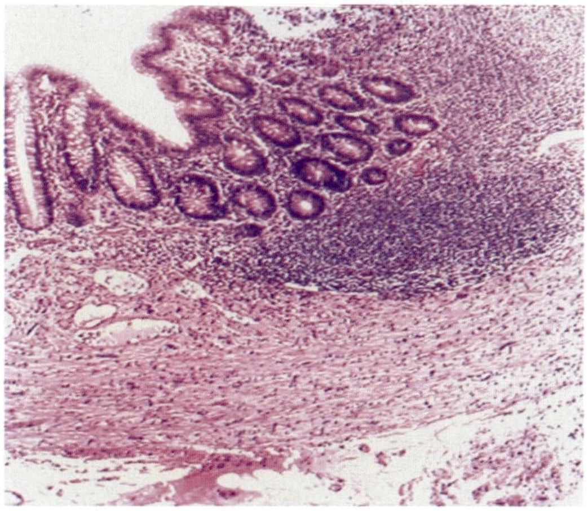

图 4-14 阑尾蜂窝织性炎

急性蜂窝织性阑尾炎时，阑尾的黏膜、肌层到浆膜层均有大量中性粒细胞广泛弥漫浸润

[案例 4-2 分析讨论]

(1) 病理诊断：急性细菌性痢疾(假膜性肠炎)。显微镜下改变：患者结肠，尤其是乙状结肠和直肠黏膜充血水肿，有大量中性粒细胞在黏膜层内浸润，有大量黏液渗出，黏膜浅层部分黏膜上皮和腺体坏死脱落，并伴有大量纤维素渗出。在坏死黏膜表面，大量纤维素、中性粒细胞、坏死黏膜上皮和红细胞混合形成一层膜样结构。黏膜下层也明显充血、水肿及有多量中性粒细胞浸润。

(2) 病变发生发展：患者因食用不洁食物，引起痢疾杆菌感染。当人体因抵抗力下降及细菌数量较多时，细菌就可侵入结肠黏膜上皮细胞，不断繁殖，释放毒素，吸引大量中性粒细胞浸润，引起肠黏膜炎症和黏膜上皮坏死，并有大量黏液渗出，加上炎症刺激引起肠道蠕动加强，产生水样腹泻。由于细菌内毒素大量释放，可引起全身毒血症症状，出现发热、恶心及全身不适等表现。大便中有片状膜样物出现是因为痢疾杆菌引起的炎症中，同时有大量内毒素作用，使局部血管通透性显著增强，在黏膜表面有大量纤维素渗出，并与渗出的中性粒细胞及坏死的黏膜上皮细胞一起形成假膜，故又称为假膜性肠炎。在中性粒细胞释放的溶酶体酶作用，以及肠道蠕动影响下，腹泻中部分假膜可不规则脱落。

（四）出血性炎

出血性炎（hemorrhagic inflammation）是在毒性很强的病原微生物感染时，如炭疽、鼠疫及流行性出血热等，小血管壁受到严重损伤，造成血管坏死和破裂，大量红细胞漏出到局部炎症组织中，称为出血性炎，常见于流行性出血热、钩端螺旋体病和鼠疫等急性传染病。出血性炎往往与其他类型炎症混合存在，如浆液性出血性炎、纤维素性出血性炎、化脓性出血性炎等。

三、增 生 性 炎

增生性炎（proliferative inflammation）一般为慢性炎症表现（见下述），但在少数急性炎症时，也会出现以增生为主的表现，如急性扁桃体炎、肠伤寒、急性肾炎等。在急性扁桃体炎时，扁桃体的淋巴组织大量增生，淋巴滤泡明显增多，部分隐窝表面所覆的鳞状上皮细胞炎症及坏死脱落，在大体上可见肿大的扁桃体表面隐窝有黄色脓性分泌物（图 4-15）。肠伤寒病变中，回肠黏膜下淋巴组织中单核巨噬细胞增生，使肠黏膜肿胀。而链球菌感染后的急性弥散增生性肾小球肾炎，则病变肾小球中系膜细胞和内皮细胞增生，引起肾小球滤过率降低。

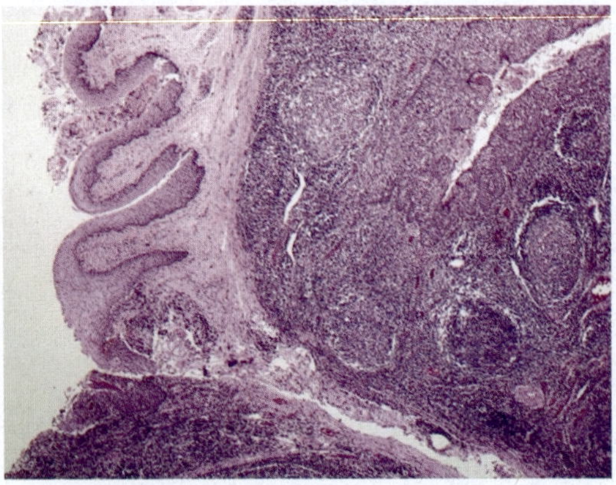

图 4-15 扁桃体增生性炎

急性扁桃体炎时，扁桃体淋巴组织明显增生，大量淋巴滤泡形成，黏膜表面有炎性渗出

［案例 4-3］

患者，男性，24 岁，平时体健，一日中午与朋友聚餐，午后开始发热、乏力，中上腹不适，自服感冒片。至晚体温升高，食欲不振，右下腹隐约疼痛，伴恶心、呕吐及全身不适，急诊入院。查体：体温 39.5℃，心率 90 次/分，两肺听诊正常，右下腹麦氏点处明显压痛和反跳痛。实验室检查：白细胞总数 1.4×10^{9}/L，中性粒细胞 93%。手术切除阑尾，可见阑尾明显肿大增粗，色暗红，浆膜面血管扩张充血，并有灰黄色片状或丝状渗出物被覆，阑尾横断切面上可见阑尾腔内充满黄红色脓液。

［问题］

（1）请做出病理诊断？该病变阑尾病理切片镜下会有何病理特点？

（2）请解释病理改变与临床表现的联系。

第四节 慢性炎症的病理类型

慢性炎症主要是因为致炎因子持续存在并且不断损伤组织。通常由急性炎症转变而来，亦可一开始即呈慢性经过，临床症状不明显，病程持续数月至数年。病理变化多以组织增生修复过程为主，也有炎性渗出、炎细胞浸润等病变。浸润的炎细胞主要为淋巴细胞、浆细胞和巨噬细胞，称为慢性炎细胞。最常见的疾病如类风湿性关节炎、慢性胆囊炎、结核病和硅沉着病等。少数慢性炎症可转变为急性炎症称为慢性炎症急性发作。慢性炎症发生的原因在于：①病原微生物（包括结核菌、梅毒螺旋体、某些霉菌）的持续存在，这些病原微生物毒力弱常可激发免疫反应，特别是迟发性超敏反应，有时可表现为特异性肉芽肿性炎；或由于组织局部引流不畅，使致病菌长期滞留繁殖致病，如慢性胆结石胆囊炎；②长期暴露于内源性或外源性毒性因子环境中，如硅沉着病是由于长期暴露于二氧化硅的结果；③对自身组织产生免疫反应，如类风湿性关节炎和系统性红斑狼疮等。根据慢性炎症的病理改变特点，又分为非特异性慢性炎和肉芽肿性炎两大类。

一、非特异性慢性炎

非特异性慢性炎症常表现为增生性改变。病变主要是成纤维细胞、血管内皮细胞和组织细胞增生，伴有淋巴细胞、单核细胞和浆细胞等浸润，同时局部被覆上皮、腺上皮和实质细胞也可增生。慢性炎症常形成炎性肉芽组织，随着炎症发展，肉芽组织中纤维母细胞转变成纤维细胞，并产生大量胶原纤维，导致病变组织纤维化，如慢性肝炎可导致肝硬化。增生的纤维组织也可在局部形成瘢痕，在管道性脏器常可造成狭窄，如慢性节段性肠炎可导致肠腔狭窄。局部的黏膜上皮、腺上皮增生可形成炎性息肉（inflammatory polyp），常见于鼻黏膜和子宫颈黏膜，是发生在黏膜的炎症增生（图 4-16）。局部的黏膜上皮、腺上皮增生可形成向表面突起的肉样肿块。炎性息肉大小不等，底部变细带蒂，增生的黏膜下结缔组织中有慢性炎症细胞浸润。在一些少见情况下，若炎性增生组织形成一个境界清楚的肿瘤样团块，肉眼观形态与 X 线征象的肿瘤难以鉴别，称为炎性假瘤（inflammatory psuedotumor），它实质上是一种以淋巴细胞增生为主，伴有多种细胞成分增生及纤维化的炎性肿块，多见于肺和眼眶。当非特异性增生性炎是活动性炎症时，组织破坏和炎症修复反应同时出现，表现为炎性充血水肿、中性粒细胞浸润和纤维组织增生混合存在。

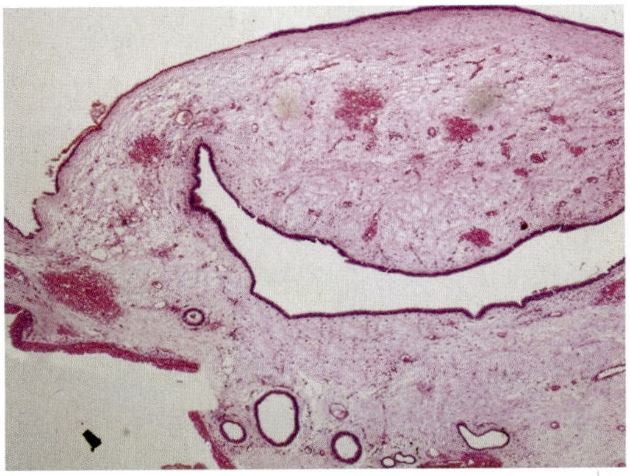

图 4-16 炎性息肉

鼻黏膜的局部黏膜上皮及黏膜下结缔组织增生形成向表面突起的肉样肿块，增生的黏膜下结缔组织水肿疏松，伴有慢性炎症细胞浸润

单核-吞噬细胞系统的激活是慢性炎症的一个重要特征。急性炎症开始 48 小时后，单核-吞噬细胞逐渐成为炎症灶局部最主要的炎症细胞，这是由于炎症灶不断产生吸引单核细胞的趋化因子，如 C5a、纤维素多肽、某些生长因子、阳离子蛋白质、胶原和纤连蛋白的分解产物，故从血液循环渗出的单核细胞源源不断地来到局部，这是巨噬细胞最重要的来源。另外，局部巨噬细胞增殖以及受某些细胞因子如移动抑制因子作用也促进巨噬细胞在局部聚集。同时，炎症灶里的巨噬细胞寿命较长，并能长期停留在局部而不游走，使巨噬细胞在慢性炎症病灶中发挥重要抗炎作用。

另一种主要的慢性炎症细胞是淋巴细胞，淋巴细胞运动到炎症灶，主要是通过淋巴细胞化学趋化因子介导的。淋巴细胞接触到抗原后可被激活，发挥细胞和体液免疫作用，同时亦可产生针对自身抗原的自身抗体。激活的淋巴细胞产生淋巴因子，IFN-γ 是其中之一，它是激活单核巨噬细胞的主要因子。被激活的单核巨噬细胞产生细胞因子反过来又可激活淋巴细胞，造成炎症反应周而复始、连绵不断，呈慢性经过。

肥大细胞在结缔组织中广泛分布，其表面存在免疫球蛋白 IgE 的 Fc 受体，在对食物、昆虫叮咬、药物过敏反应及对寄生虫的炎症反应中起重要作用。在 IgE 介导的炎症反应和寄生虫引起的炎症中，嗜酸粒细胞浸润也是其特点。嗜酸粒细胞的化学趋化因子介导其浸润到靶器官。嗜酸颗粒中含有主要碱性蛋白（major basic protein），是一种阳离子蛋白，对寄生虫有独特的毒性，也能引起哺乳类动物上皮细胞的溶解，以及在免疫反应中损伤组织。

二、肉芽肿性炎

肉芽肿（granuloma）是局部炎症中由大量巨噬细胞及其演化的细胞呈局限性浸润和增生所形成的境界清楚的结节状病灶。以肉芽肿形成为基本特点的炎症称肉芽肿性炎，多为慢性炎症。不同的病因可引起形态不同的肉芽肿，一般将肉芽肿分为感染性肉芽肿和异物性肉芽肿。

1. 感染性肉芽肿 由各种不同的感染因子引起，如结核杆菌、麻风杆菌、伤寒杆菌、真菌、日本血吸虫等，其形态多具有一定特异性，对病理诊断有一定鉴别意义。最常见的是结核性肉芽肿，是由结核杆菌引起的特异性增生性炎，表现为局部组织内巨噬细胞增生。以后活化的巨噬细胞又转变为类上皮细胞，后者光镜下核呈椭圆形，核膜清楚，胞质多而淡，细胞边界不清，常相聚成片，形似上皮（图 4-17）。电镜下，相邻细胞间的微绒毛突起镶嵌，可出现连接结构，细胞器丰富，显示有分泌功能，但吞噬功能低。巨噬细胞也可相互融合形成多核巨细胞，此时细胞体积增大，含多个细胞核，核整齐排列于细胞周边，呈马蹄形或环形，称为朗汉斯（Langhans）巨细胞。周围还有许多淋巴细胞浸润和成纤维细胞增生，结节中心部可有干酪样坏死，这种细胞结节病灶即为结核肉芽肿。肉芽肿能围歼病原菌，限制病变扩散，具有重要防御作用。

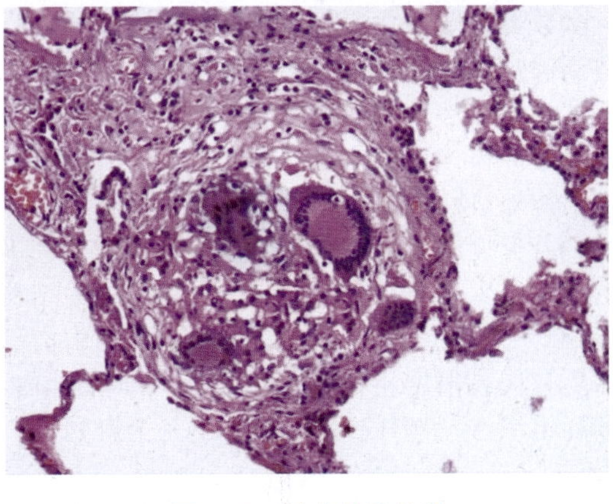

图 4-17 肺肉芽肿性炎

肺粟粒性结核病中，肺组织内有许多细胞呈结节状分布，细胞结节中央有许多类上皮细胞分布，伴有多个朗汉斯巨细胞，周围大量淋巴细胞浸润，形成典型的结核肉芽肿

2. 异物肉芽肿 主要由进入组织内的异物（如滑石粉、矽尘、手术缝线、石棉小体等）引起的以巨噬细胞增生为主的局灶病变。在巨噬细胞结节中，也常有数量不等的多核巨细胞分布，此时的多核巨细胞内细胞核杂乱无章地分布或集中于细胞内一侧，胞质内还可有被吞噬的异物、缝线或胆固醇结晶等存在，这

种多核巨细胞称为异物巨细胞。

[案例 4-3 分析讨论]

（1）病理诊断：急性蜂窝织性阑尾炎。显微镜下改变：阑尾黏膜下层和浆膜层血管明显扩张充血，组织水肿，阑尾黏膜层、黏膜下层、肌层及浆膜层均有大量中性粒细胞弥散性浸润，阑尾腔内可见坏死脱落的黏膜上皮细胞和中性粒细胞。

（2）病理与临床联系：患者午餐饱食及其他因素可能诱发阑尾痉挛、缺血等改变，阑尾抵抗力下降，伴有溶血性链球菌感染，引起急性阑尾炎症，充血水肿。临床出现发热、恶心、呕吐等消化道症状，血中大量中性粒细胞增生。阑尾炎症在细菌释放的透明质酸酶、链激酶等作用下，使炎症扩散到阑尾壁全层，浆膜面有纤维素渗出，与局部腹膜粘连，患者出现右下腹疼痛、局部触痛及反跳痛等表现。

第五节　炎症的结局

炎症发展的结果与致炎因子的性质和强弱程度，以及机体抵抗力、组织特性等多种因素有关。大多数急性炎症可痊愈，少数迁延为慢性炎症，极少数可蔓延扩散到全身。

一、痊　　愈

多数炎症性疾病，通过机体本身的抗损伤反应和适当治疗，使病因消除，炎性渗出物及坏死组织被炎症区内蛋白溶解酶溶解消化，并通过血管和淋巴管吸收或经体内自然管道（消化道、呼吸道等）或体表排出体外，使炎症消散，周围组织、细胞开始再生修复。若炎症局部组织损伤范围较小，通过周围健在的细胞再生修复，可完全恢复原来组织的结构和功能，称为完全愈复；若坏死范围较大，则由肉芽组织增生替代或由增生的肉芽组织长入坏死灶内，机化坏死组织，最后形成瘢痕，称为不完全愈复。

二、迁延不愈

当机体抵抗力低下或治疗不彻底时，致炎因子不能在短期清除，在机体内持续其作用，不断地损伤组织，造成炎症迁延不愈，使急性炎症转变成慢性炎症，如急性肝炎转为慢性肝炎等。当机体抵抗力增强，病原逐渐被消灭后，慢性炎症也可逐渐痊愈。但当机体抵抗力降低时，慢性炎症也可呈急性发作，如慢性阑尾炎的急性发作等。炎症反应有时轻缓，有时加重，病程长期迁延，甚至多年不愈。

[案例 4-4]

患者，女性，53 岁，糖尿病病史 15 年。3 年前因糖尿病并发白内障、肾动脉硬化及尿路感染住院治疗，病情好转出院。此次因糖尿病伴头晕、全身浮肿、尿频 10 天再次入院。体检：体温 38℃，血压 192/110mmHg，两眼白内障，左眼失明。心肺无异常表现，腰部叩击轻度酸痛，颜面及两下肢轻度浮肿。实验室检查：血红蛋白 11g/dL，白细胞总数 1 万 2 千，分类中性粒细胞比例升高，血肌酐升高，尿蛋白＋＋＋，尿糖＋＋，尿白细胞 10～13 个/HP。入院后经饮食控制，胰岛素调整治疗糖尿病，抗生素治疗尿路感染，病情有所好转，体温恢复正常，尿频改善，尿白细胞减少至 2～5 个/HP。住院第 15 天上午，患者突感畏寒、高热，伴心悸、胸闷，体检：体温 39.5℃，两肺呼吸音粗，心尖区闻及收缩期吹风样杂音。白细胞总数 2 万，中性粒细胞占 82%，血培养为金黄色葡萄球菌阳性。继续加大抗生素治疗，患者持续高热不退，病情恶化，全身衰竭，最后因呼吸及心力衰竭死亡。尸检：两肾体积变小，质地变硬，表面有不规则瘢痕凹陷。切面：皮质变薄，皮髓交界不清，肾盂黏膜粗糙。髓质中有多个黄白色小脓肿灶分布，肾小动脉管壁硬化。两肺切面见有多个灰白色小脓肿散在分布。左心室壁心肌间有两处黄白色脓肿灶，二尖瓣前瓣心房面有一灰白色赘生物，伴有该瓣膜边缘坏死穿孔。脾脏中等体积增大，质软，切面用刀背轻刮有坏死浓稠物流下。

[问题]

（1）患者全身病变主要有哪些病理诊断？镜下会有哪些病理改变？

（2）全身病变是如何发生发展的？

三、蔓延扩散

在机体抵抗力低下，或病原微生物毒力强、数量多的情况下，病原微生物可不断繁殖，并向周围蔓延或经血管、淋巴管向全身组织和器官扩散。

1. 局部蔓延　炎症局部的病原微生物，可通过组织间隙或自然管道向周围组织和器官扩散蔓延，使病灶扩大。如肾结核病变恶化时，结核菌可经泌尿道引起输尿管结核、膀胱结核，甚至蔓延到对侧输尿管和肾实质。炎症局部蔓延可形成糜烂、溃疡、瘘管和窦道。

2. 淋巴道播散　病原微生物经组织间隙侵入淋巴管，随淋巴液进入局部淋巴结，引起局部淋巴管炎和淋巴结炎。如上肢感染引起腋窝淋巴结炎，下肢局部感染时腹股沟淋巴结可肿大，有时在足部感染灶和肿大的腹股沟淋巴结之间可有淋巴管炎。

3. 血道播散　炎症灶中的病原微生物可直接或通过淋巴道侵入血循环，病原微生物的毒性产物也可回流入血，引起菌血症、毒血症，若病原微生物仍未消灭，则可进一步引起败血症和脓毒血症。

（1）菌血症(bacteremia)：细菌由局部病灶或经淋巴道、血管入血，血内的细菌通常为一过性、菌量少，没有大量繁殖并很快被单核细胞等吞噬清除，患者无明显病变和临床症状，称为菌血症。如拔牙后短暂的菌血症，一些炎症性疾患的早期也有菌血症，如大叶性肺炎和流行性脑脊髓膜炎等。在菌血症阶段，肝、脾和骨髓的吞噬细胞可组成一道防线，以清除细菌。

（2）毒血症(toxemia)：细菌的毒性产物或毒素被吸收入血，引起全身中毒症状，称为毒血症。临床上出现寒颤、发热，甚至中毒性休克，同时伴有心、肝、肾等实质细胞的变性或坏死，但血培养找不到细菌。

（3）败血症(septicemia)：细菌由局部病灶入血后，不仅没有被清除，而且还大量繁殖，并产生毒素，引起全身中毒症状和病理变化，称为败血症。败血症除有高热、寒战等毒血症的临床表现外，还常出现皮肤和黏膜的多发性出血斑点，以及脾脏和淋巴结肿大等，严重者还可出现休克和弥散性血管内凝血等表现。此时行血培养或瘀点涂片，可找到病原菌。

（4）脓毒血症(pyemia)：由化脓菌入血繁殖所引起的败血症可进一步发展成为脓毒败血症。此时除了有败血症表现外，还可在全身一些脏器如肺、肝、肾、脑等处出现多发性细菌栓塞性脓肿(embolic abscess)，又称迁徙性脓肿(metastatic abscess)。脓肿灶通常较小，且多接近器官表面，周围有出血充血带。镜下观，小脓肿中央的小血管或毛细血管中可见细菌菌落，并有大量中性粒细胞局灶性浸润和化脓性改变。

[案例4-4分析讨论]

（1）主要病理诊断：①糖尿病肾病硬化伴肾盂肾炎；②急性细菌性心内膜炎；③心、肺、肾多发性迁徙性脓肿；④败血脾。

显微镜下改变：①肾脏见糖尿病肾病性肾小球结节样改变，许多肾小球玻变硬化，大量肾小管坏死、萎缩纤维化，肾盂肾炎肾间质中有大量中性粒细胞广泛浸润，并有多发性小脓肿形成；②心脏脓肿病灶处见心肌纤维灶性坏死，及大量中性粒细胞成团浸润，二尖瓣瓣膜上有伊红色赘生物，内有多量中性粒细胞浸润，并见蓝色细菌菌团；③肺脓肿病灶中肺泡结构破坏，大量中性粒细胞灶性集中浸润；④脾血窦扩张充血，大量中性粒细胞浸润。

（2）全身病变的发生发展：患者长期糖尿病病史，并发展伴有糖尿病肾病，使患者抵抗力严重下降。在此基础上出现肾组织细菌感染，引起肾盂肾炎。虽经抗生素治疗，但病情没有得到控制，从而使肾脏脓肿的细菌入血，大量繁殖，发展为脓毒血症，脾肿大。细菌经血流全身播散，引起心肌和肺组织内多发迁徙性脓肿，并引起急性细菌性心内膜炎，二尖瓣赘生物形成及瓣膜坏死穿孔。患者终因多脏器功能受损及严重的脓毒血症而死亡。

【易混淆的概念】

1. 渗出液与漏出液　渗出液是炎症时血管壁的通透性增高，血液中的液体成分和白细胞从血管内移出到血管外形成的，其中白细胞的渗出是主动钻出来。漏出液则是在血液循环障碍时，血管内流体静压升高，使血液中液体成分通过无通透性改变的血管壁移出血管外形成的。因此，渗出液中含有比漏出液更多的血浆蛋白成分，并含有多量的白细胞，使渗出液外观混浊，比重高(>1.018)。而漏出液则外观清亮，白细胞极少，比重低(<1.018)。

2. 炎性肉芽组织与肉芽肿性炎　前者是指在炎症过程中，有增生的成纤维细胞和新生的毛细血管组成肉芽组织，对损伤组织进行修复，此时的肉芽组织中若含有大量炎症细胞浸润，称为炎性肉芽组织，是非特异性炎症改变。肉芽肿性炎是指由特殊病因引起的以肉芽肿形成为特征的炎症，后者是由大量巨噬细胞及其演化的细胞增生，在病变局部形成的境界清楚的结节状病灶。

3. 上皮细胞与类上皮细胞　上皮细胞是一类形态规则，排列方向一致的细胞，常覆盖于人体皮肤表面或腺腔组织表面。而类上皮细胞不是真性上皮细胞，它是由巨噬细胞增生变化而来，细胞体积比巨噬细胞增大，胞质更丰富，相互排列较紧密，在形态和排列上与上皮细胞看起来相似。

4. 败血症与脓毒血症　败血症是指细菌由局部病灶入血后，大量繁殖并产生毒素并从而引起全身中毒症状和病理变化。脓毒血症主要是由化脓菌入血引起，除了大量繁殖及产生毒素并形成败血症表现外，化脓菌还形成菌栓，随血流到达全身，在心、肺、肾、脑等多个重要脏器形成多发性迁徙性脓肿。

【重点词汇的中英文对照】

炎症(inflammation)
假膜性炎(pseudomembranous inflammation)
感染(infection)
化脓性炎(purulent inflammation)
变质性炎(alterative inflammation)
出血性炎(hemorrhagic inflammation)
浆液性炎(serous inflammation)
脓肿(abscess)
纤维素性炎(fibrinous inflammation)
肉芽肿(granuloma)

思　考　题

1. 请分析炎症局部表现的机制。
2. 概述纤维素性炎的基本病理变化及其特点。
3. 比较脓肿与蜂窝织性炎的异同点。
4. 试述肉芽肿性炎的病理特点。
5. 如何区分不同的炎症血道播散症状？
6. 如何理解炎症是机体的一种防御为主的反应？

（复旦大学　张志刚）

第五章 肿 瘤

【学习目标】

(1) 掌握肿瘤的概念,熟悉肿瘤性增生与非肿瘤性增生的区别。

(2) 熟悉肿瘤的一般形态与结构,了解肿瘤的代谢特点,掌握肿瘤的分化与异型性。

(3) 熟悉肿瘤生长的生物学,掌握肿瘤的生长方式和扩散,了解肿瘤浸润转移的机制。

(4) 熟悉肿瘤的分级与分期,掌握良、恶性肿瘤对机体的影响,掌握良、恶性肿瘤的区别。

(5) 熟悉肿瘤的命名原则,熟悉肿瘤的分类。

(6) 熟悉癌与肉瘤的区别,了解常见肿瘤中乳头状瘤、腺瘤、鳞状细胞癌、腺癌、移行细胞癌、纤维瘤、脂肪瘤、脉管瘤、平滑肌瘤、纤维肉瘤、骨肉瘤及畸胎瘤的好发部位,形态特点及生长特性。

(7) 掌握癌前病变(癌前疾病)、非典型增生、上皮内瘤变及原位癌的概念。

(8) 了解肿瘤发生的分子生物学基础,熟悉常见化学致癌物,了解遗传、免疫因素在肿瘤发生和发展中的作用。

肿瘤(tumor,neoplasm)是一类常见病、多发病。由于肿瘤可发生在几乎全身所有组织和器官,因而种类繁多。根据其生物学特征和对机体的危害性不同,将其分为良性肿瘤(benign tumor)和恶性肿瘤(malignant tumor)两大类,所有恶性肿瘤统称为癌症(cancer)。目前,恶性肿瘤已成为危害人类健康最严重的疾病之一。据WHO的统计数字,2007年全球新确诊的肿瘤患者多达1200万人,全球每年死于癌症的患者高达700万人以上,癌症取代心血管病成为导致全球死亡人数最多的疾病。据我国2008年统计公布的资料,城市人口中恶性肿瘤死亡率居死因第一位(166.97/10万),男性为204.00/10万,女性为129.22/10万;农村人口中恶性肿瘤死亡率由10年前居死因的第三位(105.57/10万)上升至第一位(156.73/10万),男性为204.59/10万,女性为107.06/10万。我国常见的10大恶性肿瘤按死亡率高低排列为:肺癌、肝癌、胃癌、食管癌、结直肠癌、白血病及淋巴瘤、脑恶性肿瘤、女性乳腺癌、胰腺癌、骨肉瘤。我国常见的恶性肿瘤还有鼻咽癌、宫颈癌、膀胱癌等。全世界以肺癌、乳腺癌增加最为明显,而宫颈癌和食管癌有所下降。世界各国对肿瘤的病因学、发病学及其防治进行了广泛和深入的研究,取得了一定成效,但是,由于肿瘤的本质尚未完全阐明以及环境等因素的影响,使恶性肿瘤的发病人数仍在逐年增加。肿瘤防治的重点仍然是早期发现、早期诊断、早期治疗,绝大多数恶性肿瘤如能早期诊治,其五年存活率均高达80%以上,因此,肿瘤的基础理论及其防治研究仍是医学乃至整个生命科学领域研究的热点。

第一节 肿瘤的概念

一、肿瘤的概念

肿瘤是机体在各种致瘤因素作用下,局部组织的细胞在基因水平失去对其生长的正常调控,导致克隆性异常增生而形成的新生物,这种新生物常形成局部肿块,因而得名。"tumor"是拉丁语"肿"的意思,"neoplasia"是希腊语"新生物"的意思。一般认为,肿瘤细胞是单克隆性的,即一个肿瘤中所有瘤细胞均是一个突变细胞的后代。

二、肿瘤性增生与非肿瘤性增生的区别

肿瘤细胞的克隆性异常增生与非肿瘤性增生有本质上的区别。非肿瘤性增生是指机体在生理状态下以及在炎症、损伤修复等病理状态下组织细胞的增生,也称反应性增生,有的属于正常新陈代谢的细胞更新,有的是针对一定刺激或损伤的防御性或修复性反应。二者的区别有重要的临床意义(表5-1)。

表5-1 肿瘤性增生与非肿瘤性增生的区别

区别	肿瘤性增生	非肿瘤性增生
克隆性增生	单克隆性的	多克隆性的
与起源细胞相比	形态、代谢和功能异常	形态、代谢和功能正常
分化程度	丧失分化成熟能力	分化成熟
遗传物质异常	有、可传给其子代细胞	无
自主性	自主性增生,致瘤因素消除后仍持续增生	原因消除后就停止增生
限制性	相对无限生长,失去控制	有限度生长,受机体控制
对机体的影响	机体不需要,有害无益	机体需要,有防御修复作用

[案例 5-1]

患者，男性，35 岁。因左足底黑色包块而就诊。追问病史，患者在同一部位有较小的“黑痣”数年，近半年迅速增大，无其他症状和皮肤的其他病损。体检见左足底有一不规则的黑色隆起包块，大小为 4cm×3cm×2.5cm，边界不清。手术切除肿块，镜下见异型性明显的含有黑色素颗粒的肿瘤细胞，呈浸润性生长。

[问题]

(1) 本病最可能的诊断是什么？

(2) 本病会有哪些主要的临床病理表现？

第二节 肿瘤的形态、分化与异型性

机体几乎任何组织器官都可能发生肿瘤，肿瘤从正常细胞转变后就获得了新的生物学特性：瘤细胞不同程度地丧失了分化成熟的能力，具有异常的形态、代谢、功能及生长特点，恶性肿瘤细胞还具有局部浸润和远处转移的特点。

一、肿瘤的一般形态和结构

（一）肿瘤的肉眼观形态

肿瘤的形态多种多样，并可在一定程度上反映肿瘤的良、恶性和组织来源。

1. 肿瘤的形状 肿瘤的形状一般与其发生部位、组织来源、生长方式和肿瘤的良、恶性密切相关。肿瘤的形状多种多样，发生于深部组织和器官内的肿瘤多呈结节状、分叶状、囊状等；发生于体表和空腔器官的肿瘤常突出于皮肤或黏膜表面，呈斑块状、息肉状、乳头状、绒毛状、蕈伞状、菜花状等；恶性肿瘤因其浸润性生长，常呈树根状或蟹足状、弥散性肥厚状，表面坏死脱落可呈溃疡状等（图 5-1、图 5-2）。

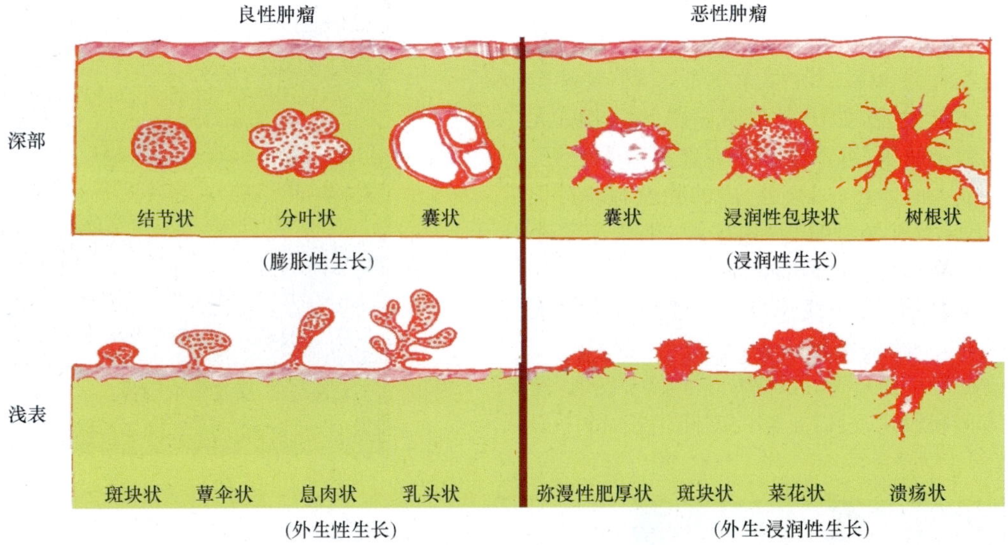

图 5-1 肿瘤外形和生长方式模式图

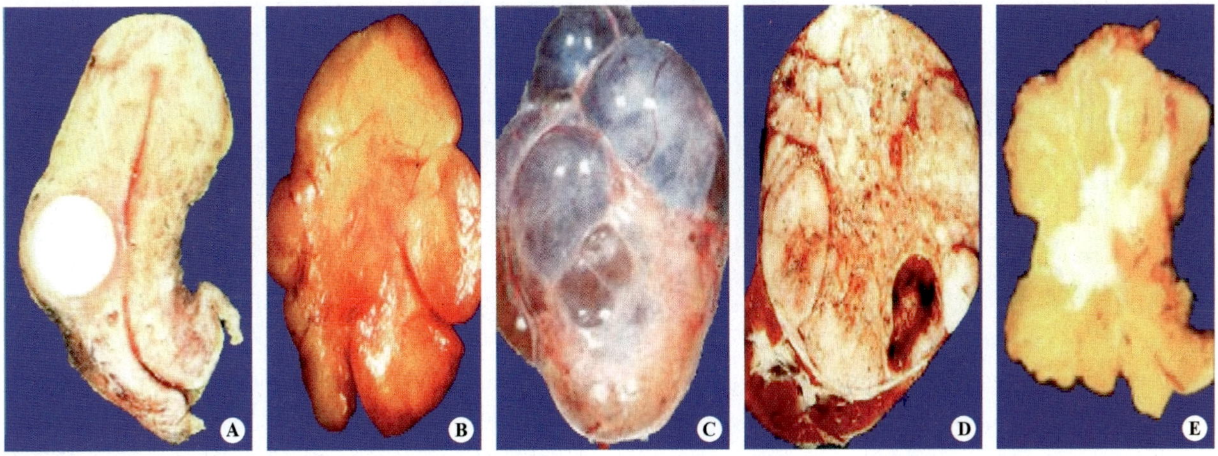

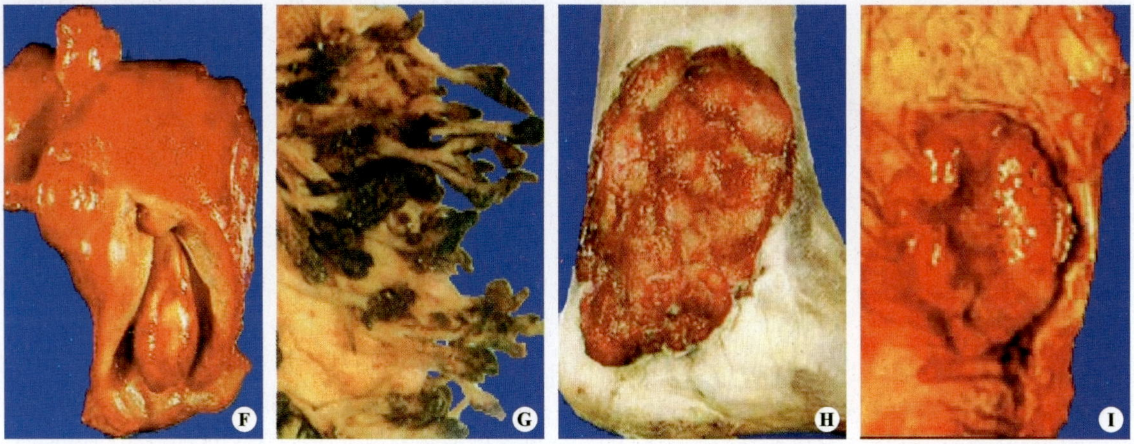

图 5-2 肿瘤的肉眼观形态

深部良性肿瘤(A. 子宫平滑肌瘤-结节状,B. 脂肪瘤-分叶状,C. 浆液性囊腺瘤-囊状);深部恶性肿瘤(D. 肾癌-浸润性包块状,E. 乳腺癌-树根状)。浅表的良性肿瘤(F. 子宫平滑肌瘤-息肉状,G. 肠腺瘤-乳头状);浅表的恶性肿瘤(H. 皮肤鳞癌-菜花状,I. 肠腺癌-溃疡状)

2. 肿瘤的数目和大小 肿瘤的数目不等,常为一个(单发瘤),有时为多个(多发瘤),如多发性子宫平滑肌瘤和神经纤维瘤等,可多达数十个甚至数百个(图 5-3)。肿瘤大小与肿瘤的良、恶性、生长时间和发生部位有一定关系。肿瘤大小不一,小者甚至在显微镜下才能发现,如子宫颈原位癌、微小癌;大者直径可达数十厘米,可重达数千克甚至数十千克。生长于体表或大的体腔(如腹腔)内的肿瘤有时可很大,如腰骶部巨大神经纤维瘤(图 5-4);生长于狭小腔道(如颅腔、椎管)内的肿瘤或显示功能的肿瘤(如内分泌系统的肿瘤)则一般较小。良性肿瘤生长缓慢,生长时间长,临床表现较少,有机会长得很大。而恶性肿瘤一般生长迅速,出现明显的临床表现,短期内即可转移和致死,没有足够的时间生长,故一般长得不大。

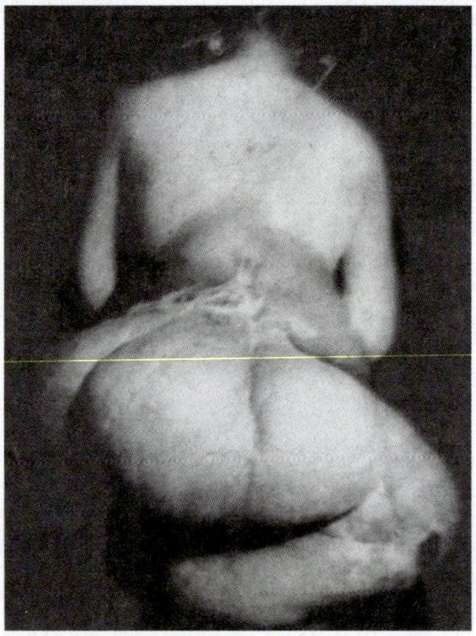

图 5-4 腰骶部巨大神经纤维瘤

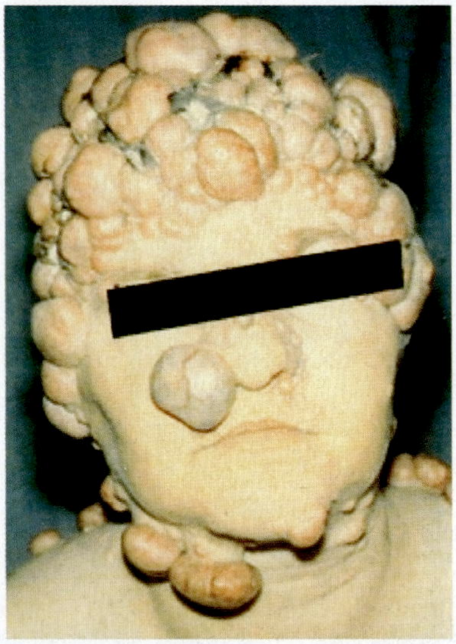

图 5-3 头巾瘤(多发性真皮小汗腺圆柱瘤)

3. 肿瘤的颜色 颜色取决于构成肿瘤的组织、细胞及其产物。良性肿瘤的颜色一般接近其来源的正常组织,如血管瘤多呈红色或紫红色,纤维瘤呈灰白色。恶性肿瘤的切面多呈灰白或灰红色,但可因其含血量多少、有无变性、坏死、出血以及是否含有色素等而呈现各种不同色彩。有时可从肿瘤的色泽大致推测其为何种肿瘤,如血管瘤多呈红色,脂肪瘤呈黄色,黑色素瘤多呈黑褐色(图 5-5),绿色瘤呈绿色等。肿瘤发生继发性改变时,可呈不同颜色,如坏死呈灰黄色,出血呈暗红色,黏液变性呈灰白色胶冻状。

4. 肿瘤的硬度 肿瘤硬度与肿瘤种类、瘤细胞与间质的比例及有无变性坏死等有关,一般较周围正常组织硬,如骨瘤质硬,脂肪瘤质软。瘤细胞多于间质的肿瘤一般较软,如乳腺髓样癌;反之,则较硬,如乳腺硬癌。瘤组织发生坏死、液化或囊性变时变软,有钙盐沉着(钙化)或骨质形成(骨化)时变硬。

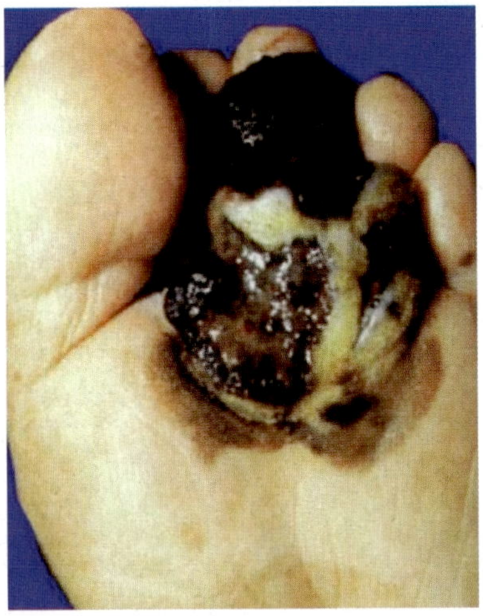

图 5-5 黑色素瘤

（二）肿瘤的组织结构

肿瘤的镜下组织形态虽然多种多样，但一般情况下任何一个肿瘤组织的成分都可分为实质和间质两部分（图 5-6），绒毛膜癌和白血病除外。

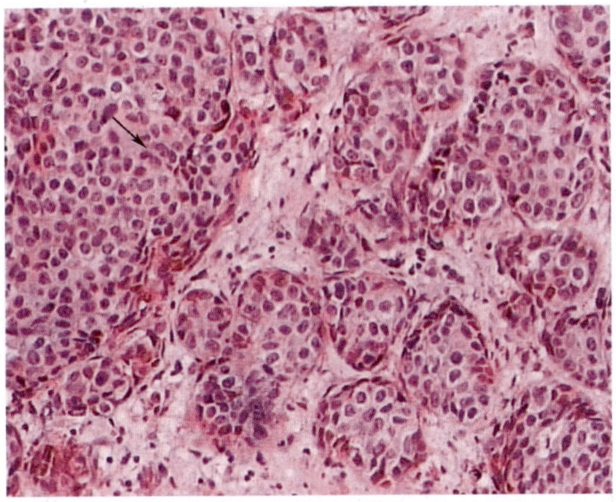

图 5-6 肿瘤的实质和间质
乳腺髓样癌实质（↑）即癌细胞，呈团状排列，间质由少量纤维组织构成

1. 实质（parenchyma） 实质是肿瘤细胞的总称，为肿瘤的主要成分和特异性成分，肿瘤的生物学性质以及每种肿瘤的特殊性主要由肿瘤的实质决定。通常根据肿瘤的实质细胞形态来识别各种肿瘤的组织来源（histogenesis），进行肿瘤的分类、命名和组织学诊断，并根据其分化程度和异型性大小来确定肿瘤的良、恶性和恶性肿瘤的恶性程度。不同的肿瘤具有不同的实质，如纤维肉瘤的实质为异常增生的成纤维细胞（图 5-7）；皮肤鳞状细胞癌的实质为异常增生的鳞状细胞等。大多数肿瘤只有一种实质成分（即含一种肿瘤细胞），但少数肿瘤可以含有两种或多种实质成分（即含两种或两种以上的肿瘤细胞），如乳腺纤维腺瘤含有纤维组织和腺体两种实质成分；畸胎瘤含有三个胚层来源的多种实质成分等。

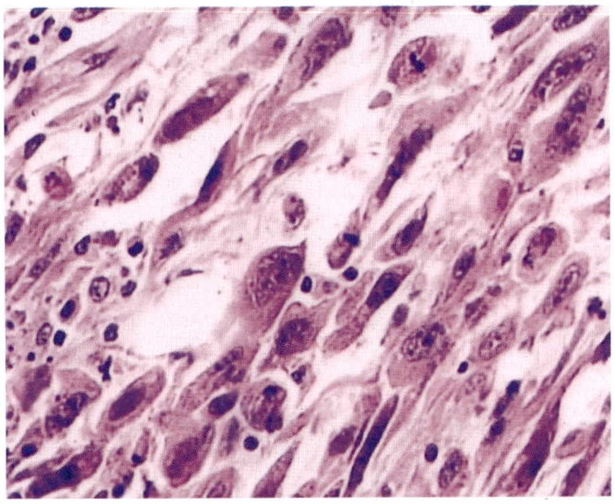

图 5-7 肿瘤组织结构
纤维肉瘤的实质为异常增生的成纤维细胞。肿瘤实质反映肿瘤起源，良、恶性和分化程度，而不同肿瘤的间质都相同

2. 间质（mesenchyma，stroma） 一般由结缔组织和血管组成，可有淋巴管，对肿瘤实质起支持和营养作用。肿瘤间质不具特异性，不同肿瘤的间质只有量的差异，没有质的差别。通常生长缓慢的肿瘤，其间质血管较少；而生长迅速的肿瘤，其间质血管较多。肿瘤间质内常有数量不等的淋巴细胞、浆细胞和巨噬细胞浸润，这是机体对肿瘤组织的免疫反应。在肿瘤结缔组织间质中有肿瘤相关成纤维细胞（tumor-associated fibroblast，TAF）通过多种细胞信号通路与肿瘤细胞间发生相互作用，在肿瘤生长、浸润和转移方面发挥重要作用。还有肌成纤维细胞（myofibroblast），此种细胞的增生、收缩和形成胶原纤维包绕肿瘤细胞，可能对肿瘤细胞的运动和浸润过程有限制作用；同时也可能与引起乳腺癌所致乳头回缩，食管癌及肠癌所致管壁僵硬和狭窄等有关。

二、肿瘤的分化与异型性

肿瘤无论在组织结构和细胞形态上，都与其来源的正常组织有不同程度的差异，这种差异称为异型性（atypia）。异型性是肿瘤细胞分化障碍在形态学上的表现，肿瘤异型性的大小反映了肿瘤组织的分化成熟程度。分化（differentiation）在胚胎学中指幼稚或原始细胞发育成为成熟细胞的过程，在肿瘤学中则是指肿瘤细胞和组织与其来源的正常细胞和组织的相似程度。肿瘤的异型性与分化程度刚好相反，肿瘤的异型性越小，则与其来源的正常细胞和组织越相似，肿瘤组织（细胞）分化程度就越高，恶性程度就越低；反之，肿瘤的异型性越大，则与其来源的正常组织细胞差异越大，肿瘤组织（细胞）分化程度就越低，恶性程度就越高。识别肿瘤异型性大小是区别肿瘤性增生和非肿瘤性增生，诊断良、恶性肿瘤以及判断恶性肿瘤的恶性程度高低的主要组织学依据。

有的恶性肿瘤主要由未分化细胞构成，称为间变性肿瘤(anaplastic tumor)。间变(anaplasia)一词的原意是指“退性发育”，即去分化。去分化指已分化的成熟细胞和组织倒退分化，返回原始的幼稚状态。在现代病理学中，间变指的是恶性肿瘤细胞缺乏分化的状态，异型性显著。间变的肿瘤细胞具有明显的多形性(pleomorphism)，即瘤细胞彼此大小和形状上有很大变异。因此，有时很难确定其组织来源。

(一) 肿瘤组织结构的异型性

肿瘤的组织结构异型性是指肿瘤组织在空间排列方式上(包括细胞的极性即方向性、排列的结构及其与间质的关系等方面)与其来源的正常组织的差异，表现在一定程度上失去起源组织正常有序的排列结构、层次或极向。良、恶性肿瘤都有不同程度的组织异型性。由于良性肿瘤的细胞异型性不明显，一般与其来源的正常细胞相似，因此诊断良性肿瘤的主要依据是其组织异型性。如子宫平滑肌瘤的瘤细胞和正常子宫平滑肌细胞很相似，只是其排列与正常组织不同，呈编织状，腺瘤表现为腺体的数目增多，大小及形态不一致等(图 5-8)。恶性肿瘤组织异型性明显，失去正常的组织结构，瘤细胞排列紊乱，层次增多或极性丧失。如从纤维组织发生的恶性肿瘤——纤维肉瘤，瘤细胞很多，且大小不等，胶原纤维很少，排列更紊乱，与正常纤维组织的结构相差较远。从腺上皮发生的恶性肿瘤腺癌，其腺体大小不等且形状不规则，腺上皮细胞排列紊乱，极性丧失，紧密重叠或呈多层，并可有乳头状增生或排列成不规则的实性细胞巢。

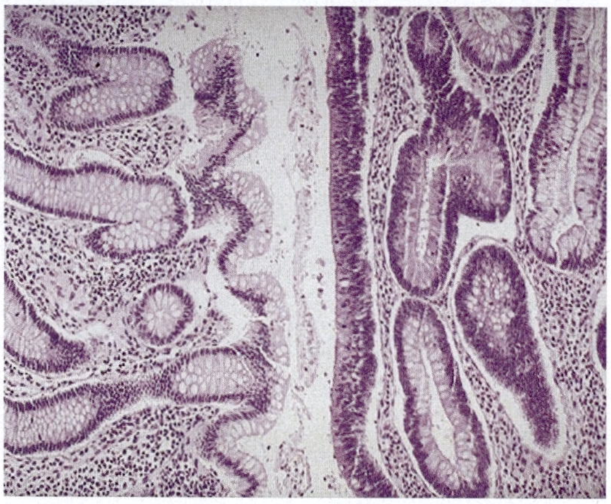

图 5-8 肿瘤组织的异型性

右侧腺瘤腺体不规则，细胞层次增多，排列紊乱，左侧为正常腺体

(二) 肿瘤细胞的异型性

良性肿瘤细胞分化程度高，细胞异型性小，一般与其来源的正常细胞相似。恶性肿瘤细胞分化程度低，常具有明显的异型性，表现为以下特点：

1. 肿瘤细胞的多形性 肿瘤细胞的多形性是指瘤细胞彼此在大小、形态方面极不一致，存在很大差异。恶性肿瘤细胞一般比其起源的正常细胞大，且大小不等、形态各异，有时出现瘤巨细胞(tumor giant cell)，如多形性横纹肌肉瘤(图 5-9)、骨肉瘤。也有少数分化很差的肿瘤，其瘤细胞较正常细胞小，大小也较一致，多为圆形，如肺小细胞癌。

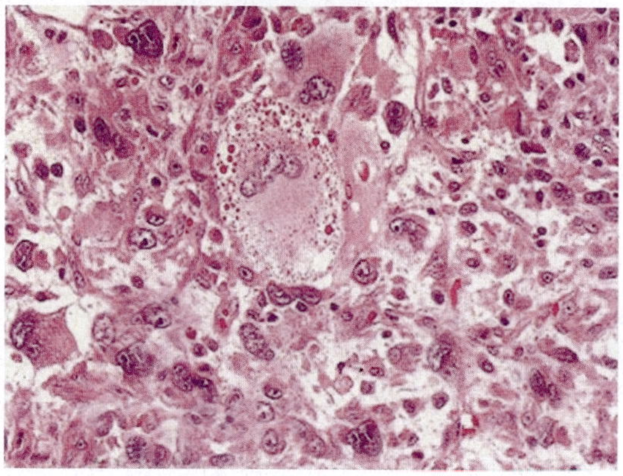

图 5-9 肿瘤细胞的异型性

横纹肌肉瘤，瘤细胞大小不等，形态多样

2. 肿瘤细胞核的多形性 胞核异型性是恶性肿瘤细胞最重要的形态特征。恶性肿瘤细胞核的体积明显增大(核肥大)，胞核与胞质的比例较正常增大(核浆比正常为 1∶4～6，恶性肿瘤细胞则接近 1∶1)；核大小、形状不一，可出现双核、多核、巨核或奇异形核；核染色加深(由于核内 DNA 增多)，染色质增粗呈颗粒状，分布不均匀，常堆积在核膜下，使核膜显得增厚；核分裂象常增多，特别是出现不对称性、多极性及顿挫性等病理性核分裂象时，对诊断恶性肿瘤具有重要意义(图 5-10)；核仁肥大，数目也增多(可达 3～5 个)。核的异常改变多与染色体的多倍体和非整倍体改变有关。

3. 肿瘤细胞质的改变 恶性肿瘤细胞的胞质内由于核蛋白体增多而多呈嗜碱性。有些肿瘤细胞可产生异常分泌物或代谢产物而具有不同特点，如激素、黏液、糖原、脂质、角质和色素等，有助于识别其组织来源。

上述肿瘤细胞的异型性，特别是细胞核的异型性常为恶性肿瘤的重要形态特征。病理诊断中常根据肿瘤组织细胞的异型性大小来判断肿瘤的良、恶性，而根据肿瘤组织细胞与起源组织细胞在形态结构、代谢功能上的相似性来判断肿瘤的组织来源。如胞质内的特异性产物有助于查找肿瘤的组织来源，产生胆色素的肿瘤起源于肝细胞，而角化的肿瘤则起源于鳞状细胞。

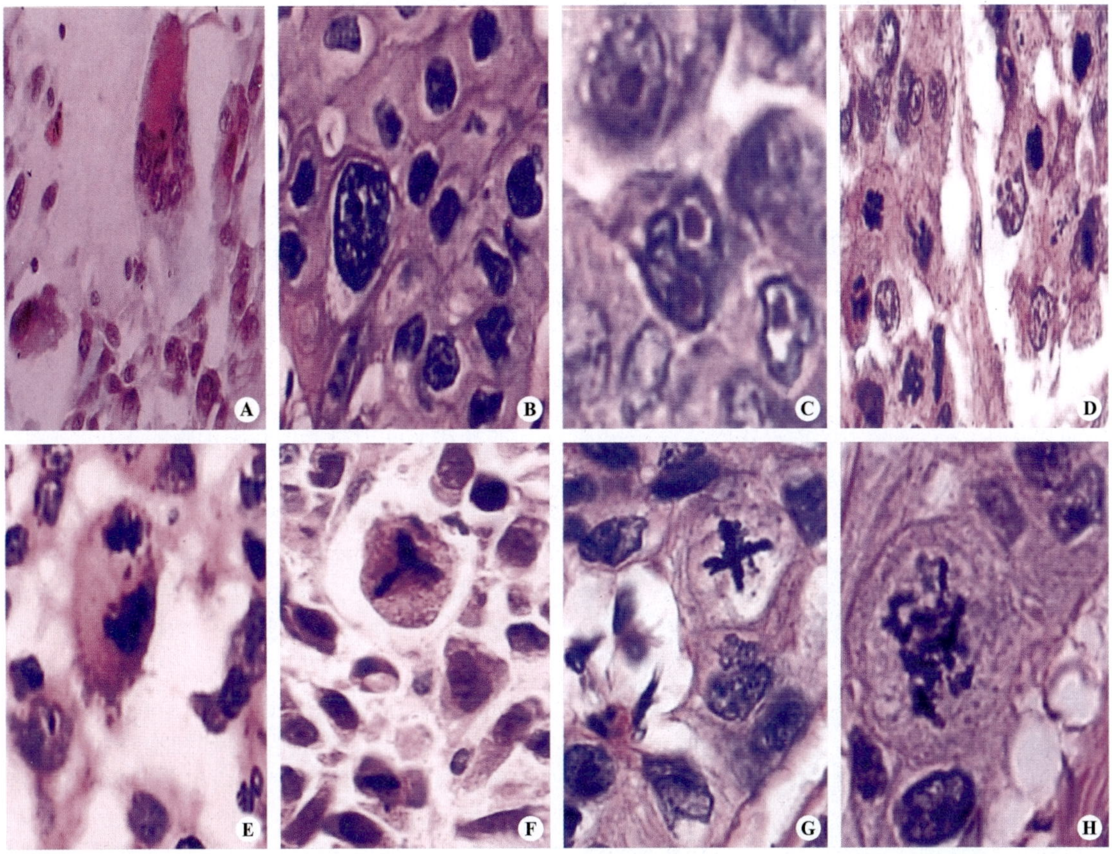

图 5-10 肿瘤细胞核的异型性

A. 多核瘤巨细胞；B. 核大深染，染色质增粗；C. 核仁增大；D. 核分裂象多见；E～H. 病理性核分裂：E. 不对称性核分裂；F. 多极核分裂；G. 多极核分裂；H. 顿挫性核分裂

（三）肿瘤细胞超微结构的改变

电镜下，可以观察到肿瘤细胞胞质内一些提示肿瘤来源或分化方向的细胞器。如神经内分泌肿瘤中的神经内分泌颗粒（neuroendocrine granule），鳞状细胞癌中的张力原纤维（tonofilament）和桥粒（desmosome），平滑肌源性肿瘤中的肌微丝（myofilament）和密体（dense body）等。超微结构对判断肿瘤的起源有一定作用，尤其在鉴别癌和肉瘤、鳞癌和腺癌以及黑色素瘤的诊断上有较大作用。但目前尚未发现可以区别良、恶性肿瘤的特殊超微结构改变。

［案例 5-1 分析讨论］

（1）本病最可能的诊断是黑色素瘤（melanoma），又称恶性黑色素瘤，是一种能产生黑色素的高度恶性肿瘤。

（2）黑色素瘤多见于 30 岁以上成年人，多发生于皮肤，也可发生于黏膜和内脏器官。可以一开始即为恶性，但通常由交界痣恶变而来。肉眼观，肿瘤突出于皮肤表面，多呈黑色，与周围组织界限不清。镜下观，黑色素瘤组织结构呈多样性，瘤细胞可呈巢状、条索状或腺泡样排列。瘤细胞可呈多边形或梭形，核大，常有粗大嗜酸性核仁。胞质内可有黑色素颗粒。电镜下，瘤细胞胞质内含有少数典型的黑色素小体（melanosome）或前黑色素小体（premelanosome）。黑色素瘤预后多数较差，晚期可有淋巴道及血道转移。

第三节 肿瘤的生长和扩散

具有局部浸润和远处转移能力是恶性肿瘤最重要的生物学特性，也是恶性肿瘤威胁患者健康与生命的主要原因。因此，对肿瘤生长与扩散的生物学特性研究已成为肿瘤病理学的重要内容。

一、肿瘤生长的生物学

细胞遗传学研究证实肿瘤性增生为单克隆性增生，即肿瘤多是由一个转化细胞不断增生繁衍形成的。如 B 细胞来源的淋巴瘤的瘤细胞只产生一种免疫球蛋白的轻链 κ 或 λ 轻链，而反应性 B 细胞增生则产生 κ 和 λ 两种轻链。恶性肿瘤的自然生长史可分为四个阶段：正常细胞的恶性转化（trasformation）—转化细胞的克隆性增生—局部浸润—远处转移。在此过程中，恶性转化细胞的内在生物学特点（如肿瘤细胞的生长分数和肿瘤细胞的丢失）和宿主对肿瘤细胞或其产物的反应（如肿瘤血管的生成）共同影响肿瘤的生长与演进。

（一）肿瘤生长的动力学

各种肿瘤的生长速度有较大差别，成熟程度高、分化好的良性肿瘤生长缓慢，可长达几年甚至十几年。但短期内生长突然加快，应考虑有恶变的可能。成熟程度低、分化差的恶性肿瘤生长较快，短期内即可形成明显肿块，并且由于血管形成和营养供应相对不足，易发生坏死、出血等继发改变。肿瘤细胞的生长速度与以下三个因素有关：

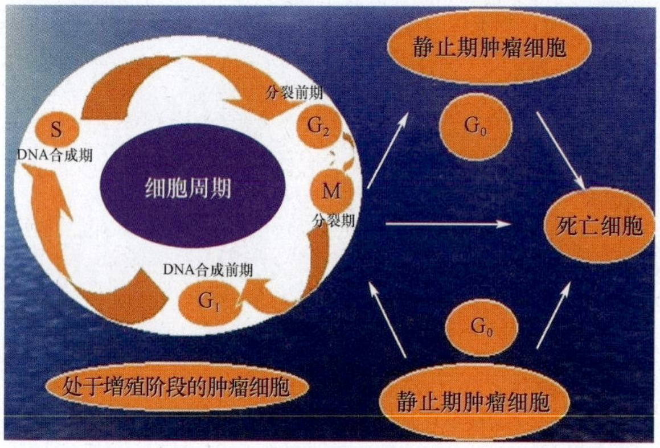

图 5-11 细胞周期与肿瘤细胞生长分数

1. 肿瘤细胞倍增时间（doubling time） 指肿瘤细胞数量增多 1 倍所需的时间。恶性转化细胞的生长周期与正常细胞一样分为 G_0、G_1、S、G_2 和 M 期。多数恶性肿瘤细胞的倍增时间并不比正常细胞（24～48 小时）短，而是与正常细胞相似或比正常细胞更长。因此，恶性肿瘤的生长速度快并不是由于其细胞倍增时间缩短所致。

2. 生长分数（growth fraction） 指肿瘤细胞群体中处于增殖阶段（S 期＋G_2 期）的细胞比例。生长分数越大，肿瘤生长越迅速；反之，则生长缓慢。在细胞恶性转化初期，绝大多数细胞处于复制期，所以生长分数很高。但随着肿瘤的持续生长，不断有瘤细胞发生分化而离开增殖阶段，使大多数肿瘤细胞处于 G_0 期（图 5-11）。即使是生长迅速的肿瘤，如肺小细胞癌，其生长分数也只占 20％左右。目前，多数化学抗癌药是针对增殖期的细胞，因此生长分数大的肿瘤对化疗药更敏感，而生长分数低的实体瘤（如结肠癌），对化疗不够敏感。

3. 瘤细胞生成与丢失 一个肿瘤细胞群体中，既有新细胞生成，同时又有细胞因凋亡和坏死而丢失，两者之间的平衡状态直接影响肿瘤组织的生长速度，肿瘤是否不断长大及长大的速度主要取决于瘤细胞生成大于丢失的程度。在生长分数相对较高的肿瘤（如肺小细胞癌），瘤细胞生成远大于丢失，其生长速度比生成稍大于丢失的肿瘤（如结肠癌）快得多。

（二）肿瘤血管生成（tumor angiogenesis）

肿瘤血管生成是指实体性肿瘤在机体内诱导形成新生血管的现象。肿瘤的初始阶段无血管，其营养主要靠弥散方式获得。临床与动物实验证实，如果没有新生血管形成来供应营养，肿瘤长到 1～2mm 直径或厚度时（10^7 个细胞左右）将不再增大。因此，诱导血管生成的能力是恶性肿瘤细胞能否生长、浸润和转移的前提之一。当肿瘤长到 1～2mm 直径时，就伴有血管的新生即肿瘤血管形成。肿瘤血管生成能力的启动不仅导致肿瘤细胞数的迅速增加，而且增加了肿瘤转移的危险性。新生血管对肿瘤生长转移具有重要意义，一是获得营养和氧气供应；二是新生血管内皮细胞可分泌多肽生长因子，如胰岛素样生长因子（insulin-like growth factors，IGFs）和血小板源性生长因子（PDGF）等，刺激周围肿瘤细胞的生长；三是为肿瘤转移提供有利条件，肿瘤内部新生的毛细血管形状不规则，更加扭曲，而且不完整。

肿瘤血管生成受血管生成因子（angiogenesis factor）和抗血管生成因子的调控。肿瘤细胞和周围的炎性细胞（主要是巨噬细胞）能产生多种血管生成因子，如血管内皮生长因子（VEGF）、碱性纤维母细胞生长因子（b-FGF）、转化生长因子 α（TGF-α）、血小板源性生长因子（PDGF）和肿瘤坏死因子 a（TNF-α）等，它们能通过其受体与相应的靶细胞结合，有增加内皮细胞的化学趋向性（趋化性）、促进血管内皮细胞分裂和毛细血管出芽生长、诱导蛋白溶解酶生成和有利于内皮细胞芽穿透基质等功能。肿瘤细胞不仅可以产生血管生成因子，也可以诱导多种抗血管生成因子形成。野生型 p53 基因可以诱导血小板反应蛋白 1（thrombospondin 1）的形成从而下调 VEGF 的产生，抑制肿瘤血管形成。此外还发现血管抑素（angiostatin）、内皮抑素（endostatin）和脉管抑素（vasculostatin）等也具有潜在抑制血管形成的作用。动物实验表明，给予荷瘤小鼠内皮抑素可使肿瘤缩小。因此，抑制肿瘤血管生成已成为肿瘤治疗的一个新途径。

（三）肿瘤的演进与异质化

恶性肿瘤在生长过程中变得越来越富有侵袭性和获得更大恶性潜能的现象称为肿瘤的演进（progression），包括生长速度加快、浸润周围组织和远处转移等。这些生物学现象的出现主要与肿瘤异质化（heterogeneity）有关。肿瘤的异质化是指由一个克隆来源的肿瘤细胞群在生长过程中形成在侵袭能力、生长速度、对激素的反应、对抗癌药物的敏感性等方面有所不同的亚克隆的过程。肿瘤为单克隆起源，但在生长过程中可能有附加的基因突变作用于不同的瘤细胞，使瘤细胞的亚克隆(指单克隆瘤细胞的后代)获得不同的特性。肿瘤在生长过程中能保留那些适应存活、生长、浸润、转移及耐药等的亚克隆，使其生物学行为更加具有侵袭性。

[案例 5-2]

患者，男性，56 岁。因咳嗽、呼吸急促入院，发现右侧胸腔积液 1 周，行胸腔穿刺 6 小时后死亡。尸检见右侧胸膜广泛粘连，胸腔有茶色液体 500ml，胸膜脏层和壁层表面有多个 0.5～3cm 大小不等的结节，质地较硬，同侧下肺叶的外周部见 1 个直径 4cm 灰白色硬脆的肿块，边界不清楚，同侧肺门淋巴结肿大粘连。镜下观，肺部肿瘤细胞排列紊乱，呈不规则巢状，细胞大，且大小不等，胞质丰富，核大深染，见多核及畸形核，有较多的病理性核分裂，间质为少量纤维结缔组织。右侧肺门淋巴结结构被肿瘤破坏，肿瘤的镜下特点与肺部包块相似，胸膜和膈肌表面的肿瘤镜下结构也相似。

[问题]

(1) 本病的诊断是什么？为何右侧肺门淋巴结增大？

(2) 为何右侧胸膜和膈肌表面出现多个结节？右侧胸腔积液是如何引起的？

二、肿瘤的生长方式和扩散

(一) 肿瘤的生长方式

1. 膨胀性生长(expansive growth) 发生于深部组织的良性肿瘤的生长方式(growth pattern)。肿瘤缓慢生长而不侵袭周围组织，随着瘤体不断增大，宛如逐渐膨胀的气球，推开或挤压周围组织。肿瘤多呈结节状、分叶状，周围常形成完整包膜(图5-12A)，界限清楚，可推动。肿瘤容易手术摘除，术后不易复发。对周围组织的影响主要是挤压和阻塞，一般不明显破坏器官的结构和功能。

2. 浸润性生长(infiltrating growth) 为大多数恶性肿瘤的生长方式。肿瘤迅速生长，像树根长入泥土样连续地侵入并破坏周围组织(图 5-12B)、血管、淋巴管或神经(图 5-12C)，常无明显界限，无包膜。肿瘤固定不活动，手术不易切净，术后易复发，故手术切除范围应扩大。浸润性生长是诊断恶性肿瘤的重要指征之一，也是造成肿瘤转移的基础。

3. 外生性生长(exophytic growth) 发生于体表、体腔或管道器官(如消化道、泌尿道等)表面的肿瘤，常向表面生长，形成乳头状、息肉状、蕈状或菜花状肿物。良、恶性肿瘤都可呈外生性生长，良性肿瘤为单纯的外生性生长(图 5-12D)，而恶性肿瘤为外生浸润性生长(图 5-12E)，即恶性肿瘤在向表面呈外生性生长的同时，其基底部往往呈浸润性生长，而且常由于其生长迅速，血液供应不足，易发生坏死脱落而形成火山口状的恶性溃疡(图 5-12F)。

(二) 肿瘤的扩散

肿瘤扩散(spread of tumor)是恶性肿瘤的生物学特性之一，扩散方式包括直接蔓延和转移两种，均以浸润性生长为基础。

1. 直接蔓延(direct spread，也称侵袭，invasion) 是指恶性肿瘤连续不断地浸润和破坏周围组织器官的生长状态。随着恶性肿瘤不断长大，肿瘤组织可连续地沿着组织间隙、淋巴管、血管或神经束衣侵袭、破坏邻近正常器官和组织，并继续生长。如晚期子宫颈癌可向前蔓延到膀胱，向后蔓延到直肠；晚期乳腺癌可穿过胸肌和胸腔蔓延至肺脏。直接蔓延可导致肿瘤扩大，造成癌性粘连，并为转移创造了条件。

2. 转移(metastasis) 恶性肿瘤细胞从原发部位侵入淋巴管、血管或体腔，被带到他处继续生长，形成与原发瘤同样类型肿瘤的过程称为转移，所形成的肿瘤称为转移瘤(metastatic tumors)或继发瘤(secondary tumors)，常见的转移途径有以下三种：

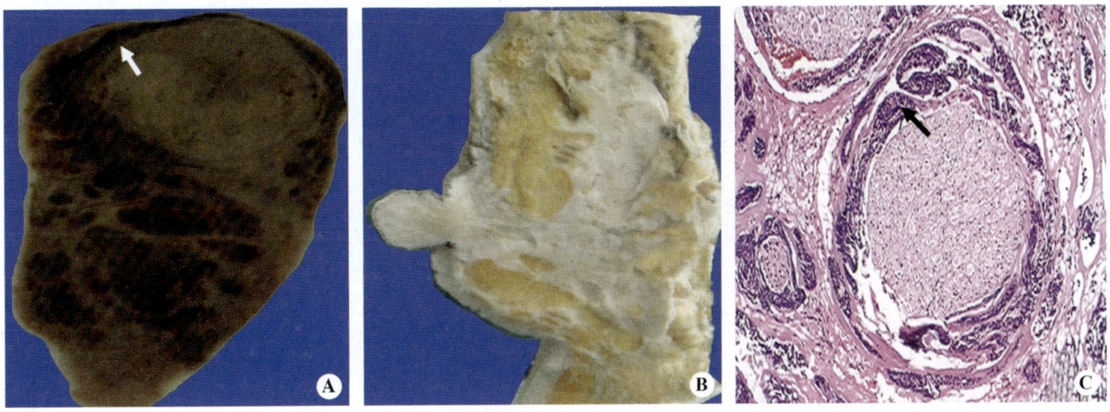

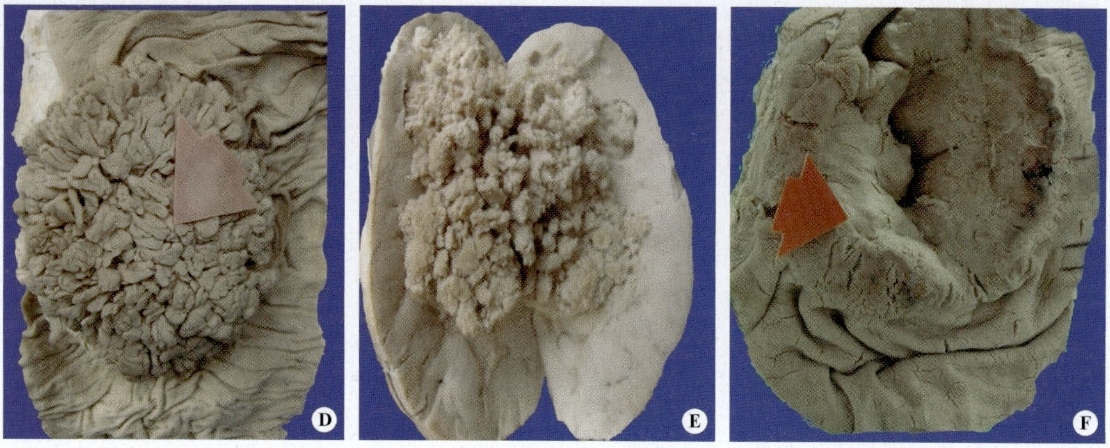

图 5-12 肿瘤的生长方式

A. 膨胀性生长(甲状腺腺瘤呈圆形,↑示包膜);B. 浸润性生长(乳腺癌呈树根状);C. 浸润性生长,↑示恶性肿瘤侵袭外周神经;D. 外生性生长,结肠腺瘤向腔面生长呈绒毛状;E. 外生浸润性生长,肾盂乳头状癌表面呈乳头状,底部浸润肾实质;F. 外生浸润性生长,胃癌组织坏死脱落形成火山口状溃疡

(1) 淋巴道转移(lymphatic metastasis):是癌最常见的转移方式。癌细胞侵入淋巴管后,随淋巴液首先到达局部淋巴结,聚集于边缘窦,继续生长发展为淋巴结内转移癌(图 5-13)。如乳腺癌常首先转移到同侧腋窝淋巴结;肺癌首先转移到肺门淋巴结。癌组织进入淋巴结后,首先到达边缘窦,自边缘开始生长,逐渐累及整个淋巴结,受累的淋巴结逐渐增大、变硬,切面呈灰白色。有时由于瘤组织侵及被膜而使多个淋巴结相互融合成团块。局部淋巴结转移后,可顺淋巴液引流方向继续转移至下一站的淋巴结,依次累及远处各组淋巴结,最终可经胸导管进入血流,进而再继发血道转移。有时因局部淋巴窦或淋巴管阻塞,有的肿瘤可发生逆行转移(troisier sign)或越过引流淋巴结发生跳跃式转移(skip metastasis)。在临床上最常见的癌转移淋巴结是左锁骨上淋巴结(Virchow 淋巴结),系胸腹盆腔的恶性肿瘤(肺癌和胃癌等)经淋巴道转移至胸导管时,胸导管颈静脉入口阻塞使淋巴液逆流引起左侧锁骨上淋巴结的转移肿大。

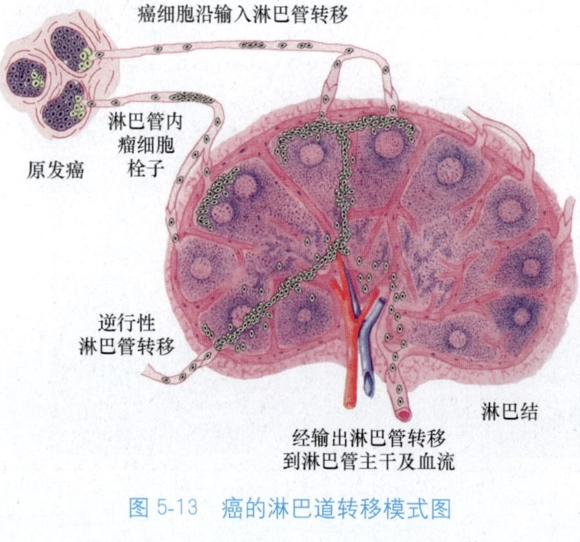

图 5-13 癌的淋巴道转移模式图

(2) 血道转移(hematogeneous metastasis):是肉瘤最常见的转移途径,晚期癌、未分化癌、绒癌、黑色素瘤及富含薄壁血管的肝癌和肾癌等也易经血道转移。恶性肿瘤细胞侵入血管后随血流到达其他器官停留并生长,形成转移瘤。瘤细胞多经毛细血管与小静脉直接入血,也可经淋巴管一胸导管或经淋巴—静脉通路入血。进入血管的瘤细胞常与纤维蛋白及血小板共同黏聚成团,形成瘤栓(tumor embolus),可栓塞在靶器官的小血管内,由此介导内皮细胞发生变性,肿瘤细胞可自内皮损伤处或内皮之间穿出血管,进入组织内生长,形成转移瘤。血道转移的途径与栓子运行途径相同,即全身的各种恶性肿瘤细胞均可进入体循环静脉经右心到肺,在肺内形成转移瘤,如绒癌的肺转移;肺癌或肺内转移瘤的瘤细胞可进入肺静脉,经左心随主动脉血流到达全身各器官形成转移瘤,如肺癌的脑、骨转移;胃肠系统的恶性肿瘤细胞常侵入门静脉系统,首先发生肝转移,如胃癌、肠癌的肝转移;胸、腰、盆腔的恶性肿瘤细胞侵入与脊椎静脉丛(Baston 椎静脉系统)有吻合支的静脉内,可引起脊椎及脑转移,如前列腺癌可通过该途径转移至脊椎,进而转移到脑,可不伴肺的转移。

转移瘤的形态学特点是多个,边界清楚,散在分布,常为圆形(图 5-14)。同批转移的大小相近,多接近器官表面。转移至脏器表面时,由于瘤结节中央坏死、出血而下陷,使脏器表面呈"肚脐样"凹陷,称为"癌脐"。

血道转移可见于许多器官,最常见的转移部位是肺,其次是肝和骨。故临床上恶性肿瘤患者必须做肺、肝和骨的影像学检查,判断有无血道转移,确定临床分期和治疗方案。

(3) 种植性转移(transcoelomic metastasis):当体腔内器官的恶性肿瘤细胞侵袭器官浆膜表面时,瘤细

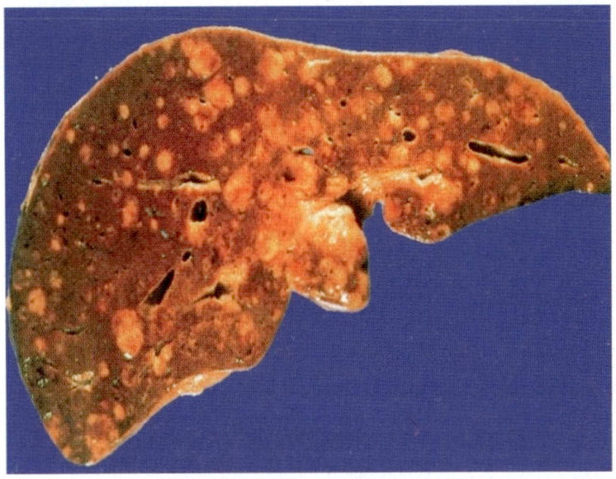

图 5-14 血道转移
肝内多个大小不等、圆形、边界清楚的灰白色转移瘤结节

胞可脱落，并像播种一样种植在体腔内各器官的表面，继续生长形成转移瘤，这种转移方式称为种植性转移。如晚期胃癌突破浆膜后，可在大网膜（图 5-15）、腹膜、腹腔和盆腔脏器表面形成广泛的种植性转移。胃黏液癌突破浆膜后种植到双侧卵巢所形成的转移性黏液癌称为 Krukenberg 瘤。肺癌常在胸腔形成广泛的种植性转移。脑部恶性肿瘤，如小脑的髓母细胞瘤亦可经过脑脊液转移到脑的其他部位，形成种植性转移。种植性转移常伴有血性体腔积液和脏器间的癌性粘连，积液内含有脱落的癌细胞，可供细胞学检查。值得注意的是，手术穿刺等如操作不慎也可造成医源性种植（implantation），应尽量避免。

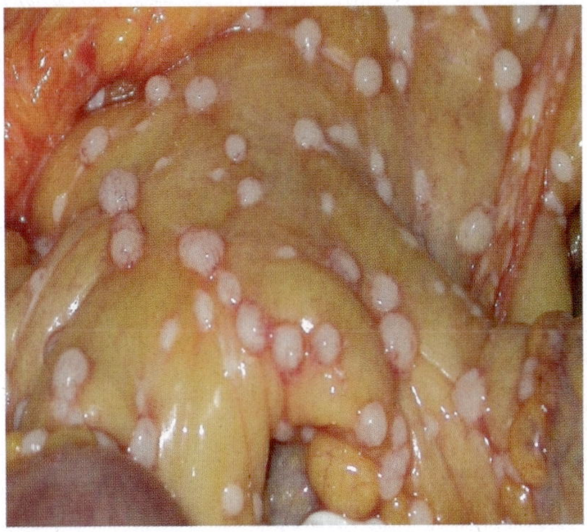

图 5-15 种植性转移
大网膜表面多个散在的灰白色转移癌结节

[案例 5-2 分析讨论]

（1）本病例诊断是肺癌。肺癌是男性最常见的恶性肿瘤，40 岁以上多见。本例肺癌发生于外周部，组织结构异型性表现为肿瘤细胞排列紊乱，呈不规则巢状；细胞异型性表现为细胞大，且大小不等，核大深染，见多核及畸形核，有较多病理性核分裂。本例肺癌恶性程度高，经淋巴道转移到同侧肺门淋巴结，使淋巴结结构被破坏，肿大。转移瘤与原发瘤的镜下特点相似。

（2）由于肺癌靠近外周部，破坏肺膜而发生胸腔的种植性转移，在胸膜的脏壁两层表面和膈肌表面形成多个转移瘤结节。因浆膜下淋巴管或毛细血管被瘤栓阻塞，或胸膜受恶性肿瘤刺激，使毛细血管通透性增加而漏出增多，加上恶性肿瘤细胞破坏血管引起出血，故引起右侧胸腔血性（茶色）积液。

（三）恶性肿瘤的侵袭和转移机制

恶性肿瘤侵袭和转移的机制十分复杂，目前尚未完全阐明，但已知是由一系列步骤组成的连续复杂过程，具有侵袭能力的亚克隆瘤细胞和肿瘤血管生成对肿瘤的局部侵袭和转移起重要作用。目前认为肿瘤细胞同质型黏附力降低，瘤细胞就易自瘤体分离；肿瘤细胞异质型黏附力增加，导致瘤细胞与细胞外基质、内皮细胞和基膜等的黏附力增加，启动侵袭过程；细胞外基质的降解为瘤细胞侵袭和出入脉管扫清障碍；瘤细胞具有阿米巴样运动能力，使瘤细胞不断侵袭、扩散，还有某些肿瘤转移相关基因的异常表达等因素都与肿瘤的扩散有关。现以上皮源性恶性肿瘤为例，简述其侵袭和转移机制。

1. 局部侵袭 正常上皮细胞之间通过各种细胞黏附分子（cell adhesion molecules，CAMs），如上皮钙黏素（E-cadherin），彼此黏着在一起。局部侵袭发生时（图 5-16），第一步是由细胞黏附分子介导的肿瘤细胞彼此之间的黏着力减少而分离（detachment）；第二步是癌细胞与基膜紧密附着（attachment），癌细胞表面有较多被称为整合素（integrin）的黏附分子（受体），与基膜的配体结合使癌细胞更容易与基膜黏附，如整合素 VLA-6（受体）能与基膜的层黏连蛋白（laminin，Ln）（配体）结合而使癌细胞更容易附着在基膜上；第三步是细胞外基质（ECM）的降解（degradation），ECM 的成分如 LN、纤维黏连蛋白（fibronectin，FN）、蛋白多糖和Ⅳ型胶原纤维可被癌细胞直接分泌的蛋白溶解酶（包括基质金属蛋白酶、Ⅳ型胶原酶、尿激酶型纤溶酶原激活物、组织蛋白酶 D 等）溶解，使基膜产生局部缺损，以利于癌细胞通过；第四步是癌细胞的移出（migration），癌细胞借助于自身的阿米巴运动通过被溶解的基膜缺损处游出。近来发现，肿瘤细胞产生的自分泌移动因子（autocrine motility factor），可介导癌细胞的移动。癌细胞穿过基膜后，溶解结缔组织，在间质中移动，其降解产物还可促进血管生成和肿瘤生长。到达毛细血管时，重复上述方式穿过血管的基膜进入血管内。

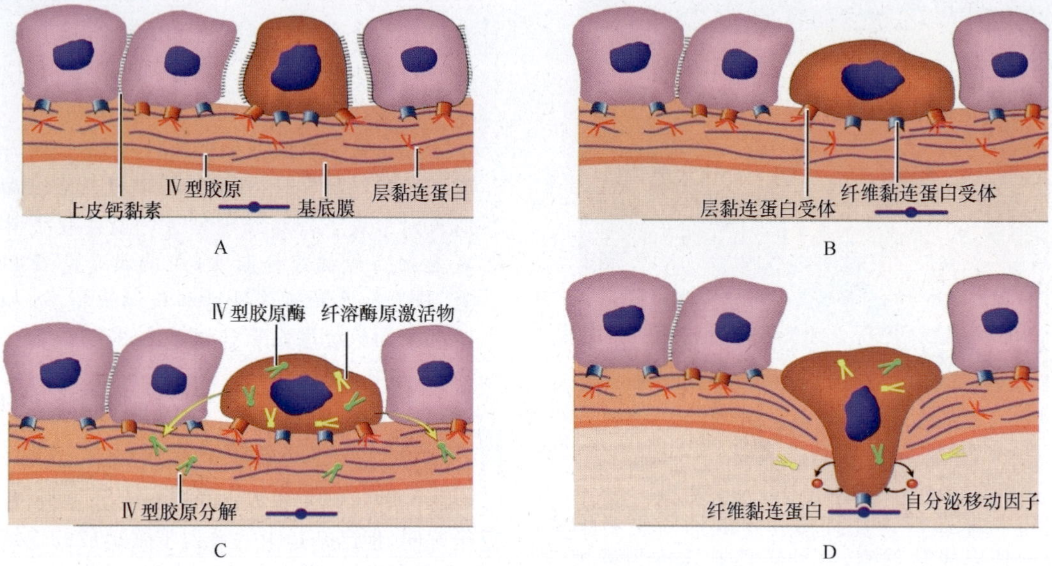

图 5-16　恶性肿瘤发生局部浸润的机制模式图

A. 细胞间连接的分离；B. 附着；C. 降解；D. 移出

2. 血道播散　进入血管的单个癌细胞绝大多数被机体的自然杀伤细胞消灭，但是被纤维蛋白和血小板凝集成团的癌细胞形成的癌栓，则不易被消灭，并可与栓塞处的血管内皮细胞黏附，然后以前述机制穿过血管内皮和基膜，形成新的转移灶（图 5-17）。由于肿瘤的异质化，具有高侵袭性的瘤细胞亚克隆更容易形成广泛的血行播散。

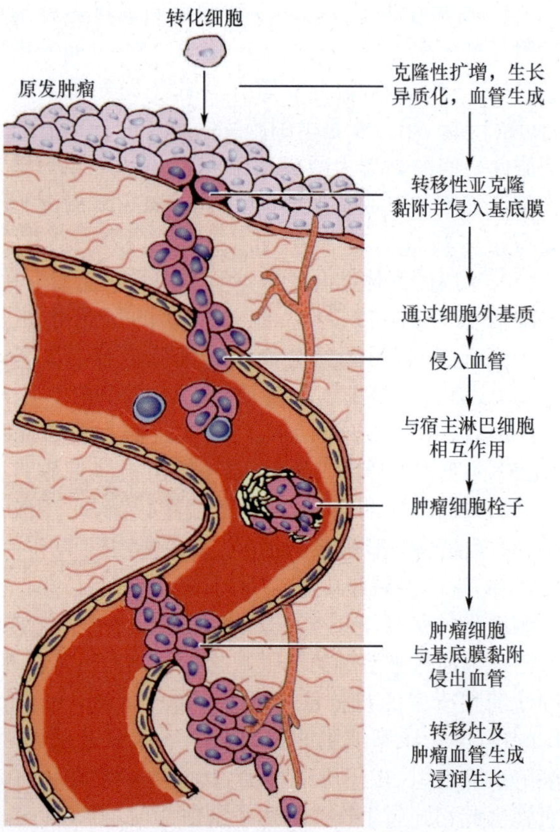

图 5-17　恶性肿瘤细胞局部侵袭和血道转移机制示意图

肿瘤血道转移的部位和器官分布除与原发瘤的解剖学定位和血流方向有关外，还具有一定的亲和性。如肺癌易转移到肾上腺和脑；甲状腺癌、肾癌和前列腺癌易转移到骨；乳腺癌常转移到肺、肝、骨、卵巢和肾上腺等。肿瘤转移的这种嗜器官性可能有以下原因：①这些器官微血管内皮上的配体能与进入血循环的癌细胞表面黏附分子（如血管细胞黏附分子）特异性结合；②靶器官能够释放某些吸引癌细胞的化学趋化物质（如胰岛素样生长因子Ⅰ和Ⅱ）。此外，某些组织或器官的环境不适合肿瘤的生长，可能是这些器官很少有转移的原因。如横纹肌组织中较少有肿瘤转移，可能是由于肌肉经常收缩使肿瘤细胞不易停留，或肌肉内乳酸含量过高不利于肿瘤生长；如脾脏虽然血液循环丰富但转移癌少见，可能与脾脏是免疫器官有关。

淋巴道转移机制与血道转移机制类似。正常 T 淋巴细胞表面有一种 CD44 黏附分子，可以通过识别毛细血管后静脉内皮上的透明质酸而使其回到特定的淋巴组织。近年来发现，癌细胞可表达 CD44 变异型分子（如 V6、V8 等），并与其转移有关，结肠癌 CD44V6 的高表达提示其具有高转移性。

3. 肿瘤转移的分子遗传学　已发现的肿瘤转移抑制基因 nm23（nm 为 non-metastasis 的缩写），其表达水平与肿瘤的侵袭和转移能力有关。人类 nm23 基因定位于第 17 号染色体，侵袭性强的肿瘤常有 nm23 基因丢失。有些编码与肿瘤侵袭有关的蛋白，如上皮钙黏素和金属蛋白酶组织抑制物（TIMPs）的基因，也可视为转移抑制基因。

第四节　肿瘤的分级与分期

肿瘤的分级（grading）和分期（staging）仅用于恶

性肿瘤。肿瘤的分级和分期对临床制定治疗方案和评估预后有一定参考价值，特别是肿瘤的分期更为重要，但必须结合不同恶性肿瘤的生物学特性以及患者的全身情况等综合考虑。

一、肿瘤的分级

恶性肿瘤在病理学上根据其分化程度的高低、异型性的大小及核分裂象的多少，来确定恶性程度的级别。现在多数人采用简单易掌握的三级分级法，即Ⅰ级为高分化，属低度恶性；Ⅱ级为中分化，属中度恶性；Ⅲ级为低分化，属高度恶性。这种分级法虽然对临床治疗和判断预后有一定参考意义，但缺乏定量标准，易受主观因素影响。

二、肿瘤的分期

肿瘤的分期主要是根据原发肿瘤的大小、浸润的深度和范围、是否累及邻近器官、有无局部和远处淋巴道转移、有无血道或种植性等远处转移来确定。目前国际上广泛使用的是 TNM 分期法，T 指肿瘤原发病灶的大小，用 T_1- T_4 来表示；N 指局部淋巴结转移情况，无淋巴结转移时用 N_0 表示，根据淋巴结受累程度和范围大小，依次用 N_1～N_3 表示；M 指血道转移，无血道转移者用 M_0 表示，有血道转移者用 M_1 或 M_2 表示。

第五节　肿瘤对机体的影响

肿瘤因其良、恶性、大小及发生部位不同，对机体的影响也有所不同。早期或微小肿瘤常无明显临床表现，有时在尸体解剖时才被发现，如微小子宫平滑肌瘤和甲状腺隐匿癌。

一、良性肿瘤

良性肿瘤由于分化较成熟，生长缓慢，无浸润和转移，一般对机体影响较小。但因其发生部位或有相应继发改变，有时也可引起较严重的后果，主要表现为：

（一）局部压迫和阻塞

局部压迫和阻塞为良性肿瘤对机体的主要影响，若发生在腔道或重要器官，也可引起较严重后果，如颅内良性肿瘤（如脑膜瘤）可压迫脑组织、阻塞脑室系统而引起颅内压升高，出现相应的神经系统症状；消化道良性肿瘤可引起肠梗阻或肠套叠。

（二）继发性改变

良性肿瘤也可发生继发性改变，并对机体造成不同程度的影响。如肠的乳头状腺瘤、膀胱的乳头状瘤和子宫黏膜下肌瘤等肿瘤，表面可发生溃疡而引起出血和感染；支气管的良性肿瘤阻塞气道后引起分泌物潴留可导致肺部感染。

（三）激素增多症状

内分泌腺的良性肿瘤因会引起某种激素分泌过多而对全身产生影响，如垂体前叶的嗜酸性细胞腺瘤（acidophilic adenoma）可分泌大量的生长激素而引起巨人症（gigantism）或肢端肥大症（aeromegaly）；胰岛细胞瘤（islet cell tumor）可分泌过多的胰岛素，引起阵发性低血糖；甲状旁腺瘤可产生过多的甲状旁腺激素，导致纤维囊性骨病等。

二、恶性肿瘤

恶性肿瘤由于分化不成熟，生长迅速，浸润破坏器官的结构和功能，并可发生转移，因而对机体的影响严重。恶性肿瘤除可引起与上述良性肿瘤相似的局部压迫和阻塞症状外，还可引起更严重的后果。

（一）继发性改变

恶性肿瘤可因浸润、坏死而并发出血、感染、穿孔和病理性骨折等。坏死可导致自然管道之间形成瘘管（如食管癌的食管气管瘘），胃肠道癌的穿孔可导致急性腹膜炎。出血是引起医生或患者警觉的信号，如鼻咽癌的涕血，肺癌的咯血，大肠癌的便血，子宫颈癌的阴道流血，肾癌、膀胱癌的无痛性血尿等。肿瘤可压迫、浸润局部神经而引起顽固性疼痛，如肝癌、鼻咽癌及骨肉瘤等。肿瘤产生致热原（如肿瘤坏死因子TNF-α）可引起发热。恶性肿瘤晚期患者因机体免疫力低下，常并发严重肺内感染而致死。

（二）恶病质

恶性肿瘤晚期，患者出现极度消瘦、严重贫血和全身衰竭的状态称为恶病质（cachexia），可导致患者死亡。其机制尚未完全阐明，可能的原因是：

1. 营养缺乏　肿瘤快速生长消耗大量营养物质，患者进食减少、出血、感染、发热、呕吐以及放疗和化疗反应等。

2. 肿瘤的代谢异常和毒性作用　由于肿瘤的糖、蛋白质、脂肪代谢异常，以及肿瘤组织坏死所产生的毒性产物等，引起机体代谢紊乱和毒性作用。

3. 顽固性疼痛　影响患者进食及睡眠等。

4. 不良心理因素和精神负担等。

近年来发现巨噬细胞产生的肿瘤坏死因子（TNF）可降低食欲和增强分解代谢，与恶病质的发病有一定关系。

（三）异位内分泌综合征和副肿瘤综合征

1. 异位内分泌综合征　有些非内分泌腺发生的肿瘤能产生或分泌激素或激素类物质（异位激素），引起内分泌紊乱出现相应的临床症状，称为异位内分泌综合征（ectopic endocrine syndrome）。此类肿瘤称为异位内分泌肿瘤（ectopic endocrine tumor），大多数为恶性，以癌为多，如肺癌、胃癌、肝癌、胰腺癌、结肠癌；也可见于纤维肉瘤、平滑肌肉瘤、横纹肌肉瘤和未分化肉瘤等。此类肿瘤可产生促肾上腺皮质激素（ACTH）、甲状旁腺素（PTH）、胰岛素（insulin）、抗利尿素（ADH）、人绒毛膜促性腺激素（HCG）、促甲状腺素（TSH）、生长激素（GH）、降钙素（calcitonin）等，可引起相应激素过多的临床症状。如肺小细胞癌可产生 ACTH，引起 Cushing 综合征。

2. 副肿瘤综合征 由于肿瘤的产物（包括异位激素）或异常免疫反应（包括交叉免疫、自身免疫和免疫复合物沉着等）或其他不明原因，引起神经、内分泌、消化、造血、骨关节、肾脏及皮肤等系统发生病变，出现相应临床表现，称为副肿瘤综合征（paraneoplastic syndrome）。这些表现不是由原发瘤或转移瘤直接引起的，而是通过上述原因间接引起。异位内分泌综合征属于副肿瘤综合征，此外，某些癌如胰腺癌、胃癌、乳腺癌、肺癌等，通过产生凝血物质引起游走性血栓性脉管炎（trausseau syndrome）和心内膜炎，还有高血钙、痛风和自身免疫性关节炎等也属于此种综合征。副肿瘤综合征产生的机制至今尚无一致的解释，可能与瘤细胞内基因异常表达有关。认识此类肿瘤及相应综合征对于早期发现肿瘤和判定肿瘤治疗的效果具有十分重要的临床意义。

[案例 5-3]

患者，女性，15 岁，田间劳动时不慎右股骨下段骨折，局部红、肿、热、痛，右膝关节活动受限，到基层医院就诊，疑为“脓肿”。行切开排脓术，未见脓液流出，患者被告知“脓肿”尚未成熟，一周后再来。再次手术切开病灶时仍无脓液流出，术后病情未见好转。换另一家诊所就诊，接诊医生认为基层医院诊治错误并解释脓液在骨髓腔里，诊断为“化脓性骨髓炎”，用钢针行经髓腔的对穿引流术，仍未见脓液从骨髓腔流出。术后 3 个月伤口未完全愈合，伤口处长出鱼肉样组织，后因病情恶化、患肢疼痛加剧到省级医院就诊，确诊为股骨骨肉瘤。治疗 4 个月后患者死于恶病质，病理检查发现右股下段为骨肉瘤，并见肺和脑转移。

[问题]

(1) 骨肉瘤的临床特点及影像学特点是什么？本病对机体有哪些局部影响和全身性影响？

(2) 简要分析该患者诊治过程中的失误。

(3) 肺及脑的转移瘤是沿什么途径发生的？她的骨折能否愈合？为什么？

第六节 良性肿瘤与恶性肿瘤的区别

良性肿瘤与恶性肿瘤在生物学特性和对机体的影响上完全不同。良性肿瘤一般对机体影响小，易于治疗，疗效好；恶性肿瘤对机体危害较大，治疗措施复杂，疗效也不够理想。如将恶性肿瘤误诊为良性肿瘤，则导致延误治疗或治疗不彻底，造成复发、转移；相反，如将良性肿瘤误诊为恶性肿瘤，由于不必要的过度治疗，使患者遭受不应有的痛苦、伤害、精神和经济负担。因此，区别良性肿瘤与恶性肿瘤，对于正确诊断和治疗具有重要的实际意义。对于大多数肿瘤，尚未发现可以区别良、恶性肿瘤的特异性单项形态学和分子生物学指标，目前二者的区别主要依据病理形态学上的异型性，并结合其生物学行为（浸润、转移、复发）等多项指标判断，表 5-2 是良、恶性肿瘤的区别要点。

表 5-2 良性肿瘤与恶性肿瘤的区别

	良性肿瘤	恶性肿瘤
分化程度	分化好，异型性小，与原有组织的形态相似	分化差，异型性大，与原有组织的形态差别大
核分裂象	无或稀少，不见病理核分裂象	多见，并可见病理性核分裂象
生长速度	缓慢	较快
生长方式	膨胀性或外生性生长，前者常有包膜形成，与周围组织一般分界清楚，通常可推动	浸润性或外生浸润性生长，前者无包膜，一般与周围组织分界不清楚，通常不能推动
继发改变	很少发生坏死、出血	常发生坏死、出血、溃疡等
转移	不转移	常有转移
复发	手术切除后很少复发	手术切除等治疗后较多复发
对机体影响	较小，主要为局部压迫或阻塞。如发生在重要器官也可引起严重后果	较大，除压迫、阻塞外，还可破坏原发处和转移处的组织，引起坏死、出血、感染等，甚至造成恶病质

必须指出良性肿瘤与恶性肿瘤之间有时并无绝对界限，必须综合判定。将组织形态和生物学行为介于良、恶性肿瘤之间的某些肿瘤，称为交界性肿瘤（borderline tumor），可表现为局部复发，但很少发生转移。如卵巢交界性浆液性乳头状囊腺瘤和交界性黏液性囊腺瘤、中间型血管内皮瘤等。此类肿瘤多次复发后可逐渐向恶性发展，临床上应加强随访。恶性肿瘤的转移情况也各不相同，有的转移较早，如鼻咽癌；有的转移较晚，如子宫体腺癌；有的几乎不发生转移，如皮肤的基底细胞癌。此外，肿瘤的良、恶性也并

非一成不变，某些良性肿瘤可转变为恶性肿瘤，称为恶变（malignant change），如结肠乳头状腺瘤可恶变为腺癌；而极个别的恶性肿瘤（如黑色素瘤、儿童的神经母细胞瘤），有时由于机体免疫力加强等原因，可以停止生长或自发性消退。但绝大多数恶性肿瘤不能自然逆转为良性。

［案例 5-3 分析讨论］

（1）骨肉瘤的临床特点：最常见于 10～20 岁，好发于长骨的干骺端，特别是股骨远端、胫骨近端和肱骨近端，基本症状是疼痛和可触及包块，5%～10%的患者可发生病理性骨折。影像学特点：X 线片上见 Codman 三角和日光放射状阴影（详见本章第八节）。恶性肿瘤的局部影响有：压迫、阻塞、侵袭、破坏、出血、感染、疼痛等，本例患者有骨质破坏引起的病理性骨折及功能障碍，侵袭或压迫神经引起疼痛等。对全身性影响有发热、恶病质、异位内分泌综合征、副肿瘤综合征、死亡等。本例患者因恶病质及骨肉瘤转移至肺和脑而死亡。

（2）诊治的失误：曾两次误诊误治。第一次因肿瘤引起病理性骨折使局部红、肿、热、痛，功能障碍误诊为“脓肿”，错误施行了两次切开排脓术。第二次就诊延续了第一次诊断的错误，医生仅凭经验诊断疾病，两次均未进行 X 线检查和病理检查。错误的诊治不仅延误了患者的治疗时机，还可能因三次手术促使肿瘤过早发生血道转移而致患者死亡。说明正确区别肿瘤与非肿瘤、良性肿瘤与恶性肿瘤非常重要。

（3）肺及脑的转移瘤是骨肉瘤沿血道转移的结果。因骨肉瘤已严重侵袭破坏局部骨皮质及恶病质等，使病理性骨折很难愈合。

第七节 肿瘤的命名和分类

人体任何部位、任何器官、任何组织几乎都可以发生肿瘤，因此肿瘤的种类繁多，必须进行科学的命名和分类。

一、肿瘤的命名

一般根据肿瘤的组织来源（或者分化方向）、生物学行为和发生部位等进行命名。

（一）良性肿瘤的命名

良性肿瘤在其来源组织名称之后加“瘤”（—oma）字，命名方法是：部位＋组织来源＋瘤。如子宫平滑肌瘤、背部脂肪瘤；来源于腺体和导管上皮的良性肿瘤称为腺瘤（adenoma），如胃腺瘤、甲状腺腺瘤；含有腺体和纤维两种成分的良性肿瘤则称腺纤维瘤（fibroadenoma），如乳腺腺纤维瘤。有时结合肿瘤的形态特点来命名：部位＋形态＋瘤，如皮肤乳头状瘤；或部位＋形态＋组织来源＋瘤，如肝海绵状血管瘤、结肠息肉状腺瘤，呈乳头状生长并有囊腔形成的良性肿瘤称为乳头状囊腺瘤（papillary cystadenoma），如卵巢乳头状囊腺瘤；来源于全能细胞（totipotential cell）含有一个以上胚层（通常为三个胚层）的多种组织的良性肿瘤称为畸胎瘤（teratoma）。

（二）恶性肿瘤的命名

1. 癌（carcinoma） 来源于上皮组织的恶性肿瘤统称为癌，命名时在其来源组织名称后加“癌”字，即部位＋组织来源＋癌。如宫颈鳞状细胞癌（squamous cell carcinoma）、膀胱移行细胞癌；来源于腺体和导管上皮的恶性肿瘤称为腺癌（adenocarcinoma）；由腺癌和鳞癌两种成分构成的癌称为腺鳞癌（adenosquamous carcinoma）。有些癌还结合其形态特点来命名，如形成乳头状及囊状结构的腺癌，称为乳头状囊腺癌（papillary cystadenocarcinoma）；呈腺样囊状结构的癌称为腺样囊性癌（adenoid cystic carcinoma）；由透明细胞构成的癌称为透明细胞癌（clear cell carcinoma）。

2. 肉瘤（sarcoma） 来源于间叶组织（包括纤维结缔组织、脂肪、肌肉、脉管、骨、软骨及滑膜组织等）的恶性肿瘤统称为肉瘤，其命名方式是在组织来源名称之后加“肉瘤”，即部位＋组织来源＋肉瘤，如股骨骨肉瘤（osteosarcoma），或纤维肉瘤（fibrosarcoma）、脂肪肉瘤（liposarcoma）、横纹肌肉瘤（rhabdomyosarcoma）、血管肉瘤（hemangiosarcoma）、软骨肉瘤（chondrosarcoma）等。有些肉瘤还结合镜下形态特点命名，如横纹肌肉瘤形成腺泡状结构的可称为腺泡型横纹肌肉瘤（alveolar rhabdomyosarcoma）。

3. 癌肉瘤（carcinosarcoma） 如一个肿瘤中既有癌的成分又有肉瘤的成分，则称为癌肉瘤，如乳腺癌肉瘤。近年研究表明，真正的癌肉瘤罕见，多数为肉瘤样癌（sarcoid carcinoma）。

（三）肿瘤的特殊命名

有少数肿瘤不按上述原则命名，而采用以下的命名方法。

1. 母细胞瘤（blastoma） 来源于幼稚组织的肿瘤称为母细胞瘤，其中大多数为恶性，如视网膜母细胞瘤（retinoblastoma）、髓母细胞瘤（medulloblastoma）和肾母细胞瘤（nephroblastoma）等；也有良性者如骨母细胞瘤、软骨母细胞瘤和脂肪母细胞瘤等。

2. 在肿瘤名称前冠以“恶性”二字 有些恶性肿瘤因成分复杂或由于习惯沿袭，则在肿瘤的名称前加“恶性”二字，如恶性畸胎瘤（malignant teratoma）、恶性神经鞘瘤（malignant schwannoma）和恶性脑膜瘤（malignant meningioma）等。

3. 以人名或“病”命名的恶性肿瘤 有些恶性肿瘤冠以人名，如尤文肉瘤(Ewing's sarcoma)、霍奇金淋巴瘤(Hodgkin's lymphoma)、Wilms瘤(Wilms Tumor)、Burkitt淋巴瘤(Burkitt's lymphoma)。至于白血病(leukemia)、蕈样霉菌病(mycosis fungoides)及多发性骨髓瘤(multiple myeloma)则是少数采用习惯名称的恶性肿瘤。

4. 以“瘤”字结尾的恶性肿瘤 淋巴瘤(lymphoma)、黑色素瘤(melanoma)、精原细胞瘤(seminoma)和无性细胞瘤(dysgeminoma)等，虽省去了“恶性”二字，但仍为恶性肿瘤。

5. 瘤病(-omatosis) 常用于多发性良性肿瘤，如神经纤维瘤病(neurofibromatosis)；或用于在局部呈广泛弥散性生长的良性肿瘤，如纤维瘤病(fibromatosis)、脂肪瘤病(lipomatosis)和血管瘤病(angiomatosis)。

(四) 转移瘤的命名

转移瘤命名方法是：转移部位＋转移性＋原发瘤名称，如肺转移性肝癌、腋窝淋巴结转移性乳腺癌，分别是指患者的肝癌转移到肺、乳腺癌转移到腋窝淋巴结所形成的转移瘤。

二、肿瘤的分类

肿瘤的分类通常依据其组织来源或者分化方向分为几大类。每一大类又可分为良性与恶性两组。全世界统一采用世界卫生组织(WHO)制定的肿瘤组织学分类，目前新的WHO肿瘤分类不仅以病理学改变为基础，而且还结合临床表现、免疫表型和分子遗传学改变等特征。表5-3列举了各种组织来源的主要肿瘤分类。

表5-3 肿瘤分类举例

组织来源	良性肿瘤	恶性肿瘤
1. 上皮组织		
鳞状上皮	乳头状瘤	鳞状细胞癌
基底细胞		基底细胞癌
腺上皮	腺瘤	腺癌
	乳头状腺瘤	乳头状腺癌
	囊腺瘤	囊腺癌
	多形性腺瘤	恶性多形性腺瘤
移行上皮	乳头状瘤	移行细胞癌
2. 间叶组织		
纤维结缔组织	纤维瘤	纤维肉瘤
纤维组织细胞	纤维组织细胞瘤	恶性纤维组织细胞瘤
脂肪组织	脂肪瘤	脂肪肉瘤
平滑肌组织	平滑肌瘤	平滑肌肉瘤
横纹肌组织	横纹肌瘤	横纹肌肉瘤
血管组织	血管瘤	血管肉瘤
淋巴管组织	淋巴管瘤	淋巴管肉瘤
骨组织	骨瘤	骨肉瘤
软骨组织	软骨瘤	软骨肉瘤
滑膜组织	滑膜瘤	滑膜肉瘤
间皮	间皮瘤(孤立性)	恶性间皮瘤
3. 淋巴造血组织		
淋巴组织		淋巴瘤
造血组织		白血病
4. 神经组织		
神经鞘膜组织	神经纤维瘤	神经纤维肉瘤
神经鞘细胞	神经鞘瘤	恶性神经鞘瘤
胶质细胞	胶质细胞瘤	恶性胶质细胞瘤
原始神经细胞		髓母细胞瘤
脑膜组织	脑膜瘤	恶性脑膜瘤
交感神经节	节细胞神经瘤	神经母细胞瘤
5. 其他肿瘤		
黑色素细胞	色素痣	黑色素瘤
胎盘滋养叶细胞	葡萄胎	恶性葡萄胎、绒毛膜上皮癌
生殖细胞		精原细胞瘤
		无性细胞瘤
		胚胎性癌
性腺或胚胎剩件中		
全能干细胞	畸胎瘤	恶性畸胎瘤

第八节 常见肿瘤举例

一、上皮组织肿瘤

上皮组织包括覆盖上皮、腺上皮和导管上皮等，由上皮组织发生的肿瘤最为常见。人体的恶性肿瘤大部分来源于上皮组织，因此，癌对人体的危害也最大。

(一) 良性上皮组织肿瘤

1. 乳头状瘤(papilloma) 由被覆上皮，如鳞状上皮或移行上皮发生的良性肿瘤。肿瘤向表面呈外生性生长，形成许多手指样或乳头状突起(图5-18A)，并可呈菜花状或绒毛状外观。肿瘤根部常有细蒂与正常组织相连。镜下观，每一乳头表面覆盖增生的鳞状上皮或移行上皮，乳头中轴由结缔组织和血管间质构成(图5-18 B)。鳞状上皮乳头状瘤临床常见于外阴、鼻腔、喉等处，其发生可能与人类乳头状瘤病毒感染有关。外耳道、阴茎等处的鳞状上皮乳头状瘤较易发生恶变而形成鳞状细胞癌。移行上皮乳头状瘤(现称尿路上皮乳头状瘤)可见于膀胱、输尿管和肾盂,膀胱的移行上皮乳头状瘤更易恶变。

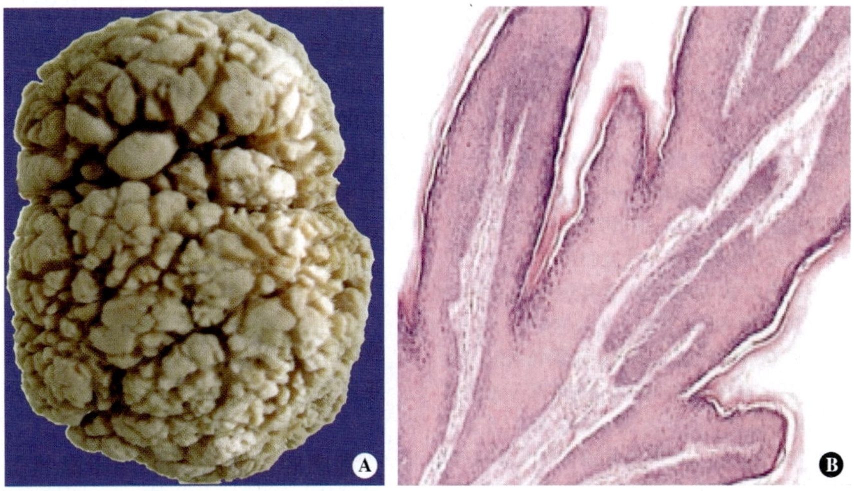

图 5-18 皮肤乳头状瘤

A. 肉眼观,肿瘤形成许多手指样或乳头状突起;B. 镜下观,乳头表面覆盖增生的鳞状上皮,中轴为结缔组织

2. 腺瘤(adenoma) 由腺体、导管或分泌上皮发生的良性肿瘤,多见于甲状腺、卵巢、乳腺、涎腺和肠等处。黏膜腺的腺瘤多呈息肉状;腺器官内的腺瘤则多呈结节状,且常有包膜,与周围正常组织分界清楚。腺瘤的腺体与其起源的腺体不仅在形态上相似,但排列结构不同,而且常具有一定的分泌功能。根据腺瘤的组成成分或形态特点,可将其分为囊腺瘤、纤维腺瘤、多形性腺瘤和息肉状腺瘤等类型。

(1) 囊腺瘤(cystadenoma):由于腺瘤中的腺体分泌物淤积,腺腔逐渐扩大并互相融合,形成肉眼可见的大小不等的囊腔。囊腺瘤常发生于卵巢,偶见于甲状腺及胰腺。卵巢囊腺瘤主要有两种类型:①浆液性囊腺瘤(serous cystadenoma),肉眼观,单房或多房,表面光滑,囊内含无色透明或淡黄色清亮液体,良性囊内壁光滑,可见乳头状突起。镜下观,囊壁衬覆单层立方或低柱状上皮,可向囊腔内呈乳头状生长,并分泌浆液,与黏液性囊腺瘤相比更易发生恶变。②黏液性囊腺瘤(mucinous cystadenoma),肉眼观,大部分为多房,表面光滑,切面房内黏稠液呈淡乳色至淡棕色(图 5-19A),囊内壁光滑,很少形成乳头。镜下观,囊壁衬覆单层高柱状上皮,核位于基底部,分泌黏液(图 5-19B),少有乳头状增生。

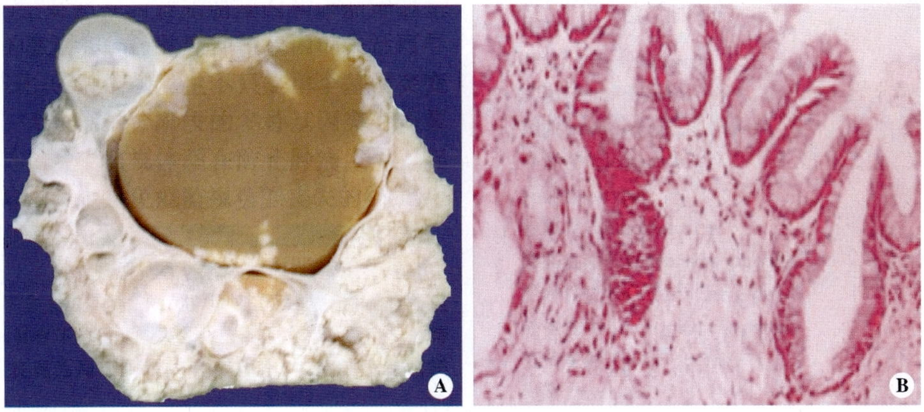

图 5-19 卵巢黏液性囊腺瘤

A. 肉眼观,多房,囊内含黏稠液体;B. 镜下观,囊壁衬覆单层高柱状上皮

(2) 纤维腺瘤(fibroadenoma):是乳腺最常见的良性肿瘤。肿瘤有完整包膜,切面呈分叶状、有裂隙。镜下观,乳腺导管扩张,腺体圆形或卵圆形,或被周围增生的纤维组织挤压呈裂隙状,并可有黏液样变、玻变或钙化,纤维腺瘤的腺体和周围纤维组织共同构成肿瘤的实质。

(3) 多形性腺瘤(pleomorophic adenoma):由腺体、黏液样及软骨样组织等多种成分混合组成,常发生于涎腺,特别是腮腺,过去曾称为混合瘤(mixed tumor)。目前一般认为此瘤是由腮腺闰管上皮细胞和肌上皮细胞发生的一种腺瘤。由于增生的肌上皮细胞之间可出现黏液样基质，并可化生为软骨样组织，从而构成多形性的特点。本瘤生长缓慢，但切除后可复发，少数可发生恶变。

(4) 息肉状腺瘤(polypous adenoma)：又称腺瘤性息肉，发生于黏膜，可呈息肉状、乳头状或绒毛状，有蒂与黏膜相连(图 5-20)，多见于直肠和结肠，表面呈乳头状或绒毛状者恶变率较高。结肠多发性腺瘤性息肉病常有家族遗传性，不但癌变率高，且易早期发生癌变。

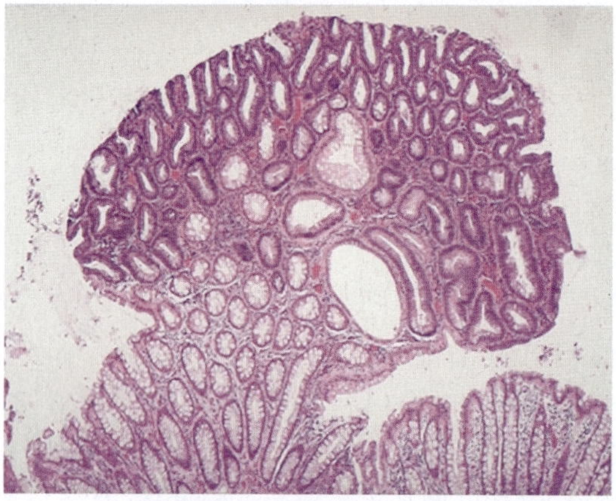

图 5-20 结肠息肉状腺瘤

(二) 恶性上皮组织肿瘤

由上皮组织发生的恶性肿瘤称为癌，多见于 40 岁以上的中老年人，是人类最常见的一类恶性肿瘤。发生于皮肤、黏膜表面者外观上常呈息肉状、蕈伞状或菜花状，表面常有坏死及溃疡形成；发生于器官内的常为不规则结节状，并呈树根状或蟹足状向周围组织浸润。切面常为灰白色，质地较硬，较干燥。镜下观，癌细胞可呈腺状、巢状或条索状排列，与间质分界清楚。

癌的常见类型有以下几种：

1. 鳞状细胞癌(squamous cell carcinoma) 简称鳞癌，常发生于身体原有鳞状上皮覆盖的部位，如皮肤、口腔、唇、子宫颈、阴道、食管、喉、阴茎等处，也可发生于有鳞状上皮化生的其他非鳞状上皮覆盖部位，如支气管、胆囊、肾盂等处。肉眼观，常呈菜花状(图 5-21A)，也可因坏死脱落而形成溃疡状，癌组织同时向深层组织浸润性生长。镜下观，癌细胞呈巢状分布，与间质界限清楚。分化好的鳞癌，癌细胞间可见细胞间桥，癌巢中央可出现同心圆状或层状的角化物，称角化珠(keratin pearl)或癌珠(图 5-21B)；分化较差的鳞癌无角化珠形成，也无细胞间桥，细胞异型性明显，并见较多的核分裂象。

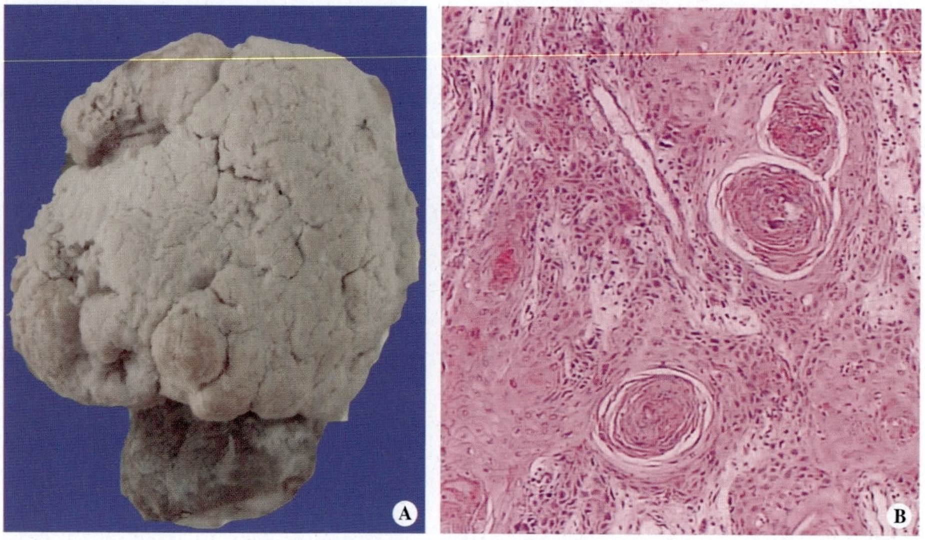

图 5-21 阴茎鳞状细胞癌

A. 鳞癌呈灰白色，菜花状外观；B. 高分化鳞癌示浸润性生长，癌巢中央同心层状角化珠

2. 基底细胞癌(basal cell carcinoma) 由表皮原始上皮芽或基底细胞发生，多见于老年人面部，如眼睑、颊及鼻翼等处。癌巢主要由浓染的基底细胞样癌细胞构成，边缘细胞常呈栅栏状排列。此癌生长缓慢，表面常形成溃疡，并可浸润、破坏深层组织，但几乎不发生转移，对放射治疗很敏感，临床上呈低度恶性经过。

3. 移行细胞癌(transitional cell carcinoma) 现称为尿路上皮癌(urothelial carcinoma)，来自膀胱或肾盂等处的移行上皮，临床上常有无痛性血尿。肿瘤好发于膀胱三角区近输尿管口处，常为多发，呈乳头状或菜花状，可溃破形成溃疡或广泛浸润深层组织。镜下观，癌细胞似移行上皮，呈多层排列，有异型性。一般按细胞异型性和浸润情况分为Ⅰ、Ⅱ、Ⅲ级。

4. 腺癌(adenocarcinoma) 腺癌是从腺体、导管或分泌上皮发生的恶性肿瘤。根据其形态结构和分化程度，可分为管状或乳头状腺癌、实性癌和黏液癌。

(1) 管状或乳头状腺癌(tubular or papillary adenocarcinoma)：较多见于胃、肠、甲状腺、胆囊、子宫体

和卵巢等处。癌细胞形成大小不等、形状不一、排列不规则的腺样结构(图 5-22A),癌细胞常排列成多层,核大小不一,核分裂象多见。当腺癌伴有大量乳头状结构时,称乳头状癌(图 5-22B);腺腔高度扩张呈囊状的腺癌,称囊腺癌;伴乳头状生长的囊腺癌,称乳头状囊腺癌。

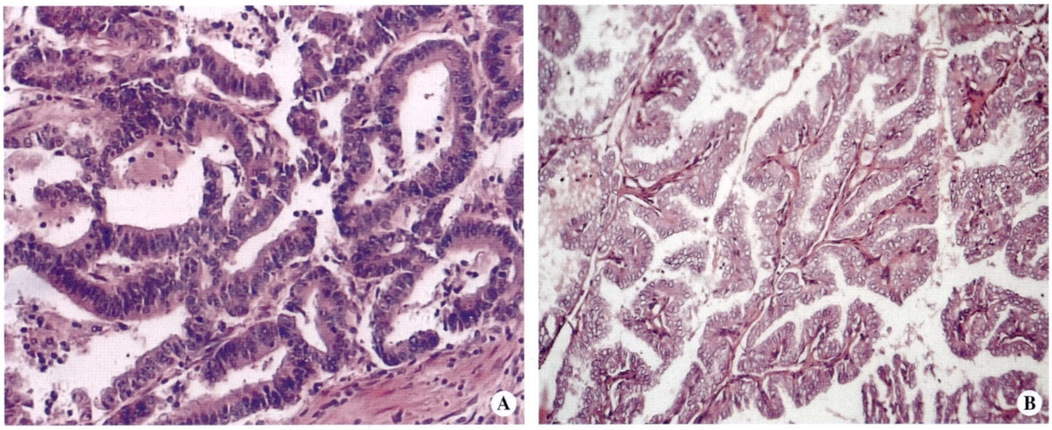

图 5-22 结肠腺癌

A. 管状腺癌;B. 乳头状腺癌

(2) 实性癌(solid carcinoma):属低分化腺癌,恶性程度高,多发生于乳腺,少数可发生于胃及甲状腺。癌巢为实体性,无或极少形成腺样结构,癌细胞异型性明显,核分裂象多见。常见的有以下 3 种:①硬癌(scirrhous carcinoma),其癌巢小呈条索状,癌细胞少,间质结缔组织多,质地硬;②髓样癌(medullary carcinoma),其癌巢大呈团块状,癌细胞较多,间质结缔组织相对较少,并可伴有较丰富的淋巴细胞浸润,质软如脑髓;③单纯癌(carcinoma simplex),癌实质与间质的比例大致相等。

(3) 黏液癌(mucoid carcinoma):常见于胃、大肠和乳腺。肉眼观,癌组织呈灰白色,半透明胶冻样,又称胶样癌(colloid carcinoma)。镜下观,有两种表现:①黏液腺癌为黏液堆积在腺腔内,并可由于腺体的崩解而形成黏液湖,癌组织中黏液成分超过 50%,癌巢或癌细胞漂浮在黏液中;②印戒细胞癌(signet-ring cell carcinoma)为黏液聚积在癌细胞内,将核挤向一侧,使该细胞呈印戒状,以这种细胞为主要成分,此型恶性程度较高,多发生于乳腺,少数可发生于胃。印戒细胞癌早期就可有广泛的浸润和转移,预后不佳。

二、间叶组织肿瘤

(一) 良性间叶组织肿瘤

这类肿瘤分化程度高,其组织结构、细胞形态、质地和颜色等均与其来源的正常组织相似。肿瘤多呈膨胀性生长,生长缓慢有包膜,其中常见类型有:

1. 纤维瘤(fibroma) 常见于四肢及躯干的皮下。镜下观,瘤细胞由分化良好的纤维细胞构成,呈编织状排列,瘤细胞少,瘤细胞间有丰富的胶原纤维(图 5-23B)。肉眼观,呈结节状,与周围组织分界清楚,有完整包膜,切面灰白色,见编织状的条纹,质地韧硬(图 5-23A)。此瘤生长缓慢,手术切除后不再复发。

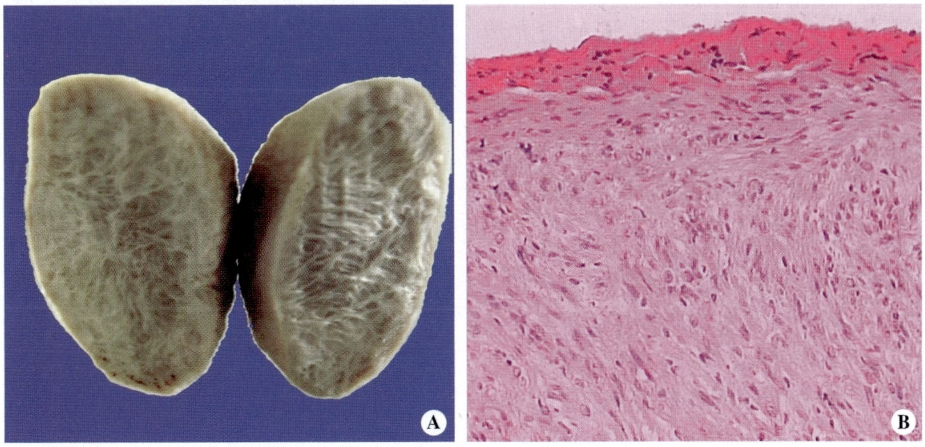

图 5-23 皮下纤维瘤

A. 包膜完整,切面见编织状的条纹;B. 表面有包膜,瘤细胞少,瘤细胞间胶原纤维丰富

2. 脂肪瘤(lipoma) 常见于背、肩、颈及四肢近端的皮下组织。肉眼观,为扁圆形、分叶状或结节形,包膜完整、质地柔软,切面色淡黄,有油腻感。肿瘤大小不一,常为单发性,亦可为多发性(脂肪瘤病,lipomatosis)。镜下与正常脂肪组织的主要区别在于有包膜和纤维间隔。脂肪瘤一般无症状,极少恶变,手术易切除。

3. 脉管瘤 分为血管瘤(hemangioma)及淋巴管瘤(lymphangioma)两类,其中血管瘤最常见,多为先天性,常见于儿童的头面部皮肤,内脏则以肝脏常见。血管瘤分为毛细血管瘤(由增生的毛细血管构成)、海绵状血管瘤(由扩张的血窦构成)及混合型血管瘤(即两种改变并存)三种。肉眼观,肿瘤无包膜,呈浸润性生长,在皮肤或黏膜可呈突起的鲜红、暗红或紫红色斑块,压之褪色。内脏血管瘤多呈结节状。血管瘤一般随身体发育而长大,成年后即停止发展,较小者可自然消退。

淋巴管瘤由增生的淋巴管构成,淋巴管可呈囊性扩大并互相融合,内含大量淋巴液,肉眼明显时称为囊状水瘤(cystic hydroma),多见于小儿颈部。

4. 平滑肌瘤(leiomyoma) 最多见于子宫(图 5-24A),其次为胃肠道,瘤组织由形态比较一致的梭形平滑肌细胞构成。瘤细胞互相编织呈束状或呈栅状排列,核呈长杆状,两端钝圆,核分裂象少见(图 5-24B)。

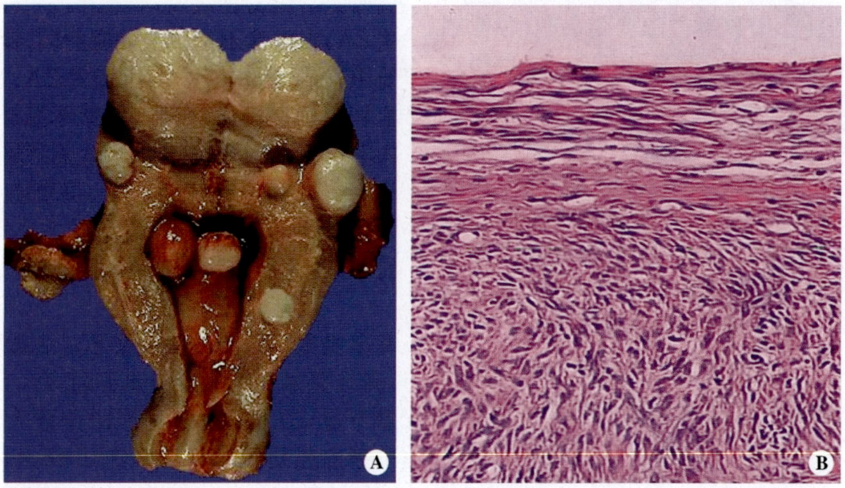

图 5-24 子宫平滑肌瘤

A. 肿瘤多个,边界清楚,呈灰白色结节状;B. 表面细胞正常,下面瘤细胞呈编织状排列,核两端钝圆

5. 骨瘤(osteoma) 好发于头面骨和颌骨,也可累及四肢骨。肉眼观,瘤体从骨的表面向外局部隆起,表层被骨外膜纤维组织覆盖。镜下观,肿瘤由成熟骨质组成,但失去正常骨质的结构和排列方向。

6. 软骨瘤(chondroma) 自软骨膜发生并向骨外突起者,称外生性软骨瘤(exo chondroma)。发生于手足短骨和四肢长骨等骨干的骨髓腔内者,称为内生性软骨瘤(eno chondroma)。肉眼观,肿瘤边界清楚,切面呈淡蓝色或银白色,半透明,可有钙化或囊性变。镜下观,瘤组织由成熟透明软骨组成,呈不规则分叶状。位于盆骨、胸骨、肋骨、四肢长骨或椎骨的软骨瘤易恶变,发生在指(趾)骨的软骨瘤极少恶变。

(二)恶性间叶组织肿瘤

恶性间叶组织肿瘤统称肉瘤,比癌少见,多发于青少年。肉眼观,呈结节状或分叶状。由于其生长较快,除浸润性生长外,也可挤压周围组织形成假包膜。肉瘤体积常较大,质软,切面多呈灰红色或灰白色,质地细嫩,湿润,呈鱼肉状,故称肉瘤。肉瘤易发生出血、坏死、囊性变等继发改变。镜下观,肉瘤细胞大多弥漫分布,不形成细胞巢,与间质分界不清,肉瘤细胞间有纤细的网状纤维。肿瘤间质结缔组织少,但血管丰富,故肉瘤早期易发生血道转移。免疫组织化学染色肉瘤细胞表达间叶组织标记如波形蛋白(vimentin)。区分癌与肉瘤对肿瘤的病理诊断及临床治疗均有实际意义(表 5-4)。如低分化或未分化癌时,癌细胞在间质内呈弥漫浸润性生长,与间质分界不甚清楚,可借助网状纤维染色和免疫组织化学染色与恶性间叶组织肿瘤(肉瘤)进行鉴别,如网状纤维出现在癌巢的周围,而不见于癌细胞之间;癌细胞表达上皮性标记如细胞角蛋白(CK)、上皮膜抗原(EMA)等。

表 5-4 癌与肉瘤的区别

	癌	肉瘤
组织来源	上皮组织	间叶组织
发病率	较常见,约为肉瘤的9倍,多见于40岁以上成人	较少见,多见于青少年
大体特点	质较硬、色灰白、较干燥	质软、色灰红、湿润、鱼肉状
组织学特点	多形成癌巢,实质与间质分界清楚,纤维组织常有增生	肉瘤细胞多弥漫分布,实质与间质分界不清,间质血管丰富,纤维组织少

续表

	癌	肉瘤
网状纤维	癌细胞间多无网状纤维	肉瘤细胞间多有网状纤维
免疫组化	表达上皮标记如CK、EMA	表达间叶组织标记如vimentin
转移	多经淋巴道转移	多经血道转移

常见的肉瘤有以下几种：

1. 纤维肉瘤（fibrosarcoma） 来自纤维组织的恶性肿瘤，其发生部位与纤维瘤相似，以四肢皮下组织为多见。肉眼观，切面呈鱼肉样，细腻，湿润。镜下观，分化好的纤维肉瘤细胞多呈梭形，异型性小，与纤维瘤相似，生长缓慢，转移及复发少见；分化差者则有明显异型性，生长快，易发生转移，切除后易复发。

2. 脂肪肉瘤（liposarcoma） 是肉瘤中较常见的一种，多见于40岁以上的成人，常发生在腹膜后及大腿等深部软组织。肉眼观，大多数肿瘤呈结节状或分叶状，表面常有一层假包膜（图5-25A），有时可呈鱼肉状或黏液样外观。镜下观，肿瘤细胞形态各异，可见分化差的星形、梭形、小圆形或呈明显异型性和多样性的脂肪母细胞，胞质内含有大小不等的脂肪空泡（图5-25B），也可见成熟的脂肪细胞。免疫组化显示S-100蛋白阳性。以分化成熟的脂肪细胞为主时，称为高分化脂肪肉瘤；间质有明显黏液变性和大量血管网形成时，称为黏液样型脂肪肉瘤；当以分化差的小圆形脂肪母细胞为主时，称为圆型细胞型脂肪肉瘤；以多形性脂肪母细胞为主时，称为多形性脂肪肉瘤。后二者恶性程度高，易复发和转移。

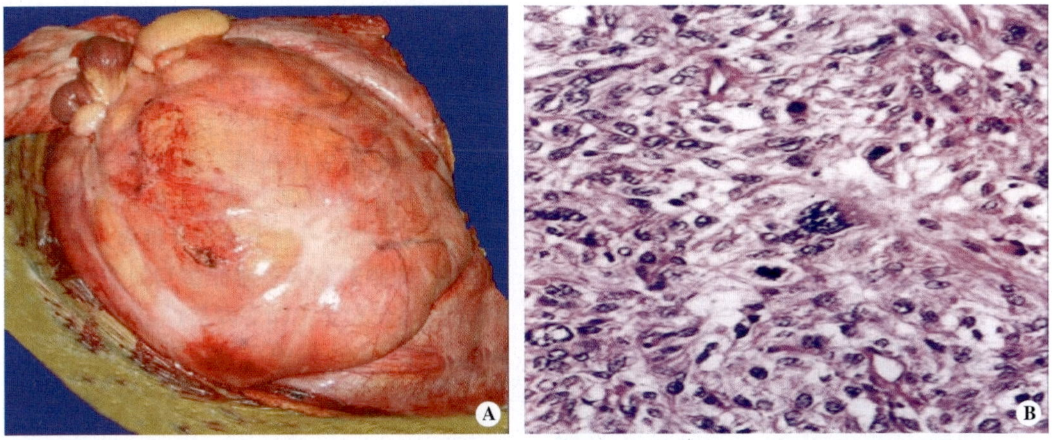

图5-25 脂肪肉瘤

A. 肿瘤呈结节状，黄红色有油腻感；B. 肉瘤细胞内见脂肪空泡

3. 横纹肌肉瘤（rhabdomyosarcoma） 是儿童中除白血病以外最常见的恶性肿瘤，主要见于10岁以下婴幼儿和儿童，少见于青少年和成人。儿童好发于鼻腔、眼眶、泌尿生殖道等腔道器官，成人见于头颈部及腹膜后，偶见于四肢。肿瘤由不同分化阶段的横纹肌母细胞组成。免疫组化显示结蛋白（desmin）和肌红蛋白（myoglobin）阳性。分化较好者胞质内可见纵纹和横纹。根据肉瘤细胞的分化程度、排列结构和大体特点可分为三种类型：胚胎性：瘤细胞较小，分化程度很低；腺泡状：瘤细胞排列呈腺泡状；多形性横纹肌肉瘤：瘤细胞形态多种多样。

横纹肌肉瘤恶性程度均很高，生长迅速，易早期发生血道转移，如不及时治疗，预后极差，约90%以上患者五年内死亡。

4. 平滑肌肉瘤（leiomyosarcoma） 多见于子宫及胃肠道，偶见于腹膜后、肠系膜、大网膜及皮下软组织，患者多为中老年。肉瘤细胞多呈梭形，异型性大小不等。免疫组化显示结蛋白（desmin）和平滑肌性肌动蛋白（SMA）阳性。核分裂象的多少对判定其恶性程度有重要意义，一般超过10个核分裂象/50个高倍视野者通常表明恶性。恶性程度高者手术后易复发，可经血道转移至肺、肝及其他器官。近年研究证实，胃肠道的平滑肌瘤和平滑肌肉瘤实际上多数为来源于胃肠道的Cajal细胞（一种具有起搏功能与胃肠道蠕动有关的细胞）的肿瘤，免疫组化显示CD117和CD34阳性，而Desmin、S-100绝大部分阴性，称为胃肠道间质瘤（gastrointestinal tract stroma tumor，GIST），其恶性标准参照胃肠道平滑肌肉瘤标准。

5. 血管肉瘤（hemangiosarcoma） 血管肉瘤多起源于血管内皮细胞，有时又称恶性血管内皮瘤，可发生在各器官和软组织。发生于软组织者多见于皮肤，尤以头面部多见。肿瘤多隆起于皮肤，呈结节状或丘疹状，暗红或灰白色，极易坏死出血。镜下观，分化好者瘤组织形成大小不一，形状不规则的管腔，肿瘤性血管内皮细胞有不同程度异型性，可见核分裂象；分化差者瘤细胞常呈团片状增生，血管腔可不明显或呈裂隙状，瘤细胞异型性明显，核分裂象多见。免疫组化显示第八因子和CD34阳性。血管肉瘤一般恶性程度较高，常在局部淋巴结、肝、肺和骨等处形成转移。Kaposi 肉瘤可能与病毒(HIV 和人疱疹病毒 8，human herpes virus8)感染有关，多见于艾滋病患者。

6. 恶性纤维组织细胞瘤(malignant fibrous histiocytoma，MFH) 是一种由纤维母细胞、组织细胞、巨细胞和炎症细胞组成，并排列成车幅状结构(storiform)的恶性肿瘤，又称纤维组织细胞肉瘤、恶性纤维黄色瘤、软组织恶性巨细胞瘤、恶性黄色肉芽肿。免疫组化显示抗胰糜蛋白酶(AACT)和 CD68 阳性。本病以中老年多见，肿瘤主要发生在肢体，尤以下肢多见，其次是腹膜后和腹腔。此瘤恶性程度较高，手术切除后易复发和转移。

7. 骨巨细胞瘤(bone giant cell tumor) 是一种由较肥硕的梭形或椭圆形单核基质细胞和大量破骨细胞样多核巨细胞构成的侵袭性肿瘤，又称破骨细胞瘤(osteclastoma)。骨巨细胞瘤发病率较高，在我国仅次于骨软骨瘤和骨肉瘤而居骨肿瘤的第三位。绝大多数骨巨细胞瘤患者在 20～40 岁之间，15 岁以下罕见，10 岁以下极罕见。骨巨细胞瘤最常发生在长骨的骨端，常见于股骨下端、胫骨上端与桡骨下端，呈溶骨性。肉眼观，瘤组织呈灰红色，质软而脆，常伴有出血、坏死、囊性变而呈多彩性，瘤体周围常有菲薄的骨壳。X 线表现为肥皂泡样阴影，根据 X 线特点可将巨细胞瘤分为三类(Ⅰ级：安静型；Ⅱ级：活跃型；Ⅲ级：侵袭型)，比组织学特点判断预后和指导治疗更重要。安静型一般预后较好。骨巨细胞瘤病灶内切除(刮除)后，约 20%～50%复发，5%～10%发生恶变，转变为纤维肉瘤和骨肉瘤。

8. 骨肉瘤(osteosarcoma) 起源于骨母细胞，是最常见的骨恶性肿瘤，常见于青少年，好发于四肢长骨，尤其是股骨下端和胫骨上端。肉眼观，肿瘤位于长骨干骺端，呈梭形膨大，切面灰白色鱼肉状，常见出血坏死，侵犯破坏骨皮质，并可侵犯周围组织(图 5-26A)。肿瘤表面的骨外膜常被瘤组织掀起，上下两端可见骨皮质和掀起的骨外膜之间形成三角形隆起，在 X 线上称为 Codman 三角。在被掀起的骨外膜和骨皮质之间可形成与骨表面垂直的放射状反应性新生骨小梁，在 X 线上表现为日光放射状阴影，这种现象与 Codman 三角对骨肉瘤的诊断具有特异性。镜下观，瘤细胞异型性明显，呈梭形或多边形，瘤细胞可直接形成肿瘤性骨样组织或骨组织，是病理诊断骨肉瘤的最重要组织学依据(图 5-26B)。骨肉瘤内还可见软骨肉瘤和纤维肉瘤样成分。骨肉瘤呈高度恶性，生长迅速，常在发现时已转移至肺。

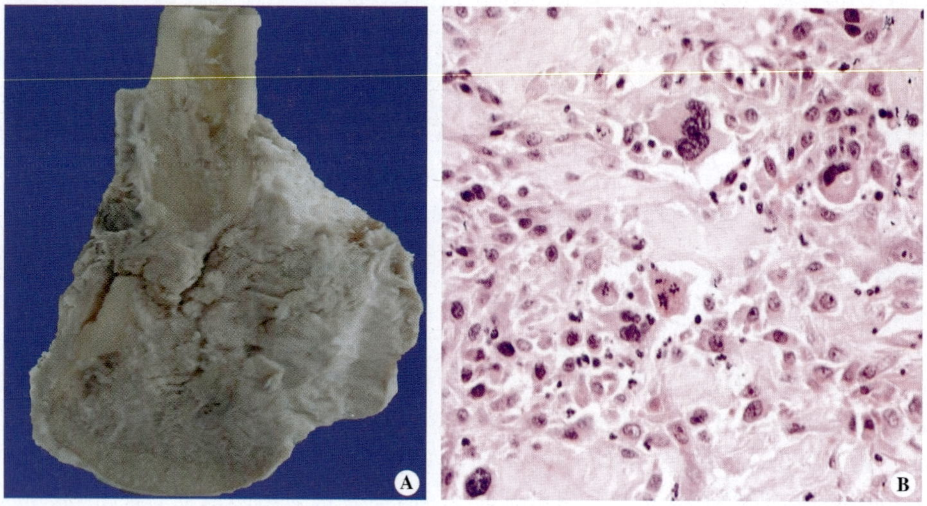

图 5-26 骨肉瘤

A. 破坏骨皮质，并侵犯周围组织；B. 镜下观瘤细胞异型性明显，有肿瘤性骨基质形成

三、神经外胚叶源性肿瘤

神经外胚叶起源的肿瘤种类繁多，包括中枢神经系统肿瘤、周围神经系统肿瘤、能分泌多肽激素及胺的 APUD 系统来源的肿瘤、视网膜母细胞瘤、色素痣和黑色素瘤等。现将后三者分述如下，其余见各论中有关章节。

(一) 视网膜母细胞瘤

视网膜母细胞瘤(retinoblastoma)是来源于视网膜胚基的恶性肿瘤。绝大多数发生在 3 岁以内的婴幼儿，6 岁以上罕见，7%的患者在出生时即已存在。大约 40%的患者具有家族性，是一种常染色体显性遗传性疾病；另 60%的患者是散发的。多为单侧，双侧者占 26%～30%。肉眼观，肿瘤为灰白色或黄色结节状，切面有明显的出血及坏死，并可见钙化。肿瘤最初在视网膜上生长，以后向周围浸润性生长。镜下观，肿瘤由小圆形细胞构成，核圆形、深染，核分裂象多见，有的瘤细胞围绕一空腔呈放射状排列，形成菊形团。转移一般不常见，如发生转移时多经血道转移至骨、肝、肺、肾等处。淋巴道转移只在眼眶软组织被累及时才发生，常转移到耳前及颈淋巴结。预后不良，多在发病后一年半左右死亡，偶见自发性消退。

（二）APUD瘤

APUD瘤（amine precursor uptake and decarboxylation tumor）是指散布于全身的能从细胞外摄取胺前体，并在细胞内脱羧产生胺和多肽激素的一系列内分泌细胞所发生的肿瘤。这类细胞胞质中含有嗜银颗粒，电镜下见有膜包绕的电子致密颗粒，即神经内分泌颗粒。肿瘤特点如下：

（1）肿瘤细胞可摄取胺类或脱羟合成胺类或肽类激素，因而多具有内分泌功能，临床上表现为胺类和肽类激素过盛症状。患者血液中的肿瘤分泌物可作为该肿瘤标记物。

（2）镜下观，肿瘤细胞多为小圆形或短梭形，呈现巢状、梁状或片状弥漫排列，间质丰富，胞质常呈嗜银反应。电镜下，可见发达的内质网、线粒体和高尔基体，特别是带有膜的神经分泌颗粒。

（3）从肿瘤组织中可提取相应的激素类物质，免疫组化染色体呈现特异性阳性反应。表现为多激素性肿瘤、混合性肿瘤及异位激素肿瘤等。

由于肿瘤来源于不同的组织，临床表现和治疗方法各异。目前，由于免疫组化和免疫细胞化学技术的进步，已能加以鉴别并命名，如ACTH瘤、胃泌素瘤、血管活性肠肽瘤（VIPoma）等。

（三）色素痣与黑色素瘤

1. 皮肤色素痣（pigmented nevus） 来源于表皮基底层的黑色素细胞（痣细胞），为良性错构性增生性病变，但有的可恶变成为黑色素瘤。根据其在皮肤组织内发生的部位不同可分为：

（1）交界痣：即痣细胞在表皮和真皮的交界处生长，形成痣细胞巢，此型较易恶变。

（2）皮内痣：是最常见的一种，痣细胞在真皮内呈巢状或条索状排列。

（3）混合痣：即兼有交界痣和皮内痣的改变。

若色素痣的色素加深，或颜色改变（如变红、变白、变蓝），生长加快，体积增大，特别是色素沉着区向周围正常皮肤扩散、破溃、瘙痒、疼痛、发炎或出血等，可能是恶变的征兆。

2. 黑色素瘤（melanoma） 又称恶性黑色素瘤，是一种能产生黑色素的高度恶性肿瘤。大多见于30岁以上成人，发生于皮肤者以足底、外阴及肛门周围多见。可一开始即为恶性，但通常由交界痣恶变而来。此瘤也可发生于黏膜和内脏。肉眼观，肿瘤突出或稍突出于皮肤表面，多呈黑色，与周围组织界限不清。镜下观，组织结构呈多样性，瘤细胞可呈巢状、条索状或腺泡样排列。瘤细胞呈多边形或梭形，核大，常有粗大的嗜酸性核仁，胞质内可有黑色素颗粒。若胞质内无黑色素颗粒，称为无色素性黑色素瘤，免疫组织化学染色S-100蛋白、HMB-45阳性有助于诊断。电镜下，瘤细胞胞质内含有少数典型的黑色素小体（melanosome）或前黑色素小体（premelanosome）。黑色素瘤的预后多数较差，晚期可有淋巴道及血道转移。有的黑色素瘤患者采用瘤苗治疗效果较好。

四、多种组织构成的肿瘤

由两种或两种以上不同类型组织构成的肿瘤，称为混合瘤（mixed tumor）。最复杂的混合瘤是畸胎瘤，由来源于三个胚层的各种类型组织混杂在一起构成。此外，肾母细胞瘤和癌肉瘤因成分多也属于恶性混合瘤。

（一）畸胎瘤

畸胎瘤（teratoma）是来源于性腺或胚胎剩件中全能细胞的肿瘤，多含有两个或两个以上胚层的多种组织成分，排列结构错乱。根据外观可分为囊性和实性两种；根据其组织分化成熟程度不同，又分为皮样囊肿（dermoid cyst，也称成熟畸胎瘤或良性畸胎瘤）（图5-27）和不成熟畸胎瘤（又称恶性畸胎瘤）。畸胎瘤常发生于卵巢和睾丸，偶见于纵隔、骶尾部、腹膜后、松果体等中线部位，实性者多为恶性（详见第十二章）。

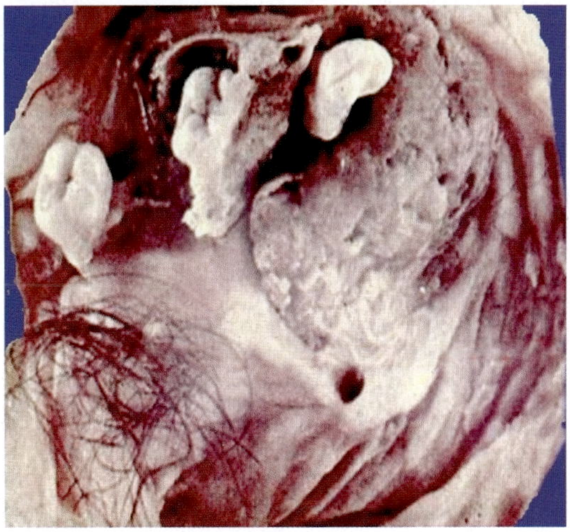

图5-27 成熟畸胎瘤
多种成分，囊内有牙齿、毛发等

（二）肾母细胞瘤

肾母细胞瘤（nephroblastoma）又称Wilms瘤（见第十一章）。

（三）癌肉瘤

癌肉瘤（carcinosarcoma）指同一肿瘤中既有癌又

有肉瘤成分。癌的成分可分为鳞癌、移行细胞癌、腺癌或未分化癌等；肉瘤成分可为纤维肉瘤、平滑肌肉瘤、横纹肌肉瘤、骨肉瘤、软骨肉瘤等。癌和肉瘤的成分可按不同比例混合，如腺癌与平滑肌肉瘤和骨肉瘤混合。癌肉瘤的发生有多种假说，如上皮组织和间叶组织同时恶变；多能干细胞向癌和肉瘤两种方向分化；癌细胞诱导其间质成分恶变等。一些低分化癌，癌细胞可表现为梭形或多形性，有瘤巨细胞出现，类似于肉瘤样形态，免疫组织化学染色瘤细胞仅上皮细胞标记阳性，则不属于癌肉瘤，而称为肉瘤样癌(sarcomatoid carcinoma)。

附：瘤样病变

瘤样病变(tumor like conditions)是指局部形成与真性肿瘤相似的非肿瘤性病变，临床表现为局部组织的增生或形成局部肿块。瘤样病变本质为良性增生性病变、化生或囊性病变等，包括上皮异型增生、化生、组织异位、增生性炎(如炎性假瘤、炎性息肉、肉芽肿性炎等)及囊肿。在临床上瘤样病变需与真性肿瘤相鉴别，如肺炎性假瘤，常易与肺癌相混淆，常需术中冰冻确诊。

第九节 癌前病变与疾病、非典型增生和原位癌

早期识别癌前病变、非典型增生及原位癌，是防止肿瘤发生发展、利于肿瘤早期诊断和治疗的重要环节。

一、癌 前 病 变

癌前病变(precancerous lesion)或癌前疾病是指某些具有癌变潜在可能性的良性病变或疾病，如长期不治愈即有可能转变为癌。虽然并不是所有的癌前病变或癌前疾病都能癌变，但早期发现与及时治愈癌前病变和疾病，对肿瘤的预防具有重要意义。

(一) 黏膜白斑伴上皮非典型增生

黏膜白斑(leakoplakia)伴上皮非典型增生常发生在口腔、外阴、宫颈、食管、阴茎等处，肉眼观呈白色斑块，镜下黏膜的鳞状上皮过度增生和过度角化并伴上皮非典型增生，出现一定异型性，可进一步发展为鳞状细胞癌。

(二) 慢性宫颈炎、子宫颈糜烂伴上皮非典型增生

慢性宫颈炎、子宫颈糜烂(cervical erosion)伴上皮非典型增生与人类乳头瘤病毒(human papilloma virus，HPV)感染密切相关(图 5-28)，可发展为宫颈癌。

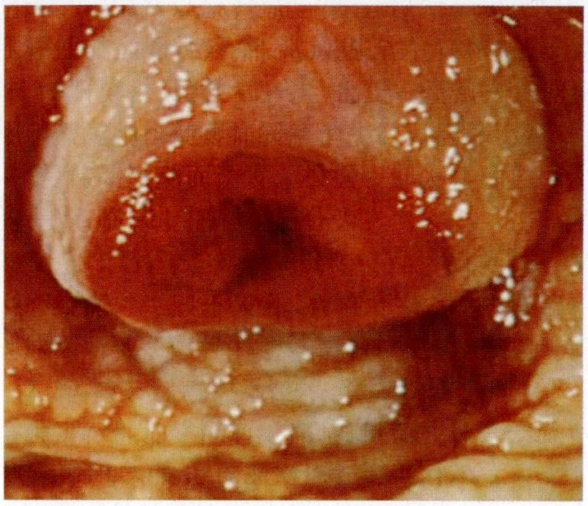

图 5-28 慢性宫颈炎：子宫颈糜烂

(三) 乳腺增生性纤维囊性变伴导管上皮异型增生

乳腺增生性纤维囊性变(proliferative fibrocystic change)伴导管上皮异型增生常见于 40 岁左右的妇女，由内分泌失调引起，表现为乳腺小叶导管和腺泡上皮增生、大汗腺化生和导管囊性扩张(图 5-29)，伴有导管上皮乳头状增生者较易癌变。

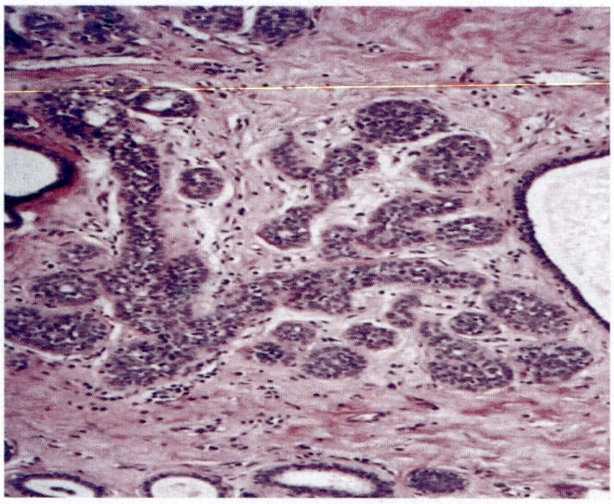

图 5-29 乳腺增生性纤维囊性变

(四) 结肠、直肠的息肉状腺瘤

结肠、直肠的息肉状腺瘤可单发或多发，均可恶变。尤其是家族性多发性腺瘤性息肉病，属于遗传性癌前病变，100%的患者在 50 岁前发生癌变(图 5-30)。

(五) 慢性萎缩性胃炎及胃溃疡伴肠上皮化生及非典型增生

慢性萎缩性胃炎及胃溃疡(chronic atrophic gastritis and gastric ulcer)伴肠上皮化生及非典型增生的癌变率大约 1%。另外，胃的慢性幽门螺杆菌性胃炎可能与胃黏膜相关 B 细胞淋巴瘤的发生有关。

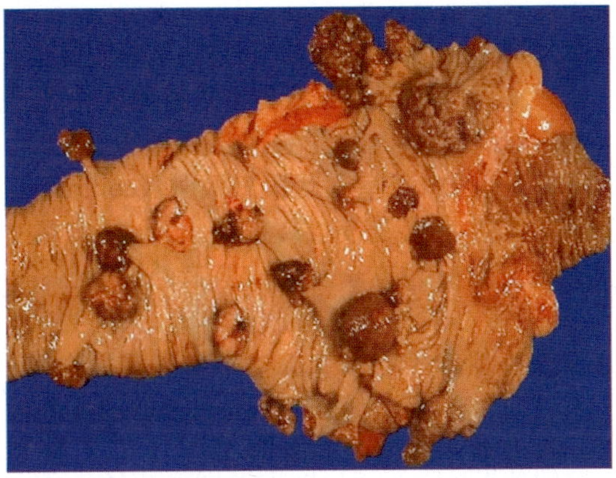

图 5-30 结肠多发性息肉病

（六）慢性溃疡性结肠炎

慢性溃疡性结肠炎（chronic ulcerative colitis）在反复发生溃疡和黏膜增生的基础上可发生结肠腺癌，癌变率约 25%。

（七）皮肤慢性溃疡伴上皮非典型增生

皮肤慢性溃疡（chronic skin ulcer）伴上皮非典型增生系由经久不愈的皮肤溃疡和瘘管，由于长期慢性刺激，周围表皮鳞状上皮发生非典型增生，可发展为鳞状细胞癌。

正常细胞从增生到癌变，要经过一个缓慢而渐进的演变过程，平均为 15～20 年，而且并非所有的癌前病变都必然转变为癌。目前，大多数的癌并未发现明确的癌前病变。

二、非典型增生

非典型性增生（dysplasia，atypical hyperplasia）指增生的上皮细胞形态和结构出现一定程度的异型性，但还不足以诊断为癌，是癌前病变的形态学改变。表现为增生的细胞大小不一，核大深染，核浆比例增大，核分裂象增多，但一般不见病理性核分裂；细胞层次增多、排列较乱，极性消失。非典型性增生多发生于鳞状上皮，也可发生于腺上皮。鳞状上皮的非典型性增生，根据其异型性程度和累及范围可分为轻、中、重度三级。轻、中度非典型性增生（从基底层开始，分别累及上皮层下 1/3 和 2/3 以下）在病因消除后可恢复正常（图 5-31A），而重度非典型性增生（累及上皮层下 2/3 以上，尚未达全层）则很难逆转，常转变为癌（图 5-31B）。近年有学者建议，把具有明显细胞异型性和结构异型性的非典型增生，称为异型增生。

上皮内瘤变（intraepithelial neoplasm，CIN）可作为“异型增生”的同义词，通常把非典型增生和原位癌统称为上皮内瘤变，在宫颈、前列腺、胃肠道黏膜等处应用较多，分为Ⅰ－Ⅲ级上皮内瘤变。其中，Ⅰ级和Ⅱ级相当于轻度和中度异型增生，Ⅲ级相当于重度异型增生和原位癌（详见第十章子宫颈疾病节）。

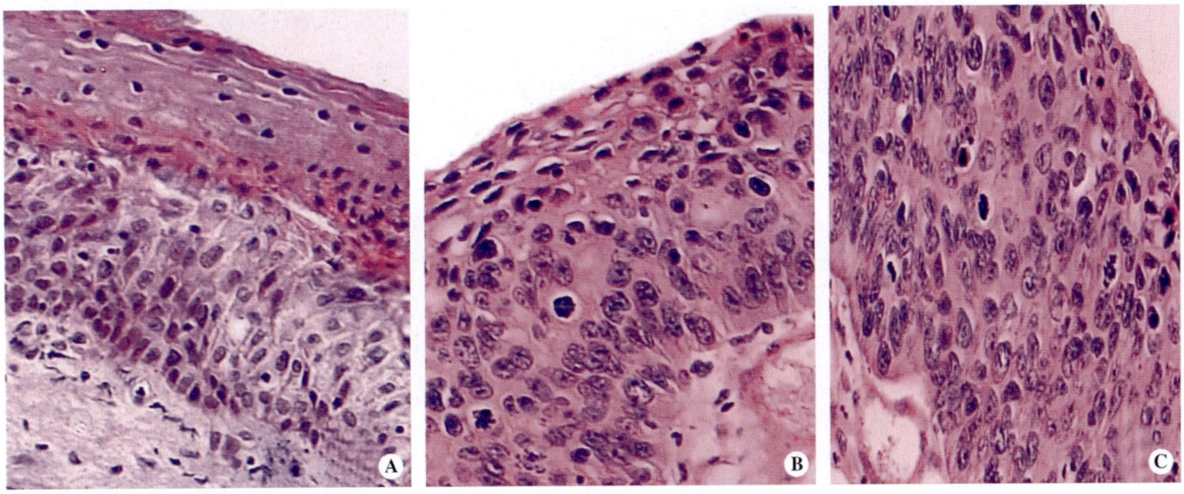

图 5-31 宫颈上皮内瘤变 CIN

A. 中度非典型性增生（CIN Ⅱ级）；B. 重度非典型性增生（CIN Ⅲ级）；C. 宫颈原位癌（CIN Ⅲ级）

三、原 位 癌

原位癌（carcinoma in situ）指异型增生的细胞已累及上皮全层，但尚未突破基膜的非侵袭癌，亦为上皮内瘤变Ⅲ级（图 5-31C），如子宫颈、食管及皮肤的原位癌。鳞状上皮原位癌的癌细胞有时可由表面向黏膜腺体蔓延，取代部分或全部腺体，但腺体的基膜完整，称为原位癌累及腺体，本质仍属于原位癌。此外，当乳腺小叶腺泡发生癌变而尚未侵破基膜时，可称为小叶原位癌。原位癌是一种早期癌，确诊要靠病理活检，如果早期发现和积极治疗，可防止其发展为浸润性癌，从而提高癌的治愈率。

第十节 肿瘤的病因学与发病学概要

肿瘤病因学是研究肿瘤发生的始动因素，肿瘤发病学是研究肿瘤的发病机制及发生条件。目前研究表明，肿瘤从本质上来说是基因病。环境和遗传性致癌因素是引起基因改变的始动环节，二者可能以协同或序贯的方式引起细胞非致死性DNA损伤，从而激活原癌基因或（和）使肿瘤抑制基因失活，继而引起附加细胞周期调控基因、凋亡调节基因和（或）DNA修复基因和表达的改变，使靶细胞发生转化。被转化的细胞可先呈多克隆性增生，经过漫长的多阶段演进过程，其中某一个克隆相对无限制地增生，然后通过附加突变，选择性地形成具有不同特点的亚克隆（异质化），从而获得浸润和转移能力，形成恶性肿瘤。

一、肿瘤发生的分子生物学基础

恶性肿瘤的发生是一个长期的多因素参与的分阶段过程。要使细胞完全恶性转化，需要多个基因的改变，包括癌基因的激活、肿瘤抑制基因的失活以及凋亡调节基因和DNA修复基因的改变。与肿瘤发生有关的原癌基因、癌基因和肿瘤抑制基因等，实际上是对细胞生长、分化起正向或反向调节的基因，在保持机体的正常功能方面起重要作用。若这些基因发生异常改变，则可引起其编码蛋白质的相应变化，导致细胞转化和肿瘤发生。

（一）癌基因

1. 原癌基因、癌基因及其蛋白产物 原癌基因（proto-oncogene）和癌基因（oncogene）的发现是现代分子生物学的重大成就之一。Bishop和Varmus利用某些逆转录病毒在动物体内诱发肿瘤，并能在体外转化细胞，故将这些能够转化细胞的RNA片断称为病毒癌基因（viral oncogene，v-onc）。后来在正常细胞的DNA中也发现存在与病毒癌基因几乎完全相同的DNA序列，称为细胞癌基因（cellular oncogene，conc）。由于细胞癌基因在正常细胞中以非激活的形式存在，在细胞的增殖和分化过程中起重要调控作用，故又称为原癌基因。原癌基因可因多种因素的作用而被激活成为癌基因，故癌基因可理解为由原癌基因衍生而来的具有潜在的转化细胞能力的基因，在肿瘤细胞中能够促进细胞自主生长，而癌基因在正常细胞内的对应基因就是原癌基因。原癌基因与癌基因结构不同之处在于后者可出现点突变、染色体易位、插入突变、基因缺失等，癌基因还可出现过度表达和基因扩增。

原癌基因编码的蛋白质大多数是对正常细胞生长十分重要的细胞生长因子、生长因子受体、重要的信号转导蛋白质以及核调节蛋白质等。癌基因编码的蛋白质称为癌蛋白（oncoprotein），可持续地转化靶细胞，并使靶细胞的生长变得不再需要生长因子或其他刺激信号。表5-5示常见的原癌基因及其蛋白产物、激活机制和相关的人类肿瘤。

表5-5 主要的原癌基因、活化方式和相关的人类肿瘤

分类	原癌基因	激活机制	相关人类肿瘤
生长因子			
PDGF-β链	sis	过度表达	星形细胞瘤、骨肉瘤
成纤维细胞生长因子	hst-1	扩增	胃癌
	int-2	插入突变	膀胱癌、乳腺癌、黑色素瘤、胃癌
TGF	TGF-α	过度表达	星形细胞瘤、肝细胞性肝癌
HGF	HGF	过度表达	甲状腺癌
生长因子受体			
EGF受体家族	erb-B1	过度表达	肺鳞癌
	erb-B2	扩增	乳腺癌、卵巢癌、肺腺癌和胃癌
	erb-B3	过度表达	乳腺癌
	EGFR	扩增，重排	神经胶质瘤、癌
集落刺激因子-1受体	fms	点突变	白血病
	ret	点突变	多发性内分泌肿瘤2A和B、家族性甲状腺髓样癌
		重排	自发性甲状腺乳头状癌、乳头状胸腺癌
	Trk	重排	结肠癌
信号转导蛋白			
GTP结合蛋白	ras	点突变	肺癌、结肠癌、胰腺癌、多种白血病、膀胱癌、黑色素瘤

续表

分类	原癌基因	激活机制	相关人类肿瘤
非受体型酪氨酸激酶	BCR-abl	染色体易位	慢性粒细胞白血病、急性淋巴细胞白血病(T细胞)、黑色素瘤
RAS信号转导蛋白	BRAF	点突变	
核调节蛋白			
转录因子	myc	易位,扩增	伯基特淋巴瘤、小细胞肺癌
	N-myc	扩增	神经母细胞瘤、小细胞肺癌
	L-myc	扩增	小细胞肺癌
	TTG	染色体易位	急性淋巴细胞白血病(T细胞)
	GL1	扩增	肉瘤、神经胶质瘤
	APL-RARA	染色体易位	急性早幼粒细胞白血病
	E2A-PBX1	染色体易位	B淋巴细胞白血病
细胞周期调节蛋白			
周期素	cyclin D	易位	套细胞淋巴瘤
	cyclin E	扩增	乳腺癌、肝癌、食管癌
周期素依赖激酶	CDK4	扩增或点突变	胶质母细胞瘤、黑色素瘤、肉瘤
其他			
抗凋亡因子	Bcl-2	染色体易位	B细胞淋巴瘤
P53结合蛋白	MDM2	扩增	肉瘤

2. 原癌基因的激活 原癌基因在各种环境或遗传因素作用下被激活为癌基因,主要激活方式有:

(1)点突变(point mutation):指癌基因在特定位置发生某个核苷酸的改变,使相应蛋白质的一个氨基酸改变,继而改变了蛋白质的空间构型和生物学功能,是导致癌基因活化的主要方式,可表现为:①错义突变(missense mutation);②无义突变(nonsense mutation);③终止码突变(stop codon mutation);④移码突变(frame shift mutation)等。如ras原癌基因第1外显子的第12号密码子从GCC突变为GTC,相应编码的氨基酸从甘氨酸变为缬氨酸,转录产生异常癌蛋白。

(2)染色体易位和基因重排:通过两种方式激活原癌基因,①由于易位使得原癌基因与原来抑制其表达的基因组分离。如Burkitt淋巴瘤的t(8;14)易位,使c-myc基因与IgH基因拼接,造成c-myc基因的过度表达。②易位使原本无关的两段DNA序列拼接成新的杂合基因(hybrid gene),编码促进生长的杂合蛋白。如慢性粒细胞白血病存在t(9;22)(q34;q11),使位于9号染色体的ABL基因和22号染色体的BCR拼接成一个新的杂合基因BCR-ABL,其编码的嵌合蛋白P210可抑制凋亡,减低细胞黏附,活化多种信号转导通路等。

(3)基因扩增(amplification):指基因通过不明原因复制成多拷贝,以游离形式存在的多拷贝DNA,称双微体(double microsome,DMs);再次整合入染色体的多拷贝DNA形成均染区(homogeneous staining regions,HSR)。基因拷贝数增多导致其表达水平增加,如神经母细胞瘤的N-myc原癌基因可复制几百个拷贝,出现双微体和均染区。肿瘤细胞DNA的扩增区中可能含有数个细胞癌基因,这些细胞癌基因的表达常因DNA扩增而受到活化,如在一些肉瘤病例中有12号染色体长臂的扩增,这种扩增常活化MDM2和CDK4等基因。

(4)启动子插入:可使原癌基因过度表达,产生过量的结构正常的促进细胞生长的蛋白。

(5)基因甲基化改变:DNA甲基化状态与基因的转录活性呈负相关,可导致基因结构和功能异常。最重要的甲基化碱基是胞嘧啶,通常发生在CpG双核苷酸区域。某些癌基因(H-ras、c-myc)低甲基化和抑癌基因(Rb、p16)的高甲基化是细胞癌变的一个重要特征。近年研究发现,癌基因DNA甲基化水平越低,其肿瘤浸润能力越强,临床分期也越晚;反之,抑癌基因甲基化水平越高,组织越易发生癌变。

(6)基因表达过量:基因转录在细胞核内进行,为DNA→mRNA的过程;翻译在细胞质中进行,为mRNA→蛋白质的过程。基因表达包括基因的转录与翻译及其调控。通过对ras、erB-2和Met几种癌基因在胃黏膜病变过程中表达水平的分析,提示癌基因表达水平的改变是细胞癌变的早期事件，确定这3种癌基因表达水平的改变与胃黏膜病变的演化有密切关系。Met基因过量表达主要发生在胃癌、异型增生和肠上皮化生，因此，Met基因过量表达可能是胃黏膜癌变的早期标志。

癌基因编码的蛋白质（癌蛋白）与原癌基因的正常产物有量或结构上的不同，可通过以下方式影响其靶细胞：①生长因子增加；②生长因子受体增加；③产生突变的信号转导蛋白；④产生与DNA结合的转录因子等。癌蛋白通过改变正常靶细胞的生长与代谢，促进细胞逐步转化成为肿瘤。如正常细胞的生长因子受体受刺激后，ras蛋白从与GDP结合的非活化状态变为与GTP结合的活化状态，从而引起核内转录活化，产生c-myc蛋白，使细胞进入增殖周期，然后GTP被水解，ras蛋白失活，细胞又可恢复静止；而在ras原癌基因发生点突变后，产生的ras癌蛋白一旦与GTP结合后，便不能被水解，使细胞持续地处于病理性增殖状态，从而为肿瘤的形成提供了条件。

（二）肿瘤抑制基因

肿瘤抑制基因（tumor suppressor gene）又称抑癌基因，是正常细胞分裂、生长的负调节基因，其编码的蛋白质能抑制细胞生长，其功能丧失则可促进细胞转化。肿瘤抑制基因的失活主要是通过等位基因的两次突变、缺失（纯合子）和甲基化等方式实现。目前了解最多的肿瘤抑制基因是Rb基因和p53基因，它们的产物都是调控核转录和细胞周期的核蛋白。肿瘤抑制基因根据其作用机制分为管理基因（caretaker）和看门基因（gatekeeper），前者作用是通过修复DNA损伤以维持基因组完整性，如BRCA1、BRCA2等；后者作用是抑制受损伤DNA的细胞增殖或促进其死亡，如p53、Rb、APC等。将正常p53基因导入具有p53基因突变的肿瘤细胞中，能有效地控制肿瘤细胞生长或引起凋亡，世界上第一个基因治疗药物重组人p53腺病毒注射液已应用于肿瘤治疗。表5-6示主要的肿瘤抑制基因功能和相关的人类肿瘤。

表5-6　主要的肿瘤抑制基因和相关的人类肿瘤

亚细胞定位	基因	失活机制	功能	与体细胞相关的肿瘤	与遗传型突变相关的肿瘤
细胞膜	TGF-β受体		生长抑制	结肠癌	不明
	E-cadherin		细胞黏附	胃癌，乳腺癌，膀胱癌	家族性胃癌
	VHL	等位基因杂合子缺失，染色体易位	细胞表面-细胞外基质相互作用和信号传递		脑血管母细胞瘤，肾细胞癌，嗜铬细胞瘤
	DCC	等位基因缺失	不明	结/直肠癌	
浆膜下	NF-1		抑制ras的信号传递	神经鞘瘤	Ⅰ型神经纤维瘤病和肉瘤
细胞骨架	NF-2		不明	神经鞘瘤，脑膜瘤	Ⅱ型神经纤维瘤病，听神经瘤和脑膜瘤
细胞质	APC	基因突变	抑制信号传导	胃癌，结肠癌，胰腺癌，黑色素瘤	家族性结肠多发性息肉病，结肠癌
	BRCA-1	等位基因杂合子丢失和突变（终止码突变、错义突变、移码突变）	DNA修复		女性乳腺癌和卵巢癌
	BRCA-2	基因突变	DNA修复		男女性乳腺癌
	PTPG			肾癌，肺癌	
	FHIT	外显子缺失	催化Ap3A的水解，使Ap3A下降 Fhit与其底物结合后抑制肿瘤发生	消化道肿瘤，肾癌，肺癌等	
	PTEN	缺失突变，错义突变，无义突变，mRNA剪接突变，甲基化	拮抗酪氨酸激酶等磷酸化酶的活性抑制肿瘤的发生发展	胶质母细胞瘤等	
细胞核	Rb	等位基因纯合子缺失，杂合子缺失，基因突变/重排	调节细胞周期	视网膜母细胞瘤，骨肉瘤，乳腺癌，结肠癌，小细胞肺癌	视网膜母细胞瘤，骨肉瘤
	p53	点突变，缺失突变，插入突变，移码突变，基因重排	调节细胞周期和DNA损伤所致的凋亡	大多数人类肿瘤	Li-Fraumeni综合征，多发性癌和肉瘤

续表

亚细胞定位	基因	失活机制	功能	与体细胞相关的肿瘤	与遗传型突变相关的肿瘤
细胞核	WT-1	等位基因杂合子丢失	核转录	肾母细胞瘤	肾母细胞瘤
	P16	纯合子缺失	抑制周期素依赖激酶调节细胞周期	胰腺癌，食管癌	恶性黑色素瘤
	P15	纯合子缺失，高甲基化	与CDK4和CDK6结合，抑制CDK4-cyclin D和CDK6-cyclin D而抑制细胞增殖	多种肿瘤	

（三）凋亡调节基因和DNA修复调节基因

调节细胞凋亡（apoptosis）的基因及其产物在某些肿瘤的发生上也起着重要作用。研究结果表明bcl-2蛋白可抑制凋亡，而bax蛋白则可促进细胞凋亡。正常情况下bcl-2和bax在细胞内保持平衡。如bcl-2蛋白增多，细胞则长期存活；如bax蛋白增多，细胞则进入凋亡。野生型的p53蛋白可诱导bax蛋白合成，促使DNA受损的细胞进入凋亡。凋亡在肿瘤发生、发展过程中具有双重作用，在肿瘤形成前，经过凋亡去除基因受损害或不能修复的细胞，可有效地防止其转化为恶性细胞；而在肿瘤形成后凋亡基因失活或抗凋亡基因功能增强，则会使肿瘤迅速生长。

正常细胞内存在DNA修复调节基因，当电离辐射、化学物质等损伤因素引起轻微的DNA损伤时，细胞内的DNA修复调节基因对其进行及时修复。当DNA损伤严重不能修复时，将发生凋亡。因此，与凋亡调节基因一样，DNA修复调节基因对维持机体遗传基因组的稳定非常重要。在一些有遗传性DNA修复调节基因突变或缺失的人群中，肿瘤的发病率极高。如患遗传性非息肉病性结、直肠癌综合征的患者由于DNA错配、修复基因缺失，不能修复DNA复制时碱基的错配，导致基因突变而形成结、直肠癌。

（四）端粒、端粒酶和肿瘤

正常细胞分裂一定次数后就进入老化阶段，失去了复制的能力。而控制细胞DNA复制次数的是位于染色体末端的DNA重复序列及一些结合蛋白组成的特殊结构，称其为端粒（telomere）。细胞复制一次，其端粒就缩短一点，细胞复制一定次数后，端粒缩短使染色体相互融合，导致细胞死亡，故端粒可称为细胞的生命计时器。在生殖细胞中，端粒酶（telomerase）的存在可使缩短的端粒得以恢复，因此，生殖细胞有十分强大的自我复制能力。而在大多数体细胞中，由于不含有端粒酶，只能复制大约50～70次后就死亡。端粒酶为由RNA和逆转录酶以及相关蛋白质组成的一种核糖核蛋白复合物，含有端粒重复序列的模板，即以自身RNA组分为模板，逆转录复制合成端粒序列。实验表明，绝大多数的恶性肿瘤细胞都含有较高的端粒酶活性，使染色体端粒稳定地维持在一定长度，从而使肿瘤细胞得以持续增殖，并获得永生化或不死性（immortalization）。因此，端粒酶活性表达的高低可作为恶性肿瘤发展的标志，并与其恶性程度有关。抑制肿瘤细胞端粒酶的研究可能为肿瘤治疗开辟一个新的途径。

（五）多步癌变的分子基础

肿瘤发生是一个长期的多因素形成的分阶段过程，由激发阶段（initiation）和促进阶段（promotion）组成。通常，单个基因的改变不足以造成细胞的恶性转化，要使细胞完全恶性转化，需要多个基因的改变，包括几个癌基因的激活，两个或更多肿瘤抑制基因的失活，及凋亡调节基因和DNA修复基因的改变。如结肠癌的发生，从正常上皮增生→非典型增生→腺瘤→结肠癌的演进过程中，在腺瘤阶段首先发生APC肿瘤抑制基因的灭活，然后是ras基因活化，18号染色体长臂上SMAD2和SMAD4的丢失，最后p53和TGF-β受体Ⅱ基因灭活，这些阶梯性积累起来的不同基因水平的改变，可通过形态学改变反映出来。

二、环境致癌因素及致癌机制

（一）化学致癌因素

目前，已确定对动物有致癌作用的化学致癌物有1000多种，其中有些可能与人类癌瘤密切相关。化学致癌物致癌的方式有：①少数化学致癌物不需在体内进行代谢转化直接致癌，称为直接作用的化学致癌物，如烷化剂；②绝大多数化学致癌物需经体内（肝脏）进行代谢，活化后才能致癌，称为间接作用的化学致癌物或前致癌物，如3,4-苯并芘是间接致癌物，其代谢活化产物是环氧化物，为终末致癌物；③所有化学致癌物都具有亲电子结构基团（如环氧化物、硫酸酯基团等），能与细胞大分子的亲核基团（如DNA中的鸟嘌呤N-7、C-8，腺嘌呤的N-1、N-3，胞嘧啶的N-3）共价结合，导致DNA突变。化学致癌物大多数是致突变剂（mutagens）；④某些化学致癌物可由其他本身无致癌性的物质的协同作用而加大，这种增加致癌效应的物质称为促癌物（promoter），如巴豆油、激素、酚和某些药物。致癌物引发的初始变化称为激发作用(initation)，而促癌物的协同作用称为促进作用(promotion)，主要的化学致癌物有以下几类：

1. 直接作用的化学致癌物 此类化学致癌物不需要体内代谢活化即可致癌，但一般致癌作用较弱，致癌时间长。

(1) 烷化剂与酰化剂：抗癌药物中的环磷酰胺、氮芥、苯丁酸氮芥、亚硝基脲等均属此类，这类抗癌药物应用相当长时间后可诱发第二种肿瘤。如在化学治疗痊愈或已控制的白血病、霍奇金淋巴瘤和卵巢癌的患者，数年后可发生粒细胞白血病。应用此类药物治疗其他疾病，如类风湿关节炎和 Wegener 肉芽肿等自身免疫性疾病，以后患恶性肿瘤的机率大大高于常人。

(2) 其他直接致癌物：金属元素如镍、铬、镉、铍等对人类也有致癌作用。如铬可致肺癌，镉可致前列腺癌和肾癌，镍可致鼻咽癌和肺癌等。其原因可能是金属的二价阳离子是亲电子的，可与细胞大分子尤其是DNA结合反应而致癌，如镍的二价离子可使多聚核苷酸解聚。一些非金属元素和有机化合物也有致癌性，如砷可致皮肤癌，氯乙烯可致塑料工人的肝血管肉瘤，苯致白血病等。

2. 间接作用的化学致癌物 需经体内(肝脏)进行代谢、活化后才能致癌。

(1) 多环芳烃：存在于石油、煤焦油中。致癌性特别强的有3,4-苯并芘、1,2,5,6-双苯并蒽、3-甲基胆蒽及9,10-二甲基苯蒽等。3,4-苯并芘是煤焦油的主要致癌成分，可由有机物的燃烧而产生，存在于工厂排出的煤烟和烟草点燃后的烟雾中。烟熏和烧烤的鱼、肉等食品也含有较多的多环芳烃，与某些地区胃癌的发病率较高有一定关系。多环芳烃在肝脏经细胞色素氧化酶P450系统氧化成环氧化物，后者以其亲电子基团(不饱和的C—C键)与核酸分子共价键结合而引起DNA突变。

(2) 芳香胺类与氨基偶氮染料：致癌的芳香胺类有乙萘胺、联苯胺、4-氨基联苯等，与印染工人和橡胶工人的膀胱癌发生率高有关。芳香胺在肝脏经细胞色素氧化酶P450系统使其N端羟化形成羟胺衍生物，再与葡萄糖醛酸结合成葡萄糖苷酸从泌尿道排出。在膀胱，葡萄糖苷酸被水解释放出活化的羟胺而致癌。氨基偶氮染料有奶油黄(人工奶油染料)和猩红，主要在肝脏代谢，经氧化后形成致癌物，在动物实验可引起大白鼠的肝细胞性肝癌。

(3) 亚硝胺类：具有较强致癌作用，且致癌谱广，在体内经过羟化作用而活化，形成具有很强反应性的烷化碳离子而致癌。普遍存在于水与食物中，在变质的蔬菜和食物中含量更高。亚硝酸盐可作为肉和鱼类食品保存剂与着色剂进入人体；也可由细菌分解硝酸盐产生。亚硝酸盐和二级胺可在胃内酸性环境中合成亚硝胺。我国河南林县的流行病学调查表明，该地区食管癌发病率高与食物中亚硝胺含量高有关。

(4) 真菌毒素：有数十种真菌毒素具有致癌性，研究最多的是黄曲霉毒素(aflatoxin)。黄曲霉毒素广泛存在于高温潮湿地区霉变的食品中，尤以霉变的花生、玉米及谷类含量最多，其致癌性最强，其化学结构为异环芳烃，在肝脏通过肝细胞内的混合功能氧化酶氧化成环氧化物而致癌，这种毒素主要诱发肝细胞性肝癌。我国和南非肝癌高发地区的调查显示，黄曲霉毒素B1在谷物中的污染水平与肝癌的发生有密切关系。但这些地区同时也是乙型肝炎病毒感染的高发区。研究表明，黄曲霉毒素B1的致癌作用是使肿瘤抑制基因p53发生点突变而失去活性，而HBV感染所致的肝细胞慢性损伤和由此引起的肝细胞持续增生为黄曲霉毒素的致癌作用提供了有利条件。因此，HBV感染与黄曲霉毒素B1的协同作用是我国肝癌高发地区的主要致癌因素。

化学致癌大多与环境污染和职业因素有关。因此，彻底的治理环境污染、加强防护措施、防治职业病对于减少肿瘤的发病极其重要。目前发现具有防癌或抗癌作用的稀有元素有钼、硒、锗、镁、铂等。

(二) 物理致癌因素

已证实的物理致癌因素主要是电离辐射，此外紫外线、热辐射、慢性炎症刺激、创伤和异物亦可能与促癌有关。

1. 电离辐射 指X线、γ射线和带亚原子微粒的辐射及紫外线照射。长期接触X射线及镭、铀、氡、钴、锶等放射性同位素可引起各种肿瘤。如长期接触X射线而无必要防护措施的放射线工作者，易发生皮肤癌，白血病发生率较一般人高10倍以上；在婴幼儿期接受过颈部放射线照射者，甲状腺癌发生率明显增高；开采放射性物质(钴、铀、氡等)的矿工易患肺癌；日本长崎、广岛受原子弹爆炸影响的幸存者，经过长期观察发现白血病、甲状腺癌、乳腺癌及肺癌的发病率明显增高。辐射能使染色体断裂、易位和发生点突变，激活癌基因或者使肿瘤抑制基因失活。由于与辐射有关的肿瘤潜伏期较长，最终的肿瘤可能是因辐射所损伤的细胞的子代细胞，再受到促癌因素(如化学致癌物、病毒等)作用引起附加突变之后才形成的。

长期曝晒于阳光和受紫外线过度照射者，易引起外露皮肤的鳞癌、基底细胞癌和黑色素瘤，白种人或照射后色素不增加的有色人种尤易发生，其作用机制是细胞内DNA吸收了光子后，使其中相邻的两个嘧啶连接形成嘧啶二聚体，二聚体又形成环丁烷，从而破坏DNA双螺旋中二聚体所在处的磷酸二酯骨架，妨碍DNA的复制。正常人DNA发生损伤后可为一系列的DNA修复机制所修复，因此，皮肤癌发病少见；而着色性干皮病患者(常染色体隐性遗传)，由于先天性缺乏修复DNA所需的酶，不能修复紫外线所致的DNA损伤，故皮肤癌的发病率很高。

2. 其他 热辐射（如烧伤后的致癌），慢性炎性刺激（如慢性皮肤溃疡、慢性胃溃疡等发生癌变），创伤（如骨折后发生骨肉瘤）或异物（如石棉引起胸膜间皮瘤）等也与肿瘤的发生有关。

（三）病毒和细菌

凡能引起人或动物肿瘤或体外能使细胞转化为恶性的病毒均称为致瘤病毒。现已知有上百种可引起动物肿瘤的致瘤病毒，其中1/3为DNA病毒，2/3为RNA病毒。在人类，越来越多的证据显示某些肿瘤的发生与病毒感染相关。

1. RNA致瘤病毒 这类病毒可通过转导（transduction）或插入突变（insertional mutagenesis）这两种机制将其遗传物质整合到宿主细胞DNA中，并使宿主细胞发生转化。

（1）急性转化病毒：这类病毒含有病毒癌基因，如v-src，v-abl，v-myb等，感染细胞后以其RNA为模板通过逆转录酶合成DNA片段，并整合（integration）到宿主的DNA链中进行表达，导致细胞的转化。

（2）慢性转化病毒：这类病毒（如鼠乳癌病毒）本身并不含有癌基因，但有促进基因，感染宿主细胞后，其病毒基因也可由于逆转录酶的作用合成DNA，并插入到宿主细胞DNA链中原癌基因附近，引起原癌基因激活并且过度表达，使宿主细胞转化。

人类T细胞白血病/淋巴瘤病毒1（human T-cell leukemia lymphoma virus 1，HTLV-1）是与人类肿瘤发生密切相关的一种RNA病毒，与发生于日本和加勒比地区的T细胞白血病/淋巴瘤有关。HTLV-1病毒与HIV一样，在人类通过性交、血液制品和哺乳传播。其转化的靶细胞是$CD4^+$的T细胞亚群（辅助T细胞），HTLV-1转化T细胞的机制还不完全清楚，但其转化活性与一个称为tax的基因有关。tax基因编码蛋白可激活几种宿主基因（如编码P55蛋白的c-fos基因、编码PDFG的c-sis基因、编码IL-2及其受体的基因、编码髓样生长因子的基因）的转录，它们可使T细胞发生转化而形成肿瘤。

2. DNA致瘤病毒 DNA病毒中有50多种可引起动物肿瘤。DNA病毒感染细胞后出现两种后果：①若病毒DNA未能被整合到宿主基因组中，病毒的复制不会受到干扰，大量病毒复制最终使细胞死亡，不会导致肿瘤；②若病毒基因被整合到宿主DNA中，且作为细胞的基因加以表达，则可引起细胞转化。与人类肿瘤发生密切相关的DNA病毒有以下三种：

（1）人类乳头状瘤病毒（human papilloma virus，HPV）：HPV大约有80余种亚型，依据不同型别HPV与肿瘤发生的危险性高低分为低危型和高危型HPV。低危型HPV包括HPV6、11、42、43、44等型别，常引起外生殖器湿疣等良性病变，包括低级别宫颈上皮内瘤变（CIN Ⅰ）。高危型HPV包括HPV16、18、31、33、35、39、45、51、52、56、58、59、68等型别，与宫颈癌及高级别宫颈上皮内瘤变（CIN Ⅱ/Ⅲ）的发生相关，尤其是HPV16和18型，约85%的子宫颈癌及其癌前病变（重度非典型增生和原位癌）的病例中发现HPV16、18型的DNA序列。不仅如此，整合的病毒DNA在同一种肿瘤的所有癌细胞中均在基因组的同一位置，提示其整合方式是克隆的。整合后HPV-16、18的E6和E7蛋白过度表达，并极易与Rb和p53蛋白结合使其失活，这时如果再转染一个突变的ras基因，就会引起完全的恶性转化，这说明HPV的致癌作用是作为始动因子，需要其他基因突变的协同。

（2）Epstein-Barr病毒（EBV）：是一种疱疹病毒，Burkitt淋巴瘤、鼻咽癌、某些霍奇金淋巴瘤和B细胞淋巴瘤与此病毒感染有关。EB病毒主要感染人类的口腔上皮细胞和B淋巴细胞。EB病毒感染后整合到宿主细胞DNA中，可能使其潜伏膜蛋白基因LMP-1表达，并通过上调凋亡调节基因bcl-2而阻止受感染细胞凋亡，同时激活生长促进通路，使细胞增生。EBV对B细胞有很强的亲和性，能使受感染的B细胞发生多克隆性增生。在此基础上若再发生附加突变如染色体移位t(8;14)，使位于14号染色体的IgH基因与位于8号染色体的MYC拼接成一个新的融合基因，导致MYC基因激活，进一步的附加突变，如N-RAS基因突变，最终导致单克隆性增生，形成淋巴瘤。

（3）乙型肝炎病毒（hepatitis B virus，HBV）：慢性HBV感染与肝细胞性肝癌发生有密切关系。肝癌病例HBsAg阳性率可高达82%，HBV感染者肝细胞性肝癌的发生率是未感染者的200倍。在HBV阳性的肝癌患者可见HBV基因整合到肝癌细胞DNA中，且HBV的整合是克隆性的，但HBV本身不含有编码癌蛋白的基因。病毒DNA的整合没有固定模式，其病毒DNA也不接近任何癌基因或肿瘤抑制基因。因此，其致癌的机制是间接的和多因素参与的：①HBV导致慢性肝细胞损伤，使其不断增生，容易发生自发性突变或其他致癌因素（如黄曲霉毒素B1）所致的突变；②HBV编码一种称为HBx蛋白，可使受感染肝细胞的几种促进生长基因激活，如胰岛素样生长因子Ⅱ和胰岛素样生长因子受体Ⅰ；③HBV的整合导致p53基因失活，HBx与p53结合干扰生长抑制功能。由此可见，肝细胞性肝癌的发生也是多步骤的。

3. 幽门螺杆菌（helicobacter pylori，HP） 研究指出，幽门螺杆菌引起的慢性胃炎与胃癌和胃低度恶性黏膜相关B细胞性淋巴瘤的发生有关。原因是绝大多数的胃癌和胃淋巴瘤都伴有幽门螺杆菌的感染。对胃淋巴瘤患者的抗生素治疗，可以使多数患者的淋巴瘤消退。但HP与胃癌和胃淋巴瘤发生的因果关系和作用机制尚不十分清楚。

三、影响肿瘤发生、发展的内在因素及其作用机制

除外界致癌因素的作用外，机体的内在因素在肿瘤发生和发展中也起着重要作用，如宿主对肿瘤的反应，以及肿瘤对宿主的影响等。机体的内在因素可分为以下几方面：

（一）遗传因素

在大多数肿瘤的发生中，遗传因素的作用只表现为对致癌因素的易感性或倾向性。人类肿瘤与遗传有关的情况可分为三种：

1. 常染色体显性遗传的肿瘤 一些肿瘤如视网膜母细胞瘤、肾母细胞瘤、肾上腺或神经节的神经母细胞瘤等以及一些癌前病变如结肠多发性腺瘤性息肉病、神经纤维瘤病等，都属单基因遗传，有明显的家族史，以常染色体显性遗传的形式出现，主要表现为遗传性肿瘤抑制基因（如 Rb、p53、APC）的突变或缺失，其发生还需第二次突变。以视网膜母细胞瘤为例，此基因定位在染色体 13q14，只有两条同源染色体上的 Rb 等位基因都被灭活，即需两次突变后，才能使肿瘤发生。在家族性视网膜母细胞瘤患儿的基因组中已有一个 Rb 基因是缺陷的，当另一个基因再次受致癌因素作用而突变，即可形成肿瘤。

2. 常染色体隐性遗传的遗传综合征 均表现为遗传性 DNA 修复基因缺陷，如 Bloom 综合征（先天性毛细血管扩张性红斑及生长发育障碍）时易发生白血病及其他恶性肿瘤，毛细血管扩张性共济失调症患者多发生急性白血病和淋巴瘤，着色性干皮病患者经紫外线照射易患皮肤基底细胞癌、鳞癌或黑色素瘤。

3. 遗传与环境因素 遗传因素与环境因素在肿瘤发生中起协同作用，而环境因素更重要。决定这类肿瘤的遗传因素是多基因的，如乳腺癌、胃肠癌、食管癌、肝癌、鼻咽癌、白血病、子宫内膜癌、黑色素瘤等肿瘤可有家族史。

遗传因素对肿瘤发生的作用在动物实验中已得到证实。目前，世界各地培育出有自发肿瘤倾向的纯系小鼠 200 多种，如 C3H 小鼠好发乳腺癌和肝癌，C57 小鼠则极少患乳腺癌，说明其决定因素是小鼠的基因型。不同的肿瘤可能有不同的遗传传递方式，真正直接遗传的肿瘤只是少数不常见的肿瘤。

（二）宿主对肿瘤的反应——肿瘤免疫

有些异常基因表达的蛋白可引起免疫系统的反应，从而使机体能消灭这些“非己”的转化细胞。其中，$CD8^+$ 的细胞毒性 T 细胞（cytotoxic T-lymphocyte，CTL）和 NK 细胞扮演最重要的角色。免疫因素在肿瘤发生中的作用主要体现在以下方面：

1. 肿瘤抗原 可分为两类：

（1）肿瘤特异性抗原：只存在于肿瘤细胞而不存在于正常细胞。对化学致癌的动物模型研究发现，肿瘤特异性抗原是个体独特的，即不同个体中的同一种致癌物诱发的同一组织学类型的肿瘤有不同的特异性抗原，其原因可能为癌变时基因突变的随机性，引起产生异常蛋白的氨基酸序列变化不定。在人类肿瘤，CTL（$CD8^+$）可通过其表面 T 细胞受体，识别只存在于肿瘤细胞，且与人类主要组织相容性复合体（major histocompatibility complex，MHC）分子一起组成复合物状态下的肿瘤特异性抗原，从而杀伤肿瘤细胞。

（2）肿瘤相关抗原：存在于肿瘤细胞和某些正常细胞，肿瘤相关抗原可分为两类：

1）肿瘤胚胎抗原：正常情况下出现在发育中的胚胎组织而不见于成熟组织，可见于癌变组织，如在胚胎肝细胞和肝细胞性肝癌中出现的甲胎蛋白（AFP），及在胚胎组织和结肠癌中出现的癌胚抗原（CEA）。

2）肿瘤分化抗原：指正常细胞和肿瘤细胞中都具有的与分化程度有关的某些抗原，如前列腺特异抗原（PSA）见于正常前列腺上皮和前列腺癌细胞，酪氨酸酶见于正常黑色素细胞和黑色素瘤。

肿瘤相关抗原在有关肿瘤的诊断和病情监测上是有用的标记，也可用此制备活性 T 细胞或抗体，用于肿瘤的免疫治疗。

2. 抗肿瘤的免疫效应机制 肿瘤免疫以细胞免疫为主，体液免疫为辅。参加细胞免疫的效应细胞主要有 CTL、自然杀伤细胞（nature killing cell，NK）和巨噬细胞。CTL 被白细胞介素 2（IL-2）激活后可通过其 T 细胞受体识别瘤细胞上的人类主要组织相容性复合体 MHC-Ⅰ型分子而释放某些溶解酶将瘤细胞杀灭。CTL 的保护作用在对抗病毒所致的肿瘤（如 EBV 引起的 Burkitt 淋巴瘤和 HPV 导致的上皮肿瘤）时特别明显。NK 细胞是不需要预先致敏的能杀伤肿瘤细胞的淋巴细胞。IL-2 激活后 NK 细胞可溶解多种人体肿瘤细胞，其中有些并不引起 T 细胞的免疫反应，因此 NK 细胞是抗肿瘤免疫的第一线抵抗力量。NK 细胞识别靶细胞的机制可能是通过 NK 细胞受体和抗体介导的细胞毒作用（ADCC）。巨噬细胞在抗肿瘤反应中与 T 细胞协同作用，T 细胞产生的 γ-干扰素可激活巨噬细胞，而巨噬细胞产生的肿瘤坏死因子（TNF-α）和活性氧代谢产物在溶解瘤细胞中起主要作用。此外，巨噬细胞的 Fc 受体还可与肿瘤细胞表面的 IgG 结合，通过 ADCC 杀伤肿瘤细胞。参与抗肿瘤反应的体液免疫机制主要是激活补体和介导 NK 细胞参加的 ADCC。

3. 免疫监视（immune surveillance） 恶性肿瘤患者随着病程的发展和病情恶化可伴有免疫功能普遍下降，晚期患者尤为突出。相反，有些肿瘤，如神经母

细胞瘤、恶性黑色素瘤和绒毛膜上皮癌等，由于机体免疫功能增强可发生自然消退。在先天性免疫缺陷或接受免疫抑制剂治疗的患者中，恶性肿瘤发病率明显增加，如先天性免疫缺陷病（X-性联无 γ 球蛋白血症）的患者有 5% 发生恶性肿瘤，比对照组高出 200 倍。器官移植的受者和 AIDS 患者发生淋巴瘤的可能也大大增加，说明了免疫监视机制在抗肿瘤作用中的重要性，然而，大多数恶性肿瘤发生于免疫机能正常的人群，肿瘤细胞如何逃脱免疫系统的监视并破坏机体免疫系统的机制还不完全清楚，可能与下列因素有关：

（1）在肿瘤生长过程中，具有较强抗原性的亚克隆被免疫系统消灭，而无抗原性的或抗原性弱的亚克隆则生长成肿瘤。

（2）CTL 攻击肿瘤细胞时要识别瘤细胞膜上的 Ⅰ 型 MHC 抗原。肿瘤细胞的 MHC 抗原表达丧失或减少，会使瘤细胞避开 CTL 的攻击。

（3）在肿瘤细胞表达 MHC 抗原时，如果缺乏协同刺激因子，瘤细胞仍可逃避 CTL 的攻击。

（4）肿瘤产物抑制免疫反应：许多肿瘤分泌的肿瘤转化生长因子 β（TGF-β）就是一种潜在免疫抑制剂。

（5）CTL 凋亡：某些黑色素瘤和肝细胞癌表达 Fas 配体，可与表达 Fas 的 T 细胞结合使其发生凋亡。

随着分子生物学的发展，近年来对于肿瘤的病因与发病机制的研究有了很大进展。以下几点是迄今比较肯定的：①肿瘤从遗传学的角度上来说是一种基因病；②肿瘤的形成是瘤细胞单克隆性扩增的结果；③环境与遗传的致瘤因素引起的细胞遗传物质（DNA）改变的主要靶基因是原癌基因和肿瘤抑制基因，原癌基因的激活和（或）肿瘤抑制基因的失活可导致细胞恶性转化；④肿瘤的发生不只是单个基因突变的结果，而是一个长期的分阶段的多种基因突变积累的过程；⑤机体的免疫监视体系在防止肿瘤发生上起重要作用，肿瘤的发生是免疫监视功能丧失的结果。

【易混淆的概念】

1. 肿瘤和肿物 肿瘤是机体在各种致瘤因素作用下，局部组织细胞在基因水平失去对其生长的正常调控，导致克隆性异常增生而形成的新生物，具有不同程度丧失分化成熟能力和不断生长的特性。肿物指临床表现为局部肿块的病变总称，包括肿瘤和瘤样病变。

2. 异型性和分化程度 异型性指肿瘤组织与其起源组织在形态结构、代谢功能等方面的差异性，即不相似的特点。分化程度指肿瘤组织（细胞）与其起源组织（细胞）的相似性大小。因此，它们是一对相反的概念，肿瘤的异型性越大，其分化程度越低。

3. 恶变、癌变和间变 恶变指良性（肿瘤）细胞转化为恶性肿瘤细胞的过程，癌变指良性上皮（肿瘤）细胞转化为癌细胞的过程，间变指恶性肿瘤细胞缺乏分化的状态，细胞异型性显著。间变性肿瘤多是高度恶性的肿瘤。

4. 混合瘤和畸胎瘤 狭义的混合瘤指多形性腺瘤，因肿瘤由腺组织、黏液样和软骨样组织等多种成分混合组成而得名。广义的混合瘤指肿瘤的实质由两种以上不同类型的组织构成，包括多形性腺瘤、畸胎瘤、肾母细胞瘤、癌肉瘤等。畸胎瘤是最复杂的混合瘤，是由全能干细胞发生的含有两个或两个以上胚层组织的肿瘤，可含有毛发、牙齿、神经、表皮等多胚层成分，似畸形胎儿。

5. 癌、肉瘤与癌症 三者均指恶性肿瘤。癌症是所有恶性肿瘤的总称，癌指上皮组织来源的恶性肿瘤，肉瘤指间叶组织来源的恶性肿瘤。

6. 原癌基因、细胞癌基因和癌基因 原癌基因即细胞癌基因，是调控细胞增殖、分化及凋亡的一类基因，对正常细胞的形态发育、生长和分化起重要作用；而癌基因是指恶性肿瘤中能够促进细胞自主生长、具有使细胞发生恶性转化的基因。原癌基因或称细胞癌基因激活（突变或异常表达等）后，称为癌基因。

7. 分级和分期 通常恶性肿瘤才进行分级和分期。肿瘤的分级指恶性肿瘤组织与其起源组织的组织相似程度，也即分化程度。肿瘤的分期指恶性肿瘤的侵袭和播散程度。

8. 原位癌和上皮内瘤变 原位癌指上皮全层癌变，但尚未突破基膜，因此不能发生转移。因为上皮非典型增生可发展为原位癌，而重度非典型增生和原位癌在形态学上有时很难区别，因此把非典型增生和原位癌合在一起，统称为上皮内瘤变。

9. 副肿瘤综合征和异位内分泌综合征 副肿瘤综合征指除原发肿瘤和转移瘤本身直接引起的症状之外，通过产生某种物质间接引起神经、内分泌、消化、造血、骨关节、肾脏及皮肤等系统发生病变，出现相应临床表现。异位内分泌综合征指副肿瘤综合征中，非内分泌腺肿瘤通过产生或分泌激素或激素样物质引起的内分泌紊乱症状。

10. 癌肉瘤和肉瘤样癌 一个肿瘤中既有癌又有肉瘤成分者称为癌肉瘤。而肉瘤样癌的本质是上皮来源的癌中具有肉瘤样形态的梭形癌细胞，免疫组化肉瘤样成分仅表达上皮型标志物，电镜中存在角质颗粒、张力原纤维、桥粒和前黑色素颗粒等。

【重点词汇的中英文对照】

肿瘤（tumor，neoplasm）
肿瘤学（oncology）
良性肿瘤（benign tumor）
恶性肿瘤（malignant tumor）
癌症（cancer）
分化（differentiation）
实质（parenchyma）
间质（mesenchyma，stroma）
多形性（pleomorphism）
异型性（atypia）
异质化（heterogeneity）
膨胀性生长（expansive growth）
浸润性生长（infiltrating growth）
外生性生长（exophytic growth）
直接蔓延（direct spread）
侵袭（invasion）
转移（metastasis）
恶病质（cachexia）
异位内分泌综合征（ectopic endocrine syndrome）
交界性肿瘤（borderline tumor）
副肿瘤综合征（paraneoplastic syndrome）
癌（carcinoma）
肉瘤（sarcoma）
非典型性增生（dysplasia，atypical hyperplasia）
癌前病变（precancerous lesion）
上皮内瘤变（intraepithelial neoplasm）

原位癌(carcinoma in situ)
原癌基因(proto-oncogene)
癌基因(oncogene)
肿瘤抑制基因(tumor suppressor gene)
致突变剂(mutagens)
端粒酶(telomerase)

思 考 题

1. 良、恶性肿瘤有何不同？请以结肠腺瘤与结肠腺癌为例说明。
2. 如何区分癌与肉瘤？
3. 肿瘤的异型性表现在哪些方面？
4. 一女性胃癌患者死后，尸检发现胃窦部有一火山口状不规则癌性溃疡，已侵犯胃壁全层，大网膜、肠系膜表面散在多个灰白色癌结节，腹水中有癌细胞，胃小弯淋巴结、左锁骨上淋巴结、肝、卵巢等处发现癌转移。试问这些部位的转移是经何途径发生的？
5. 某患者左小腿发生肿瘤，根据肿瘤命名原则，列举该部位可能发生的良、恶性肿瘤各10个。
6. 某患者因直肠癌死亡，尸检除发现直肠有癌肿外，尚发现下列病变，请解释这些病变是如何产生的。①直肠壁变厚，与膀胱粘连，膀胱中有大便；②盆腔淋巴结肿大变硬；③肝及脑切面多个转移性癌结节，但肺未见转移(说明转移途径)。
7. 何谓癌前病变或癌前疾病？请列举5种癌前病变或癌前疾病，并说明应如何正确对待癌前病变或癌前疾病。
8. 试述转移瘤的形成过程及其形态特点。
9. 举例说明为什么说良、恶性肿瘤的区别是相对的？
10. 肿瘤对机体的危害有哪些？

(昆明医学院　阮永华)

第六章 心血管系统疾病

【学习目标】

(1) 掌握动脉粥样硬化症的基本病变和复合病变,了解其病因和发病机制。掌握冠心病、心绞痛、心肌梗死的概念、病变及后果,熟悉心肌纤维化、冠状动脉猝死的概念、病变及后果,了解冠心病的病因和发病机制。熟悉主动脉、颈动脉、脑动脉、肾动脉、四肢动脉及肠系膜动脉粥样硬化的病变及其后果。

(2) 掌握缓进型高血压的病变及后果,了解其病因及发病机制,熟悉高血压的分类、急进型高血压的病变及后果。

(3) 掌握风湿病基本病变及发展过程,掌握风湿性心脏病的病理变化及后果,掌握慢性心瓣膜病的形成及血流动力学改变。熟悉风湿性关节炎、皮肤病变、动脉炎等病变及其后果,了解风湿病的病因与发病机制。

(4) 熟悉亚急性感染性心内膜炎的病因、发病机制、病理变化及临床病理联系。

(5) 熟悉心肌病、心肌炎、心包炎的概念、病变及其后果,了解其他血管疾病和心脏肿瘤的病变。

心血管系统由心脏、动脉、毛细血管和静脉组成,是维持血液循环的结构基础。心血管系统疾病是发生在心脏或(和)血管的对人类健康与生命构成巨大威胁的一组疾病。在我国,心血管系统疾病在总死亡率中仅次于恶性肿瘤,居第二位。本章主要介绍最常见的心脏与动脉疾病。

第一节 动脉粥样硬化

[案例 6-1]

患者,男性,84 岁。三天前突发心前区闷痛而急诊入院。入院检查:心率 92～96 次/分,血压 126/104mmHg。心电图提示心肌梗死。住院第三天因血压下降、呼吸及心跳停止而死亡。

尸体解剖:心脏体积增大,心腔扩张,左心室壁厚达 2.0cm,左心室前壁有一梗死区,梗死区心内膜处有附壁血栓形成。冠状动脉可见粥样硬化斑块形成,导致冠状动脉管腔狭窄,尤以左前降支及右后降支更为严重。镜下观,梗死区心肌细胞变性及坏死并有炎症细胞浸润。主动脉、髂动脉、肺动脉、肾动脉均有广泛的粥样斑块形成,斑块新旧与大小不一,向管腔内突起。镜下观,斑块表面动脉内膜增厚,内膜下出现广泛胆固醇结晶沉着,斑块深部动脉中层肌纤维受压而发生萎缩。部分斑块形成溃疡,溃疡表面有血栓形成;部分粥样斑块发生出血;部分坏死区有钙盐沉着。

[问题]

(1) 本案例病理诊断是什么?

(2) 动脉粥样硬化的基本病变和继发性病变有哪些?本例有哪些动脉粥样硬化的基本病变?

(3) 动脉粥样硬化对机体影响主要有哪些?本例哪些组织器官明显受动脉粥样硬化影响?

动脉粥样硬化(atherosclerosis,AS)是血脂在以大、中动脉管壁为主的内膜沉着引起的以粥样斑块、管壁增厚、变硬、弹性减弱及管腔变窄为病变特点的一种动脉硬化性疾病。AS 的发生与血中脂质升高并在动脉内膜沉积有关,其主要后果是导致心、脑、肾等组织器官的血供减少或缺血,从而引起冠状动脉性心脏病(冠心病,coronary artery heart disease)、中风(stroke)、肾固缩、四肢坏疽等并发症。AS 是心血管系统疾病中最常见的疾病,也是危害人类健康的常见疾病。在我国 AS 发生率呈上升趋势,多见于中、老年人,以 40～50 岁发展最快,北方发病率略高于南方。AS 与动脉硬化(arteriosclerosis)具有不同含义,不能相互替代使用。动脉硬化泛指动脉管壁增厚、变硬的一类疾病,包括 AS、动脉中层钙化、细动脉硬化症等三种类型。动脉中层钙化较少见,好发于老年人的中等肌型动脉,基本病变为中膜的钙盐沉积,并可发生骨化。细动脉硬化症常见于高血压和糖尿病,其基本病变是细小动脉的玻璃样变。

一、病因和发病机制

(一) 危险因素

AS 是由多种因素作用于不同环节所致的疾病,下列因素被视为危险因素。

1. 高脂血症(hyperlipidemia) 高脂血症是 AS 的最主要危险因素,指血中总胆固醇(cholesterol)和(或)甘油三酯水平升高。高脂饮食可诱发动物实验性 AS 斑块形成。血浆胆固醇水平升高与 AS 严重程度、冠心病死亡率等呈正相关。长期控制血胆固醇在合适水平，可有效预防 AS，减少斑块形成。

血脂以脂蛋白(lipoprotein)的形式在血液循环中进行转运，因此高脂血症实际上是高脂蛋白血症。低密度脂蛋白(low-density lipoprotein，LDL)、极低密度脂蛋白(very low-density lipoprotein，VLDL)、载脂蛋白 B(apolipoprotein B，apoB)等水平升高，以及高密度脂蛋白(high-density lipoprotein，HDL)、载脂蛋白 A(apolipoprotein A，apoA)等水平降低都被认为是危险因素。其中，LDL、VLDL 升高是 AS 和冠心病的诊断指标，HDL 升高是抗 AS 和冠心病的指标。

2. 高血压 高血压与本病关系密切，是冠心病的独立危险因素，并与其他危险因素有协同作用。高血压患者与同年龄、同性别的无高血压者相比，AS 发病较早，病变较重，AS 发病率高 3～4 倍。高血压促进 AS 发生的机制还不清楚。研究表明高血压时血流对血管壁的机械性压力和冲击作用较强，可引起内皮损伤和(或)功能障碍，使内膜对脂质的通透性增加；与高血压发病有关的肾素、儿茶酚胺和血管紧张素等也可改变动脉壁代谢，增加脂蛋白渗入内膜，促进 AS 发生与发展。

3. 吸烟 吸烟者与不吸烟者相比，AS 发生率和病死率高 2～6 倍。大量吸烟使血中 CO 浓度升高，损伤内皮细胞。大量吸烟还可使血中 LDL 易于氧化，氧化 LDL(oxidized LDL，ox-LDL)可促进血液单核细胞进入内膜转变为泡沫细胞。烟内含有一种糖蛋白，可激活凝血因子Ⅻ及某些致突变物质，后者可引起血管壁 SMC 增生，这些都有助于 AS 发生。

4. 糖尿病和高胰岛素血症 糖尿病患者 AS 发病率较非糖尿病患者高出数倍，且病变发展迅速。糖尿病患者血中甘油三酯、VLDL 水平明显升高，而 HDL 水平降低。高胰岛素血症患者血中 HDL 水平明显降低。

5. 遗传因素 家族性高胆固醇血症、家族性脂蛋白脂酶缺乏症等患者 AS 的发病率显著高于对照组。已知约有 200 多种基因可能对脂质的摄取、代谢和排泄产生影响，这些基因的改变和饮食因素的相互作用可能是高脂血症的最常见原因。

6. 其他危险因素

(1) 年龄：多见于 40 岁以上中老年人，49 岁以后进展加快。AS 检出率和病变程度的严重性随年龄增加而增高。

(2) 性别：女性绝经前 HDL 水平高于男性，LDL 水平低于男性，AS 发病率低于同龄男性。绝经后，两性间发病率差异消失。

(3) 肥胖：肥胖人群易发生高脂血症、高血压和糖尿病，从而促进 AS 的发生。

(4) 精神活动紧张，体力活动少。

(5) 某些病毒、衣原体感染。

(二) 发病机制

AS 发病机制尚未完全清楚，学说很多，如脂质渗入学说、血栓形成学说、平滑肌突变学说、单克隆学说、内皮损伤学说、炎症学说、内膜细胞群和新内膜形成学说、单核-巨噬细胞作用学说、血液动力学说等。但是任何一种学说均不能完全解释 AS 的发病机制，这说明本病的发病机制是复杂多样的。

AS 主要发病过程可概括为：血中某些类型脂质进入并沉着于动脉壁内膜；沉着的脂质吸引血中单核细胞和动脉壁中膜平滑肌细胞(smooth muscle cell，SMC)迁移至脂质沉着处；单核细胞和 SMC 吞噬、消化脂质，并演变为泡沫细胞(foam cell)；泡沫细胞崩解，释出游离脂质和其他消化产物，刺激纤维组织增生，形成纤维斑块，继而形成粥样斑块和复合病变。

1. 脂质渗入学说 本学说认为各种机制导致的血脂异常，如 LDL、VLDL、apoB 等水平升高，HDL、apoA 等水平降低是 AS 发病的始动性环节。慢性或长期高脂血症主要使 LDL 被氧化为 ox-LDL。ox-LDL 通过以下几种作用促进 AS 的发生：

(1) 损伤内皮细胞，使血管内皮通透性增加，有利于血中脂质沉着于血管内膜。

(2) 通过内皮细胞黏附分子增加血液中的单核细胞的黏附。

(3) 对单核细胞具有较强的趋化作用。

(4) 与单核/巨噬细胞的清道夫受体结合使之形成泡沫细胞。

(5) 刺激各种生长因子和细胞因子的产生。

(6) 对血管壁中膜 SMC 产生趋化作用等(图 6-1)。

相反，HDL 可通过胆固醇逆向转运机制清除动脉壁的胆固醇，防止 AS 的发生。HDL 还有抗氧化作用，防止 LDL 氧化，并竞争性抑制 LDL 与内皮细胞受体的结合而减少血管壁对 LDL 的摄取。

此外，ox-LDL 等脂质具有细胞毒作用，使泡沫细胞坏死、崩解，析出游离脂质和脂质分解产物(如游离胆固醇)等。这些物质与局部的载脂蛋白、坏死细胞碎片等共同形成脂质池、胆固醇结晶等粥样病灶，并诱发局部炎症反应和纤维化。

2. 内皮细胞损伤学说 各种原因包括机械性、LDL、胆固醇、吸烟、毒素、病毒等均可引起内皮细胞损伤。内皮细胞损伤是非剥脱性的，但使内皮细胞的“透胞作用”增强及内皮细胞间的“缝隙连接”加宽，直接导致血管内皮通透性升高，有利于血脂向血管壁内膜渗入和沉着。损伤的内皮细胞分泌细胞因子，如单核细胞趋化因子 1、血小板源性生长因子、转化生长因子 β 等，吸引血中单核细胞和血管壁中膜 SMC 进入血管壁内膜的脂质沉着处，吞噬脂质，形成单核细胞源性和 SMC 源性泡沫细胞。

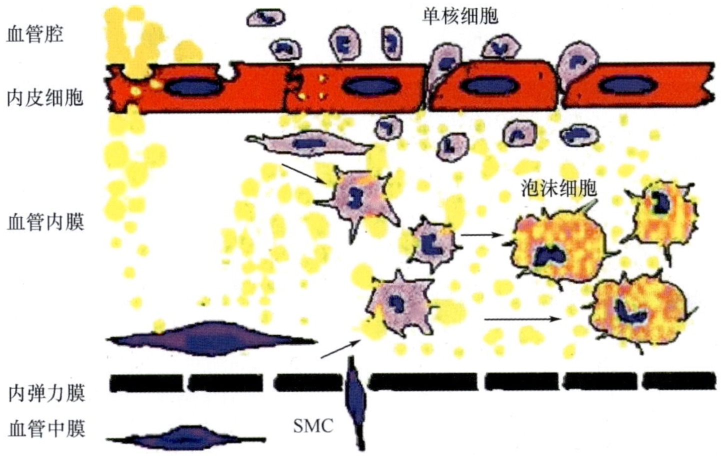

图 6-1 脂质渗入内膜及单核细胞、SMC 迁入内膜并形成泡沫细胞的模式图

3. 单核/巨噬细胞作用学说 在 ox-LDL、单核细胞趋化蛋白 1、血小板源性生长因子、转化生长因子 β、纤维生长因子、TNF、TGF-a、凝血酶等因子影响下，血中单核细胞通过内皮黏附分子如细胞间黏附分子、血管黏附分子等，黏附于损伤内皮表面，迁入内皮下间隙，经其表面清道夫受体、CD36 受体和 Fc 受体的介导，摄取进入内膜并已发生修饰的脂蛋白（如 ox-LDL）等脂质，转变成巨噬细胞源性泡沫细胞，这种细胞是 AS 的早期脂纹、脂斑病变的主要成分。

4. 平滑肌增殖作用学说 中膜 SMC 增生、游走进入内膜，是动脉粥样硬化病变进展的主要环节。在渗入脂质的刺激下，单核细胞、内皮细胞、附着于内皮的血小板以及 SMC 自身产生多种生长因子和趋化因子。在这些因子的作用下，动脉中膜的 SMC 经内弹力膜窗孔迁入内膜，增生并发生表型转变，由收缩型（细胞长梭形，胞质内含大量肌丝和致密体）转变为合成型（细胞类圆形，胞质内含大量粗面内质网、核蛋白体及线粒体）。合成型 SMC 通过其表面的 LDL 受体介导而吞噬脂质，形成 SMC 源性泡沫细胞。另外，合成型 SMC 能合成胶原蛋白、弹性蛋白和糖蛋白等，在游离脂质等作用下，使病变内膜增厚、变硬，促进硬化斑块的形成。

二、病 理 变 化

（一）基本病变

AS 主要发生于大动脉（主动脉及其一级分支）、中动脉（如冠状动脉、脑动脉等），最好发于腹主动脉，其次为冠状动脉、降主动脉、颈动脉和脑底 Willis 环。AS 的基本病变是在动脉内膜形成灶性隆起的斑块。典型病变可分为 4 个阶段。

1. 脂纹（fatty streak） 脂纹是 AS 的早期病变。肉眼观，动脉内膜见黄色针头大小的斑点或宽约 1～2mm、长短不一的条纹，平坦或略隆起，在血管分支开口和弯曲凸面处更明显。光镜下，脂纹处内皮细胞下有充满脂质的泡沫细胞大量聚集。泡沫细胞体积较大，胞质呈泡沫状（图 6-2），是由血中进入内膜的单核细胞和由中膜迁入内膜的 SMC 吞噬脂质而形成的。此外，可见较多的基质、数量不等的合成型 SMC、少量淋巴细胞和中性粒细胞等。脂纹最早可出现于儿童期，是一种可逆性病变，只有部分脂纹发展为纤维斑块。

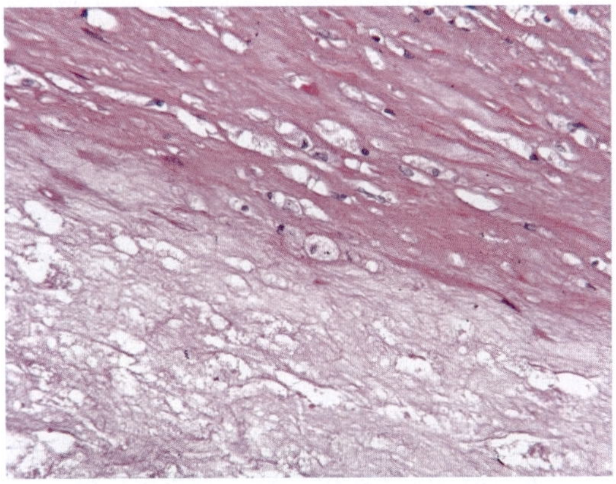

图 6-2 动脉粥样硬化

泡沫细胞胞质丰富，充满小空泡，核类圆形

2. 纤维斑块（fibrous plaque） 当病变继续发展时，在病灶周围，尤其是在病灶表面发生纤维组织增生，逐渐形成纤维斑块。肉眼观，纤维斑块隆起于内膜表面，呈灰黄色或瓷白色。灰黄色者是少量纤维组织覆盖于脂纹上形成的斑块。当覆盖的纤维组织较多且发生玻璃样变时，斑块变为瓷白色，如蜡滴状（图 6-3）。斑块直径 0.3～1.5cm，可融合成片。光镜下，典型纤维斑块大致可分为三层。

（1）纤维帽（fibrous cap）：在内皮下和脂质沉着灶之上，由密集的胶原纤维、散在 SMC 和巨噬细胞以及少量弹力纤维和蛋白聚糖组成。

（2）脂质区（lipid zone）：由泡沫细胞、细胞外脂质和坏死碎片组成，该区可较小或不明显。

（3）基底部（basal zone）：由增生的 SMC、结缔组织和炎细胞组成。

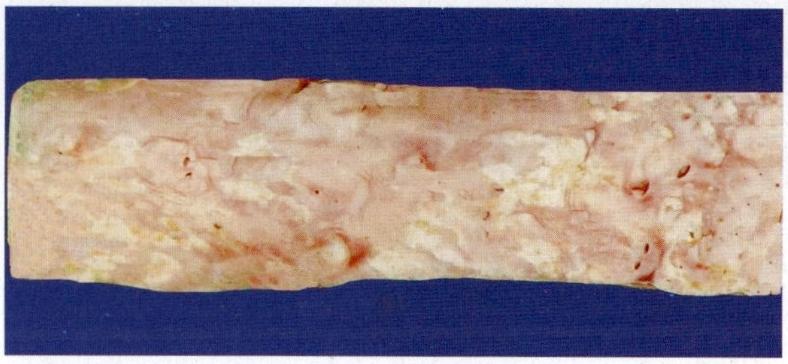

图 6-3 主动脉粥样硬化
纤维斑块呈黄白色

3. 粥样斑块（atheromatous plaque） 亦称粥瘤（atheroma），随着病变进一步发展，病灶增大，脂质区形成黄色粥糜样外观（图 6-4）。肉眼观，动脉内膜表面见明显隆起的灰黄色斑块；切面见斑块表层为白色纤维帽，深层为坏死、崩解组织，与病灶内的脂质混合，形成黄白色、黏稠的粥样物质。光镜下，典型的粥样斑块表层是纤维帽，深层为无定形的坏死崩解物质，内有胆固醇结晶（石蜡切片上呈针形空隙，图 6-5），底部和边缘为肉芽组织和纤维组织，并有少量泡沫细胞聚集和淋巴细胞浸润。动脉中膜平滑肌受压萎缩而变薄。外膜可见毛细血管新生、结缔组织增生及淋巴细胞、浆细胞浸润。

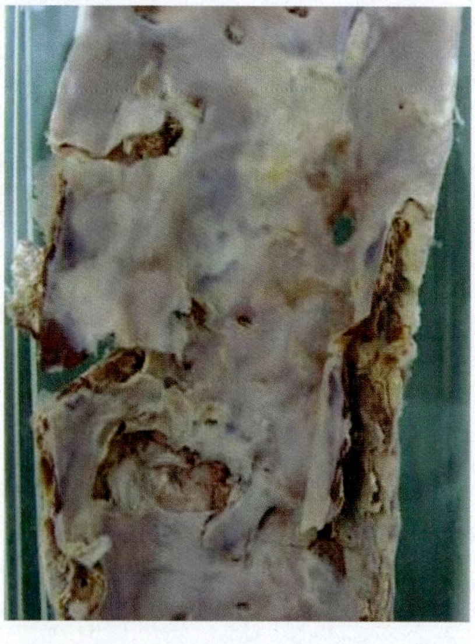

图 6-4 主动脉粥样硬化
粥样灶表面为灰黄色斑块，部分破损形成溃疡；切面表层为纤维帽，深层为坏死、崩解的组织与脂质混合形成的黄白色粥糜样物质

纤维帽较厚，脂质池较小的粥样斑块称为稳定型斑块。若纤维帽较薄，脂质池较大，很容易发生破裂、出血、血栓形成的粥样斑块称为不稳定型斑块。早期发现和判断不稳定性粥样斑块对防治急性心肌梗死具有重要意义。

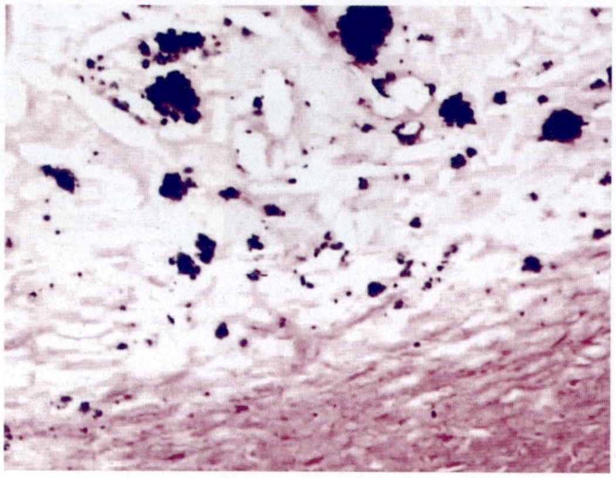

图 6-5 动脉粥样硬化
胆固醇结晶呈菱形空隙，钙盐沉着呈蓝染斑点

4. 继发性病变 在纤维斑块和粥样斑块的基础上发生的改变，包括：

（1）斑块破裂：斑块破裂常发生在斑块周边部，因该处纤维帽最薄，抗张力差。斑块破裂后，一方面斑块内粥样物自裂口处排入血流成为栓子，并在破裂处形成溃疡而导致血栓形成；另一方面血液从破裂处流入斑块，形成斑块内血肿。

（2）斑块内血肿：斑块内血管破裂出血或斑块纤维帽破裂使血液流入斑块，形成斑块内血肿。斑块内血肿使斑块突然增大，可堵塞管径较小的动脉，导致急性供血不足和随后的组织器官梗死。如冠状动脉粥样硬化伴斑块内出血，可致心肌梗死。

（3）血栓形成：病灶处内皮细胞受损或斑块溃疡，使动脉壁胶原纤维暴露，引起血小板黏附、聚集形成血栓。血栓形成后加重病变动脉的狭窄，甚至阻塞动脉管腔，导致梗死形成。若血栓脱落，可导致栓塞。

（4）钙化：钙盐沉着在纤维帽或粥瘤灶内（图 6-5）。钙化导致动脉壁变硬、变脆，易于破裂。

（5）动脉瘤：严重粥样斑块基底部的中膜平滑肌受压萎缩变薄，弹性减弱，在血压作用下该处动脉壁向外膨隆，形成动脉瘤。动脉瘤破裂可致大出血，在斑块破裂或中膜内血管破裂情况下，血液流入中膜，可造成中膜撕裂，形成夹层动脉瘤。

（二）重要器官的动脉粥样硬化及后果

1. 主动脉粥样硬化 主动脉是 AS 的好发部位，比其他动脉出现病变早。以腹主动脉病变最重，其次为降主动脉、主动脉弓、升主动脉。病变在动脉后壁和分支开口处最明显。严重时可见主动脉广泛受累，内膜布满脂质条纹、纤维斑块和粥样斑块，并常发生钙化和溃疡，使整个主动脉内膜凹凸不平，管壁僵硬，失去弹性。但由于主动脉管径大，血流急，故一般不引起血流障碍，也少继发血栓形成。偶尔可形成主动脉瘤或夹层动脉瘤，动脉瘤破裂可致致命性大出血。

2. 冠状动脉粥样硬化　详见本章第二节。

3. 颈动脉及脑动脉粥样硬化　病变最常见于颈内动脉起始部、基底动脉、大脑中动脉和 Willis 环。肉眼观，透过动脉壁可见灰白色病灶，手触之有硬结节感，切面可见病灶管壁增厚，管腔狭窄。脑组织因长期供血不足而发生萎缩，表现为脑回变窄，脑沟变宽、变深，实质变薄，重量减轻。患者智力及记忆力减退，精神变态，甚至痴呆。有继发改变时，动脉管腔狭窄加重，甚至闭塞，常引起相应部位脑梗死（脑软化）。脑梗死部位多发生在内囊、豆状核、尾状核及丘脑等处，可致患者失语、偏瘫，甚至死亡。因脑小动脉管壁较薄，脑 AS 常可形成脑动脉瘤，动脉瘤多见于 Willis 环部，动脉瘤破裂可引起致命的大出血。

4. 肾动脉粥样硬化　肾 AS 主要发生在肾动脉主干及其大分支，亦可累及弓形动脉和叶间动脉。当病变动脉管腔明显狭窄时，常引起顽固性肾血管性高血压；相应的肾组织可因缺血引起肾实质萎缩和间质纤维组织增生。在继发斑块内出血或血栓形成时可致肾组织梗死。梗死灶机化后形成较大凹陷性瘢痕，瘢痕较多时使肾变硬、缩小，形成 AS 性固缩肾。

5. 四肢动脉粥样硬化　病变主要发生在下肢动脉，导致下肢动脉出现管腔狭窄、血液供应不足。患者在行走时出现疼痛，休息后好转，即所谓间歇性跛行。当下肢动脉管腔完全阻塞，侧支循环又不能建立时，引起足趾部干性坏疽。

[案例 6-1 分析讨论]

（1）此案例的病理诊断是：

1）动脉粥样硬化：主要诊断依据是尸体解剖发现主动脉、冠状动脉、髂动脉、肺动脉、肾动脉均有广泛的粥样斑块形成，镜下见动脉内膜下出现广泛胆固醇结晶沉着，斑块表面内膜增厚，斑块深部动脉中层肌纤维受压而发生萎缩。

2）冠状动脉粥样硬化性心脏病，心肌梗死：主要诊断依据是尸体解剖发现冠状动脉粥样硬化斑块及左心室前壁有一梗死区，镜下见梗死区心肌细胞变性及坏死并有炎症细胞浸润。其他证据是患者突发心前区闷痛，心率 92～96 次/分，心电图提示心肌梗死，发病后 3 天死亡。

（2）动脉粥样硬化的基本病变有：脂纹、纤维斑块、粥样斑块及继发性病变如斑块破裂、斑块血肿、血栓形成、钙化、动脉瘤等。本例有粥样斑块及继发性病变如斑块破裂、斑块血肿、血栓形成、钙化等动脉粥样硬化病变。

（3）动脉粥样硬化对机体的影响主要是动脉壁粥样斑块形成，管腔狭窄导致心、脑、肾等组织器官的血供减少或缺血而发生结构和功能障碍。本例冠状动脉、髂动脉、肺动脉、肾动脉等有广泛的粥样硬化，因而心、下肢、肺、肾等组织器官明显受动脉粥样硬化的影响，尤以心脏为重。

第二节　冠状动脉粥样硬化症及冠状动脉粥样硬化性心脏病

[案例 6-2]

患者，男性，64 岁。清晨登山锻炼时，突感左侧胸前区胀痛不适，全身冷汗，面色苍白。乘车去医院途中疼痛逐渐加重。入院检查：体温 37.8 ℃，脉搏 104 次/分，呼吸 30 次/分，血压 70/50mmHg。急性痛苦面容，呼吸急促，口唇发绀，四肢湿冷，强迫端坐体位。实验室检查：白细胞 10×10^9/L，N 0.81，Hb 160g/L，心电图Ⅱ、Ⅲ、aVF 导联 ST 段明显弓背向上抬高与直立的 T 波融合伴病理 Q 波。入院后三天因呼吸、心跳突然停止而死亡。

尸体解剖：患者属矮胖体形，腹壁皮下脂肪厚达 4cm。心脏体积增大，心包充盈，心包腔内有血凝块约 400ml。左心室前壁、心尖部及室间隔前下方有出血、坏死，形态呈不规则状，暗红色。坏死灶内有一纵行不规则裂口，长约 2.5cm，以探针相探直通左心室。距冠状动脉开口约 3cm 处的左冠状动脉前降支，质硬难切，纵行剖开见有一血栓阻塞冠状动脉管腔，长约 1.5cm。镜下观，病变区的心肌细胞变性坏死，核消失或模糊不清，肌质发生凝集、溶解。心肌间质水肿、出血，有大量中性粒细胞浸润。

[问题]

（1）本例的病理诊断是什么？什么是冠状动脉粥样硬化性心脏病？

（2）冠心病有几种类型？本例属于哪种类型？

（3）试分析患者为何在清晨登山时发病？

一、冠状动脉粥样硬化症

冠状动脉粥样硬化症（coronary artherosclerosis）是 AS 中对人类构成威胁最大的疾病。一般较主动脉粥样硬化症晚发 10 年。在 20～50 岁组，男性多于女性，北方多于南方。在 60 岁之后，男、女检出率相近。冠状动脉粥样硬化症的病变分布特点是左侧冠状动脉多于右侧，以左冠状动脉前降支为最常见，其次为右主干、左主干或左旋支、后降支。重症者可有一支以上的动脉受累。病变常为节段性，多发生于血管的心肌侧，呈新月形，使管腔呈偏心性狭窄。根据管腔狭窄程度分为 4 级：Ⅰ级＜25%；Ⅱ级 26%～50%；Ⅲ 级 51%～75%；Ⅳ级＞76%(图 6-6)。

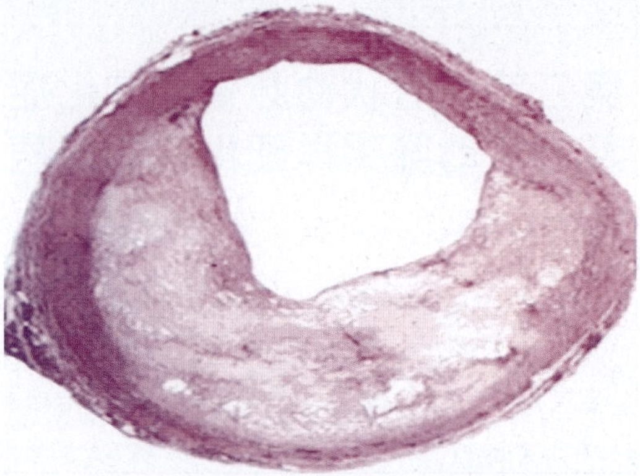

图 6-6 冠状动脉粥样硬化
内膜不规则增厚，粥样斑块形成

冠状动脉粥样硬化常伴发冠状动脉痉挛，痉挛可使原有的管腔狭窄程度加剧，甚至导致供血中断，引起心肌缺血及相应的心脏病变如心绞痛、心肌梗死、心源性猝死等。

二、冠状动脉粥样硬化性心脏病

冠状动脉性心脏病（coronary artery heart disease，CHD）简称冠心病，是指因冠状动脉狭窄、供血不足而引起的心肌机能障碍和（或）器质性病变，故又称缺血性心脏病。多种冠状动脉病变均可引起 CHD，但 95%～99% CHD 由冠状动脉粥样硬化引起。因此，习惯上把 CHD 视为冠状动脉粥样硬化性心脏病（coronary atherosclerotic heart disease）的同义词。CHD 包含冠状动脉和心脏的病变。当冠状动脉硬化较轻，还未引起心肌缺血缺氧病变时，不能称为 CHD。只有当冠状动脉狭窄程度＞50%，有心脏病的临床症状或心电图、放射性核素心肌显影或病理检查等显示心肌缺血表现时，才诊断为冠心病。引起 CHD 的原因有两方面：

1. 冠状动脉供血不足 最常见的原因是冠状动脉粥样硬化斑块、继发病变或冠状动脉痉挛引起的管腔狭窄。其他原因如低血压、冠状动脉灌注期缩短（如心动过速等）、体内血液重新分布（如饱餐后）等也可使原处于临界状态的冠状动脉供血进一步下降。

2. 心肌耗氧量剧增 血压骤升、劳累过度、情绪激动、心动过速及心肌肥大等可导致心肌负荷增加，使冠状动脉供血相对不足，引发 CHD。

（一）心绞痛

心绞痛（angina pectoris）是冠状动脉供血不足和（或）心肌耗氧量骤增致使心肌急性暂时性缺血缺氧所引起的心前区剧烈疼痛。典型心绞痛表现为胸骨后压榨性或紧缩性疼痛，常放射至左肩和左臂，每次发作 3～5 分钟，可数日一次，也可一日数次。休息或使用硝酸酯剂可使疼痛缓解消失。可因体力活动、暴饮暴食、情绪激动而诱发。根据引起发作的原因和疼痛的程度，临床上把心绞痛分为：

1. 稳定性心绞痛（stable angina pectoris） 又称轻型心绞痛。一般不发作，仅在重体力、脑力劳动或其他原因所致一过性心肌耗氧量增高时出现症状。

2. 不稳定性心绞痛（unstable angina pectoris） 是一种进行性加重的心绞痛，在负荷或休息时均可发作，发作强度和频度逐渐增加。患者有一支或多支冠状动脉高度狭窄。光镜下常见到因弥漫性心肌纤维坏死引起的弥漫性间质性心肌纤维化。

3. 变异性心绞痛（variant angina pectoris） 多无明显诱因，常于休息或梦醒时因冠状动脉痉挛而发作。心电图与其他型心绞痛相反，显示有关导联 ST 段抬高。对血管扩张药如硝酸甘油反应良好。

心绞痛因缺血时间短暂，发作后心肌的代谢和功能仍可恢复正常。多次发作后心肌可发生小灶性坏死，形成细小瘢痕。镜下观，心肌细胞变性、萎缩、坏死及心肌纤维化。

（二）心肌梗死

心肌梗死（myocardial infarction）指冠状动脉供血急剧减少或中断，引起供血区持续性缺血缺氧所致心肌坏死，通常是由于冠状动脉粥样硬化继发血栓形成、斑块内血肿、持续性痉挛等使冠状动脉血流进一步减少或中断，或过度劳累等使心脏负荷加重导致心肌持续缺血缺氧。临床上常出现剧烈持久的胸骨后疼痛，休息及硝酸酯类不能完全缓解，伴发热、白细胞增多、红细胞沉降率加快、血清心肌酶活性增高及进行性心电图变化，严重时可并发心律失常、休克或心力衰竭。

1. 好发部位和范围 心肌梗死的部位和范围与冠状动脉供血区域一致。最常见的梗死部位是冠状动脉左前降支供血区，即左室前壁、心尖部、室间隔前 2/3 及前内乳头肌，约占全部心肌梗死的 50%；其次是右冠状动脉供血区，即左室后壁、室间隔后 1/3 及右心室，并可累及窦房结，约占 25%～30%；再次为左旋支供血区，即左室侧壁、膈面及左房，并可累及房室结，约占 15%～20%。

2. 类型 根据梗死灶占心室壁的厚度将心肌梗死分为两型：

(1) 透壁性心肌梗死（transmural myocardial infarction）：亦称区域性心肌梗死（regional myocardial infarction），梗死累及心室壁全层，梗死部位与闭塞的冠状动脉供血区一致，梗死面积多在 2.5～10cm^2 之间。该型梗死远比心内膜下梗死常见。

（2）厚壁梗死：如果梗死深达室壁 2/3 以上但未累及全层则称厚壁梗死，此型梗死相应的冠状动脉病变严重，并可能继发血栓形成或动脉痉挛。

（3）心内膜下心肌梗死（subendocardial myocardial infarction），梗死仅累及心室壁内侧 1/3 的心肌，并波及肉柱及乳头肌，常表现为多发性、小灶性（0.55～1.5cm^2）坏死。坏死分布区域波及多支冠状动脉的供血区，呈不规则地分布于左心室四周，严重者可融合或累及整个左心室内膜下心肌引起环状梗死（circumferential infarction）。

3. 病理变化 心肌梗死的形态学变化是一个动态的演变过程。

肉眼观，一般在梗死 6 小时后才能辨认，梗死灶呈苍白色，8～9 小时后成土黄色。梗死灶外形不规则，呈地图状（图 6-7）。

镜下观，心肌纤维早期呈凝固性坏死，核碎裂、消失，胞质均质红染或不规则粗颗粒状，间质水肿，有少量中性粒细胞浸润。4 天后，梗死灶外围出现充血出血带，有较多的中性粒细胞浸润。5 天～2 周后，边缘区开始出现肉芽组织并向梗死灶内长入。3 周后，肉芽组织开始机化，逐渐形成瘢痕组织。

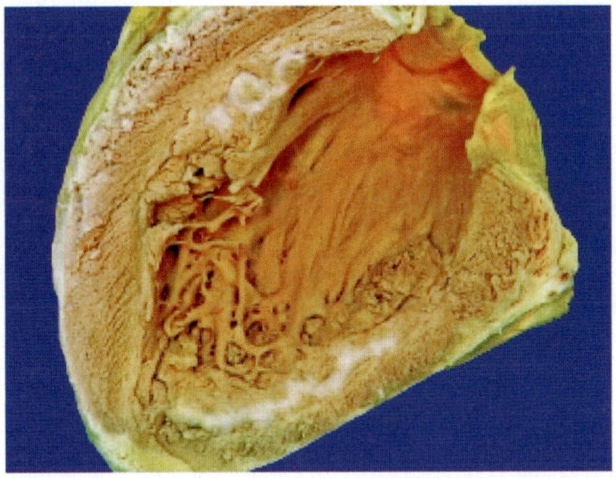

图 6-7 心肌梗死
梗死灶呈灰白色

4. 生化改变 心肌梗死 30 分钟后，心肌细胞内糖原减少或消失，肌红蛋白在 2 小时内迅速从心肌细胞逸出入血，6～12 小时内出现峰值，24～48 小时恢复。肌钙蛋白 I 在起病 3～4 小时后升高，11～24 小时达高峰，7～10 小时可恢复。谷氨酸-草酰乙酸转氨酶（SGOT）、谷氨酸-丙酮酸转氨酶（SGPT）、肌酸磷酸激酶（CPK）和乳酸脱氢酶（LDH）透过损伤的细胞膜释放入血，一般在心肌梗死 24 小时后血清浓度达高峰。

5. 并发症

（1）心力衰竭：心肌梗死后，心肌收缩力丧失，引起急性左、右或全心心力衰竭，但主要为左心衰竭。当心内膜下心肌梗死累及二尖瓣乳头肌时，可致二尖瓣关闭不全而诱发急性左心衰竭。

（2）心脏破裂：约占死亡病例的 10%，多发生于心肌梗死后 1～2 周，这是由于梗死灶内渗出的大量中性粒细胞和单核细胞释放蛋白水解酶溶解梗死灶心肌组织所致，好发部位是左心室下 1/3 处、室间隔和左心室乳头肌。发生于左心室前壁者，血液涌入心包腔造成急性心包填塞致患者迅速死亡。室间隔破裂后，左心室血液流入右心室，导致急性右心室功能不全。左心室乳头肌断裂，可以引起急性二尖瓣关闭不全，导致急性左心功能衰竭。

（3）室壁瘤：约占梗死病例的 10%～38%，可发生在心肌梗死急性期，但更多见于愈合期，这是由于梗死组织或瘢痕组织在血流压力作用下使局部向外膨出所致，多见于左心室前壁近心尖处。室壁瘤可继发附壁血栓、心律不齐及心功能不全。

（4）附壁血栓形成：约 30%的心肌梗死病例，心腔内有附壁血栓形成，多见于左心室。由于梗死部位的心内膜损伤粗糙、室壁瘤及心室纤颤时形成涡流等，诱发血栓形成。附壁血栓形成后可以机化，但多数血栓因心脏舒缩而易脱落引起动脉系统栓塞。

（5）急性心包炎：约 15%的心肌梗死发生浆液性或浆液纤维素性心包炎，常发生在透壁性心肌梗死发病后 2～4 天。

（6）心律失常：见于 75%～95%的心肌梗死，是心肌梗死最常见的早期并发症。左心室前壁和室间隔心肌梗死常累及左右束支及其分支，导致束支传导阻滞或完全性房室传导阻滞。其他心律失常，如室性期前收缩、心室纤颤等亦常发生，可导致心脏急停、猝死。

（7）心源性休克：见于 10%～20%的心肌梗死。当心肌梗死面积＞40%时，心肌收缩力极度减弱，心输出量显著减少，可引起心源性休克，导致患者死亡。

（三）心肌纤维化

心肌纤维化（myocardial fibrosis）是由于心肌长期慢性缺血缺氧、心肌细胞萎缩、间质纤维组织增生所致。

肉眼观，心脏体积增大，心腔普遍扩张，以左心室明显。心室壁厚度可正常，可有多灶性白色纤维条块或透壁性瘢痕，心内膜增厚并失去正常光泽。

镜下观，肌纤维弥漫性空泡变，多灶性心肌纤维化，伴有心肌纤维萎缩和肥大。心肌纤维化可影响心脏收缩和扩张，严重时可引起慢性充血性心力衰竭。

（四）冠状动脉性猝死

冠状动脉性猝死（sudden coronary death）是指冠状动脉缺血导致的突发性死亡，通常是由于心室纤颤而发生，多见于 40～50 岁患者，男性比女性多 3.9 倍。可发生于某种诱因，如饮酒、劳累、吸烟、运动后，患者突然昏倒、四肢抽搐、小便失禁，或突然发生呼吸困难、口吐白沫、昏迷，可立即死亡或在 1 至数小时后死亡。世界卫生组织规定发病后6小时内死亡者为猝死，但有不少病例在无人察觉的情况下死于夜间。

冠状动脉性猝死多发生在冠状动脉粥样硬化的基础上合并斑块内血肿、血栓形成等继发改变，导致心肌急性缺血缺氧，造成心肌电生理紊乱，引起心室纤颤等严重心律失常。但有的病例中，冠状动脉粥样硬化较轻，经验证无其他致死性疾病，推测与冠状动脉粥样硬化合并冠状动脉痉挛有关。

[案例 6-2 分析讨论]

（1）此例病理诊断是：

1）冠状动脉粥样硬化继发血栓形成：主要诊断依据是尸体解剖发现距冠状动脉开口约3cm处的左冠状动脉前降支有一血栓阻塞冠状动脉管腔。但由于病例摘要未提供显微镜下冠状动脉管壁粥样硬化的信息，故不能完全排除急性冠状动脉血栓栓塞的可能。

2）心肌梗死伴心脏破裂、心包填塞：主要依据是尸体解剖发现左心室前壁、心尖部及室间隔前下方有出血、坏死，坏死灶内有一纵行不规则裂口，长约2.5cm，以探针相探直通左心室，心包内有血凝块约400ml，造成心包填塞。镜下观，病变区的心肌细胞变性坏死，核消失或模糊不清，肌浆发生凝集、溶解。心肌间质水肿、出血，有大量中性粒细胞浸润。

冠状动脉粥样硬化性心脏病是指因冠状动脉粥样硬化而引起狭窄、供血不足导致的心肌机能障碍和（或）器质性病变。

（2）冠心病有心绞痛、心肌梗死、心肌纤维化、冠状动脉性猝死等类型。本例属于心肌梗死。

（3）推测患者在原有冠状动脉粥样硬化的基础上，清晨登山锻炼时心脏耗氧量增加，血流加快，使冠状动脉本身缺血缺氧发生痉挛、内皮损伤或粥样斑块破裂，激发血栓形成，堵塞冠状动脉管腔，造成急性心肌缺血梗死。

第三节 高血压病

[案例 6-3]

患者，男性，59岁，因突然昏迷2小时入院。患者10年前发现有高血压病，近年来常感心悸，尤以体力活动时为著。今日上午在田间劳动时突然跌倒，不省人事。入院检查：体温38℃，脉搏60次/分，呼吸16次/分，血压219/120mmHg。神志昏迷，颈项稍强直。心尖搏动明显，呈抬举样，心浊音界向左略扩大，律齐，主动脉瓣第二心音亢进。左侧上下肢呈弛缓性瘫痪，腱反射消失。实验室检查：白细胞 18.5×10^9/L，N 0.80，L 0.20。头颅CT扫描示右基底核区及脑室内高密度影。入院治疗疗效不明显，患者终因呼吸、心跳停止而死亡。尸体解剖：心脏增大约为死者右拳1.5倍，左心室壁显著增厚，达2.0cm，乳头肌增粗。镜下观，心肌纤维明显变粗，核亦肥大。脑右侧内囊处可见4cm×3cm×3cm的血肿，脑室内见大量凝血块，桥脑、中脑部分区域亦见出血灶。

[问题]

（1）本案例病理诊断是什么？

（2）什么是高血压病？

（3）高血压病对机体的影响主要有哪些？本例哪些组织、器官明显受高血压病的影响？

高血压病（hypertension）是以体循环动脉血压持续升高为主要表现的慢性疾病。目前，高血压被定义为成人收缩压≥140mmHg（18.4kPa）和（或）舒张压≥90mmHg（12.0kPa）。高血压可分为原发性（特发性）和继发性（症状性）两大类。原发性高血压（primary hypertension）或特发性高血压（essential hypertension）又称高血压病，是原因尚未完全明了的一种独立性疾病，约占高血压病例的90%～95%。继发性高血压（secondary hypertension）或症状性高血压（symptomatic hypertension）是其他疾病如慢性肾小球肾炎、肾动脉狭窄、慢性肾盂肾炎、肾上腺和垂体肿瘤等的一种症状，远较原发性高血压少见。本节主要介绍原发性高血压（高血压病）。

高血压病的基本病变是以全身细动脉玻璃样变和小动脉纤维化为病理特征的一种血管病变。由于全身细、小动脉的病变，使细、小动脉管腔变窄，外周血循环阻力升高和血液供应下降，引起血压升高及全身组织、器官缺血缺氧，导致心、脑、肾等重要器官病变并出现相应后果。高血压病是我国最常见的心血管疾病之一，多见于30～40岁以后的中、老年人，病程漫长，早期症状不明显，不易被发现。高血压病是冠心病和脑血管意外最重要的危险因素之一，严重者可因心功能衰竭、脑卒中和肾功能衰竭而致死。目前，我国高血压病发病率呈上升趋势，估计现有高血压病患者5000万人，每年新发病例120万人。在地理分布上，北方高于南方，东部地区高于西部地区，华北和东北属于高发区，男女患病率无明显差异。

一、病因与发病机制

（一）病因

高血压病的病因尚未完全清楚。一般认为本病主要是受多基因遗传影响，在多种环境因素综合作用下，使正常血压调节机制失衡而致的疾病。

1. 遗传因素 高血压病患者常有明显的遗传倾向。据调查，约75%的高血压病患者具有遗传素质(genetic predisposition)。双亲无高血压、一方有高血压或双亲均有高血压家族，其子女患病几率分别为3%、28%和46%。约60%高血压病患者有家族史。高血压病患者及有高血压病家族史而血压正常者的血清中有一种激素样物质，可抑制细胞膜的Na^+/K^+ ATP酶的活性，导致细胞内Na^+、Ca^{2+}浓度升高，使细、小动脉壁平滑肌收缩加强，血压升高。近年来研究发现，血管紧张素基因有多种缺陷，正常人偶见缺陷，而高血压病患者该基因上的三个特定部位均有相同的变异。

2. 膳食因素 钠摄入量与血压呈正相关，日均摄盐量高的人群，高血压患病率高于日均摄盐量少的人群，减少摄入或用药物增加Na^+的排泄可降低血压。WHO建议每人每日摄盐量应控制在5g以下，可起到预防高血压作用。但并非所有人都对钠敏感。钾摄入量与血压呈负相关，摄入减少，可使Na^+/K^+比例升高，促进高血压发生。多数人认为膳食低钙是高血压的危险因素，Ca^{2+}摄入不足易导致高血压，高钙饮食可降低高血压发病率。

3. 职业和社会心理应激因素 社会应激因素如暴怒、过度惊恐、忧伤等可导致高血压的发生发展。目前认为，职业和社会心理应激可使大脑皮质功能失调，从而失去对皮层下血管舒缩中枢的调控能力，当血管舒缩中枢产生持久的以收缩为主的兴奋时，可引起全身细、小动脉痉挛而增加外周血管阻力，使血压升高。

4. 其他因素 肥胖、吸烟、年龄增长和缺乏体力活动等，也是血压升高的重要危险因素。肥胖儿童高血压的患病率是正常体重儿童的2～3倍。高血压患者中，约1/3有不同程度肥胖。阻塞性睡眠呼吸暂停(OSA)患者中60%～80%有高血压。

(二) 发病机制

高血压病的发病机制并未完全清楚。决定动脉血压的因素主要是心排血量和外周阻力。心排血量取决于心肌收缩力和血容量，外周阻力取决于全身细、小动脉的舒缩状态或这些血管的口径。因此，凡能增强心肌收缩力、增加血容量、引起全身细、小动脉收缩或口径缩小的各种因素，均能导致高血压，但高血压病的发生发展主要与全身细、小动脉的状态有关。

1. 钠水潴留 各种因素引起水钠潴留，致血容量增加，使心排血量增加，导致血压升高。每日摄入钠盐过多且又是钠盐敏感者可通过钠水潴留的途径引起高血容量性高血压。肾素-血管紧张素系统基因多种缺陷或上皮Na^+通道蛋白单基因突变等，均能引起肾排钠功能缺陷，导致肾性水钠潴留，引起高血容量性高血压。丘脑-垂体-肾上腺活动增强时，肾上腺皮质分泌醛固酮增多，使肾排Na^+减少，导致钠水潴留，引起高血容量性高血压。

2. 细、小动脉功能和结构异常

(1) 细、小动脉异常收缩：凡是能引起外周血管收缩的物质如肾素、儿茶酚胺、内皮素等增多的因素，都可以通过缩血管作用使血管口径缩小，从而使外周阻力增加和血压升高。如交感神经兴奋可通过分泌大量去甲肾上腺素(儿茶酚胺类)，作用于细小动脉平滑肌α受体，引起细小动脉收缩或痉挛，使血压升高。交感神经兴奋的缩血管作用可导致肾缺血，刺激球旁装置分泌肾素，肾素进入血流，激活血管紧张素系统，产生血管紧张素Ⅱ，直接引起细小动脉强烈收缩和血压升高。血管紧张素Ⅱ还能刺激肾上腺皮质分泌醛固酮，进而引起钠水潴留和血容量性高血压。细小动脉的收缩还可因血管平滑肌细胞对血管收缩物质敏感性的增加而引起，如平滑肌细胞对Na^+、Ca^{2+}跨膜转运的遗传缺陷，可致细胞内Ca^{2+}增多并增加平滑肌细胞对血管收缩物质的敏感性，使血压升高。

(2) 细、小动脉管壁增厚：随着高血压病的发展，细动脉壁出现玻璃样变，小动脉壁出现纤维化，细、小动脉的口径更加狭窄。长期的血管收缩，也刺激血管壁平滑肌细胞增生、肥大，使管壁增厚，管腔缩窄，外周阻力增加，引起血压持续性升高。但有些血管壁的结构变化先于血管的持续收缩，这可能是由于遗传上的缺陷或环境因素的诱导，使平滑肌细胞内的信号转导发生变化，促进平滑肌细胞肥大和增生。血管收缩因子(如血管紧张素Ⅱ)也具有生长因子作用，引起血管平滑肌肥大、增生和基质沉积，从而使血管壁增厚，血压升高。

二、类型和病理变化

高血压病分为两种类型：良性高血压病(缓进型高血压病)和恶性高血压病(急进型高血压病)。

(一) 良性高血压病

良性高血压病(benign hypertension)也称缓进型高血压病，约占高血压病的95%，起病隐匿，进展缓慢，病程可达十余年或数十年，多见于中、老年人，最终患者常死于心、脑、肾等病变。根据病变进程可分为三期。

1. 细、小动脉功收缩能紊乱期(一期) 为高血压病早期阶段，全身细、小动脉间歇性痉挛收缩，血压升高。因细、小动动脉尚无器质性病变，痉挛缓解后血压可恢复正常，可伴头晕、头痛，经适当休息和治疗，症状缓解。心、脑、肾、眼底等器官无器质性病变。

2. 细、小动脉器质性病变期(二期)

(1) 细动脉玻璃样变：是缓进型高血压的基本病变，发生于全身各器官的细动脉(直径<1 mm、中膜

仅有1～2层SMC的微小动脉，如视网膜动脉、脾小体中央动脉、肾小球入球动脉等）。由于细动脉反复痉挛，内皮细胞和基膜受损，内皮细胞间隙扩大，内膜通透性升高，血浆蛋白注入内皮下间隙。内皮细胞及中膜SMC分泌大量基质，继而SMC因缺氧而变性、坏死。镜下观，细动脉管壁正常结构消失，由均质红染无结构的玻璃样物质代替，管壁增厚变硬，管腔变小甚至闭塞。

（2）小动脉纤维化：小动脉在长期承受高血压情况下，内膜胶原纤维和弹力纤维增生，内弹力膜分裂。中膜平滑肌细胞肥大和增生，并伴有胶原纤维和弹力纤维增生，致血管壁增厚，管腔狭窄，这种改变在肾的弓形动脉、叶间动脉及脑的小动脉尤为显著。

（3）大动脉硬化：如主动脉及其主要分支，并发动脉粥样硬化。

3. 内脏病变期（三期）

（1）心脏：长期慢性高血压引起的心脏病变，称为高血压性心脏病（hypertensive heart disease）。此时心脏可能受两方面影响，一方面由于血压持续升高，左心室必须加强收缩力，克服外周阻力，以维持正常的排出血量和血液循环，久之左心室即逐渐发生代偿性肥大；另一方面，由于细、小动脉管腔狭窄，血液供应减少而发生心肌缺血缺氧。肉眼观，主要表现为左心室肥大，心脏重量增加，一般均在400g以上（正常为250g），严重者可达900～1000g；左心室壁肥厚，可达1.5～2.5cm（正常为1.0cm），乳头肌和肉柱均变粗大。左心室腔不扩张，相对缩小，故称为向心性肥大（concentric hypertrophy，图6-8）。病变继续发展，肥大心肌因供血不足而收缩力逐渐降低，发生失代偿，逐渐出现左心室腔扩张，称为离心性肥大（eccentric hypertrophy）。此时心脏体积仍然很大，同时左心室腔扩张，室壁相对变薄，肉柱、乳头肌变扁平。镜下观，肌细胞变粗、变长，伴有较多分支。心肌细胞核肥大，圆形或椭圆形，核深染。

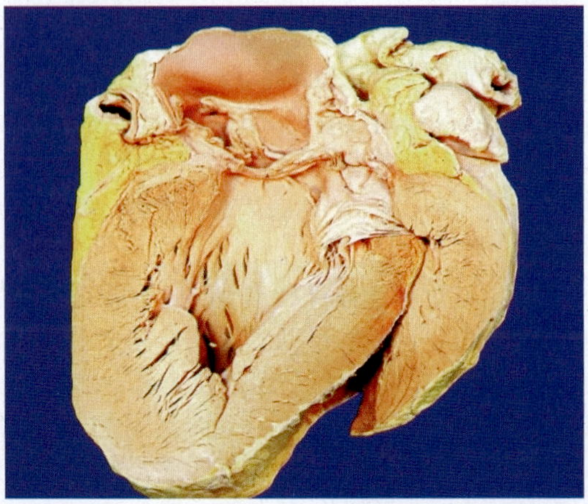

图6-8 高血压性心脏病

心脏冠状面示左心室壁增厚，乳头肌显著增粗，心腔相对较小

（2）肾脏：由于肾细、小动脉病变，管壁增厚，管腔狭窄，致病变区肾单位因缺血而发生变性、萎缩、纤维化、消失等改变，逐渐形成原发性颗粒性固缩肾（primary granular atrophy of the kidney，图6-9）。肉眼观，两侧肾脏对称性缩小，质地变硬，肾表面凸凹不平，呈细颗粒状，单侧肾可小于100g（正常成人约为150g）。切面肾皮质变薄≤2mm（正常厚0.3～0.6cm），皮髓质界限模糊，交界处的叶间动脉和弓形动脉因管壁增厚而呈哆开状。镜下观，入球小动脉管壁增厚，呈无结构均质红染的玻璃样变，管腔狭窄或闭塞（图6-10）。小叶间动脉及弓形动脉，内膜胶原纤维增多，管壁增厚管腔狭窄。病变严重区肾小球因缺血发生玻璃样变和纤维化，体积缩小，所属肾小管萎缩、消失，间质纤维化及少量淋巴细胞浸润。相对正常的肾小球及所属肾小管因功能代偿而肥大、扩张，肾小管内可见蛋白管型。因萎缩与代偿区弥漫性交杂分布，致肾表面形成肉眼所见的细颗粒状。临床上早期可无明显症状，晚期随纤维化肾单位越来越多，肾小球滤过率逐渐降低，可出现肾功能不全，患者发生全身水肿、尿中出现蛋白及管型，严重者可引起尿毒症。

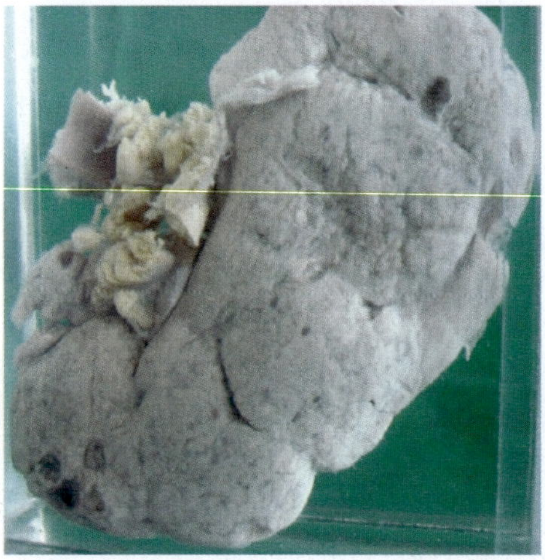

图6-9 高血压性颗粒性固缩肾

肾脏缩小，质地变硬，表面呈细颗粒状

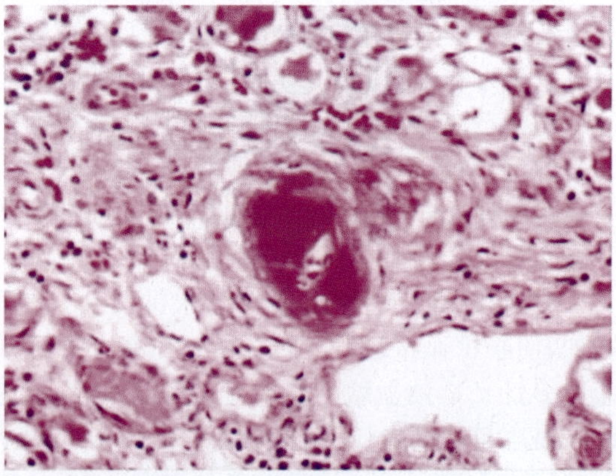

图6-10 肾细动脉玻璃样变

肾细动脉管壁增厚呈红染、均质状，管腔狭窄

（3）脑：由于脑的细、小动脉痉挛和硬化，脑组织出现一系列缺血缺氧的病理变化。①脑水肿（brain edema）：由于脑内细、小动脉痉挛，硬化，缺血缺氧，引起毛细血管通透性增加，发生脑水肿。可出现头痛、头晕、眼花等。②高血压脑病（hypertensive encephalopathy）：由于脑细、小动脉病变及痉挛致血压骤升，毛细血管通透性急剧升高，引起急性脑水肿和颅内高压，出现血压显著升高及剧烈头痛、呕吐、抽搐，甚至昏迷等以中枢神经功能障碍为主要表现的症候群，称高血压脑病，临床上出现高血压危象（hypertensive crisis）。③脑软化（softening of the brain）：由于脑的细、小动脉硬化、痉挛，导致其供血区脑组织缺血性梗死，形成质地疏松的直径约 1.5 cm 的筛网状坏死灶，称为脑软化。最终坏死组织被吸收，由周围胶质细胞形成胶质瘢痕来填补。脑软化常发生于壳核、丘脑、桥脑和小脑，由于软化灶较小，一般不引起严重后果。④脑出血（cerebral hemorrhage）：俗称中风（stroke），是高血压最严重且常导致死亡的并发症。常发生在基底节区域（尤以豆状核最常见，因为该处的豆纹动脉从大脑中动脉呈直角分出，承受较高压力）和内囊，其次为大脑白质、桥脑和小脑，约 15% 发生于脑干。出血区脑组织被破坏，形成囊腔，其内充满坏死组织和凝血块（图 6-11）。有时出血范围较大，可破裂入侧脑室。引起脑出血的原因是血管的细、小动脉硬化使血管壁变脆，血压升高后破裂出血；脑血管壁病变致使其弹性下降，当失去壁外组织支撑时（如发生脑软化灶），可形成微小动脉瘤，如再遇到血压突然升高，可致微小动脉瘤破裂出血。

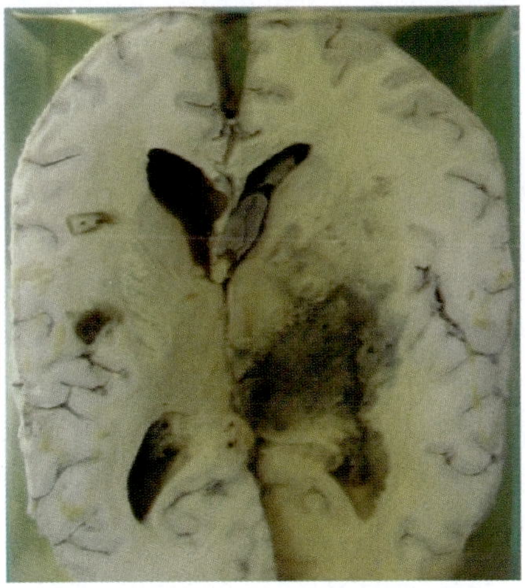

图 6-11 高血压性脑出血
图示脑出血灶，部分血液进入脑室

脑出血的临床表现常因出血部位不同和出血的多少而异，可表现为突发性昏迷、呼吸加深、脉搏加速、腱反射消失、肢体弛缓、大小便失禁等，内囊出血者可引起对侧肢体偏瘫及感觉消失。出血破入脑室时，患者发生昏迷，常导致死亡。左侧脑出血常引起失语，桥脑出血可引起同侧面神经麻痹及对侧上、下肢瘫痪。脑出血可因血肿占位及脑水肿导致颅内高压，并可引起脑疝。患者脑内小的血肿可被吸收，胶质瘢痕修复；较大出血灶可被胶质瘢痕包裹。

（4）视网膜：眼底血管是人体内唯一能被窥视的小动脉，临床上常可通过眼底检查来判断高血压病的严重程度和预后。高血压病的眼底改变包括血管和视网膜病变，分为四级。Ⅰ级：视网膜小动脉轻度狭窄和硬化，动脉变细；Ⅱ级：小动脉中度硬化和狭窄，出现动静脉交叉压迫现象，动脉反光增强呈银丝状；Ⅲ级：视网膜水肿、渗出和出血；Ⅳ级：视乳头水肿，因视乳头水肿，视网膜渗出和出血，患者视物模糊。

（二）恶性高血压病

恶性高血压病（malignant hypertension）又称急进型高血压病（accelerated hypertension），血压升高显著，常高于 230/130mmHg。病变进展迅速，常致肾、脑发生缺血性坏死和出血等，严重损害肾、脑功能。多为原发性，也可继发于良性高血压病。恶性高血压病较少见，多见于青壮年。

1. 病理变化 特征性病变是坏死性细动脉炎和增生性小动脉硬化。坏死性细动脉炎主要累及肾入球小动脉，致肾小球血管丛发生节段性坏死。增生性小动脉硬化主要发生在肾小叶间动脉及弓形动脉等。肉眼观，肾表面平滑，可见多数斑点状出血和微梗死灶。镜下观，坏死性细动脉炎的动脉内膜和中膜发生纤维素样坏死，血管壁及其周围可见核碎片及单核细胞和中性粒细胞等浸润。免疫组化检查证实病灶含大量纤维素、免疫球蛋白和补体成分。坏死性细动脉炎常并发微血栓形成或破裂，引起微梗死和出血。增生性小动脉硬化主要改变是内膜显著增厚，内弹力膜分裂，平滑肌细胞增生肥大，胶原等基质增多，使血管壁呈同心圆状增厚如洋葱皮样，血管腔狭窄。上述病变亦可发生于脑和视网膜。

2. 临床表现 血压显著升高，可发生高血压性脑病，常出现视网膜出血及视神经乳头水肿，常有持续性蛋白尿、血尿及管型尿。患者多在一年内迅速发展为尿毒症而死亡，也可因脑出血或心力衰竭致死。

［案例 6-3 分析讨论］

（1）此例病理诊断是：

1）高血压病：主要依据是患者血压 219/120mmHg>140/90 mmHg。尸体解剖发现高血压性心脏病和高血压性脑出血等表现。但是本案例未提供显微镜下细、小动脉硬化的信息。

2）高血压性心脏病：主要依据是尸体解剖发现心脏增大约为右拳 1.5 倍，左心室壁显著增厚达 2.0cm，乳头肌增粗。镜下观，心肌纤维明显变粗，核肥大，其他证据为近年来常感心悸，以体力活动时为著，心尖搏动明显，呈抬举样，心浊音界向左略扩大，主动脉瓣第二心音亢进等。

3）高血压性脑出血：主要依据是尸体解剖发现脑右侧内囊处可见 4cm×3cm×3cm 的血肿，脑室内见大量凝血块，桥脑、中脑部分区域亦见出血灶；其他证据有在田间劳动时突然跌倒，不省人事，神志昏迷，颈项稍强直等。

（2）高血压病是以全身细动脉玻璃样变和小动脉纤维化为病理特征的以体循环动脉血压持续升高为主要表现的一种血管疾病。

（3）高血压病对机体的影响主要是由于全身细小动脉硬化、管腔变窄使体循环动脉血压升高和血液供应下降，导致心、脑、肾等重要器官的压力性或缺血性病变。本例心脏和脑组织受高血压病的影响，出现高血压性心脏病和高血压性脑出血，后者是患者的主要死亡原因。

第四节 风 湿 病

[案例 6-4]

患者，男性，35 岁，5 年前由于受凉感冒出现扁桃体红肿。3 周前又因受凉感冒，出现左膝关节疼痛，2 天后疼痛转移至右肩关节及肘关节。近 1 周，因心慌气短入院。入院检查：血压 90/60mmHg，脉搏 105 次/分，呼吸 22 次/分，口唇略发绀，双肺闻及湿啰音。二尖瓣听诊区可闻及Ⅲ级收缩期喷射样杂音。主动脉瓣区可闻及第二心音分裂，$P_2>A_2$。实验室检查：白细胞 7.4×10^9/L，淋巴细胞 4.4×10^9/L，红细胞 3.49×10^{12}/L，Hb 97g/L，HCT 30.1%，RDW 9.9%，血抗“O” ASR ＞ 400U/ml，RF ＜ 20U/ml，血沉 ESR 100mm/h。入院后对症治疗，因病情加重，于入院 10 天后抢救无效死亡。

尸体解剖：心脏重量 350g，心瓣膜可见单行排列的疣状赘生物，二尖瓣瓣膜纤维性粘连、增厚、卷曲、缩短，瓣膜口缩小，索变短，心脏呈球形。主动脉瓣瓣膜增厚、卷曲、缩短。镜下观，心内膜增厚，心内膜下及间质中见风湿细胞（细胞体积较大，圆形或椭圆形，胞质丰富、略嗜碱性，有 1 至多个核，核膜清楚，核染色质居中）成堆，周围有浸润的单核细胞、淋巴细胞、少量中性粒细胞，组成梭形风湿小体。肺脏肿大，重量 1650g，肺膜紧张，暗红色，切面可挤出血性液体。镜下观，肺泡壁毛细血管高度扩张、淤血，肺泡壁增厚，见有少许纤维结缔组织增生，肺泡腔内可见大量淡粉染的水肿液、棕褐色的心衰细胞及少许白细胞和红细胞。

[问题]

（1）本案例病理诊断是什么？

（2）什么是风湿病？风湿病的发生发展经历哪些阶段？本例处于哪些阶段？

风湿病（rheumatism）是一种与 A 组乙型溶血性链球菌感染有关的变态反应性疾病。病变累及全身结缔组织，呈急性或慢性结缔组织炎症，主要为胶原纤维的变性和坏死，最常累及心脏和关节，其次是皮下、浆膜、血管和脑，其中以心脏受累危害最大。急性期称为风湿热（rheumatism fever）。临床上除有心脏和关节症状外，常伴有发热、皮疹、皮下结节、小舞蹈病等症状和体征；辅助检查，抗链球菌溶血素 O 抗体滴度增高、血沉加快、白细胞增多、心电图示 P-R 间期延长等。风湿热常反复发作，急性期过后，可遗留慢性心脏损害，形成风湿性心瓣膜病。风湿病遍布我国各地，以东北及华北发病率较高。风湿病可发生于任何年龄，但多发生于 5～15 岁儿童，发病高峰为 6～9 岁，出现心瓣膜病变性常在 20～40 岁之间，男女发病率大致相等。

一、病因及发病机制

（一）致病因素

风湿病的发生与咽喉部 A 组乙型溶血性链球菌感染有关。其根据是发病前患者常有咽峡炎、扁桃体炎等上呼吸道链球菌感染的病史；本病多发生于链球菌感染盛行的冬、春季节及咽部链球菌感染好发的寒冷潮湿地区；抗生素广泛使用后，不但能预防和治疗咽峡炎、扁桃体炎，而且也明显地减少风湿病的发生和复发。

虽然本病与 A 组乙型溶血性链球菌感染有关，但不是链球菌直接引起的感染性疾病。因为风湿病的病变是非化脓性炎症，与其他结缔组织病的变态反应性病变相似；发病不在链球菌感染时期，而在感染后的 2～3 周，且患者血中抗链球菌抗体增高；典型病变不在链球菌感染的原发部位，而是在远离感染灶的心脏、关节、脑及皮肤；在风湿病的病变区未能培养出链球菌；从链球菌细胞壁分离出 C 抗原所产生的抗体与体内多处结缔组织可产生交叉反应；细菌的胞壁 M 抗原产生的抗体可与心、血管平滑肌产生交叉反应。因此，风湿病是一种与链球菌感染有关的变态反应性自身免疫性疾病。

（二）发病机制

风湿病的发病机制仍然不十分清楚，目前多数倾向于抗原抗体交叉反应学说，即链球菌细胞壁的 C 抗原（糖蛋白）引起的 C 抗体可与结缔组织（如心脏瓣膜、关节、皮下等处的结缔组织)的糖蛋白发生交叉反应,而链球菌壁的M抗原(蛋白质)引起的M抗体可与心肌及血管平滑肌的某些成分发生交叉反应,导致组织损伤和炎症反应。此外,近年也有人提出遗传因素参与风湿病发病的可能性。

二、基本病理变化

风湿病的主要病变是全身结缔组织变态反应性炎症,一般经历以下阶段:

(一)变质渗出期

变质渗出期(alterative and exudative phase)是风湿病的早期改变,可持续1个月。首先表现为结缔组织基质内黏多糖增多,形成黏液样变性;随后胶原纤维肿胀、断裂、分解,与黏液样变性的基质混合,形成无结构、红染的纤维素样物质,即纤维素样坏死;同时浆液、纤维素渗出,有少量淋巴细胞、浆细胞、单核细胞浸润,并可查见少量免疫球蛋白沉积。

(二)增生期或肉芽肿期

增生期(proliferative phase)或肉芽肿期(granulomatous phase)的特征性病变是形成风湿小体,也称风湿小结、风湿性肉芽肿或Aschoff小体,对风湿病具有诊断意义,此期持续约2~3个月。

显微镜下见风湿小体主要分布于心肌间质、心内膜下和皮下结缔组织,多位于小血管旁。风湿小体呈圆形、椭圆形或梭形结节,其中心为红染的纤维素样坏死物质,周围为增生的风湿细胞、成纤维细胞,并有少量渗出的淋巴细胞和浆细胞(图6-12)。

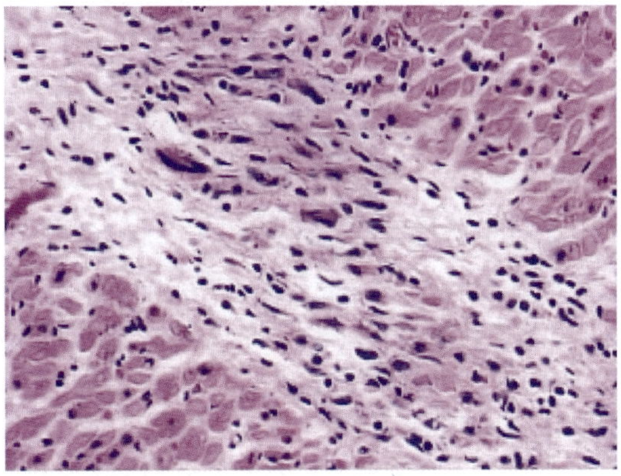

图6-12 风湿小结
心肌间质见梭形风湿小结

风湿细胞是增生的组织细胞吞噬纤维素样坏死物质后形成的,体积较大,圆形、多边形,胞质丰富,嗜碱性,单核或多核,核大,核膜清晰,染色质浓集于核的中央并呈细丝状向核膜放散,在纵切面上染色质呈毛虫样,横切面上核呈枭眼状(图6-13),这种细胞为Aschoff首先描述,故也称为Aschoff细胞。

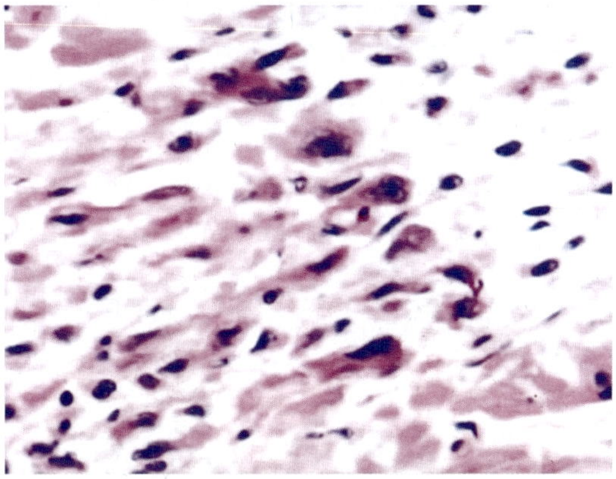

图6-13 风湿细胞
风湿细胞核大,核膜较厚,核染色质集于核的中央,向核膜呈放射状排列

(三)纤维化期

纤维化期(fibrous phase)时,随着风湿小体内残留的纤维素样坏死物质被吞噬和吸收,风湿细胞和成纤维细胞相继转变为纤维细胞,并产生胶原纤维,风湿小体逐渐纤维化,最后整个小体成为梭形小瘢痕,此期持续约2~3个月。

上述基本病变的整个病程约为4~6个月。由于风湿病常反复发作,每次发作后都留下纤维瘢痕。随着发作次数增多,组织器官的瘢痕也不断增多,可导致组织器官的结构破坏和功能障碍。

三、各器官的风湿病病变

(一)风湿性心脏病

风湿病以心脏病变最重要,初次发作的风湿病患者约三分之一可发生风湿性心脏炎。风湿性心脏病(rheumatic heart disease)可分为风湿性心内膜炎(rheumatic endocarditis)、风湿性心肌炎(rheumatic myocarditis)和风湿性心外膜炎(rheumatic pearicarditis),若病变累及心脏全层则称为风湿性全心炎(rheumatic pancarditis)。儿童风湿病患者中,65%~80%有心脏炎的临床表现。

1. 风湿性心内膜炎 风湿性心内膜炎是风湿病最重要的病变,主要累及心瓣膜,也可累及瓣膜邻近的心内膜和腱索,引起瓣膜变形和功能障碍。病变以二尖瓣最常见,其次是二尖瓣和主动脉瓣同时受累,三尖瓣和肺动脉瓣极少受累。

病变早期,受累瓣膜的结缔组织发生黏液样变性和纤维素样变性,并有风湿细胞增生和炎细胞浸润,使瓣膜肿胀。同时病变瓣膜由于受血流冲击和瓣膜关闭时的碰撞,致使瓣膜表面特别是瓣膜闭锁缘内皮细胞受损、脱落,暴露其下的胶原,导致血小板和纤维素在该处沉积、凝集形成白色血栓,称为疣状赘生物

(verrucous vegetation)。肉眼观，受累瓣膜肿胀、增厚，失去光泽。赘生物直径为1～3mm，灰白色，半透明，在瓣膜闭锁缘上呈串珠状单行排列，附着牢固，不易脱落(图6-14)。赘生物多时，可呈片状累及腱索及邻近内膜。镜下观，生物由血小板和纤维素构成，伴小灶状纤维素样坏死，其周围可出现少量风湿细胞。

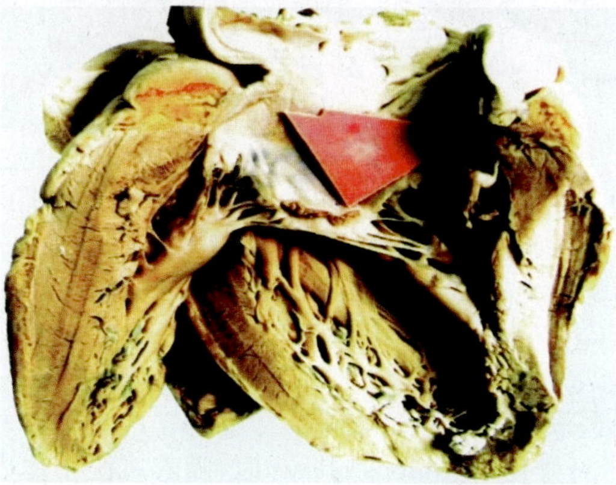

图6-14　风湿性心内膜炎
位于二尖瓣闭锁缘的庞状赘生物

病变后期，风湿病变发生纤维化，心瓣膜和腱索中的赘生物发生机化，形成灰白色瘢痕。造成瓣膜增厚、变硬、卷曲、缩短，瓣叶之间发生纤维性粘连，腱索增粗和缩短，最终导致膜狭窄和(或)瓣膜关闭不全等慢性瓣膜病(详见本章第六节)，引起血流动力学改变甚至心力衰竭。左心房后壁可因机化而增厚、粗糙和皱缩，称为Mc Callum斑。

风湿性心内膜炎时，由于病变反复发作使瓣膜变形引起瓣膜病，可出现心脏杂音和心房、心室肥大、扩张、全身淤血等心力衰竭表现。

2. 风湿性心肌炎　风湿性心肌炎病变主要累及心肌间质结缔组织，特别是小血管周围的结缔组织。病变早期心肌间质结缔组织发生黏液样变性和纤维素样坏死，继而风湿小体形成。风湿小体灶性分布，呈梭形，大小不一，发生于心肌各处，但以室间隔、左室后壁、左心房及左心耳等处较多。

风湿性心肌炎病变后期，风湿小体逐渐机化形成梭形瘢痕，影响心肌收缩力。临床上表现为心搏加快，第一心音低钝，这可能是由于病变波及房室结或迷走神经兴奋所致，如病变累及传导系统，可发生传导阻滞，严重者可致心力衰竭。儿童的心肌炎常为弥漫性间质性心肌炎，心肌间质明显水肿，弥漫性炎细胞浸润，心肌纤维变性，易发生急性心力衰竭。

3. 风湿性心外膜炎　风湿性心外膜炎常与风湿性心内膜炎、风湿性心肌炎同时发生。风湿性心外膜炎的病变特点是浆液和(或)纤维素渗出，有时可见风湿小体形成。心外膜大量浆液渗出时，心包腔内可见大量液体潴留，形成心包积液。大量纤维素渗出时，覆盖于心外膜表面的纤维素可因心脏不停搏动和摩擦而形成无数的绒毛状物质，覆盖在心脏表面，称为绒毛心(图6-15)。恢复期，浆液逐渐被吸收，纤维素也大部分被溶解吸收，少数患者心脏表面纤维素未被溶解吸收而发生机化粘连而引起缩窄性心包炎。

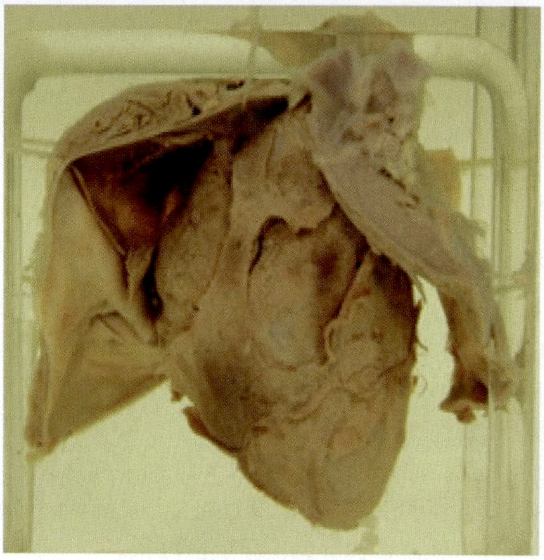

图6-15　风湿性纤维素性心外膜炎

若心包积液较多，听诊时心音遥远，叩诊左、右心界扩大，X线检查心脏呈烧瓶状。心外膜大量纤维素渗出时，患者心前区疼痛，可闻及心包摩擦音。少数病例形成缩窄性心包炎，致使心脏功能发生障碍。

(二) 风湿性关节炎

约75%的风湿热患者在疾病早期出现风湿性关节炎(rheumatic arthritis)，多见于成年患者，儿童少见。本病最常侵犯膝、踝、肩、腕、肘等大关节，也可累及小关节。关节腔内浆液及纤维素渗出，病变滑膜充血肿胀，邻近软组织内可见不典型的风湿小体。急性期后，渗出物易被完全吸收，一般不留后遗症，预后良好。本病主要临床表现是局部红、肿、热、痛和活动障碍，疼痛具有反复发作和此起彼伏的游走性特点。

(三) 风湿性动脉炎

风湿性动脉炎(rheumatic arteritis)可发生于大小动脉，如冠状动脉、肾动脉、肠系膜动脉、脑动脉及肺动脉等，并以小动脉受累较多见。急性期血管壁结缔组织黏液样变性、维素样坏死和炎细胞浸润，可有风湿小体形成。后期血管壁结缔组织增厚，管腔狭窄甚至闭塞。风湿性冠状动脉炎时，临床上可出现与冠心病相似的心肌缺血症状。

(四) 皮肤的风湿性病变

急性风湿病时，皮肤出现环形红斑和皮下结节，具有诊断意义。

1. 环形红斑(erythema annulare)　为渗出性病变，多见于躯干和四肢皮肤，为环形或半环形淡红色斑，中央皮肤色泽正常。镜下观，红斑处真皮浅层血管充血，血管周围水肿及淋巴细胞和单核细胞浸润。病变常在1～2天消退。

2. 皮下结节（subcutaneous nodules） 为增生性病变，多见于肘、腕、膝、踝关节附近的伸侧面皮下结缔组织，直径0.5～2cm，呈圆形或椭圆形，质较硬，活动，为压之不痛的结节。镜下观，结节中心为大片的纤维素样坏死物，周围有呈放射状排列的风湿细胞和成纤维细胞，伴有以淋巴细胞为主的炎细胞浸润。数周后结节纤维化形成瘢痕。

（五）风湿性脑病

病变主要累及大脑皮质、基底节、丘脑及小脑皮质，多见于5～12岁儿童，女孩多见。表现为非特异性轻度脑膜炎或风湿性动脉炎，病变局部充血，血管周围淋巴细胞浸润，神经细胞变性及胶质细胞增生等改变。当病变侵犯锥体外系时，患儿出现面肌及肢体不自主运动，临床上称为小舞蹈病。

[案例6-4分析讨论]

（1）此例的病理诊断是：

1）风湿性心脏病：主要依据是尸体解剖发现心瓣有单行排列的疣状赘生物，镜下见心内膜增厚，心内膜下、成堆的风湿细胞及周围浸润的单核细胞、淋巴细胞、少量中性粒细胞等组成的梭形风湿小体，心肌间质也可见风湿小体。其他证据是3周前因受凉感冒出现左膝关节疼痛，2天后疼痛转移至右肩关节及肘关节。

2）二尖瓣轻度狭窄与中度关闭不全，主动脉瓣关闭不全：主要依据是尸体解剖发现二尖瓣瓣膜纤维性粘连、增厚、瓣膜口缩小，瓣膜卷曲、缩短，腱索变短，主动脉瓣瓣膜增厚、卷曲、缩短。心脏呈球形。二尖瓣听诊区可闻及Ⅲ级收缩期喷射样杂音。主动脉瓣区可闻及第二心音分裂，$P_2>A_2$。本案例没有提供二尖瓣听诊区收缩期的信息。

3）心衰导致肺水肿：主要依据是尸体解剖发现肺脏肿大，重量1650g，肺膜紧张，暗红色，切面可挤出血性液体。镜下观，肺泡壁毛细血管高度扩张、淤血，肺泡壁增厚，见有少许纤维结缔组织增生，肺泡腔内可见大量淡粉染的水肿液、棕褐色的心衰细胞及少许白细胞和红细胞。其他证据是心慌、气短，血压90/60mmHg，脉搏105次/分，呼吸22次/分，口唇略发绀，双肺闻及湿啰音。

4）风湿性关节炎：主要依据是患者因受凉感冒后出现左膝关节疼痛，2天后疼痛转移至右肩关节及肘关节。实验室检查结果也符合风湿性关节炎的诊断标准。

（2）风湿病是一种累及全身结缔组织的以胶原纤维变性和坏死为病变特点的，与A组乙型溶血性链球菌感染有关的变态反应性炎症，最常累及心脏和关节。风湿病的发生发展经历变质渗出期（主要是黏液样变性和纤维素样坏死）、增生期（主要是风湿性肉芽肿形成）和纤维化期。本例本次是重复性发生，发病主要处于增生期。而之前5年内已多次发生的病变应处于纤维化期或已形成瘢痕。

第五节 感染性心内膜炎

[案例6-5]

患者，女性，26岁。因心悸、气促明显发作10余天，突然神志不清伴右侧肢体瘫痪1天入院。六年前出现肘关节疼痛，五年前开始自觉心跳、气短，一个月前因龋齿到诊所拔牙，术后发热。入院检查：体温40℃，脉搏98次/分，呼吸28次/分，心界向左侧扩大，主动脉瓣区可闻及收缩及舒张期杂音，双肺闻及湿性啰音，肝肋下3cm，脾在左季肋下可触及1cm。实验室检查：白细胞18×10^9/L，中性粒细胞0.86，红细胞2.25×10^{12}/L。入院第10天，于大便时呼吸困难突然加剧，明显发绀，抢救无效，心跳、呼吸停止死亡。

尸体解剖：心脏体积增大，重量为500g，外观近似球形，心尖钝圆。左心腔明显扩张，左室壁略增厚，厚度为1.5cm。突出病变为主动脉瓣增厚、变硬、卷曲，同时可见瓣上有3个鸡冠状赘生物附着。赘生物质脆，呈淡黄色，约花生米大小。镜下观，赘生物由血小板和纤维素组成，其内可见蓝染的菌团。双肺淤血水肿，肝脏重1800g，切面褐黄相间似槟榔样。脾脏重300g，切面见三角形梗死灶。大脑冠状切面见左侧顶叶中央前回有一个4cm×3cm大小的灰白色、质松软的病灶。

[问题]

（1）本案例病理诊断是什么？

（2）什么是感染性心内膜炎？本例患者可能的死亡原因是什么？

感染性心内膜炎（infective endocarditis）是由病原微生物感染直接引起的心内膜，特别是心瓣膜的炎症性疾病。病原微生物包括各种细菌、真菌、立克次体等，以细菌最为多见，故也称细菌性心内膜炎（bacterial endocarditis）。本病分为急性感染性心内膜炎和亚急性感染性心内膜炎两种。

一、急性感染性心内膜炎

急性感染性心内膜炎（acute infective endocarditis）因心内膜病变溃烂或脱落，又称溃疡性心内膜炎。此类心内膜炎起病急剧，症状迅猛而严重。急性感染性心内膜炎主要由致病力强的化脓菌如金黄色葡萄球菌、溶血性链球菌、肺炎球菌等引起，常为其他部位的化脓性感染导致的败血症的并发症。此类心内膜炎多发生于正常心内膜上，多单独侵犯二尖瓣或主动脉瓣，三尖瓣和肺动脉瓣很少受累。病变多发生在二尖瓣的心房面和主动脉瓣的心室面，这与血流冲击瓣膜发生机械性损伤有关。有的病例可发生在已有病变的瓣膜上。

肉眼观，瓣膜因组织破坏而发生溃疡、穿孔，甚至破裂。瓣膜表面常形成巨大赘生物，赘生物呈灰黄色或浅绿色，质地松软，易脱落形成带有细菌的栓子，引起心、脑、肾、脾等器官的感染性梗死和脓肿，造成感染进一步扩散。镜下观，为心瓣膜的急性化脓性炎，疣状赘生物主要由脓性渗出物、白色血栓、坏死组织和大量细菌菌落混合而形成。

本病起病急、病程短、病情严重，患者多在数周内死亡。近年来由于抗生素的广泛应用，死亡率已大大下降，但治愈后因瓣膜受损严重，常形成大量瘢痕组织而导致心瓣膜病。本病比较少见。

二、亚急性感染性心内膜炎

亚急性感染性心内膜炎（subacute infective endocarditis）亦称亚急性细菌性心内膜炎（subacutebacterial endocarditis，SBE），临床上远较急性者多见。SBE病程6周以上，可迁延数月乃至1年以上。除化脓性病变外，SBE还有明显的肉芽组织增生和淋巴细胞、单核细胞浸润。

在抗生素广泛应用以前，绝大多数病例（约90%）是由致病力较弱的草绿色链球菌引起，现在致病菌谱已发生变化，几乎各种致病微生物均可引起，但仍以草绿色链球菌最常见（约占50%以上），其他致病微生物有肠球菌、革兰阴性杆菌、立克次体、真菌等。致病微生物多由体内某些感染病灶如牙周炎、扁桃体炎、咽峡炎、骨髓炎等或者由于某些手术如拔牙、泌尿道手术或心脏手术等污染而侵入血流引起败血症后，直接感染心内膜而引起。

由于微生物的毒力较弱，故一般不侵犯正常瓣膜，而常侵犯已有病变的心瓣膜，最常侵犯风湿性心瓣膜病的瓣膜，其次是先天性心脏病的瓣膜。

主要的病理变化有

1. 心脏瓣膜损害 病变最常侵犯二尖瓣和主动脉瓣。病变特点是在已有病变的瓣膜上形成赘生物。肉眼观，赘生物单个或多个，体积较大，呈息肉状或菜花状，污秽灰黄色，干燥，质松脆，易破碎、脱落。受累瓣膜变形，出现溃疡、穿孔、粘连。镜下观，赘生物由血小板、纤维素、细菌菌落、坏死组织、少量中性粒细胞组成；溃疡底部可见肉芽组织增生、淋巴细胞和单核细胞浸润；常有钙盐沉着。

瓣膜赘生物的机化和瓣膜纤维组织增生极易造成严重的瓣膜变形，导致瓣膜口狭窄或关闭不全，临床上可听到相应的杂音，瓣膜变形严重可出现心力衰竭。

2. 动脉性栓塞 由于赘生物脱落形成栓子，引起动脉性栓塞和血管炎。栓塞最多见于脑，其次为肾、脾等，由于栓子常来自赘生物的浅层，不含细菌或仅含极少细菌，细菌毒力弱，故常导致无菌性梗死。由于细菌毒素和含细菌栓子的影响，全身小动脉和毛细血管发生广泛性血管炎，使毛细血管壁通透性增加，发生漏出性出血。临床表现为皮肤（颈、胸部），黏膜（口腔、睑结膜）及眼底出血点。部分患者由于皮下小动脉炎，于指、趾末节腹面、足底或大、小鱼际处出现红紫色、微隆起、有压痛的小结节，在临床诊断上具有重要意义。

3. 肾 可因微栓塞引起局灶性肾小球肾炎，或因抗原-抗体复合物的作用引起弥漫性肾小球肾炎。

4. 败血症 由于赘生物中的细菌和毒素不断侵入血流，患者长期发热。皮肤、黏膜和眼底部有出血，这是由于血管壁损伤、通透性升高所致。脾肿大、白细胞增多则表现为单核巨噬细胞增生，脾窦扩张充血。因脾功能亢进和草绿色链球菌的轻度溶血作用，患者可出现贫血。

[案例6-5分析讨论]

（1）此例的病理诊断是：

1）亚急性细菌性心内膜炎：主要依据是尸体解剖发现心瓣膜上有3个鸡冠状赘生物附着。赘生物质脆，呈淡黄色，约花生米大小。镜下观，赘生物由血小板和纤维素组成，其内可见蓝染的菌团，还有全身感染的临床表现。

2）风湿性心脏病，主动脉瓣狭窄及关闭不全。主要依据是五年前出现肘关节疼痛，心界向左侧扩大，主动脉瓣区可闻及收缩及舒张期杂音，尸体解剖发现心脏体积增大，重量为500g，外观近似球形，心尖钝圆，左心腔明显扩张，左室壁略增厚，厚度为1.5cm，突出病变为主动脉瓣增厚、变硬、卷曲。

3）心脏功能不全，肺、肝、脾淤血肿大，脾梗死：主要依据是心悸、气促明显，呼吸困难，明显发绀，双肺闻及湿性啰音，肝肋下3cm，重1800g，脾左季肋下1cm，重300g，切面见三角形梗死灶，心脏体积增大，左心腔明显扩张，镜下见双肺淤血水肿，肝切面褐黄相间似槟榔样。

4）大脑左侧顶部脓肿：主要依据是尸体解剖发现大脑冠状切面见左侧顶叶中央前回有一个 4cm×3cm 大小的灰白色、质松软的病灶。

（2）感染性心内膜炎是由病原微生物感染直接引起的心内膜，特别是心瓣膜的炎症性疾病。本例患者主要死因是亚急性细菌性心内膜炎赘生物脱落栓塞致死。

第六节 慢性心瓣膜病

慢性心瓣膜病（chronic valvular vitium of the heart）是指由于各种原因所引起的心脏瓣膜变形、变硬、粘连或破裂导致瓣膜口狭窄或（和）关闭不全，最后导致心力衰竭，引起全身血液循环障碍的一种疾病。慢性心瓣膜病的发生主要与风湿性心内膜炎有关，其次是感染性心内膜炎，再次是主动脉粥样硬化和主动脉梅毒累及主动脉瓣，少数病例发生于瓣膜的钙化或先天发育异常。

瓣膜狭窄和瓣膜关闭不全可单独存在，但大多数为二者同时并存。病变可累及一个瓣膜，但也可累及两个以上瓣膜或先后受累，称为联合瓣膜病。心瓣膜病在代偿期阶段，可不出现明显的血液循环障碍症状。随着瓣膜病变逐渐加重进入失代偿期，患者出肺循环和（或）体循环血液循环障碍的症状和体征。

一、二尖瓣狭窄

二尖瓣狭窄（mitral stenosis）是指二尖瓣瓣膜口缩小，导致左心室舒张期血流通过障碍的病理状态。它是由于相邻瓣叶之间发生粘连，瓣膜增厚、变硬、弹性减弱，或者瓣膜环硬化缩窄等改变引起。

正常成人二尖瓣口开放时面积约为 $5cm^2$，可通过两个手指。瓣膜口狭窄时，可缩小到 $1\sim2cm^2$，甚至 $0.5cm^2$，或仅能通过医用探针。二尖瓣狭窄的程度可分三种类型。

1. 隔膜型 病变最轻，瓣膜轻度增厚，仍有弹性，瓣叶轻度粘连，瓣膜轻度狭窄。

2. 增厚型 病变较重，瓣膜增厚显著，弹性明显减弱，瓣叶间显著粘连，瓣膜口狭窄明显。

3. 漏斗型 病变最严重，瓣膜极度增厚、变硬，瓣叶间严重的纤维性粘连，失去活动性，瓣膜口缩小且固定呈鱼口状（图 6-16）。

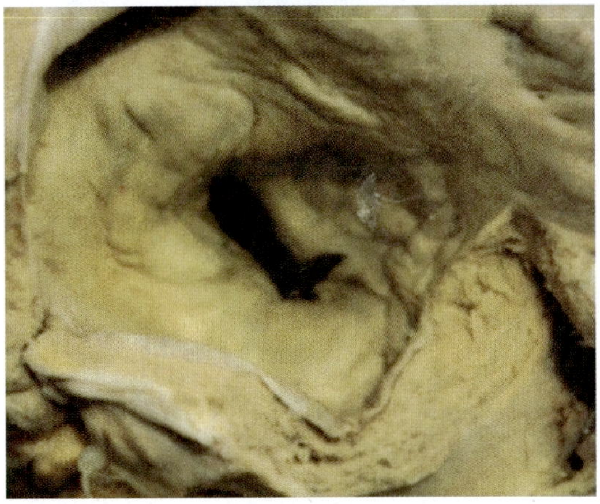

图 6-16 二尖瓣狭窄及关闭不全
二尖瓣瓣膜增厚、变硬、粘连、缩短

血液动力学和心脏变化 由于二尖瓣狭窄，左心室舒张时左心房血液流入左心室受阻而部分滞留于左心房内，加上肺静脉流回左心的血液，使左心房血液量比正常增多。此时心肌纤维肥大、拉长以加强收缩力，导致左心房代偿性肥大和左房腔代偿性扩张，以容纳更多血液和维持相对正常的血液循环。以后随着病变加重，超过左心房收缩极限，左心房高度扩张（肌原性扩张），失去代偿能力，不能把血液充分排入左心室，引起左心房严重淤血和房腔压力增高。左心房压力增高使肺静脉血液回流受阻，从而导致肺静脉压升高，随即引起肺淤血。

由于肺静脉压升高及肺淤血，可通过神经反射引起肺内小动脉收缩，使肺动脉压升高。长期肺动脉压升高致使右心室代偿性扩张、肥大。以后右心室发生肌原性劳损，出现肌原性扩张，失去代偿能力。继而右心室出现血液积滞，使右心室高度扩张，三尖瓣环随之扩大，出现三尖瓣相对关闭不全。右心室收缩期部分血液反流入右心房，加重了右心房负担，最终导致右心功能不全，引起体循环淤血。

单纯二尖瓣狭窄引起的血液动力学改变使左心房、右心室和右心房肥大、扩张，左心室无变化或轻度缩小。

临床病理联系 二尖瓣狭窄，听诊时在心尖区可闻及舒张期隆隆样杂音，这主要是由于舒张期左心房的血液通过狭窄的二尖瓣口造成涡流所致。X 线显示左心房增大，左心室无变化或轻度缩小，呈梨形心。由于左心房高度扩张，可引起心房颤动。左心房血液出现涡流，易继发附壁血栓，常发生于左心房后壁及左心耳，血栓脱落可引起栓塞。慢性肺淤血可致肺间质性水肿和含铁血黄素沉着。患者出现带血的泡沫痰，呼吸困难，发绀及面颊潮红（二尖瓣面容）。右心衰竭时，体循环淤血，出现颈静脉怒张，肝淤血肿大致淤血性肝硬化，下肢水肿及浆膜腔积液等。

二、二尖瓣关闭不全

二尖瓣关闭不全（mitral insuffciency）是指二尖瓣瓣口关闭不全导致左心室收缩期血液反流的病理状态。它由瓣膜增厚、变硬、弹性减弱，瓣膜卷曲、缩短，腱索增粗、缩短，瓣膜穿孔、破裂或钙化，二尖瓣环扩张等引起(图 6-16)。二尖瓣关闭不全也是常见的慢性瓣膜病,常与二尖瓣狭窄同时出现。

1. 血液动力学变化 左心室收缩期左心室部分血液通过关闭不全的二尖瓣瓣膜口反流到左心房,加上肺静脉回流血液,左心房血容量较正常增多,压力升高,久之左心房代偿性扩张肥大。左心室舒张期左心房内超量血液涌入左心室,左心室血容量增多,压力升高,负荷加大,导致左心室代偿性扩张肥大。以后,左心室、左心房均可发生代偿失调,左心功能衰竭,从而依次引发肺淤血、肺动脉高压、右心室代偿肥大随后失代偿,右心衰竭及体循环淤血。

单纯二尖瓣关闭不全引起血液动力学的改变依次使左心房、左心室、右心室、右心房肥大、扩张,影响整个心脏的形态和功能。

2. 临床病理联系 由于二尖瓣关闭不全,左心室收缩期左心室的部分血液通过关闭不全的二尖瓣瓣膜口反流到左心房,此时在心尖区可听到收缩期吹风样杂音。X 线显示全心肥大,心脏呈球形。其他血液循环变化与二尖瓣狭窄相同。

三、主动脉瓣关闭不全

主动脉瓣关闭不全(aortic insufficiency)是指主动脉瓣瓣口关闭不全导致左心室舒张期主动脉血液反流至左心室的病理状态,由主动脉瓣瓣膜增厚、变硬、缩短、弹性减弱、穿孔,瓣膜环扩张等引起,见于风湿性主动脉瓣炎、感染性心内膜炎、主动脉粥样硬化、梅毒性主动脉炎累及主动脉瓣等。

1. 血液动力学变化 由于主动脉瓣关闭不全,主动脉内血液在左心室舒张期反流入左心室。加上来自左心房的血液,左心室内血容量增加,左心室压力升高,负荷加重而代偿性肥大。以后发生左心室肌源性扩张,导致二尖瓣相对关闭不全,加重左心房负荷,依次出现左心室和左心房衰竭、肺淤血和肺动脉高压、右心室和右心房肥大、扩张和衰竭及体循环淤血。

2. 临床病理联系 由于主动脉瓣关闭不全,听诊时在主动脉瓣区可闻及舒张期叹气样杂音。由于左心室血容量增多,心排血量也增多,收缩压升高。但舒张期由于部分血液迅速反流入左心室,致使舒张压急剧下降,收缩压和舒张压之间的脉压差增大。患者可出现水冲脉、血管枪击音及毛细血管搏动现象。

四、主动脉瓣狭窄

主动脉瓣狭窄(aortic stenosis)是指主动脉瓣瓣口开放不充分导致左心室收缩期血液不能全部排出到主动脉的病理状态,由相邻瓣叶之间发生粘连,瓣膜增厚、变硬、弹性减弱,或者瓣膜环硬化、缩窄等改变引起,常见于慢性风湿性主动脉瓣膜炎,常与风湿性二尖瓣病变合并发生,少数由先天性发育异常或主动脉粥样硬化引起瓣膜钙化所致。

1. 血液动力学变化 由于主动脉狭窄,左心室收缩期血液排出受阻,左心室为维持正常的心排血量而发生左心室向心性肥大,左心室壁增厚,但心腔不扩张。后期,左心室失代偿而出现肌源性扩张。因左心室高度扩张,故使房室瓣环扩张而出现二尖瓣相对关闭不全,部分血液反流入左心房,依次出现左心衰竭、肺淤血、肺动脉高压及右心衰竭和体循环淤血。

2. 临床病理联系 由于主动脉瓣狭窄,听诊时在主动脉瓣区可闻及收缩期吹风样杂音。左心室血液排出受阻,冠状动脉供血不足,引起心肌缺血缺氧,出现心绞痛,严重时可引起猝死;也可因脑缺血缺氧而发生头昏和晕厥。由于心排血量降低,血压下降,脉压差减小。主动脉瓣狭窄主要导致左心室肥大,故 X 线显示心脏呈靴形。

第七节 心肌病与心肌炎

一、心 肌 病

心肌病(cardiomyopathy)是一类原因不明的心肌变性、肥大、纤维组织增生伴心脏功能不全的非炎症性病变,又称为原发性心肌病(primary cardiomyopathy),或特发性心肌病(idiopathic cardiomyopathy)。本病与高血压病、冠心病、风湿性心脏病、瓣膜病、肺心病等无关。

(一) 扩张性心肌病

扩张性心肌病(dilated cardiomyopathy)是以进行性心脏肥大、心腔高度扩张和心搏出量明显降低为特征的一种心肌病,也称充血性心肌病。本病最多见,约占心肌病的 90%,发病年龄多在 20~50 岁,男性多于女性。本病病因及发病机制尚不清楚,可能与病毒感染、酗酒、妊娠、遗传、代谢障碍及中毒等因素有关。

1. 病理变化

肉眼观,心脏体积增大,重量增加,常超出正常人 20%~50% 以上,重量可达 400~750g 以上(诊断标准为男性>350g,女性>300g)。两侧心室肥大,四个心腔扩张(离心性肥大),心尖部室壁变薄使心尖呈钝圆形。因心腔扩张可致二尖瓣和三尖瓣相对性关闭不全,心内膜增厚,可见附壁性血栓。

镜下观,部分心肌细胞肥大、伸长,核大浓染,可见畸形核;部分心肌细胞萎缩;肥大和萎缩的心肌细胞交错排列。部分心肌细胞发生空泡变、小灶性肌溶解,可见微小坏死灶或瘢痕灶,心肌间质纤维组织增生。

2. 临床病理联系 患者劳累后出现气急、乏力、胸闷、心律不齐,主要由充血性心力衰竭所致。

(二)肥厚性心肌病

肥厚性心肌病(hypertrophic cardiomyopathy)是以左心室显著肥厚、室间隔不对称增厚、舒张期心室充盈异常、左心室流出道受阻为特征的心肌病。本病常有家族史,约50%有染色体异常,主要有β-肌球蛋白重链、心肌钙T、α-原肌球蛋白和肌球蛋白-结合蛋白C等多种基因突变。本病男女比例为2∶1,本病常为青年猝死的原因。

1. 病理变化

肉眼观,心脏体积增大,重量增加,成人常重达500g以上。两侧心室肌肥厚,室间隔厚度大于左心室游离壁厚度(二者之比>1.3,正常为0.95),并明显突向左心室,使左心室腔及左室流出道狭窄。二尖瓣和主动脉瓣下方的心内膜纤维化增厚。

镜下观,心肌细胞普遍显著肥大,肥大的心肌细胞直径可达60μm(正常为15μm)。心肌细胞排列紊乱,尤以室间隔及左室游离壁明显。心肌间质见多少不等的纤维化或大小不等的瘢痕。

2. 临床病理联系 由于心肌肥大,左心室壁增厚明显,心室腔狭窄,使心腔充盈受阻,心输出量下降,导致心绞痛、肺动脉高压、呼吸困难等。附壁血栓脱落可引起栓塞。长期左心室负荷过度,可引起心力衰竭。

(三)限制性心肌病

限制性心肌病(restrictive cardiomyopathy),亦称心内膜心肌纤维化(endomyocardial fibrosis),是以心内膜和心内膜下心肌进行性纤维化、心腔狭窄、充盈受限和舒张期心室容量降低为特征的原发性心肌病。此病少见,男女比为3∶1,发病年龄多在15~50岁。

1. 病理变化

肉眼观,心腔狭窄,心内膜及心内膜下纤维性增厚可达2~3mm,灰白色,质地较硬,以心尖部为重,向上蔓延,累及三尖瓣或二尖瓣,可引起关闭不全。

镜下观,心内膜纤维化,可发生玻璃样变性和钙化,伴有附壁血栓形成。心内膜下心肌细胞常呈萎缩、变性等改变。

2. 临床病理联系 由于心腔充盈受限,静脉血回流受阻,故临床上出现静脉压升高、颈静脉怒张、水肿、腹水、肝淤血、肿大等进行性心功能不全体征。

(四)克山病

克山病(Keshan disease)是一种原因不明的、以心肌严重变性、坏死和瘢痕形成为特征的心肌病。其发病有明显地方性,也称地方性心肌病(endemic cardiomyopathy),常出现急性或慢性心功能不全的表现。1935年,在黑龙江省克山县首先发现本病,遂以此地名来命名,主要流行于我国东北、西北、华北及西南一带山区或丘陵地带。克山病的病因尚不清楚,可能是由于缺乏硒等某些微量元素和营养物质,干扰和破坏了心肌代谢而引起心肌细胞的损伤。

1. 病理变化

肉眼观,心脏不同程度增大,重量增加可达正常的2~3倍以上,慢性病例心脏重量增加更为明显。两侧心腔扩大,左心室较右心室明显。心室壁变薄,尤以心尖部为重,心脏呈球形。乳头肌和肉柱变扁,在左心室肉柱间及左、右心耳处可见附壁血栓形成。切面上见正常红褐色心肌内散布着数量不等的变性、坏死乃至瘢痕病灶,新旧夹杂,色彩斑驳。

镜下观,心肌细胞有不同程度的变性和坏死,表现为心肌细胞水肿、脂肪变性、凝固性坏死和液化性肌溶解。慢性病例可见较明显瘢痕灶。

2. 临床病理联系 根据患者起病急缓、病程长短及心肌代偿情况不同,可分4型。

(1)急性型:发病急骤,由于心肌病变比较广泛,心肌收缩力明显减弱,心输出量在短时间内大幅度减少,重者出现心源性休克。由于供血不足,患者出现头昏、恶心、呕吐等症状。血压下降,心音弱,尤以第一心音减弱显著,并有心律不齐。

(2)亚急性型:病情进展稍缓,心肌病变不如急性严重,但心肌收缩力仍明显减弱。临床上出现明显心力衰竭,特别是左心衰竭,有咳嗽、呼吸困难、肺水泡音和心界中度扩大等征象。约经1~4周后,可发生全心衰竭,出现颈静脉怒张、肝肿大及全身水肿等。

(3)慢性型:又称痨型,病情缓慢,多由潜在型发展而来,也可由急性型和亚急性型转化而来。本型病变比较广泛,主要表现为陈旧性瘢痕形成。患者临床上主要表现为慢性心功能不全,常感心悸、气短,心脏代偿性肥大,心腔扩张明显。

(4)潜在型:心脏受损较轻或因代偿功能较好,临床上患者多无自觉症状,但体检可发现心界扩大、心音低钝和心电图改变。

二、心 肌 炎

心肌炎(myocarditis)是指由各种原因引起的心肌局限性或弥漫性炎症。根据病因,心肌炎可分为病毒性心肌炎、细菌性心肌炎、寄生虫性心肌炎、真菌性心肌炎、免疫反应性心肌炎、孤立性心肌炎等,但以病毒性心肌炎最常见。以下介绍病毒性心肌炎和孤立性心肌炎。

(一)病毒性心肌炎

病毒性心肌炎(viral myocarditis)又称为特发性或淋巴细胞性心肌炎。引起病毒性心肌炎的病毒种类很多,其中比较重要的有柯萨奇(Coxsackie)病毒、ECHO(埃柯)病毒、风疹病毒、流行性感冒病毒、腮腺炎病毒、肝炎病毒、麻疹病毒等,以柯萨奇病毒(主要为B组)和埃柯病毒最常见，两者均可通过粪便污染饮食而经口感染。这些病毒可直接破坏心肌细胞而发病，也可通过T细胞介导的免疫反应间接破坏心肌细胞而引起。如果在妊娠初期3个月内感染柯萨奇病毒或风疹病毒，常可引起胎儿的先天性心脏病。

1. 病理变化

肉眼观，心脏常有轻度扩大，心腔扩张，切面可见散在灰黄色斑点状病灶。常合并非特异性渗出性心包炎，心包渗出物易吸收消散。

镜下观，心肌间质弥漫性淋巴细胞和单核细胞浸润并伴有水肿，心肌间质增宽，将心肌纤维分割成条索状；心肌纤维可发生变性、断裂、坏死。后期可见心肌间质纤维化。

2. 临床病理联系　很多病例可无症状，仅有暂短的心电图异常。典型病例常表现为心前区疼痛不适，低热及与体温升高不相适应的心跳加快等症状，常出现奔马律。由于心脏扩张可引起二尖瓣或三尖瓣相对性关闭不全，可出现心缩期杂音和第一心音减弱；病变累及传导系统时可引起房室传导阻滞。绝大多数病毒性心肌炎预后良好，恢复后不留任何后遗症，少数重症病例可迅速发生急性心力衰竭。

(二) 孤立性心肌炎

孤立性心肌炎(isolated myocarditis)或特发性巨细胞性心肌炎(idiopathic giant cell myocarditis)，以往称为Fiedler心肌炎，病因不明，多见于20～50岁中、青年人。急性期常导致心脏扩张，可突然发生衰竭引起死亡。依组织学变化分为两型。

1. 弥漫性间质性心肌炎　心肌间质小血管周围有多量淋巴细胞、浆细胞和巨噬细胞浸润，伴多少不一的嗜酸粒细胞及中性粒细胞浸润，可有心肌细胞变性、坏死。病程较长者，心肌间质纤维化，心肌细胞肥大。

2. 特发性巨细胞性心肌炎　心肌内有灶性坏死及肉芽肿形成。病灶中央可见红染无结构的坏死物，周围有淋巴细胞、浆细胞、单核细胞和嗜酸粒细胞浸润，并混有较多的多核巨细胞。多核巨细胞大小、形态变异较大，可为异物型或Langhans型巨细胞。

第八节　心　包　炎

心包炎(pericarditis)是由病原微生物(主要为细菌)和某些代谢产物引起的心包脏、壁层心外膜炎症反应。病原微生物可经血道感染或播散其毒性代谢产物而引起心包炎。其他心包炎多伴发于变态反应性疾病、尿毒症、心脏创伤及恶性肿瘤转移等。心包炎可分为急性和慢性两种类型。

一、急性心包炎

急性心包炎(acute pericarditis)为渗出性炎症，常形成心包积液。按渗出的主要成分可分为：

(一) 浆液性心包炎

浆液性心包炎(serous pericarditis)是以浆液渗出为主要特征的急性心包炎，主要继发于非感染性疾病，如风湿病、系统性红斑狼疮、硬皮病、肿瘤、尿毒症、病毒感染等，病变累及心肌者称为心肌心包炎(myopericarditis)。

1. 病理变化

肉眼观，心包腔有浆液性渗出液。

镜下观，心外膜血管扩张、充血，血管壁通透性增高，伴有少量中性粒细胞、淋巴细胞和单核细胞渗出。

2. 临床病理联系　临床表现为患者胸闷不适，体检心界扩大，听诊心音弱而远。

(二) 纤维素性及浆液纤维素性心包炎

纤维素性及浆液纤维素性心包炎(fibrinous and serofibrinous pericarditis)是指以纤维素或浆液与纤维素渗出为主的急性心包炎，是心包炎中最常见的类型，常由系统性红斑狼疮、风湿病、尿毒症、结核病、急性心肌梗死以及心外科手术等引起。

1. 病理变化

肉眼观，心包脏、壁两层表面附着一层粗糙的黄白色纤维素渗出物，呈绒毛状，故称绒毛心。

镜下观，渗出物由浆液、纤维素、少量的炎性细胞和变性坏死的组织所构成。

2. 临床病理联系　患者心前区胸闷不适、疼痛，体检心界扩大，听诊心音弱而远，可闻及心包摩擦音。

(三) 化脓性心包炎

化脓性心包炎(purulent pericarditis)是指以大量中性粒细胞渗出为主的表面化脓性心包炎，常由链球菌、葡萄球菌和肺炎链球菌等化脓菌侵袭心包所致。

1. 病理变化

肉眼观，心包脏面覆盖一层较厚的呈灰黄色、浑浊而黏稠(似乳膏状)的纤维性脓性渗出物。

镜下观，心外膜表面血管扩张充血，大量中性粒细胞浸润，渗出物内可见大量坏死的中性粒细胞及无结构粉红染物质。

2. 临床病理联系　除感染症状外，患者心前区胸闷不适、疼痛，体检心界扩大，听诊心音弱而远，可闻及心包摩擦音。当渗出物吸收不完全时，可发生机化，导致心包粘连。

(四) 出血性心包炎

出血性心包炎(hemorrhagic pericarditis)是浆液性和(或)浆液纤维素性渗出物中混有多量红细胞的心包炎。大多数是由结核杆菌经血道感染引起，亦可由恶性肿瘤累及心包所致。此外，心外科手术等可继发出血性心包炎，出血多时可致心包填塞。

二、慢性心包炎

慢性心包炎(chronic pericarditis)是指持续3个月以上的心包炎症，多先有急性心包炎，特别是心包积液病史，此型心包炎可分为以下两型。

(一) 慢性非缩窄性心包炎

慢性非缩窄性心包炎可由结核病、尿毒症、胶原病和真菌病等引起。其主要特点为持续性心包积液，较少发生心包粘连。心包慢性炎症破坏心包吸收功能使渗出液积聚，渗出物中含有大量蛋白质，提高了胶体渗透压，使积液产生增多。

因积液产生缓慢，心包能逐渐适应，对心脏活动的影响较轻，因此临床上可不出现明显症状。

(二) 慢性缩窄性心包炎

慢性缩窄性心包炎(constrictive pericarditis)多继发于化脓性心包炎、结核性心包炎、出血性心包炎和外科手术之后，但仍有半数病例原因不明。由于心包腔内渗出物较多，不能完全吸收而发生机化和瘢痕化，使心包完全闭锁，形成一个硬而厚、灰白色、半透明的结缔组织囊紧包在心脏周围，使心脏舒张期充盈受限，严重影响心输出量，产生与前述限制性心肌病相似的临床表现。

第九节 其他血管疾病

一、动 脉 瘤

动脉瘤(aneurysm)是因动脉壁薄弱而引起的局限性异常扩张，状似瘤体，但并非肿瘤。可累及任何部位的血管，以主动脉和脑血管最常受累且后果严重，其次是髂动脉、股动脉、腘动脉、颈动脉及锁骨下动脉等。

(一) 病因

1. 先天性缺陷 由于动脉壁中层的先天性发育不良引起，如好发于脑血管的囊性动脉瘤。

2. 后天性疾病 破坏血管壁局部结构或性能的疾病，如动脉粥样硬化(最常引起腹主动脉瘤)，梅毒性主动脉炎(最常引起升主动脉和主动脉弓部动脉瘤)，主动脉中层囊性退变、坏死(引起主动脉夹层动脉瘤)和局部感染(细菌或真菌性)。

3. 创伤 可引起创伤性动脉瘤。

(二) 分类

根据动脉瘤壁的结构可分为三类：

1. 真性动脉瘤(true aneurysm) 最常见，其壁由动脉壁的内、中、外膜三层组织构成，仅局部薄弱发生异常扩张。

2. 假性动脉瘤(false or pseudoaneurysm) 局部动脉壁破裂形成血肿，血肿外可仅有动脉壁外膜层或仅为动脉周围组织包绕。早期血肿直接与动脉腔相通，后来血肿被吸收和机化，与动脉腔相通面可被内皮细胞覆盖。创伤性动脉瘤及动脉吻合术的吻合部动脉瘤多属此类。

3. 夹层动脉瘤(dissecting aneurysm) 动脉壁内膜破裂后血液经裂口流注入管壁中层，或因中膜变性坏死及滋养血管破裂出血，使中膜分离形成假血管腔及局部血肿。

(三) 并发症

破裂出血是动脉瘤最严重的并发症。脑动脉瘤破裂是引起突发性蛛网膜下腔出血的常见原因，可因颅内高压、脑疝或引起继发性脑内血管痉挛，而导致大面积脑软化及死亡。梅毒性主动脉瘤和粥样硬化性腹主动脉瘤破裂，可致腹膜后大出血引起死亡。此外，动脉瘤的附壁性血栓及血栓脱落引起的栓塞，可导致相应组织的梗死。

二、动 脉 炎

动脉炎(arteritis)是发生在动脉壁的炎症，常见者有高安动脉炎、巨细胞性动脉炎、结节性多动脉炎等。

(一) 高安动脉炎

高安动脉炎(Takayasu's arteritis)亦称特发性主动脉炎(idiopathic aortitis)或无脉病(pulseless disease)，主要累及主动脉及其大分支，由Takayasu于1908年首次描述。本病多发于青年女性，东方人发病率较高。

肉眼观，受累动脉壁增厚、变硬、管腔狭窄。

镜下观，动脉中膜黏液变性，弹力纤维断裂崩解，淋巴细胞、单核细胞、浆细胞浸润，伴少量巨细胞。晚期，中膜平滑肌细胞增生，动脉壁全层纤维组织增生，瘢痕形成。

(二) 巨细胞性动脉炎

巨细胞性动脉炎(giant cell arteritis)发生在全身中等大动脉和小动脉的肉芽肿性炎，主要累及颞动脉、颅动脉。多累及中老年人，多为女性。本病病因不清楚，可能是机体对动脉壁某种成分的免疫反应。

肉眼观，受累动脉呈节段性管壁增厚、变硬、管腔狭窄，可伴有血栓形成。

镜下观，动脉中膜平滑肌变性坏死，内弹力膜周围淋巴细胞和单核细胞浸润，可见$CD4^+$、$CD8^+$的T细胞和巨噬细胞。病变进展，内弹力膜断裂、肉芽肿形成。

(三) 结节性多动脉炎

结节性多动脉炎(polyarteritis nodosa)是主要侵犯中、小动脉的一种坏死性血管炎。本病病因不明，可能是一种自身免疫性疾病。可累及多个器官和组织，以肾、心、肝和胃肠多见。受累动脉呈节段性结节，动脉壁全层炎细胞浸润，动脉中膜纤维素样坏死，继而肉芽组织形成，动脉壁增厚，管腔狭窄。

（四）Wegener 肉芽肿

Wegener 肉芽肿（Wegener granuloma）是一种少见的原因不明的坏死性肉芽肿性小动静脉炎，由 Wegener 于 1936 年首次报道而命名，主要见于上、下呼吸道坏死性肉芽肿性血管炎，局灶性坏死性肾小球肾炎，眼、皮肤等处的坏死性血管炎。受累小动脉、小静脉管壁发生纤维素样坏死，中性粒细胞、淋巴细胞、多核巨噬细胞浸润，肉芽组织增生。在局灶性坏死性肾小球肾炎中可伴有新月体形成。

第十节　心脏肿瘤

心脏肿瘤颇为少见，其中原发性肿瘤更为罕见，转移性肿瘤约为原发性肿瘤的 20～40 倍。原发性心脏肿瘤大多为良性，其中又以心房黏液瘤居多，多见于中年人，多位于左心房。肿瘤呈息肉状或绒毛状，切面多呈胶冻状，镜下主要为散在的星芒状细胞分布于大量黏液样基质中。心脏横纹肌瘤可在儿童发生。

大多数心脏转移瘤的原发灶位于胸腔或其邻近部位。肿瘤首先转移到纵隔淋巴结，然后逆行侵犯心脏淋巴管。恶性黑色素瘤、肾癌、肺癌、胃癌、乳腺癌、绒癌食管癌、儿童横纹肌肉瘤以及纵隔肿瘤等可通过血源播散至心脏。

【易混淆的概念】

1. 动脉硬化与动脉粥样硬化　动脉硬化是个大概念，泛指动脉壁增厚、变硬、失去弹性的一类动脉疾病，包括动脉粥样硬化、动脉中层钙化和细动脉硬化三种。动脉粥样硬化是动脉硬化的一种，特指血脂在动脉内膜沉着引起的以大、中动脉管壁增厚、变硬、弹性减弱的一种动脉硬化。

2. 心肌病与心肌炎　心肌病特指一类原因不明的心肌变性、肥大、纤维组织增生伴心脏功能不全的非炎症性疾病，无明显炎细胞浸润。心肌炎是由于各种原因引起心肌的局限性或弥漫性炎症性病变，有明显炎细胞浸润。

3. 动脉瘤与血管瘤　动脉瘤指局部动脉壁弹性减弱而膨出，或由于中膜撕裂分离形成的局部血肿，状似瘤体，但不是真的肿瘤。血管瘤是由于血管异常增生形成的肿瘤（参见第五章肿瘤）。

4. 高血压病和高血压　高血压病是一种原因未明的全身细小动脉硬化引起体循环动脉血压持续升高的全身性血管疾病，常引起心、脑、肾等重要器官的缺血性病变或压力性病变（如高血压性心脏病）。高血压是一种症状，可分为原发性和继发性两大类。原发性高血压见于高血压病，而继发性高血压是指继发于其他疾病的一种血压升高的症状，如慢性肾小球肾炎、慢性肾盂肾炎引起的肾性高血压，或继发于垂体和肾上腺肿瘤引起的内分泌性高血压。

5. 缓进型高血压病与急进型高血压病　缓进型高血压病又称良性高血压病，病程长，进展缓慢，基本病变是全身细、小动脉硬化，占高血压病的 95%。急进型高血压病又称恶性高血压病，病程短，进展迅速，基本病变是坏死性细动脉炎和增生性小动脉硬化，占高血压病的 5%。

【重点词汇的中英文对照】

动脉粥样硬化（atherosclerosis）
冠状动脉性心脏病（coronary artery heart disease）
心绞痛（angina pectoris）
心肌梗死（myocardial infarction）
心肌纤维化（myocardial fibrosis）
冠状动脉性猝死（sudden coronary death）
高血压（hypertension）
高血压性心脏病（hypertensive heart disease）
风湿病（rheumatism）
风湿性心脏病（rheumatic heart disease）
风湿性心内膜炎（rheumatic endocarditis）
亚急性细菌性心内膜炎（subacutebacterial endocarditis）
慢性心瓣膜病（chronic valvular vitium of the heart）
二尖瓣狭窄（mitral stenosis）
二尖瓣关闭不全（mitral insuffciency）
主动脉瓣关闭不全（aortic insufficiency）
主动脉瓣狭窄（aortic stenosis）
心肌病（cardiomyopathy）
慢性缩窄性心包炎（constrictive pericarditis）
动脉瘤（aneurysm）

思 考 题

1. 解释名词：动脉硬化、动脉粥样硬化症、泡沫细胞、冠心病、心绞痛、心肌梗死、心肌纤维化、冠状动脉性猝死、室壁瘤、附壁血栓、高血压病、原发性高血压、继发性高血压、良性高血压病、恶性高血压病、向心性肥大、离心性肥大、高血压脑病、中风、风湿病，风湿小体、风湿细胞、赘生物、心瓣膜病，二尖瓣狭窄、二尖瓣关闭不全、心肌炎，心肌病、动脉瘤、夹层动脉瘤。
2. 简述动脉粥样硬化症的基本病变。
3. 试述心肌梗死的好发部位、类型、病变特点和并发症。
4. 简述高血压病（内脏病变期）时，心、脑、肾和视网膜的主要病变特点。
5. 试述风湿病的基本病变。
6. 简述亚急性细菌性心内膜炎的病因及病理特点。
7. 风湿性心内膜炎与亚急性细菌性心内膜炎的肉眼形态特点有何不同？
8. 简述慢性心瓣膜狭窄和关闭不全的病理基础。
9. 试述二尖瓣狭窄和关闭不全时，血液动力学及心脏的变化特点。
10. 试述心肌病的类型及其病变特点。

（广东医学院　胡新荣）

第七章 呼吸系统疾病

【学习目标】

(1) 了解鼻炎、鼻窦炎、咽炎和喉炎的分型、病理变化和临床病理联系。

(2) 熟悉急性气管支气管炎病因发病、疾病分型和各型病理变化，熟悉急性细支气管炎的概念和病理变化。

(3) 掌握各型肺炎的病因发病、病理变化、结局、并发症和临床病理联系，了解严重急性呼吸综合征的概念和病变特点。

(4) 了解慢性阻塞性肺病的概念，掌握慢性支气管炎、支气管哮喘、支气管扩张和肺气肿的病因发病、病理变化、临床病理联系和并发症。

(5) 了解肺尘埃沉着症的概念，熟悉肺硅沉着症和肺石棉沉着症的病因发病，掌握病理变化和并发症。

(6) 掌握慢性肺源性心脏病的概念、病因发病、病理变化和临床病理联系。

(7) 了解呼吸窘迫综合征的概念、分型、病因发病和病变特点。

(8) 熟悉鼻咽癌和喉癌的病因、病理变化和扩散转移途径，掌握肺癌的病因、组织发生、病理变化、扩散途径及临床病理联系。

(9) 了解胸膜炎、胸腔积液和胸膜间皮瘤的概念、类型和病变特点。

呼吸系统包括鼻、咽、喉、气管、支气管和肺。支气管由肺门进入肺中逐级分支形成支气管树，直径<1mm、壁内无软骨及腺体者，称为细支气管；细支气管末段直径为0.5mm左右且无杯状细胞者，称为终末细支气管；当其管壁上有肺泡开口时，则称为呼吸性细支气管。呼吸性细支气管继续分支为肺泡管，肺泡管再分支为肺泡囊，肺泡囊由几个肺泡组成。呼吸性细支气管、肺泡管、肺泡囊和肺泡构成末梢肺组织。通常将直径<2mm的小支气管和细支气管称为小气道。3～5个终末细支气管连同它的各级分支及分支末端的肺泡组成肺小叶。

气管、支气管及细支气管均被覆假复层或单层纤毛柱状上皮。Ⅰ型肺泡上皮细胞呈扁平状，覆盖肺泡表面的95%。Ⅰ型肺泡上皮细胞、基膜和肺泡壁毛细血管内皮细胞共同组成气-血屏障，是肺组织气血交换的场所。Ⅱ型肺泡上皮细胞数量较少，呈圆形或立方形，镶嵌于Ⅰ型肺泡上皮细胞之间，其胞质内含有嗜锇板层小体，能分泌肺表面活性物质。肺表面活性物质为一种磷脂蛋白，具有降低肺表面张力、维持肺泡直径及小气道通畅、防止肺泡塌陷的功能。肺泡壁上的肺泡孔是肺泡间气体扩散的通道，在终末细支气管或呼吸细支气管阻塞时，肺泡间孔起侧支通气作用，防止肺泡萎陷，但在肺感染时也为渗出液或细菌的蔓延提供了条件。

呼吸系统具有黏液-纤毛排送系统，可将吸入气管和支气管内的粉尘颗粒或病原微生物黏附在气管、支气管黏膜表面的黏液层上，随痰排出体外。若被吸入肺泡，则被肺泡内的巨噬细胞吞噬。胞质内含大量尘粒的肺巨噬细胞又称尘细胞，若吸入的病原体具有抗原性，则通过巨噬细胞的抗原呈递作用，激发淋巴组织的免疫反应。呼吸道的浆细胞产生的抗体主要是分泌型的IgA、IgM和IgG。

由于呼吸道与外界相通，空气中的有害气体、粉尘颗粒、病原微生物等，可随空气通过气道进入肺，加之当呼吸系统局部防御能力降低、致病因素较强超出局部的防御能力或呼吸系统处于高敏状态时，即可引起呼吸系统疾病的发生。

第一节 炎症性疾病

呼吸系统是人体与外界相通的主要门户，随空气进入呼吸系统的有害物质及病原微生物可引起呼吸系统感染。炎症性疾病是呼吸系统最常见的一类疾病，其中主要包括鼻炎、鼻窦炎、咽炎、喉炎、急性气管支气管炎、急性细支气管炎和肺炎等。

一、鼻炎和鼻窦炎

(一) 鼻炎

鼻炎(rhinitis)可分为急性鼻炎(acute rhinitis)和慢性鼻炎(chronic rhinitis)两种类型。

1. 急性鼻炎 根据病因可将急性鼻炎分为急性病毒性鼻炎和过敏性鼻炎两种类型。

(1) 急性病毒性鼻炎：致病微生物为病毒，其中以鼻病毒、腺病毒、流感病毒和副流感病毒最常见。其发病与机体抵抗力降低或鼻黏膜防御功能减弱有关。初期，鼻黏膜充血、水肿，浆液渗出。继而，由于继发细菌感染，病变转为脓性渗出。镜下可见鼻黏膜充血、水肿、中性粒细胞浸润。主要临床表现为鼻塞、流涕。急性鼻炎约二周后痊愈，部分患者由于免疫力低下，可并发慢性鼻炎、鼻窦炎、肺炎等病变。

（2）过敏性鼻炎：属于Ⅰ型变态反应。大约40%～50%的患者对特定的过敏原皮肤试验阳性或血清IgE升高。镜下观，鼻黏膜上皮层内杯状细胞增多，纤毛受损，间质水肿，黏膜及黏膜表面大量嗜酸粒细胞浸润和渗出是本病的特点，此外，还有一定数量的淋巴细胞、浆细胞和肥大细胞浸润。主要临床表现为打喷嚏、流涕、鼻痒及黏膜充血。

2. 慢性鼻炎 根据病理变化可分为慢性单纯性鼻炎、慢性肥厚性鼻炎和慢性萎缩性鼻炎。

（1）慢性单纯性鼻炎：其发病与鼻腔血管神经调节功能紊乱有关，以鼻黏膜血管扩张和腺体分泌增多为特征。镜下观，鼻黏膜肿胀，血管扩张充盈，黏液分泌增多，间质内淋巴细胞和浆细胞浸润。

（2）慢性肥厚性鼻炎：其发病与鼻腔血管神经调节功能障碍、过敏、激素、粉尘、气候和职业有关，以鼻黏膜肥厚和鼻甲肿胀为特征。镜下观，鼻黏膜肿胀，黏膜上皮细胞增生，鳞状上皮化生，杯状细胞、小血管和结缔组织增生，慢性炎细胞浸润，可伴有息肉形成。

（3）慢性萎缩性鼻炎：本病的病因和发病机制不清，可能与臭鼻杆菌（*Klebsiella ozaena*）感染、营养、遗传及手术创伤等因素有关。镜下观，黏膜上皮广泛鳞状化生、固有膜内腺体萎缩甚至消失，大量慢性炎症细胞浸润，间质纤维化。

（二）鼻窦炎

鼻窦炎（sinusitis）是较常见的疾病，其发病顺序依次为上颔窦炎、筛窦炎、额窦炎和蝶窦炎，若累及所有鼻窦则称为全鼻窦炎（pansinusitis）。此病多由鼻源性细菌感染引起。

急性浆液性卡他性鼻窦炎时，镜下可见鼻窦黏膜充血水肿；急性化脓性鼻窦炎时，镜下可见鼻窦黏膜上皮坏死脱落，大量中性粒细胞浸润；慢性鼻窦炎时，镜下可见黏膜增厚，黏膜上皮鳞状化生，固有膜水肿，间质内可见大量淋巴细胞和浆细胞浸润。鼻息肉通常是鼻窦炎反复发作的结果。

病变严重时，可扩散到周围组织，引起骨髓炎、眼眶蜂窝织炎、软脑膜炎和脑脓肿等合并症。

二、咽炎和喉炎

（一）咽炎

咽炎（pharyngitis）是咽部黏膜和淋巴组织的炎症。

1. 急性咽炎（acute pharyngitis） 本病常由溶血性和非溶血性链球菌、流感杆菌或者柯萨奇病毒、腺病毒和副流感病毒感染引起。病变可表现为急性单纯性咽炎和急性化脓性咽炎。镜下可见咽黏膜组织充血、水肿，有浆液性或脓性渗出物。

2. 慢性咽炎（chronic pharyngitis） 本病可由急性咽炎转变而成，或长期吸烟及吸入有害气体所致。慢性咽炎可分为以下几种：

（1）慢性单纯性咽炎：黏膜充血，腺体增生，黏液性分泌物增多，慢性炎细胞浸润。

（2）慢性肥厚性咽炎：黏膜明显增厚，淋巴组织及纤维结缔组织增生。

（3）慢性萎缩性咽炎：黏膜固有层腺体萎缩导致黏膜萎缩变薄。

（二）喉炎

1. 急性喉炎（acute laryngitis） 本病的病因主要是病毒和细菌感染，粉尘或有害气体亦可引起急性喉炎。本病常与急性鼻炎、咽炎同时发生。肉眼观，喉黏膜充血、肿胀，表面粗糙、颗粒状。镜下观，黏膜充血、水肿，中性粒细胞或淋巴细胞浸润。被覆上皮脱落后可以发生溃疡。白喉杆菌感染可引起假膜性炎。

2. 慢性喉炎（chronic laryngitis） 本病可由急性喉炎迁延而来，或与吸烟、过度用声、化学因子刺激及细菌感染有关。临床表现为声嘶，喉部干燥、不适，有异物感。慢性喉炎根据病理变化可分为：

（1）慢性单纯性喉炎：喉黏膜充血水肿，淋巴细胞浸润。

（2）慢性增生性喉炎：喉黏膜增生、角化，黏膜下纤维组织增生，淋巴细胞和浆细胞浸润，部分病例呈腺瘤样增生，形成声带息肉或声带小结。

（3）慢性萎缩性喉炎：多见于老年人，是长期炎症的结果。镜下观，黏膜下纤维组织增生，血管及腺体减少、萎缩，纤毛柱状上皮鳞状化生。

三、急性气管支气管炎和急性细支气管炎

（一）急性气管支气管炎

急性气管支气管炎（acute tracheobronchitis）是呼吸道常见疾病，多见于免疫功能不健全或者免疫功能低下的婴幼儿及老年人，常在寒冷季节发病。本病的主要病因是病毒感染，常见的病毒为流感病毒、副流感病毒、呼吸道合胞病毒、腺病毒和鼻病毒等，可在病毒感染的基础上继发细菌感染（如肺炎球菌、流感嗜血杆菌、金黄色葡萄球菌及化脓性链球菌等）。在少数情况下，吸入各种刺激性有害气体如氨、二氧化硫和氯气以及粉尘等也可引起急性气管支气管炎。寒冷的空气、尘埃及烟雾可以破坏正常人呼吸道的防御机制（如黏液、纤毛系统），同时有病原体感染，也可导致急性气管支气管炎。

气管和支气管炎症的病变相同，且二者常联合发生。肉眼观，气管和支气管黏膜充血水肿，表面黏附

白色或淡黄色的黏性分泌物。病变严重可出现黏膜坏死和溃疡形成。根据病变特点可分为：

1. 急性卡他性气管支气管炎（acute catarrhal tracheobronchitis） 黏膜及黏膜下层充血、水肿，可见少量中性粒细胞浸润，表面黏液分泌增多，如分泌物阻塞支气管可引起通气障碍。

2. 急性化脓性气管支气管炎（acute suppurative tracheobronchitis） 多由急性卡他性炎发展而来，此时渗出物由黏液性转变为化脓性，黏膜及黏膜下可见大量中性粒细胞浸润，炎症可累及周围肺泡，患者可咳出黄色脓痰。

3. 急性溃疡性气管支气管炎（acute ulcerative tracheobronchitis） 病变早期支气管黏膜发生表浅性坏死、糜烂，以后黏膜下组织坏死、脱落形成溃疡。炎症消退后损伤的黏膜上皮由基底层细胞或邻近上皮增生修复，可痊愈；而溃疡则由肉芽组织修复形成瘢痕。

（二）急性细支气管炎

急性细支气管炎（acute bronchiolitis）是指管径<2mm的小、细支气管的急性炎症。本病婴幼儿多见，尤其1岁以内的婴儿，多在冬季发病，常继发于上呼吸道感染。主要因病毒（如呼吸道合胞病毒、副流感病毒、腺病毒等）感染引起，患者出现喘息样呼吸困难。婴幼儿的小气道较成人更为狭窄，气流速度慢，吸入的病原体易于沉积，加之支气管黏膜表面的IgA水平也较低，为婴幼儿多发此病的原因。

病理变化为细支气管黏膜上皮充血肿胀，纤毛柱状上皮可有坏死、脱落，代之以无纤毛的柱状上皮或扁平上皮。杯状细胞增多，黏液分泌增加。黏膜下有淋巴细胞、单核细胞及中性粒细胞浸润。管腔内充满炎性渗出物及脱落的上皮细胞，使管腔部分或完全阻塞，管腔内渗出物发生机化则形成闭塞性细支气管炎（bronchiolitis obliterans）。由于细支气管管壁很薄，炎症易扩散到周围的肺间质和肺泡，形成细支气管周围炎（peribronchiolitis）或局限性肺炎（focal pneumonitis）。

四、肺　　炎

肺炎（pneumonia）是指肺组织发生的炎症性疾病，主要为急性渗出性炎症，是呼吸系统的常见病和多发病。肺炎可以是原发性疾病，也可以是其他疾病的并发症。肺炎可由不同的致病因子引起，大多数由细菌引起，少数由病毒、支原体等引起。由各种生物因子引起的肺炎分别称为细菌性肺炎、病毒性肺炎、支原体肺炎、真菌性肺炎和寄生虫性肺炎；由不同理化因素引起的肺炎分别称为放射性肺炎、类脂性肺炎、吸入性肺炎或过敏性肺炎等；根据炎症发生部位和累及范围，可将肺炎分为肺泡性肺炎、间质性肺炎、小叶性肺炎、节段性肺炎（累及肺段）和大叶性肺炎；根据病变性质，又可将肺炎分为浆液性、纤维素性、化脓性、出血性、干酪性及肉芽肿性肺炎等不同类型。

在实际运用时，从有利于分析病情，指导治疗的角度出发，一般按病因结合部位进行分类，以便针对不同病因及时采取相应的治疗措施。

（一）细菌性肺炎

在不同类型的肺炎中，细菌性肺炎最为常见，约占肺炎的80%。细菌性肺炎包括大叶性肺炎、小叶性肺炎和军团菌性肺炎。

1. 大叶性肺炎 大叶性肺炎（lobar pneumonia）指主要由肺炎链球菌引起的以肺泡内弥漫性纤维蛋白渗出为主的急性炎症。病变起始于局部肺泡，迅速扩展到一个肺段及至整个大叶，使大叶实变。临床主要表现为起病急、寒战、高热、胸痛、咳嗽、咳铁锈色痰、呼吸困难等症状，并有肺实变体征及外周血白细胞增多等。病程约一周后，体温下降，症状和体征消失。本病多发生于青壮年男性，以冬、春季节多见。

[案例 7-1]

患者35岁，男性，卡车司机。入院前5天感到头痛发冷，在卫生所就诊，服用感冒药后无明显改善，体温逐渐升高，咳嗽、咳铁锈色痰，胸部有刺痛。

入院查体：体温39.8℃，脉搏128次/分，呼吸30次/分，血压80/48mmHg。叩诊左上肺实音。实验室检查：白细胞总数25 ×10^9/L，中性粒细胞占0.90，胸部X线检查提示左上肺阴影（图7-1，图7-2），痰液查见革兰阳性链球菌。入院后病情很快恶化，抢救无效，死亡。

尸体解剖：中年男性尸体，身长175cm，体重70kg，发育正常、营养良好，在躯干、四肢皮肤与眼睑结膜、口腔黏膜可见瘀点。胸腔及肺脏：左肺重1100g，右肺重470g（正常成人左肺重325～480g；右肺重360～570g）；左上叶实变，切面呈灰黄色而干燥，并有无数针头大小的颗粒状物突起，呈现粗糙感（大体与镜下改变参见图7-3，图7-4）；左侧胸腔可见少量淡黄色略混浊的液体。脾脏重185g，体积增大，切面外翻，脾髓质易刮下，镜下红髓充血，并可见到大量中性粒细胞与巨噬细胞浸润。

病理诊断：

1. 大叶性肺炎（灰色肝样变期）。
2. 败血症、感染性休克。

[问题]

（1）什么是大叶性肺炎？

（2）大叶性肺炎的病因是什么？有什么特点？

（3）大叶性肺炎的发病机制是什么？

（4）大叶性肺炎的发生发展过程与病变特点、临床表现之间有何关联？

（5）大叶性肺炎常见的合并症有哪些？案例 7-1 的死因是什么？

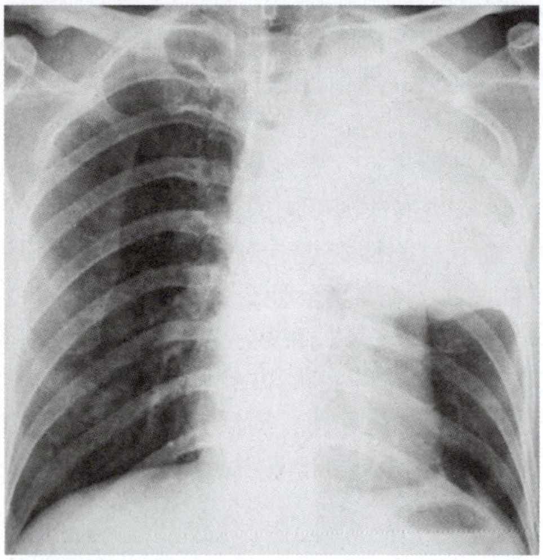

图 7-1 大叶性肺炎(1)

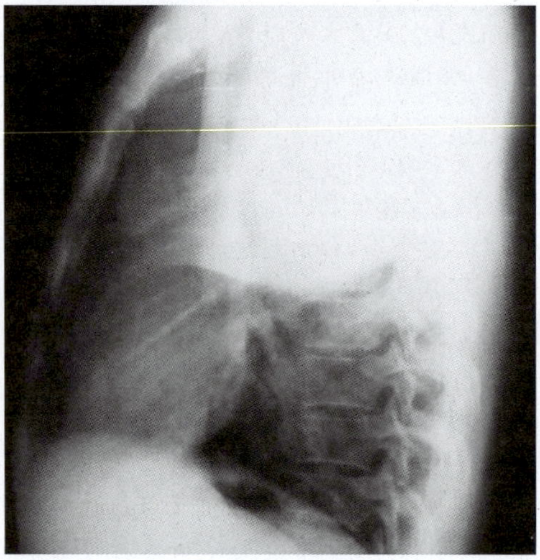

图 7-2 大叶性肺炎(2)

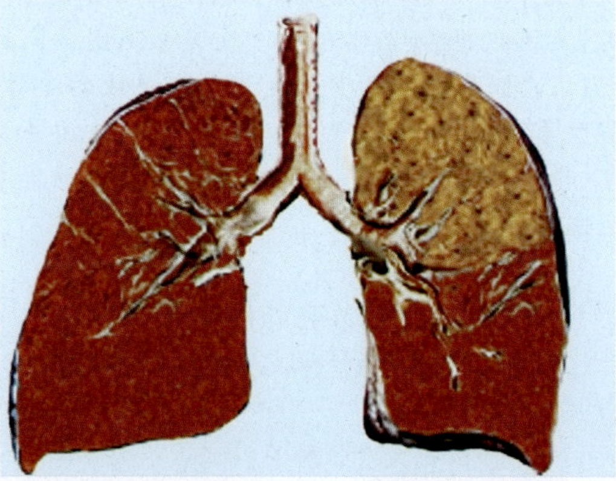

图 7-3 灰色肝样变期

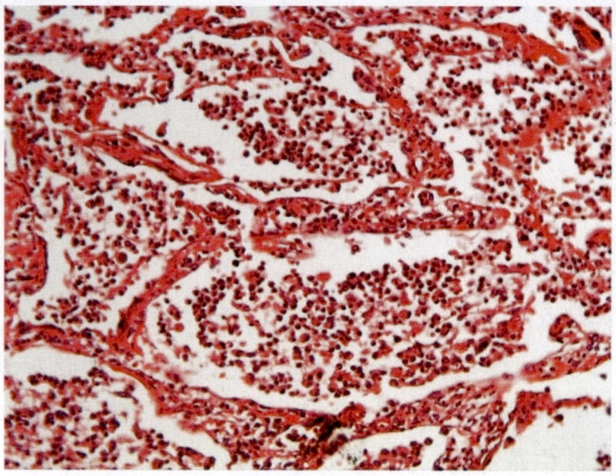

图 7-4 灰色肝样变期

（1）病因和发病机制：大叶性肺炎 90%以上是由肺炎链球菌感染引起，尤以Ⅲ型毒力最强。少数由肺炎杆菌、金黄色葡萄球菌、溶血性链球菌和流感嗜血杆菌等引起。肺炎链球菌可寄生在正常人鼻咽部，当受寒、疲劳、醉酒、麻醉、胸部外伤、糖尿病、免疫功能低下等使呼吸道的防御功能被削弱时，细菌从上呼吸道向下蔓延，进入肺泡并在其中繁殖，通过变态反应使肺泡壁毛细血管通透性升高，浆液和纤维素渗出。肺泡腔内的浆液性渗出物有利于细菌的生长、繁殖，并通过肺泡孔或呼吸性细支气管迅速向邻近肺组织扩散，进而波及一个肺段或整个大叶。累及两个肺叶者系带菌渗出液经叶支气管播散所致。

（2）病理变化及临床病理联系：大叶性肺炎病变特点为肺泡腔内纤维素性渗出性炎症。一般发生在单侧肺，以下叶多见，也可累及两个以上肺叶。典型的大叶性肺炎，按病变发展过程一般可分为四期。

1）充血水肿期：发病第 1～2 天的变化。肉眼观，病变肺叶肿胀，重量增加，呈暗红色，切面能挤出带泡沫的暗红色浆液，胸膜表面光滑。镜下观，肺泡壁毛细血管扩张充盈，肺泡腔内可见较多浆液性渗出物及少许红细胞、中性粒细胞和巨噬细胞。渗出物中可检出致病菌。此期患者因毒血症而表现为寒战、高热和外周血白细胞计数升高等，胸透 X 线呈片状分布的模糊阴影，听诊可闻及呼吸音减弱及湿性啰音。

2）红色肝样变期：发病后 3～4 天的变化。肉眼观，病变肺叶继续肿大，重量增加，颜色呈灰红色，质地坚实如肝，故称为红色肝样变期。切面灰红色，较粗糙。胸膜表面可有纤维蛋白性渗出物覆盖。镜下观，肺泡壁毛细血管显著扩张充盈，肺泡腔内充满大量红细胞、一定量纤维蛋白、少量中性粒细胞和巨噬细胞。肺泡腔内的纤维蛋白互相交织成网，并常穿过肺泡间孔与相邻肺泡中的纤维蛋白网相连接，这有利于限制细菌的扩散，并有利于吞噬细胞吞噬病原菌。在本期，从肺泡的渗出物中能检出多量的肺炎链球菌。由于肺泡内漏出的红细胞被巨噬细胞吞噬，血红蛋白被分解，转变成含铁血黄素并随痰排出，故临床患者常咳铁锈色痰。由于胸膜表面纤维蛋白性渗出，引起纤维蛋白性胸膜炎，患者常感胸痛，并可随咳嗽和深呼吸时加重。由于病变肺叶肺泡换气和肺通气功能降低，动脉血中氧分压下降，患者可出现呼吸困难和发钳等缺氧症状，胸透X线可见大片致密阴影。听诊可闻及胸膜摩擦音和支气管呼吸音，叩诊实变肺叶呈浊音。

3）灰色肝样变期：发病后5～6天进入此期。肉眼观，病变肺叶仍肿大，切面干燥粗糙呈颗粒状，实变区转变为灰白色，质实如肝，故称为灰色肝样变期（图7-5）。胸膜表面仍有纤维蛋白性渗出物覆盖。镜下观，肺泡壁毛细血管受到肺泡腔内渗出物压迫，致毛细血管管腔狭窄或闭塞，充血消退呈贫血状。肺泡腔内纤维蛋白渗出更明显，纤维蛋白网眼中有大量中性粒细胞，而红细胞几乎消失（图7-6）。相邻肺泡中纤维蛋白丝经肺泡间孔互相连接的情况更为明显。本期虽然病变区肺泡内仍无气体，但因肺泡壁毛细血管受压，流经病变肺叶的血液减少，血氧含量不足的情况反而减轻，故缺氧状况有所改善。此期患者体内对病原体的抗体已形成，并且渗出物中的致病菌被中性粒细胞吞噬杀灭，因此不易检出病原菌，临床症状好转。患者咳出的痰液由铁锈色逐渐转变为黏液脓痰。叩诊、听诊及胸透X线检查所见与红色肝样变期相同。

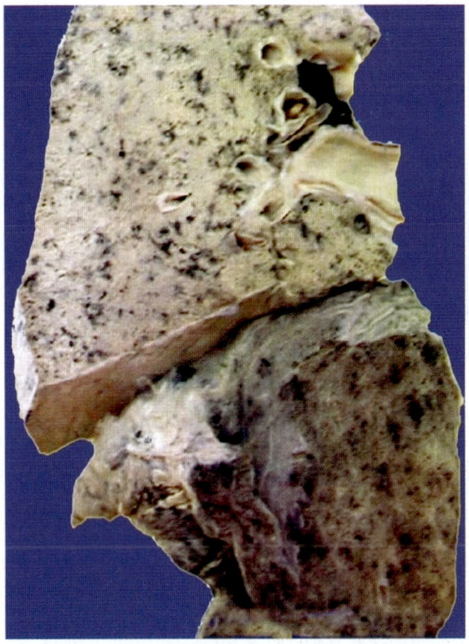

图7-5　大叶性肺炎（灰色肝样变期）
左肺上叶颜色灰白，质实如肝，切面呈颗粒状

4）溶解消散期：发病后第7天左右进入此期，并持续若干天。肉眼观，病变肺叶质地变软，病灶消失，稍带黄色，切面颗粒状外观消失，加压时有脓性混浊液体流出。胸膜表面纤维蛋白性渗出物开始被溶解吸收。镜下观，肺泡腔中的中性粒细胞变性、坏死，巨噬细胞明显增多。肺泡腔中的纤维蛋白被中性粒细胞释放的蛋白溶解酶逐渐溶解、液化。溶解物一部分

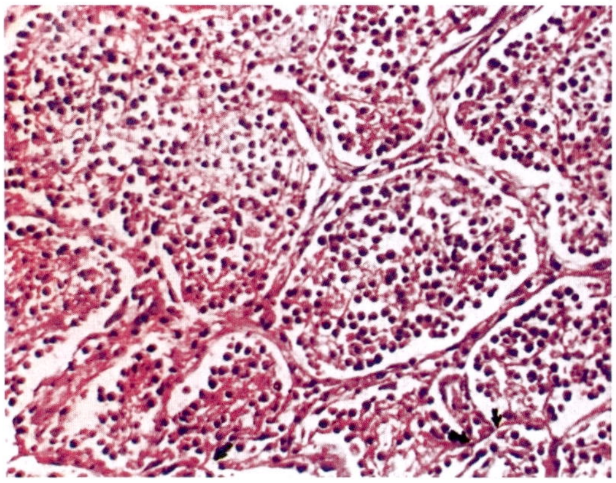

图7-6　大叶性肺炎（灰色肝样变期）
肺泡腔内纤维蛋白渗出明显，纤维蛋白网眼中有大量中性粒细胞

通过支气管咳出，一部分经肺泡壁淋巴管吸收或被巨噬细胞吞噬，最后渗出物被完全清除。肺组织功能恢复，约需1～3周。本期患者体温降至正常，实变体征消失，由于渗出物溶解液化，痰量增多，听诊可闻及湿性啰音。胸透X线检查，病变部位阴影密度逐渐减低，透亮度增加，由不规则片状阴影至X线检查恢复正常。

大叶性肺炎各期病变的发展是一个连续过程，彼此并无绝对界限，同一肺叶的不同部位亦可呈现不同阶段的病变。由于抗生素的早期应用，目前这种典型的四期病变过程已经少见，病变常表现为节段性肺炎，临床症状不典型，病程也明显缩短。

（3）并发症：大叶性肺炎的并发症现已少见，如治疗不及时、病原菌毒力强或机体反应性过高，可出现如下并发症。

1）肺肉质变（pulmonary carnification）：亦称为机化性肺炎。极少数患者因炎性病灶内中性粒细胞渗出过少，坏死崩解后释放出的蛋白溶解酶较少，不足以及时溶解肺泡腔内渗出的纤维蛋白，大量未被溶解吸收的纤维蛋白被增生的肉芽组织机化，病变部位肺组织变成褐色肉样纤维组织，故称肺肉质变。

2）胸膜肥厚和粘连：大叶性肺炎时病变常累及局部胸膜伴发纤维素性胸膜炎。若胸膜及胸膜腔内的纤维蛋白不能被完全溶解吸收而发生机化，则使胸膜发生肥厚和粘连。

3）肺脓肿及脓胸：当病原菌毒力强大或机体抵抗力低下时，由金黄色葡萄球菌和肺炎链球菌混合感染引起的大叶性肺炎易并发肺脓肿，并常伴有脓胸。

4）败血症或脓毒败血症：发生在少数严重感染的患者，细菌侵入血流大量繁殖并产生毒素形成败血症或脓毒败血症。

5）感染性休克：严重的病例，如引起严重全身中毒症状和微循环衰竭时，可发生感染性休克，又称为中毒性或休克性肺炎，是大叶性肺炎的严重并发症。虽肺部病变可不典型，但病死率较高。

［案例 7-1 分析讨论］

本例患者感染肺炎链球菌，引发大叶性肺炎，早期因毒血症，头痛发冷、发热，呼吸加快，肺泡腔内的红细胞崩解后形成含铁血黄素使痰液呈铁锈色。病变波及胸膜引起纤维素性胸膜炎，使患者感到胸痛。感染进一步加重，细菌进入血流，繁殖并产生毒素，引起败血症、感染性休克而导致病人死亡。此例为严重的病例，目前在临床上由于抗生素的广泛应用，大叶性肺炎少有上述典型的四期经过，也较少引起死亡。

2. 小叶性肺炎 小叶性肺炎（lobular pneumonia）是主要由化脓菌感染引起的以肺小叶为病变单位的灶状急性化脓性炎症。病变常起始于细支气管，然后经细支气管向纵深蔓延到所属的肺泡管与肺泡，形成以细支气管为中心的肺组织炎症，故又称支气管肺炎（bronchopneumonia）。患者有发热、咳嗽、咳痰、呼吸困难等症状，听诊肺部可闻及散在的湿性啰音。小叶性肺炎多发生于小儿、体弱老人和久病卧床者。

［案例 7-2］

患儿，男性，3 岁，6 天前受凉后咳嗽、咳少量黏痰，后发热咳黄色脓痰、憋气 2 天入院。体检：体温 39.1℃，脉搏 158/分，呼吸 28 次/分。患儿呼吸急促，口唇青紫，鼻翼煽动。双肺可闻散在湿性啰音。实验室检查：白细胞 21×10^9/L，中性粒细胞 81%。X 线检查：两肺分布不规则片状模糊阴影。入院后虽经治疗但病情加重抢救无效死亡。

尸体解剖：肺内见多发、散在的实变病灶，下叶及背侧较严重。病灶大小不一，色灰黄，部分融合成片状。镜下见细支气管壁充血、水肿，大量中性粒细胞浸润，管腔内充满大量中性粒细胞和脱落坏死的黏膜上皮细胞。部分肺泡腔内大量中性粒细胞渗出，病灶附近肺组织呈代偿性肺气肿。

［问题］

（1）小叶性肺炎的病因和发病机制是什么？

（2）小叶性肺炎的发生发展过程与病变特点、临床表现之间有何关联？

（3）请列出本病的诊断依据。

（1）病因和发病机制：小叶性肺炎常由多种细菌混合感染所致。引起小叶性肺炎的致病菌有肺炎链球菌、葡萄球菌、铜绿假单胞菌、大肠埃希菌、流感嗜血杆菌、肺炎克雷伯杆菌等，尤其是致病力较弱的肺炎球菌 4、6、10 型是最常见的致病菌。这些细菌通常是口腔或上呼吸道内致病力较弱的常驻菌，当患传染病如流行性感冒、麻疹、百日咳、白喉；或营养不良、恶病质、昏迷、麻醉和手术后等状况下，由于机体抵抗力下降，呼吸系统防御功能受损，这些常驻菌就可能经呼吸道侵入细支气管及末梢肺组织，并生长繁殖引起小叶性肺炎。因此，小叶性肺炎常是某些疾病的并发症，如麻疹后肺炎、手术后肺炎、吸入性肺炎、坠积性肺炎等。病原菌多经呼吸道侵入肺组织，仅少数经血道引起本病。

（2）病理变化：小叶性肺炎的病变特征是以细支气管为中心的肺组织化脓性炎症。肉眼观，两肺表面和切面可见散在灰黄色或暗红色实变病灶，病变呈多发性灶状分布，病变散布于两肺各叶，尤以两肺下叶和背侧多见。病灶大小不等，形状不规则，直径多在 0.5～1cm 左右，相当于肺小叶范围（图 7-7）。

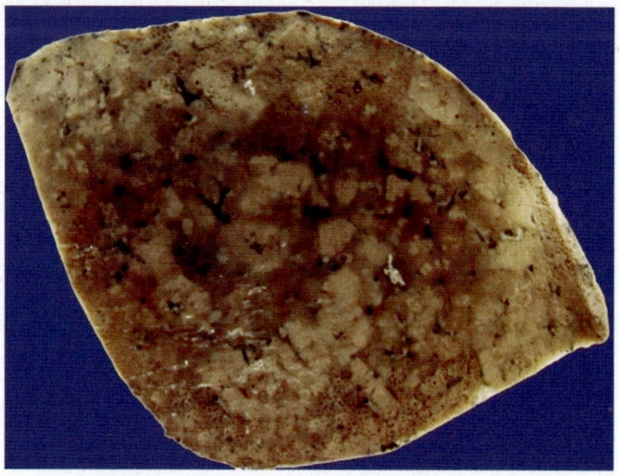

图 7-7 小叶性肺炎
肺内多发性灶状分布的灰黄色实变病灶，病灶大小不等，形状不规则，部分有融合

多数病灶中央可见发炎的细支气管断面，挤压可见脓性渗出物从断面流出。病变严重者，病灶可互相融合成片，形成融合性支气管肺炎（confluent bronchopneumonia）。镜下观，病变早期病灶中心的支气管、细支气管管壁充血、水肿，中性粒细胞浸润，黏膜上皮细胞坏死脱落，管腔内有中性粒细胞、浆液和坏死脱落的上皮细胞，病变细支气管周围的肺组织病变较轻。随病情进展，病灶中支气管、细支气管及其周围的肺泡腔内可见较多中性粒细胞、脱落的肺泡上皮细胞及少量红细胞（图 7-8）。病灶周围的肺组织充血水肿、部分肺组织呈代偿性肺气肿改变。

（3）临床病理联系：小叶性肺炎的临床表现取决于病因、累及范围和肺组织损伤程度。患者因急性化脓性炎症可表现不同程度的发热；支气管受到炎性渗出物刺激引起咳嗽、咳痰，痰多为黏液脓性或脓性；因炎性渗出，听诊病变部位可闻及湿性啰音；叩诊无明显实变体征（病变小灶状）；胸透 X 线检查可见散在小片状或斑点状模糊阴影；较重的患者因换气功能障碍，可出现呼吸困难、发绀等症状。小叶性肺炎多为其他疾病的合并症，所以其临床症状常被原发疾病所掩盖。

（4）结局和并发症：如及时治疗，本病多数可治愈。婴幼儿、老年人和久病卧床者，尤其是并发其他严重疾病者，预后较差。小叶性肺炎的并发症比大叶

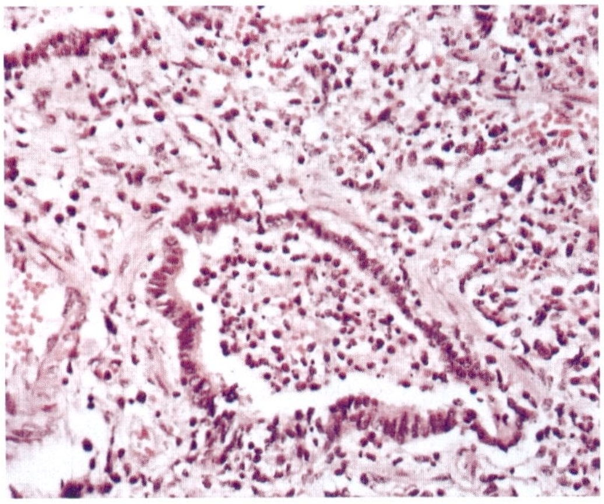

图 7-8 小叶性肺炎
中心为病变的细支气管，细支气管及其周围的肺泡腔内可见较多中性粒细胞浸润

性肺炎多，并且危险性也大，较常见的并发症包括：

1）呼吸衰竭：若病变广泛，严重影响通气与换气，可引起呼吸衰竭，严重呼吸衰竭可使患者发生肺性脑病。

2）心力衰竭：肺病变导致肺循环阻力增加，加之缺血、中毒可使心肌变性，从而引起心力衰竭。

3）其他：肺脓肿、脓胸、脓气胸、脓毒败血症、支气管壁破坏较重且病程长者，可继发支气管扩张。

[案例 7-2 分析讨论]

（1）本例诊断为小叶性肺炎，因合并急性呼吸衰竭而死亡。小叶性肺炎主要发生于小儿和年老体弱，并有一定诱因者。该患儿年幼免疫功能较弱；发热、血中白细胞增多，其中中性粒细胞增多表明有细菌感染；加之受凉抵抗力下降，诱发小叶性肺炎。

（2）患者发病初期咳嗽、咳少量黏液样痰，之后出现发热，咳黄色脓痰。其临床表现与小叶性肺炎病变常起始于细支气管，然后经细支气管向纵深蔓延到所属的肺泡管与肺泡，形成以细支气管为中心的肺组织炎症的发病过程一致。

（3）诊断依据：①临床表现：发热、咳嗽、咳黏液样黄色脓痰、呼吸困难；②体检：体温 39.1℃，双肺可闻散在湿性啰音；③化验检查：白细胞增多，中性粒细胞占 81%；④X 线检查可见两肺分布不规则片状阴影；⑤尸检所见：肺内见多发性、散在的实变病灶，病灶大小不一，色灰黄，镜下见细支气管壁和周围肺组织化脓性炎。

3. 军团菌性肺炎 军团菌性肺炎（legionella pneumonia）是由嗜肺军团杆菌引起的以肺组织急性纤维素性化脓性炎为病变特点的急性传染病。本病因 1976 年美国退伍军人协会在费城集会时暴发流行而得名，呈世界性分布，我国亦有散在发病。患者起病急、发热、咳嗽、全身不适、胸痛、咳黏液痰或血痰，并可出现消化系统及神经系统症状。胸透 X 线检查常见单侧或双侧肺出现斑片状实变灶，以下叶多见。由于临床表现复杂且缺乏特异性症状和体征，X 线检查难与其他肺炎鉴别，给早期诊断及治疗造成困难。军团菌性肺炎是一种严重的肺部感染，死亡率高达 15%左右。

（1）病因和发病机制：军团菌属为革兰阴性菌，广泛存在于自然环境中，其传染源是人、水源和空调系统，通过空气传播。相当一部分患者属于机会性感染，可发生在年老体弱者、恶性肿瘤、血液病、艾滋病、糖尿病、免疫缺陷病等患者，可与大肠埃希菌、克雷伯杆菌、铜绿假单胞菌、念珠菌、卡氏肺孢菌等混合感染。军团菌常从呼吸道侵入人体，主要侵犯肺泡和细支气管。当其侵入人体后即被中性粒细胞和巨噬细胞吞噬，吞噬后不被杀灭反而增殖，产生和释放酶类及细胞毒因子，损伤肺组织和其他组织。

（2）病理变化：多表现为小叶性或融合性小叶性肺炎。肉眼观，病变肺脏体积增大，质较硬，表面可有纤维素渗出。切面病灶呈片状、暗灰色。早期病变局限于单个肺叶，晚期可累及多个肺叶，严重病例可形成肺脓肿。镜下观，受累肺泡内可见大量纤维素、中性粒细胞和单核巨噬细胞，常伴有肺组织和细支气管的坏死，并可见肺小血管炎和血栓形成。巨噬细胞质内见大量致病菌。严重者病变波及整个大叶，呈大叶性肺炎外观。病变可累及胸膜，可见大量纤维素渗出和中性粒细胞浸润，严重病例可有胸膜坏死。

（二）病毒性肺炎

[案例 7-3]

患儿 1 岁，女性，因咳嗽、发热 2 天到卫生所就诊，服用解热药后退烧，但咳嗽症状无明显改善，后出现较明显的呼吸困难、口唇青紫、鼻煽，口吐白沫，遂送入院治疗。

入院查体：体温 37.8℃，脉搏 185 次/min，呼吸 32 次/min。实验室检查：血涂片查单核细胞增多，胸部 X 线检查提示肺纹理增多。入院后病情进一步恶化，抢救无效，死亡。

尸体解剖：幼儿女性尸体，发育正常、营养良好，口唇青紫。肺脏：双肺组织充血、水肿，体积肿大；肺泡间质增厚、肺泡水肿，肺泡内透明膜形成，组织坏死，形成多核巨细胞，胞质和胞核内可见病毒包含体。

病理诊断：

1. 病毒性肺炎。
2. 心力衰竭。

[问题]

（1）什么是病毒性肺炎？

（2）病毒性肺炎的病因是什么？有什么特点？

（3）病毒性肺炎的发病机制是什么？

(4) 病毒性肺炎的发生发展过程与病变特点、临床表现之间有何关联?

(5) 病毒性肺炎常见的合并症有哪些? 案例 7-3 的死因是什么?

病毒性肺炎(viral pneumonia)多为上呼吸道病毒感染向下蔓延所致的肺部炎症。引起病毒性肺炎的常见病毒是流感病毒、副流感病毒、呼吸道合胞病毒、腺病毒、麻疹病毒、单纯疱疹病毒、巨细胞病毒和鼻病毒等。有时病毒性肺炎可合并细菌感染,因而掩盖了病毒性肺炎的病变特征和临床表现,使病情复杂。除流感病毒、副流感病毒外,其余病毒感染多见于儿童,症状轻重不等,但婴幼儿和老年患者病情较重。患者可有发热、全身中毒的症状,还有频繁难治的咳嗽、气促,甚至发绀。病毒性肺炎常通过飞沫呼吸道传染,多发于冬春季节,一般为散发,偶尔酿成流行。

1. 病理变化 病毒性肺炎的基本病变为急性间质性肺炎,病变位于肺间质,肺泡病变相对较轻。肉眼观,病变常不明显,肺组织因充血、水肿而体积略为增大。镜下观,早期轻型患者表现支气管、细支气管壁及其周围肺组织和小叶间隔等肺间质充血、水肿,加之淋巴细胞和单核细胞浸润使肺泡间隔明显增宽。肺泡腔内一般无渗出物或仅见少量浆液。严重者,除肺间质炎症外,肺泡腔亦可受累,在肺泡腔内出现由浆液、少量纤维蛋白、红细胞及巨噬细胞构成的渗出物,甚至可见肺组织的坏死。肺泡腔内渗出物浓缩在肺泡腔内表面形成一层均匀红染的膜状物,即透明膜。流感病毒、麻疹病毒和腺病毒引起的肺炎易形成透明膜。在麻疹性肺炎时,其支气管黏膜上皮和肺泡上皮细胞可增生,甚至形成多核巨细胞(亦可称为巨细胞肺炎),在增生的上皮细胞、多核巨细胞核和胞质内均可有病毒包涵体。单纯疱疹病毒、巨细胞病毒和腺病毒感染时,可在增生的上皮细胞核内见病毒包涵体。呼吸道合胞病毒感染时,可在增生上皮细胞胞质内见病毒包涵体。病毒包涵体大小形态不一,通常呈圆形或椭圆形,约红细胞大小,呈嗜酸性或嗜碱性染色,其周围常有清晰的透明晕。病毒包涵体是诊断病毒性肺炎的重要依据。

某些严重的病毒性肺炎可合并细菌感染或混合性病毒感染,支气管和肺组织可出现明显的出血、坏死,可呈小叶性、节段性或大叶性分布。

2. 临床病理联系 由于病毒血症,患者可出现发热、头痛、全身酸痛、倦怠等症状;由于炎症刺激支气管壁,患者可出现剧烈咳嗽、但无痰;由于间质炎性渗出,患者可出现明显缺氧、呼吸困难和发绀等症状,胸透 X 线检查肺部可见斑点状、片状或均匀的阴影。无并发症的病毒性肺炎预后较好。

[案例 7-3 分析讨论]

本例患者感染病毒,引发病毒性肺炎,早期因毒血症,发热,呼吸加快,肺泡水肿引起咳嗽。感染进一步加重,肺组织坏死,引起呼吸衰竭和心力衰竭,而导致患者死亡。

附:严重急性呼吸综合征

严重急性呼吸综合征(severe acute respiratory syndrome,SARS)是 2003 年由 WHO 命名的以呼吸道传播为主的一种新型急性传染病,国内称其为非典型肺炎(atypical pneumonia)。现已查明此病是由变异的冠状病毒(SARS 冠状病毒)所引起,以近距离空气飞沫传播为主,直接接触患者粪便、尿液和血液等也会受感染。发病机制可能与病毒刺激机体发生免疫超敏反应,引起强烈的呼吸系统及免疫系统损伤有关。临床表现比一般病毒性肺炎严重,起病急,常以高热及呼吸道症状而就诊,胸透 X 线检查肺部可见块状、斑块状浸润性阴影。

1. 病理变化 本病的病理改变主要在肺脏和免疫系统。

(1) 肺部病变:以弥漫性肺泡损伤改变为主。肉眼观,肺明显膨隆、肿大,重量增加。切面以均匀实变者居多,可累及全肺各叶,似大叶性肺炎的肝样变期,色红褐或暗紫(图 7-9)。

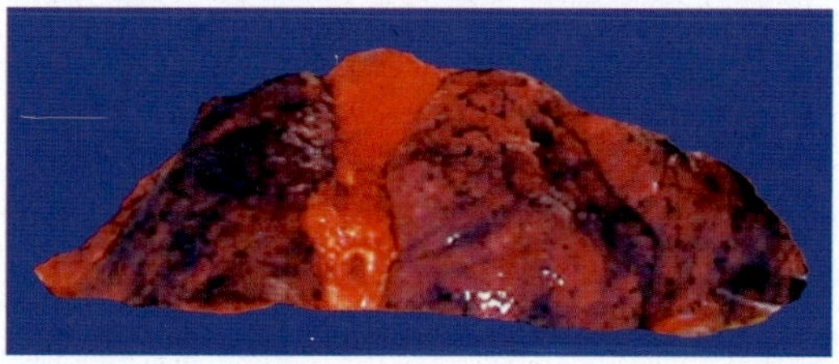

图 7-9 严重急性呼吸综合征

肺肿大,充血出血,色红褐,质实,似大叶性肺炎的肝样变期

镜下观,早期主要为急性弥漫性肺泡损伤的改变,如肺充血、出血、水肿、纤维素渗出、透明膜形成,肺泡腔内可见渗出的单核细胞、淋巴细胞、浆细胞及脱落增生的Ⅱ型肺泡上皮细胞。部分增生的肺泡上皮细胞相互融合,呈合体状多核巨细胞。在增生的肺泡上皮细胞及渗出的单核细胞胞质内可见病毒包涵体。肺小血管呈血管炎改变,部分管壁可见纤维素样坏死伴血栓形成,微血管内可见微血栓形成。随着病变进展,病程长的病例则以机化性弥漫性肺泡损伤病变为主,如肺泡内渗出物机化、透明膜机化和肺泡间隔成纤维细胞增生,最终形成肺泡闭塞和萎缩,导致全肺实变。部分病例出现明显的纤维增生,导致肺纤维化。

(2) 脾和淋巴结病变:脾脏体积略缩小,质软。镜下见脾小体高度萎缩,淋巴细胞减少。白髓和被膜下淋巴组织大片出血及坏死。肺门淋巴结和腹腔淋巴结固有结构消失,皮质区淋巴细胞显著减少。常见淋巴组织呈灶状坏死。

(3) 其他组织病变:心、肝、肾、肾上腺等组织均有程度不同的出血、变性和坏死。

2. 临床病理联系 本病若能及时发现并有效治疗多可治愈。但是,严重急性呼吸综合征由于其传染性强、死亡率较高，且尚无特异性药物治疗等，其防治已引起国内外医学界的高度重视。

（三）支原体肺炎

支原体肺炎（mycoplasmal pneumonia）是由肺炎支原体引起的一种急性间质性肺炎（interstitial pneumonia）。本病主要发生在20岁以下的青少年和儿童，秋、冬季节发病较多，主要经呼吸道飞沫传染，多为散发性，偶尔流行。临床起病较急，患者可有发热、头痛、剧烈咳嗽、咳少量黏痰、气急及胸痛。听诊可闻干、湿性啰音，胸透X线检查显示肺部呈节段性纹理增强及网状或斑片状阴影，末梢血白细胞计数可轻度升高，淋巴细胞和单核细胞增多。本病临床不易与病毒性肺炎鉴别，但可由患者痰、鼻分泌物及咽喉拭子培养出肺炎支原体而确诊。大多数支原体肺炎预后良好。

1. 病理变化　肺炎支原体可侵犯整个呼吸道黏膜和肺。肉眼观，病变常累及一叶肺组织，以下叶多见。病变呈节段性或局灶性分布，暗红色，病灶实变不明显，气管和支气管腔内可见黏液性渗出物。镜下观，呈非特异性间质性肺炎改变，肺泡间隔充血水肿、明显增宽，间隔中有多量淋巴细胞和单核细胞浸润，可有少量浆细胞浸润。肺泡腔内无渗出物，或仅有少量浆液及巨噬细胞。小支气管、细支气管及其周围组织充血、水肿，淋巴细胞和单核细胞浸润。严重病例上皮细胞可发生变性、坏死、脱落，肺泡表面可有透明膜形成。伴细菌感染时，也可见中性粒细胞浸润。

2. 预后　本病预后较好，一般约需2周患者即可痊愈，死亡率为0.1%～1%。

各类肺炎比较见表7-1。

表7-1　各类肺炎的比较

	大叶性肺炎	小叶性肺炎	军团菌性肺炎	病毒性肺炎	支原体性肺炎
病原	细菌	细菌	细菌	病毒	支原体
感染途径	呼吸道	呼吸道、血道	呼吸道	呼吸道	呼吸道
病变部位	大叶	小叶	小叶或大叶	肺间质	肺间质
病理变化	纤维素性炎	化脓性炎	纤维素性化脓性炎	非化脓性炎	非化脓性炎
病变特点	相对一致	病变不一致	不典型小叶肺炎	相对特异	无特异性
好发人群	青壮年	小儿年老体弱	年老体弱	小儿	青少年
临床症状	高热、胸痛、咳铁锈色痰	发热、咳嗽、咳脓痰	发热、咳嗽、黏痰或血痰	发热、头痛干咳无痰	发热、头痛、咳嗽、少痰
合并症	肺肉质变等	心衰、呼衰	肺脓肿、呼衰	病毒血症	
预后	较好	体弱者预后不良	死亡率较高	不一	良好

第二节　慢性阻塞性肺疾病

慢性阻塞性肺疾病（chronic obstructive pulmonary disease，COPD）是一组由各种原因引起的以肺实质与小气道受损，导致慢性气道阻塞、呼气阻力增加和肺功能不全为共同特征的肺疾病的总称。此病主要包括慢性支气管炎、肺气肿、支气管哮喘和支气管扩张症等疾病。COPD是呼吸系统的常见病和多发病，如长期不能治愈，终导致慢性肺源性心脏病。在过去的20年里，发达国家的COPD发病率增长了70%，我国最新的流行病学调查显示，我国40岁以上中、老年群体COPD的发病率达8.2%，COPD也是我国农村地区首位、城市第四位死因。

一、慢性支气管炎

慢性支气管炎（chronic bronchitis）是指气管、支气管黏膜及其周围组织的慢性非特异性炎症，是一种常见的慢性呼吸系统疾病，在40～65岁人群中患病率高达20%～25%。本病易于冬春季节发病，是一种严重影响健康的慢性病。临床上以反复发作的咳嗽、咳痰或伴有喘息症状为特征，症状每年至少持续3个月、连续两年以上，即可诊断为慢性支气管炎。

（一）病因和发病机制

慢性支气管炎往往是由多种因素长期综合作用的结果。呼吸道感染、吸烟、大气污染、气候变化、过敏因素等为常见的外源性因素；机体抵抗力下降，尤其是呼吸系统局部防御功能受损是本病发生的重要内在因素。

1. 病毒和细菌感染　呼吸道反复病毒和细菌感染是导致慢性支气管炎病变发展和加重的重要因素。凡能引起感冒的病毒均能引起本病发生和复发，病毒感染可造成呼吸道黏膜上皮细胞损伤，使局部防御功能下降，为细菌感染创造有利条件。常见的病毒有鼻病毒、乙型流感病毒、副流感病毒、腺病毒和呼吸道合胞病毒等。常见的细菌多为呼吸道常驻寄生菌，如肺炎链球菌、流感嗜血杆菌、甲型链球菌、肺炎克雷伯杆菌和奈瑟球菌等，可能是导致慢性支气管炎急性发作的最主要病原菌。

2. 吸烟　吸烟与慢性支气管炎的发病关系密

切，吸烟者比不吸烟者的患病率高 2～10 倍，日吸烟量越大，吸烟时间越久，患病率越高。戒烟可使病情减轻。纸烟烟雾中的有害成分能使支气管黏膜上皮纤毛变短、运动受限，杯状细胞增生，腺体分泌增加，黏液排出障碍，利于细菌的感染；烟雾又可刺激小气道，使支气管平滑肌紧张度增高，从而增加气道阻力；另外，吸烟能削弱肺泡巨噬细胞的吞噬能力，使进入肺泡内的细菌清除受限。

3. 大气污染和气候变化 城市空气污染、接触刺激性烟雾和粉尘以及气候变化，特别是寒冷空气等亦可使黏液分泌增加，纤毛运动减弱，促使慢性支气管炎的发生。

4. 过敏因素 部分患者的发病与机体对某些物质的过敏有一定关系，特别是喘息型慢性支气管炎患者，往往有过敏史。

（二）病理变化

慢性支气管炎是呼吸系统管道部分的慢性炎症，早期主要累及较大的支气管，随病情进展逐渐累及较小的支气管和细支气管，其主要病变为：

1. 黏膜上皮细胞的损伤与修复 由于炎性渗出物和黏液分泌亢进，纤毛负荷加重，导致纤毛粘连、倒伏，甚至脱失。上皮细胞变性、坏死。上皮细胞再生修复时，杯状细胞增多，并可发生鳞状化生。

2. 腺体增生、肥大及黏液腺化生 黏膜下腺体增生、肥大，部分浆液腺黏液腺化生。由于黏膜上皮及腺体分泌功能亢进，患者常出现咳嗽、咳痰症状；因黏液分泌增多使分泌物变黏稠，分泌的黏液潴留在支气管腔内形成黏液栓，可造成气道不同程度的阻塞。

3. 支气管壁慢性炎性 支气管壁毛细血管和小静脉充血，淋巴细胞和浆细胞浸润，病变反复发作可使支气管壁平滑肌束断裂、萎缩，软骨变性、萎缩、钙化、骨化，纤维组织增生，进而使支气管壁僵硬。病程久且病情严重者，炎症可向纵深发展并由支气管壁向周围组织及肺泡扩散，形成细支气管炎及细支气管周围炎。受累的细支气管越多，气道阻力越大，肺组织损伤亦越严重，直至引起阻塞性肺气肿。

（三）临床病理联系

患者因支气管黏膜受炎症的刺激充血、水肿和分泌物增多而出现咳嗽、咳痰的症状。痰液一般为白色黏液或浆液泡沫状，较黏稠而不易咳出。听诊可闻及干、湿性啰音。部分患者因支气管痉挛或黏液分泌物阻塞而伴喘息，听诊可闻及哮鸣音。急性发作伴细菌感染时，痰为黄色脓性，且咳嗽加重、痰量增加。病变发展到晚期，由于黏膜及腺体萎缩，使分泌物减少，痰量亦减少，可出现干咳无痰。由于管壁组织的炎性破坏，使其弹性回缩力减弱，加之长期慢性咳嗽，使支气管吸气时被动扩张，呼气时不能充分回缩，久之可形成支气管扩张。支气管黏膜因炎性渗出及增生而增厚，管腔内黏液潴留及黏液栓形成，阻塞支气管腔，形成阻塞性通气障碍，使末梢肺组织过度充气而并发肺气肿，进而可发展成慢性肺源性心脏病。

二、支气管哮喘

支气管哮喘（bronchial asthma）简称哮喘，是由呼吸道过敏反应引起的一种以支气管可逆性发作性痉挛为特征的慢性阻塞性炎性疾病，患者大多具有特异性变态反应体质。临床表现为反复发作性伴有哮鸣音的呼气性呼吸困难、咳嗽或胸闷等症状。严重者常合并慢性支气管炎，并可导致肺气肿和慢性肺源性心脏病。

（一）病因及发病机制

目前认为哮喘是一种多基因遗传病，位于不同染色体上有多对致病基因，遗传因素决定了个体易感性。环境因素中主要为某些激发因素，包括各种吸入物（如尘螨、花粉、真菌、二氧化硫等），多种病原体所致的感染，食物，药物，气候变化和妊娠等。哮喘的发病机制尚未完全明了，多数学者认为哮喘主要与Ⅰ型变态反应、气道炎症、气道高反应性及神经因素等相互作用有关。

过敏原经呼吸道或其他途径进入机体后，可激活 T 淋巴细胞并使其分化为 Th1 和 Th2 两个亚群，并可释放多种白细胞介素（interleukin IL），Th2 可释放 IL-4 和 IL-5。IL-4 可促使 B 细胞形成浆细胞并产生 IgE，促进肥大细胞生成，并由 IgE 包裹的致敏淋巴细胞与抗原反应，引发哮喘。IL-5 则可选择性促进嗜酸粒细胞分化，使其激活并滞留于炎症病灶，在气道上皮损伤、平滑肌细胞收缩、成纤维细胞增生和细胞外基质形成等方面发挥重要作用。气道高反应性常有家族倾向，受遗传因素影响。神经因素也被视为支气管哮喘发病的主要环节，哮喘患者 β 肾上腺素受体常呈遗传性封闭或敏感性降低，迷走神经张力亢进均可导致支气管强烈收缩。一般在接触过敏源后 15～20 分钟哮喘发作称为速发性反应，而 4～24 小时发病则称为迟发性反应。

（二）病理变化

肉眼观，肺组织因过度充气而膨胀。支气管腔内有黏稠的痰液及黏液栓，支气管壁增厚，黏膜肿胀充血，黏液栓阻塞处局部见灶状肺不张。

镜下观，支气管黏膜上皮局部脱落或增生，杯状细胞增多，黏液腺增生及平滑肌肥大，基膜增厚黏膜下水肿，管壁各层见嗜酸粒细胞、单核细胞、淋巴细胞及浆细胞浸润。

（三）临床病理联系

支气管哮喘发作时，由于细支气管痉挛和黏液栓阻塞，可导致呼气性呼吸困难、喘息、胸闷，并伴有喘鸣音。上述症状可自行缓解或经治疗后缓解，长期反复发作或严重的哮喘可引起胸廓变形及弥漫性肺气肿，有时可合并自发性气胸。

三、支气管扩张症

支气管扩张症（bronchiectasis）是以肺内支气管管腔的持久性扩张伴管壁纤维性增厚为特征的慢性呼吸道疾病。扩张的支气管常因分泌物潴留而继发化脓性炎症，临床上常出现慢性咳嗽、咳大量脓痰、反复咯血等症状。

（一）病因及发病机制

支气管扩张症多继发于慢性支气管炎、百日咳及麻疹后的支气管肺炎和肺结核等疾病。由于反复感染和化脓性炎症损伤了支气管壁的弹力纤维、平滑肌和软骨等支撑组织，支气管壁外周肺组织慢性炎症所形成的纤维组织牵拉，咳嗽时支气管腔内压的增加，都致使呼气时管壁不能完全回缩，支气管腔逐渐发展为永久性扩张。肿瘤、异物吸入或管外肿大的淋巴结压迫造成支气管腔阻塞，使其远端分泌物排出受阻而发生阻塞性支气管炎，支气管壁亦遭炎性破坏，终致支气管扩张。

此外，支气管先天性发育缺陷和遗传因素使支气管壁先天性发育障碍，弹力纤维及平滑肌、软骨等支撑组织薄弱，再继发感染，易引起支气管扩张症。另有30%的患者病因不明，可能与机体免疫功能失调有关。

（二）病理变化

肉眼观，病变肺切面可见支气管呈梭形、囊状或圆柱状扩张，常累及段支气管以下及直径大于2mm的中小支气管。病变可局限于一个肺段或肺叶，也可累及双肺，以左肺下叶最多见。扩张的支气管可呈节段性扩张，也可连续延伸至胸膜下。扩张的支气管数目多少不等，多者肺切面可呈蜂窝状（图7-10）。

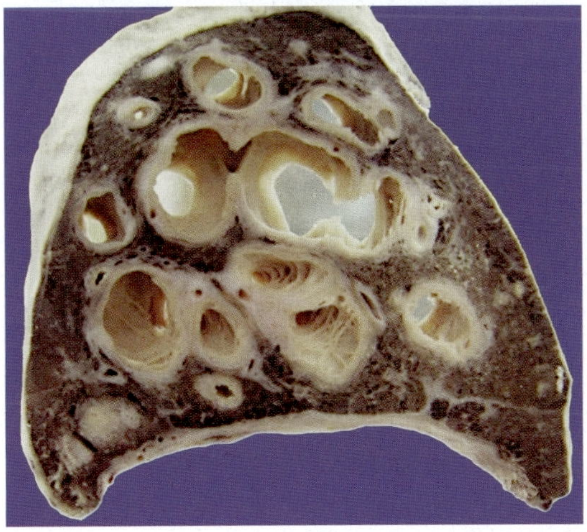

图7-10　支气管扩张症

肺切面蜂窝状，多个呈囊状或圆柱状明显扩张的支气管延伸至胸膜下

扩张的支气管腔内可见黏液脓性渗出物或血性渗出物，若继发腐败菌感染而恶臭。周围肺组织常发生程度不等的肺萎陷、纤维化和肺气肿。先天性支气管扩张常呈多囊状。镜下观，支气管管壁明显增厚，扩张的支气管管壁呈慢性炎症改变并有不同程度的组织破坏，黏膜上皮可萎缩、脱落或增生、鳞状上皮化生，亦可有糜烂或溃疡形成。支气管壁平滑肌、弹力纤维及软骨萎缩变性，或仅见不完整的平滑肌束、弹力纤维或软骨片，甚至完全消失，代之以肉芽组织或纤维组织。末梢支气管和细支气管瘢痕形成并常伴扩张，邻近肺组织常发生纤维化、透明样变及淋巴组织增生。

（三）并发症

支气管扩张症常因并发化脓菌感染而引起肺炎、肺脓肿、脓气胸等。当肺组织广泛纤维化严重累及肺的血管床时，可导致肺动脉高压，从而引起慢性肺源性心脏病。此外，由于扩张支气管黏膜上皮出现鳞状化生，偶可并发鳞状细胞癌。

（四）临床病理联系

本病的临床典型症状为咳嗽、咳大量脓痰和反复咯血。咳嗽、咳脓痰主要是因支气管受慢性炎症及化脓性炎性渗出物的刺激。痰中带血或反复咯血是由于血管壁遭受炎症破坏，大量咯血可致失血过多或血凝块阻塞气道，严重者可危及生命。患者可因支气管引流不畅或痰不易咳出而感胸闷、憋气。反复继发感染可引起发热、盗汗、乏力、食欲不振、消瘦、贫血等全身中毒症状。病变严重者可发生呼吸困难、发绀，部分患者可有杵状指（趾）。

四、肺　气　肿

肺气肿（pulmonary emphysema）是末梢肺组织（呼吸性细支气管、肺泡管、肺泡囊和肺泡）因含气量过多伴肺泡间隔破坏、肺组织弹性减弱，导致肺体积膨大、功能降低的一种病理状态。其发病在45岁以后随年龄的增长而增加，是支气管和肺部疾病最常见的合并症。

（一）病因及发病机制

肺气肿常继发于其他肺阻塞性疾病，其中尤以慢性支气管炎最为多见，此外与吸烟、大气污染、小气道感染和尘肺等有关。其发病机制主要有以下三个方面。

1. 阻塞性通气功能障碍　阻塞性肺气肿发生的关键是小气道的炎症。慢性支气管炎时，由于炎性渗出物、黏液栓和炎症破坏了支气管壁及肺间质的支撑组织造成支气管阻塞，同时细支气管炎症使管壁增厚，管腔狭窄，小气道通气障碍，气体流出受阻，肺内残气量增多，导致肺组织过度膨胀、肺泡扩张、间隔断裂、肺泡融合、肺大泡形成。

2. 呼吸性细支气管和肺泡壁弹性降低 正常时细支气管和肺泡壁弹力纤维具有支撑作用，并通过回缩力排出末梢肺组织内的残余气体。长期的慢性炎症破坏了大量弹力纤维，使细支气管和肺泡的回缩力减弱；而阻塞性肺通气障碍使细支气管和肺泡长期处于高张力状态，弹性降低，使残气量进一步增多，最终导致肺气肿形成。

3. α_1-抗胰蛋白酶水平降低 α_1-抗胰蛋白酶（α_1-antitrypsin，α_1-AT）是血清、组织液及炎细胞中多种蛋白水解酶的抑制物。炎症时，白细胞的氧代谢产物氧自由基等可氧化 α_1-抗胰蛋白酶，使之失活，导致中性粒细胞和巨噬细胞分泌的弹性蛋白酶数量增多、活性增强，加剧细支气管和肺泡壁弹力蛋白、Ⅳ型胶原和糖蛋白的降解，破坏肺组织结构，使肺泡回缩力减弱。吸烟可使肺组织内中性粒细胞和单核细胞渗出并释放弹性蛋白酶，此外可形成大量的氧自由基，抑制肺组织中的 α_1-AT 的活性，进一步增强弹性蛋白酶活性，使肺组织结构破坏，弹性下降。遗传性 α_1-AT 缺乏的家族，其肺气肿的发病率比一般人高 15 倍，是引起原发性肺气肿的主要原因。此型肺气肿常无慢性支气管炎病史，发病年龄轻，病变进展快。

（二）类型

根据病变部位、范围和性质的不同，可将肺气肿分为肺泡性肺气肿和间质性肺气肿两种类型。

1. 肺泡性肺气肿（alveolar emphysema） 肺泡性肺气肿多合并阻塞性通气功能障碍，故又称为阻塞性肺气肿（obstructive emphysema）。依其发生部位和范围不同，可分为：

（1）腺泡中央型肺气肿（centroacinar emphysema）：位于肺腺泡中央的呼吸性细支气管呈囊性扩张，此型最为常见，多伴有小气道炎症。

（2）全腺泡型肺气肿（panacinar emphysema）：呼吸性细支气管、肺泡管、肺泡囊和肺泡均扩张，其发生可能与遗传性 α1-AT 缺乏有关。

（3）腺泡周围型肺气肿（periacinar emphysema）：肺泡管和肺泡囊扩张。若肺泡间隔破坏严重，气肿囊腔可融合成直径超过 1cm 的较大囊泡，则称大泡性肺气肿，多见于肺边缘胸膜下。

2. 间质性肺气肿（interstitial emphysema） 当肋骨骨折、胸壁穿透伤或剧烈咳嗽引起肺内压急剧升高时，肺泡壁或细支气管壁破裂，气体进入肺间质。成串的半透明小气泡分布于肺叶间隔和肺膜下，气体也可沿细支气管和血管周围组织间隙扩散至肺门和纵隔（图 7-11）。

3. 其他类型的肺气肿 除以上两种主要类型肺气肿外，还有其他类型的肺气肿：①瘢痕旁肺气肿（paracicatrical emphysema）：为肺瘢痕灶附近肺组织受到破坏，形成局限性肺气肿，若局部肺泡破坏严重，气肿囊泡直径超过 2cm 并破坏小叶间隔时称肺大泡（bullae lung）；②代偿性肺气肿（compensatory emphysema）：在肺萎陷、肺叶切除及炎症实变灶周围肺组织，肺泡过度充气、膨胀；③老年性肺气肿（senile emphysema）：为老年人肺组织发生退行性改变，其弹性回缩力减弱，使肺残气量逐渐增加，肺组织膨胀、过度充气。

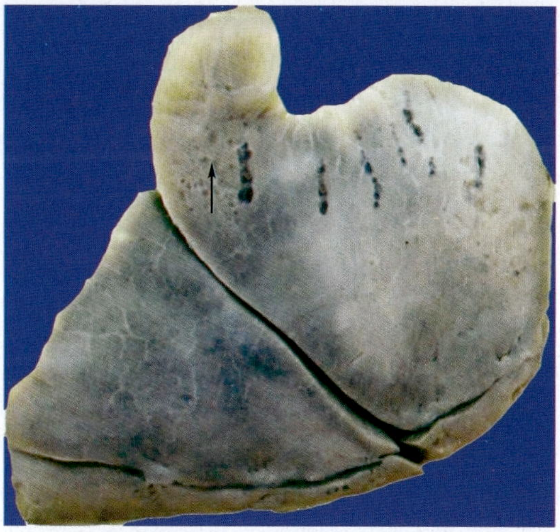

图 7-11 间质性肺气肿

肺上叶边缘临近肺膜处，可见半透明串珠样气泡

（三）病理变化

肉眼观，气肿肺明显膨胀，色灰白，边缘变钝，肺组织柔软而缺乏弹性，切面肺组织呈疏松海绵状（图 7-12）。

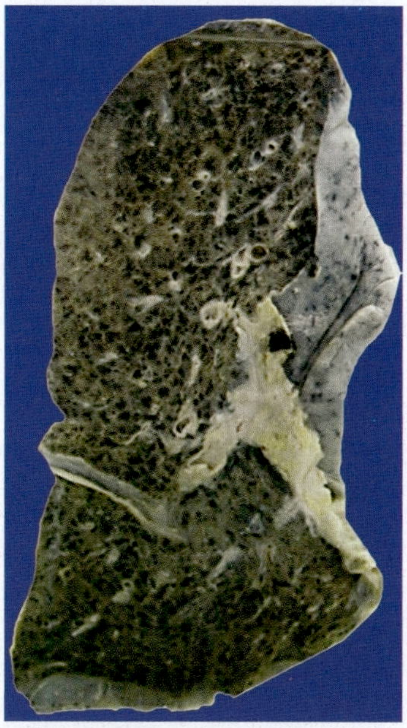

图 7-12 肺气肿

肺脏体积膨大，边缘变钝，色灰白、质软，切面呈疏松海绵状

镜下观，肺泡明显扩张，肺泡间隔变窄并断裂，扩张的肺泡融合形成较大的含气囊腔（图 7-13）。

肺泡壁毛细血管床数量减少，肺小动脉内膜纤维性增厚，小气道可见慢性炎症。腺泡中央型和全腺泡型肺气肿的囊壁上可见呼吸上皮、平滑肌束残迹；在较大的融合性气肿囊腔内可见肺小血管的悬梁。

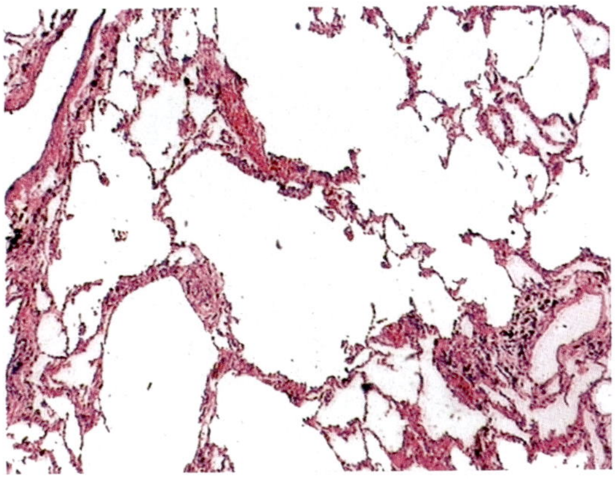

图 7-13　肺气肿

肺泡明显扩张，间隔变窄并断裂，相临肺泡融合为较大的囊腔

（四）临床病理联系

患者除咳嗽、咳痰等慢性支气管炎症状外，因阻塞性通气功能障碍而出现呼气性呼吸困难，胸闷、气短、发绀等缺氧症状。重者出现肺气肿典型临床体征——患者胸廓前后径变大，呈桶状胸，叩诊呈过清音，心浊音界缩小，肋间隙增宽，膈肌下降，听诊呼吸音弱，呼气延长。胸透X线检查见肺野透光度增强，横膈下降。

（五）并发症

长期严重的肺气肿可导致以下并发症。

1. 肺源性心脏病及右心衰竭　主要由于肺气肿时，肺泡间隔毛细血管床数量减少，使肺循环阻力增加，肺动脉压升高，导致肺源性心脏病及右心衰竭。

2. 自发性气胸和皮下气肿　肺大泡破裂可导致自发性气胸；若位于肺门区可致纵隔气肿；气体如升至肩部、颈部皮下，则可形成皮下气肿。

3. 急性肺部感染　呼吸道急性感染时易并发支气管肺炎。

慢性阻塞性肺疾病的特点见表7-2。

表7-2　慢性阻塞性肺疾病的特点

	慢性支气管炎	支气管哮喘	支气管扩张症	肺气肿
病因发病	感染、大气污染、抵抗力下降	变态反应、炎症、神经及环境因素	感染、肿瘤压迫、支气管发育缺陷	继发于其他慢性阻塞性肺病
病变部位	气管、支气管	支气管	段及中小支气管	末梢肺组织
病变特点	管壁慢性炎症	支气管痉挛	支气管持久扩张	含气量过多
好发人群	吸烟者、寒冷地区	变态反应体质	肺内炎性疾病	慢性支气管炎
临床症状	咳嗽、咳白色黏液或泡沫状痰	喘息伴有喘鸣音	咳嗽、咳脓痰反复咯血	胸闷、气短、发绀
合并症	肺气肿、肺心病、支扩、肺部感染	呼吸困难、肺气肿气胸	肺部感染、肺心病	肺心病、气胸、肺部感染

第三节　肺尘埃沉着症

肺尘埃沉着症（pneumoconiosis）简称尘肺，是由于长期吸入有害粉尘并沉积于肺，引起以粉尘结节和肺纤维化为主要病变的常见职业病。临床常伴有慢性支气管炎、肺气肿和肺功能障碍。根据沉积粉尘的化学性质，可将肺尘埃沉着症分为无机尘埃沉着症和有机尘埃沉着症。国内常见的是无机尘埃沉着症，主要有硅沉着症、石棉沉着症和煤沉着症等。有机尘埃沉着症多由真菌代谢产物、动物性蛋白质或细菌产物引起，如农民肺、皮毛尘肺等。

一、肺硅沉着症

肺硅沉着症（silicosis）简称硅肺（曾称矽肺），是因长期吸入含游离二氧化硅（SiO_2）粉尘微粒，沉着于肺组织所引起的一种常见职业病。游离二氧化硅在地壳岩石中分布很广，石英成分中二氧化硅含量占97%～99%。因此凡长期从事开矿、采石、坑道作业及在石英粉厂、玻璃厂、耐火材料厂和陶瓷厂等生产作业的工人易患本病。其主要病变为肺实质硅结节形成和广泛纤维化。硅肺患者临床表现为咳嗽、咳痰、胸痛和呼吸困难等。硅肺进展缓慢，如已患硅肺，即使脱离硅尘作业环境，肺部病变仍继续发展。硅肺是尘肺中最常见、进展最快、危害最严重的一种疾病。

（一）病因及发病机制

吸入游离二氧化硅粉尘微粒是硅肺的致病因子。发病与否与吸入二氧化硅的数量、颗粒大小、接触时间、防护措施及呼吸道防御功能削弱等因素有关。空气中含有的硅尘粒子越小，被吸入机会就越多。一般直径大于5μm的硅尘微粒，绝大多数被上呼吸道黏膜阻挡或由黏液—纤毛系统排出体外；直径小于5μm的硅尘，在空气中悬浮时间较长，被吸入呼吸道机会多，可被直接吸入到肺，沉积在肺间质，引起硅肺病变，其中直径小于2μm的硅尘微粒致病力最强。

硅尘进入肺泡后，被巨噬细胞吞噬，吞噬二氧化硅粉尘微粒的巨噬细胞可穿过肺泡上皮进入到肺间质，再穿过淋巴管壁，随淋巴液到达肺门淋巴结，引起淋巴结的硅尘病变。极少数吞噬二氧化硅的巨噬细胞也可进入肺间质毛细血管，随血液流到身体其他部位，引起硅尘病变。生产环境空气中的硅尘微粒浓度越高，分散度越高，吸入的硅尘颗粒也越多，硅肺发病率也越高。如长期大量吸入硅尘，肺的防御系统难以清除硅尘微粒时，一般经过5～10年，逐渐形成硅肺。

二氧化硅粉尘引起硅结节形成和肺间质弥漫性纤维化的机制尚未阐明。目前认为，当硅尘被巨噬细胞吞噬后，SiO_2与水聚合成硅酸，其羟基与溶酶体膜内的脂蛋白中的氢形成氢键，使溶酶体膜通透性升高或破裂；被激活的巨噬细胞形成的氧自由基也可损伤细胞膜，导致巨噬细胞自溶崩解。崩解的巨噬细胞可释放巨噬细胞生长因子(MDGF)、纤维连接蛋白(FN)、白细胞介素(IL)、肿瘤坏死因子(TNF)等引起肺组织的炎症反应，促进成纤维细胞增生和胶原沉积，导致肺纤维化。巨噬细胞崩解后，释出的硅尘又被其他巨噬细胞再吞噬，如此反复进行，使肺部病变不断加重，即使患者脱离硅尘作业后，肺部疾病仍会继续发展。

免疫因素在硅肺病变的发生上也具有作用，研究证实在硅结节玻璃样变的组织中，存在免疫球蛋白，患者血清中也可检出IgG、IgM及抗核抗体的异常，但确切机制尚未明了。

（二）病理变化

硅肺的基本病变是硅结节(silicotic nodule)形成和弥漫性肺纤维化。

1. 硅结节 肉眼观，硅结节为境界清楚的圆形或椭圆形结节，直径2～5mm，呈灰白色，质硬，触之有砂粒感。硅结节也可融合成团块状，其中心因缺氧而液化性坏死，进而形成硅肺性空洞。肺组织因硅结节形成和广泛纤维化，体积缩小，质地变硬，切之有砂粒感。胸膜有不同程度增厚。镜下观，硅结节的形成和发展依次可分为三个阶段：

(1) 细胞性结节：为早期硅结节，由吞噬硅尘的巨噬细胞聚集而成。

(2) 纤维性结节：由成纤维细胞、纤维细胞和胶原纤维构成，纤维组织呈同心圆状排列。

(3) 玻璃样结节：纤维性结节从中心开始发生玻璃样变，结节内可见内膜明显增厚的血管。

2. 弥漫性肺纤维化 病变肺组织弥漫性纤维化，并可发生玻璃样变。晚期病例纤维化肺组织可达全肺2/3以上。胸膜也可因纤维组织弥漫性增生而增厚(图7-14)。

（三）硅肺的分期和病变特征

根据肺内硅结节的数量、大小、分布范围和肺纤维化的程度，可将硅肺分为三期：

Ⅰ期硅肺 主要表现为肺门淋巴结肿大，有硅结节形成和纤维化改变。肺组织中硅结节数量较少，直径在1～3mm，主要分布在两肺中下叶近肺门处。胸透X线检查肺门阴影增大，密度增强，肺野内可见一定数量的类圆形或不规则形小阴影。此期，肺的重量、体积和硬度无明显改变；胸膜无明显增厚，但可见硅结节形成。

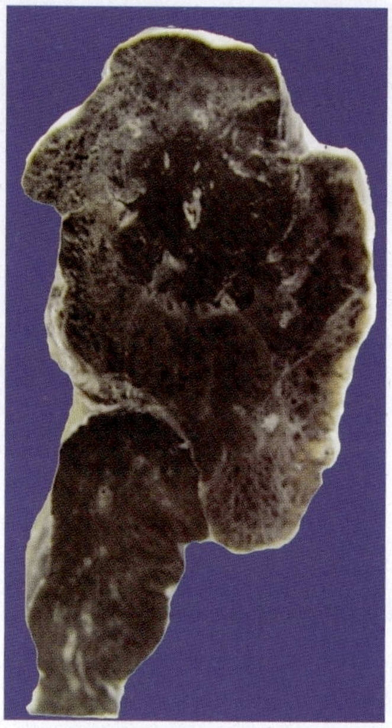

图7-14 硅肺

肺脏体积缩小，质地变硬，可见代偿性肺气肿，局部胸膜纤维化

Ⅱ期硅肺 硅结节数量增多，体积增大，可弥散于全肺，但密集在中、下肺叶近肺门区，并伴明显肺纤维化。总的病变范围不超过全肺1/3。胸透X线检查表现为肺野内有较多直径不超过1cm的小阴影。此期，肺重量、体积和硬度均增加，胸膜也增厚。

Ⅲ期硅肺(重症硅肺) 硅结节密度增大并与肺纤维化融合成团块，病变范围往往超过全肺2/3。结节中央可有硅肺空洞形成，结节之间肺组织常有明显灶周肺气肿，有时肺表面可见肺大泡。胸透X线检查有直径大于2cm的大阴影出现。肺门淋巴结肿大，密度高。此期，肺体积明显缩小，重量和硬度明显增加，解剖取出的新鲜肺标本可竖立不倒，刀切时有砂粒感，浮沉试验全肺入水下沉。

（四）并发症

1. 肺结核病 硅肺患者常伴有肺结核病，称硅肺结核病。越是晚期、重型硅肺，肺结核合并率越高，晚期硅肺合并结核病的并发率为60%～70%。可能是由于游离二氧化硅对巨噬细胞毒性损害及肺间质纤维化，导致肺血液和淋巴循环障碍，从而降低了肺组织对结核杆菌的防御能力。硅肺合并结核时，硅肺病变和结核病变可分开存在，也可混合存在。硅肺结核病比单纯硅肺和单纯肺结核的病变发展快，累及范围更广，更易形成空洞。空洞的特点是数量多，直径大，可侵蚀较大血管，导致患者大出血而死亡。

2. 肺部感染和阻塞性肺气肿 由于硅肺患者抵

抗力低，小气道引流不畅，易合并细菌和病毒感染而死亡。晚期硅肺患者常发生不同程度的阻塞性肺气肿和肺大泡形成，大泡破裂可引起自发性气胸。

3. 慢性肺源性心脏病 约有60%～75%的晚期硅肺患者并发慢性肺源性心脏病。这是因为肺间质弥漫性纤维化，肺毛细血管床减少，肺小动脉闭塞性脉管炎及呼吸功能障碍造成缺氧，导致肺循环阻力增加，肺动脉高压，最终发展为慢性肺源性心脏病。患者可死于右心衰竭。

二、肺石棉沉着症

肺石棉沉着症也称石棉肺(asbestosis)，是长期吸入石棉粉尘引起的以肺组织和胸膜纤维化为主要病变的职业病。患者多为长期从事石棉矿的开采、运输、石棉加工和石棉成品制作的工人。患者主要临床表现为咳嗽、咳痰、气急、胸闷和胸痛等症状，痰内可见石棉小体。晚期可并发肺源性心脏病。

(一) 病因及发病机制

石棉肺是由于石棉纤维沉积于呼吸性细支气管和肺泡壁所致。石棉纤维的致病力与其吸入的数量、纤维大小、形状及溶解度有关。石棉纤维有螺旋形和直形两种，直形纤维在呼吸道穿透力较强，故致病性较强。早期吸入的石棉纤维多停留在呼吸性细支气管，仅部分抵达肺泡，穿过肺泡壁进入肺间质被巨噬细胞吞噬，并释放致炎因子和致纤维化因子，引起肺间质炎症和广泛纤维化。石棉纤维亦可直接刺激成纤维细胞合成并分泌胶原，形成纤维化。

(二) 病理变化

石棉肺的病变特点是，石棉小体形成，肺间质弥漫性纤维化，胸膜脏层肥厚和胸膜壁层形成胸膜斑。

肉眼观，病变早期由于细支气管周围、肺泡间隔和小叶间隔内纤维组织增生，使双肺下叶切面呈明显网状结构；病变晚期由于肺间质广泛纤维化，使肺体积缩小，颜色灰白，质地变硬。常因伴明显肺气肿和支气管扩张，肺组织呈蜂窝状改变。胸膜明显增厚并有纤维性粘连，甚至形成胸膜斑(pleural plaque)。胸膜斑指发生于壁层胸膜上的局限性纤维瘢痕斑块，灰白，质硬，半透明，常位于中、下胸壁，两侧呈对称性分布。

镜下观，早期病变是由于石棉纤维刺激引起的脱屑性肺泡炎，肺泡腔内出现大量脱落的肺泡上皮细胞和巨噬细胞，部分巨噬细胞胞质内可见吞噬的石棉纤维。肺间质内可见大量淋巴细胞和单核细胞浸润。小动脉常呈闭塞性动脉内膜炎。细支气管周围、肺泡间隔、小叶间隔内纤维组织增生，并发展成肺组织弥漫性纤维化。在增生的纤维组织中可见多数石棉小体，此乃表面有铁蛋白包裹的石棉纤维，小体长短不一，黄褐色，有分节，棒状或蝌蚪形。石棉小体旁有时可见异物巨细胞，石棉小体的检出是病理诊断石棉肺的重要依据。

(三) 并发症

1. 恶性肿瘤 石棉具有明显的致癌作用，易并发恶性胸膜间皮瘤、肺癌、食管癌、胃癌和喉癌。据统计石棉肺并发肺癌者高达12%～17%，尤其多见的是并发恶性胸膜间皮瘤。

2. 肺结核和慢性肺源性心脏病 石棉肺合并肺结核病的几率远较硅肺低，约为10%。此外，石棉肺晚期肺组织广泛纤维化使肺小动脉内膜增厚、闭塞，肺循环阻力增加，肺动脉高压，最终发展为慢性肺源性心脏病。

肺硅沉着症和肺石棉沉着症的异同点见表7-3。

表7-3 肺硅沉着症和肺石棉沉着症的异同点

	肺硅沉着症	肺石棉沉着症
病因发病	吸入 SiO_2 粉尘	吸入石棉粉尘
病变部位	肺间质、淋巴结	肺间质、胸膜
病变特点	硅结节、纤维化	纤维化、石棉小体
好发人群	开矿、石英粉厂的工人	石棉矿开采及加工的工人
临床症状	咳嗽、咳痰、胸痛	咳嗽、咳痰、胸痛
合并症	肺结核、肺部感染、肺气肿、肺心病	恶性肿瘤、肺结核、肺心病

第四节 慢性肺源性心脏病

[案例7-4]

患者，女性，73岁，吸烟52年。反复咳嗽、咳痰19年，心悸、气短、双下肢浮肿、腹胀入院。体格检查：患者口唇发绀，颈静脉怒张，桶状胸，双肺叩诊过清音，散在干、湿啰音。腹部叩诊移动性浊音，肝脏下缘在右肋缘下5.2cm。双下肢凹陷性水肿。实验室检查：动脉血氧分压73mmHg(正常95～100mmHg)，动脉血二氧化碳分压62mmHg(正常34～45mmHg)。入院后经治疗病情未缓解，患者出现抽搐、烦躁不安，继而神志不清，抢救无效死亡。

尸体解剖：老年妇女，双下肢凹陷性水肿，腹腔积液1700ml，比重1.011。肺脏：体积增大，色灰白。肺泡扩张，肺泡间隔变窄或断裂，部分支气管黏膜上皮细胞变性坏死，黏液腺体增生、肥大。肺小动脉中膜平滑肌细胞增生、肥大，中膜肥厚。心脏：重460g(正常350g)，右心室壁厚，右心腔扩张，乳头肌及肉柱增粗。肝脏：肝脏体积增大，切面可见红黄相间的条纹呈槟榔样。

[问题]

(1) 什么是肺心病?

(2) 患者的肺心病如何发生发展? 如何解释患者的各种症状及体征?

(3) 本病例的死因是什么?

慢性肺源性心脏病(chronic cor pulmonale)是由慢性肺疾病、肺血管及胸廓的病变引起的肺循环阻力增加、肺动脉压力升高而导致的以右心室肥厚、心腔扩大,甚至发生右心室衰竭的心脏病,简称肺心病。我国肺心病的发病率较高,患病年龄多在40岁以上,随着年龄增长而患病率增高。东北、华北和西北为高发地区,且多在寒冷季节发病。

一、病因和发病机制

(一) 慢性肺疾病

最常引起肺心病的是慢性阻塞性肺疾病,以慢性支气管炎并发阻塞性肺气肿最常见,约占80%~90%,其次为支气管哮喘、支气管扩张、肺尘埃沉着症、弥漫性肺间质纤维化、慢性纤维空洞型肺结核和结节病等,破坏肺的气-血屏障结构,减少气体交换面积,导致氧气弥散障碍,而发生低氧血症。缺氧可引起前列腺素、白细胞三烯、组胺、血管紧张素Ⅱ、内皮素等缩血管活性物质增多,引起肺小动脉痉挛,肺循环阻力增加,形成肺动脉高压。缺氧还能使肺血管结构发生改变,肺小动脉中膜肥厚,管壁上无平滑肌细胞的细动脉肌化,管腔狭窄。由于肺组织破坏广泛,毛细血管床数目减少,肺循环阻力增加和肺动脉高压,最终导致右心室肥大、扩张。

(二) 胸廓运动障碍性疾病

本病较少见,如严重的脊柱弯曲、胸廓畸形或胸廓成形术后、类风湿性关节炎、胸膜广泛粘连等疾病使肺的伸展和胸廓运动受限,不仅引起限制性通气障碍,还可压迫较大血管并使肺血管扭曲、肺萎陷等增加肺循环阻力,引起肺动脉高压及肺心病。

(三) 肺血管疾病

本病甚少见,如反复发生的肺小动脉栓塞(虫卵、肿瘤细胞栓子),原发性肺动脉高压症和肺小动脉炎等可直接引起肺动脉高压,导致慢性肺源性心脏病。

二、病 理 变 化

(一) 肺部病变

除原有肺部疾病如慢性支气管炎、肺气肿、肺结核、尘肺等病变外,肺部主要病变是肺小动脉的改变。肺小动脉表现为肌型小动脉内皮细胞增生肥大,内膜下出现纵行肌束;中膜平滑肌细胞增生、细胞外基质增多使中膜增厚;无肌型细动脉肌型化;还可见肺小动脉炎、肺小动脉弹力纤维和胶原纤维增生、肺小动脉血栓形成与机化、肺泡壁毛细血管数量减少。

(二) 心脏病变

心脏病变以右心室病变为主。肉眼观,心脏重量增加,体积增大,右心室壁肥厚,心室腔扩张,扩大的右心室占据心尖部,使心尖钝圆。右心室前壁肺动脉圆锥显著膨隆。右心室内肉柱和乳头肌显著增粗(图7-15)。

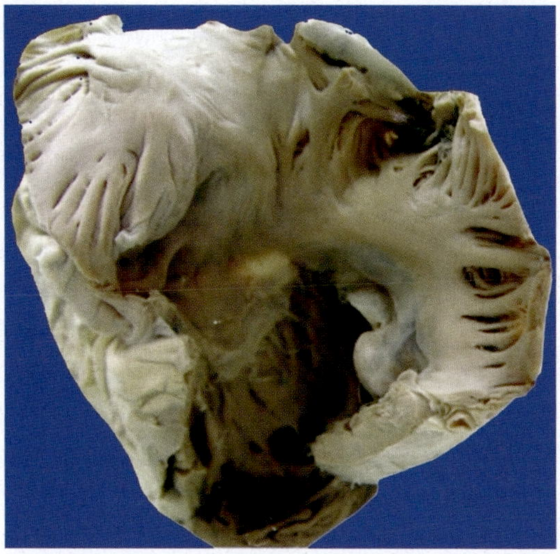

图7-15 肺心病

心脏体积增大,右心室壁增厚,乳头肌、肉柱增粗,右心室扩张,心尖钝圆

肺动脉瓣下2cm处右心室前壁厚度超过5mm(正常约3~4mm),可作为病理诊断肺心病的形态标准。镜下观,部分心肌细胞肥大、核大、染色深,部分心肌细胞因缺氧可发生肌纤维萎缩、肌浆溶解、横纹消失、间质水肿和胶原纤维增生等现象。

三、临床病理联系

肺心病发展缓慢,患者除原有肺疾病的症状和体征外,主要是逐渐出现的呼吸功能不全和右心衰竭的症状和体征。常表现为呼吸困难、气急、发绀、心悸、肝脾肿大、全身淤血和下肢水肿。如并发急性呼吸道感染常可诱发呼吸衰竭。由于肺组织的严重病变可导致缺氧和二氧化碳潴留,严重者因脑水肿而出现肺性脑病,患者出现头痛、烦躁、抽搐、嗜睡,甚至昏迷等精神障碍和神经系统症状。肺性脑病是肺心病的首要死因。

[案例 7-4 分析讨论]

(1) 由慢性肺疾病、肺血管及胸廓病变引起的肺循环阻力增加、肺动脉压力升高而导致的以右心室肥厚、心腔扩大，甚至发生右心室衰竭的心脏病称为肺心病。

(2) 患者因长期吸烟引起慢性支气管炎，由于慢支反复发作，细支气管炎症蔓延，引起细支气管周围的炎症，使对细支气管起支撑作用的周围肺间质和相邻肺泡间隔受到破坏，造成呼气性呼吸困难，气体受阻于肺腺泡内，肺残气量增多，导致肺气肿，肺气肿进一步发展，破坏肺泡内毛细血管床，引起肺循环阻力增加，肺动脉压力升高，最终并发肺心病。

(3) 肺心病继续发展，可出现呼吸功能不全和右心衰竭的症状和体征，表现为口唇发绀，颈静脉怒张，桶状胸，双肺叩过清音，心悸、气急、肝肿大、腹腔积液和下肢水肿。患者血氧分压降低，二氧化碳分压升高，导致肺性脑病的发生，患者最终死于肺性脑病。

第五节 呼吸窘迫综合征

呼吸窘迫综合征包括成人呼吸窘迫综合征和新生儿呼吸窘迫综合征。

一、成人呼吸窘迫综合征

成人呼吸窘迫综合征(adult respiratory distress syndrome，ARDS)是指肺内、外严重疾病引起的以进行性呼吸窘迫和低氧血症为特征的急性呼吸衰竭综合征，其病变特征为肺充血、水肿、透明膜形成和肺萎陷。临床主要表现是患者突然发生进行性呼吸困难、发绀、气促、顽固性低氧血症和肺水肿，目前被认为是急性肺损伤的严重阶段，并常与全身多器官功能衰竭同时出现。因本病多发生在创伤和休克之后，故也称休克肺或创伤性湿肺；又因肺毛细血管弥漫性损伤而引起，又称弥漫性肺泡损伤。

(一) 病因和发病机制

成人呼吸窘迫综合征是多种原因导致肺毛细血管和肺泡上皮严重损伤的结果。其主要原因包括：严重感染、严重创伤、弥散性血管内凝血(DIC)、吸入刺激性气体和胃内容物、溺水、大量输血或输液、体外循环、透析、弥漫性肺感染、急性胰腺炎、药物和麻醉品中毒及氧中毒等。ARDS 的发生可由多种原因复合存在所致，其发病机制尚未完全阐明。目前认为除与原发性疾病有关外，炎细胞及其释放的炎症介质和细胞因子是导致肺毛细血管和肺泡上皮细胞损伤的重要因素。肺毛细血管损伤使管壁通透性升高，导致肺水肿和纤维素渗出。肺泡上皮细胞，尤其是Ⅱ型肺泡上皮细胞损伤，使肺泡表面活性物质减少或消失，导致肺透明膜形成和肺萎陷。上述改变均可引起肺泡内氧弥散障碍，通气血流比值失调，发生低氧血症和呼吸窘迫。

(二) 病理变化

肉眼观，双肺肿胀，暗红色，表面湿润，可见散在出血、局灶性实变区和略凹陷的肺萎陷区。

镜下观，肺间质毛细血管扩张充盈，肺泡腔内有大量蛋白质性液体渗出。呼吸性细支气管、肺泡管和肺泡内表面有一层均匀红染的膜状物形成，即透明膜，其主要成分为血浆蛋白、纤维素和坏死的细胞碎屑。此外，可见灶状坏死、点状出血及肺萎陷、微血管内常有透明血栓和白细胞栓塞，肺泡上皮细胞弥漫性损伤。发病数日后，肺间质内成纤维细胞和肺泡Ⅱ型上皮细胞大量增生，透明膜机化和纤维化，导致肺泡和肺间质弥漫性纤维化。

(三) 结局

该病起病急骤，发展迅猛，预后极差，死亡率高达50%以上，患者常因合并支气管肺炎而死亡。

二、新生儿呼吸窘迫综合征

新生儿呼吸窘迫综合征(neonatal respiratory distress syndrome，NRDS)是指新生儿在短暂自然呼吸后发生进行性呼吸困难、发绀等急性呼吸窘迫症状和呼吸衰竭综合征。其病变特征为肺内形成透明膜，故又称为新生儿肺透明膜病。本病多见于早产儿、过低体重儿、过期产儿、多胎妊娠、羊水吸入等。据报道，NRDS 发病急，死亡率高，预后差。

(一) 病因和发病机制

新生儿呼吸窘迫综合征的发生主要与肺发育不全、缺乏肺泡表面活性物质有关。在胎龄 22 周至出生时，胎儿血液中的有毒物质或缺氧，可引起肺发育不全，Ⅱ型肺泡细胞缺少板层小体，严重影响肺泡表面活性物质合成和分泌，引起肺泡表面张力增加，使肺泡处于膨胀不全和不扩张状态，从而使肺的通气和换气功能障碍，导致缺氧、二氧化碳潴留和呼吸性酸中毒，最终使肺血管痉挛，血管壁通透性增高。同时，内皮细胞释放的 TNF-α 促使血浆蛋白渗出，其中的纤维蛋白凝聚为透明膜，加重呼吸功能不全和肺的损伤，使肺的通气和血流灌注更为减少，形成恶性循环。亦有报道认为 NRDS 有一定的家族倾向。

(二) 病理变化

肉眼观，肺质地坚实，呈暗红色，含气少。

镜下观，在呼吸性细支气管、肺泡管和肺泡内表面均贴附一层均匀红染的透明膜(图 7-16)。

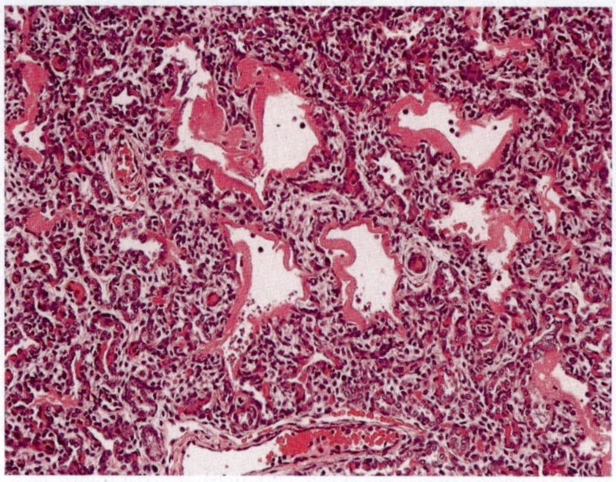

图 7-16 新生儿呼吸窘迫综合征

肺泡及呼吸性细支气管内壁见均质红染透明膜，肺大部呈肺不张状态

各肺叶可见不同程度的肺不张和肺水肿。此外，严重病例尚可见肺泡内或肺间质内较为明显的出血。有时可见吸入的羊水成分（脱落的鳞状上皮细胞和角化物等）。

成人与新生儿呼吸窘迫综合征的区别（表 7-4）。

表 7-4 呼吸窘迫综合征的区别

	成人呼吸窘迫综合征	新生儿呼吸窘迫综合征
病因发病	创伤、休克、DIC 等严重疾病	毒物或缺氧引起肺发育不全
发病机制	毛细血管和肺泡上皮严重损伤	Ⅱ型肺泡细胞缺少板层小体
病变特点	肺充血、水肿	透明膜形成
临床症状	呼吸困难、发绀、低氧血症、肺水肿	呼吸困难、发绀、呻吟
预后	极差，50%以上死亡	差，死亡率高

第六节 呼吸系统常见肿瘤

呼吸系统肿瘤常发生在鼻腔、鼻窦、咽喉部、气管、支气管及肺。常见的良性肿瘤为乳头状瘤、腺瘤、纤维血管瘤和血管瘤等，恶性肿瘤为鳞状细胞癌、腺癌、基底细胞癌、黏液表皮样癌和恶性淋巴瘤。本节主要讨论呼吸系统三种常见的恶性肿瘤即鼻咽癌、喉癌和肺癌。

一、鼻 咽 癌

鼻咽癌（nasopharyngeal carcinoma，NPC）是鼻咽部上皮组织发生的恶性肿瘤。本病可见于世界各地，我国以广东、广西、福建、湖南、台湾及香港等地发病率较高，在头颈部恶性肿瘤中其发病率居首位。男性患者为女性患者的 2～3 倍，发病年龄多在 40～50 岁之间。临床上，患者常有鼻衄、鼻塞、耳鸣、听力减退、头痛、复视和颈部肿块等症状。

（一）病因

鼻咽癌病因尚未完全阐明，可能与环境、病毒、遗传等方面因素有关。

1. EB 病毒 已知 EB 病毒与鼻咽癌发病密切相关。100%鼻咽癌患者肿瘤中有 EB 病毒的基因组，且病毒基因插入位点在同一肿瘤的所有癌细胞中是一致的（克隆性）；鼻咽癌患者血清中有高效价的抗 EB 病毒各种抗原的抗体，尤其是病毒壳抗原的 IgA 抗体（VcA-IgA）阳性率达 97%；但 EB 病毒是鼻咽癌的致病因素还是其他致癌物质的辅助因素还不能确定。

2. 环境致癌物质 食物及环境中的亚硝胺类化合物与鼻咽癌发生有一定关系，我国学者曾用亚硝胺诱发出大鼠鼻咽癌，提示这类环境致癌物质可能是鼻咽癌的病因之一。

3. 遗传因素 流行病学调查表明，鼻咽癌的发病高度集中在中国南方和非洲某些地区，但高发区居民移居外地或国外，其后裔鼻咽癌的发病率仍远高于当地居民；此外，患者有家族发病史者也不少见，提示机体的遗传素质在鼻咽癌的发病中也有重要作用。

（二）病理变化

鼻咽癌多见于鼻咽顶部，其次为外侧壁和咽隐窝，发生于前壁者最少见。同时发生两个癌灶的也不少见。

1. 肉眼观 早期局部黏膜粗糙或稍隆起，或形成隆起黏膜的小结节，肿瘤逐渐发展可表现为结节型、菜花型、黏膜下浸润型和溃疡型。其中结节型最多见，黏膜下浸润型黏膜可完好，但癌组织在黏膜下浸润生长，以至于在原发癌未被发现前，已发生颈部淋巴结转移，故颈部淋巴结肿大可为患者最早出现的临床症状。

2. 组织学类型 鼻咽癌多起源于鼻咽黏膜柱状上皮的储备细胞，少数来源于鼻咽黏膜鳞状上皮的基底细胞。按癌细胞分化及组织学结构，将鼻咽癌分为鳞状细胞癌、腺癌和未分化癌三种主要类型。

（1）鳞状细胞癌：高分化者，癌巢细胞分层明显，可见细胞间桥和大量角化珠；低分化者，癌巢细胞分层多不明显，形成大小不等、形状不规则的癌巢，细胞呈多角形或卵圆形，胞质丰富，异型性大，细胞间桥少见，无角化现象。低分化鳞癌是鼻咽癌最常见类型。

（2）腺癌：多来自黏膜柱状上皮，可分为高分化和低分化腺癌。高分化腺癌极少见，癌细胞排成腺泡状或腺腔样结构；低分化者，癌细胞呈不规则条索状或片状排列。

（3）未分化癌：属于未分化鳞状细胞癌，可分为两个亚型：①泡状核细胞癌（vesicular nucleus cell carcinoma），其癌巢形状不规则，与间质界限不清；癌细胞体积较大，胞质丰富，细胞境界不清，往往呈合体状；核大呈空泡状，圆形或卵圆形，有 1～2 个肥大的核仁，核分裂象少见；癌细胞或癌巢间可见较多淋巴细胞浸润。此型对放射治疗敏感。②小细胞癌特点为癌细胞小而胞质少，呈小圆形或短梭形；胞核圆形或卵圆形、浓染、核仁不明显；癌细胞弥漫分布，无明显癌巢形成。

（三）扩散途径

1. 直接蔓延 癌细胞呈侵袭性生长，向上蔓延可破坏颅底骨，以卵圆孔处被破坏最为多见，晚期可破坏蝶鞍，通过破裂孔侵犯Ⅱ～Ⅵ对脑神经，出现相应症状；肿瘤向下可侵犯口咽、腭扁桃体和舌根；向外侧扩散可破坏耳咽管侵入中耳；向前可蔓延至鼻腔，甚至侵入眼眶；向后还可侵犯颈椎，甚至颈段脊髓。

2. 淋巴道转移 鼻咽黏膜固有层内淋巴组织丰富，故本癌早期即可发生淋巴道转移。约半数以上患者以颈部淋巴结肿大而就诊。鼻咽癌早期淋巴道转移，先转移到咽后壁淋巴结，然后至颈上深部淋巴结。颈部淋巴结转移常为同侧，其次为双侧，极少为对侧。肿大淋巴结可互相融合成团块，还可压迫第Ⅸ～Ⅺ对脑神经和颈交感神经，引起相应症状。

3. 血道转移 较晚发生，常转移到肝、肺和骨，其次为肾、肾上腺和胰腺等处。

（四）临床病理联系

鼻咽癌患者早期症状不明显，且原发癌病灶小，易被忽略或误诊。随着肿瘤的生长，患者可出现鼻塞、涕中带血、头痛、耳鸣、听力减退等症状。如侵犯颅底骨使颅神经受压，可出现视物模糊、面部麻木、复视、眼睑下垂和软腭瘫痪等症状；如颈交感神经受压，可出现颈交感神经麻痹综合征。

半数以上患者首诊症状为颈部肿块，常在胸锁乳突肌上段出现无痛性结节，故对颈部结节或肿块应高度重视。血清学检查 EB 病毒 VCA-IgA 对鼻咽癌有一定诊断意义。鼻咽癌治疗以放疗为主，低分化鳞状细胞癌及泡状核细胞癌对放射治疗敏感，但易复发。

二、喉　　癌

喉癌(carcinoma of the larynx)是来源于喉黏膜上皮组织的恶性肿瘤。喉癌是上呼吸道常见的恶性肿瘤，多见于中老年男性。本癌的发生与长期大量吸烟、酗酒、环境污染及乳头状瘤病毒感染等因素有关。声嘶是喉癌(声带癌)患者常见的早期症状，发生于声带外侧者可无声嘶症状。

（一）病理变化

喉癌病理变化包括发生部位、肉眼及镜下改变。

1. 按喉癌发生的解剖部位分为四型

(1) 声带型(声带癌)：最为多见，约占喉癌的60%～65%。

(2) 声门上型：约占喉癌的30%～35%。

(3) 跨声门型：约占喉癌的5%。

(4) 声门下癌：最少见，约占喉癌的5%以下。

2. 肉眼观 肿瘤可呈乳头状、疣状或菜花状隆起，也可在局部形成溃疡。

3. 镜下观 喉癌的主要组织学类型是鳞状细胞癌，约占95%～98%，腺癌约占2%。按鳞状细胞癌发展程度分为原位癌、早期浸润癌和浸润癌三种。

(1) 原位癌：癌仅限于黏膜上皮层内，不突破基膜，此型较少见。

(2) 早期浸润癌：经过一段时间，原位癌可发展成为早期浸润癌，部分癌细胞突破上皮基膜向下浸润，在固有层内形成癌巢。

(3) 浸润癌：分为浸润癌和疣状癌两型，其中以浸润癌常见。绝大多数为高分化鳞癌，癌细胞可见不同程度的角化现象和细胞间桥，在癌巢中心可见角化珠，低分化鳞癌少见。疣状癌(verrucous carcinoma)少见，仅占喉癌的1%～2%，癌组织向喉腔呈疣状突起，形成菜花样或息肉样肿物。镜下为高分化鳞癌，可见不同程度的局部浸润。疣状癌生长缓慢，大多不发生转移。

（二）扩散及转移

喉癌向黏膜下浸润，可侵犯邻近的软组织。向前可侵犯甲状腺和甲状软骨；向后可累及食管；向下可蔓延至气管。喉癌一般较晚发生转移，多经淋巴道转移至颈部淋巴结，常见于颈总动脉分叉处淋巴结。血道转移较少见，主要转移到肺、骨、肝和肾等处。

三、肺　　癌

[案例 7-5]

患者，女性，50岁，半年前无明显诱因出现刺激性干咳，症状持续不缓解，来我院就诊。胸片及CT示：右肺上叶 3cm×3.2cm 占位病变。临床诊断为肺癌，行手术切除。病理检查：切除右全肺 22cm×154cm×8cm，肺脏上叶见一肿物直径 2.9cm，距肺门断端 5.6cm，肿物切面灰白质地硬。镜下为中分化腺癌，癌细胞排列成腺腔样，瘤细胞侵及胸膜。

[问题]

(1) 患者诊断是什么？试述肺癌转移途径。

(2) 按照组织起源来分类，肺癌可分为几类？试述各组织类型的特点。

肺癌(carcinoma of the lung)是最常见的严重威胁人类生命的恶性肿瘤之一。近年来肺癌的发病率及死亡率呈明显上升趋势，在我国城市人口中肺癌居常见肿瘤的首位或第二位。肺癌多发生在40岁以后，男性患者多于女性，其比例约为2∶1。

（一）病因

肺癌病因较复杂，目前认为主要与下列因素有关。

1. 吸烟 吸烟是肺癌发生的最危险因素，吸烟者比不吸烟者的肺癌发生率高20～25倍，开始吸烟年龄越小，日吸烟量越大，患肺癌危险性越大。戒烟后患肺癌的危险性随戒烟时间的延长而减少。烟雾中含有的致癌物质有尼古丁、3,4-苯并芘等多环芳烃化合物，及镍、砷等放射性元素。

2. 大气污染 在大城市和工业区肺癌的发病率和死亡率均较高，与工业废气、机动车排出的废气、家庭排烟造成的大气污染有密切关系。污染的大气中含有3,4-苯并芘、砷、二乙基亚硝胺等致癌物，工业城市中肺癌的死亡率与大气中的3,4-苯并芘的浓度呈正相关。有些装饰材料含有致癌元素（氡与氡子体），也成为肺癌发生的危险因素。

3. 职业因素 长期从事放射性矿石开采，长期吸入含石棉、镍、砷等化学致癌粉尘的工人，其肺癌发生率明显增高。

（二）组织发生

绝大多数肺癌起源于支气管黏膜上皮，少数起源于支气管腺体或肺泡上皮，因而肺癌又称支气管癌（bronchogenic carcinoma）。肺癌分为鳞癌、腺癌、小细胞癌和大细胞癌四种主要类型。其中肺鳞癌起源于较大支气管黏膜上皮，在致癌因子作用下，柱状上皮发生鳞状化生，进一步发展为非典型增生和原位癌，再进展为浸润癌；肺腺癌来自支气管腺体；细支气管肺泡癌来自细支气管黏膜上皮Clara细胞和Ⅱ型肺泡上皮细胞；小细胞癌来自支气管黏膜和腺体中的嗜银细胞。

（三）病理变化

1. 肉眼类型 根据肺癌发生部位和形态特点可将其分为中央型、周围型和弥漫型三种类型。

（1）中央型（肺门型）：此型最常见，约占肺癌的60%～70%。中央型肺癌发生于主支气管和叶支气管等大支气管，在肺门部形成肿块。右肺多于左肺，上叶比中下叶多见。早期为局部管壁的弥漫性增厚，或从管壁长出息肉状、乳头状物突向管腔，造成管腔狭窄或闭塞。进一步发展，癌细胞沿支气管向纵深方向浸润到达管壁外和周围肺组织，在肺门处融合成环绕支气管的巨大癌块，其形状不规则或呈分叶状，与周围组织分界不清，癌块可见有出血、坏死，周围有卫星癌结节（图7-17）。

（2）周围型：此型约占肺癌总数的30%～40%。癌发生于段以下支气管，在靠近肺膜的肺周边部形成直径2～8cm的球形或结节状无包膜肿块，肿瘤与周围肺组织界限较清楚。本型发生肺门淋巴结转移较中央型为迟，但可侵犯胸膜。

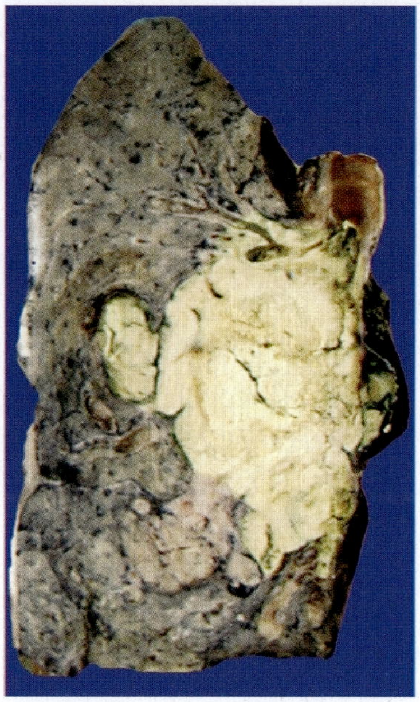

图7-17 中央型肺癌

肺门处可见包绕支气管的灰白、质硬的巨大肿块，周围有卫星癌结节

（3）弥漫型：较少见，此型约占肺癌的2%～5%。癌发生于末梢肺组织，沿肺泡管及肺泡弥漫性浸润生长，很快侵犯部分大叶或全肺叶。肉眼呈多数粟粒大小的灰白色结节，似肺炎样外观，此时须与转移癌和肺炎相鉴别。

早期肺癌和隐性肺癌的诊断标准国际上尚未统一。日本肺癌学会将癌块直径<2cm，并局限于肺内的管内型和管壁浸润型称为早期肺癌。隐性肺癌一般指肺内无明显肿块，痰细胞学检查癌细胞阳性，临床和X线检查为阴性，手术切除标本经病理学检查证实为支气管黏膜原位癌或早期浸润癌无淋巴结转移。

2. 组织学类型 根据WHO关于肺癌的分类，将其分为鳞状细胞癌、小细胞癌、腺癌、大细胞癌、腺鳞癌、肉瘤样癌、类癌、唾液腺癌等8种基本类型。以下重点介绍鳞状细胞癌、腺癌、小细胞癌及大细胞癌4种常见肺癌。

（1）鳞状细胞癌：为肺癌中最常见类型，约占肺癌的40%～50%。肉眼多为中央型肺癌。患者主要为中老年男性，多有吸烟史。肿瘤生长缓慢，转移较晚，痰脱落细胞学检查阳性率最高，因发生在段以上支气管，故易被纤维支气管镜检查发现。组织学上分为高分化、中分化和低分化三型。高分化者癌巢角化珠明显，细胞间桥清楚；中分化者癌巢界限尚清楚，可见细胞内角化，但无角化珠形成；低分化者无细胞内角化及角化珠，多无细胞间桥，癌细胞异型性明显。

（2）腺癌：肺腺癌发生率仅次于鳞癌，近年有不断上升的趋势，约占肺癌的30%～40%。肉眼多为周边型肺癌，女性多见，且多为非吸烟者。肿块一般位于胸膜下。镜下癌细胞分化程度不等，分化最好者为细支气管肺泡癌（bronchioalveolar carcinoma）。细支气管肺泡癌肉眼多为弥漫型，镜下见癌细胞沿肺泡壁和细支气管壁生长，排列呈腺腔样结构，也可增生呈乳头状结构，肺泡间隔未遭破坏，肺泡轮廓依然存在(图 7-18)；中度分化腺癌，癌细胞可排列成腺腔样、实体状或乳头状结构，也可伴有黏液分泌；低分化腺癌，癌细胞排列呈实性或筛状细胞巢，分泌现象少见，癌细胞异型性明显。

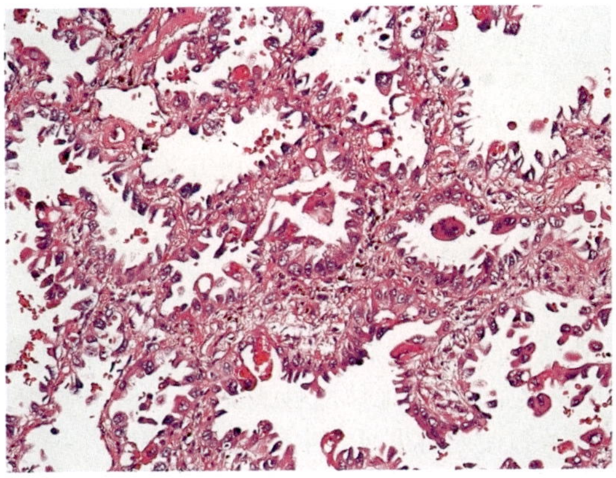

图 7-18 细支气管肺泡癌

癌细胞沿肺泡壁生长扩展，呈腺腔样结构，有乳头形成，肺泡间隔完整

肺腺癌伴纤维化和瘢痕形成称为瘢痕癌。肺腺癌临床治疗效果及预后不如鳞癌。

(3) 小细胞癌：约占肺癌的 10%～20%，多发生于肺中央部，又称为小细胞神经内分泌癌、小细胞未分化癌。此型在肺癌中分化最低、恶性度最高，5 年生存率仅 1%～2%。此型肺癌生长迅速，转移早，手术切除效果差，但对化疗及放疗敏感。患者多为中、老年人，80%以上为男性。镜下观，癌细胞小，常呈圆形或卵圆形，胞质少，似淋巴细胞样；也可呈短梭形，细胞一端稍尖，形似燕麦，又称为燕麦细胞癌(oat cell carcinoma)。癌细胞排列呈实性细胞巢，有时癌细胞围绕小血管排列成假菊花团形结构。电镜下 60%以上病例的癌细胞胞质内可见神经内分泌颗粒，具有神经内分泌功能，能产生 5-羟色胺(5-HT)和促肾上腺皮质激素(ACTH)等，并引起相应的临床症状。

(4) 大细胞癌：较少见，约占肺癌的 10%，又称大细胞未分化癌。半数大细胞癌发生于大支气管。镜下观，癌组织形成实性癌巢或较大团块，癌细胞体积大，多边形，胞质丰富，核深染，可见奇异型核和多核，也可见瘤巨细胞或透明细胞。研究证实，大细胞癌为低分化的鳞状细胞癌或腺癌，甚至有神经内分泌分化。大细胞癌恶性程度高，生长快，转移早而广泛。

(四) 扩散途径

1. 直接蔓延 中央型肺癌可直接侵犯纵隔、心包及周围血管，或沿支气管向同侧，甚至对侧肺组织蔓延；周围型肺癌可直接侵犯胸膜并侵入胸壁。

2. 转移 肺癌发生转移较早，较多见。首先沿淋巴道转移至支气管旁、肺门淋巴结，再扩散至纵隔、锁骨上、腋窝和颈部淋巴结。血道转移常见于脑、肾上腺和骨等处。小细胞癌比鳞癌和腺癌更易发生血道转移。

(五) 临床病理联系

肺癌一般发病隐匿，早期常无明显症状，易被忽视。患者可有咳嗽，痰中带血，气急或胸痛，有时咯血。其中咯血较易引起患者注意因而就诊。一半中央型肺癌临床症状出现较早，癌组织阻塞或压迫支气管时，可引起局限性肺萎陷、肺气肿或肺部感染；累及胸膜可引起胸腔血性积液；侵蚀食管可引起支气管-食管瘘；侵犯纵隔，压迫上腔静脉，可引起上腔静脉综合征，表现为面部浮肿及颈、胸部静脉曲张；肺尖部肺癌压迫或侵蚀颈交感神经及颈神经根，引起患侧眼睑下垂，瞳孔缩小和胸壁皮肤无汗等交感神经麻痹综合征；侵犯臂丛神经可出现上肢疼痛及肌肉萎缩等。

神经内分泌型肺癌，因异位内分泌而引起副肿瘤综合征，尤其是小细胞肺癌可因 5-HT 分泌过多而引起类癌综合征，患者可表现为皮肤潮红、水样腹泻、阵发性心动过速、支气管痉挛等。肺性骨关节病也是肺癌最常见的肺外症状，表现为骨疼痛、关节肥大和杵状指。此外，还可发生肌无力综合征和类 Cushing 综合征。肺外症状在肿瘤切除后消失。

[案例 7-5 分析讨论]

(1) 此例病理诊断为右肺上叶周围型中分化腺癌。肺癌转移较早，较多见，先沿淋巴道转移至支气管旁、肺门淋巴结，再至纵隔、锁骨上、腋窝和颈部淋巴结，血道转移常见于脑、肾上腺和骨等处。

(2) 肺癌组织学分型可分为：①鳞状细胞癌，最常见类型，约占 40%～50%，多为中央型肺癌。患者主要为中老年男性，多有吸烟史。肿瘤生长缓慢，转移较晚。组织学上分为高、中和低分化三型。②腺癌，约占肺癌的 30%～40%，多为周边型肺癌，女性多见。镜下癌细胞分化程度不等。本患者肿块位于右肺上叶胸膜下，癌细胞排列成腺腔样，为右肺上叶周围型中度分化腺癌。③小细胞癌，是肺癌中分化最低、恶性度最高的一型。癌细胞小而呈短梭形或淋巴细胞样，属于神经内分泌癌。患者多为中、老年人，80%以上为男性。多位于肺中央部。④大细胞癌，约占 10%，半数大细胞癌发生于大支气管。主要特点是癌细胞体积大，核深染，可见奇异型核瘤巨细胞。恶性程度高，生长快，转移早而广泛。

呼吸系统常见肿瘤的比较见表 7-5。

表 7-5 呼吸系统常见肿瘤的比较

	鼻咽癌	喉癌	肺癌
病因发病	病毒、环境、遗传	吸烟、酗酒、环境污染、病毒	吸烟、大气污染、职业、遗传
发病率	头颈部恶性肿瘤首位、中老年男性多见	上呼吸道常见、中老年男性多见	恶性肿瘤首位或第二，中老年男性多见
大体特点	鼻咽顶部好发、结节型多见	声带好发、隆起或溃疡	中央型、周围型、弥漫型
组织学分型	鳞癌、腺癌、未分化癌	鳞癌、腺癌	鳞癌、腺癌、小细胞癌、大细胞癌等
转移	早期淋巴转移	较晚淋巴转移	较早、较多见、小细胞癌易血道转移
临床症状	颈部肿块、涕中带血、鼻塞、耳鸣、复视	声嘶	咳嗽、痰中带血、肺部感染、类癌综合征

第七节 胸膜疾病

一、胸 膜 炎

胸膜炎(pleuritis)是胸膜的炎症性疾病。多种原因可引起胸膜炎，其中较常见的是肺的炎症蔓延至胸膜。胸膜炎按病因可分为感染性（细菌、真菌、结核等）和非感染性（类风湿、淀粉样变、子宫内膜异位症等）胸膜炎；按炎症渗出性质可分为浆液性胸膜炎、化脓性胸膜炎和纤维素性胸膜炎等。此外，也可分为原发性和继发性胸膜炎。胸膜炎时的渗出物经过治疗可完全吸收而痊愈，如不能完全吸收时，则可发生纤维化而导致胸膜粘连，影响呼吸功能。

（一）浆液性胸膜炎

浆液性胸膜炎又称为湿性胸膜炎。在结核病菌感染后及肺炎时可发生此类渗出性胸膜炎。此外，在类风湿关节炎、系统性红斑狼疮等自身免疫性疾病时，可作为全身性浆膜炎的局部表现。浆液性胸膜炎病变特点为胸膜腔内聚积多量淡黄色渗出液，由于胸膜腔内渗出液增多可引起呼吸困难。

（二）化脓性胸膜炎及脓胸

化脓性胸膜炎病变常继发于肺炎球菌等感染引起的肺炎和肺脓肿，胸膜腔内有黄绿色脓性渗出液潴留则称为脓胸；若肺结核空洞破裂穿入胸膜腔时可引起结核性脓胸。

（三）纤维素性胸膜炎

纤维素性胸膜炎又称为干性胸膜炎，其发生与肺炎、肺结核、尿毒症、风湿病和肺梗死有关。其病变特点为胸膜腔内出现大量纤维素渗出，伴不等量中性粒细胞浸润。附着于胸膜表面的纤维素性渗出物呈绒毛状，临床听诊可闻及胸膜摩擦音，并出现胸痛；晚期如纤维素不能被溶解吸收，则发生机化，使胸膜肥厚及粘连，导致患者呼吸运动受限。

二、胸 腔 积 液

胸腔积液(hydrothorax)即胸膜腔内有液体聚积，聚积的液体称为胸水。胸水可为渗出液，如浆液性胸膜炎时胸膜腔内的炎性渗出液，以及化脓性胸膜炎时胸膜腔内的脓性渗出液；胸水也可为非炎性的漏出液，漏出液常见于心力衰竭及肾脏疾病等，也可因肿瘤压迫引起局部淋巴回流障碍或静脉回流受阻所致。

肺癌累及胸膜及胸膜间皮肿瘤也可引起胸腔积液，但多为血性，在此种血性胸水中可检出瘤细胞。肺结核及肺梗死时也可发生胸腔血性积液。

三、胸膜间皮瘤

胸膜间皮瘤(pleural mesothelioma)是来源于胸膜间皮的原发性肿瘤，其中以恶性间皮瘤较常见，但其发病率远较肺癌低。长期吸入石棉粉尘与恶性胸膜间皮瘤的发生关系密切。此外，胸膜还可发生良性肿瘤。

（一）类型及病理变化

1. 良性胸膜间皮瘤 罕见，多局限性生长。肉眼观，瘤体较小，圆形或分叶状，质实，包膜明显。镜下观，瘤组织多由梭形的成纤维细胞样瘤细胞构成，排列方式似纤维瘤。肿瘤生长缓慢，易于手术切除。

2. 恶性胸膜间皮瘤 为高度恶性肿瘤，肿瘤沿胸膜弥漫性生长，多见于中年以上男性患者，其发病与吸入石棉粉尘密切相关。临床有气急、胸痛及胸腔积液，胸水常为血性。肿瘤长入肺内易继发感染，患侧肺受压可发生肺萎陷。肉眼观，胸膜弥漫性多发性结节状，结节界限不清，颜色灰白，大小不一，有时也可波及心包膜、膈肌或肺组织。镜下观，组织学上构象多样，可由梭形细胞和胶原纤维构成，似纤维肉瘤称为肉瘤样型；具管状或乳头状结构称为腺管乳头状型；上述两种成分均有者称为混合型(双向型)。

（二）预后

良性胸膜间皮瘤临床预后良好。恶性间皮瘤预后差，若能手术切除并进行放疗和化疗，患者可存活两年以上。

【易混淆的概念】

1. 急性气管支气管炎与急性细支气管炎 急性气管支气管炎为发生在气管和支气管的急性卡他性炎、急性化脓性炎或急性溃疡性炎；多见于免疫功能不健全或者免疫功能低下的婴幼儿及老年人；主要病因是病毒感染的基础上继发细菌感染。急性细支气管炎是指管径<2mm的小、细支气管的急性炎症；炎症易扩散到周围的肺间质和肺泡，形成细支气管周围炎或局限性肺炎；婴幼儿多见，主要因病毒感染引起。

2. 病毒性肺炎与支原体肺炎　病毒性肺炎多为上呼吸道病毒感染向下蔓延所致的肺部炎症；病毒性肺炎的基本病变为急性间质性肺炎，严重可见肺组织的坏死、透明膜形成、支气管黏膜上皮和肺泡上皮细胞增生，甚至形成多核巨细胞，在增生的细胞内可见病毒包涵体；病毒性肺炎小儿多见。支原体肺炎是由肺炎支原体引起的一种急性非特异性间质性肺炎；主要发生在20岁以下的青少年和儿童；大多数支原体肺炎预后良好。

3. 阻塞性肺气肿与老年性肺气肿　阻塞性肺气肿多合并阻塞性通气功能障碍，因其发生于肺腺泡内，故又称为肺泡性肺气肿；阻塞性肺气肿是肺气肿的主要类型；阻塞性肺气肿依其发生部位和范围不同，可分为腺泡中央型肺气肿、全腺泡型肺气肿和腺泡周围型肺气肿。老年性肺气肿为老年人肺组织发生退行性改变；肺组织弹性回缩力减弱，使肺残气量逐渐增加，肺组织膨胀、过度充气而引起的一种肺气肿。

4. 鼻咽鳞状细胞癌与泡状核细胞癌　鳞状细胞癌是鼻咽癌的最常见组织学类型；其中包括高分化鳞癌、低分化鳞癌和未分化鳞癌；高分化鳞癌癌巢细胞分层明显，可见细胞间桥和大量角化珠；低分化鳞癌，癌巢细胞分层多不明显，形成大小不等、形状不规则的癌巢，细胞呈多角形或卵圆形，胞质丰富，异型性大，细胞间桥少见，无角化现象。泡状核细胞癌属于未分化鳞癌的一个亚型；其癌巢形状不规则，与间质界限不清；癌细胞体积较大，胞质丰富，细胞境界不清，往往呈合体状；核大呈空泡状，圆形或卵圆形，有1～2个肥大的核仁，核分裂象少见；癌细胞或癌巢间可见较多淋巴细胞浸润。

5. 副肿瘤综合征与类癌综合征　副肿瘤综合征由于肿瘤的产物（包括异位激素产生）、异常免疫反应或其他不明原因，引起内分泌、神经、消化、造血、骨关节、肾脏及皮肤等系统发生病变，出现相应的临床表现，称为副肿瘤综合征；认识副肿瘤综合征的主要意义在于它可能是一些隐匿肿瘤如小细胞肺癌的早期表现，可因此而发现早期肿瘤。小细胞肺癌可因5-羟色胺分泌过多而引起类癌综合征，患者可表现为皮肤潮红、水样腹泻，阵发性心动过速、支气管痉挛等。

【重点词汇的中英文对照】

大叶性肺炎（lobar pneumonia）
小叶性肺炎（lobular pneumonia）
支气管肺炎（bronchopneumonia）
病毒性肺炎（viral pneumonia）
严重急性呼吸综合征（severe acute respiratory syndrome，SARS）
支原体肺炎（mycoplasmal pneumonia）
慢性支气管炎（chronic bronchitis）
支气管哮喘（bronchial asthma）
支气管扩张症（bronchiectasis）
肺泡性肺气肿（alveolar emphysema）
阻塞性肺气肿（obstructive emphysema）
间质性肺气肿（interstitial emphysema）
代偿性肺气肿（compensatory emphysema）
老年性肺气肿（senile emphysema）
肺尘埃沉着症（pneumoconiosis）
肺硅沉着症（silicosis）
硅结节（silicotic nodule）
慢性肺源性心脏病（chronic cor pulmonale）
鼻咽癌（nasopharyngeal carcinoma，NPC）
泡状核细胞癌（vesicular nucleus cell carcinoma）
肺癌（carcinoma of the lung）
支气管癌（bronchogenic carcinoma）
细支气管肺泡癌（bronchio-alveolar carcinoma）
燕麦细胞癌（oat cell carcinoma）

思　考　题

1. 大叶性肺炎哪个阶段患者缺氧状况有所改善？试分析其原因。
2. 某患儿上呼吸道感染后发生小叶性肺炎，请分析小叶性肺炎发生的原因。
3. 试举出两种慢性阻塞性肺疾病与肺心病发病之间的内在联系。
4. 为什么硅肺患者脱离硅尘作业后，肺部疾病仍会继续发展？
5. 肺硅沉着症和肺石棉沉着症有何异同？
6. 试述中晚期肺癌的肉眼类型、组织学类型、两种类型之间的关系及其临床病理联系。

（首都医科大学　董小黎）

第八章 消化系统疾病

【学习目标】

(1) 了解急、慢性食管炎的病因及病理变化，熟悉 Barrett 食管的概念。

(2) 了解急性胃炎的类型及病变，熟悉慢性浅表性胃炎的病变、消化性溃疡的病因和发病机制，掌握慢性萎缩性胃炎的病变特点和消化性溃疡的病变及合并症。

(3) 了解病毒性肝炎的病因、发病机制，熟悉病毒性肝炎的临床病理类型及临床病理联系，掌握病毒性肝炎的病理变化。

(4) 了解肝硬化的病因及发病机制，熟悉肝硬化的类型，掌握门脉性肝硬化的病变、临床病理联系，了解酒精性肝病的病理变化及发病机制。

(5) 了解胆囊炎、胆石症、胰腺炎的病因、发病机制，熟悉急、慢性胰腺炎的病理变化及临床病理联系。

(6) 了解 Crohn 病、溃疡性结肠炎的病因及发病机制，熟悉阑尾炎、Crohn 病、溃疡性结肠炎的病理变化。

(7) 了解食管癌、胃癌、大肠癌、原发性肝癌、胰腺癌和胃肠道间质瘤的病因及其发病机制，熟悉这些疾病的大体类型和组织学类型、胃肠道间质瘤的病变及预后因素，掌握早期胃癌、小肝癌的概念。

消化系统由消化管和消化腺两部分构成。消化管包括口腔、食管、胃、小肠、大肠，主要功能是食物摄入、消化和排泄；而涎腺、肝脏、胰腺及消化管黏膜腺体中分泌胃酸、酶类的细胞则具有解毒、外分泌和内分泌等多种生理功能；胆囊和胆管的主要作用是储存和运输胆汁。消化管直接与外界相通，各种刺激因素和病原体可直接或间接作用于消化器官而引发疾病，因此消化系统各器官是机体患病率较高的部位。许多理化因素及各种病原体可引发不同的炎症性疾病，一些甚至可导致临床急腹症而需外科治疗。消化系统的恶性肿瘤在世界范围内属高发肿瘤，据统计，我国在食管癌、胃癌、肝癌和大肠癌发病率均居恶性肿瘤发病率的前 10 位。因此，充分了解消化系统疾病的病理变化、发病机制及其临床病理联系，对临床消化系统疾病的诊治和预防有着重要意义。

第一节 食管疾病

食管上与口咽相接，下以食管括约肌与胃相连。由于各种理化因素的刺激和病原微生物的感染，可导致各种急、慢性炎症。

一、食管炎性疾病

食管炎性疾病主要分为急性食管炎和慢性食管炎。急性食管炎(acute esophagitis)临床少见，可由细菌、病毒、真菌等多种病原微生物引起，急性食管炎常继发于恶性肿瘤、免疫功能低下、糖尿病等疾病，也可由机械性或化学性损伤引起。

慢性食管炎(chronic esophagitis)多因急性食管炎迁延而致，其中主要的有反流性食管炎和与之相关的 Berrett 食管。

1. 反流性食管炎(reflux esophagitis) 是慢性食管炎中的特殊类型，相对常见。主要是由于胃和(或)十二指肠液及胆汁反流入食管，刺激食管黏膜引起损伤所致。迷走神经功能障碍在本病发病中可能起重要作用。病变多累及食管下段。肉眼观，黏膜充血、水肿、糜烂。镜下观，早期病变以嗜酸粒细胞浸润为主，伴中性粒细胞渗出，偶尔可伴有局灶性上皮细胞变性坏死。病变进展，鳞状上皮基底细胞增生，上皮脚下延，固有膜乳头高度增加，鳞状上皮内可见嗜酸粒细胞浸润。病变进展可形成浅表性溃疡，病变长期持续可能导致肉芽组织形成，进而形成纤维瘢痕组织，严重病例可致食管狭窄。

2. Barrett 食管(Barrett's esophagus) 是指食管远端黏膜的鳞状上皮被化生的柱状腺上皮所替代的现象。内镜下观察，病变区黏膜呈橘红色，天鹅绒样不规则环状或呈指状突起。显微镜下见病变黏膜由相似于胃黏膜和小肠黏膜的腺体构成，包括柱状细胞、杯状细胞、Paneth 细胞等，腺体排列可不规则，管腔扩张，伴不同程度的纤维化和炎细胞浸润，局部黏膜肌层增厚。

目前认为，Barrett 食管为食管腺癌的癌前病变，其中杯状细胞的出现可能更有诊断意义(图 8-1)。化生的腺上皮可通过异型增生，并进一步发展为黏膜内癌及浸润癌，Barrett 食管癌变率可达 10%，食管裂孔疝也可能与食管胃反流性疾病、Barrett 食管的发生有关。

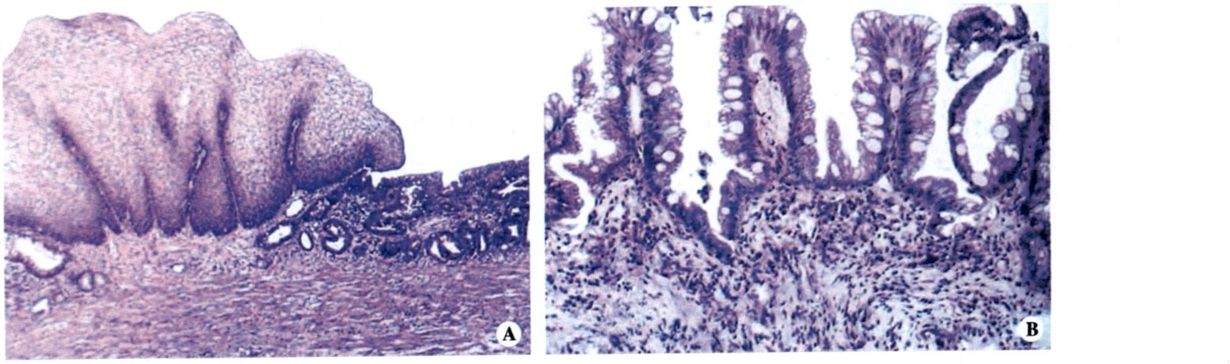

图 8-1 Barrett 食管

A. 不规则排列的腺体(右)与邻近增生的鳞状上皮(左);B. 由杯状细胞和柱状细胞构成的绒毛样结构,其下为慢性炎症性间质

二、贲门失弛缓症

贲门失弛缓症(achalasia)又称贲门痉挛,指食管下端括约肌对吞咽反应不能完全松弛,引起食管功能性梗阻,致使一次吞咽动作结束后食物不能完全进入胃内。贲门失弛缓症通常发生于成人,也可见于儿童,在几乎所有病例中,食管下 1/3 肌层内神经节细胞几乎完全消失,而在食管中 1/3,约有 20%病例神经节细胞消失,其余病例节细胞可见变性改变。可能由于神经节细胞的病变导致管壁平滑肌运动障碍,早期病变是可逆的,随着时间推移,可出现继发改变,包括食管下端括约肌水平以上食管扩张,肌层肥厚或变薄,黏膜的炎症及溃疡形成,晚期可致纤维性狭窄,引起食管机械性梗阻。

第二节 胃 炎

[案例 8-1]

患者,女性,40 岁。上腹部不适伴腹部疼痛 1 年。内镜检查,胃窦部黏膜平坦,颜色苍白,黏膜下血管轮廓清晰可见。活检病理学检查:胃窦黏膜变薄,腺体减少,黏膜固有层内见多量淋巴细胞和浆细胞浸润,可见淋巴滤泡,黏膜肌增厚;黏膜上皮可见杯状细胞,黏膜上皮部分细胞体积增大,核大深染,细胞排列紧密,层次增多,核分裂象易见。

[问题]

(1) 此例病理诊断是什么?依据是什么?

(2) 慢性胃炎有哪些病理类型?

胃炎(gastritis)是一组常见的胃黏膜炎症性病变,按病程和病变可分为急性胃炎和慢性胃炎两大类。急性胃炎以中性粒细胞浸润为特征,慢性胃炎则以淋巴细胞、浆细胞浸润为主,并常伴胃黏膜腺体萎缩和肠上皮化生。

一、急性胃炎

(一) 病因和发病机制

急性胃炎(acute gastritis)可由很多因素引发,其中包括:过量服用非甾体类药物如阿司匹林等;过度饮酒、吸烟;强酸强碱刺激;全身性疾病如恶性肿瘤、尿毒症、休克;全身感染和应激反应等。有些急性胃炎病因不明,称特发性胃炎。

(二) 病理变化和类型

由于损伤程度和持续时间不同,胃黏膜可发生不同程度的充血、水肿、中性粒细胞浸润,严重病例可见出血、糜烂,甚至坏死,少数情况下可发生穿孔。按照病因和病变可分为下列类型:①急性刺激性胃炎(acute irritated gastritis);②急性出血性胃炎(acute hemorrhagic gastritis);③急性腐蚀性胃炎(acute corrosive gastritis);④急性感染性胃炎(acute infective gastritis)等。

二、慢性胃炎

慢性胃炎(chronic gastritis)是胃炎中常见的类型,多见于胃窦部,病变呈局灶性或弥漫性,病因和病变比较复杂。

(一) 病因和发病机制

能引起慢性胃炎的病因很多,一些物理、化学因素的长期刺激、生物因素、免疫因素等都可引起慢性胃炎。幽门螺杆菌(*helicobacter pylori*,Hp)感染在慢性胃炎尤其是慢性萎缩性胃炎发生中可能起重要作用。Hp 为一种革兰阴性微需氧菌,能特异性定居于胃黏膜,Hp 通过分泌某些酶类(尿素酶、蛋白溶解酶、磷脂酶 A 等),以及某些代谢产物,毒性因子(氨、细胞空泡毒素等)和炎症介质(白细胞三烯、趋化因子)的释放,引起胃黏膜上皮细胞和血管内皮细胞损伤,导致慢性胃炎。自身免疫损伤、十二指肠液及胆汁反流、某些慢性刺激等在慢性胃炎发生中都可能起作用：自身免疫反应导致胃黏膜损伤，临床表现为胃酸缺乏，恶性贫血等症状；十二指肠液及胆汁反流至胃内，导致胃黏膜屏障作用减弱或消失，引起胃黏膜炎症反应；慢性刺激，如致炎因子长期存在致使胃炎反复发作、刺激性食物、过度饮酒及某些药物等，导致胃黏膜损伤而引发慢性胃炎。

（二）病理类型和病变

1. 慢性浅表性胃炎（chronic superficial gastritis） 为慢性胃炎中最常见的类型，病变多发生于胃窦部。胃镜下可见黏膜充血、水肿，表面可有灰白色或灰黄色分泌物，有时可见散在糜烂和小灶性出血。显微镜下见黏膜浅层（胃小凹水平以上）弥漫性淋巴细胞和浆细胞浸润，但胃黏膜上皮和胃腺体无明显改变。活动期可见中性粒细胞浸润。

2. 慢性萎缩性胃炎（chronic atrophic gastritis） 胃黏膜炎症范围较广泛且伴有腺体萎缩时称为萎缩性胃炎，萎缩性胃炎多由浅表性胃炎发展而来，胃窦部为主要受累部位。胃镜见，黏膜变薄，皱襞平坦或消失；正常的橘红色变浅或消失，呈灰白或灰黄色；黏膜下血管清晰可见，有时出现渗出和糜烂。显微镜下，胃黏膜弥漫性淋巴细胞、浆细胞浸润，累及黏膜全层，可见淋巴滤泡形成；胃黏膜固有腺体萎缩、变小、稀疏，有时可见腺体囊性扩张，黏膜肌增厚（图 8-2）。在部分病例，胃小凹及黏液层内可查见 Hp。另一个重要且常见的病变是腺体化生性改变，萎缩性胃炎时有 2 种形态化生：一种是假幽门腺化生（pseudopyloric metaplasia），即胃底型腺体被分泌黏液的腺体所取代；另一种为肠上皮化生（intestinal metaplasia），是胃黏膜腺体被肠腺上皮所取代的过程，此种化生较常见，肠上皮化生分为完全性肠化生（Ⅰ型肠化生）和不完全性肠化生（Ⅱ型肠化生）。完全性肠化生与小肠上皮相似，化生的上皮除杯状细胞外，还含有吸收上皮和 paneth 细胞，完全性肠化生的杯状细胞分泌唾液酸黏液，奥辛蓝（Alcian blue）染色呈阳性；不完全性肠化生与大肠上皮相似，缺乏吸收细胞和 paneth 细胞，而保留了具有胃小凹形态的柱状上皮，其中的杯状细胞分泌中性黏蛋白（PAS 染色呈阳性）或硫酸黏蛋白（高铁二胺染色呈阳性）。

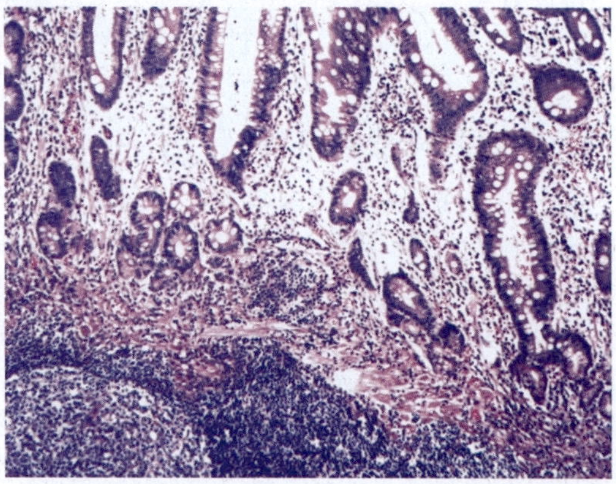

图 8-2 慢性萎缩性胃炎

胃黏膜固有腺体萎缩伴肠上皮化生，黏膜下层见淋巴滤泡形成

萎缩性胃炎时胃黏膜上皮及化生的肠上皮可发生异型增生。按病变程度，传统上将异型增生分为轻、中、重度。2000 年，WHO 推荐使用低级别/高级别胃上皮内瘤变来描述这种增生性病变。胃上皮内瘤变（gastric intraepithelial neoplasia，GIN）是胃腺癌发生的重要病理学基础，超过 40%的早期胃癌的发生与高级别上皮内瘤变有关。

3. 肥厚性胃炎（hypertrophic gastritis） 亦称 Ménetrier 病。病变主要累及胃底和胃体，肉眼观，黏膜层明显增厚，皱襞肥大、加深似脑回状。镜下观，胃小凹明显伸长，黏液分泌细胞增多，腺体增生、肥大，有时穿过黏膜肌层，炎症反应不明显。患者常有胃酸分泌低下及因胃液中丢失大量蛋白而引起的低蛋白血症。

4. 其他特殊类型胃炎（specific forms of gastritis）

（1）淋巴细胞性胃炎：以胃黏膜表层上皮和小凹上皮内大量成熟的 T 淋巴细胞浸润为特征。

（2）嗜酸细胞性胃炎：病变多位于胃窦部，黏膜全层多量嗜酸粒细胞浸润，此类患者常伴外周血嗜酸粒细胞升高和血清 IgE 升高。

（3）肉芽肿性胃炎，以胃黏膜内肉芽肿形成为病变特征，包括 Crohn 病、结节病、结核或组织胞质菌感染等，可伴全身性血管炎的表现。

（4）疣状胃炎（gastritis verrucosa）：以黏膜表面出现痘疹样突起为特征，中央多发性糜烂、凹陷，病变以胃窦部多见。

［案例 8-1 分析讨论］

（1）病理诊断：慢性萎缩性胃炎伴肠上皮化生，重度异型增生。诊断依据：胃镜检查胃窦部黏膜平坦，颜色苍白，可见黏膜下血管轮廓。活检病理学检查胃窦黏膜变薄，腺体减少，黏膜固有层内见多量淋巴细胞和浆细胞浸润，可见淋巴滤泡，黏膜肌增厚；黏膜上皮可见杯状细胞，黏膜上皮部分细胞体积增大，核大深染，细胞排列紧密，层次增多，核分裂象易见。

（2）慢性胃炎的主要类型包括慢性浅表性胃炎、慢性萎缩性胃炎、肥厚性胃炎，其他类型包括淋巴细胞性胃炎、嗜酸细胞性胃炎、肉芽肿性胃炎等。

第三节 消化性溃疡

[案例 8-2]

患者，男性，39岁，主诉：上腹部疼痛2个月，饭后加重，时而反酸，因饮酒后出现腹部剧痛入院。查体：体温38℃，脉搏100次/分，血压150/95mmHg；腹部弥漫性压痛、反跳痛。行剖腹探察术，术中见胃小弯幽门部一溃疡穿孔，腹腔内见胃内容物，遂行胃大部切除手术。术后病理检查：胃大部切除标本，幽门部小弯侧圆形溃疡，直径2.0cm，边缘整齐，胃黏膜向溃疡边缘集中，溃疡穿透胃壁全层。镜检：溃疡底部见表面为炎性渗出物（中性粒细胞和纤维素），其下见薄层组织坏死，坏死组织下方为肉芽组织，底层为纤维瘢痕组织，其中可见小动脉呈增生性动脉内膜炎改变，神经纤维呈球状增生。溃疡周边胃黏膜变薄，可见杯状细胞。胃壁浆膜面血管扩张充血，大量中性粒细胞浸润。

[问题]

(1) 根据大体和镜下检查所见，对本病例应做出何种病理诊断？

(2) 消化性溃疡病变特点是什么？

(3) 结合本病例，试分析消化性溃疡的临床症状和体征与病理改变之间的关系。

消化性溃疡（peptic ulcer）又称溃疡病，是指胃和十二指肠黏膜因自身消化作用所引起的慢性溃疡性病变，是胃和十二指肠的常见病，多见于青壮年。临床上十二指肠溃疡远较胃溃疡多见，前者占70%，后者占25%，胃与十二指肠同时发生者称复合性溃疡，约占5%。

一、病因及发病机制

胃和十二指肠消化性溃疡的病因及其发病机制还未完全阐明，目前认为主要与胃液的消化作用、幽门螺杆菌感染和神经内分泌失调所导致的胃黏膜自身屏障作用破坏有关。

正常胃黏膜防御屏障包括：①黏液-碳酸氢盐屏障，胃黏膜上皮表面被覆一黏液层，构成这一屏障的主体，使胃内容物和胃黏膜隔离，同时具有中和作用，从而避免胃液对胃黏膜的自身消化；②黏膜上皮屏障，黏膜上皮具有很强的再生能力，当有害刺激作用导致上皮受到损伤，腺颈部上皮迅速增生并取代受损伤的上皮细胞，保证了黏膜的完整性；③胃黏膜中丰富的血液循环可及时消除有害因子，保持局部微环境稳定。胃液的消化作用与黏膜防御屏障处于动态平衡状态，任何因素导致这种平衡破坏则可能引起黏膜损伤，导致溃疡形成。

导致黏膜屏障破坏的因素很多，其中Hp感染被认为是最重要的因素之一。胃溃疡周边黏膜Hp检出率可达70%以上，在消化性溃疡形成过程中，Hp的作用包括黏膜上皮直接损伤、通过酶类和（或）某些炎症介质的释放，损伤黏膜上皮和血管内皮细胞，降低黏膜防御功能；此外，胃酸分泌过多和胃排空延缓在消化性溃疡形成中也起着重要作用。胃酸分泌过多是直接导致黏膜损伤的重要因素，这在十二指肠溃疡发生中作用更为重要。胃酸过多与壁细胞的数量增多和反应性增强密切相关，如副交感神经兴奋性增强，Hp也可能通过促进胃黏膜中G细胞分泌促胃液素，使胃酸分泌增多，胃酸自身消化作用增强；胃排空延缓、胆汁反流可增加胃黏膜与胃液接触时间，促进自身消化作用；其他因素，如长期服用非甾体类抗炎药、吸烟、高钙血症等均可能是溃疡发生的诱因。

二、病理变化

肉眼观，胃溃疡多位于胃小弯近幽门部，通常为圆形或椭圆形，一般为单个，直径多在2cm以内（图8-3），溃疡边缘整齐，底部平坦，溃疡深浅不一，浅者仅累及黏膜下层，深者可达肌层或浆膜。近贲门侧溃疡较深，呈潜掘状，近幽门侧较浅，呈斜坡状，切面呈斜漏斗状，溃疡表面常覆以灰白或灰黄色分泌物，周围黏膜皱襞向溃疡集中。

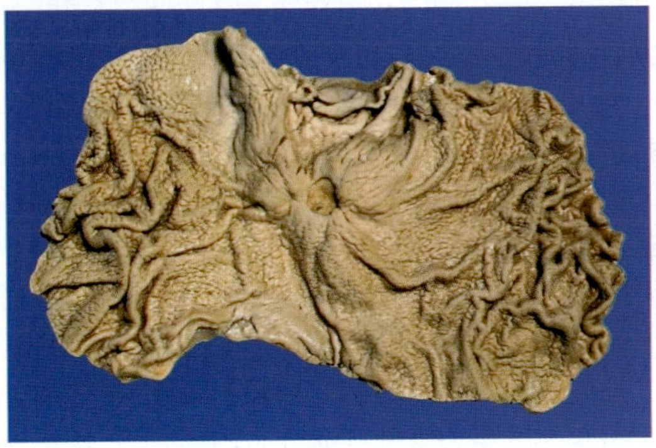

图8-3 胃消化性溃疡
胃小弯近幽门部见一椭圆形溃疡，直径小于2.0cm

镜下观，活动期溃疡的底部可分为四层结构：①渗出层：位于最表层，为少量炎性渗出物（中性粒细胞和纤维素等）；②坏死层：由坏死细胞、组织碎片和纤维素样物质构成；③肉芽组织层：由新生的毛细血管和成纤维细胞构成；④瘢痕层：主要由增生的纤维结缔组织构成，瘢痕层内可见小动脉呈增生性动脉内膜炎改变，并可见血栓形成（图8-4）。血栓形成可防止血管溃破、出血，但也影响局部血供，不利于溃疡面愈合。此外，溃疡底部神经纤维常发生变性、断裂和增生，呈扭曲状或小球状，形成创伤性神经瘤，是导致患者疼痛的病理学基础。溃疡壁黏膜肌层与固有肌层常呈融合状态。

十二指肠溃疡多发生于十二指肠球部前壁或后壁，直径较小，多在1.0cm以内，其形态特点与胃溃疡相似。

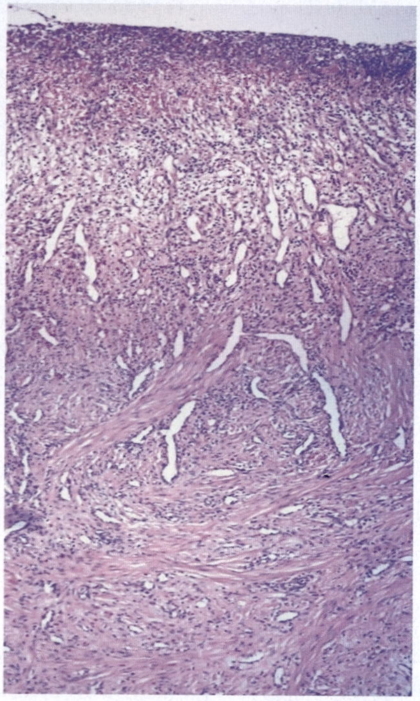

图 8-4　胃消化性溃疡(镜下)

溃疡表面为渗出层，其下依次为坏死层、肉芽组织层和瘢痕层

三、结局和并发症

1. 愈合(healing)　溃疡表面的渗出物和坏死组织逐渐被吸收或排出，肉芽组织增生填补组织缺损，肉芽组织逐渐演变为瘢痕组织，组织缺损填补后，周围黏膜上皮再生，覆盖创面而愈合。

2. 出血(hemorrhage)　为最常见的并发症，约发生于1/3患者，溃疡底部毛细血管破裂引起的少量出血可表现为大便潜血阳性。少数患者因较大血管破裂导致大出血，表现为呕血和黑便，严重者可导致失血性休克。

3. 穿孔(perforation)　发生率约为5%左右。溃疡性病变进展穿透浆膜引发穿孔，尤以十二指肠溃疡多见。胃及十二指肠内容物进入腹腔，引起急性弥漫性腹膜炎，表现为剧烈腹痛、板状腹，进而出现感染、休克。如溃疡穿孔较慢，且穿孔前已与邻近器官粘连或由大网膜包裹，则称慢性穿孔，形成局限性腹膜炎。

4. 幽门狭窄(pyloric stenosis)　发生率约为2%～3%。溃疡累及幽门管，该处黏膜充血、水肿，幽门括约肌痉挛，导致功能性梗阻，或因过多瘢痕形成，瘢痕收缩导致局部狭窄，引起机械性梗阻。临床上出现胃内容物潴留、反复呕吐、水电解质失衡等。

5. 癌变(malignant transformation)　研究显示胃溃疡癌变率在1%以内，十二指肠溃疡几乎不发生癌变。

四、临床病理联系

溃疡病的主要临床表现是上腹部长期性、周期性和节律性疼痛，可呈钝痛、烧灼痛或饥饿痛。剧烈疼痛常提示发生穿孔。胃溃疡常表现为进食后痛，十二指肠溃疡常为空腹痛。此外，尚有反酸、嗳气、消瘦等症状。

[案例 8-2 分析讨论]

(1) 病理诊断：消化性溃疡合并穿孔，急性腹膜炎。

(2) 病变特点：①十二指肠溃疡比胃溃疡多见；②十二指肠溃疡多位于球部，胃溃疡则多位于胃窦部；③大体形态：一般为圆形或椭圆形，单发，直径多在2cm以内，溃疡边缘整齐，底部平坦，溃疡一般较深，可达肌层或浆膜，溃疡典型形态呈潜掘状，切面呈斜漏斗状，周围黏膜皱襞向溃疡处集中；④镜下：活动期溃疡的底部分为四层结构：表面为渗出层，其下依次为坏死层、肉芽组织层和瘢痕层。

(3) 患者上腹部烧灼样疼痛是由于溃疡活动性病变导致组织坏死，加上溃疡底部瘢痕层内创伤性神经瘤所致；饮酒后出现腹部剧痛是由溃疡穿孔引起；查体上腹部压痛、反跳痛则是由于溃疡穿孔导致的急性腹膜炎所致。

第四节　病毒性肝炎

[案例 8-3]

患者，男性，35岁。因厌食、厌油腻、乏力、右上腹疼痛入院。体格检查：肝区触痛，肝大肋下1.5cm，剑突下3.0cm，血清学检查HBsAg阳性，谷丙转氨酶120U。抗肝炎治疗1年后，临床症状和血清学检查无明显改善。行超声引导下肝穿刺活检，镜下：肝细胞水肿，胞质疏松呈网状，局灶性肝细胞坏死、少量界板肝细胞坏死，并见凋亡小体，坏死区见淋巴细胞浸润，汇管区纤维组织轻度增生，多量淋巴细胞浸润，肝小叶结构完整。

[问题]

(1) 本例病理诊断是什么？诊断依据有哪些？

(2) 病毒性肝炎的基本病变有哪些？

(3) 病毒性肝炎有哪些临床类型？各型的病理学特征是什么？

病毒性肝炎(viral hepatitis)是一组由肝炎病毒引起的以肝细胞变性、坏死和凋亡为主要病变的传染病。其发病率高、传染性强，是全球最重要的传染病之一。中国是病毒性肝炎高发区，乙型肝炎表面抗原携带者约1.2亿人，每年因肝病而死亡者约30万人，其中约半数死于原发性肝细胞癌，其中多数与乙型肝炎病毒感染有关，因此，病毒性肝炎对人类健康威胁极大，是我国重点防治的传染病之一。

一、病因及发病机制

目前，已知肝炎病毒有甲、乙、丙、丁、戊和庚6种类型，分别引起相应类型肝炎。各型肝炎病毒和各型肝炎的特点见表8-1。

不同类型的病毒引起肝损害的机制不尽相同。在各型病毒中研究最多、最充分的是HBV，目前一般认为HBV相关的肝损害与$CD8^+$ T淋巴细胞对肝细胞的杀伤作用有关。$CD8^+$ T淋巴细胞识别并结合肝细胞膜上的病毒抗原，经细胞毒作用，导致受感染的肝细胞发生变性和死亡，这是导致肝细胞损害的主要作用机制。此外，HBV感染引起的肝损害还与自身免疫反应和免疫复合物沉积有关。肝细胞感染HBV后，暴露的肝特异性脂蛋白抗原作为自身抗原诱导机体产生自身免疫反应，直接或间接导致肝细胞损伤；另外，肝细胞表面的HBV抗原，在与相应抗体结合后形成免疫复合物，通过激活补体系统引起肝细胞破坏。关于HAV的发病机制，过去认为是病毒直接损害肝细胞所致，新近研究结果显示，HAV也可能是通过特异HLA限制的细胞免疫应答作用导致肝细胞损伤。

表8-1 各型肝炎病毒其所引起的肝炎的特点

病毒类型	HAV	HBV	HCV	HDV	HEV	HGV
肝炎类型	甲型肝炎	乙型肝炎	丙型肝炎	丁型肝炎	戊型肝炎	庚型肝炎
病毒大小	27～32nm	42nm	30～60nm	35～37nm	27～34nm	50～100nm
病毒性质	小RNA	DNA	单链RNA	缺陷病毒	单链RNA	单链RNA
主要传播途径	粪-口	密切接触输血、注射	密切接触输血、注射	密切接触输血、注射	粪-口	输血、注射
潜伏期	2～4周	8～16周	2～26周	4～20周	2～8周	不详
损伤机制	直接/免疫损伤	免疫损伤	免疫损伤	免疫损伤	免疫损伤	直接/免疫损伤
转成慢性肝炎	无	5%～10%	>70%	<5%	罕见	罕见

二、基本病理变化

各型病毒性肝炎的病变大致相同，病变以肝细胞变性、坏死为主，散在细胞凋亡，同时伴不同程度的炎细胞浸润、肝细胞再生，慢性肝炎可见不同程度的纤维组织增生。

(一) 肝细胞变性

1. 水变性(hydropic degeneration) 亦称细胞水肿，是病毒性肝炎中最常见的病理改变。由于肝细胞受损后，细胞内水分较正常明显增多，导致细胞体积增大，显微镜下见受累肝细胞肿胀、胞质疏松呈网状、半透明，称胞质疏松化；病变进一步发展，肝细胞水肿加重，致使肝细胞胀大呈球形，胞质几乎完全透明，称为气球样变(ballooning change)。由于肝细胞肿胀致使肝窦受压变窄(图8-5)。

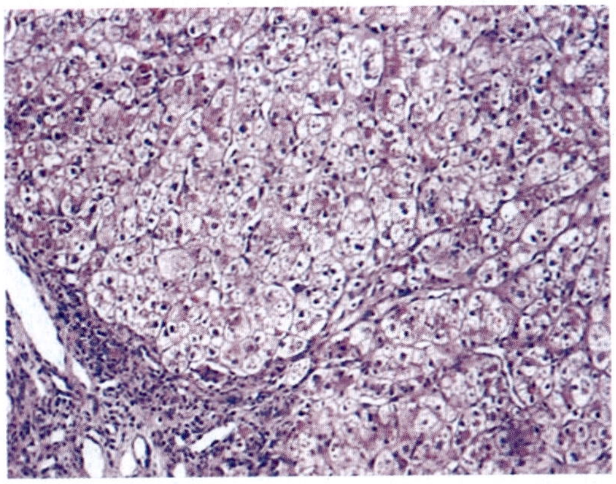

图8-5 病毒性肝炎

肝细胞弥漫水肿，胞质疏松化

2. 嗜酸性变 嗜酸性变累及单个肝细胞，散在于肝小叶内。镜下见肝细胞胞质浓缩，嗜酸性增强，颗粒性消失。

3. 脂肪变 肝细胞脂肪变性最常发生在丙型肝炎。

(二) 肝细胞坏死

根据肝细胞坏死的范围、分布特点及坏死灶的形态可将肝细胞坏死分为以下四种。

1. 点状坏死(spotty necrosis) 坏死一般仅累及几个或十几个肝细胞，坏死灶散在于肝小叶内，坏死区可伴中性粒细胞浸润。

2. 碎屑状坏死(piecemeal necrosis) 是指发生在肝小叶周边界板处的少量小片状肝细胞坏死、溶解，该处可见淋巴细胞和浆细胞浸润。随病变持续或进展，汇管区纤维组织增生，并由此坏死区向肝小叶内延伸，成为肝硬化的病理基础。碎屑状坏死是慢性肝炎处于活动期的主要病变之一。

3. 桥接坏死(bridging necrosis) 是指肝细胞坏死灶融合呈带状向小叶内伸展，构成两个中央静脉之间、两个汇管区之间或中央静脉与汇管区之间相互连接的坏死带。坏死区常伴肝细胞不规则再生及纤维组织增生，随病变进展逐渐形成纤维间隔，分隔原有肝小叶。此病变常见于中、重度慢性肝炎。

4. 大块坏死(massive necrosis) 大块坏死是指涉及几个肝小叶的肝细胞溶解坏死或肝组织大片融合性溶解性坏死，坏死组织迅速溶解吸收。由于坏死范围广，正常肝组织结构塌陷使汇管区呈集中现象，并可见大量炎细胞浸润，常见于亚急性重型肝炎或急性重型肝炎。

(三) 肝细胞凋亡

常由嗜酸性变发展而来，在嗜酸性变基础上，胞核进一步浓缩以至消失，形成均质粉染的圆形小体，并与相邻的肝细胞脱离，称为嗜酸小体(acidophilic body)。目前认为，肝细胞嗜酸性变是肝细胞凋亡的早期改变，而嗜酸性小体即为凋亡小体。

(四) 炎细胞浸润

肝炎时，在汇管区或肝小叶内坏死区常见不同程度的炎细胞浸润，浸润的炎细胞主要是淋巴细胞和单核细胞，有时见少量浆细胞及中性粒细胞等。

(五) 肝细胞再生与间质反应性增生

1. 肝细胞再生 肝细胞坏死时，邻近的肝细胞可通过分裂而再生，使坏死细胞得以修复。在肝炎恢复期或炎症慢性阶段，肝细胞再生较明显，再生的肝细胞体积较大，核大而染色较深，有的可有双核。

2. 库普弗(Kupffer)细胞增生和肥大 这是肝内单核吞噬细胞系统的增生性反应。增生的细胞呈梭形或多角形，胞质丰富，突出于窦壁或自壁上脱入窦内成为游走的吞噬细胞。

3. 肝星状细胞增生 肝星状细胞也称贮脂细胞，存在于 Diss 腔内，肝炎时可分化为肌纤维母细胞样细胞，合成并分泌胶原纤维。反复发生严重损伤时，肝内星状细胞增生参与肝纤维化及肝硬化形成。

4. 小胆管增生 在慢性病例，汇管区可见细小胆管增生。

肝炎基本病变中，肝细胞胞质疏松化和气球样变、点状坏死及嗜酸性小体形成对于诊断急性普通型肝炎具有相对特征性；碎屑状坏死和桥接坏死是慢性肝炎的特征性病变；而肝细胞的大块坏死则是重型肝炎的主要病变特征。毛玻璃样肝细胞见于乙型肝炎病毒携带者或慢性肝炎患者的肝组织。镜下见肝细胞体积稍大，胞质内充满嗜酸性细颗粒，不透明似毛玻璃样，故称毛玻璃样肝细胞(图 8-6)。免疫组化染色 HBsAg 呈阳性反应，证实肝细胞质内有 HBsAg 存在。电镜显示光面内质网内有大量 HBsAg，呈线状或小管状。

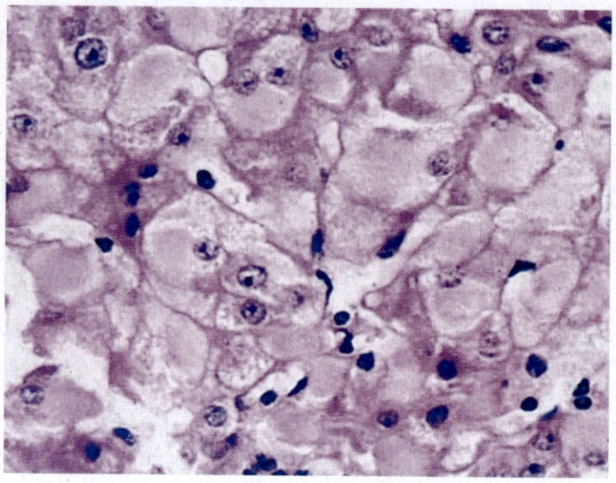

图 8-6 毛玻璃样肝细胞
病毒性肝炎时，肝细胞肿胀，胞质内充满嗜酸性颗粒，免疫组化及电镜证实为 HBsAg

三、临床病理类型

各型肝炎病毒引起的肝炎，其病理变化和临床表现基本相同。目前常用分类方法是按病因分类，即分为甲、乙、丙、丁、戊、庚 6 型。此外，根据病程和病理改变特点，病毒性肝炎分为急性肝炎和慢性肝炎，以及普通型肝炎和重型肝炎，每类又可分为若干亚类。下面分别介绍各型肝炎病变特点和临床表现。

(一) 急性(普通型)肝炎

急性(普通型)肝炎最常见，临床上根据有无黄疸，分为黄疸型和无黄疸型 2 类，其中黄疸型肝炎的病变略重，病程较短，多见于甲、丁、戊型肝炎。我国以无黄疸型肝炎居多，多由乙型肝炎病毒引起，部分为丙型肝炎病毒所致。黄疸型与无黄疸型肝炎病变大致相同。

1. 病理变化

肉眼观，肝体积增大、被膜紧张。

镜下观，弥漫性肝细胞变性，以胞质疏松化和气球样变最为普遍。肝小叶内见散在点状肝细胞坏死灶，嗜酸性变及嗜酸小体形成。坏死灶内可见中性粒细胞浸润，汇管区及肝小叶内有少量炎细胞浸润。黄疸型者坏死灶稍多、稍重，可见肝细胞淤胆及毛细胆管内胆栓，并见肝细胞再生。由于肝细胞索网状纤维支架尚未塌陷，故再生的肝细胞可完全恢复原来的结构和功能。

2. 临床病理联系 由于肝细胞弥漫水变性而肿胀，使肝脏体积增大，被膜紧张，临床表现为肝大、肝区疼痛或压痛；肝细胞坏死，细胞内酶类释放入血，血清学检查可见谷丙转氨酶等酶类血清值升高、肝功能异常等；肝细胞变性坏死使胆红素的摄取、结合和分泌障碍，加之毛细胆管受压或胆栓形成等，临床上可出现黄疸。

3. 结局 急性肝炎经适当治疗，病变大多在半年内逐渐恢复。坏死的肝细胞可完全再生修复。一部分病例(多为乙型和丙型肝炎)恢复较慢，需半年到 1 年，约 1%的病例可发展为慢性肝炎。偶见个别病例发展为重型肝炎。

（二）慢性（普通型）肝炎

病毒性肝炎病程持续在1年（国外为半年）以上者即为慢性肝炎，其中约80%为乙型肝炎。按炎症活动度、肝细胞坏死和纤维化程度，可将慢性肝炎划分为轻、中、重度三型。

1. 轻度慢性肝炎 相当于先前分型中的慢性迁延性肝炎和轻度慢性活动性肝炎，此型肝炎病变程度较轻。镜下，肝细胞广泛水变性，点状、灶状肝细胞坏死，可见凋亡小体，偶见轻度碎屑状坏死，汇管区周围纤维组织轻度增生，肝小叶结构完整。

2. 中度慢性肝炎 相当于先前分型中的中度慢性活动性肝炎，此型肝炎肝细胞坏死较轻度慢性肝炎明显，碎屑状坏死较多见，桥接坏死是此型肝炎的特征性病变。汇管区纤维组织增生，并向小叶内延伸，形成纤维间隔，但小叶结构大部分保存（图8-7）。

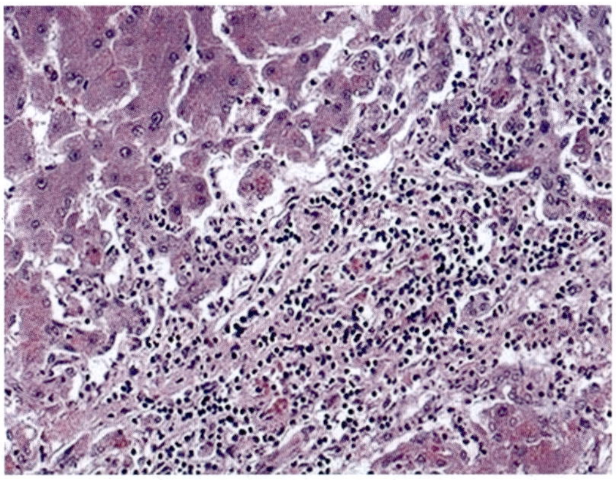

图8-7 中度慢性肝炎

肝细胞坏死较重，出现肝细胞桥接坏死

3. 重度慢性肝炎 相当于先前的重度慢性活动性肝炎，显微镜下见肝细胞坏死较中度慢性肝炎重，碎屑状坏死更明显，桥接坏死范围广，广泛的纤维组织增生并分隔肝小叶结构，导致小叶结构紊乱，常见肝细胞不规则再生。

（三）重型肝炎

本型病情严重、起病急，以肝细胞广泛坏死为特征。根据起病急缓及病变程度，分为急性重型肝炎和亚急性重型肝炎两种。

1. 急性重型肝炎 临床少见，多为青壮年患者，起病急，病变发展迅速，病死率高。临床上又称为暴发型肝炎。

肉眼观，肝脏体积显著缩小，以左叶为甚，重量可减至600～800g，质软，表面被膜皱缩，切面呈黄色或红褐色，有些区域可见红黄相间的斑纹状，故又称急性黄色肝萎缩或急性红色肝萎缩（图8-8）。

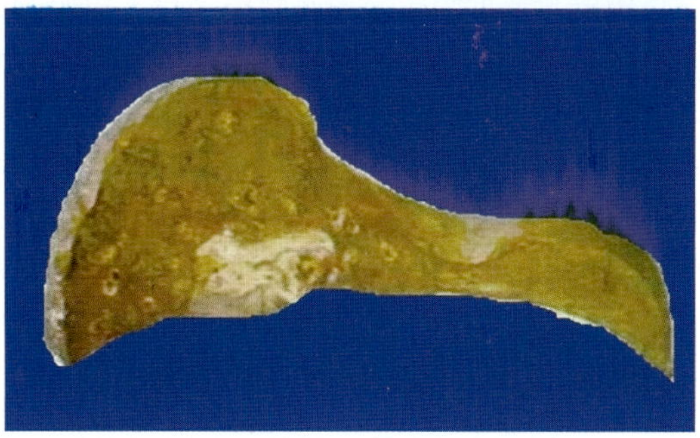

图8-8 急性重型肝炎

肝脏体积明显缩小（右叶显著），切面呈黄色（黄色肝萎缩）

镜下观，肝细胞弥漫性大片状坏死，严重病例坏死面积可达肝实质的2/3，肝索解离，坏死的肝细胞迅速溶解，仅在小叶周边部可见残留少数变性的肝细胞。肝窦明显扩张充血及出血，库普弗细胞增生肥大，吞噬细胞碎屑及色素。小叶内及汇管区见以淋巴细胞和巨噬细胞为主的炎细胞浸润。肝细胞再生和小胆管再生现象不明显（图8-9）。

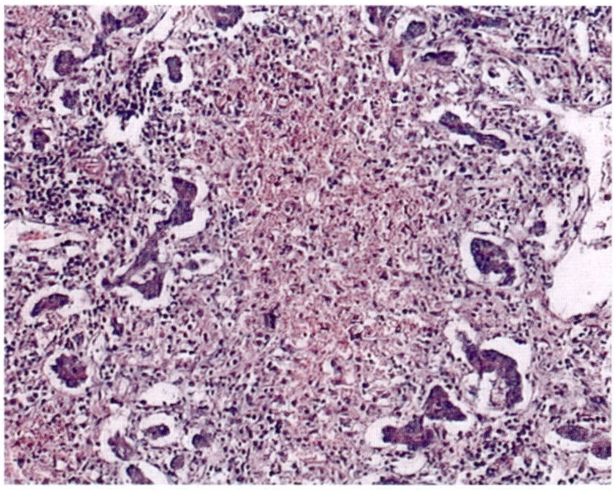

图8-9 急性重型肝炎

肝细胞广泛溶解坏死，仅残留少许肝细胞

临床病理联系：由于大量肝细胞溶解坏死，可导致如下临床表现：①胆红素大量入血，临床上出现黄疸（肝细胞性黄疸）；②凝血因子合成减少，导致明显的出血倾向；③肝功能衰竭，体内代谢产物的解毒功能明显障碍，出现相应临床症状。此外，由于胆红素代谢障碍及血液循环障碍等，还可引发肾功能衰竭，导致肝肾综合征（hepatorenal syndrome）。

急性重型肝炎的死因主要为肝功能衰竭（肝昏迷），其次为消化道大出血或急性肾功能衰竭等，也可因DIC引发严重出血而致死。本型肝炎患者如能渡过急性期，可逐渐演变成亚急性重型肝炎。

2. 亚急性重型肝炎 多数由急性重型肝炎迁延而来，或起始病变就比较缓和而呈亚急性经过，少数病例可由普通型肝炎恶化而来。本型病程可达1个月至数月。特点是既有大片肝细胞坏死，又有肝细胞结节状再生。由于坏死区网状纤维支架塌陷，再生肝细胞失去原有依托呈不规则结节状，失去原有小叶的结构和功能。增生结节间可见明显的炎细胞浸润。小叶周边部纤维组织增生及塌陷的网状纤维胶原化，小胆管增生并可见胆汁淤积及胆栓形成。肉眼观，肝脏体积缩小，被膜皱缩，外观呈黄绿色（亚急性黄色肝萎缩）。病程长者可形成大小不等的结节，质地略硬。切面黄绿色（由于胆汁淤积所致），大片状肝细胞坏死区和小岛状肝细胞再生结节交替存在。此型肝炎如及时治疗，病变可停止进展，并有治愈可能。病程迁延较长（1年以上）者，则逐渐过渡为坏死后性肝硬化。病情进一步发展可发生肝功能衰竭。

[案例 8-3 分析讨论]

（1）病理诊断：轻度慢性（普通型）肝炎。诊断依据：肝细胞广泛水变性、灶状坏死、碎屑状坏死、凋亡小体形成，汇管区纤维组织轻度增生，肝小叶结构完整。

（2）病毒性肝炎的基本病变：①肝细胞变性：包括水变性或称细胞水肿、嗜酸性变和脂肪变；②肝细胞坏死：包括灶状坏死、碎屑状坏死、桥接坏死和大块状坏死；③肝细胞凋亡；④淋巴细胞浸润。肝细胞再生与间质反应性增生，反应性增生的细胞包括库普弗细胞增生和肥大、肝星状细胞增生和小胆管增生。

（3）病毒性肝炎的临床类型包括：

1）急性（普通型）肝炎：以肝细胞广泛水样变性为主，坏死轻微。

2）慢性（普通型）肝炎：①轻度慢性肝炎：肝细胞广泛水变性，灶状肝细胞坏死，偶见轻度碎屑状坏死，汇管区周围纤维组织轻度增生，肝小叶结构完整。②中度慢性肝炎：肝细胞坏死相对明显，碎屑状坏死较多见，桥接坏死是此型肝炎的特征性病变。汇管区纤维组织增生形成纤维间隔，但小叶结构大部分保存。③重度慢性肝炎：肝细胞坏死重且广泛，较多碎屑状坏死及桥接坏死，纤维组织增生明显，常见肝细胞不规则再生。

3）重型肝炎：①急性重型肝炎：肝细胞弥漫性大片状坏死，变性轻微。②亚急性重型肝炎：既有大片的肝细胞坏死，又有肝细胞结节状再生，可见纤维组织增生。

第五节 肝 硬 化

[案例 8-4]

患者，男性，52岁，因腹胀、食欲差入院，既往有慢性肝炎病史。查体：营养不良，神志清，皮肤、眼结膜黄染，可见皮肤出血点、肝掌和蜘蛛痣。腹部膨隆，腹壁静脉曲张。实验室检查：白蛋白24g/L，球蛋白30g/L；HBsAg阳性；肝穿刺活检：正常肝小叶结构破坏，增生的纤维组织将肝组织分割包绕成大小不等的肝细胞结节，结节内肝细胞排列紊乱，可见肝细胞水变性和灶状肝细胞坏死，增生的纤维组织中有较多淋巴细胞为主的炎细胞浸润。

[问题]

（1）该病例的病理诊断是什么？诊断依据是什么？

（2）结合本案例，分析门脉性肝硬化的临床表现与病理改变的关系。

肝硬化（liver cirrhosis）是一种常见的慢性肝脏疾病。由于各种原因导致的肝细胞变性坏死，继而出现纤维组织增生和肝细胞结节状再生，这三种病变反复交错进行，导致肝小叶结构和血液循环改建，肝脏体积逐渐变小、质地变硬。晚期临床上可出现门脉高压和肝功能障碍。

一、病因及发病机制

（一）病因

肝硬化病因很多，以下是几种常见致病因素。

1. 病毒性肝炎 在我国，病毒性肝炎尤其是乙型和丙型肝炎是引起肝硬化的主要原因。肝硬化组织内HBsAg阳性率高达76.7%，在肝硬化病变中也常见肝炎的病变。

2. 慢性酒精中毒 在欧美国家，因酒精中毒引发的酒精性肝病相对常见，因酒精性肝病引起的肝硬化在欧美国家可占肝硬化的60%～70%。

3. 营养缺乏 研究表明，给动物饲喂缺乏胆碱或蛋氨酸食物，可引起实验动物脂肪肝，继而可发展为肝硬化。

4. 毒物中毒 某些化学毒物如砷、四氯化碳、磷等对肝脏具有较强毒性作用，导致肝细胞破坏，长期作用可引起肝硬化。

（二）发病机制

肝硬化发病机制的关键因素是进行性纤维组织增生，而导致纤维化发生的始动因素是肝细胞变性坏死，坏死后网状纤维支架塌陷，致使肝细胞再生时失去网状纤维的依托，形成结节状。增生的纤维组织分割肝小叶结构，导致肝小叶结构破坏，使肝脏结构改建，形成假小叶。正常肝组织间质的Ⅰ型和Ⅲ型胶原主要分布在汇管区和小叶中央静脉周围。肝硬化时胶原纤维来源主要有：①网状纤维胶原化：肝细胞坏死后，网状纤维塌陷、融合形成胶原纤维（无细胞性硬化）；②贮脂细胞（Ito细胞）增生：肝脏受损伤时，贮脂细胞增生活跃，可转化为肌纤维母细胞样细胞，并分泌胶原纤维，这是肝硬化时纤维组织的主要来源；③汇管区成纤维细胞增生，产生胶原纤维。初期增生的纤维组织虽形成小的条索但尚未互相连接形成间隔，肝小叶结构尚未发生改建，称为肝纤维化。此病变为可复性病变，如果病因去除，增生的纤维组织可逐渐吸收。如果病因持续存在，病变进展，小叶中央区的纤维组织和汇管区增生的纤维组织互相连接，构成纤维间隔，使肝小叶结构和血液循环改建而形成肝硬化。

由于导致肝硬化的病因很多，其发病机制也较复杂，病理改变多样化，迄今尚无统一的分类方法。国际上习惯按形态学改变将肝硬化分为：小结节型、大结节型、大小结节混合型及不全分隔型肝硬化（肝内小叶结构尚未完全改建的早期硬化性改变）；按病因分类将肝硬化分为：肝炎性肝硬化、酒精性肝硬化、营养不良性肝硬化、胆汁性肝硬化、淤血性肝硬化、色素性肝硬化、寄生虫性肝硬化等。在我国通常采用病因、病变特点及临床表现相结合的分类方法，将肝硬化分为：门脉性肝硬化、坏死后性肝硬化、胆汁性肝硬化、淤血性肝硬化、寄生虫性肝硬化和色素性肝硬化等。除坏死后性肝硬化相当于大结节及大小结节混合型外，其余均相当于小结节型肝硬化。在我国最常见的是门脉性肝硬化，其次为坏死后性肝硬化，其他类型相对少见。

二、门脉性肝硬化

门脉性肝硬化（portal cirrhosis）可由上述多种病因引起，在欧美以长期酗酒者多见（酒精性肝硬化），在我国及日本，病毒性肝炎则是其主要原因（肝炎后肝硬化）。

（一）病理变化

肉眼观，肝硬变的早期和中期，肝体积正常或略增大，质地稍硬。晚期肝体积缩小，重量减轻，可减至1000g以下。肝脏质地变硬，表面呈颗粒状或小结节状，结节大小较一致，结节直径一般不超过1.0cm。切面见与肝表面结节大小一致的结节性病变，结节周围为纤维组织条索。结节常呈黄褐色（脂肪变）或黄绿色（胆汁淤积），弥漫分布于全肝（图8-10）。

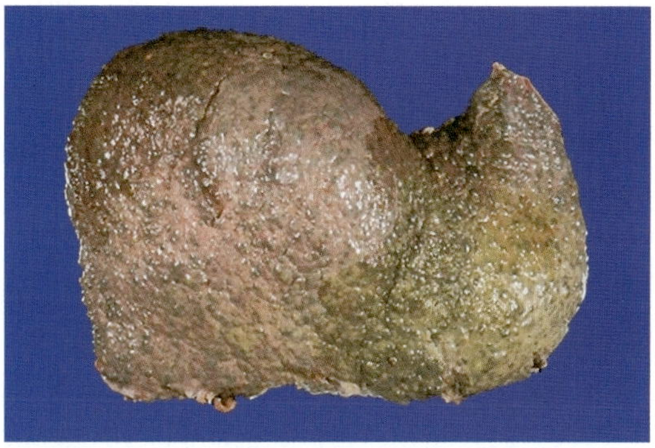

图8-10　门脉性肝硬化
肝脏体积缩小，表面见弥漫分布大小相对一致的结节

镜下观，正常肝小叶结构破坏，由广泛增生的纤维组织将肝小叶分割包绕成大小不等、圆形或椭圆形肝细胞团，称为假小叶（pseudolobule）。假小叶内肝细胞排列紊乱，可见变性、坏死及肝细胞再生现象。再生的肝细胞体积较大，核大，染色较深，常出现双核。假小叶内中央静脉缺如、偏位或两个以上，假小叶内也可包含有汇管区结构。假小叶周围为增生的纤维组织，其中可见数量不等的淋巴细胞等慢性炎细胞浸润，小胆管增生，假胆管形成，由于胆管受压可出现胆汁淤积现象（图8-11）。

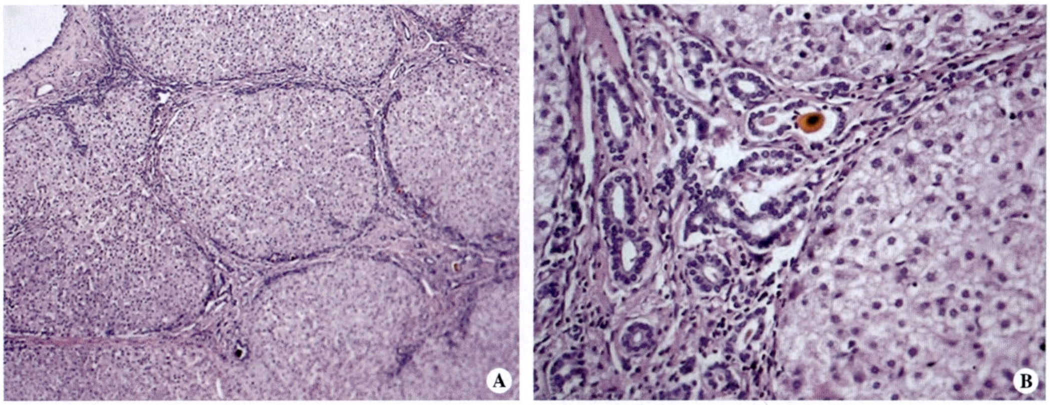

图8-11　门脉性肝硬化
A. 肝脏原有组织结构破坏，假小叶形成，假小叶间为纤维间隔；B. 汇管区小胆管增生

（二）临床病理联系

晚期门脉性肝硬化由于肝细胞变性坏死、假小叶形成和血管改建等病变，临床上可出现门脉高压症和肝功能障碍。

1. 门脉高压症　主要由于肝正常结构破坏，肝内血液循环改建所致。引起门脉压力增高的原因有：①肝内广泛的纤维组织增生，肝血窦闭塞或窦周纤维化，使门静脉循环受阻，称为窦性阻塞；②假小叶形成及纤维组织增生压迫小叶下静脉，使肝窦内血液流出受阻，导致肝窦内压力增高，此种情况称为窦后性阻塞；③肝动脉小分支与门静脉小分支在汇入肝窦前有时可能形成异常吻合，使压力高的动脉血流入门静脉，此时则称为窦前性阻塞。

门静脉压力升高，使胃、肠、脾等内脏器官的静脉血回流受阻。晚期因代偿失调，患者常出现以下临床症状和体征：

(1) 淤血性脾肿大(splenomegaly)：发生率约为70%～85%。肉眼观，脾脏体积增大，重量增加，多数在500g以上，少数可达800～1000g。质地变硬，被膜增厚，切面呈红褐色。镜下观，脾窦扩张，窦内皮细胞增生、肿大，脾小体萎缩。红髓内有含铁血黄素沉着及纤维组织增生，形成黄褐色的含铁结节。有时临床上可出现脾功能亢进的症状。

(2) 胃肠淤血：由于门静脉回流受阻，胃肠道黏膜充血、水肿，导致消化、吸收功能降低，患者出现腹胀，食欲不振等症状。

(3) 腹腔积液(ascites)：常出现在肝硬化晚期，一般为淡黄色透明的漏出液，积液量常较大，以致腹部明显膨隆。腹腔积液形成的原因主要有以下几个因素：①门静脉高压使门静脉系统的毛细血管流体静压升高，血管中液体成分及小分子蛋白质漏入腹腔；②大量肝细胞破坏，合成白蛋白功能降低，引起低蛋白血症，血浆胶体渗透压降低，导致液体漏出；③肝脏对有毒物质和激素灭活功能减低，使血中醛固酮、抗利尿素水平升高，引起水、钠潴留，毛细血管流体静压升高，液体漏出。

(4) 侧支循环形成：门静脉压升高使部分门静脉血经门静脉和体静脉的吻合支，绕过肝脏，直接经上腔静脉或下腔静脉回流至右心。主要的侧支循环和合并症有以下几种：①食管下段静脉丛曲张：门静脉血液经胃冠状静脉至食管静脉丛，再经奇静脉流入上腔静脉，如食管下段静脉丛曲张发生破裂可引起大呕血，是肝硬化患者常见的死因之一；②直肠静脉(痔静脉)丛曲张：此时门静脉血液经肠系膜下静脉至痔静脉，通过髂内静脉入下腔静脉，该静脉丛破裂常发生便血；③脐周及腹壁静脉曲张：门静脉血液经脐静脉、脐周静脉网，入腹壁上、下静脉，经上、下腔静脉回流。脐周静脉网高度扩张，形成所谓"海蛇头"(caput medusae)现象。

2. 肝功能不全 由于肝细胞变性坏死反复发生，使肝细胞数量减少，加之肝血液循环障碍，使肝脏功能受损。肝功能不全的临床表现主要有：

(1) 对激素的灭活作用减弱：由于肝脏对雌激素灭活作用减弱，导致雌激素水平升高，此时临床可表现为体表的小动脉末梢扩张形成蜘蛛状血管痣，患者手掌大、小鱼际处皮肤发红，加压后褪色(肝掌)。此外，男性患者可出现睾丸萎缩、乳腺发育症；女性患者出现月经不调、不孕等。

(2) 出血倾向：由于肝细胞大量破坏，肝脏合成凝血酶原、凝血因子和纤维蛋白原减少，脾肿大后脾功能亢进，血小板破坏过多。患者可出现鼻衄，牙龈、黏膜、浆膜出血及皮下瘀斑等。

(3) 胆色素代谢障碍：因肝细胞坏死、肝内胆管胆汁淤积，胆色素入血，临床上出现眼睑、皮肤、黏膜黄染(黄疸)，多见于肝硬化晚期。

(4) 蛋白质合成障碍：肝细胞受损伤后，合成白蛋白的功能降低，使血浆白蛋白减少，可出现血中白/球蛋白比值降低，甚至倒置。

(5) 肝性脑病(肝昏迷)：是肝功能极度衰竭的结果，主要由于肠内含氮物质不能在肝内解毒而引起的氨中毒，是导致肝硬化患者死亡的重要原因。

(三) 结局

(1) 由于持续性肝细胞损伤，肝内纤维组织增生及肝脏正常结构的改建，肝脏组织结构已不能恢复原有的结构和功能。但是由于肝组织具有强大的代偿能力，只要及时治疗，肝脏功能可以在一定时间内维持，而且病变也可在相当长时期内相对稳定。

(2) 如果病变持续进展，最终可导致肝功能衰竭，患者可因肝昏迷而死亡。

(3) 食管下段曲张的静脉丛可因破裂而引起上消化道出血，严重者可危及生命。

(4) 肝硬化尤其是小结节性肝硬化可合并肝细胞癌。

三、坏死后性肝硬化

坏死后性肝硬化(postnecrotic cirrhosis)，相当于国际分类中的大结节型肝硬化或大小结节混合型肝硬化，其发生的病理基础是肝细胞大片坏死。

(一) 病因

任何能导致肝细胞广泛坏死的因素都可能引起坏死后性肝硬化，其中主要原因有：

1. 病毒性肝炎 多由乙、丙型病毒引起的亚急性重型肝炎，其病程迁延数月至1年以上，可逐渐转变成坏死后性肝硬化。若慢性肝炎反复发作并且坏死严重时，也可进展为坏死后性肝硬化。

2. 药物及化学毒物中毒 某些药物或化学物质可引起肝细胞弥漫性坏死，继而出现结节状再生而发展成为坏死后性肝硬化。

(二) 病理变化

肉眼观，肝脏体积缩小，重量减轻，质地变硬。与门脉性肝硬化不同之处在于肝脏变形明显，肝左叶明显萎缩，肝表面结节大小相差较悬殊，结节直径最大可达6cm。切面见结节周围的纤维间隔明显增宽，并且宽窄不均。

镜下观，正常肝小叶结构消失，代之以大小不等的假小叶。假小叶内肝细胞常有不同程度变性、坏死，病变程度较门脉性肝硬化重，常见胆汁淤积。假小叶间纤维间隔较门脉性肝硬化宽且宽窄不均，其中可见较多淋巴细胞等炎细胞浸润，小胆管增生较明显。

（三）结局

坏死后性肝硬化因肝细胞坏死较严重，患者多因肝昏迷而死亡。门脉高压的程度较轻，而且出现较晚。坏死后性肝硬化癌变率较高，有报道称癌变率可高达 13%。

四、胆汁性肝硬化

胆汁性肝硬化（biliary cirrhosis）是因胆道阻塞、胆汁淤积而引起的肝硬化，临床相对少见，分为继发性与原发性两类。以继发性者多见。

（一）继发性胆汁性肝硬化

1. 病因 常见原因为胆道系统阻塞，如结石症导致肝外胆管阻塞，肿瘤（胰头癌、Vater 壶腹癌）等对肝外胆道压迫，引起胆管管腔狭窄或闭锁。在儿童患者则多因肝外胆道先天性闭锁，胆总管囊肿等所致。

2. 病理变化 早期肝脏体积常轻度增大，肝脏表面光滑或呈细颗粒状，硬度中等，此时相当于不全分隔型肝硬化。因胆汁淤积，肝脏外观常呈深绿或绿褐色。镜下观，肝细胞胞质内胆色素沉积明显，肝细胞因胆汁淤积继发变性坏死，变性坏死的肝细胞体积增大，胞质疏松呈网状、核消失，称为网状或羽毛状坏死。毛细胆管内可见胆栓，坏死区胆管破坏，致胆汁外溢形成"胆汁湖"。汇管区胆管扩张、小胆管增生，纤维组织增生及小叶改建远较门脉性及坏死后性肝硬化为轻，可伴有胆道感染，汇管区增生的纤维组织内可见多量中性粒细胞浸润，有时有微小脓肿形成。

（二）原发性胆汁性肝硬化

原发性胆汁性肝硬化又称慢性非化脓性破坏性胆管炎，其病因不明，可能与自身免疫反应有关。在我国本型肝硬化很少见，以中年以上女性为主。临床表现主要有慢性梗阻性黄疸、肝脏肿大和因胆汁刺激引发的皮肤瘙痒等，患者可伴有高脂血症和皮肤黄色瘤。病变主要累及汇管区的小胆管，而肝内外的大胆管无明显病变。小叶间胆管上皮细胞可发生空泡变性或坏死，较多淋巴细胞浸润，继而发生小胆管破坏，胆汁淤积，纤维组织增生并分隔肝小叶，最终发展成肝硬化。

[案例 8-4 分析讨论]

（1）病理诊断：门脉性肝硬化。诊断依据：皮肤、眼结膜黄染，皮肤出血点、肝掌和蜘蛛痣，腹部膨隆，腹壁静脉曲张。实验室检查：白/球蛋白比例倒置（24/30）；肝穿刺活检：正常肝小叶结构消失，可见假小叶形成，假小叶内肝细胞排列紊乱，可见肝细胞水变性和灶状肝细胞坏死。小叶周边纤维组织增生。

（2）患者皮肤、眼结膜黄染：是由于肝细胞坏死、肝内胆管胆汁淤积，胆色素入血所致；皮肤出血点：因肝细胞大量破坏，肝脏合成凝血酶原、凝血因子和纤维蛋白原减少，此外脾肿大后脾功能亢进，血小板破坏过多也是其原因之一；肝掌、蜘蛛痣：由于肝功能不全，肝脏对雌激素的灭活作用减弱；腹部膨隆：由于肝硬化时门静脉高压，形成腹腔积液所致；腹壁静脉曲张：门静脉高压，侧支循环建立的结果；实验室检查：白/球蛋白比例倒置，是因肝硬化导致肝功能障碍，肝脏合成白蛋白减少所致。

第六节 酒精性肝病

酒精性肝病（alcoholic liver disease）是因慢性酒精中毒而引起的肝损伤。据统计，长期酗酒者有 10%～20%因慢性酒精中毒而引发肝损伤，在欧美国家此病发生率较高，在我国，近年发病率有增加倾向。本病初期表现为脂肪肝，病变发展形成酒精性肝炎，进一步发展可形成酒精性肝硬化。

一、病因和发病机制

酒精性肝病的病因是长期过量饮酒，导致肝细胞损伤，酒精引起肝细胞损伤的机制可能与以下因素有关：

1. NADH/NAD$^+$ 比值增高 乙醇氧化脱氢过程产生过多的还原型辅酶Ⅰ（NADH），使得 NADH/NAD$^+$ 值增高，进而引起脂肪酸的氧化能力降低和三酰甘油合成增加，导致广泛的肝细胞脂肪变。

2. 乙醛和自由基的损害作用 乙醛是乙醇的中间代谢产物，具有强烈的脂质过氧化和毒性作用。此外酒精在肝细胞微粒体氧化系统的作用下产生大量自由基。二者均可导致肝细胞膜系统损伤。

3. 贮脂细胞增生并产生胶原 肝细胞损伤可通过某种途径刺激贮脂细胞增生，增生的贮脂细胞产生胶原纤维，参与肝纤维化形成过程，并可进一步发展为酒精性肝硬化。

4. 乙醇致肝细胞的损伤作用 乙醇可直接损害肝细胞内微管、线粒体的功能和膜的流动性，影响蛋白质输出和脂肪代谢等，是导致肝细胞脂肪变性和坏死的重要基础。

二、病理变化

酒精性肝病的病变比较复杂，慢性酒精中毒导致肝损伤主要有三种病理改变，即脂肪肝、酒精性肝炎和酒精性肝硬化。三种病变可单独出现，也可同时并存或逐渐转化。一般认为首先引起肝细胞脂肪变性，进一步发展为酒精性肝炎，最后演变为肝硬化。

1. 肝细胞脂肪变性 是慢性酒精中毒时最常见的病理改变，发生脂肪变的肝细胞胞质内含大量脂滴，HE 染色显微镜下为大小不等的空泡，一般小叶中央区最先受累，逐渐向周边区扩展，肝细胞脂肪变性可以是弥漫性，也可为局限性。

2. 酒精性肝炎(alcoholic hepatitis) 酒精性肝炎肝细胞的病变主要有下列 3 种形式：肝细胞脂肪变性、肝细胞胞质内出现 Mallory 小体(为胞质内透明小体)和肝细胞局灶性坏死伴中性粒细胞浸润。

3. 酒精性肝硬化 一般认为可以由脂肪肝直接发展成酒精性肝硬化，或脂肪肝经酒精性肝炎进展为肝硬化，因此酒精性肝硬化的病变通常包括肝细胞脂肪变性、肝细胞坏死及纤维组织增生，肝脏结构和血液循环改建，假小叶形成。

第七节 肝的代谢性疾病

肝代谢性疾病多与遗传缺陷有关，且病变常累及多个器官，通常以肝脏病变为主。重要肝代谢性疾病包括肝豆状核变性、糖原沉积症及类脂质沉积症等。

1. 肝豆状核变性 肝豆状核变性(hepatolenticular degeneration)是一种遗传性疾病，又称威尔逊病(Wilson's disease)。遗传学异常涉及 13 号染色体异常，本病多为家族性。患者以儿童和青少年为多。本病的特征是铜代谢障碍，由于铜离子不能正常排出体外而蓄积于多个器官。病变首先累及肝脏，待肝脏内铜离子饱和后便可累及中枢神经系统，以纹状体、丘脑及苍白球最显著，故临床上可出现神经系统症状。此外，铜离子也可蓄积于角膜，在角膜周围出现绿褐色环(Kayser-Fleischer 环)。

肝脏病变的特征是：在肝细胞中可见铜结合蛋白、铁、脂褐素等物质沉积，组织化学染色可检出这些铜离子或铜结合蛋白。疾病早期，肝细胞内线粒体基质中可见大颗粒或结晶体沉着。临床上此类患者可伴发急、慢性肝炎及肝硬化等病变。

2. 糖原沉积症 糖原沉积症(glycogenosis)是一种先天性常染色体隐性遗传性疾病，由于糖原代谢酶类遗传缺陷，导致组织内糖原代谢异常，病变主要累及肝脏、心脏、肾脏和肌组织，临床上患者可表现为低血糖、酮尿及发育迟缓等症状。

病变以肝脏受累为主。肉眼观，肝脏体积增大，个别可达正常肝脏体积的 3 倍。镜下观，肝细胞明显肿大，胞质染色较淡，呈疏松颗粒状，并可见空亮区。冰冻切片 PAS 染色可见肝细胞内的糖原颗粒呈红色，淀粉酶消化后糖原仍呈红色。病变进展，可逐渐发生肝纤维化或肝硬化。糖原沉积症的确定诊断及分型，不能单凭病理组织学改变，须结合临床及新鲜穿刺标本进行酶类分析才能确定。

3. 类脂质沉积症 类脂质沉积症(lipodsis)是一组先天缺陷性脂质代谢障碍疾病，源于类脂质代谢障碍导致类脂质在组织内沉积，主要包括糖脂、磷脂及胆固醇等。其发生机制是由于作用于脂质分解代谢的某些酶类遗传性缺失，使其相应的底物(脂质)分解代谢障碍，进而在组织中沉积。

(1) 糖脂沉积症：糖脂指不含磷脂的脑苷脂及神经苷脂的类脂。这些脂类分解代谢障碍可分别引起脑苷脂和神经苷脂沉积症。戈谢(Gaucher)病，也称脑苷脂沉积症，是一种常染色体隐性遗传病，患者体内 β-葡萄糖苷酶缺乏，进而引起脑苷脂分解代谢障碍。病变主要累及单核巨噬细胞系统，如肝、脾、淋巴结及骨髓等。多发生于婴儿，常为致命性。主要病变为肝、脾肿大，以脾肿大尤为明显。镜下观，肝内巨噬细胞增生聚集，巨噬细胞内含大量脂类，致使细胞体积大，胞质呈泡沫状；有的胞质出现红染条纹，后者排列成皱纹纸样外观，胞核小，圆形或椭圆形，位于中央，这种细胞称为 Gaucher 细胞。Gaucher 细胞在肝脏内主要分布于小叶中央静脉附近的肝窦内和汇管区。极少病例发生肝纤维化和肝硬化。

(2) 磷脂沉积症：病变特征为不含甘油成分的神经磷脂增多并聚积，又称尼曼-皮克病(Ninemann-Pick disease)，或称神经磷脂沉积症。为常染色体隐性遗传病，因神经磷脂酶缺乏，使神经磷脂不能水解而沉积于组织内。本病还可伴有其他脂质贮积。病变主要累及肝、脾、骨髓及淋巴结等器官，在儿童也可侵犯神经系统。肝脏的病变主要为肝脏肿大，镜下见肝窦内和汇管区有大量 Kupffer 细胞和巨噬细胞聚集，细胞体积大，胞质泡沫状，核小居中，称为 Pick 细胞。电镜下见 Pick 细胞内充满多数年轮样层状排列的球形包涵体。本病多见于幼儿，预后不佳。

第八节 胆囊炎与胆石症

胆道炎症包括胆管炎(cholangitis)和胆囊炎(cholecystitis)，以胆囊炎多见，但可以两者同时发生。其病因、发病机制以及病理变化基本相同，多在胆汁淤积基础上继发细菌感染所致，致病菌主要为大肠埃希菌、副大肠埃希菌和葡萄球菌。感染途径一般经淋巴道或血道到达胆道，也可从肠道经十二指肠乳头逆行进入胆道。在我国以逆行感染更为常见。按照病程分为急性和慢性两种类型。

一、急性胆囊炎

急性胆囊炎为急性化脓性炎症。肉眼观，胆囊体积增大、表面血管扩张充血，浆膜面可有灰白或灰黄色的脓性渗出物覆盖，腔内可有结石。镜下观，黏膜充血水肿，大量中性粒细胞浸润，黏膜上皮细胞可坏死脱落，形成糜烂或溃疡。

二、慢性胆囊炎

此症多由急性炎症反复发作，迁延不愈发展而来。肉眼观，胆囊壁明显增厚，胆囊黏膜粗糙，腔内常见结石。镜下观，黏膜腺体萎缩减少，黏膜下纤维组织增生，胆囊黏膜各层均见以淋巴细胞、浆细胞为主的慢性炎细胞浸润。

三、胆　石　症

胆道系统中，胆汁的某些成分（胆色素、胆固醇、黏液物质及钙等）可以在各种因素作用下析出、聚集形成结石。胆石症（cholelithiasis）包括胆管结石和胆囊结石。影响胆石形成的因素：胆汁理化状态改变、胆汁淤滞、感染等，常为两种以上因素联合致病。按胆石组成成分可将胆石分为色素性结石、胆固醇性结石和混合性结石三种类型。在我国胆石症已成为常见疾病，近年发病率明显增高，且以色素性胆石多见。

第九节　胰　腺　炎

胰腺炎（pancreatitis）是因胰酶异常激活，导致酶的自身消化作用所引起的炎性疾病。根据病程及病变，胰腺炎分为急性和慢性两种。

一、病因及发病机制

在正常情况下，胰液内的胰蛋白酶原处于无活性状态，而当其进入十二指肠，受到胆汁和肠液中肠激酶（enterokinase）的作用后即成为活化的胰蛋白酶，胰蛋白酶可激活其他酶类，如脂肪酶、弹力蛋白酶、磷脂酶 A 等，对胰腺产生自身消化作用。胰蛋白酶活化与下列因素有关。

1. 胆汁反流（biliary reflux）　胆总管和胰管共同开口于十二指肠壶腹部，此部位如发生机械性阻塞或因括约肌痉挛导致机能性梗阻，胆汁反流进入胰管，从而激活胰蛋白酶，继而诱发一系列酶反应引起胰腺出血、坏死。导致十二指肠壶腹部阻塞的原因很多，如有胆石、蛔虫、暴饮暴食引起的壶腹括约肌痉挛及十二指肠乳头水肿等。

2. 胰液分泌亢进　暴饮暴食、高浓度酒精的刺激作用可导致胃酸和十二指肠促胰液素（secretin）分泌增多，这些均可促进胰液分泌，过多的胰液可造成胰管内压力增高。严重者可能导致胰腺小导管及腺泡破裂，溶酶体酶释放，激活胰蛋白酶，从而引起胰腺组织的出血坏死。

3. 腺泡细胞直接受损　病毒感染、严重创伤或药物毒性作用等可直接损伤腺泡细胞，使胰蛋白酶溢出而引起胰腺炎。

二、急性胰腺炎

急性胰腺炎是因胰酶外溢、胰腺及其周围组织因胰酶的自身消化所引起的急性炎症，病变特征是胰腺组织炎性水肿、出血及坏死。本病多见于中年男性，发作前常有暴饮暴食、酗酒或胆道疾病史。临床主要表现为突发上腹部剧烈疼痛，重者可发生休克。

（一）病理变化

按病理改变不同，本病分为急性水肿性（间质性）胰腺炎和急性出血性胰腺炎二型。

1. 急性水肿性胰腺炎　本型多见，病变主要局限于胰尾部。病变的胰腺肿胀，质地变硬，镜下见胰腺间质充血水肿，较多中性粒细胞及单核细胞浸润。可见局限性脂肪坏死，但无胰腺出血、坏死等改变。本型预后较好，经治疗后病变可消退，少数病例可转为急性出血性胰腺炎。

2. 急性出血性胰腺炎　此型较少见。临床上起病急，病变以胰腺广泛出血、坏死为特征，炎症反应轻微。肉眼观，胰腺肿大，质软，颜色暗红，胰腺分叶结构变模糊，切面可见出血，胰腺、大网膜及肠系膜等处散在黄白色斑点状或小块状的脂肪坏死灶。坏死灶是因胰液中的脂酶溢出，使脂肪分解成甘油及脂肪酸，后者与组织液中的钙离子结合成不溶性的钙皂所致。镜下观，胰腺组织广泛凝固性坏死，组织结构和细胞轮廓尚存，间质小血管壁坏死，这可能是导致胰腺出血的原因。坏死的胰腺组织周围可见中性粒细胞及单核细胞浸润。

（二）临床病理联系

1. 休克　急性胰腺炎尤其是出血坏死性胰腺炎患者临床上常出现休克症状。引起休克的原因可能与以下因素有关：胰液外溢刺激腹膜引起剧烈疼痛；出血及呕吐造成体液丢失及电解质紊乱；胰腺组织坏死，蛋白质分解引起的机体中毒等。严重者抢救不及时可以致死。

2. 腹膜炎　由于急性胰腺坏死及胰液外溢，胰液对腹膜的刺激作用引发急性腹膜炎。此种情况常发生于酗酒和暴食后，临床上可表现为突发剧烈而持久的腹痛。

3. 血清酶学改变　由于胰腺组织坏死，胰液外溢，胰液中所含大量淀粉酶及脂酶可被吸收入血，并从尿中排泄。患者血清及尿中淀粉酶及脂酶含量升高，有助于急性胰腺炎诊断。

4. 血清离子改变　患者血中的钠、钾、钙等离子水平降低。急性胰腺炎时，胰岛 A 细胞受刺激分泌胰高血糖素，导致甲状腺分泌降钙素增多，后者抑制骨组织内钙离子解离，胰腺炎时因钙皂形成所消耗的钙得不到补充，故血钙降低。血中钾、钠离子水平降低则可能与持续性呕吐有关。

三、慢性胰腺炎

慢性胰腺炎常常是因急性胰腺炎反复发作，导致胰腺慢性进行性破坏所致。有的病例急性期不明显，症状隐匿，发现时即为慢性。患者常伴有胆道系统疾患，可出现上腹痛、脂性腹泻等症状，有时并发糖尿病。严重病例可伴胆总管阻塞，引起阻塞性黄疸，临床上可被误诊为胰头癌。

病理变化：肉眼观，胰腺呈结节状，质地较硬。切面见间质纤维组织增生，胰管扩张，管内偶见结石形成。有时因胰腺组织坏死液化后，被纤维组织包围形成假囊肿。镜下观，胰腺组织广泛纤维化，胰腺组织萎缩，纤维组织内见小导管集中，上皮可增生，偶见鳞状上皮化生，间质纤维组织内见淋巴细胞、浆细胞浸润。

第十节 阑 尾 炎

阑尾炎(appendicitis)是一种常见急腹症，临床表现为下腹疼痛、体温升高、呕吐和右下腹压痛等症状，外周血检查中性粒细胞数量增多。

一、病因和发病机制

阑尾为盲肠末端的细长盲管，管壁有丰富的淋巴组织，根部肌层有类似括约肌的结构，致阑尾开口、管腔均较狭小，阑尾系膜较短，致使阑尾呈弯曲状，可导致内容物潴留且不易排出；阑尾动脉为终末动脉无侧支循环，发生血液循环障碍时易致阑尾缺血坏死。由于上述解剖学特点，细菌感染和阑尾腔的阻塞成为阑尾炎发病的主要因素。感染常无特定的病原菌，以大肠埃希菌为多，感染常发生在黏膜上皮损伤的基础上。粪石、异物或寄生虫等常引起管腔阻塞，其中以粪石最多见。

二、病理变化和类型

(一) 急性阑尾炎(acute appendicitis)

根据病变程度，急性阑尾炎分急性单纯性阑尾炎、急性蜂窝织炎性阑尾炎和急性坏疽性阑尾炎三种类型：

1. 急性单纯性阑尾炎(acute simple appendicitis) 多为阑尾炎初期，病变阑尾轻度充血、肿胀，表面失去正常光泽。镜下观，病变主要累及黏膜层及黏膜下层，血管充血，管壁水肿，局部黏膜隐窝上皮脱落，中性粒细胞浸润和纤维素渗出等。

2. 急性蜂窝织炎性阑尾炎(acute phlegmonous appendicitis) 为急性化脓性炎，常由急性单纯性阑尾炎进展而来。肉眼观，阑尾高度肿胀、增粗，浆膜明显充血，表面可见淡黄色脓苔附着。镜下观，阑尾黏膜上皮部分坏死脱落，阑尾腔内可见脓性渗出物；阑尾壁明显充血、水肿，阑尾壁全层见弥漫性中性粒细胞浸润。阑尾系膜常受累而伴发阑尾周围炎。

3. 急性坏疽性阑尾炎(acute gangrenous appendicitis) 在蜂窝织炎病变基础上进展而来，由于炎性渗出加重，管腔阻塞，压力持续升高以及阑尾系膜发生血栓性静脉炎等病变，致使阑尾血液循环障碍，进而发生广泛性出血性梗死。肉眼观，阑尾呈暗红色或灰黑色，常伴发穿孔，内容物进入腹腔引起腹膜炎或阑尾周围脓肿。镜下观，阑尾壁可见出血性梗死，阑尾壁及系膜大量中性粒细胞浸润。

(二) 慢性阑尾炎(chronic appendicitis)

慢性阑尾炎多数为急性阑尾炎迁延不愈转变而来，也可开始即呈慢性过程。阑尾病变不如急性期明显，病变阑尾壁内见以淋巴细胞、浆细胞为主的慢性炎细胞浸润，伴阑尾各层不同程度纤维组织增生。有时可因纤维组织增生导致阑尾腔阻塞。慢性阑尾炎基础上发生急性炎症的病变称慢性阑尾炎急性发作。

三、结局和并发症

急性阑尾炎和慢性阑尾炎经外科治疗效果良好。少数可能因治疗不及时或机体抵抗力低下而出现并发症。常见的并发症为阑尾穿孔引起的腹膜炎和阑尾周围脓肿；偶可并发阑尾系膜静脉的血栓性静脉炎，此时细菌或脱落的含菌栓子可经门静脉回流入肝形成肝脓肿；也可因阑尾腔阻塞而导致阑尾积脓。

第十一节 非特异性肠炎

非特异性肠炎因其病因不明，又称特发性(idiopathic)肠炎，以区别于病因明确的肠结核、肠伤寒等肠道疾病。这组疾病可发生于任何年龄段，其发生可能与感染、遗传和免疫反应异常等因素有关。本组疾病多呈慢性经过，常反复发作，其中最重要的是Crohn病和溃疡性结肠炎。

一、克罗恩(Crohn)病

克罗恩病(Crohn disease)又称局限性肠炎或节段性肠炎(regional enteritis)。该病病因不明，病变主要累及回肠末端，患者多为青、壮年，临床有腹痛、腹泻、腹部肿块、肠梗阻等症状和体征，可形成肠穿孔、肠瘘,常伴发热和营养障碍等肠外症状。病程迁延,反复发作,治疗效果不佳。

(一) 病因和发病机制

Crohn 病病因迄今未明,可能与免疫应答异常、遗传和感染等因素综合作用有关。病变部位常有免疫复合物和补体 C3 的沉积,患者血中可检测到抗结肠抗体,部分患者还可检测到 T 淋巴细胞和巨噬细胞的异常活化,有时可查出某些细胞因子合成增多,如 IL-1、2、6、8 和 γ 干扰素及 TNFα 增多等,故认为该病与自身免疫反应关系密切。研究发现单卵性双胎者发病率显著高于双卵性双胎者,患者 HLA-DR1 和 HLA-DQW5 表达占优势,提示本病的发病可能与遗传因素有关。此外,环境、饮食及生活方式可能对其发病有一定影响。

(二) 病理变化

病变最常发生于回肠末端,其次为结肠,回肠和结肠也可同时受累。

肉眼观:病变多呈节段性、跳跃式分布,相邻病变肠管由相对正常的肠段相隔,病灶界限清楚。病变的肠壁增厚、质地较硬,肠腔狭窄,呈铅管样外观。肠黏膜高度水肿,黏膜皱襞呈鹅卵石样外观,病变的肠管可见狭而深的溃疡,纵行或横行,呈沟渠状,溃疡多位于肠壁系膜侧。如果溃疡穿透肠壁,可引起相邻肠管粘连,有时可有脓肿或瘘管形成。

镜下观:病变较为复杂,主要病变包括:①裂隙状溃疡,溃疡深而狭窄;②肠壁全层可见大量淋巴细胞、浆细胞和单核细胞浸润;③肠黏膜高度水肿,以黏膜下层最为显著;④肉芽肿形成,约 50%～70%的病例可见由上皮样细胞和多核巨细胞构成非干酪样坏死肉芽肿(图 8-12)。

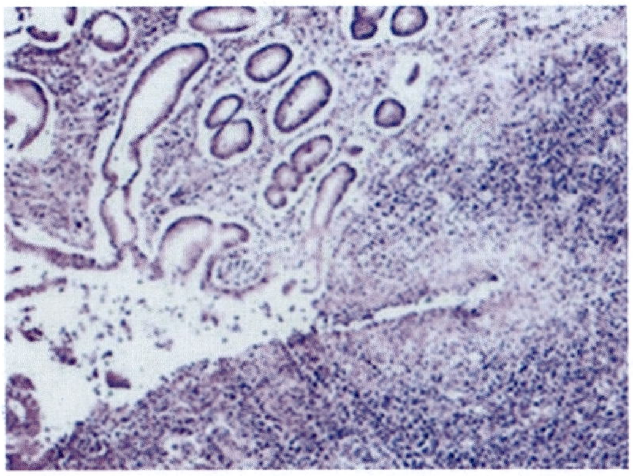

图 8-12 Crohn 病

肠黏膜见裂隙状溃疡,伴淋巴细胞为主的炎细胞浸润

二、溃疡性结肠炎

溃疡性结肠炎(ulcerative colitis)为一种原因不明的结肠慢性炎症。本病发病年龄以 20～30 岁年龄段为主,病变主要累及大肠,以直肠多见,偶见于回肠。临床主要症状有腹痛、腹泻和脓血便等,临床常反复发作,可伴发肠外自身免疫性疾病,如游走性关节炎、结节性红斑、硬化性胆管炎等。

(一) 病因及发病机制

迄今为止,该病病因仍不明确,目前认为其发病可能与下列因素有关:①遗传易感性:部分患者有家族发病趋向;单卵孪生者共同发病率较高;②自身免疫因素:患者血清中可检测到抗结肠上皮细胞、内皮细胞和抗中性粒细胞胞质的自身抗体;有时可检测到 T 淋巴细胞的持续异常活化,这些现象提示自身免疫机制可能是导致结肠黏膜损伤的重要因素。

(二) 病理变化

肉眼观,病变较浅,溃疡主要累及黏膜层,呈连续分布。病变初期,黏膜充血水肿,伴点状出血,黏膜表面见椭圆形表浅小溃疡,小的溃疡可相互融合,形成广泛而不规则大的溃疡。晚期溃疡周边形成细长、有蒂的多发性息肉状隆起,称假息肉。

镜下观,早期病变可见隐窝上皮变性、坏死,中性粒细胞渗出位于腺腔内形成隐窝脓肿(crypt abscess),固有膜内大量中性粒细胞、淋巴细胞和浆细胞浸润(图 8-13)。病变进展,黏膜出现组织坏死并形成浅表溃疡,溃疡底部可见血管炎改变,血管壁纤维素样坏死导致局部出血。病程较长者损伤与修复交替进行,溃疡底部肉芽组织增生修复,继而纤维化和瘢痕形成,溃疡周边黏膜上皮及腺体增生,形成多个大小不等的息肉样突起,增生的腺上皮可出现不典型增生,并成为癌变的基础。

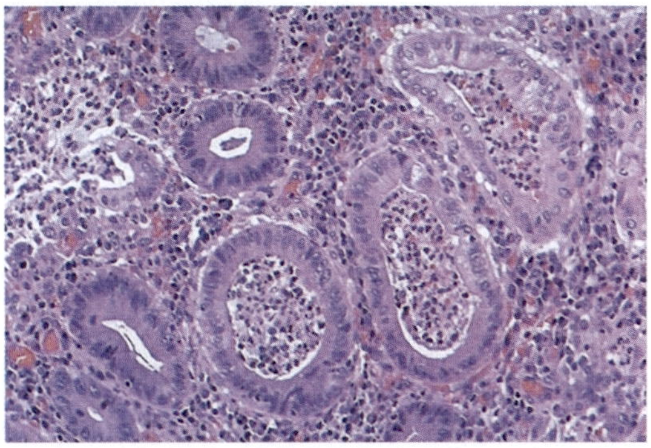

图 8-13 溃疡性结肠炎

中性粒细胞渗出于腺腔内形成隐窝脓肿,固有膜内大量中性粒细胞、淋巴细胞浸润

溃疡如穿透肠壁可引发腹膜炎、肠周脓肿及肠瘘等并发症;部分病例发病急,结肠因毒素刺激失去蠕动功能,导致肠麻痹;少数病例黏膜上皮经不典型增生发生癌变,发病年龄越小,病程越长者,癌变危险性越大,有研究报告指出,发病 10 年后,病程每增加 10 年,癌变率升高 10%。

三、急性出血性坏死性肠炎

急性出血性坏死性肠炎(acute hemorrhagic enteritis,AHE)是以小肠急性出血坏死为主要病变的炎症性疾病,为小儿科急症之一,常发生于婴儿。临床主要表现为发热、呕吐、腹痛、腹泻、便血等,重者常因休克致死。

(一) 病因及发病机制

本病病因至今不明。有研究报告提出,本病是一种非特异性感染所引起的变态反应性疾病。此外,有学者在患者肠腔中发现一种可产生剧烈毒素的F型厌气菌,其B毒素具有引起强烈的致溶血、坏死作用。但该细菌对本病致病作用尚待进一步证实。

(二) 病理变化

以空肠及回肠受累最多见,病变常呈节段性分布。病变肠壁增厚,黏膜肿胀,广泛出血、坏死,表面常被覆假膜样物。病变肠黏膜与正常肠黏膜分界清楚,常继发溃疡形成,溃疡深者可引起肠穿孔。

第十二节　消化系统常见肿瘤

消化系统各器官是肿瘤高发部位,据统计,在中国发病率前10位的恶性肿瘤中,食管癌、胃癌、肝癌和大肠癌均居前5位,而胃癌和大肠癌的病死率居全部恶性肿瘤病死率的前3位,由此可见消化道肿瘤是严重危害人类健康的疾病。

一、食　管　癌

食管癌(esophageal carcinoma)是消化道最常见的恶性肿瘤之一,起源于食管黏膜上皮和腺体,其发病有明显地域性,在我国华北、西北地区多见,尤其是太行山区为高发区。发病年龄多在40岁以上,男多于女。早期无明显症状,偶有胸骨后不适或疼痛,晚期表现为进行性吞咽困难。

(一) 病因和发病机制

食管癌病因尚未明确,下列因素可能与食管癌发生有关:①不良生活习惯如过度饮酒、吸烟、食用过热食物等;②高发区土壤中钼缺乏;③饮水和食物中亚硝酸盐含量过高;④长期食用真菌污染食物;⑤人乳头状瘤病毒感染。

(二) 病理变化

食管癌以食管中下段最多见,约占食管癌的80%,其中中段食管癌约占50%,下段癌约占30%。按照肿瘤浸润深度及淋巴结转移情况将食管癌分为早期和中晚期癌两类。

1. 早期癌　指病变局限,肿瘤浸润在黏膜下层以内、无淋巴结转移的食管癌,镜下检查多为原位癌或黏膜内癌。早期食管癌组织学可分为四型:①隐伏型;②糜烂型;③斑块型;④乳头型。经食管镜活检和食管脱落细胞学检查对早期癌的诊断有重要价值。

2. 中晚期癌　又称进展期癌,临床就诊者多为此期。

肉眼类型:中晚期食管癌肉眼可分为4型:①髓质型:肿瘤在食管壁内浸润性生长,使食管壁均匀增厚,切面灰白色,质软,表面可见浅溃疡;②蕈伞型:肿瘤为卵圆形扁平肿块,向腔内突起,呈蘑菇状;③溃疡型:此型最多见,肿瘤表面组织坏死脱落形成溃疡,溃疡可深达肌层,形状不规则,边缘隆起,底部不平;④缩窄型:肿瘤在食管壁内生长,伴有明显的纤维组织增生,常导致管腔环形狭窄(图8-14)。

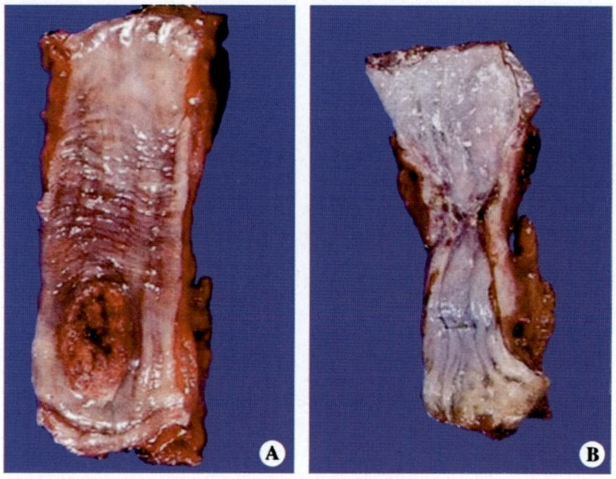

图8-14　食管癌
A. 溃疡型;B. 缩窄型

组织学类型:食管癌以鳞状细胞癌最多见,约占90%,多为高分化鳞癌;腺癌约占5%～10%;食管小细胞癌相对少见,占食管癌的5%以下。近年来小细胞癌的报道逐渐增多,小细胞癌可单独发生,也可与鳞状细胞癌合并发生。

(三) 扩散和转移

1. 直接蔓延　上段食管癌可侵及喉、气管和颈部软组织;中段食管癌可侵及支气管和肺组织;下段食管癌常累及贲门、膈肌和心包等部位。

2. 淋巴道转移　食管癌常见的转移途径,上段食管癌多转移至食管旁、喉、颈部和上纵隔淋巴结;中段食管癌以食管旁及肺门淋巴结转移为多见;而下段食管癌则可转移至食管旁、贲门及腹腔淋巴结,大约有10%病例可转移至颈深和上纵隔淋巴结。

3. 血道转移　晚期患者可发生肝、肺转移,有时也可转移至肾脏、骨和肾上腺等器官。

(四) 临床病理联系

早期食管癌症状不明显,可仅有咽下哽噎感,食物滞留感或异物感,有时可能会出现胸骨后和剑突下疼痛等，但易被忽视。中晚期癌则常表现为进行性吞咽困难，食物反流。肿瘤累及周围组织、器官时可出现相应症状，如压迫喉返神经出现声音嘶哑，侵犯气管或支气管导致呛咳、呼吸困难等。

二、胃　　癌

［案例 8-5］

患者，男性，46 岁。上腹部持续性疼痛伴体重下降 2 个月，柏油样便 3 天。查体：上腹部包块伴压痛。钡餐透视：胃窦部胃壁僵硬，胃小弯见一长约 5.0cm 的龛影。胃镜检查：胃窦小弯侧见一约 5.5cm×3.5cm 的溃疡性肿物，边缘隆起，底部组织坏死，可见出血。活检病理诊断：管状腺癌。术后病理检查：胃大部切除标本，胃窦小弯侧见一 5.5cm×3.5cm 溃疡性肿物，边缘呈不规则隆起，底部有出血坏死；镜下：癌细胞排列呈腺管样结构，腺体大小不等，形态不一，细胞明显异型，核大深染，核分裂象易见，癌组织侵达浆膜，小弯侧淋巴结可见腺癌转移。

［问题］

(1) 本例的病理诊断是什么？

(2) 早期胃癌的大体类型？

(3) 溃疡型胃癌与消化性溃疡肉眼如何鉴别？

胃癌(gastric carcinoma)是最常见的恶性肿瘤之一，严重威胁人类健康。据 WHO 公布的统计报告，全世界胃癌发病率约为 13.8/10 万人，全世界每年新增胃癌患者约 75 万，发病率仅次于肺癌居于第二位。在亚洲、北欧及南美许多国家中，胃癌的发病率和死亡率均居首位。在中国胃癌发病率居所有恶性肿瘤发病率的第一位或第二位，西北、东北和东南沿海地区为高发区，胃癌高发年龄为 40～60 岁，男女比例约为 2∶1～3∶1。

(一) 病因及发病机制

胃癌的病因和发病机制尚未阐明，但大量研究结果提示下列因素可能与胃癌发生有关。

1. 幽门螺杆菌感染　研究表明，Hp 感染与胃部一些疾病如胃溃疡病、萎缩性胃炎、胃黏膜上皮肠化生及异型增生等的发病有关。在胃癌癌旁黏膜 Hp 检出率非常高，流行病学调查结果表明，在胃癌高发区人群，Hp 感染率显著高于低发区。以 Hp 长期感染蒙古沙土鼠，可成功诱发胃腺癌。Hp 诱发胃腺癌的机制目前尚不清楚，有研究显示，Hp 具有多种毒力因子，包括尿素酶、磷脂酶 A、溶血素、细胞毒素相关蛋白(cytotoxin associated prtotein，CagA)、细胞空泡毒素(vacuolating cytotox，VacA)等。其中 Cag A 和 Vac A 是最主要的毒力因子，可能与胃癌发生有关。

2. 环境因素和饮食因素的作用　调查显示，胃癌高发区的日本人移居到胃癌低发的美国夏威夷地区后，其后代胃癌发病率逐渐下降并接近当地居民的胃癌发病率水平，这一结果提示地理因素、饮食习惯和食物构成成分的差异可能与胃癌发生有密切关系。高盐饮食、长期食用熏制鱼肉类食品和真菌感染食物等均可能增加胃癌发生的危险。

3. 胃癌发生的分子机制　在胃癌发生过程中一些癌基因异常，如 c-myc、Her-2 基因的过度表达，肿瘤抑制基因如 p53、K-ras 和 APC(adenomatous polyposis coli)的突变和缺失均有报道。但其作用机制尚待进一步研究。

胃癌的发生可能是上述诸多因素综合作用的结果，致癌因素通过胃黏膜上皮癌前病变的发生，如慢性萎缩性胃炎、肠上皮化生和异型增生等，进一步发展为腺癌。

(二) 病理变化和类型

胃癌好发于胃窦部，尤以胃小弯及前后壁最多见，其次为贲门、胃底部。依据癌组织侵犯深度，分为早期胃癌和进展期胃癌。

1. 早期胃癌(early gastric carcinoma)　指癌组织浸润限于黏膜下层以内，不管累及范围多大，不管有无淋巴结转移，均称为早期胃癌。局限于黏膜固有层者称黏膜内癌；浸润至黏膜下层者称黏膜下癌。病变直径在 0.5cm 以内者称微小癌；病变直径在 0.6～1.0cm 者称小胃癌。早期胃癌术后 5 年生存率超过 90%，微小癌和小胃癌术后 5 年生存率可达 100%。

早期胃癌肉眼观分三种类型(图 8-15)：

(1) 隆起型(protruded type，Ⅰ型)：病变略隆起黏膜表面，相当于黏膜厚度 2 倍，可有蒂或无蒂。

(2) 表浅型(superficial type，Ⅱ型)：病变局部黏膜无明显隆起或凹陷。此型可进一步分为：①表浅隆起型(Ⅱa 型)；病变处黏膜稍隆起，但高度小于黏膜厚度的 2 倍；②表浅平坦型(Ⅱb 型)病变处黏膜平坦；③表浅凹陷型(Ⅱc 型)，较周围黏膜稍凹陷或伴糜烂。

(3) 凹陷型(excavated type，Ⅲ型)：病变有明显凹陷或浅表溃疡，一般溃疡限于黏膜下层以内，此型早期胃癌多见(图 8-16)。

早期胃癌的组织学类型包括管状腺癌、乳头状腺癌、印戒细胞癌和未分化癌。

2. 进展期胃癌(advanced gastric carcinoma)　癌组织浸润至固有肌层即为进展期胃癌。癌组织浸润越深，预后越差，转移可能性也越大。

肉眼观通常分为三种类型：

(1) 息肉型或蕈伞型(polypoid or fungating type)：肿瘤向腔内生长，呈结节状、息肉状或菜花状，表面可有溃疡形成，有时肿瘤可占据胃腔大部。

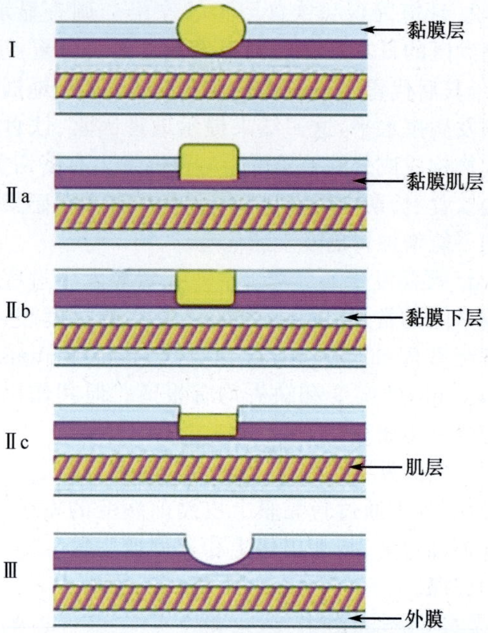

图 8-15 早期胃癌(示意图)

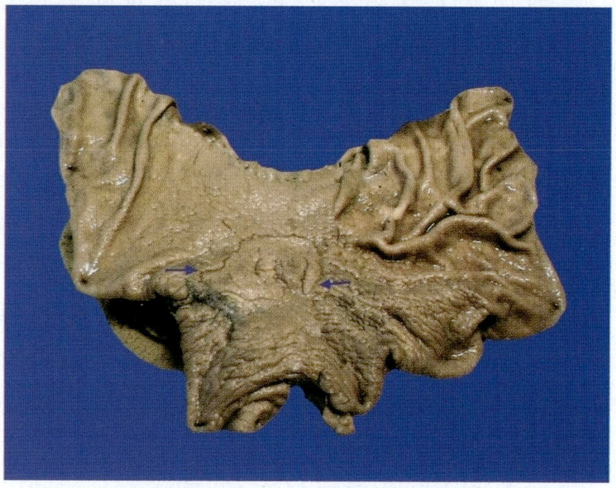

图 8-16 早期胃癌(大体)

胃小弯侧近幽门部见一凹陷区(箭头)

(2) 溃疡型(ulcerative type):此型最多见,癌组织表面坏死脱落形成溃疡。溃疡边缘不规则,常隆起呈火山口状,质脆,易出血,底部呈浸润性生长。

(3) 浸润型(infiltrating type):癌组织在胃壁内局限性或弥漫性浸润,不形成明显肿块,弥漫浸润时胃壁增厚、变硬、黏膜皱襞大多消失、弹性减退、致使胃腔缩小,形状如同皮革制成的囊袋,称为革囊胃(linitis plastica,图 8-17)。

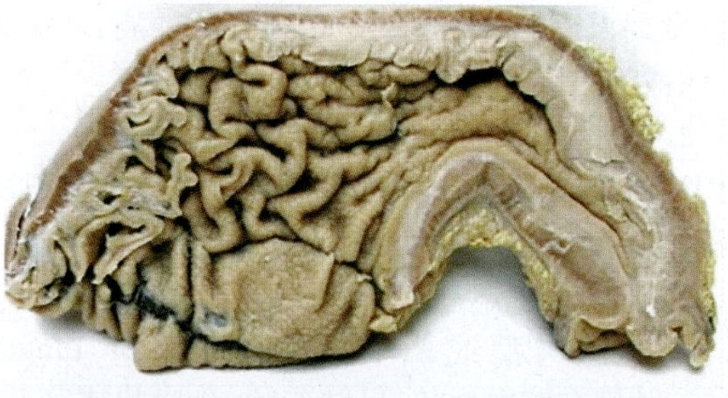

图 8-17 进展期胃癌(弥漫浸润型)

癌组织在胃壁内弥漫浸润,使胃壁弥漫性增厚

溃疡型胃癌肉眼观察需与胃的消化性溃疡鉴别,表 8-2 提供了消化性溃疡和溃疡型胃癌的肉眼观察鉴别要点。

表 8-2 消化性溃疡和溃疡型胃癌的肉眼鉴别

特征	消化性溃疡	溃疡型胃癌
外观	圆形或椭圆形	不规则、火山口状
大小	直径常<2cm	直径常>2cm
深度	较深,常深达肌层	较浅,常高于胃黏膜表面
底部	平坦,清洁	不平,常见出血、坏死
边缘	平整,不隆起	不规则,常隆起
周围黏膜	黏膜皱襞向溃疡集中	黏膜皱襞中断,增粗结节状

进展期胃癌常见的组织学类型有:

(1) 乳头状腺癌:为分化最好的腺癌。

(2) 管状腺癌:为最常见的组织学类型,按照分化程度可分为高分化、中分化和低分化腺癌。

(3) 黏液腺癌:癌组织内见大量黏液,并形成黏液湖,其中漂浮癌性腺体或印戒样癌细胞(图 8-18)。

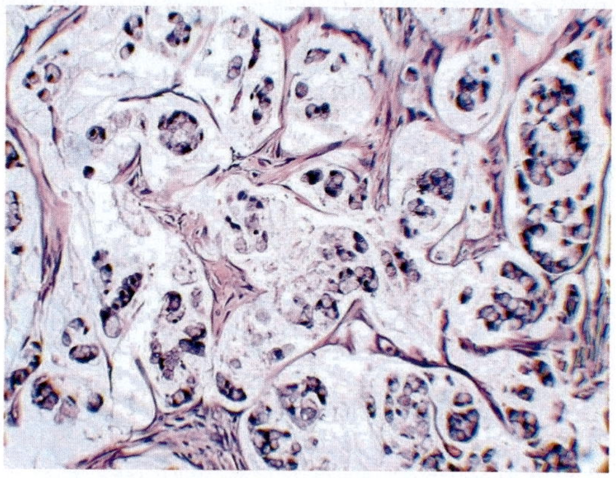

图 8-18 黏液腺癌

肿瘤细胞产生的黏液形成细胞外黏液湖,其中漂浮肿瘤性腺体或瘤细胞团

(4) 印戒细胞癌:癌细胞胞质内含黏液,核偏位,如戒指,癌细胞排列成巢,不形成腺样结构(图 8-19)。

(5) 未分化癌:此型癌组织分化极差,细胞小,胞质极少,常在胃壁各层内弥漫浸润。

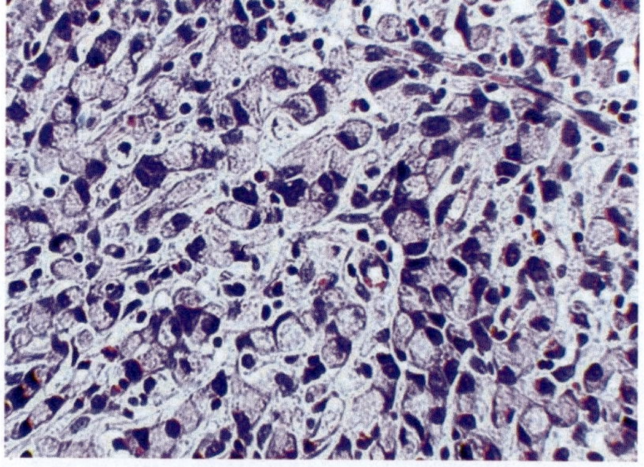

图 8-19 印戒细胞癌

肿瘤细胞弥漫排列,癌细胞胞质内大量黏液,呈印戒样

Lauren依据胃腺癌组织发生不同将其分为肠型胃癌和弥漫型胃癌。前者与大肠型化生关系密切，癌旁常检测到肠上皮化生，癌组织呈腺管样结构，多为高分化管状腺癌和乳头状腺癌，癌细胞分泌黏液量少，主要为唾液酸黏液和硫酸黏液；后者多为低分化腺癌或印戒细胞癌，癌细胞分泌的黏液主要是中性黏液，此型胃癌癌组织在胃壁内弥漫浸润。

（三）扩散途径

1. 直接蔓延　癌组织浸润达浆膜层后可直接浸润至邻近器官和组织。胃窦部癌可侵犯十二指肠、大网膜、肝左叶和胰腺等；贲门、胃底癌常侵犯食管，也可侵及肝脏和大网膜等。

2. 淋巴道转移　胃癌的淋巴道转移沿引流淋巴结循序发生，首先转移至胃小弯侧胃冠状静脉旁和幽门下淋巴结，进一步可转移至腹主动脉旁淋巴结、肝门淋巴结、胃大弯淋巴结及大网膜淋巴结。晚期可经胸导管转移至左锁骨上淋巴结。

3. 血道转移　多见于胃癌晚期，最常经门静脉转移到肝，其次为肺脏、骨及脑。

4. 种植性转移　胃黏液腺癌或印戒细胞癌浸透浆膜，癌细胞脱落，种植于大网膜、直肠膀胱凹、盆腔器官及腹膜表面。最常种植部位为卵巢，多为双侧种植，称Krukenberg瘤，该瘤也可经淋巴道或血道转移而致。

（四）临床病理联系

早期胃癌多无明显临床症状。进展期胃癌可出现食欲不振、渐进性消瘦、乏力、贫血等，患者可出现上腹部不适和疼痛，无时间规律且逐渐加重。肿瘤如侵及血管可出现大便潜血、呕血或便血，甚至大出血。贲门癌可导致吞咽困难，幽门癌可引起幽门梗阻。浸透浆膜可形成穿孔导致弥漫性腹膜炎，累及腹膜时可产生腹腔积液等相应症状。

［案例8-5分析讨论］

（1）病理诊断：（胃窦）溃疡型高分化腺癌伴小弯侧淋巴结转移。诊断依据：胃窦小弯侧溃疡型肿物，边缘隆起，镜下癌组织呈腺管样排列。

（2）早期胃癌的大体类型有：隆起型（protruded type，Ⅰ型）：病变略隆起黏膜表面，相当于黏膜厚度2倍，可有蒂或无蒂。表浅型（superficial type，Ⅱ型）：病变局部黏膜无明显隆起或凹陷。进一步分为表浅隆起型（Ⅱa型）、表浅平坦型（Ⅱb型）和表浅凹陷型（Ⅱc型）。凹陷型：病变有明显凹陷或浅表溃疡。

（3）溃疡型胃癌与胃消化性溃疡的肉眼鉴别要点主要包括外观、溃疡大小、深度、溃疡底部改变、溃疡边缘、溃疡周边黏膜情况等（表8-2）。

三、大　肠　癌

大肠癌（carcinoma of the large intestine）又称结直肠癌（colorectal cancer），在欧美国家发病率较高，占全部癌症死因中的第2位。在我国，由于近20年来人群饮食结构和生活方式的变化，大肠癌发病率有逐年增加的趋势，已成为我国重点防治的肿瘤之一。发病高峰年龄在50～70岁，男女比例为2∶1。

（一）病因和发病机制

大肠癌的发生是环境因素与遗传因素共同作用的结果。从分子遗传学角度可将大肠癌分为遗传性和非遗传性（散发性）两大类。遗传性大肠癌依其发病相关因素不同，有家族性腺瘤性息肉病（familial adenomatous polyposis，FAP）癌变和遗传性非息肉性大肠癌（hereditary nonpolyposis colorectal cancer，HNPCC）。前者发病与先天性APC基因丢失有关，而后者则与错配修复基因hMSH2，hMSH1突变有关。遗传性大肠癌有明显的家族遗传倾向，发病年龄较散发性大肠癌早10年以上。

散发性大肠癌的发病可能与环境因素的关系密切，如饮食结构变化，高营养、低纤维性食物可使肠道内食物残渣排泄时间延长，使其中的致癌物与肠黏膜接触时间增加，高脂饮食可使肠道内菌群发生改变，细菌分解所产生的致癌物增加等。在分子机制研究中发现，多种抑癌基因和原癌基因异常参与了散发性大肠癌的发病，如APC、Ras、DCC、p53等基因异常。上述基因异常通过多步骤累积作用，导致大肠黏膜上皮逐渐发生癌变。

（二）病理变化

大肠癌为直肠最多见（约50%），依次为乙状结肠（约20%），盲肠和升结肠（约16%），横结肠（约8%），降结肠（约6%），1%病例呈多中心发生，可由多发性息肉癌变所致。

当癌组织浸润限于黏膜下层，无淋巴结转移时称早期大肠癌。癌组织侵及肌层时称进展期大肠癌，进展期癌肉眼分为以下四型：

1. 隆起型（或息肉型、蕈伞型）　肿瘤组织呈息肉样向腔内生长，可有蒂或广基，此型多见于右半结肠。

2. 溃疡型　肿瘤表面形成不规则溃疡，可深达肌层，外形如火山口状，直径多在2cm以上，溃疡底部可见出血、坏死，此型多见于直肠和乙状结肠。

3. 浸润型　肿瘤在肠壁内浸润性生长，伴纤维组织增生，导致肠壁增厚、狭窄，此型多见于直肠和乙状结肠。

4. 胶样型　肿瘤组织弥漫浸润，外观及切面均呈半透明胶冻状，多见于右侧结肠和直肠。

大肠癌的组织学类型主要有乳头状腺癌、管状腺癌、黏液腺癌、印戒细胞癌、未分化癌，也可发生腺鳞癌、鳞癌等，后者主要见于直肠与肛管周围。

(三) 扩散和转移

1. 局部扩散 结直肠癌浸透肠壁后可直接侵及相邻组织和器官，如腹膜、腹膜后组织、膀胱、子宫、输尿管和前列腺等。

2. 淋巴道转移 首先转移至肠系膜淋巴结，进而转移至肠系膜周围及系膜根部淋巴结，晚期可转移到腹股沟、直肠前凹及锁骨上淋巴结。

3. 血道转移 晚期多通过门静脉转移至肝脏，也可经体循环静脉转移至肺、脑、骨骼等处。

4. 种植性转移 癌组织穿透肠壁后癌细胞脱落，形成种植性转移，常见部位为膀胱直肠凹和子宫直肠凹。

(四) 分期和预后

大肠癌分期主要依据侵犯深度以及是否有局部淋巴结及远处脏器转移而定。患者预后与肿瘤分期有关，见表 8-3。

表 8-3 大肠癌分期及其预后(Dukes 改良分期)

分期	肿瘤范围	5 年生存率(%)
A	肿瘤限于黏膜层内(早期癌)	100
B1	肿瘤侵及肌层，未穿透肌层，无淋巴结转移	67
B2	肿瘤组织穿透肌层，无淋巴结转移	54
C1	肿瘤组织未穿透肌层，有淋巴结转移	43
C2	肿瘤组织穿透肌层，有淋巴结转移	22
D	任何浸润深度，有远隔器官转移	极低

(五) 临床病理联系

早期大肠癌多无明显症状，随肿瘤增大逐渐出现排便习惯与粪便形状的变化，如便秘和腹泻交替，腹部疼痛，腹部肿块等，晚期可出现贫血、消瘦、腹腔积液等。各种症状中以便血最多见。右侧结肠癌可出现腹部肿块及贫血和中毒症状，左侧则易出现肠腔狭窄，导致临床上出现肠梗阻症状。

四、胃肠道间质瘤

[案例 8-6]

患者，男性，55 岁，以腹部不适 1 个月就诊。查体：上腹部包块，超声检查发现上腹实性包块约 10cm×10cm。术中见肿块位于胃体大弯侧，向胃腔内突出。大体检查：胃大部切除标本，胃体大弯侧见一处 12cm×10cm×9cm 实性肿物，无明显包膜，向胃腔内突入，表面形成浅溃疡，切面质韧，编织状。镜下：肿瘤细胞呈梭形或上皮样，呈束状排列，可见漩涡状结构，免疫组化结果：CD117 阳性，CD34 阳性。

[问题]

(1) 本例应作何病理诊断？

(2) 胃肠间质瘤发生的分子机制是什么？

胃肠道间质瘤(gastrointestinal stromal tumor，GIST)是一组既不同于平滑肌肿瘤也不同于神经膜细胞瘤的胃肠道间叶源性肿瘤，是最常见的胃肠道非上皮性肿瘤。胃肠道间质瘤亦可发生于胃肠道外；该肿瘤可能起源于胃肠道间质中具有自主起搏功能和多潜能分化的 Cajal 细胞或 Cajal 前体细胞。临床以老年人多见，中位年龄 60 岁，男女发病率相当，应用甲磺酸伊马替尼靶向治疗可获得良好疗效。

(一) 病因和发病机制

胃肠间质瘤的病因不明，但其发病的分子机制已基本明确。约 80%～85%的胃肠间质瘤中存在 c-kit 基因突变，c-kit 基因编码一种 145kd 的跨膜蛋白，该蛋白具有酪氨酸激酶受体活性。c-kit 基因突变主要发生于第 11 外显子(66.1%)，第 9 外显子(13.0%)、第 13 外显子(1.2%)和第 17 外显子(0.6%)。该基因突变后可在细胞膜上表达过量的 KIT 蛋白。KIT 蛋白激活酪氨酸激酶，引起胞质内一系列的底物磷酸化，这些底物作为激酶或信号传导分子，促进细胞增殖并抑制细胞凋亡，最终导致恶性转化。约 15%左右的胃肠间质瘤可出现血小板源生长因子受体 α(PDGFRα)基因突变，突变后也经受体酪氨酸激酶途径促进细胞增殖和细胞恶性转化。

(二) 病理变化

胃肠间质瘤主要发生在胃(60%)，其次为小肠(25%)，也可见于直肠(5%)、食管(2%)、阑尾等。胃肠道外也可发生，多见于腹膜后、肠系膜和网膜。

肉眼观：肿瘤常位于胃肠道壁内，肿瘤可向腔内突起，也可向壁外突出，有时肠黏膜表面形成溃疡，肿瘤多为圆形、卵圆形，可呈分叶状，界限清楚，常单发，偶可多发，直径数毫米至数厘米，大者可达 20cm，切面灰白或棕褐色，质地软硬不一，常有出血、坏死等。

镜下观：肿瘤组织主要由梭形细胞和上皮样细胞组成。梭形细胞排列呈束状、栅栏状、漩涡状，上皮样细胞呈巢状、腺泡状或弥漫排列(图 8-20)。

胃肠间质瘤的诊断应依据大体病理学、组织病理学和免疫组织化学检测结果做出，免疫组化 CD117 阳性是胃肠间质瘤的重要特征之一，阳性率达 95%；CD34 阳性率约为 70%，其他有时可表达 S～100(5%)和 SMA(40%)；CD117(KIT 酪氨酸激酶受体蛋白)表达于细胞膜或细胞质，而最具特征的部位是细胞膜阳性(图 8-21)。

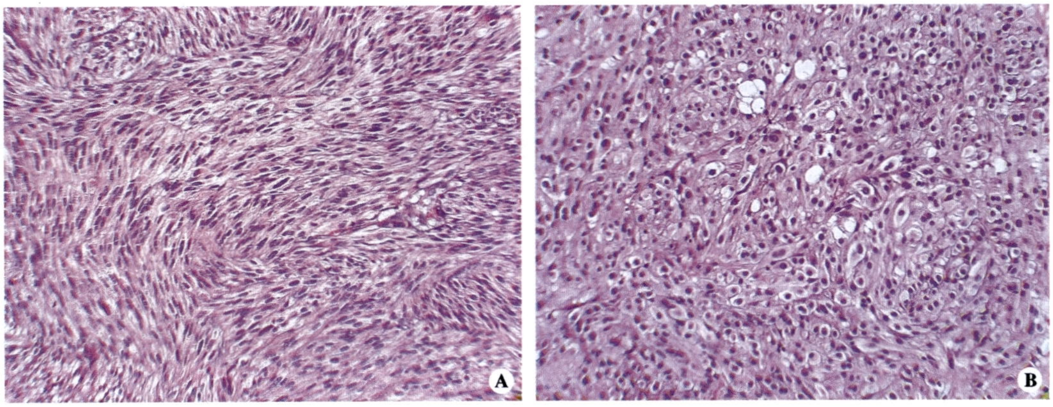

图 8-20 胃间质瘤

A. 梭形肿瘤细胞排列呈束状，弥漫排列；B. 上皮样肿瘤细胞弥漫排列

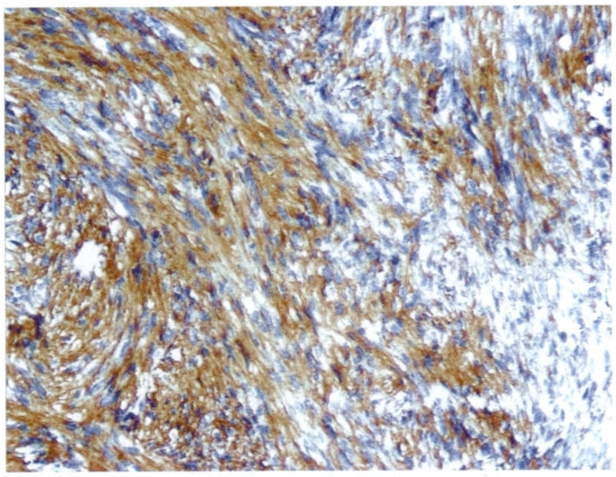

图 8-21 胃间质瘤

CD117 免疫组化染色，梭形肿瘤细胞胞质阳性

关于该肿瘤的性质，目前尚无完全统一的认识，目前比较被接受的观点是对肿瘤进行危险度评估，而避免使用单纯的“良性”或“恶性”的诊断。中国胃肠间质瘤专家组建议，对于原发完全切除的胃肠间质瘤危险度评估的依据应包括肿瘤大小、核分裂象计数（50 个高倍视野）、原发肿瘤的部位和肿瘤是否发生破裂等因素，其中肿瘤大小和核分裂计数是重要的参考因素（表 8-4）。

表 8-4 GISTs 危险程度评估（中国胃肠道间质瘤专家组 2009）

危险度分级	大小(cm)	核分裂计数（每 50 个 HPF）	原发部位
极低	＜2	＜5	任何
低	2～5	＜5	任何
中	2～5	＞5	胃
	＜5	6～10	任何
	5～10	＜5	胃
高	任何大小	任何	肿瘤破裂
	＞5	＞5	任何
	任何大小	＞10	任何
	＞10	无论多少	任何
	2～5	＞5	非胃
	5～10	＜5	非胃

（三）临床病理联系

胃肠间质瘤发病早期常无任何自觉症状，随着肿瘤不断生长，临床上才出现相应的症状，其临床表现主要取决于肿瘤的大小、位置和生长方式等。多数患者可表现为消化道出血，以便血为主，此外，患者可有腹部肿块，部分伴有腹痛。小肠 GIST 患者以肠梗阻为主要表现，部分肿瘤易发生中心性坏死，引起肠穿孔。此外患者可有便秘、体重减轻、厌食、发热等非特异性症状。

［案例 8-6 分析讨论］

（1）病理诊断：胃肠间质瘤（高恶性危险度）。诊断依据：胃体大弯侧实性肿物，肿物大小超过 10cm，无明显包膜，肿瘤细胞为梭形或上皮样，呈束状排列，可见漩涡状结构，免疫组化结果：CD117 阳性，CD34 阳性。

（2）胃肠间质瘤发生的分子机制：c-kit 基因突变，占 80%～85%，c-Kit 基因编码一种 145Kd 的跨膜蛋白，该蛋白具有酪氨酸激酶受体活性。该基因突变后可在细胞膜上表达过量的 KIT 蛋白。KIT 蛋白激活酪氨酸激酶，引起胞质内一系列的底物磷酸化，这些底物作为激酶或信号传导分子，促进细胞增殖并抑制细胞凋亡，最终导致恶性转化。约 15%左右的胃肠间质瘤显示血小板源生长因子受体 α（PDGFRα）基因突变，突变后也经受体酪氨酸激酶途径促进细胞增殖和细胞恶性转化。

五、原发性肝癌

原发性肝癌（primary carcinoma of liver）是由肝细胞或肝内胆管上皮细胞发生的恶性肿瘤，简称肝癌。原发性肝癌发病有明显地域性，撒哈拉沙漠以南的非洲国家和东南亚国家为原发性肝癌高发区，而在美国则较为罕见，据统计全世界每年约有 25 万人死于肝癌。中国属肝癌高发区，每年约有11万人死于肝癌，约占全世界肝癌死亡率的45%左右。在中国，肝癌的地域分布特点是：沿海高于内地，东南和东北高于西南和西北，原发性肝癌发病年龄多在中年以上，男多于女。肝癌发病隐匿，早期无临床症状，发现时多已属晚期。肝癌患者甲胎蛋白阳性率约为70%～98%。因此，临床应用甲胎蛋白（AFP）检测和影像学检查可提高早期肝癌的检出率。

（一）病因及发病机制

原发性肝癌发病可能与下列因素有关。

1. 病毒性肝炎 研究发现乙型肝炎和丙型肝炎与肝癌有密切关系。肝癌细胞内HBsAg阳性率可高达约82%，在HBV阳性的肝癌患者，可查见HBV基因整合到肝癌细胞DNA中的现象。分子病毒学研究发现HBVx蛋白可通过激活宿主原癌基因而诱发肝癌的发生。最近研究结果提示，HCV的感染可能是肝癌致病因素之一。在日本有70%、在西欧有65%～75%的肝癌患者发现HCV抗体阳性。

2. 肝硬化 70%～90%的肝癌患者伴肝硬化，其中以坏死后性肝硬化与肝癌的关系最为密切。

3. 真菌及其毒素 研究发现黄曲霉菌或其毒素（黄曲霉素，aflatoxin）可诱发实验动物肝癌，在肝癌高发区喂食黄曲霉菌污染食物也可诱发实验动物肝癌。此外青霉菌、杂色曲霉菌等都可引发实验性肝癌。

4. 亚硝胺类化合物 从肝癌高发区的南非居民的食物中已分离出二甲基亚硝胺。此类化合物也可引起其他部位肿瘤如食管癌等。

（二）病理变化

1. 肉眼类型 早期肝癌也称小肝癌，是指单个癌结节直径在3cm以下或结节数目不超过2个，其直径总和在3cm以下的肝癌。患者常无临床症状，血清AFP可阳性。中晚期肝癌，肝体积明显增大可达2000g以上。癌组织可局限于肝的一叶，以右叶多见，也可弥散于全肝，且大多合并肝硬化。

中晚期肝癌肉眼可分为三种类型。

（1）巨块型：肿瘤为单发实性巨大肿块，呈球形，直径常大于15cm，多位于肝右叶内（图8-22）。质地较软，中心部常有出血坏死。瘤体周边常见散在的卫星状瘤结节。

（2）多结节型：此型最多见。瘤结节圆形或椭圆形，大小不等，直径由数毫米至数厘米，多个癌结节散在分布，有的相互融合形成较大的结节。

（3）弥漫型：此型少见。癌组织在肝内弥漫性生长，无明显的结节形成，常发生在肝硬化基础上。

2. 组织学类型 原发性肝癌的组织学类型主要有以下3种：

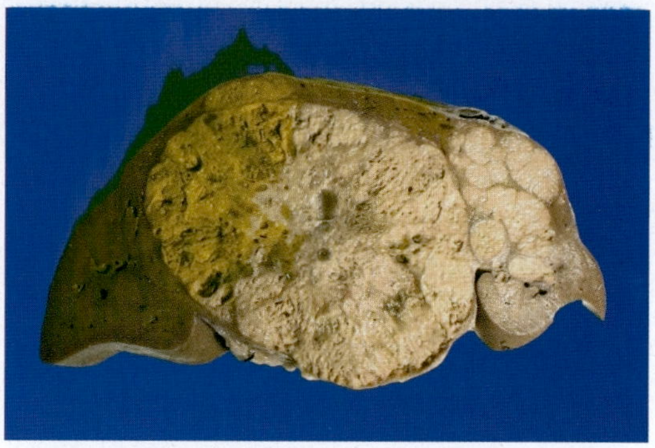

图8-22 肝细胞癌（巨块型）
肝内见一巨大肿块，边缘见数个卫星结节

（1）肝细胞癌：最多见，分化较好的癌细胞与肝细胞相似，癌细胞呈多角形，胞质丰富，嗜酸性，核大、圆形，核仁明显。分化差的癌细胞异型性明显，常有巨核及多核瘤细胞。癌细胞排列成条索状、巢状或呈腺泡样，癌细胞间为血窦（图8-23）。

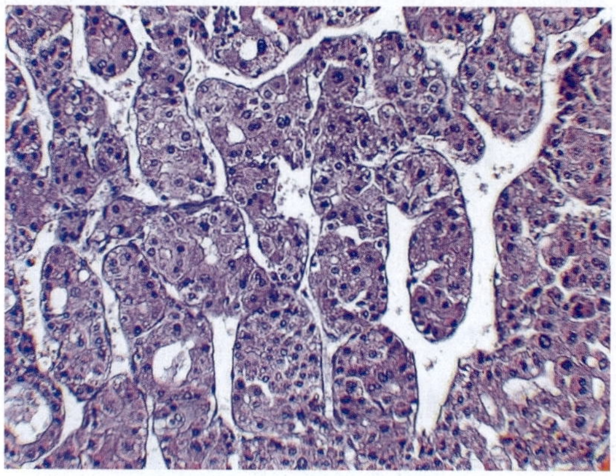

图8-23 肝细胞癌（高分化）
癌细胞呈梁状排列，梁间为血窦

（2）胆管上皮癌：较为少见，是由肝内胆管上皮发生的癌，其组织结构多为腺癌或单纯癌，一般不合并肝硬化。

（3）混合性肝癌：癌组织由肝细胞癌及胆管上皮癌两种结构组成，此型最少见。

3. 蔓延和转移 肝癌首先在肝内沿门静脉分支蔓延和转移，在肝内形成转移结节，也可逆行蔓延至肝外门静脉主干，形成较大癌栓，有时可阻塞管腔引起门静脉高压。肝外转移主要通过淋巴道转移，首先到达肝门淋巴结，依次转移至上腹部淋巴结和腹膜后淋巴结。晚期可通过肝静脉转移到肺、肾上腺、脑及骨等处。有时癌细胞可直接种植到腹膜表面或盆腔内脏器表面，形成种植性转移，并发生癌性腹腔积液。

4. 临床病理联系 患者常有肝炎病毒感染史或肝硬化病史，临床常表现为进行性消瘦、肝区疼痛，肝脏体积增大较为明显，有时可出现黄疸及腹腔积液等。偶尔肝表面癌结节自发性破裂或癌组织浸破大血管可导致腹腔内大出血。患者多因肝昏迷、消化道或腹腔内大出血及合并感染而死亡。

六、胰 腺 癌

胰腺癌(carcinoma of pancreas)是由胰腺外分泌腺体发生的恶性肿瘤,临床相对少见。患者年龄多在40～70岁之间,男多于女。

(一) 病理变化

胰腺癌可发生于胰腺头、体、尾的任何部位,但以胰头最多见,胰头癌约占全部胰腺癌的60%～70%;发生于胰体者次之,占20%～30%;尾部最少见,仅占5%～10%。

肉眼观,肿瘤呈圆形或卵圆形,界限相对较清楚,有明显浸润者与邻近胰腺分界难以辨认。

镜下观,胰腺癌主要为导管腺癌,约占胰腺癌的85%。癌细胞来自导管上皮,排列成腺样结构。其他类型包括腺泡细胞癌、腺鳞癌、透明细胞癌等。

(二) 扩散转移

胰头癌早期可直接蔓延到邻近的胆管及十二指肠,晚期胰腺癌肝内转移最为常见,也可经淋巴道转移至胰头旁及胆总管旁淋巴结。癌组织还可侵入腹腔神经丛周围的淋巴间隙,经血道发生远隔部位转移常导致肺、骨等处的转移瘤。

(三) 临床病理联系

胰头癌的主要症状是因压迫或阻塞胆道而引起阻塞性黄疸,因缺少胆汁入肠,患者大便呈陶土样。胰体尾部癌临床上可无黄疸,发病更为隐匿,常因癌组织侵入门静脉而产生腹腔积液,压迫脾静脉发生脾肿大,侵入腹腔神经丛而发生深部疼痛。此外还可有消瘦、贫血、呕吐、便秘等症状。胰腺癌患者预后不佳,多在1年内死亡。

【易混淆的概念】

1. 反流性食管炎和 Barrett 食管 反流性食管炎是指由于胃和(或)十二指肠内容物反流入食管,引起食管鳞状上皮损伤继而发生的炎症反应,包括食管黏膜充血、水肿、糜烂、溃疡和化生等病变。Barrett 食管是指食管下端括约肌水平以上的鳞状上皮被包含有杯状细胞的柱状上皮取代的现象,常由反流性食管炎所引起,需与齿状分布的贲门上缘被覆柱状上皮的黏膜组织相区别。

2. 良性溃疡与恶性溃疡 良性溃疡是指胃或十二指肠良性溃疡性病变,包括溃疡病和其他原因引起的各种溃疡性病变。恶性溃疡一般是指胃肠道溃疡型癌或消化性溃疡恶变后的病变。

3. 肝纤维化与肝硬化 肝纤维化是指肝内纤维组织增生,形成小的条索但尚未互相连接分割肝小叶的一种病变,是肝硬化的前期病变。肝硬化是指肝内纤维组织增生明显,形成间隔分割正常肝小叶,假小叶形成,此时肝内小叶结构和血液循环发生改建,致使肝变形、质地变硬。

4. 早期胃癌与黏膜内癌 早期胃癌是指癌组织浸润限于黏膜下层以内,不管累及范围多大,不管有无淋巴结转移,均称为早期胃癌。局限于黏膜固有层的早期胃癌称黏膜内癌。

5. 小胃癌与微小胃癌 癌组织病变直径在0.5cm以内者称微小胃癌。癌组织病变直径在0.6～1.0cm者称小胃癌。

【重点词汇的中英文对照】

反流性食管炎(reflux esophagitis)
慢性萎缩性胃炎(chronic atrophic gastritis)
肠上皮化生(intestinal metaplasia)
假幽门腺化生(pseudoploric metaplasia)
胃上皮内瘤变(gastric intraepithelial neoplasia,GIN)
气球样变(Ballooning change)
碎屑状坏死(piecemeal necrosis)
桥接坏死(bridging necrosis)
嗜酸小体(acidophilic body)
肝肾综合征(hepatorenal syndrome)
假小叶(pseudolobule)
尼曼-皮克病(Ninemann-Pick disease)
戈谢病(Gaucher's disease)
隐窝脓肿(crypt abscess)
早期胃癌(early gastric carcinoma)

思 考 题

1. 萎缩性胃炎的内镜特征和病理改变的特征?
2. 胃溃疡的肉眼及显微镜下病变特点有哪些?溃疡病病变不易愈合和临床产生疼痛的原因是什么?
3. 对于胃窦部的溃疡,根据所学的病理知识,肉眼观察如何鉴别溃疡的良、恶性?
4. Crohn 病和溃疡性结肠炎各自的病变特征?
5. 可引起上消化道出血疾病有哪些?其病变特征是什么?
6. 试述胃肠道间质瘤的概念,免疫表型的特征,判断其恶性危险度的因素包括哪些?
7. 病毒性肝炎的基本病理变化有哪些?
8. 门脉高压症形成机制和临床特征包括哪些?
9. 胃癌的癌前病变包括哪些?说明其对胃癌发生和胃癌防治的临床意义。

(辽宁医学院 高志安)

第九章 泌尿系统疾病

【学习目标】

(1) 熟悉正常肾脏的光镜和电镜结构特点。

(2) 了解肾小球肾炎的病因和发病机制,掌握肾小球肾炎的基本病理变化、病理类型及临床病理联系。

(3) 了解肾盂肾炎的病因和发病机制,掌握急性肾盂肾炎和慢性肾盂肾炎的病理变化及临床病理联系。

(4) 熟悉肾细胞癌、肾母细胞瘤及膀胱癌的病理形态和生物学行为特点。

泌尿系统包括肾脏、输尿管、膀胱和尿道。肾脏产生尿液,主要功能是排除体内的代谢废物,调节体内水和电解质含量,维持酸碱平衡。此外,肾脏还具有内分泌功能,分泌促红细胞生成素、肾素、前列腺素和1,25-二羟胆钙化醇等。

肾单位(nephron)是肾脏的基本结构和功能单位,每个肾脏约有150万个肾单位。肾单位由肾小球(glomerulus)和肾小管组成。肾小球的结构和功能在肾脏病理中具有重要意义。肾小球直径约200μm,由位于中央的血管球和位于周围的肾小囊两部分构成。血管球是一团盘曲的毛细血管,起始于入球微动脉,进入小球后分成4~5个初级分支,每个分支再分出数个袢状的毛细血管,毛细血管又相互吻合成网。共形成20~40个盘曲的毛细血管袢,血管袢之间为系膜(mesangium)。初级分支及其所属分支构成血管球的小叶或节段(segment),小叶的毛细血管汇集成数支微动脉,再汇合形成出球微动脉。肾小球毛细血管壁为滤过膜(filtering membrane),分为三层结构,内侧为毛细血管内皮细胞,中间为肾小球基底膜,外侧被覆脏层上皮细胞(图9-1)。

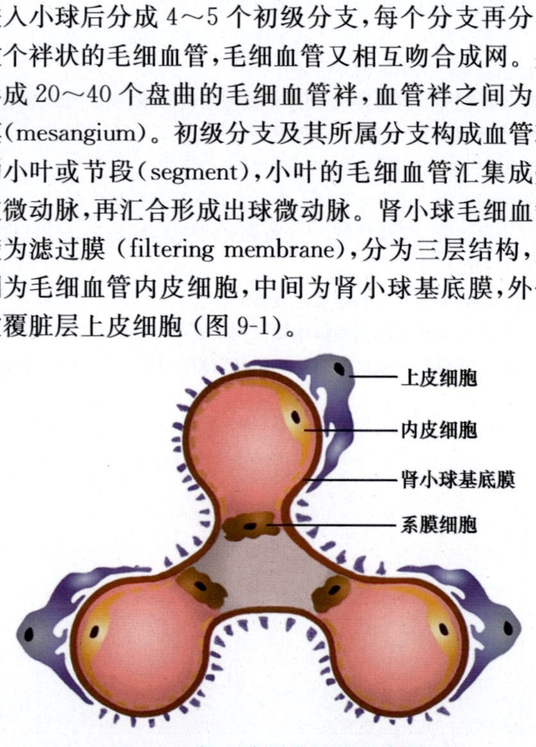

图9-1 肾小球超微结构示意图

1. 内皮细胞(endothelial cell) 构成滤过膜的内层,扁平状,胞质薄,胞膜布满小孔,孔径50~100nm,细胞表面富含大量带负电荷的唾液酸糖蛋白。

2. 肾小球基底膜(glomerular basement membrane, GBM) 为滤过膜的中层,厚约330nm,电镜下按电子密度不同分为三层,中间一层为厚而电子密度高的致密层(lamina densa),内外两侧薄而电子密度低,分别称为内疏松层(lamina rara interna)和外疏松层(lamina rara externa)。基底膜的主要成分为Ⅳ型胶原蛋白、纤维连接蛋白(fibronectin)、层连蛋白(laminin)和硫酸肝素等糖蛋白。共同形成孔径为4~8nm的分子筛。基底膜内外疏松层含有大量硫酸肝素多糖蛋白,构成负电荷位点,可阻止血液中带负电荷的低分子物质通过基底膜,此结构被称为电荷选择屏障(charge-selective barrier)。应用急速冷冻蚀刻电镜技术观察表明,基底膜致密层是由细纤维构成的网状构造,与上皮细胞和内皮细胞之间由垂直的细纤维连接。

3. 脏层上皮细胞(visceral epithelial cell) 又称足细胞(podocyte),构成滤过膜的外层。足细胞从胞体发出几支大的初级突起,初级突起再发出许多指状的次级突起——足突(foot process),附着在肾小球基膜外侧,相邻细胞的足突相互嵌合成栅栏状,足突间有宽约25nm的裂孔(slit pore),裂孔上覆盖一层约4~6nm的裂孔膜(slit membrane)。足细胞表面有一层带负电荷的唾液酸糖蛋白。

肾小球系膜(mesangium)位于毛细血管间,构成毛细血管小叶的中轴,起支持毛细血管作用。系膜由系膜细胞(mesangial cell)和系膜基质(mesangial matrix)组成。系膜细胞具有合成系膜基质、收缩、增殖、分泌多种生物活性物质、吞噬和降解沉积在基底膜上免疫复合物的功能,参与基底膜的更新和修复。系膜基质的结构和基底膜致密层相似,但电子密度略低。

肾小囊(renal capsule or Bowman's capsule)是肾小管起始部膨大凹陷而成的双层上皮囊结构。外层为壁层上皮细胞,在肾小球的尿极处与近曲小管上皮相连接,在血管极处反折为肾小囊内层——脏层。两层间的狭腔为肾小囊腔(urinary space)。

正常情况下,水和小分子溶质可通过肾小球滤过膜,但蛋白质等分子则几乎完全不能通过。肾小球滤过膜的屏障作用主要与蛋白分子的大小、携带的电荷和构型有关。分子体积越小,携带阳离子越多,通透性越强。肾小球滤过作用不仅受滤过膜结构的调节,还和滤过膜各层所带电荷有关。肾小球基底膜的硫酸肝素多糖蛋白、脏层上皮细胞和内皮细胞表面的唾液酸糖蛋白均带有大量负电荷，对带负电荷的血浆蛋白分子具有排斥作用，可阻止这些大分子蛋白质滤过。

泌尿系统疾病包括炎症、肿瘤、代谢性疾病、尿路梗阻、血管疾病、先天畸形、中毒和遗传性疾病等。本章主要介绍肾小球肾炎、肾小管-间质性肾炎、肾和膀胱的常见肿瘤。

第一节　肾小球肾炎

肾小球肾炎(glomerulonephritis, GN)是以肾小球损害为主的一组疾病，临床主要表现为蛋白尿、血尿、水肿和高血压。肾小球肾炎可分为原发性、继发性、遗传性及其他。原发性肾小球肾炎是原发于肾脏的独立性疾病，多数是由抗原抗体反应引起的免疫性疾病。继发性肾小球疾病的肾脏病变是继发于其他疾病或作为全身性疾病的一部分，如狼疮性肾炎、紫癜性肾炎、糖尿病肾病、高血压肾病等。遗传性肾炎指一组以肾小球改变为主的遗传性家族性疾病，如 Alport 综合征(表 9-1)。通常所说肾炎一般指原发性肾小球肾炎。

表 9-1　肾小球疾病

原发性肾小球肾炎	继发性肾小球疾病	遗传性疾病
急性弥漫性增生性肾小球肾炎	狼疮性肾炎	Alport 综合征
新月体性肾小球肾炎	紫癜性肾炎	Fabry 病
膜性肾小球肾炎	糖尿病肾病	薄基底膜病
微小病变性肾小球病	高血压肾病	
局灶节段性肾小球硬化症	淀粉样物沉积症	
膜增生性肾小球肾炎	肺出血-肾炎综合征	
系膜增生性肾小球肾炎	显微型多动脉炎	
IgA 肾病	Wegener 肉芽肿病	
硬化性肾小球肾炎	细菌性心内膜炎相关性肾炎	

一、病因和发病机制

肾小球肾炎的确切病因与发病机制尚不十分清楚。大量临床实验表明，大多数肾小球肾炎由免疫反应异常引起，其主要发病机制是抗原抗体复合物沉积引起的超敏反应。引起肾小球肾炎的抗原有内源性和外源性抗原两大类，内源性抗原包括肾小球性和非肾小球性。肾小球性抗原主要有肾小球基底膜抗原、足细胞的足突抗原、内皮细胞和系膜细胞的膜抗原等；非肾小球性抗原主要有核抗原、DNA、免疫球蛋白、甲状腺球蛋白和肿瘤抗原等。外源性抗原包括细菌、病毒、寄生虫、真菌和螺旋体等生物性病原体的成分，以及药物、外源性凝集素和异种血清等。

抗原抗体复合物沉积引起肾小球损伤主要有以下两种方式：①循环免疫复合物在肾小球内沉积引起损伤；②抗体在肾小球内与抗原结合，形成原位免疫复合物。此外，其他与肾炎发生有关的免疫机制包括细胞免疫、补体激活等。

(一) 循环免疫复合物沉积

在循环血液中，非肾小球性的内源性或外源性抗原与抗体结合形成循环免疫复合物(circulating immune complex)。循环免疫复合物随血流流经肾脏时，沉积于肾小球引起Ⅲ型超敏反应。有些免疫复合物可与补体结合，引起中性粒细胞浸润，常有内皮细胞、系膜细胞和脏层上皮细胞的增生。电镜下，免疫复合物表现为高电子致密颗粒，可沉积在：①系膜区；②内皮细胞与基底膜之间，构成内皮下沉积物；③基底膜外疏松层或基底膜与足细胞之间，构成上皮下沉积物；④基底膜内 (图 9-2)。有些沉积物可同时出现于一个以上的部位。免疫荧光检查可显示基底膜或系膜区出现不连续的颗粒状荧光。如抗原作用仅为一过性，免疫复合物在肾小球内沉积后，可被巨噬细胞和系膜细胞吞噬、降解，炎症改变随之消退。如大量抗原持续存在，免疫复合物不断形成和沉积，则可引起肾小球的炎症。

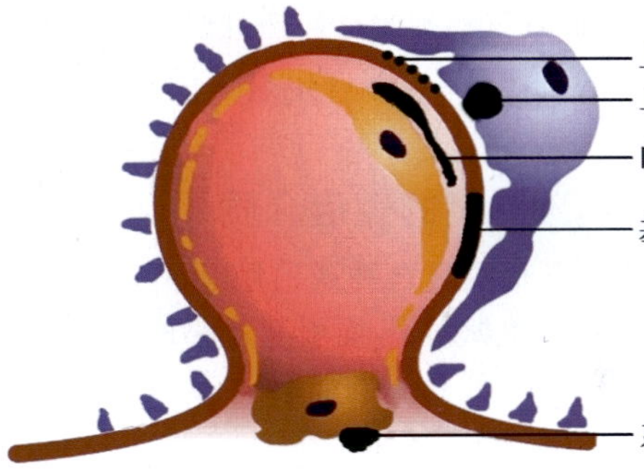

图 9-2　免疫复合物沉积的部位示意图

循环免疫复合物能否在肾小球内沉积，沉积的部位和数量受多种因素影响，其中重要的因素有免疫复合物体积大小、溶解度及所携带的电荷种类等。免疫复合物的大小与抗原和抗体的数量比例有关，当抗原明显多于抗体时，形成小分子可溶性免疫复合物，易通过肾小球滤出，不引起肾小球损伤；而当抗原明显少于抗体时，常形成大分子不溶性免疫复合物，易被吞噬细胞清除，也不引起肾小球损伤；当抗原稍多于抗体或抗原与抗体量相当时，所形成的免疫复合物在血液中长时间存在，随血液循环流经肾小球时沉积下来，从而引起肾小球损伤。含大量阳离子的复合物可穿过基底膜，沉积于上皮下；含大量阴离子的复合物不易通过基底膜，常沉积于内皮下；电荷中性的复合物易沉积于系膜区。

(二)原位免疫复合物沉积

肾小球内,肾小球性抗原或经血液循环进入肾小球的植入性抗原与抗体结合形成原位免疫复合物(in situ immune complex),引起原位免疫复合物性肾小球肾炎(in situ immune complex glomerulonephritis)。

1. 肾小球性抗原 肾小球固有成分成为抗原的有如下几种:

(1)肾小球基底膜抗原:包括层连蛋白、Ⅳ型胶原、蛋白多糖等,可诱发抗基膜性肾炎和肺出血—肾炎综合征。

(2)β_1整合素等上皮细胞抗原:可诱发膜性肾小球肾炎。

(3)系膜抗原:包括系膜基质抗原、细胞表面抗原,可诱发系膜增生性肾小球肾炎。

(4)抗内皮细胞抗原:主要为血管紧张素转换酶抗原。

2. 植入性抗原 非肾小球性抗原随血液流经肾脏时,进入肾小球后与肾小球某种成分结合形成植入性抗原,主要包括免疫球蛋白、DNA、细菌、病毒和寄生虫等感染的产物和某些药物等。

(三)肾小球肾炎的细胞免疫

研究证实,某些肾小球肾炎的发生和进展与细胞免疫(cell-mediated immunity)有关。在人类和实验动物的肾小球肾炎均可见致敏T淋巴细胞和激活的巨噬细胞,淋巴细胞和巨噬细胞释放的淋巴因子和细胞因子可刺激系膜细胞增生,并产生过多的系膜基质,可引起肾小球硬化。

(四)肾小球肾炎的炎症介质

肾小球内出现免疫复合物或致敏T淋巴细胞仅作为肾小球肾炎的致炎因子,而引起肾小球损伤需有炎症介质(mediators of inflammation)参与。参与肾小球肾炎形成的炎症介质有:

1. 补体 沉积的免疫复合物可激活补体,激活的补体有多种生物学活性。具有趋化作用的补体成分可引起炎细胞浸润,形成补体—中性粒细胞依赖性损伤;C3b~C9形成的膜攻击复合物可引起细胞溶解破坏并刺激系膜细胞释放氧化剂和蛋白酶;C3a、C4a和C5a可刺激细胞释放组胺等血管活性物质,增加毛细血管的通透性;C5a又作为阳性趋化物质,吸引白细胞。

2. 肾小球固有细胞及其产物 肾小球固有细胞包括内皮细胞、系膜细胞和上皮细胞,受炎症刺激活化后可分泌多种炎症介质,如白介素1、转化生长因子、上皮细胞生长因子、血小板源生长因子、胰岛素样生长因子、生物活性酯、蛋白酶、胶原酶等,可促进细胞增生或参与肾小球硬化过程。

3. 炎细胞及其产物 巨噬细胞、中性粒细胞、淋巴细胞、NK细胞及血小板等可产生多种蛋白水解酶、血管活性物质,参与变质、渗出及增生等炎症过程。

综上所述,肾小球肾炎发病机制的要点为:①肾小球肾炎主要是抗原抗体免疫复合物沉积引起的肾小球免疫损害,补体-白细胞介导机制是引起肾小球肾炎的一个重要环节;②大多数肾小球肾炎由循环免疫复合物沉积引起,免疫荧光检查显示不连续的颗粒状荧光(图9-3);③抗肾小球基底膜肾炎,抗体沿GBM沉积,免疫荧光检查显示特征性的连续线性荧光(图9-4);④植入性抗原形成的原位免疫复合物,免疫荧光检查显示颗粒状荧光。

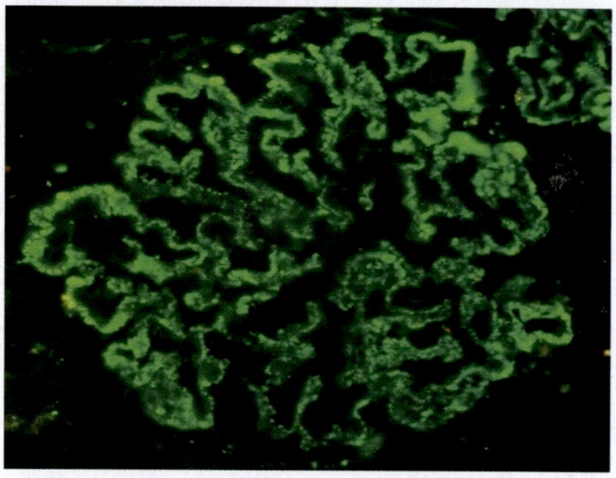

图9-3 循环免疫复合物性肾炎
免疫荧光染色,示不连续的颗粒状荧光

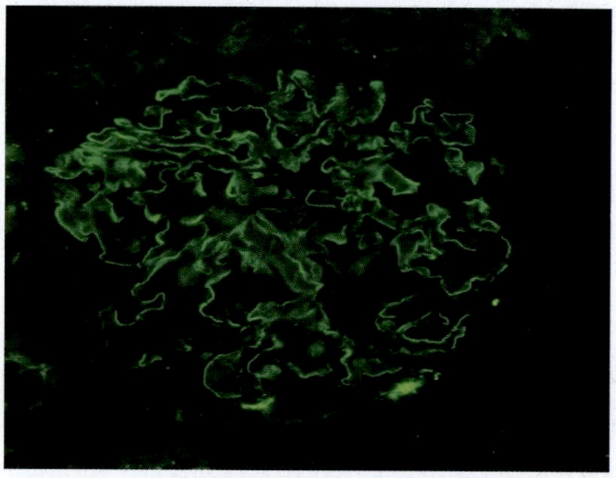

图9-4 原位免疫复合物性肾炎
免疫荧光染色,示连续的线性荧光

二、基本病理变化

肾小球肾炎的基本病理学改变包括:

1. 变质性变化 肾小球肾炎时,由于蛋白水解酶和细胞因子的作用,可导致血管基底膜损伤,毛细血管壁发生纤维素样坏死。进一步可导致肾小球的细胞减少甚至消失,毛细血管袢塌陷、管腔闭塞。

2. 渗出性变化 肾小球肾炎时,由于肾小球滤过膜的损伤致通透性增强而渗出,主要为中性粒细胞和单核细胞。渗出的中性粒细胞可释放多种蛋白水解酶,引起内皮细胞、上皮细胞的足突以及基底膜的损伤,血管壁通透性进一步增强,引起纤维素渗出。此外,红细胞也可漏出。

3. 增生性变化 肾小球内细胞数目增多是肾小球肾炎的重要特征之一，主要是肾小球系膜细胞不同程度增生，常伴有基质合成增多沉积，使系膜区变大。血管内皮细胞和壁层上皮细胞也可增生，大量壁层上皮细胞增生可形成新月体。此外，还可见肾小球基底膜增厚，可以是基底膜本身增厚，也可以是上皮下、内皮下或基底膜内免疫复合物沉积。

肾脏穿刺病理学检查在肾小球疾病的诊断方面具有重要作用。除常规 HE 染色光镜检查外，还包括免疫荧光和透射电镜检查及一些特殊染色，如过碘酸-Schiff（PAS）、Masson 三色、过碘酸六胺银（PASM）、Fibrin 染色等。

三、临床病理联系

肾小球肾炎患者有不同的症状和体征，临床表现与病理类型关系密切，不同病变可引起相似的临床表现，相似病变也可引起不同症状。此外，肾小球肾炎的临床表现还与病变的程度和阶段等因素相关。

肾小球肾炎的临床表现包括尿的改变、水肿、高血压等。24 小时尿量少于 400ml 称为少尿；少于 100ml 称无尿；多于 2500ml 称多尿。尿沉渣检查时，每个高倍视野超过 3 个红细胞为镜下血尿；当尿中红细胞比例达到 0.1%，尿液呈红色称肉眼血尿。尿中蛋白含量大于 150mg/d 为蛋白尿（proteinuria）；尿蛋白含量大于 3.5g/d 为大量蛋白尿。管型（cast）可由蛋白质构成，也可为细胞或细胞碎屑凝聚而成。由蛋白质构成的称为透明管型；由细胞构成的称为细胞管型，包括上皮细胞、红细胞、白细胞等；由细胞碎屑构成则称为颗粒管型。肾小球肾炎发展过程中大量肾单位破坏，肾小球滤过率明显降低，代谢产物在体内积聚，血中肌酐值和尿素氮升高，形成氮质血症（azotemia）。尿毒症（uremia）是除氮质血症表现外，还具有一系列自体中毒的症状和体征，发生于急性和慢性肾功能衰竭晚期。正常血肌酐值在 0.7～1.2mg/dl，高于 2.5mg/dl 则为肾功能不全。肾小球肾炎常表现为具有结构和功能联系的症状组合，即综合征（syndrome）。不同类型的肾小球肾炎可表现为不同的临床综合征，主要包括：

1. 急性肾炎综合征（acute nephritic syndrome） 起病急，常表现为少尿、明显血尿、轻到中度蛋白尿，伴有轻度水肿和高血压。重症者可出现氮质血症甚至肾功能不全，主要病理类型为急性弥漫性毛细血管内增生性肾小球肾炎。

2. 快速进行性肾炎综合征（rapidly progressive nephritic syndrome） 起病急，进展快，出现水肿和血尿、蛋白尿，迅速发展为少尿甚至无尿，伴氮质血症，临床上可导致急性肾功能衰竭。主要见于新月体性肾小球肾炎。

3. 肾病综合征（nephrotic syndrome） 临床主要表现为：①大量蛋白尿（heavy proteinuria）；②高度水肿（severe edema）；③低蛋白血症（hypoalbuminemia）；④高脂血症（hyperlipidemia）。多种类型的肾小球肾炎均可引起肾病综合征，主要包括膜性肾小球肾炎、膜增生性肾小球肾炎、系膜增生性肾小球肾炎、局灶节段性肾小球硬化症和微小病变性肾小球病。

4. 慢性肾炎综合征（chronic nephritic syndrome） 临床表现主要有多尿、夜尿、低比重尿、高血压、贫血、氮质血症和尿毒症，最终发展为肾功能衰竭。主要见于各型肾小球肾炎终末阶段。

5. 无症状性血尿及蛋白尿（asymptomatic hematuria or proteinuria） 主要表现为持续或反复发作的镜下或肉眼血尿，可伴有轻度蛋白尿。主要见于遗传性肾炎或部分 IgA 肾病。

四、肾小球肾炎的病理类型

肾小球肾炎病变的分布特点在病理诊断中具有重要意义。根据肾小球病变的分布特点可分为弥漫性（diffuse）、局灶性（focal）、球性（global）和节段性（segmental）。弥漫性是指病变累及全部或大部分肾小球（50%以上）；局灶性指病变累及部分肾小球（50%以下）；球性指病变累及整个或几乎整个肾小球；而节段性则指病变仅累及肾小球的一部分。

肾病综合征的发生主要由于肾小球毛细血管壁的损伤，血浆蛋白的滤过增加，形成大量蛋白尿。如尿中主要为低分子量的白蛋白和转铁蛋白，提示肾小球滤过膜的损伤较轻，称为选择性蛋白尿（selective proteinuria）；如尿中含有球蛋白等大分子蛋白质，提示肾小球选择性滤过屏障损伤较重，则称之为非选择性蛋白尿（non-selective proteinuria）。长期大量蛋白尿使血浆蛋白含量减少，形成低蛋白血症。低蛋白血症引起血浆胶体渗透压降低，组织间液增多，发生水肿。血容量下降，肾小球滤过减少，醛固酮和抗利尿激素分泌增加，致使水、钠潴留，水肿加重。高脂血症的机制尚未明确，一般认为与低蛋白血症刺激肝脏脂蛋白合成有关。肾病综合征及相关的肾炎类型见表 9-2。

表 9-2 肾病综合征及相关的肾炎类型

膜性肾小球肾炎（membranous glomerulonephritis）
微小病变性肾小球病（minimal change glomerulopathy）
局灶节段性肾小球硬化症（focal segmental glomerulosclerosis）
膜增生性肾小球肾炎（membranoproliferative glomerulonephritis）
系膜增生性肾小球肾炎（mesangial proliferative glomerulonephritis）

本节主要介绍常见的原发性肾小球肾炎的病理类型，见表 9-3。

表 9-3 原发性肾小球肾炎类型

急性弥漫性增生性肾小球肾炎 (acute diffuse proliferative glomerulonephritis)
新月体性肾小球肾炎 (crescentic glomerulonephritis)
膜性肾小球肾炎 (membranous glomerulonephritis)
微小病变性肾小球病(minimal change glomerulopathy)
局灶节段性肾小球硬化症 (focal segmental glomerulosclerosis)
膜增生性肾小球肾炎 (membranoproliferative glomerulonephritis)
系膜增生性肾小球肾炎 (mesangial proliferative glomerulonephritis)
IgA 肾病 (IgA nephropathy)
硬化性肾小球肾炎(sclerosing glomerulonephritis)
未分类肾小球肾炎(unclassified glomerulonephritis)

(一) 急性弥漫性增生性肾小球肾炎

急性弥漫性增生性肾小球肾炎 (acute diffuse proliferative glomerulonephritis)是临床最常见、预后较好的一种类型,多见于儿童及少年,成人少见。病理学特征是弥漫性毛细血管内皮细胞和系膜细胞增生,又称毛细血管内增生性肾小球肾炎 (endocapillary proliferative glomerulonephritis),临床表现为急性肾炎综合征。

1. 病因和发病机制 急性弥漫性增生性肾小球肾炎的发病与感染有密切关系,尤其是与 A 组乙型溶血性链球菌(12、4 和 1 型)感染有关。临床上多数患者在发病前 1~4 周有链球菌感染史,除链球菌外,其他病原体还包括肺炎双球菌、葡萄球菌,麻疹、腮腺炎、水痘和乙型肝炎病毒等,因此又称为感染后肾小球肾炎(postinfectious glomerulonephritis)。患者血、尿中均找不到病原体,血液中抗"O"抗体滴度升高,补体量常降低,这些结果均提示本病发病不是病原体感染的直接结果,而是与感染诱发的变态反应有关。链球菌或其他病原体的抗原刺激机体产生抗体,在血液循环中形成免疫复合物,进而沉积在肾小球内引起炎症反应。

[案例 9-1]

患者,女性,7 岁,三天前开始出现眼睑水肿,尿量减少,三周前曾有过咽喉疼痛病史。入院检查:体温 38℃,脉搏 124 次/分,呼吸 32 次/分,血压 130/90mmHg。面色苍白,眼睑水肿,咽部充血,扁桃体I度肿大。实验室检查:尿蛋白(+++),红细胞(++),白细胞(+),管型(+)。肾穿检查:肾小球体积增大,毛细血管充血,毛细血管内皮细胞和系膜细胞增生。可见中性粒细胞浸润。电镜检查上皮下可见高密度电子致密物沉积。免疫球蛋白 IgG 和补体 C3 呈颗粒状沉积于肾小球基底膜。

[问题]

(1) 本病诊断是什么?诊断依据是什么?

(2) 患者为什么会出现血尿、蛋白尿、少尿?

(3) 患者血压升高和眼睑水肿是怎样发生的?

2. 病理变化

肉眼观,双侧肾脏轻到中度肿大,被膜紧张,表面充血,呈红色,称为大红肾。部分病例肾脏表面可见散在粟粒大小的出血点,故又称为蚤咬肾(图 9-5)。切面可见肾皮质增厚,纹理模糊。

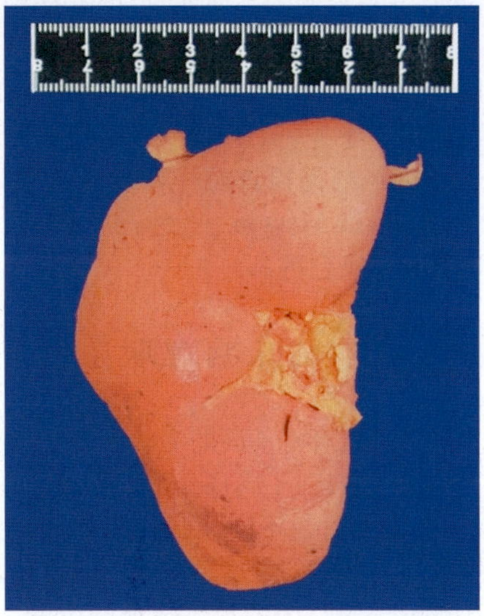

图 9-5 急性弥漫性增生性肾小球肾炎

光镜下,双肾绝大多数肾小球体积增大,毛细血管充血,肾小球内细胞增生,可见中性粒细胞和单核细胞浸润 (图 9-6)。随着病变发展,增生的细胞压迫或阻塞毛细血管,使毛细血管腔狭窄甚至闭塞,肾小球血量减少。严重病例毛细血管壁发生节段性纤维素样坏死,引起出血。部分病例伴有壁层上皮细胞增生。近曲小管上皮细胞可发生细胞水肿、玻璃样变及脂肪变等。肾小管管腔内出现透明管型、红细胞管型、白细胞管型和颗粒管型等。肾间质充血、水肿,少量中性粒细胞和淋巴细胞浸润。

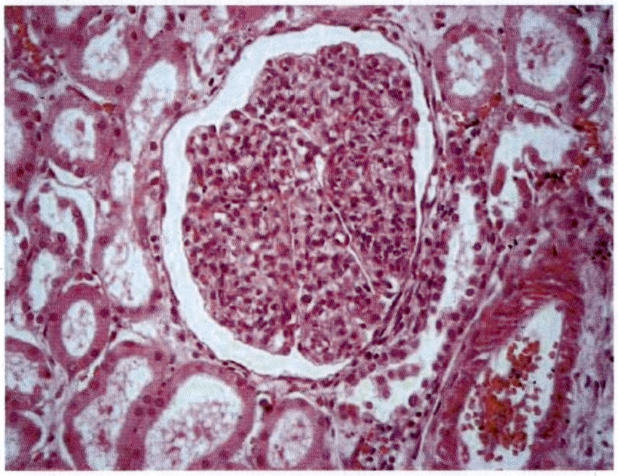

图 9-6 急性弥漫性增生性肾小球肾炎

肾小球细胞数量增多,毛细血管腔狭窄

电镜观,毛细血管内皮细胞和系膜细胞增生。上皮下可见高密度电子致密物呈颗粒状沉积,沉积物从基底膜向外侧形成驼峰状突起(图 9-7)。

免疫荧光检查,免疫球蛋白 IgG 和补体 C3 呈颗粒状散在沉积于肾小球血管襻内。

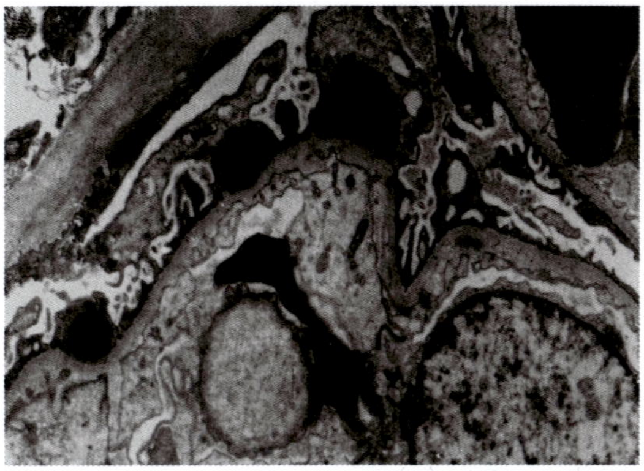

图 9-7 急性弥漫性增生性肾小球肾炎(电镜)
电镜下见驼峰状沉积物位于毛细血管基底膜表面

3. 临床病理联系 急性弥漫性增生性肾小球肾炎起病急,临床表现为急性肾炎综合征。血尿是最常见的症状,主要是由于肾小球毛细血管通透性增强和血管壁纤维素样坏死所致;血管壁通透性增强也可导致血浆蛋白渗出,形成蛋白尿;尿中还可以出现各种管型;随着病变进展,增生的细胞压迫或阻塞毛细血管,肾血流减少,肾小球滤过减少,故出现少尿,严重者无尿。由于肾小球滤过率降低导致水钠潴留,此外超敏反应可使全身毛细血管通透性增高而引起水肿。患者一般可出现轻到中度水肿,以眼睑等疏松部位较为明显。近年大量研究表明,血浆肾素水平并无明显增高。因此认为高血压可能主要与钠水潴留引起的血容量增加有关。

多数儿童预后好。不到 1%的患儿症状改善不明显,部分可发展为新月体性肾小球肾炎。另外有 1%~2%的患儿病变缓慢进展,转化为慢性肾小球肾炎。如持续大量蛋白尿和肾小球滤过率下降,则预示患者预后不佳。成人患者预后较差,15%~50%的患者转为慢性,可在数年后发展为硬化性肾小球肾炎。

[案例 9-1 分析讨论]

(1) 患者的疾病诊断:急性弥漫性增生性肾小球肾炎。诊断依据:①患者发病 3 周前曾有过链球菌感染史;②患者有血尿、蛋白尿、少尿、水肿和高血压等肾炎症状;③肾穿见肾小球毛细血管内皮细胞和系膜细胞增生。上皮下可见高密度电子致密物沉积。免疫球蛋白 IgG 和补体 C3 呈颗粒状沉积于肾小球基底膜。

(2) 血尿主要是由于肾小球毛细血管通透性增强和血管壁纤维素样坏死所致;血管壁通透性增强也可导致血浆蛋白渗出,形成蛋白尿;增生的细胞压迫或阻塞毛细血管,肾血流减少,肾小球滤过减少,故出现少尿。

(3) 由于肾小球滤过率降低导致水钠潴留,此外超敏反应可使全身毛细血管通透性增高而引起水肿,包括本例所见的眼睑水肿。血压升高主要与钠水潴留引起的血容量增加有关。

(二) 新月体性肾小球肾炎

新月体性肾小球肾炎(crescentic glomerulonephritis)约占肾小球肾炎发病率的 5%,临床上由蛋白尿、血尿等症状迅速发展为少尿、无尿,常在数周或数个月内发生肾功能衰竭,并因尿毒症而死亡,是预后最差的一种肾小球肾炎,也称为快速进行性肾小球肾炎(rapidly progressive glomerulonephritis, RPGN)。病理学特征是肾小球壁层上皮细胞增生形成新月体(crescent),因其病变主要位于肾小球毛细血管丛外,又称毛细血管外肾小球肾炎(extracapillary glomerulonephritis),临床表现为快速进行性肾炎综合征。

[案例 9-2]

患者,男性,27 岁,恶心、呕吐、咯血三天入院,水肿、洗肉水样尿、尿量减少半个月余。入院检查:体温 36.8℃,脉搏 74 次/分,血压 165/100mmHg。面色苍白,颜面及双下肢水肿。实验室检查:24 小时尿量 150ml,尿蛋白(++),红细胞(+++),白细胞(+),红细胞管型(+)。B 超示双肾增大。肾穿检查:多数肾小球球囊壁层上皮细胞增生形成半月形或环形新月体。免疫荧光检查显示基底膜内 IgG 和 C3 呈线性荧光。

[问题]

(1) 本病诊断是什么?诊断依据是什么?

(2) 形成新月体的机制是什么?

1. 病因和发病机制 新月体性肾小球肾炎为一组由不同原因引起的疾病,可为原发性,也可为继发性。大部分由免疫机制引起。根据免疫学和病理学可将新月体性肾小球肾炎大致分为 3 型:

Ⅰ型 抗肾小球基底膜型,免疫荧光检查显示基底膜内 IgG 和 C3 呈线性荧光。部分患者体内有抗 GBM 抗体,可与肺泡基底膜发生交叉反应,临床可出现反复咯血,伴有血尿、蛋白尿和高血压等肾炎症状,常发展为肾功能衰竭,称之为肺出血-肾炎综合征(Goodpasture's syndrome)。

Ⅱ型 免疫复合物型,在我国较常见。免疫荧光检查显示基底膜和系膜区颗粒状荧光,电镜观察亦可见电子致密物沉积。本型特点是免疫复合物的存在和大量新月体形成。可由免疫复合物性肾炎,如感染后肾小球肾炎、IgA 肾病、狼疮性肾炎等疾病发展形成。

Ⅲ型 免疫反应缺乏型,免疫荧光检查和电镜观察均不能显示有抗肾小球基底膜抗体或抗原抗体复合物沉积。部分患者血清内可检出抗中性粒细胞胞质抗体(antineutrophil cytoplasmic antibody, ANCA),该抗体与某些血管炎的发生有关。本型可以是 Wegener 肉芽肿病(Wegener granulomatosis)或显微型多动脉炎(microscopic polyarteritis)等系统性血管炎的组成部分。

三个类型的新月体性肾小球肾炎中约有50%的病例原因不明，为原发性疾病，其余则与已知的肾脏和肾外疾病有关。原发性新月体性肾小球肾炎中，Ⅰ型约占25%，Ⅱ型亦约占25%，Ⅲ型约占50%（表9-4）。

表9-4 新月体性肾小球肾炎分类

Ⅰ型（抗肾小球基底膜型）	Ⅱ型（免疫复合物型）	Ⅲ型（免疫反应缺乏型）
原发性	原发性	ANCA相关性
Goodpasture综合征	感染后性	原发性
狼疮性肾炎	Wegener肉芽肿病	显微型多动脉炎
	紫癜性肾炎	
	其他	

2. 病理变化

肉眼观，双肾体积增大，色苍白，表面可有点状出血，切面皮质增厚。

光镜下，特征性病变为多数（通常在50%以上）肾小球球囊内有新月体形成。由于肾小球基底膜断裂或缺损导致纤维素渗出，刺激球囊壁层上皮细胞增生。新月体由增生的壁层上皮细胞和渗出的单核巨噬细胞组成，还可见中性粒细胞和淋巴细胞，在毛细血管球外侧，附着于球囊壁层，形成新月形或环状形结构（图9-8）。早期新月体以细胞成分为主，为细胞性新月体（cellular crescent）。随着病变进展，新月体内成纤维细胞增多并产生胶原纤维，形成纤维—细胞性新月体。后期细胞成分完全被纤维组织取代，成为纤维性新月体。新月体形成使肾小球球囊腔变窄或闭塞，阻塞尿液排出，并压迫肾小球毛细血管丛，肾小球功能丧失。最后病变肾小球纤维化、玻璃样变，肾小管萎缩消失，肾间质纤维化。

电镜观，肾小球基底膜断裂或缺损。Ⅱ型中可见电子致密物沉积。

免疫荧光检查，Ⅰ型显示基底膜内IgG和C3呈线性荧光；Ⅱ型显示基底膜和系膜区颗粒状荧光；Ⅲ型中荧光为阴性。

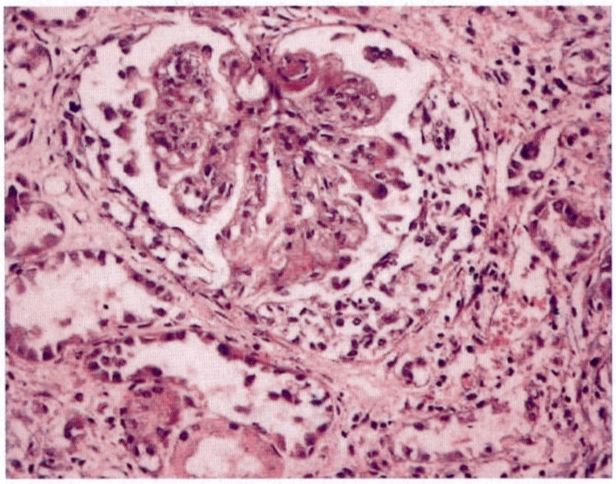

图9-8 新月体性肾小球肾炎
肾小球囊壁层新月体形成

3. 临床病理联系 新月体性肾小球肾炎临床表现为快速进行性肾炎综合征。由于肾小球基底膜损伤及毛细血管壁纤维素样坏死，血尿常较明显，伴有中度蛋白尿，并有不同程度的水肿和高血压。由于大量肾小球内形成新月体，球囊腔阻塞，尿液流出受阻，肾小球滤过减少，患者迅速出现少尿、无尿，体内代谢产物不能排出，导致氮质血症。随病变进展，大量肾小球纤维化、玻璃样变，肾功能丧失，最终发展为肾功能衰竭。

新月体性肾小球肾炎的预后较差，虽然血浆交换、激素治疗、细胞毒药物治疗可以使患者的肾脏病变有所好转，但最终需要透析和肾移植治疗。

［案例9-2分析讨论］

（1）患者的疾病诊断：新月体性肾小球肾炎。诊断依据：①患者有血尿、蛋白尿、少尿、水肿和高血压等肾炎症状；②肾穿见>50%肾小球球囊壁层上皮细胞增生形成半月形或环形新月体。免疫荧光检查显示基底膜内IgG和C3呈线性荧光。

（2）由于肾小球基底膜断裂或缺损导致纤维素渗出，刺激球囊壁层上皮细胞增生。新月体由增生的壁层上皮细胞和渗出的单核巨噬细胞组成，还可见中性粒细胞和淋巴细胞，在毛细血管球外侧，附着于球囊壁层，形成新月形或环状形结构。早期新月体以细胞成分为主，为细胞性新月体。随着病变进展，新月体内成纤维细胞增多并产生胶原纤维，形成纤维—细胞性新月体。后期细胞成分完全被纤维组织取代，成为纤维性新月体。

附：肺出血-肾炎综合征（Goodpasture syndrome）

肺出血-肾炎综合征是一种罕见的自身免疫性疾病，其发病机制尚不十分清楚，通常认为是一种抗肾小球基底膜病（anti-glomerular basement membrane disease），自身抗基底膜抗体与肾小球基底膜结合，激活补体引起基底膜严重损伤。该抗体又可结合至肺泡壁毛细血管基底膜，导致肺泡壁毛细血管出血。典型病例肾脏病变可见大部分肾小球内有新月体形成；肺脏病变部位肺泡壁坏死，肺泡腔内出血。临床主要表现为复发性血尿，轻度蛋白尿，高血压和反复咯血。晚期大量肾小球受累，导致肾功能衰竭，患者预后差。

（三）膜性肾小球肾炎

膜性肾小球肾炎（membranous glomerulonephritis）是引起成人肾病综合征最常见肾病类型。中老年人多见，起病隐匿，40岁以上为发病高峰期。病理学特征毛细血管壁弥漫性增厚，上皮下出现电子致密物沉积。由于本型缺乏炎症的渗出、增生等病变，故又称膜性肾病（membranous nephropathy）。

1. 病因和发病机制 本病是由抗肾小球的自身抗体引起的自身免疫性疾病。自身抗体与肾小球毛细血管脏层上皮细胞膜抗原反应，在上皮细胞和基底膜间形成免疫复合物。肾小球内通常没有中性粒细胞和单核细胞浸润，但有补体成分出现。实验研究表明，补体 C5b-C9 组成的膜攻击复合体可激活肾小球上皮细胞和系膜细胞，使之释放蛋白酶和氧化剂，引起毛细血管壁损伤。

2. 病理变化

肉眼观，双肾肿大，色苍白，故有“大白肾”之称（图 9-9）。

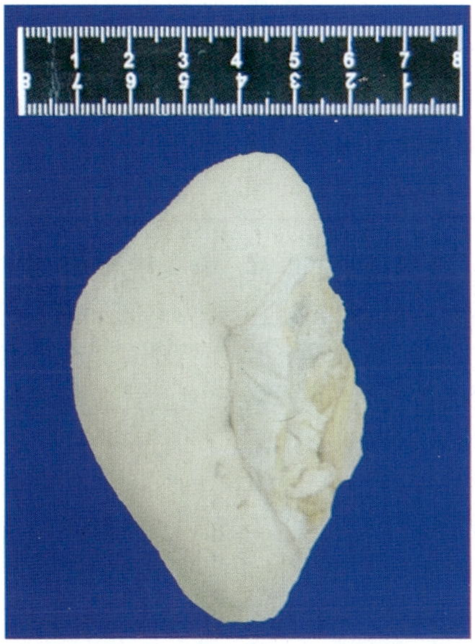

图 9-9 膜性肾小球肾炎

光镜下，早期肾小球毛细血管壁的改变不明显，之后毛细血管壁弥漫性增厚，并可导致毛细血管腔狭窄甚至闭塞。最后肾小球纤维化、玻璃样变性。

电镜观，脏层上皮细胞肿胀，足突融合或消失，大量电子致密物呈颗粒状沉积在基底膜外侧上皮下，电子致密物之间见新生基底膜样物质形成钉状突起，钉突与基底膜垂直，形如梳齿。随着病程进展，钉突向沉积物表面延伸，覆盖沉积物，使基底膜增厚（图 9-10）。如病程较长，其中的沉积物部分溶解消失，形成虫蚀状空隙，虫蚀状空隙渐由基底膜物质充填。

免疫荧光检查，IgG 和 C3 呈典型的颗粒状荧光。

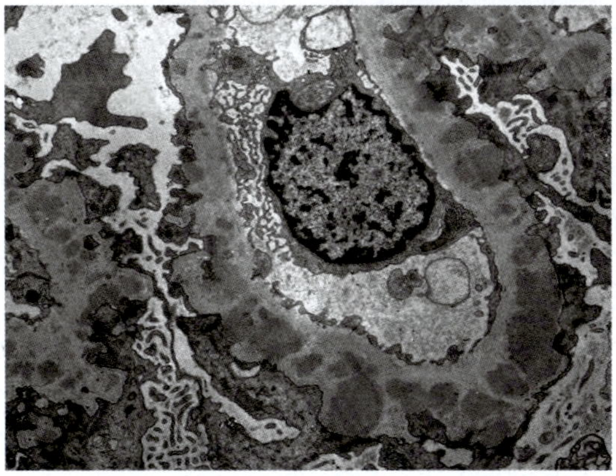

图 9-10 膜性肾小球肾炎（电镜）
电镜下见上皮细胞下电子致密物沉积，上皮细胞足突消失

3. 临床病理联系 临床主要表现为肾病综合征。由于肾小球基底膜严重损伤，通透性明显增高，大量球蛋白等大分子蛋白质均可由肾小球滤过，出现严重的非选择性蛋白尿，导致低蛋白血症，引起高脂血症。血浆胶体渗透压降低，临床表现为明显的水肿。

本病病程长，对肾上腺皮质激素不敏感。部分患者病情可缓解或得到控制，约半数患者发病后 10 年左右进展至慢性肾功能衰竭。

（四）微小病变性肾小球病

微小病变性肾小球病（minimal change glomerulopathy）或称微小病变病（minimal change disease），是引起儿童肾病综合征最常见的原因，多发生于 2～6 岁的儿童。病理学特征为电镜下可见弥漫性上皮细胞足突融合或消失，故又称足突病（foot process disease）。光镜下肾小球基本正常，但肾小管上皮细胞内有脂质沉积，故也称为脂性肾病（lipoid nephrosis）。

1. 病因和发病机制 目前认为本病的发生与免疫功能失调，特别是 T 细胞功能异常有关，血液循环中有细胞因子样物质的产生，引起脏层上皮细胞损伤。实验研究发现肾小球滤过膜阴离子丧失，电荷功能的丧失可能与蛋白尿的形成有关。

2. 病理变化

肉眼观，双肾肿胀，颜色苍白。切面肾皮质区出现黄白色条纹。

光镜下，肾小球结构基本正常。近曲小管上皮细胞内出现大量脂滴和玻璃样小滴。

电镜观，肾小球脏层上皮细胞弥漫性足突融合（图 9-11），并可伴有微绒毛增多，胞体肿胀，胞质内常有空泡形成。肾小球内无电子致密物沉积。

免疫荧光检查，肾小球内无免疫球蛋白或补体沉积。

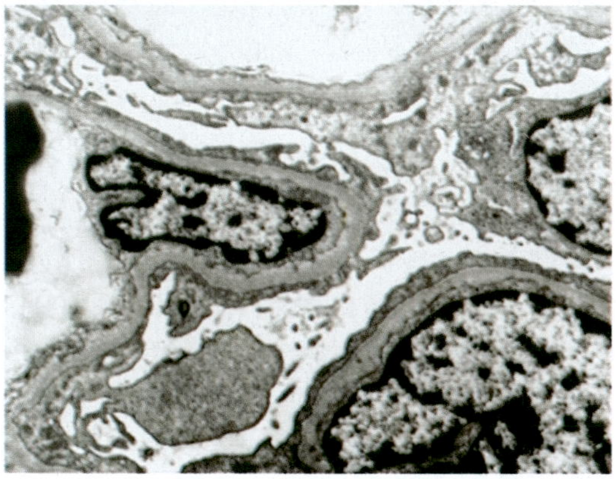

图 9-11 微小病变性肾小球病（电镜）
电镜下见肾小球毛细血管上皮细胞足突消失

3. 临床病理联系 临床上主要表现为肾病综合征，水肿常为最早出现的症状。蛋白尿成分主要是小分子白蛋白，为选择性蛋白尿。蛋白尿发生与肾小球基底膜所带的负电荷减少有关。通常无血尿及高血压，肾功能无损害。皮质类固醇治疗对 90% 以上的

儿童患者有效，但部分患者可复发。不足5%的儿童可发生慢性肾功能衰竭。成人对皮质类固醇治疗反应缓慢或疗效不明显。

（五）局灶节段性肾小球硬化症

局灶节段性肾小球硬化症（focal segmental glomerulosclerosis）病理学特征是部分肾小球的部分小叶发生节段性硬化，临床上主要表现为肾病综合征。局灶节段性肾小球硬化症可分为原发性和继发性。原发性局灶节段性肾小球硬化症的发病机制尚未阐明，部分患者可能为微小病变病发展而来。继发者可见于全身性疾病，如HIV感染、海洛因成瘾、镰状细胞病、IgA肾病等。

1. 病理变化 光镜下，病变呈局灶性分布，以皮髓质交界处的肾小球呈节段性硬化为其特征。病变肾小球中部分毛细血管袢内系膜基质增多，出现PAS阳性物质沉积，并与邻近的肾小球囊壁黏连，称为节段性硬化灶。随着病变进展，系膜基质进一步增多，管腔闭塞，可导致整个肾小球硬化。伴有肾小管萎缩和间质纤维化（图9-12）。

电镜观，弥漫性脏层上皮细胞足突融合，部分上皮细胞从肾小球基底膜剥脱。

免疫荧光检查，肾小球硬化区有IgM和补体C3沉积。

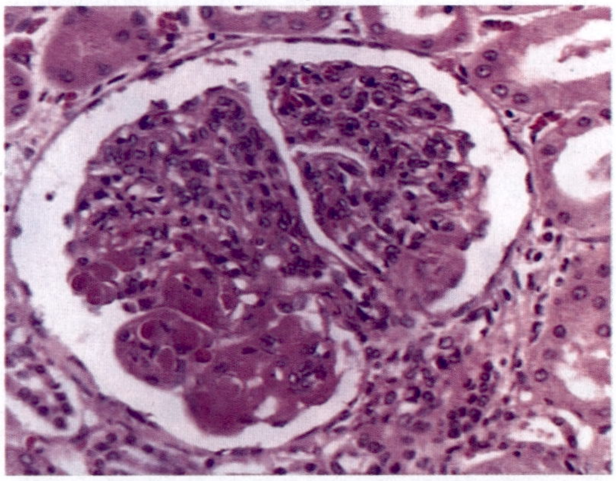

图9-12 局灶节段性肾小球硬化症
肾小球毛细血管丛部分玻璃样变、硬化

2. 临床病理联系 大部分患者临床表现为肾病综合征，少数表现为蛋白尿，常伴血尿和高血压。本型肾小球肾炎预后差，对糖皮质激素治疗不敏感，多数发展为慢性肾小球肾炎，约半数在10年内发展为终末期肾小球肾炎。成人患者预后较儿童更差。

（六）膜增生性肾小球肾炎

膜增生性肾小球肾炎（membranoproliferative glomerulonephritis）多见于成人，病理学特征是系膜细胞增生、系膜基质增多和肾小球基底膜不规则增厚，又称为系膜毛细血管性肾小球肾炎（mesangiocapillary glomerulonephritis），临床表现主要为肾病综合征。

1. 病因和发病机制 原发性膜增生性肾小球肾炎可根据超微结构和免疫荧光检查分为Ⅰ型和Ⅱ型两个主要类型。Ⅰ型约占本病的90%，由循环免疫复合物沉积引起，并有补体的激活。引起免疫反应的抗原成分尚未确定，可能是肝炎病毒等病原体蛋白成分。Ⅱ型常出现补体替代途径的异常激活，50%～60%的患者血清C3水平明显降低，但C1和C4等补体早期激活成分水平正常或仅轻度降低。70%以上的患者血清中具有被称为C3肾炎因子的自身抗体，该抗体与C3转化酶结合，使该酶不被降解，导致C3持续被分解为C3b。但C3肾炎因子如何引起肾小球改变的机制尚不清楚。

2. 病理变化

光镜下，Ⅰ型和Ⅱ型膜增生性肾小球肾炎病变基本相似。典型病变可见肾小球体积增大，肾小球内细胞数目增多，增多的细胞主要为系膜细胞。由于系膜细胞增生和系膜基质增多，使肾小球呈分叶状。增生的系膜细胞和系膜基质沿毛细血管内皮细胞和基底膜之间嵌入，使基底膜增厚。镀银染色和PAS染色可见增厚的基底膜呈双轨状改变。

电镜观，Ⅰ型在系膜区和内皮细胞下出现大量电子致密物沉积；Ⅱ型大量块状电子致密度极高的沉积物沿基底膜致密层呈带状沉积。

免疫荧光检查，Ⅰ型补体C3呈颗粒状荧光，并可出现IgG及C1q和C4等早期补体成分。Ⅱ型大量补体C3沉积，通常无IgG及C1q和C4出现。

3. 临床病理联系 多表现为肾病综合征，少数患者仅表现为无症状血尿或蛋白尿。常为慢性进展性，预后差，激素和免疫抑制剂治疗效果常不明显。伴有大量新月体形成时转化为新月体性肾小球肾炎。50%～70%的病例在10年内逐渐进展为肾功能衰竭。Ⅱ型膜增生性肾小球肾炎患者预后较Ⅰ型更差，肾移植后有复发倾向。

（七）系膜增生性肾小球肾炎

系膜增生性肾小球肾炎（mesangial proliferative glomerulonephritis）在我国和亚太地区常见，欧美较少发生，多见于青少年，男性多于女性。病理学特征是弥漫性肾小球内系膜细胞增生及系膜基质增多。

1. 病因和发病机制 原发性系膜增生性肾小球肾炎的病因和发病机制尚不十分清楚，可能有多种致病途径，如循环免疫复合物沉积或原位免疫复合物形成等。免疫复合物通过相应炎症介质刺激系膜细胞，导致系膜细胞增生、系膜基质增多。

2. 病理变化

光镜下，弥漫性系膜细胞增生和系膜基质增多，使系膜区增宽。早期以系膜细胞增生为主，以后系膜基质逐渐增多。

电镜观，系膜细胞增生和系膜基质增多，部分病例系膜区有低密度电子致密物沉积。

免疫荧光检查，我国常见的是IgG和C3沉积于系膜区，西方国家多表现为 IgM 和 C3 沉积，也有仅出现 C3 沉积或免疫荧光阴性。

3. 临床病理联系 临床表现为肾病综合征，也可表现为无症状蛋白尿和(或)血尿，还可表现为慢性肾炎综合征。病变轻者预后较好，但可复发。病变严重者可伴节段性硬化，甚至出现肾功能障碍与衰竭，预后较差。成人患者预后较儿童更差。

(八) IgA 肾病

IgA 肾病(IgA nephropathy)由 Berger 于 1968 年最先描述，又称 Berger 病，是我国最常见的肾小球疾病，也是肾功能衰竭的最主要原因之一，多见于青年和儿童。病理学特征是免疫荧光显示系膜区有 IgA 沉积，常表现为复发性血尿。

1. 病因和发病机制 原发性 IgA 肾病的发病机制尚未阐明。现有资料表明本病与先天性或获得性免疫调节异常有关。血尿发作时常伴上呼吸道感染，且血清中 IgA 水平升高。由于病毒、细菌和植物蛋白等对呼吸道或消化道的刺激，使黏膜 IgA 的合成增多。IgA 或含 IgA 的免疫复合物在系膜区沉积，并激活补体替代系统，引起肾小球损伤。许多报道表明 IgA 肾病的发生与某些 HLA 的表型有关，说明遗传因素具有重要作用。

2. 病理变化

光镜下，IgA 肾病的组织学改变差异很大，常见的是系膜细胞增生和系膜基质增多，也可表现为局灶性节段性增生或硬化，少数病例可有较多新月体形成。

电镜观，绝大多数病例系膜区有电子致密物沉积，系膜细胞增生和系膜基质增多。

免疫荧光检查，特征性改变是系膜区的沉积物主要为 IgA，可伴有 C3 和备解素，也可出现 IgG 和 IgM。

3. 临床病理联系 发病前常有上呼吸道、消化道或泌尿道感染。临床主要症状为复发性血尿，大部分表现为肉眼血尿，伴轻度蛋白尿，少数患者出现肾病综合征，5%～10%的患者表现为急性肾炎综合征。血尿通常持续数天，以后消失，但每隔数月复发。本病预后差异大，部分患者肾功能可长期维持正常，25%～50%的患者病情缓慢进展，20 年内出现慢性肾功能衰竭。如发病时年龄偏大、伴大量蛋白尿、高血压、肾活检时发现血管硬化或新月体形成，则提示预后不良。如出现节段性坏死，则肾功能迅速恶化，预后较差。

(九) 硬化性肾小球肾炎

硬化性肾小球肾炎(sclerosing glomerulonephritis)是各种不同类型肾小球肾炎发展的终末阶段，临床多称为慢性肾小球肾炎(chronic glomerulonephritis)，简称为慢性肾炎，多见于成人。病理学特征为大量肾小球纤维化、玻璃样变，常引起慢性肾功能衰竭，预后差。

[案例 9-3]

患者，男性，24 岁，乏力嗜睡、精神委靡、尿量减少十天入院。三年前因水肿、少尿和高血压住院治疗，但血压未降至正常即出院。三年来水肿和少尿反复出现。入院检查：体温 37.8℃，脉搏 104 次/分，呼吸 25 次/分，血压 170/100mmHg。慢性病容，面色晦暗，眼睑水肿，皮肤有瘙痒抓痕，呼吸有尿气味，有心包摩擦音。实验室检查：尿蛋白(＋＋＋＋)，红细胞(＋)，白细胞(＋)。非蛋白氮 137mmol/L，二氧化碳结合力 16.7 mmol/L，酚红排泄试验，2 小时排泄量为 0，尿比重 1.012～1.015。入院后经积极治疗无效死亡。

尸检摘要：双肾体积缩小，表面呈弥漫性细颗粒状。大部分肾小球玻璃样变和硬化，间质纤维组织增生，伴大量淋巴细胞及浆细胞浸润，残留的肾单位呈代偿性肥大。

[问题]

(1) 根据病史、体检和尸检做出病理诊断。

(2) 患者为何出现多尿、夜尿和低比重尿？

(3) 患者血压升高和尿毒症是怎样发生的？

1. 病因和发病机制 硬化性肾小球肾炎并非独立的肾小球肾炎病理类型，通常由不同类型的肾炎发展而来，因而发病机制各不相同。急性弥漫性增生性肾小球肾炎的儿童患者中有 1%～2%发展为慢性肾炎，成人转为慢性肾炎的比例较高。新月体性肾小球肾炎如能渡过急性期，绝大部分转为慢性肾炎。膜性肾小球肾炎、膜增生性肾小球肾炎、系膜增生性肾小球肾炎和 IgA 肾病常缓慢发展，有近一半的患者转为慢性肾炎。50%～80%的局灶节段性肾小球硬化症常快速进入终末阶段。还有相当一部分慢性肾炎患者起病隐匿，没有急性或其他类型肾炎的病史，发现时已进入慢性阶段。

2. 病理变化

肉眼观，双肾体积缩小，表面呈弥漫性细颗粒状(图 9-13)，又称颗粒性固缩肾(granular nephrosclerosis)。切面肾皮质变薄，皮髓质分界不清。小动脉壁增厚、变硬，血管断面呈哆开状。肾盂周围脂肪组织增多。

光镜下，早期尚可见到原发肾小球肾炎的病理变化，后期肾小球内 PAS 染色阳性的嗜酸性玻璃样物质增多，肾小球细胞减少，最终毛细血管闭塞，肾小球玻璃样变和硬化(图 9-14)。硬化肾小球所属肾小管萎缩、消失，间质纤维组织增生，伴大量淋巴细胞及浆细胞浸润。间质纤维化使玻璃样变的肾小球相互靠拢集中。残留的肾单位呈代偿性肥大，表现为肾小球体积增大，肾小管扩张，扩张的肾小管内可见各种管型。

电镜观察和免疫荧光检查除原有不同类型肾小球肾炎特点外，多无特异性改变。

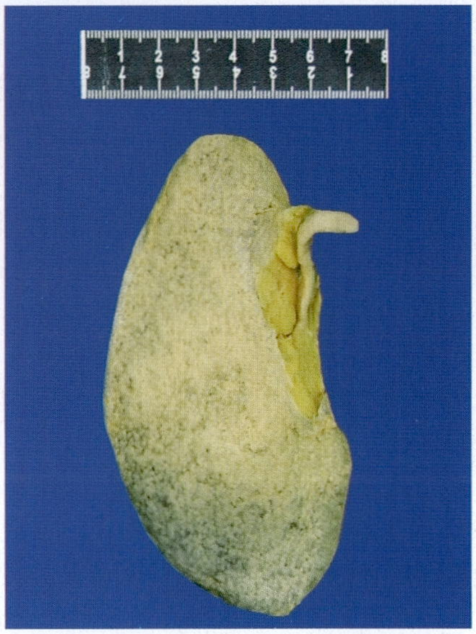

图 9-13 硬化性肾小球肾炎

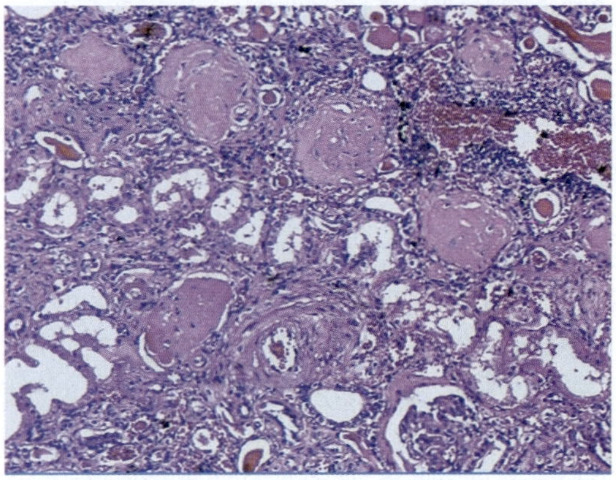

图 9-14 硬化性肾小球肾炎
肾小球玻璃样变和硬化，肾小管萎缩。间质纤维增生，炎细胞浸润

3. 临床病理联系 早期可有食欲差、贫血、呕吐、乏力、疲倦、蛋白尿、高血压、氮质血症和水肿等临床表现；晚期主要表现为慢性肾炎综合征，出现多尿、夜尿、低比重尿、高血压、贫血、氮质血症和尿毒症。

由于大量肾单位受损，功能丧失，残留肾单位代偿增强，单位时间内血液通过残存肾单位的流量增加，使肾小球滤过率增加，但肾小管重吸收功能有限，导致尿浓缩功能降低，临床上表现为多尿、夜尿和低比重尿。肾小球硬化使肾单位严重缺血，肾素分泌增加，引起血压升高。高血压导致细小动脉硬化，肾缺血加剧，使血压持续增高，长期高血压可导致左心室肥大。由于肾组织破坏，红细胞生成素分泌减少，以及体内代谢产物堆积，对骨髓造血功能的抑制作用，使患者出现贫血。肾单位的破坏逐渐增多，肾脏功能障碍不断加重，代谢产物不能及时排出，水、电解质和酸碱平衡紊乱，出现氮质血症和尿毒症。

慢性肾炎病情进展的速度有很大差异，但预后都很差。患者常因尿毒症或高血压引起的心力衰竭或脑出血而死亡。有效的治疗方法是透析或肾移植。

[案例 9-3 分析讨论]

(1) 病理诊断：硬化性肾小球肾炎。诊断依据：①患者有 3 年的肾炎病史；②患者有血尿、蛋白尿、少尿、水肿和高血压等肾炎症状，并有肾功衰竭指征；③尸检见双肾体积缩小，表面呈弥漫性细颗粒状。大部分肾小球玻璃样变和硬化，间质纤维组织增生，伴大量淋巴细胞及浆细胞浸润，残留的肾单位呈代偿性肥大。

(2) 由于大量肾单位受损，功能丧失，单位时间内血液通过残存肾单位的流量增加，使肾小球滤过率增加，但肾小管重吸收功能有限，导致尿浓缩功能降低，临床上表现为多尿、夜尿和低比重尿。

(3) 肾小球硬化使肾单位严重缺血，肾素分泌增加，引起血压升高。肾单位的破坏逐渐增多，肾脏功能障碍不断加重，代谢产物不能及时排出，水、电解质和酸碱平衡紊乱，出现氮质血症和尿毒症。

不同类型的肾小球肾炎各有其特点，表 9-5 对常见肾小球肾炎特点进行总结。肾小球肾炎的病理诊断和鉴别诊断必须结合病史、临床表现、实验室检查和病理学检查进行全面分析。

表 9-5 不同类型肾小球肾炎的特点

类型	临床表现	发病机制	病理特点		
			光镜	电镜	免疫荧光
急性弥漫性增生性肾小球肾炎	急性肾炎综合征	免疫复合物沉积	弥漫性内皮细胞和系膜细胞增生	上皮下驼峰状沉积物	IgG 和 C3 颗粒荧光
新月体性肾小球肾炎	快速进行性肾炎综合征	抗GBM型免疫复合物型，免疫反应缺乏型	新月体形成	基底膜内及系膜有沉积物，或无沉积物	IgG 和 C3 线性荧光颗粒状荧光
膜性肾小球肾炎	肾病综合征	自身抗体与抗原原位反应	弥漫性基底膜增厚，钉突形成	上皮下沉积物，基底膜增厚	IgG 和 C3 颗粒荧光
微小病变性肾小球病	肾病综合征	不清，T 细胞异常，滤过膜阴离子丧失	肾小管脂质沉积	上皮细胞足突融合	荧光阴性

续表

类型	临床表现	发病机制	病理特点		
			光镜	电镜	免疫荧光
局灶节段性肾小球硬化症	肾病综合征，蛋白尿	不清，通透性增高循环因子损伤上皮细胞	局灶性节段性玻璃样变和硬化	上皮细胞足突融合，上皮细胞剥脱	IgM 和 C3 沉积
膜增生性肾小球肾炎	肾病综合征，血尿蛋白尿，慢性肾衰	免疫复合物补体替代途径	系膜增生嵌入基底膜增厚双轨状	内皮下沉积物，基底膜致密度极高沉积物	C3＋IgG，C1q，C4 沉积，或仅 C3
系膜增生性肾小球肾炎	肾病综合征，蛋白尿血尿	不明	系膜细胞增生，系膜基质增多	系膜区沉积物	IgG 和 C3 沉积
IgA 肾病	反复发作，血尿或蛋白尿	IgA 分泌与清除异常	局灶性节段性增生或弥漫性系膜增宽	系膜区沉积物	IgA 和 C3 沉积
硬化性肾小球肾炎	慢性肾病综合征，慢性肾衰	根据原病变类型	肾小球玻璃样变和硬化	因肾炎起始类型而异	因肾炎起始类型而异

第二节　肾小管-间质性肾炎

肾小管-间质性肾炎（tubulointerstitial nephritis）是一组主要累及肾小管和肾间质的炎症性疾病。肾功能不全有相当一部分是由于肾小管-间质性肾炎所致。原发性肾小管-间质性肾炎多由细菌等生物病原体感染引起，因肾盂病变明显，故常称肾盂肾炎（pyelonephritis），也可由药物、重金属等中毒引起。

原发性肾小管-间质性肾炎根据病程可分为急性和慢性两类。急性肾小管-间质性肾炎表现为中性粒细胞浸润和间质水肿，常伴有局灶性肾小管坏死；慢性肾小管-间质性肾炎表现为淋巴细胞、单核细胞浸润，间质纤维化和肾小管萎缩。

一、肾盂肾炎

肾盂肾炎是主要累及肾盂、肾间质和肾小管的化脓性炎症，是常见的肾脏疾病。肾盂肾炎分为急性和慢性两大类。急性肾盂肾炎主要由细菌感染引起，常与尿路感染有关。慢性肾盂肾炎除细菌感染外，还与膀胱输尿管反流和尿路阻塞等因素有关。本病女性发病率是男性的 9～10 倍。临床出现发热、腰部酸痛、血尿和脓尿等症状，并可出现尿频、尿急和尿痛等膀胱刺激症状。晚期可出现肾功不全和高血压，甚至形成尿毒症。

（一）急性肾盂肾炎

急性肾盂肾炎（acute pyelonephritis）是由细菌感染引起的肾盂、肾小管和肾间质的化脓性炎症，常由上行性感染引起，与膀胱炎、前列腺炎和尿道炎有密切关系。

1. 病因和发病机制　肾盂肾炎的致病菌主要为革兰阴性菌，其中大肠埃希菌最多见，约占全部病例的 85%，肾盂肾炎的感染途径主要有：

（1）血源性感染（hematogenous infection）：为较少见的感染途径，败血症或细菌性心内膜炎时，细菌随血流到达肾脏，引起病变。进入肾脏的细菌首先栓塞于肾小球或肾小管周围毛细血管，局部组织出现化脓性改变。病变常累及双侧肾脏，最常见的致病菌为金黄色葡萄球菌。

（2）上行性感染（ascending infection）：为肾盂肾炎常见的感染途径。尿道炎或膀胱炎时，细菌沿输尿管或输尿管周围淋巴管上行到肾盂、肾盏和肾间质，引起化脓性炎。病原菌多为革兰阴性菌，大肠埃希菌占绝大多数，其他细菌包括变形杆菌、产气杆菌和葡萄球菌等。肾脏病变可为单侧，也可为双侧。

正常情况下，尿液排出时对泌尿道的冲刷可防止细菌在局部停留，膀胱壁分泌的有机酸和分泌型 IgA 的抗菌作用，使细菌不易在泌尿道繁殖，因此正常膀胱和膀胱内尿液呈无菌状态。当正常的防御机制削弱时，细菌才可感染泌尿道，引起急性肾盂肾炎。前列腺肥大、泌尿道结石、妊娠子宫或肿瘤的压迫等引起的尿道阻塞，可致尿液排出受阻、尿液潴留，有利于细菌繁殖。先天性膀胱三角区解剖结构的异常、后天性病变引起局部解剖结构的损伤和破坏、膀胱功能紊乱等引起的膀胱输尿管反流（vesicoureteric reflux），是导致细菌经膀胱到达输尿管和肾盂的重要原因。留置导尿管、膀胱镜检查及其他尿道手术引起的泌尿道损伤，也可为细菌感染提供条件。女性尿路感染远较男性多见，原因是女性尿道短，易发生上行性感染；女性缺乏男性前列腺液中含有的抗菌物质；女性激素如黄体酮可使输尿管张力降低，有助于尿液反流的发生等。

2. 病理变化

肉眼观，病变肾脏体积增大，表面充血，可见散在稍隆起的黄白色脓肿，脓肿周围见红色的充血带。病灶可弥漫性分布或局限于肾脏的某一区域，多个病灶可相互融合，形成大脓肿。切面肾髓质内可见大小不等的脓肿灶，小的病灶呈黄色条纹状，由髓质向皮质延伸。肾盂黏膜充血水肿，黏膜表面可有脓性渗出物。严重时，肾盂内可有积脓。

光镜下，特征性病变为间质性化脓性炎或脓肿形成、肾小管腔内中性粒细胞集聚和肾小管坏死。上行性感染引起的病变首先累及肾盂，肾盂黏膜充血水肿，大量中性粒细胞浸润。早期化脓性改变局限于肾间质，随着病变的进展可累及肾小管，肾小管腔内充满大量中性粒细胞，并可形成管型。肾小管上皮细胞变性、坏死，形成脓肿。血源性感染引起的病变首先累及肾皮质，病变发生于肾小球及其周围的肾间质。严重病例的化脓性病变进展可累及肾小球，并逐渐破坏邻近组织，向肾盂蔓延。

3. 并发症

（1）肾乳头坏死（renal papillary necrosis）或称急性坏死性乳头炎：由于肾髓质血供障碍，特别是肾乳头部供血的直小动脉内有血栓形成时，肾乳头易发生缺血坏死。肉眼观，在肾锥体乳头侧 2/3 区域内有境界清楚的灰白或灰黄色的坏死灶，累及单个或数个乳头。光镜下见肾乳头发生凝固性坏死，周围有大量中性粒细胞浸润。常见于糖尿病或有尿路阻塞的患者。

（2）肾盂积脓（pyonephrosis）：严重尿路阻塞，特别是伴有输尿管高位阻塞时，脓性渗出物不能排出，潴留于肾盂、肾盏和输尿管内，形成肾盂积脓。

（3）肾周围脓肿（perinephric abscess）：病变严重时，肾内化脓性炎侵破肾被膜，扩展至肾周围组织，形成肾周围脓肿。

4. 临床病理联系 急性肾盂肾炎起病急，患者发热、寒战、白细胞增多等全身症状较明显。局部表现为腰部酸痛和肾区叩痛。由于炎症对膀胱和尿道黏膜的刺激，可出现尿频、尿急、尿痛等膀胱刺激症状。尿液检查显示脓尿、蛋白尿、菌尿和管型尿等，也可出现血尿。白细胞管型仅在肾小管内形成，对肾盂肾炎的临床诊断有意义。急性肾盂肾炎病变呈灶状分布，肾小球较少受累，一般不出现高血压、氮质血症和肾功能障碍。

急性肾盂肾炎绝大部分患者经抗生素治疗可在短期内治愈。治疗不彻底，易反复发作而转为慢性。伴有尿路阻塞、糖尿病或免疫机能障碍患者的病情常较严重，可发生败血症。并发肾乳头坏死则可引起急性肾功能衰竭。

（二）慢性肾盂肾炎

慢性肾盂肾炎（chronic pyelonephritis）为慢性肾小管-间质性肾炎，病理学特征是慢性炎症、间质纤维化和瘢痕形成，并伴有肾盂和肾盏的纤维化和变形。慢性肾盂肾炎是慢性肾功衰竭的常见原因之一。

1. 病因和发病机制 急性肾盂肾炎反复发作，可逐渐进展为慢性肾盂肾炎，有些患者起病隐匿，发现时已属慢性病变。慢性肾盂肾炎根据发生机制可分为两种类型：

（1）慢性反流性肾盂肾炎（chronic reflux-associated pyelonephritis）：又称反流性肾病（reflux nephropathy），为常见的类型，多见于儿童。具有先天性膀胱输尿管反流或肾内反流的患者常反复发生感染，致一侧或双侧肾脏出现慢性肾盂肾炎的改变。

（2）慢性阻塞性肾盂肾炎（chronic obstructive pyelonephritis）：由于尿路阻塞使感染反复发作，并有大量瘢痕形成。

2. 病理变化

肉眼观，特征性病变是单侧或双侧肾脏体积缩小，且两侧病变常不对称，表面凹凸不平，可见不规则的凹陷性瘢痕（图 9-15）。切面皮髓质界限不清，肾乳头萎缩，肾盏和肾盂因瘢痕收缩而变形，肾盂黏膜粗糙。肾脏瘢痕数量多少不等，分布不均，多位于易发生肾内反流的上下极。

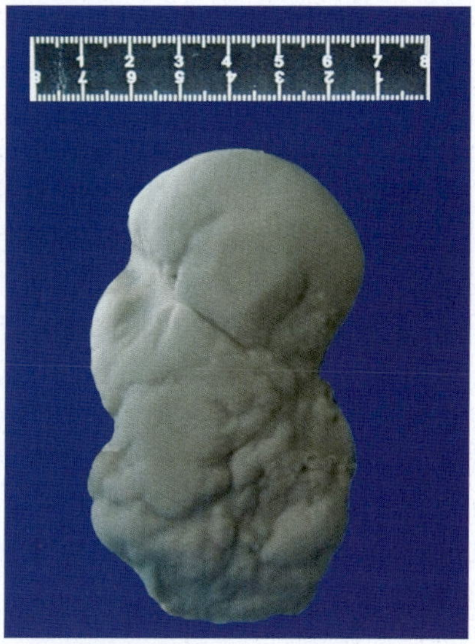

图 9-15 慢性肾盂肾炎

光镜下，肾盂、肾盏黏膜和黏膜下组织出现淋巴细胞、浆细胞浸润和间质纤维化。部分区域肾小管萎缩，部分区域肾小管扩张，较多肾小管呈灶性分布，管腔内充满均质红染的蛋白管型，似甲状腺滤泡。肾小管周围间质也有许多慢性炎症细胞浸润和纤维化。肾内细、小动脉因高血压而出现玻璃样变和硬化，瘢痕内小动脉发生闭塞性动脉内膜炎。早期肾小球通常无明显改变，仅见肾球囊周围纤维化。晚期部分肾小球纤维化、玻璃样变，所属肾小管萎缩消失。慢性肾盂肾炎急性发作时，可见大量中性粒细胞浸润，并有小脓肿形成。

3. 临床病理联系 慢性肾盂肾炎常反复发作，表现为间歇性无症状性菌尿、脓尿，伴有腰痛、发热等。由于肾小管病变出现较早且病变重，肾小管浓缩功能降低导致多尿、夜尿。电解质丢失过多，可出现低血钾、低血钠和代谢性酸中毒。肾组织纤维化和小血管硬化引起肾缺血，肾素分泌增加，引起高血压。晚期肾组织破坏严重，出现氮质血症和尿毒症。

慢性肾盂肾炎病程长，反复发作，如能及时治疗，病情可得到控制。病变严重者可因尿毒症或高血压导致心力衰竭而危及生命。

二、药物和中毒引起的肾小管-间质性肾炎

药物和中毒可诱发肾间质的免疫反应，引起急性过敏性间质性肾炎（acute hypersensitivity interstitial nephritis），也可造成慢性肾小管损伤，最终导致慢性肾功能不全。

（一）急性药物性间质性肾炎

急性药物性间质性肾炎（acute drug-induced interstitial nephritis）由抗生素、利尿药、非甾体抗炎药（NSAIDs）等药物引起，通过抗原抗体反应的免疫机制损伤肾组织。药物作为半抗原与肾小管上皮细胞胞质或细胞外成分结合，产生抗原性，通过 IgE 的形成和细胞介导的免疫反应，导致肾小管上皮细胞和基底膜免疫损伤。

肾间质显著水肿，见淋巴细胞为主炎症细胞浸润，伴有巨噬细胞、浆细胞，常伴有大量嗜酸性粒细胞，也可有少量嗜碱性粒细胞和和中性粒细胞。新型青霉素Ⅰ（methicillin）和噻嗪类（thiazides）利尿药可致间质肉芽肿性炎，肾小管不同程度的变性、坏死。非甾体抗炎药引起的间质性肾炎，可伴有微小病变性肾小球肾炎。

患者在用药后 2～40 天出现发热、一过性嗜酸性粒细胞增高等症状。25%～50%的患者出现皮疹，有血尿、轻度蛋白尿和白细胞尿；50%的患者血清肌酐水平增高或出现少尿等症状。确诊后应及时停用相关药物，停药后病情可缓解，数月肾功能恢复正常。少数老年患者的肾功能难以恢复。

（二）镇痛药性肾炎

镇痛药性肾炎（analgesic nephritis），又称镇痛药性肾病（analgesic nephropathy）。病理学特征是慢性肾小管-间质性肾炎，伴有肾乳头坏死。

镇痛药性肾炎由患者大量服用至少两种镇痛药引起。由于药物的毒性作用损伤细胞，再加上药物对前列腺素血管扩张作用的抑制引起缺血损伤细胞，导致肾乳头坏死，其后出现肾小管和间质的炎症。

肉眼观，双肾体积轻度缩小，肾皮质变薄。肾乳头发生不同程度的坏死、钙化和脱落。光镜下，肾乳头出现灶状坏死，甚至整个肾乳头坏死，肾皮质肾小管大量萎缩，间质纤维化并有淋巴细胞和巨噬细胞浸润。

患者常有由于肾乳头坏死引起的肉眼血尿和肾绞痛，实验室检查显示尿浓缩功能减退，表现为慢性肾功能衰竭。停药可使病情稳定，肾功能有所恢复。

第三节 泌尿系统常见肿瘤

泌尿系统肿瘤主要来自肾脏和膀胱，绝大多数泌尿系统肿瘤为恶性。据世界卫生组织统计，肾细胞癌占人类恶性肿瘤的 2%，每年新增病例约 19 万例；而膀胱癌每年新增病例达 33 万之多。

一、肾细胞癌

肾细胞癌（renal cell carcinoma），简称肾癌，是最常见的肾脏恶性肿瘤。在成年人肾脏恶性肿瘤中约占 90%，好发年龄为 60～70 岁，男女发病之比为(2～3)∶1。肿瘤起源于肾小管上皮细胞，故又称为肾腺癌（renal adenocarcinoma），临床多以无症状性血尿为首发症状。

1. 病因和发病机制 流行病学调查显示，吸烟是引起肾细胞癌最重要的危险因素。据统计吸烟者肾细胞癌的发生率是非吸烟者的二倍，在成年男性患者中 40%的病例有吸烟史。长期接触砷，发生肾细胞癌的危险性增加 30%；其他危险因素包括肥胖（特别是女性）、高血压、接触石油产品和重金属等。

绝大多数肾细胞癌为散发，发病年龄大，多发生于一侧肾脏。有约 4%的病例为常染色体显性遗传性疾病，发病年龄小，肿瘤多为双侧多灶性。

[案例 9-4]

患者，男性，64 岁，右侧腰痛、血尿 5 天入院。发热乏力、体重减轻半年，吸烟 40 余年。入院检查：体温 38.8℃，脉搏 94 次/分，呼吸 20 次/分，右肾区可触及一质硬不活动肿块，直径约 5cm。B 超显示肿块位于右肾上极。病理检查：右肾上极单个球形肿物，体积 5cm×5cm×6cm，有假包膜形成，与周围肾组织界限清楚。切面淡黄色、灰白色和灰红色的多彩状。癌细胞体积较大，呈圆形或多边形，胞质透明或颗粒状。癌细胞多排列成腺泡状或实性片状，癌巢之间富于毛细血管，纤维成分少。

[问题]

(1) 根据大体和镜下病变做出病理诊断，并给出诊断依据。

(2) 结合病史和病理改变分析临床症状。

2. 病理变化 肉眼观，多见于肾的两极，尤其是肾上极更为常见。多表现为单个球形肿物，直径 3～15cm，常有假包膜形成，因而与周围肾组织界限清楚。切面淡黄色或灰白色，多为实性，伴灶状出血、坏死、软化或钙化等改变，具有红、黄、灰、白等多种颜色相交错的多彩性特征（图 9-16）。乳头状癌可为双侧多灶性，常伴有出血和囊性变。

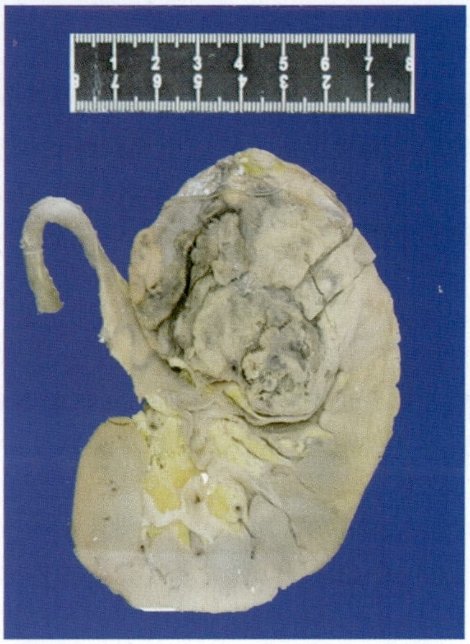

图 9-16 肾细胞癌

根据对家族性和散发性肾细胞癌的遗传学和组织病理学综合研究，将肾细胞癌分为三个主要类型：

（1）透明细胞癌（clear cell carcinoma）：为最多见类型，约占肾细胞癌的 70%～80%，癌细胞体积较大，呈圆形或多边形，胞质透明或颗粒状。癌细胞多排列成腺泡状或实性片状，癌巢之间富于毛细血管，纤维成分少（图 9-17）。

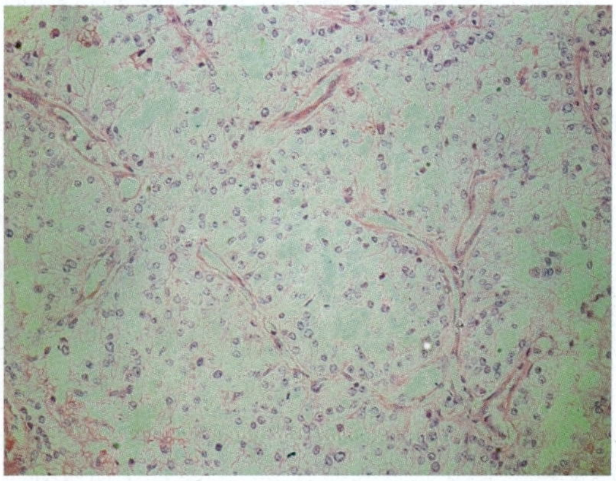

图 9-17 肾透明细胞癌

细胞圆形或多边形，胞质透明，排列成腺泡状或实性片状

（2）乳头状癌（papillary carcinoma）：约占肾细胞癌的 10%～15%，癌细胞为立方或矮柱状，乳头状排列，乳头中轴间质内可见砂粒体和泡沫细胞。

（3）嫌色细胞癌（chromophobe renal carcinoma）：约占肾细胞癌的 5%，癌细胞胞膜清晰，胞质淡嗜碱性，核周常有空晕，细胞排列呈实性片灶状。

3. 播散途径 肾细胞癌可直接侵入肾盂、肾盏，甚至输尿管；癌组织穿破肾被膜时，可侵犯肾上腺和肾周脂肪组织。肾细胞癌常侵入肾静脉发生血道转移，最常见的转移部位是肺脏，其次是骨髓和对侧肾脏；淋巴道转移首先到达的部位是肾门和主动脉旁淋巴结。

［案例 9-4 分析讨论］

（1）病理诊断：右肾透明细胞癌。诊断依据：①右肾上极单个球形肿物，体积 5cm×5cm×6 cm，有假包膜形成，与周围肾组织界限清楚。切面淡黄色、灰白色和灰红色多彩；②癌细胞体积较大，呈圆形或多边形，胞质透明或颗粒状。癌细胞多排列成腺泡状或实性片状，癌巢之间富于毛细血管，纤维成分少。

（2）患者有长期吸烟史，由于烟中的 3，4 苯并芘有致癌作用，随血流至肾脏，长期作用于肾脏，引起肾癌。肾癌表现为肾区肿块，呈浸润性生长，破坏组织器官的结构和功能，引起发热、腰痛和血尿。肿瘤生长夺取机体的营养，使患者乏力，体重减轻。

4. 临床病理联系 肾细胞癌早期症状多不明显，发现时肿瘤体积多已较大，最具有诊断意义的三大临床症状是腰痛、肾区肿块和血尿。但三者同时出现的比例较小。无痛性血尿是肾癌的主要症状，血尿常为间歇性，早期可仅表现为镜下血尿。由于肿瘤产生的异位激素和激素样物质的作用，患者可出现多种副肿瘤综合征，如红细胞增多症、高钙血症、Cushing 综合征和高血压等。

肾细胞癌的预后较差，平均 5 年生存率约为 45%，无转移可达 70%。如肿瘤侵入肾静脉和肾周组织，5 年生存率则降至 15%～20%。

二、肾母细胞瘤

肾母细胞瘤（nephroblastoma），又称 Wilms 瘤（Wilms tumor）。肿瘤起源于肾内残留的后肾胚基组织，是儿童最常见的肾脏原发性恶性肿瘤。90%发生于 7 岁以下儿童，1～4 岁为发病高峰，偶可见于成人。男女发病率无差别。

1. 病因和发病机制 多数病例为散发性，患者仅出现肾母细胞瘤，部分患者伴有不同程度的先天畸形，并与位于 11p13 的 WT-1 基因（Wilms' tumor associated gene-1）的丢失或突变有关，也可以是 11p15 的 WT-2 基因的缺失。

2. 病理变化

肉眼观，肾母细胞瘤多表现为单个实性肿物，少数为多灶性和双侧性。肿瘤体积较大，边界清楚，可有假包膜形成，质地较软，切面实性或囊性，鱼肉状灰白或灰红色，可继发出血、坏死、钙化，有的可见少量骨和软骨成分。

光镜下，肾母细胞瘤的病变特征是具有胚胎发育不同阶段的幼稚的肾小球或肾小管样结构。细胞成分包括上皮样细胞、间叶组织细胞和幼稚细胞三种。上皮样细胞体积小，呈梭形、圆形、多边形或立方形，胞质少，核深染，弥漫分布，可形成幼稚肾小球和肾小管样结构，具有诊断意义，可出现鳞状上皮分化；间叶组织细胞多为纤维性或黏液性，细胞小，呈梭形或星状，可出现不同分化阶段的横纹肌、平滑肌、软骨、骨或脂肪等分化；幼稚细胞为小圆形或卵圆形原始细胞，胞质少。

3. 临床病理联系　肾母细胞瘤的主要症状是腹部肿块，巨大肿块的下缘可达盆腔。部分病例出现血尿、高血压，腹痛和肠梗阻等症状。肾母细胞瘤常伴发各种先天性畸形，最常见的有先天性虹膜缺失、生殖器畸形和发育迟缓等。

肾母细胞瘤生长迅速，相当数量的病例在初诊时，肿瘤已占据大部分肾脏，可侵犯肾周脂肪组织或肾静脉，或已转移到肺。由于综合治疗手段的进步，无转移者长期生存率可达 90%或更高。

三、膀胱移行细胞癌

膀胱移行细胞癌（transitional cell carcinoma of the urinary bladder）是泌尿系统最常见的恶性肿瘤，多发生在 50 以上的老年人，男女比例为 3.5∶1。

1. 病因和发病机制　与膀胱癌发生有关的危险因素中，吸烟和接触芳香胺类化合物最重要，病毒感染和膀胱黏膜的慢性炎症等慢性刺激也与本病有关。

移行细胞癌的细胞遗传学和分子改变具有异质性。研究表明 30%～60%的病例 9 号染色体为单体，或发生 9p 或 9q 的缺失以及 17p、13q、11p 和 14q 的缺失。浅表乳头状癌和少数非侵袭性癌出现含 p16 基因 9p 缺失，许多侵袭性癌出现含 p53 基因 17p 或含 Rb 基因 13q 缺失，提示移行细胞癌与 p16、p53 和 Rb 等基因改变有关。

2. 病理变化

肉眼观，膀胱的移行细胞癌好发部位为膀胱侧壁和三角区近输尿管开口处。肿瘤可为单发或多发，体积大小不等，直径可从数毫米至数厘米。分化好者多呈乳头状或息肉状，有蒂与膀胱黏膜相连。分化差者常呈扁平状突起，基底宽，无蒂，并可向深层浸润。切面灰白色，可见坏死等改变（图 9-18）。

光镜下，根据肿瘤细胞分化程度可将移行细胞癌分为 3 级。

Ⅰ级　呈乳头状结构，癌细胞具有明显的极性，增生明显，超过正常尿路上皮的厚度，细胞仅出现轻微异型性，核分裂象少。一般不向周围黏膜浸润。

Ⅱ级　呈乳头状、菜花状或斑块状。细胞层次明显增多，极性消失，异型性明显，并有瘤巨细胞形成，核分裂象较多。癌细胞可向黏膜下浸润，甚至达到肌层（图 9-19）。

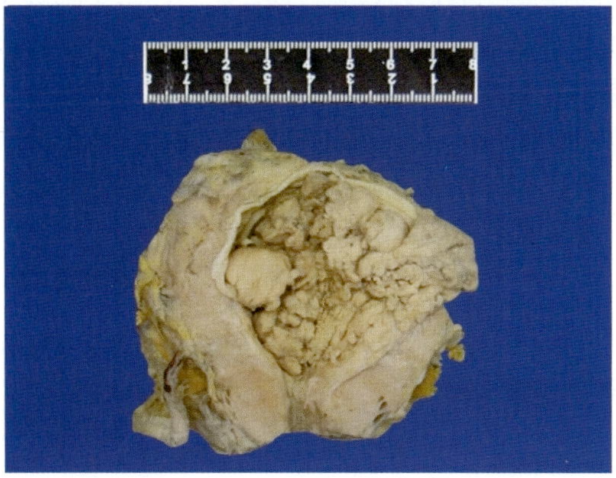

图 9-18　膀胱移行细胞癌

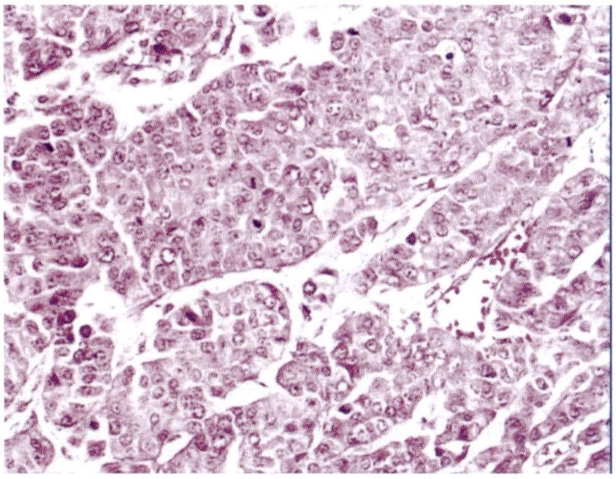

图 9-19　膀胱移行细胞癌
细胞层次增多，排列紊乱，异型性明显

Ⅲ级　为菜花状、斑块状或巢状。细胞分化差，排列极向紊乱，异型性明显，可见瘤巨细胞，核分裂象多见，并有病理性核分裂象。常浸润至肌层，并可侵及邻近的前列腺、精囊、子宫和阴道等。

3. 播散途径　膀胱癌主要经淋巴道转移到局部淋巴结，可累及子宫旁、髂动脉旁和主动脉旁淋巴结。晚期可经血道转移至肝、肺、骨髓、肾和肾上腺等处。

4. 临床病理联系　膀胱移行细胞癌最常见的症状是无痛性血尿。肿瘤表面坏死和溃疡、乳头状癌的乳头断裂等均可引起血尿。部分患者因肿瘤侵犯膀胱壁，刺激膀胱黏膜或并发感染，出现尿频、尿急和尿痛等膀胱刺激症状。如膀胱癌阻塞输尿管开口，可引起肾盂积水。

移行细胞癌不论分化程度如何，手术后均易复发。部分复发肿瘤其分化程度较原发肿瘤低。患者的预后与肿瘤的组织学分级、有无血管、淋巴管侵袭，肿瘤浸润深度，有无转移等因素有较密切的关系。Ⅰ级移行细胞癌术后虽可复发，但患者的 10 年生存率可高达 95%以上，而Ⅲ级移行细胞癌患者 10 年生存率仅为 40%左右。

膀胱移行细胞癌预后的关键是早期诊断、早期治疗并进行密切的随访。膀胱镜检查和活检病理学诊断是主要手段。对原位癌等早期病变运用流式细胞术进行尿沉淀细胞的DNA含量测定有助于区分非整倍体的高分化癌细胞和良性病变，提高诊断的可靠性。目前荧光原位杂交(fluorescent in situ hybridization, FISH)技术已有效的应用于膀胱癌术后复发的监测。

【易混淆的概念】

1. 局灶性与节段性　局灶性指病变累及部分肾小球(50%以下)；节段性则指病变仅累及某一肾小球的一部分。

2. 球性与弥漫性　球性指病变累及整个或几乎整个肾小球；弥漫性是指病变累及全部或大部分肾小球(50%以上)。

3. 血尿与血红蛋白尿　血尿指尿中出现红细胞；血红蛋白尿见于血管内凝血。

4. 基底膜与系膜　基底膜通常指肾小球毛细血管的基底膜，位于肾小球毛细血管内皮细胞和上皮细胞之间，分为致密层和内外疏松层；系膜位于肾小球毛细血管间，构成毛细血管小叶的中轴，由系膜细胞和系膜基质组成。

5. 急性肾炎综合征与快速进行性肾炎综合征　急性肾炎综合征起病急，常表现为少尿、明显血尿、轻到中度蛋白尿，伴有轻度水肿和高血压，重症者可出现氮质血症甚至肾功能不全；快速进行性肾炎综合征起病急，进展快，出现水肿和血尿、蛋白尿，迅速发展为少尿甚至无尿，伴氮质血症，临床上可导致急性肾功能衰竭。

6. 膜增生性肾小球肾炎与系膜增生性肾小球肾炎　膜增生性肾小球肾炎是病变肾小球内同时出现系膜细胞增生、系膜基质增多和肾小球基底膜不规则增厚的改变；系膜增生性肾小球肾炎则是弥漫性肾小球内单纯系膜细胞增生及系膜基质增多。

【重点词汇的中英文对照】

肾小球肾炎(glomerulonephritis)

急性肾炎综合征(acute nephritic syndrome)

快速进行性肾炎综合征(rapidly progressive nephritic syndrome)

肾病综合征(nephrotic syndrome)

慢性肾炎综合征(chronic nephritic syndrome)

急性弥漫性增生性肾小球肾炎(acute diffuse proliferative glomerulonephritis)

新月体性肾小球肾炎(crescentic glomerulonephritis)

膜性肾小球肾炎(membranous glomerulonephritis)

微小病变性肾小球病(minimal change glomerulopathy)

局灶节段性肾小球硬化症(focal segmental glomerulosclerosis)

膜增生性肾小球肾炎(membranoproliferative glomerulonephritis)

系膜增生性肾小球肾炎(mesangial proliferative glomerulonephritis)

IgA肾病(IgA nephropathy)

硬化性肾小球肾炎(sclerosing glomerulonephritis)

肾小管—间质性肾炎(tubulointerstitial nephritis)

急性肾盂肾炎(acute pyelonephritis)

慢性肾盂肾炎(chronic pyelonephritis)

肾细胞癌(renal cell carcinoma)

肾母细胞瘤(nephroblastoma)

膀胱移行细胞癌(transitional cell carcinoma of the urinary bladder)

思考题

1. 论述肾小球肾炎的免疫发病机制。
2. 急性弥漫性增生性肾小球肾炎的病理变化和临床病理联系。
3. 新月体性肾小球肾炎的类型和基本病理变化。
4. 肾病综合征主要见于哪几型肾小球肾炎？简述其病理变化。
5. 试述急性肾盂肾炎的感染途径、病理特征和合并症？
6. 比较硬化性肾小球肾炎和慢性肾盂肾炎的病理特征。

（广州医学院　张绘宇）

第十章 生殖系统和乳腺疾病

【学习目标】

(1) 了解引起慢性子宫颈炎的常见因素，熟悉其类型及其病变特点。

(2) 掌握子宫颈上皮内肿瘤的概念。

(3) 掌握子宫颈癌的类型及其特征，熟悉扩散方式，了解病因、发病机制及临床表现。

(4) 了解子宫内膜异位症、子宫内膜增生症的病变特点，熟悉子宫体癌、子宫平滑肌瘤的病理变化特点。

(5) 掌握胎盘滋养层细胞疾病(葡萄胎、侵袭性葡萄胎、绒毛膜癌)的病变特点，熟悉胎盘部位滋养层细胞肿瘤的病理变化，了解其病因、发病机制和临床病理联系。

(6) 熟悉卵巢上皮性肿瘤、性索间质肿瘤、生殖细胞肿瘤的病理变化。

(7) 熟悉前列腺增生、前列腺癌的病理变化，了解其临床病理联系。

(8) 熟悉乳腺增生性疾病和乳腺癌的病理变化，了解乳腺增生性疾病和乳腺癌的临床病理联系。

女性生殖系统由卵巢、输卵管、子宫、阴道和外生殖器组成。女性的乳腺产生乳汁，哺育婴儿，故也列入本章叙述。男性生殖系统由睾丸、生殖管道、附属腺及外生殖器组成。本章主要讲述生殖系统的常见炎症性疾病和肿瘤。

第一节 子宫颈疾病

子宫颈疾病是临床妇产科常见疾病，本节主要讨论慢性子宫颈炎、子宫颈上皮内肿瘤及子宫颈癌。

一、慢性子宫颈炎

慢性子宫颈炎(chronic cervicitis)为生育年龄妇女中最常见的疾病。与其发病有关的因素包括：分娩、机械损伤、阴道 pH 改变、经期卫生不良和不洁性生活等。常见细菌有链球菌、肠球菌、大肠埃希菌和葡萄球菌等，特殊的病原微生物包括沙眼衣原体、淋球菌、单纯疱疹病毒(herpes simplex virus)和人类乳头状瘤病毒(human papilloma virus, HPV)。临床上主要表现为白带增多。镜下观，子宫颈黏膜充血水肿，间质内有淋巴细胞、浆细胞和单核细胞等慢性炎细胞浸润，子宫颈腺上皮可伴有增生及鳞状上皮化生。

常见临床病理类型包括：

1. 子宫颈糜烂(cervical erosion) 一般分为假性糜烂和真性糜烂。真性糜烂是指宫颈阴道部鳞状上皮坏死脱落，形成浅表的缺损。假性糜烂是指子宫颈损伤的鳞状上皮被子宫颈管黏膜柱状上皮增生下移取代。由于柱状上皮较薄，上皮下血管较易显露而呈红色，病变黏膜呈边界清楚的红色糜烂样区，故称为假性糜烂。随后，柱状上皮又可被化生的鳞状上皮所取代，为糜烂愈复。

2. 子宫颈腺体囊肿(nabothian cyst) 子宫颈腺上皮可因炎症刺激伴有增生及鳞状上皮化生，如增生的鳞状上皮覆盖和阻塞子宫颈管腺体的开口，使黏液潴留，腺体逐渐扩大呈囊，形成子宫颈囊肿，又称纳博特囊肿。

3. 子宫颈息肉(cervical polyp) 由子宫颈黏膜上皮、腺体和间质结缔组织局限性增生形成的息肉状物，常伴有充血、水肿及炎细胞浸润。肉眼观呈白色，表面光滑，有蒂。如表面糜烂或溃疡形成，可致阴道流血。子宫颈息肉属良性病变，切除即可治愈，极少恶变。

二、子宫颈上皮内肿瘤及子宫颈癌

(一) 子宫颈上皮非典型增生、子宫颈原位癌及子宫颈上皮内肿瘤

子宫颈上皮非典型增生属癌前病变，好发于子宫颈鳞状上皮-柱状上皮移行区。表现为细胞大小形态不一，核增大深染，核浆比例增大，核分裂象增多，细胞极性紊乱。病变由基底层逐渐向表层发展，依据其病变程度不同分为三级或三度：Ⅰ级(轻度)，异型细胞局限于上皮的下 1/3；Ⅱ级(中度)，异型细胞累及上皮层的下 1/3 至 2/3；Ⅲ级(重度)，增生的异型细胞超过上皮全层的下 2/3，但还未累及上皮全层(图 10-1)。

异型增生的细胞累及子宫颈黏膜上皮全层，但病变局限于上皮层内，未突破基膜，称为原位癌(carcinoma in situ)。原位癌的癌细胞可由表面沿基膜通过宫颈腺口蔓延进入子宫颈腺体内，取代腺上皮的部分或全部，但仍未突破腺体的基膜，称为原位癌累及腺体，仍然属于原位癌的范畴。

从鳞状上皮非典型增生到原位癌呈逐一演化的级谱样变化，而不是相互分离的病变。重度非典型增

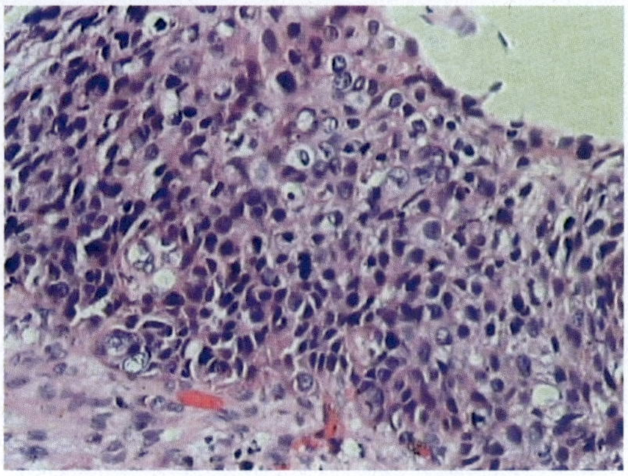

图 10-1　子宫颈上皮重度非典型增生
增生的异型细胞超过上皮全层的 2/3，但还未累及上皮全层

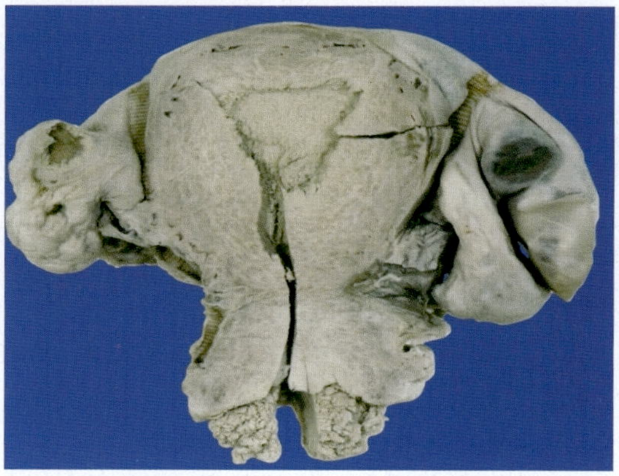

图 10-2　子宫颈癌（外生菜花型）
癌组织主要向子宫颈表面生长，形成乳头状或菜花状突起，表面有坏死和浅表溃疡形成

生和原位癌的鉴别诊断有一定困难，二者的生物学行为亦无显著的差异。为了解决这些问题，新近的分类将子宫颈上皮非典型增生和原位癌称为子宫颈上皮内肿瘤（cervical intraepithelial neoplasia，CIN）：CIN-Ⅰ为Ⅰ级非典型增生；CIN-Ⅱ为Ⅱ级非典型增生；CIN-Ⅲ则包括Ⅲ级非典型增生和原位癌。

子宫颈上皮非典型增生并不一定都发展为原位癌乃至浸润癌，大约一半的轻度非典型增生可自然消退，仅有不到 2%的轻度非典型增生最终发展为浸润癌。发展为浸润癌的几率和所需时间与非典型增生的程度有关。病变级别越高，其转化几率越高，所需时间越短。所有非典型增生发展为原位癌的平均时间为 10 年左右，至少有 20%的 CIN-Ⅲ级在 10 年内发展为浸润癌。如经适当治疗，绝大多数非典型增生可治愈。

子宫颈上皮非典型增生多无自觉症状，肉眼观亦无特殊改变，可疑之处可用碘液实验进行鉴别。正常子宫颈鳞状上皮富含糖原，故对碘着色，如患处对碘不着色，提示有病变。此外，醋酸可使子宫颈有 CIN 改变的区域呈白色斑片状。如要确诊需进一步进行脱落细胞学或组织病理学检查。

子宫颈原位癌与浸润癌的区别在于是否有浸润。

（二）子宫颈癌

子宫颈癌（cervical carcinoma）是女性生殖系统常见恶性肿瘤之一。发病年龄以 40～60 岁居多。20 世纪中叶，子宫颈癌曾是女性肿瘤死亡的首要原因，现今由于子宫颈脱落细胞学检查的推广和普及，使许多癌前病变和早期癌得到早期防治，晚期癌较过去明显减少，五年生存率和治愈率显著提高。

1. 病理变化

肉眼观，分为四型：

（1）糜烂型：病变处黏膜潮红，呈颗粒状，质脆，触之易出血。在组织学上多属原位癌和早期浸润癌。

（2）外生菜花型：癌组织主要向子宫颈表面生长，形成乳头状或菜花状突起，表面常有坏死和浅表溃疡形成（图 10-2）。

（3）内生浸润型：癌组织主要向子宫颈深部浸润生长，使宫颈前后唇增厚变硬，表面常较光滑，临床检查容易漏诊。

（4）溃疡型：癌组织除向深部浸润外，表面同时有大块坏死脱落，形成溃疡，似火山口状。

镜下观，子宫颈癌以鳞状细胞癌最常见，约占 90%左右，其次为腺癌。主要类型有：

（1）子宫颈鳞状细胞癌：依据其进展过程，分为早期浸润癌和浸润癌。

早期浸润癌或微小浸润性鳞状细胞癌（microinvasive squamous cell carcinoma）：癌细胞突破基底膜，向固有膜间质内浸润，在固有膜内形成一些不规则的癌细胞巢或条索，但浸润深度不超过基膜下 5mm 者。早期浸润癌一般肉眼不能判断，只有在显微镜下才能确诊。

浸润癌（invasive carcinoma）：癌组织向间质内浸润性生长，浸润深度超过基底膜下 5mm 者，称为浸润癌。按癌细胞分化程度分为高分化、中分化和低分化鳞癌。

[案例 10-1]

患者，女性，53 岁，已婚，自诉阴道不规则流血 4 个月，两年前绝经。临床检查阴道镜观察发现子宫颈病变处黏膜潮红，颗粒状，质脆，触之出血，呈糜烂样。子宫及双侧附件正常，阴道壁未见异常。子宫颈活检进行病理学检查，镜下见癌细胞累及子宫颈鳞状上皮全层，并沿基底膜通过子宫颈腺口蔓延至子宫颈腺体内，取代部分腺上皮，另见局部区域癌细胞突破基底膜，向固有膜间质浸润，形成小条索状，深度约 3mm，癌旁鳞状上皮可见Ⅱ级非典型增生。

[问题]

（1）患者子宫颈是什么病变？

（2）子宫颈癌的病变和临床表现有何关联？

（2）子宫颈腺癌（cervical adenocarcinoma）：子宫颈腺癌较鳞癌少见，近年来其发病率有上升趋势，约占子宫颈癌的10%～25%左右。肉眼观类型和鳞癌无明显区别，镜下观，依据腺癌组织结构和细胞分化程度亦可分为高分化、中分化和低分化三型。

2. 子宫颈癌的发生发展过程及扩散方式 早期浸润癌是由子宫颈上皮内瘤变发展而来，其演变呈一连续发展的过程，即上皮非典型增生—原位癌—浸润癌。如果患者病变再继续发展，则可发生扩散，其扩散的方式有：

（1）直接蔓延：癌组织向上浸润破坏整段子宫颈，但很少侵犯子宫体，向下可累及阴道穹隆及阴道壁，向两侧可侵及宫旁及盆壁组织，若肿瘤侵犯或压迫输尿管可引起肾盂积水。晚期向前可侵及膀胱，向后可累及直肠。

（2）淋巴道转移：是子宫颈癌最常见和最重要的转移途径。癌组织首先转移至子宫旁淋巴结，然后依次至闭孔、髂内、髂外、髂总、腹股沟及骶前淋巴结，晚期可转移至锁骨上淋巴结。

（3）血道转移：较少见，晚期可转移至肺、骨及肝。

临床上依据子宫颈癌的累及范围分期如下：0期：原位癌；Ⅰ期：癌局限于子宫颈以内；Ⅱ期：肿瘤超出子宫颈进入盆腔，但未累及盆腔壁，癌肿侵及阴道，但未累及阴道的下1/3；Ⅲ期：癌扩展至盆腔壁及阴道的下1/3；Ⅳ期：癌组织已超越骨盆，或累及膀胱黏膜或直肠。预后取决于临床分期和组织学分级。

（三）子宫颈癌的病因与发病机制

子宫颈癌的病因和发病机制尚未完全明了，流行病学调查说明性生活过早和性生活紊乱是子宫颈癌的高危因素。一般认为与早婚、多产、宫颈裂伤、局部卫生不良、包皮垢刺激等多种因素有关，经性传播的HPV（尤其是HPV16、18、31、33型为高危险性亚型）感染可能是子宫颈癌致病主要因素之一。HPV16、18的编码蛋白E6、E7能使p53和Rb肿瘤抑制基因失活及激活细胞周期素E（cycline E），从而导致正常子宫颈上皮细胞发生恶性转化和失控性增生。吸烟和免疫缺陷可增加致癌风险，HIV感染可使子宫颈原位癌的发生几率增加五倍。

［案例10-1分析讨论］

（1）患者阴道镜检宫颈糜烂，故仅肉眼观不能排除此诊断，需活体组织检查确诊。根据子宫颈活检，本患者子宫颈病变主要是子宫颈癌。

（2）子宫颈癌病变主要是癌组织破坏血管，患者出现不规则阴道流血或接触性出血。因癌组织坏死继发感染，同时刺激宫颈腺体使其分泌亢进，可致白带增多，伴有特殊腥臭味。晚期因癌组织浸润盆腔神经，可出现下腹部及腰骶部疼痛。当癌组织侵及膀胱及直肠时，可引起子宫膀胱瘘或子宫直肠瘘。

第二节 子宫体疾病

子宫体疾病种类较多，本节主要讲述子宫内膜异位症、子宫内膜增生症以及子宫肿瘤。

一、子宫内膜异位症

子宫内膜异位症（endometriosis）是指子宫内膜腺体和间质出现在子宫内膜以外的部位。临床症状和体征与子宫内膜异位的位置不同而表现不一，通常表现为痛经或月经不调。80%发生于卵巢，其余依次发生于：子宫阔韧带、直肠阴道陷窝、盆腔腹膜、腹部手术瘢痕、脐部、阴道、外阴和阑尾等。如子宫内膜腺体及间质异位于子宫肌层中（至少距子宫内膜基底层2～3mm以上），则称为子宫腺肌症（adenomyosis），（图10-3）。

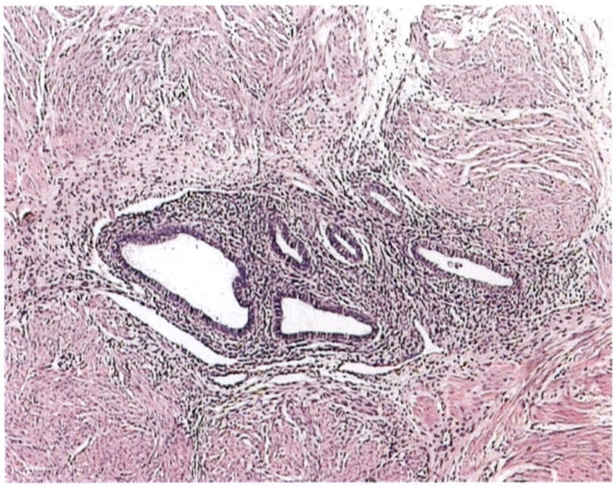

图10-3 子宫腺肌症
子宫内膜腺体及间质异位于子宫肌层中

病因未明，可能与以下因素有关：①月经期子宫内膜经输卵管反流至腹腔器官，子宫内膜因手术种植在手术切口；②经血流运行至远方器官；③异位的子宫内膜由体腔上皮化生而来。研究表明，其发病机制可能为免疫抑制与免疫促进失衡导致免疫失控所致。

病理变化：受卵巢激素的影响，异位子宫内膜产生周期性反复性出血。肉眼观，呈紫红或棕黄色，结节状，质软似桑葚，由于出血机化，可与周围器官发生纤维性粘连。如发生在卵巢，反复出血可致卵巢体积增大，形成囊腔，内含黏稠的咖啡色液体，称巧克力囊肿。镜下观，可见与正常子宫内膜相似的子宫内膜腺体、子宫内膜间质及含铁血黄素。少数情况下，因时间较久，可仅见增生的纤维组织和吞噬含铁血黄素的巨噬细胞。

二、子宫内膜增生症

子宫内膜增生症（endometrial hyperplasia）是由于内、外源性雌激素增高引起的子宫内膜腺体与间质混合性的增生，临床上以月经周期紊乱为特点，称为功能性子宫出血，育龄期和更年期妇女均可发病。子宫内膜增生、不典型增生和子宫内膜癌，无论是形态学还是生物学都为一连续的演变过程，病因和发病机制也极为相似。根据细胞形态和腺体结构增生和分化程度的不同，分型如下：

1. 单纯性增生（simple hyperplasia） 以往称为轻度增生或囊性增生，腺体数量增加，某些腺体扩张成小囊。衬覆腺体的上皮一般为单层或假复层，细胞呈柱状，无异型性，细胞形态和排列与增生期子宫内膜相似（图 10-4）。1%的单纯性子宫内膜增生可进展为子宫内膜腺癌。

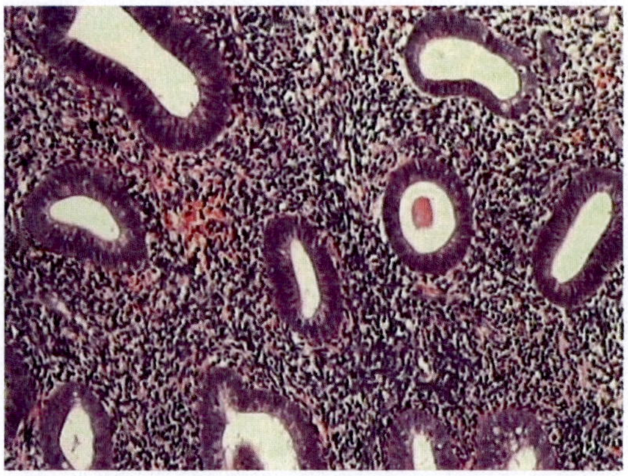

图 10-4 子宫内膜单纯性增生

子宫内膜腺体数量增加，某些腺体扩张成小囊。衬覆腺体的上皮单层或假复层，细胞呈柱状，无异型性，细胞形态和排列与增生期子宫内膜相似

2. 复杂性增生（complex hyperplasia） 以往称腺瘤型增生，腺体明显增生，相互拥挤，出现背靠背现象。腺体结构复杂且不规则，由于腺上皮细胞增生，可向腺腔内呈乳头状或向间质内出芽样生长，无细胞异型性。内膜间质明显减少。约 3%可发展为腺癌。

3. 非典型增生（atypical hyperplasia） 在复杂性增生的基础上，伴有上皮细胞异型性，细胞极性紊乱，体积增大，核质比例增加，核染色质浓聚，核仁醒目，可见多少不等的核分裂象。重度非典型增生有时和子宫内膜癌较难鉴别，若有间质浸润则归属为癌，往往需经子宫切除后全面检查才能确诊。1/3 的患者可发展为腺癌。

三、子 宫 肿 瘤

（一）子宫体癌

子宫体癌又称子宫内膜腺癌（endomertrial adenocarcinoma），是由子宫内膜上皮细胞发生的恶性肿瘤，占女性生殖道恶性肿瘤的 20%～30%。多见于 50 岁以上绝经期和绝经后妇女，以 50～65 岁为高峰。近 20 年来我国子宫内膜癌的发病率呈上升趋势，已接近子宫颈癌的发病率，可能与我国人口平均寿命延长，更年期激素替代疗法的应用等因素有关。

子宫体癌的病因尚未明了，一般认为与雌激素长期持续作用刺激子宫内膜增生有关，相关高危因素有肥胖、高血压、糖尿病和不孕等，并与 PTEN 基因突变和微卫星不稳定有关。另有部分子宫内膜癌的发生似乎与体内雌激素增加及子宫内膜增生无关，而是在非活动性或萎缩子宫内膜基础上发生。这组患者的平均年龄偏大，其中某些肿瘤组织形态和卵巢浆液性囊腺瘤相似，称为子宫乳头状浆液性癌，常有 p53 基因过度表达，预后较雌激素相关的子宫内膜癌差。

1. 病理变化

肉眼观，子宫内膜癌分为弥漫型和局限型。弥漫型表现为子宫内膜弥漫性增厚，表面粗糙不平，灰白质脆，常有出血坏死或溃疡形成，并有不同程度地浸润子宫肌层。局限型多位于子宫底或子宫角，常呈息肉或乳头状突向宫腔。若癌组织小而表浅，可在诊断性刮宫时全部刮出，在切除的子宫内找不到癌组织。

镜下观，以高分化腺癌居多。①高分化腺癌：腺管排列拥挤、紊乱，细胞轻度异型结构貌似增生的内膜腺体。②中分化腺癌：腺体不规则，排列紊乱，细胞向腺腔内生长可形成乳头或筛状结构，并见实性癌灶。癌细胞异型性明显，核分裂象易见。③低分化腺癌：癌细胞分化差，很少形成腺样结构，多呈实体片状排列，核异型性明显，核分裂象多见。

在高分化子宫内膜腺癌中，若伴有良性化生的鳞状上皮，称腺棘癌（adenoacanthoma）；若腺癌伴有鳞癌成分，则称为腺鳞癌（adenosquamous carcinoma）。

2. 扩散 子宫内膜癌一般生长缓慢，可局限于宫腔内多年，转移发生较晚。扩散途径以直接蔓延和淋巴道转移多见，血道转移比较少见。

（1）直接蔓延：向上可达子宫角，相继至输卵管、卵巢和其他盆腔器官；向下至宫颈管和阴道；向外可浸透肌层达浆膜而蔓延至输卵管卵巢，并可累及腹膜和大网膜。

（2）淋巴道转移：宫底部的癌多转移至腹主动脉旁淋巴结；子宫角部的癌可经圆韧带的淋巴管转移至腹股沟淋巴结；累及宫颈管的癌可转移至宫旁、髂内外和髂总淋巴结。

（3）血行转移：晚期可经血道转移至肺、肝及骨髓。

3. 临床病理联系

（1）早期：患者可无任何症状，最常见的临床表现是阴道不规则流血，部分患者出现阴道分泌物增多，呈淡红色。如继发感染则分泌物呈脓性，有腥臭味。

（2）晚期：癌组织侵犯盆腔神经，可引起下腹部及腰骶部疼痛等症状。

根据癌组织的累及范围，子宫内膜癌分期如下：Ⅰ期，癌组织限于子宫体；Ⅱ期，癌组织累及子宫体和子宫颈；Ⅲ期，癌组织向子宫外扩散，尚未侵入盆腔外组织；Ⅳ期，癌组织已超出盆腔范围，明显累及膀胱和直肠黏膜。Ⅰ期患者手术后的五年生存率接近90%，Ⅱ期降至30%～50%，晚期患者则低于20%。

（二）子宫平滑肌瘤

子宫平滑肌瘤（Leiomyoma of the uterus）是女性生殖系统最常见的肿瘤。如果将微小的平滑肌瘤也计算在内，30岁以上妇女的发病率高达70%，多数肿瘤在绝经期以后可逐渐萎缩。发病与过多的雌激素刺激有关，并有一定程度的遗传倾向。

1. 病理变化

肉眼观，多数肿瘤发生于子宫肌层，一部分可位于黏膜下或浆膜下，脱垂于子宫腔或子宫颈口。肌瘤小者仅镜下可见，大者可超过30cm。单发或多发，多者达数十个，称子宫多发性平滑肌瘤。肿瘤表面光滑，界清，无包膜，切面灰白，质韧，编织状或漩涡状（图10-5）。有时肿瘤可出现黏液变性或钙化。当肌瘤间质血管内有血栓形成时，肿瘤局部可发生梗死伴出血和溶血，肉眼呈暗红色，称红色变性。

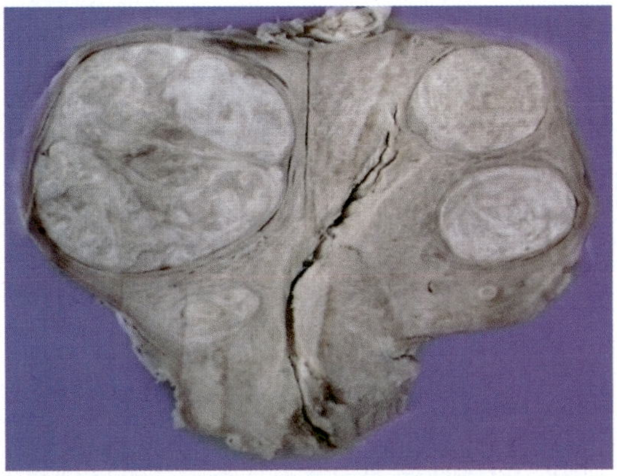

图10-5 子宫平滑肌瘤

子宫肌层内见多个大小不等的圆形或类圆形的肿块，表面光滑，界清，无包膜。切面灰白，质韧，编织状或漩涡状

镜下观，瘤细胞似正常子宫平滑肌细胞，呈梭形、束状或旋涡状排列，胞质红染，核呈长杆状，两端钝圆，核分裂象少见，缺乏异型性。肿瘤与周围正常平滑肌界限清楚。

平滑肌瘤极少恶变，如肿瘤组织出现坏死，边界不清，细胞异型，核分裂象增多，每10个高倍视野核分裂象≥10个，应诊断为平滑肌肉瘤（Leiomyosarcoma）。平滑肌肉瘤切除后有很高的复发倾向，一半以上可通过血流转移到肺、骨、脑等远隔器官，也可在腹腔内播散。

2. 临床病理联系 即使平滑肌瘤的体积很大，也可没有症状。最主要的症状是由黏膜下平滑肌瘤引起的出血，或压迫膀胱引起的尿频。血流阻断可引起突发性疼痛和不孕。其次，平滑肌瘤可导致自然流产，胎儿先露异常和绝经后流血。

第三节 滋养层细胞疾病

滋养层细胞疾病（gestational trophoblastic disease，GTD）包括葡萄胎、侵袭性葡萄胎、绒毛膜癌和胎盘部位滋养叶细胞肿瘤。它们的共同特点是滋养层细胞异常增生，分泌大量人类绒毛膜促性腺激素（human chorionic gonadotropin，HCG）。检测血或尿中HCG水平，可作为临床诊断、随访观察和评价疗效的辅助指标。

一、葡　萄　胎

葡萄胎（hydatidiform mole）又称水泡状胎块，是胎盘绒毛的一种良性病变，可发生于育龄期的任何年龄，以20岁以下和40岁以上女性多见，这可能与卵巢功能不足或衰退有关。发病率有明显地域性差别，欧美国家比较少见，发生率约为1/1000～2000次妊娠，而东南亚地区的发病率比欧美国家高10倍左右。该病在我国亦比较常见，23个省市和自治区调查统计表明发病率为1/150次妊娠。

1. 病理变化

肉眼观，病变局限于宫腔内，不侵入肌层。胎盘绒毛高度水肿，形成透明或半透明的薄壁水泡，内含清亮液体，有蒂相连，形似葡萄（图10-6）。若所有绒毛均呈葡萄状，称之为完全性葡萄胎；部分绒毛呈葡萄状，仍保留部分正常绒毛，伴有或不伴有胎儿或其附属器官者，称为不完全性或部分性葡萄胎。绝大多数葡萄胎发生于子宫内，个别案例也可发生在子宫外异位妊娠的所在部位。

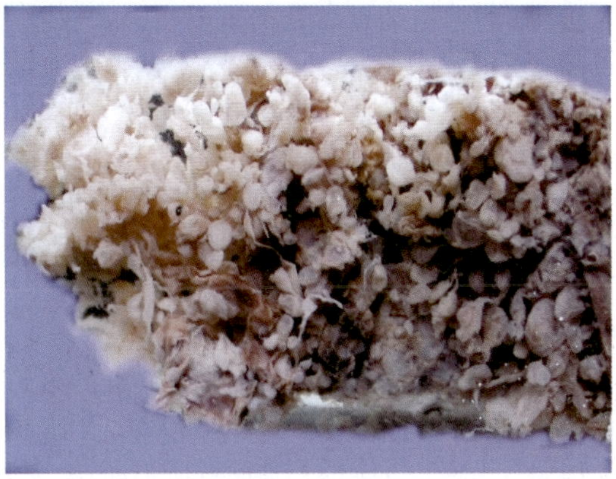

图10-6 葡萄胎

肿瘤呈绒毛状，高度水肿，形成透明或半透明的薄壁水泡，内含清亮液体，有蒂相连，形似葡萄

镜下观，葡萄胎有以下三个特点：①绒毛因间质高度水肿而增大；②绒毛间质内血管消失，或明显减少；③滋养层细胞有不同程度增生，增生的细胞包括合体细胞滋养层细胞（syncytiotrophblast）和细胞滋养

层细胞(cytotrophoblast),两者以不同比例混合存在,并有轻度异型性(图 10-7)。滋养层细胞增生是葡萄胎的最重要的特征。

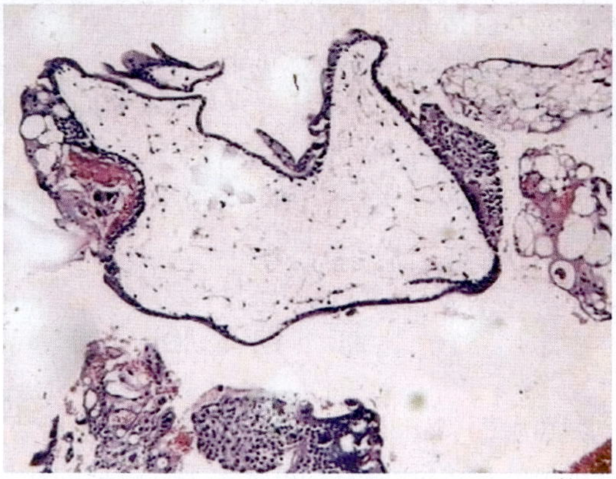

图 10-7 葡萄胎

绒毛间质高度水肿而增大,间质内血管消失或明显减少,滋养层细胞有不同程度增生

细胞滋养层细胞位于正常绒毛内层,呈立方或多边形,胞质淡染,核圆居中,染色质较稀疏。合体滋养层细胞位于正常绒毛的外层,细胞体积大而不规则,胞质嗜酸呈深红色,多核,核深染而不规则。正常绒毛在妊娠 3 个月后,滋养层细胞仅剩合体滋养层细胞,而葡萄胎时这两种细胞皆持续存在,并活跃增生,失去正常排列,呈多层或成片聚集。

2. 临床病理联系 患者多半在妊娠的第 16 周至第 20 周出现症状,由于胎盘绒毛水肿致子宫体积明显增大,超出相应月份正常妊娠子宫大小。因胚胎早期死亡,虽然子宫超过 5 个月大小,但仍听不到胎心,亦无胎动。由于滋养层细胞增生,患者血和尿中 HCG 明显增高,是协助诊断的重要指标。滋养层细胞侵袭血管能力很强,故子宫反复不规则流血,偶有葡萄状物流出。疑为葡萄胎时,大多数患者可经过超声检查确诊。

葡萄胎经彻底清宫后,绝大多数能痊愈。约有 10%患者可转变为侵袭性葡萄胎,2.5%左右可恶变为绒毛膜上皮癌。因葡萄胎有恶变的潜能,对不需要再生育者,可考虑子宫切除。

伴有部分性葡萄胎的胚胎通常在妊娠的第 10 周死亡,在流产或刮宫的组织中可查见部分胚胎成分,其生物学行为亦和完全性葡萄胎有所不同,极少演化为绒毛膜上皮癌。

3. 病因与发病机制 葡萄胎病因未明,染色体研究表明,90%以上完全性葡萄胎为 46,XX(极少数为 46,XY),可能受精时,父方的单倍体精子(23,X)在丢失了所有的母方染色体空卵中自我复制而成纯合子 46,XX,两组染色体均来自父方,缺乏母方功能性 DNA。其余 10%的完全性葡萄胎为空卵在受精时和两个精子结合(23,X 和 23,Y),染色体核型为 46,XY。上述两种情况提示完全性葡萄胎均为男性遗传起源,由于缺乏卵细胞的染色体,故胚胎不能发育。

部分性葡萄胎的染色体核型绝大多数为三倍体 69,XXX 或 69,XXY,极偶然的情况下为 92 ,XXXY。系由带有母方染色体的正常卵细胞(23,X)和一个没有发生减数分裂的二倍体精子(46,XY)或两个单倍体精子(23,X 或 23,Y)结合所致。

二、侵袭性葡萄胎

侵袭性葡萄胎(invasive mole)为界于葡萄胎和绒毛膜上皮癌之间的交界性肿瘤。侵袭性葡萄胎和良性葡萄胎的主要区别是水泡状绒毛侵入子宫肌层内(图 10-8),甚至向子宫外侵袭。有部分病例经血流造成肺、脑等处栓塞。

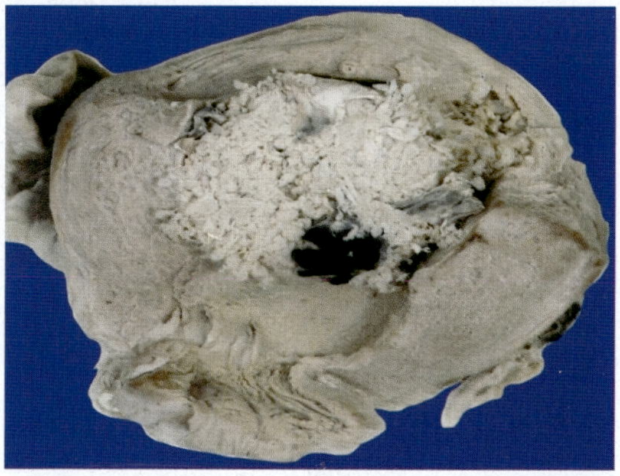

图 10-8 侵袭性葡萄胎

子宫腔内充满水泡状绒毛并侵入子宫肌层内

镜下观,滋养层细胞增生程度和异型性比良性葡萄胎显著。常见出血坏死,其中可查见水泡状绒毛或坏死的绒毛,这是与绒毛膜癌鉴别的重要组织学依据。

侵袭性葡萄胎的临床常见症状、体征与葡萄胎相似。因肿瘤侵入肌壁,可出现子宫复旧不良,体积大。血和尿中 HCG 持续阳性。有时阴道转移形成紫蓝色结节,破溃后可发生大出血。肺栓塞可伴有咯血。大多数侵袭性葡萄胎对化疗敏感,预后良好。

三、绒 毛 膜 癌

绒毛膜癌(choriocarcinoma)也称绒毛膜上皮癌,简称绒癌,是由绒毛滋养层上皮细胞发生的高度恶性肿瘤。其生物学特征是侵袭性强,早期血道转移。绝大多数与妊娠有关,继发于葡萄胎(50%)、自然流产(25%)以及正常分娩(20%),少数发生于早产和异位妊娠(5%)等。患者多为育龄期妇女。

1. 病理变化

肉眼观,癌结节呈单个或多个,位于子宫的不同部位，大者可突入宫腔，常侵入深肌层，甚而穿透宫壁达浆膜外。由于明显出血坏死，癌结节质软，色暗红或紫蓝色(图 10-9)。

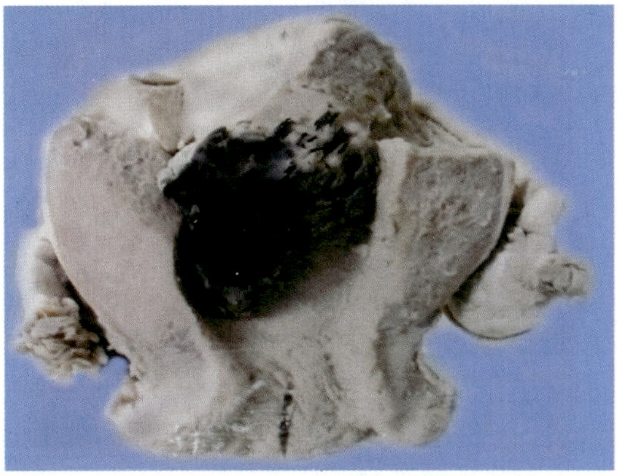

图 10-9　绒毛膜癌

癌结节呈单个，位于子宫底部，突入宫腔，并侵入深肌层，因明显出血坏死，癌结节质软，色暗红或紫蓝色

镜下观，瘤组织由分化不良的细胞滋养层和合体细胞滋养层两种瘤细胞组成，细胞异型性明显，核分裂象易见。两种细胞混合排列成巢状或条索状，偶见个别癌巢主要由一种细胞组成。肿瘤自身无间质血管，依靠侵袭宿主血管获取营养，故癌组织和周围正常组织有明显出血坏死，有时癌细胞大多坏死，仅在边缘部查见少数残存的癌细胞。癌细胞无绒毛或水泡状结构，这一点和侵袭性葡萄胎明显不同(图 10-10)。

[案例 10-2]

患者，女性，已婚，35 岁。半年前人工流产，近 2 个月阴道不规则流血，咳嗽、咯血 10 天入院。妇科检查：子宫体积稍大，双附件区未查见异常，阴道壁见一紫色结节。实验室检查血和尿 HCG 增高。胸部摄片见右肺有一球形病灶，直径为 1.5cm。行子宫及双附件切除。病理检查：子宫底部见有一直径 2.5cm 的出血性结节，似血肿样，质脆，肿物侵入肌层达浆膜。阴道壁结节呈暗红色，直径为 0.5cm。镜下观，子宫底结节见由两种细胞组成，为细胞滋养层细胞和合体滋养层细胞，细胞明显异型性，瘤组织中未见绒毛，也没有间质和血管，出血、坏死显著。阴道壁结节镜下病变同于子宫底部结节病变。

病理诊断：子宫绒毛膜癌，阴道壁和肺转移。

[问题]

(1) 什么是绒毛膜癌？其病理变化特点是什么？

(2) 案例 10-2 的诊断依据是什么？需与哪些疾病鉴别？

除子宫外，和葡萄胎一样，异位妊娠的相应部位也可发生绒毛膜癌。绒毛膜癌侵袭破坏血管能力很

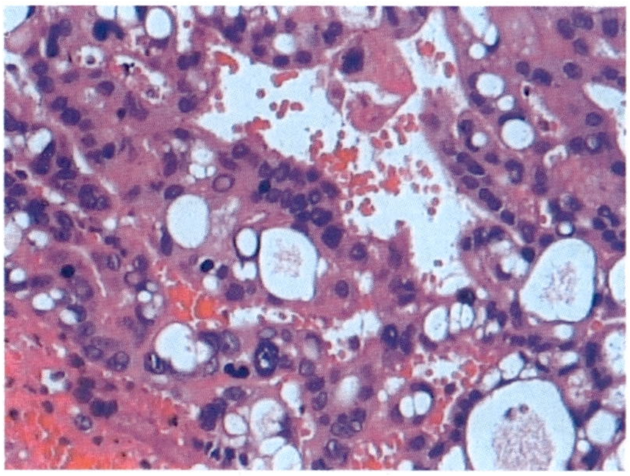

图 10-10　绒毛膜癌

癌细胞异型性明显，无绒毛和水泡状结构，癌组织和周围正常组织有明显出血坏死

强，除在局部破坏蔓延外，极易经血道转移，以肺和阴道壁最常见，其次为脑、肝、脾、肾和肠等。少数病例在原发灶切除后，转移灶可自行消退。

2. 临床病理联系　临床主要表现为葡萄胎流产和妊娠数月甚至数年后，阴道出现持续不规则流血，子宫增大，血和尿中 HCG 持续升高。血道转移是绒毛膜癌的显著特点，出现在不同部位的转移灶可引起相应症状。如有肺转移，可出现咯血、胸痛；脑转移可出现头痛、呕吐、瘫痪及昏迷；肾转移可出现血尿等。

绒癌是恶性度很高的肿瘤，治疗以手术为主，多在一年内死亡。自应用化疗后，治愈率已接近 100%。

[案例 10-2 分析讨论]

(1) 绒毛膜癌(choriocarcinoma)也称绒毛膜上皮癌，简称绒癌，是由绒毛滋养层上皮细胞发生的高度恶性肿瘤。其生物学特征是侵袭性强，早期血道转移。绝大多数与妊娠有关。绒毛膜癌的肉眼特点是，癌结节呈单个或多个，位于子宫的不同部位，大者可突入宫腔，常侵入深肌层，甚而穿透宫壁达浆膜外。由于明显出血坏死，癌结节质软，色暗红或紫蓝色。镜下观，瘤组织由分化不良的细胞滋养层和合体细胞滋养层两种瘤细胞组成，细胞异型性明显，核分裂象易见。两种细胞混合排列成巢状或条索状，无绒毛和水泡状结构。肿瘤自身无间质血管，依靠侵袭宿主血管获取营养，故癌组织和周围正常组织有明显出血坏死，有时癌细胞大多坏死，仅在边缘部查见少数残存的癌细胞。

(2) 诊断依据是：①病理检查结果：子宫绒毛膜癌，阴道壁转移；②曾有人流史；③阴道不规则流血，阴道壁有出血性结节；④咯血，胸片右肺有一圆形病灶；⑤实验室检查：血尿 HCG 增高。本病需与以下疾病鉴别：①侵袭性葡萄胎。②胎盘部位滋养细胞肿瘤。

四、胎盘部位滋养细胞肿瘤

胎盘部位滋养细胞肿瘤（placental site trophoblastic tumor，PSTT）源自胎盘绒毛外间质滋养层细胞，相当少见。

1. 病理变化

肉眼观，肿瘤位于胎盘种植部位，呈结节状，棕黄色，切面肿瘤侵入子宫肌层，与周围组织界限不清，肌层的浸润程度不一，少数情况下，肿瘤可穿透子宫全层。一般无明显出血。

在正常妊娠过程中，中间型滋养细胞的功能是将胚体固定在肌层表面。镜下观，当中间型滋养层细胞呈肿瘤增生时，浸润的方式和胎盘附着部位的正常滋养层上皮相似，仍然位于滋养叶上皮生长旺盛的典型部位。细胞形态比较单一，多数为单核，核圆居中，可见核仁。胞质丰富，边界清楚，淡红色，体积大于细胞滋养层细胞。少数细胞呈多核或双核，瘤细胞在肌层细胞之间呈单个、条索状、片状或岛屿状排列，一般无坏死和绒毛。与绒毛膜上皮癌不同的是，胎盘部位滋养细胞肿瘤由单一增生的胎盘中间滋养层细胞组成，出血坏死不明显。而绒毛膜上皮癌由两种细胞构成，出血坏死明显。免疫组织化学染色大多数中间型滋养层细胞胎盘催乳素（human placental lactogen，HPL）阳性，而仅少部分细胞 HCG 阳性。

少数情况下，肿瘤细胞可出现异型，细胞丰富密集，核分裂象多见，并伴有较广泛的坏死，呈恶性组织学表现。

2. 临床病理联系 胎盘部位滋养细胞肿瘤虽然在局部呈浸润性生长，但一般较局限，临床表现多为良性，10%的病例可发生转移，偶致病人死亡。若 HCG 持续阳性，则预后和绒毛膜上皮癌相似。

第四节 卵巢肿瘤

由于卵巢胚胎学、组织学和内分泌功能极其复杂，故其发生的肿瘤种类繁多，结构复杂，依照其组织发生可分为三大类：

1. 上皮性肿瘤 浆液性肿瘤、黏液性肿瘤、子宫内膜样肿瘤、透明细胞肿瘤及移行细胞肿瘤等，约占卵巢肿瘤的 65%～70%。

2. 性索-间质肿瘤 颗粒细胞-卵泡膜细胞瘤、支持细胞-间质细胞瘤、伴环状小管的性索瘤等，约占卵巢肿瘤的 5%～10%。

3. 生殖细胞肿瘤 畸胎瘤、无性细胞瘤、内胚窦瘤、胚胎性癌及绒毛膜癌等，约占卵巢肿瘤的 15%～20%。

一、卵巢上皮性肿瘤

卵巢上皮性肿瘤是最常见的卵巢肿瘤，大致上分为良性、交界性（borderline）和恶性三类。绝大多数上皮肿瘤来源于卵巢的表面上皮，由胚胎时期的覆盖在生殖嵴表面的体腔上皮转化而来，参与苗勒管的形成，组织形态可类同于输卵管上皮、子宫颈黏液腺上皮及子宫内膜腺上皮。依据上皮的类型分为浆液性、黏液性和子宫内膜样卵巢上皮性肿瘤。

（一）浆液性腺瘤

浆液性囊腺瘤（serious cystadenoma）是卵巢最常见的肿瘤，其中浆液性囊腺瘤占全部卵巢癌的 40%。好发年龄 20～40 岁，而囊腺癌则年龄偏大。

肉眼观，典型的浆液性囊腺瘤由单个或多个纤维分隔的囊腔组成，囊内含有清亮液体，偶混有黏液。良性瘤囊内壁光滑，有囊壁的上皮性增厚和乳头向囊内突起。交界性囊腺瘤可见较多的乳头，大量的实体和乳头在肿瘤中出现并伴有出血坏死时应疑为癌。多累及单侧卵巢，少数双侧受累。

镜下观，良性瘤囊腔由单层立方矮柱状上皮衬覆，具有纤毛，与输卵管上皮相似，虽有乳头状结构形成，但一般乳头较宽，细胞形态较一致，无异型性（图 10-11）。交界瘤上皮细胞层次增加，达二至三层，乳头增多，呈簇或出芽，细胞异型，但无间质的破坏和浸润。浆液性囊腺癌除细胞层次增加超过三层外，最主要的特征是伴有癌细胞间质浸润。肿瘤细胞显著异型性，核分裂象增加，乳头分支多而复杂，呈树枝状分布，或呈未分化的特点。有时可见钙盐衬着形成层状同心圆结构的砂粒体（psammoma bodies）。

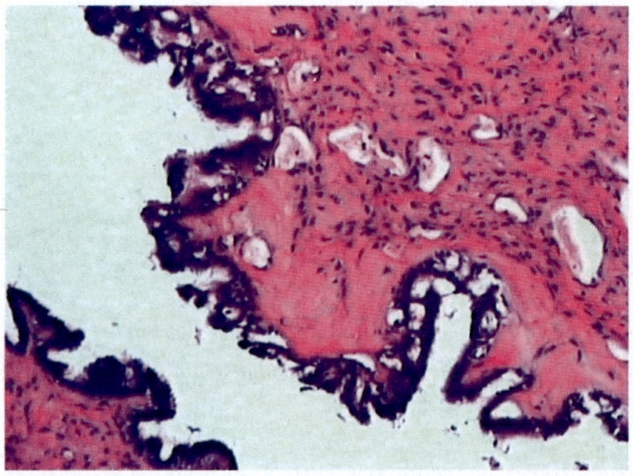

图 10-11 浆液性囊腺瘤

肿瘤形成由瘤细胞呈单层立方矮柱状上皮衬覆的囊腔，有乳头状结构形成，瘤细胞具有纤毛，细胞形态较一致，无异型性

临床上可无症状，仅肿瘤生长巨大时，出现器官受压症状。癌则可向周围组织浸润，发生盆腔和腹膜的种植性转移，预后较差，5 年生存率为 15%～35%。交界性囊腺瘤预后较好，5 年生存率为 90%～95%。但因术后易复发，仍要提高警惕。检测患者血清中 CA125 抗体有助于临床诊断和癌复发的监测。

（二）黏液性肿瘤

黏液性肿瘤（mucinous tumors）较少见，占所有卵巢肿瘤的25%,发病年龄与浆液性肿瘤相同。其中80%是良性,交界性和恶性为10%。

肉眼观,肿瘤表面光滑,由多个大小不一的囊腔组成,腔内充满富于糖蛋白的黏稠液体(图10-12),双侧发生较少见。如肿瘤查见较多乳头和实性区域,或有出血、坏死及包膜浸润,则可能为恶性。

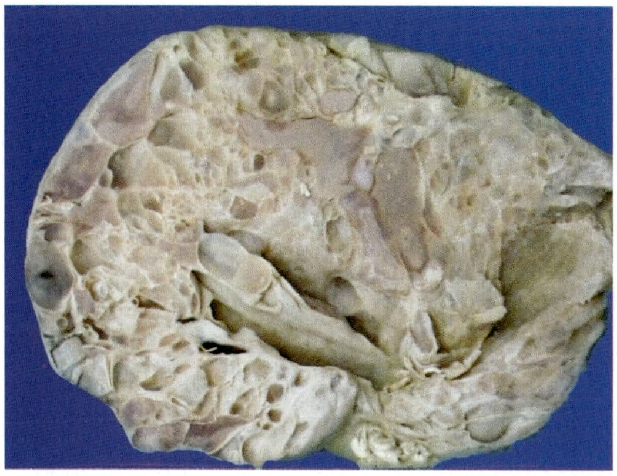

图10-12 卵巢黏液性囊腺瘤
肿瘤表面光滑,由多个大小不一的囊腔组成,切面多房囊性,囊内为灰白色、黏液胶冻状

镜下观,良性黏液性囊腺瘤的囊腔被覆单层高柱状上皮,核在基底部,核的上部充满黏液,无纤毛,形态相似于子宫颈及小肠上皮(图10-13)。交界性肿瘤含有较多的乳头结构,细胞层次增加,一般不超过三层,核轻至中度异型,但无间质和被膜的浸润。囊腺癌上皮细胞明显异型,形成复杂的腺体和乳头结构,可有出芽、搭桥及实性巢状区,如能确认有间质浸润,则可诊断为癌。如间质浸润不能确定,上皮细胞超过三层亦应诊断为癌。

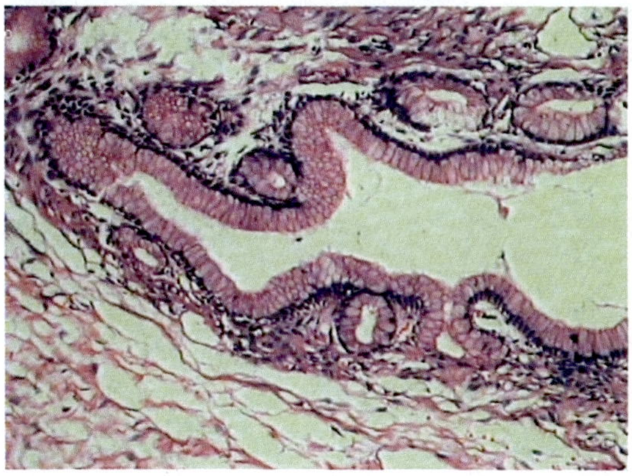

图10-13 卵巢黏液性囊腺瘤
囊腔被覆单层高柱状上皮,核在基底部,核的上部充满黏液,无纤毛,形态相似于子宫颈及小肠上皮

临床症状同浆液性肿瘤,如卵巢黏液性的囊壁破裂,上皮和黏液种植在腹膜上,在腹腔内形成胶冻样肿块,称为腹膜假黏液瘤(pseudomyxoma peritonel)。黏液性囊腺癌的预后优于浆液性囊腺癌。

二、卵巢性索间质肿瘤

卵巢性索间质肿瘤(sex cord-stomal tumors)起源于原始性腺中的性索和间质组织,在男性和女性分化成各自不同类型的细胞。女性的性索间质细胞称作颗粒细胞(granulosa)和卵泡膜细胞(theca),形成颗粒细胞瘤和卵泡膜细胞瘤。男性的性索间质细胞则为支持细胞(sertoli)和间质细胞(leydig),形成支持细胞瘤和间质细胞瘤。亦可混合构成颗粒-卵泡膜细胞瘤或支持-间质细胞瘤。由于性索间质可向多方向分化,卵巢和睾丸可查见所有这些细胞类型来源的肿瘤。卵泡膜细胞和间质细胞可分别产生雌激素和雄激素,故患者常有内分泌功能改变,又被称为卵巢功能性肿瘤。

(一)颗粒细胞瘤

颗粒细胞瘤体积较大,呈囊实性。肿瘤的部分区域呈黄色,为含脂质(黄素化)的颗粒细胞,间质呈白色,常伴发出血。镜下观,瘤细胞大小较一致,体积较小,椭圆形或多角形,细胞质少,细胞核通常可查见核沟,呈咖啡豆样外观。瘤细胞排列成弥漫型、岛屿型、梁索型,分化较好的瘤细胞常围绕一腔隙,排列成卵泡样的结构,中央为粉染的蛋白液体或退化的细胞核,称为Call-Exner小体(图10-14)。

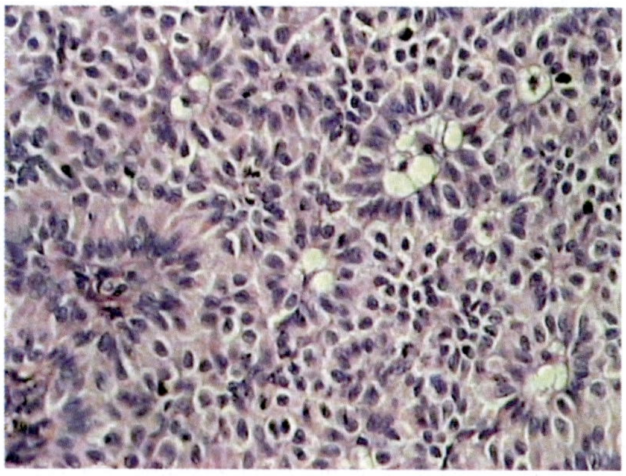

图10-14 卵巢颗粒细胞瘤
瘤细胞排列成弥漫型、岛屿型、梁索型,瘤细胞大小较一致,体积较小,椭圆形或多角形,细胞质少,细胞核可查见核沟,呈咖啡豆样外观。可见Call-Exner小体

颗粒细胞瘤(granulosa cell tumor)是伴有雌激素分泌的功能性肿瘤。虽然该瘤极少发生转移,但可复发或局部扩散,应被视为低度恶性肿瘤。

(二)卵泡膜细胞瘤

卵泡膜细胞瘤(thecoma)为良性功能性肿瘤,因肿瘤细胞可分泌过多的雌激素,绝大多数患者表现为月经不调、绝经后阴道流血和乳腺增大等症状,多发生于绝经后的妇女。

病理检查卵泡膜细胞瘤呈实体状，由于细胞含有脂质，切面呈黄色。镜下观，瘤细胞由成束的短梭形细胞组成，核卵圆形，胞质由于含脂质而呈空泡状。玻璃样变的胶原纤维可将瘤细胞分割成巢状。瘤细胞黄素化时，细胞大而圆，核圆居中，与黄体细胞相像，称为黄素化的卵泡膜细胞瘤。

（三）支持-间质细胞瘤

支持-间质细胞瘤（sertoli-leydig cell tumors）又称睾丸母细胞瘤。主要发生在睾丸，较少发生于卵巢，任何年龄均可发病，多发生于年轻育龄期妇女。该瘤可分泌少量雄激素，若大量分泌雄激素可表现为男性化。

肿瘤单侧发生，呈实体结节分叶状，色黄或棕黄。镜下观，由不同比例混合的支持细胞和间质细胞组成。高分化支持-间质细胞瘤由与胎儿睾丸的曲细精管相似的腺管构成，细胞为柱状。腺管之间为纤维结缔组织和数量不等的间质细胞，间质细胞体积大，胞质丰富嗜酸，核圆形或卵圆形，核仁明显。中分化者，分化不成熟的支持细胞呈条索或小巢状排列；低分化者，细胞呈梭形，肉瘤样弥漫分布。高分化的肿瘤手术切除可治愈，低分化的肿瘤可复发或转移。

三、卵巢生殖细胞肿瘤

原始生殖细胞具有向不同方向分化的潜能，由原始生殖细胞组成的肿瘤称作无性细胞瘤；原始生殖细胞向胚胎的体壁细胞分化称为畸胎瘤；原始生殖细胞或多潜能胚胎细胞向胚外卵黄囊分化形成卵黄囊瘤；向覆盖在胎盘绒毛表面的细胞分化，则形成绒毛膜癌。来源于生殖细胞的肿瘤约占所有卵巢肿瘤的1/4。儿童和青春期卵巢肿瘤中有60%为生殖细胞肿瘤，绝经后则很少见。

（一）畸胎瘤

畸胎瘤是由来源于原始生殖细胞的肿瘤，具有向体细胞分化的潜能，大多数肿瘤含有至少两个或三个胚层组织成分。畸胎瘤的发生与生殖细胞的迁徙途径相似，因而除卵巢，在人体的中线部位都可发生。约占所有卵巢肿瘤的15%～20%，好发于20～30岁女性。

[案例10-3]

患者，女性，24岁，未婚，无性生活史。患者既往月经规律，无痛经史。4个月前因月经中期少量出血。查体时B超发现：右附件囊肿，6cm×4cm，子宫未见异常，定期复查未治疗，随访发现囊肿变化不大，最后一次B超提示：右附件区可探及6.5cm×6cm×4cm混合性回声，彩超其内未见明显血流，患者起病以来，无明显腹胀，腹痛，精神食欲可，无盆、腹疾病发作史。辅助检查：尿常规正常，血CA125及AFP正常。B超：子宫大小正常，右附件区可探及6.5cm×5cm×4cm混合性回声，彩超其内未见明显血流。下腹部平片：右下腹可见局部钙化灶。手术切除肿块行病理组织学检查，镜下见三个胚层的成熟组织，如皮肤、毛囊、汗腺、脂肪、甲状腺、软骨等组织。

病理诊断：右卵巢成熟畸胎瘤。

[问题]

（1）成熟畸胎瘤和不成熟畸胎瘤如何区别？

（2）与其他卵巢肿瘤怎样进行鉴别？

1. 成熟畸胎瘤（mature teratoma） 最常见的生殖细胞肿瘤。肉眼观，肿瘤呈囊性，充满皮脂样物，囊壁上可见头节，表面附有毛发（图10-15）、牙齿。镜下，由三个胚层的各种成熟组织构成，常见皮肤、毛囊、汗腺、脂肪、肌肉、骨、软骨、呼吸道上皮、消化道上皮、甲状腺和脑组织等（图10-16）。以表皮和附件组成的单胚层畸胎瘤称为皮样囊肿（dermoid cysts）；以甲状腺组织为主的单胚层畸胎瘤则称为卵巢甲状腺肿（struma ovarii）。

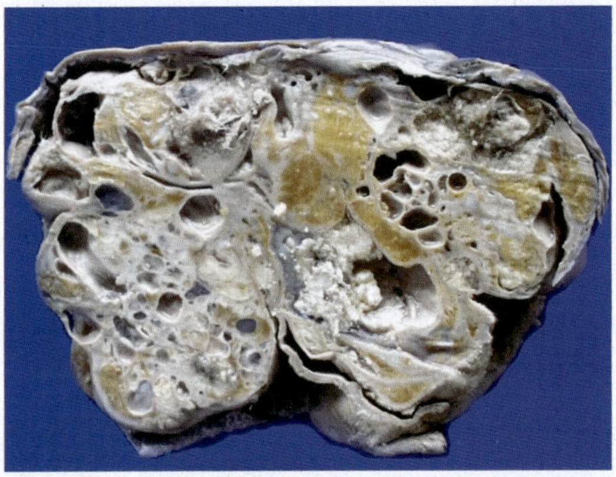

图10-15 卵巢畸胎瘤

肿瘤呈囊性，充满皮脂样物，囊壁上可见头节，表面附有毛发

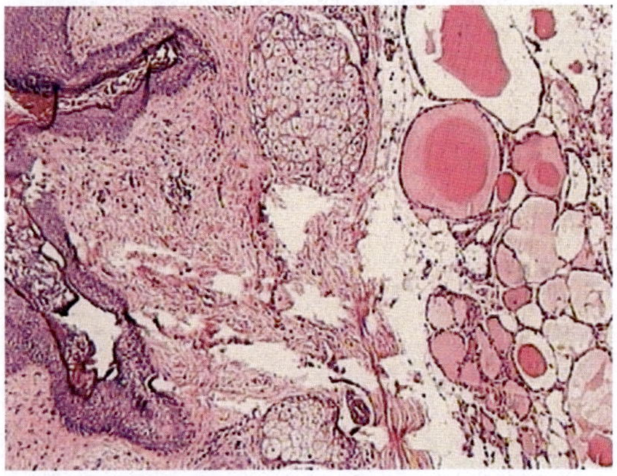

图10-16 卵巢畸胎瘤

由三个胚层的各种成熟组织构成，见皮肤、毛囊、汗腺、脂肪、甲状腺等

成熟畸胎瘤1%可发生恶性变,多发生于绝经后妇女,其中3/4为鳞状细胞癌,其他可有类癌、基底细胞癌、甲状腺癌和腺癌等。

2. 未成熟性畸胎瘤(immature teratoma) 与成熟性囊性畸胎瘤的主要不同是,未成熟性畸胎瘤在肿瘤组织中可见未成熟组织,为恶性肿瘤。未成熟性畸胎瘤占20岁以下女性所有恶性肿瘤的20%,大多数发生于20岁以前,绝经后少见,随年龄的增大,发病率逐渐减少。

肉眼观,未成熟性畸胎瘤呈实体分叶状,可含有许多小的囊腔。实体区域常可查见未成熟的骨或软骨组织。镜下观,在与成熟性畸胎瘤相似的组织结构背景上,可见未成熟神经组织组成的原始神经管和菊形团,偶见神经母细胞的成分,此外,常见未成熟的骨或软骨组织。预后和肿瘤分化有关,高分化的肿瘤一般预后较好,而主要由未分化的胚胎组织构成的肿瘤则预后较差。

[案例10-3分析讨论]

(1)成熟畸胎瘤是由三个胚层的各种成熟组织构成,常见皮肤、毛囊、汗腺、脂肪、肌肉、骨、软骨、呼吸道上皮、消化道上皮、甲状腺和脑组织等。未成熟性畸胎瘤是在与成熟性畸胎瘤相似的组织结构背景上,可见未成熟神经组织组成的原始神经管和菊形团,偶见神经母细胞的成分,此外,常见未成熟的骨或软骨组织。

(2)与其他卵巢肿瘤怎样进行鉴别?

1)卵巢生理性囊肿:滤泡囊肿和黄体囊肿。一般单侧,直径<5cm,壁薄,可自行消失。组织学上囊壁被覆粒层及卵泡膜细胞或黄体细胞。

2)卵巢浆液、黏液性囊腺瘤:妇科检查发现肿块,病人可无显著症状,B超提示囊肿可为多房。囊内有浆液或黏液及细小的沙粒体,囊壁被覆立方或柱状黏液上皮。

3)卵巢巧克力囊肿:患者有明显的痛经史,附件包块多位于子宫的后下方单侧或双侧,囊壁被覆有子宫内膜样腺体。

4)妊娠相关疾病:宫外孕时附件可出现肿块,如输卵管妊娠。但患者有性生活史及停经史,组织学可查见绒毛结构。

5)卵巢恶性肿瘤:常在短暂观察期内迅速长大,可为实性或囊实性,活动性差。患者可伴腹水,内胚窦瘤AFP增高,绒毛膜上皮癌HCG增高,糖链抗原125(CA125)增高。性索-间质性肿瘤,病人临床常为性早熟,月经后出血,多毛症。各类型肿瘤可呈现各自的组织学特点。

(二)无性细胞瘤

卵巢无性细胞瘤(dysgeminoma)是由未分化、多潜能原始生殖细胞组成的恶性肿瘤,同一肿瘤发生在睾丸称为精原细胞瘤(seminoma)。大多数病人的年龄在10～30岁之间。无性细胞瘤仅占卵巢恶性肿瘤的2%,精原细胞瘤则是睾丸最常见的肿瘤。

肉眼观,肿瘤体积较大,质实,表面结节状。切面质软,鱼肉状。镜下观,细胞体积大而一致,细胞膜清晰,胞质丰富空亮,充满糖原,细胞核圆居中,有1～2个明显的核仁,核分裂多见。瘤细胞排列成巢状或条索状。瘤细胞周围的纤维间隔中常有淋巴细胞浸润,并可有结核样肉芽肿结构(图10-17)。约15%的无性细胞瘤含有与胎盘合体细胞相似的合体细胞滋养层成分。肿瘤细胞胎盘碱性磷酸酶(PLAP)阳性可有助于诊断的确立。

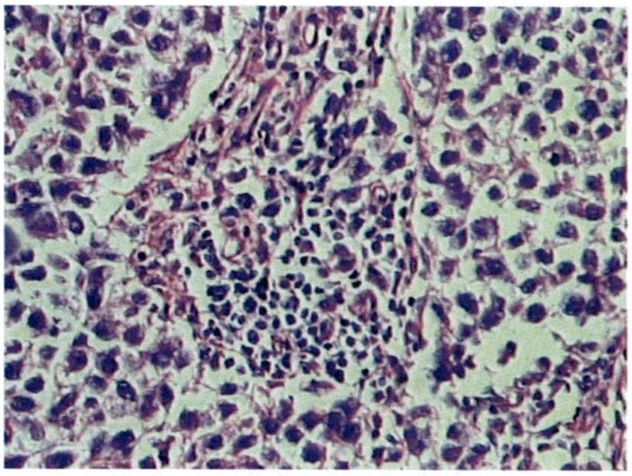

图10-17 卵巢无性细胞瘤

细胞体积大而一致,细胞膜清晰,胞质丰富空亮,充满糖原,细胞核圆居中,有1～2个明显的核仁。瘤细胞排列成巢状或条索状。瘤细胞周围的纤维间隔中见淋巴细胞浸润

无性细胞瘤对放疗和化疗敏感,5年生存率可达80%以上。晚期主要经淋巴道转移至髂部和主动脉旁淋巴结。

(三)胚胎性癌

胚胎性癌(embryonal carcinoma)主要发生于20～30岁的青年人,比无性细胞瘤更具浸润性,为生殖细胞肿瘤中分化最差、高度恶性的肿瘤。

肉眼观,肿瘤体积小于无性细胞瘤,切面边界不清,可见出血和坏死。镜下观,肿瘤细胞排列成腺管、腺泡或乳头状,分化差的细胞则排列成片状。肿瘤细胞形态呈上皮样,细胞大,明显异型,细胞之间界限不清,细胞核大小形态不一,核仁明显,常见核分裂象和瘤巨细胞。若伴有畸胎瘤、绒毛膜癌和卵黄囊瘤成分,应视为混合性肿瘤。

(四)卵黄囊瘤

卵黄囊瘤(yalk sack tumor)因组织形态与胚胎发育中的卵黄囊相似而得名,又称内胚窦瘤(endodermal

sinus tumor)，多发生在30岁以下妇女，是婴幼儿生殖细胞肿瘤中最常见的类型，生物学行为呈高度恶性。肉眼观体积一般较大，结节分叶状，边界不清。切面灰黄色，呈实体状，局部可见囊腔形成，可有局部出血坏死。镜下见多种组织形态：①最常见的形态是疏网状结构，由相互交通的间隙形成微囊和乳头，内衬立方或扁平上皮，背景呈黏液状；②S-D(Schiller-Duval)小体：由含有肾小球样结构的微囊构成，中央有一纤维血管轴心，被覆有原始柱状上皮，免疫组织化学显示肿瘤细胞AFP和α1-抗胰蛋白酶阳性；③多泡性卵黄囊结构：形成与胚胎时期卵黄囊相似大小不等的囊腔，内衬扁平上皮、立方上皮或柱状上皮，囊之间为致密的结缔组织；④常见的特征性结构是细胞外嗜酸性小体。

第五节　前列腺疾病

前列腺的组织学成分多样，内分泌功能复杂，故其病变多样而复杂，临床上前列腺疾病常见的有前列腺增生症和前列腺癌。

一、前列腺增生症

良性前列腺增生(benign prostatic hyperplasia)又称结节状前列腺增生(nodular hyperplasia of the prostate)或前列腺肥大(hypertrophy)，是50岁以上男性的常见疾病，发病率随年龄的增加而递增。病理上以前列腺上皮和间质增生为特征，发生与激素平衡失调有关。

肉眼观，呈结节状，颜色和质地与增生的成分有关。以腺体增生为主时肿块呈淡黄色，质地较软，切面可见大小不等的蜂窝状腔隙，挤压可见奶白色前列腺液体流出；而以纤维平滑肌增生为主者，肿块呈灰白色，质地较韧，和周围前列腺组织界限不清。

镜下观，前列腺增生的成分主要由纤维、平滑肌和腺体组成，三种成分所占比例因人而异。增生的腺体和腺泡相互聚集或在增生的间质中散在随机排列，腺体的上皮由两层细胞构成，内层细胞呈柱状，外层细胞呈立方或扁平形，周围有完整的基膜包绕(图10-18)。上皮细胞向腔内出芽呈乳头状或形成皱折，腔内常含有淀粉小体。此外，可见鳞状上皮化生和小灶性梗死，化生的上皮常位于梗死灶的周边。前列腺增生一般极少发生恶变。

由于增生多发生在前列腺的内区、移行区和尿道周围区，尿道受压而产生尿道梗阻或尿流不畅。临床上表现为尿频、尿流变细、夜尿增多，可出现尿潴留，进一步诱发尿路感染或肾盂积水。目前认为老龄和有功能的睾丸是前列腺增生发病的两个重要因素。与性激素的调控、生长因子作用、体内性激素平衡失调以及雌、雄激素的协同效应等有关。

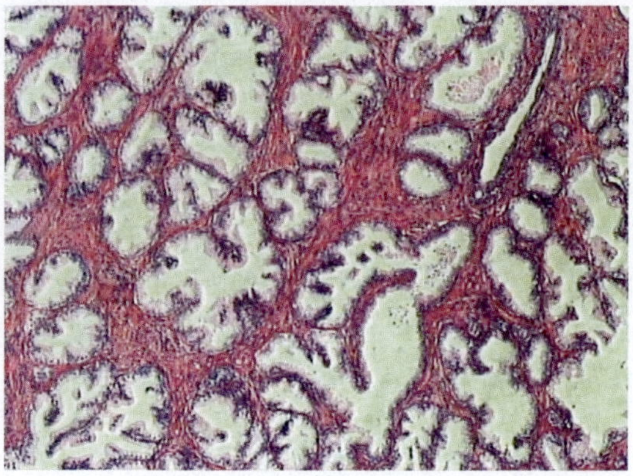

图10-18　前列腺增生
增生的腺体和腺泡相互聚集，腺体的上皮由两层细胞构成，内层细胞呈柱状，外层细胞呈立方或扁平形，周围有完整的基底膜包绕

二、前列腺癌

前列腺癌(carcinoma of the prostate)是源自前列腺上皮的恶性肿瘤，多发生于50岁以后，发病率随年龄增加而增高。欧美国家发病率极高，仅次于肺癌，居所有癌肿的第二位。亚洲地区的发病率则较低。去势手术(切除睾丸)或服用雌激素可抑制肿瘤生长，说明雄激素和前列腺癌的发生相关。与正常前列腺一样，前列腺癌上皮细胞也具有雄激素受体，激素和受体结合可促进肿瘤生长。

1. 病理变化

肉眼观，约70%的肿瘤发生在前列腺的周围区，以后叶多见。切面结节状，质韧硬，与周围前列腺组织界限不清。

镜下观，多数为分化较好的腺癌，肿瘤腺泡较规则，排列拥挤，可见背靠背现象。腺体由单层立方或低柱状上皮构成，外层的基底细胞常常缺如。偶见腺体扩张，腺上皮在腔内呈乳头或筛状。细胞质一般无显著改变，但是细胞核体积增大，呈空泡状，含有一个或多个大的核仁。细胞核大小形状不一，但总体上，多形性不很明显，核分裂象很少见。在低分化癌中，癌细胞排列成条索状、巢状或片状。高分化前列腺癌最可靠的恶性证据是包膜、淋巴管、血管和周围神经的浸润。

前列腺上皮内瘤变：前列腺浸润性癌旁的腺管和腺泡中可见灶性重度非典型增生，称前列腺上皮内瘤变(prostatis intraepithelial neoplasia，PIN)，表现为细胞异型性，呈灶性分布，但无间质浸润，基膜完整。

2. 扩散　前列腺癌可发生局部浸润和远处转移，常直接向精囊和膀胱底部浸润，后者可引起尿道梗阻。血道转移主要转移到骨，以脊椎骨最常见，其次为股骨近端、盆骨和肋骨。男性肿瘤骨转移应首先想到前列腺癌转移的可能，偶见内脏的广泛转移。淋巴结转移首先至闭孔淋巴结，随之到内脏淋巴结、胃底淋巴结、髂骨淋巴结、骶骨前淋巴结和主动脉旁淋巴结。

3. 临床病理联系 早期前列腺癌一般无症状，常在因前列腺增生的切除标本中，或在死后解剖中偶然发现。因为大多数前列腺癌呈结节状位于被膜下，肛诊检查可直接扪及。正常前列腺组织可分泌前列腺特异性抗原（prostate-specific antigen，PSA），但当血中PSA分泌量高出正常的10倍以上时，应高度疑为前列腺癌，必要时行前列腺组织穿刺，病理检查确诊。

第六节 阴茎和睾丸肿瘤

一、阴 茎 癌

阴茎鳞状细胞癌是起源于阴茎鳞状上皮的恶性肿瘤，多发于40～70岁的男性。发病与HPV有一定关系，包皮环切可保持生殖器局部的卫生，减少含有HPV和其他致癌物质的包皮垢，减低HPV的感染几率，有效地防止阴茎癌的发生。

1. 病理变化 阴茎鳞状细胞癌通常发生在阴茎龟头或包皮内接近冠状沟的区域。肉眼观呈乳头型或扁平型：乳头型似尖锐湿疣，或呈菜花样外观；扁平型局部黏膜表面灰白、增厚，表面可见裂隙，并可形成溃疡。镜下为分化程度不一的鳞状细胞癌，一般分化较好，有明显的角化。

疣状癌（Verrucous carcinoma）为发生在男性阴茎或女性外阴黏膜的高分化鳞癌，低度恶性。肿瘤向外向内呈乳头状生长，仅在局部浸润，极少发生转移。因大体和镜下均与尖锐湿疣相似，外观似疣状而得名。发病与HPV6型和11型感染有关，肿瘤表层可见凹空细胞。与尖锐湿疣不同的是癌细胞具有异型性，并且疣状癌可呈舌状向下推进性浸润。

2. 临床病理联系 阴茎鳞状细胞癌进展缓慢，可局部转移。除非有溃疡形成或感染，一般无痛感，常可伴有出血。早期肿瘤可转移至腹股沟和髂淋巴结，广泛播散极少见。

二、睾 丸 肿 瘤

除卵巢囊腺瘤极少发生在睾丸以外，与卵巢性索间质及生殖细胞肿瘤相同类型的肿瘤均可发生在睾丸，发生在睾丸或卵巢的同一类型的肿瘤的肉眼观组织学改变与生物学行为无明显区别，本节不再赘述。

第七节 乳 腺 疾 病

乳腺疾病包括乳腺增生性病变、乳腺纤维腺瘤、乳腺癌和男性乳腺发育。

一、乳腺增生性病变

（一）乳腺纤维囊性变

乳腺纤维囊性变（fibrocystic changes）是最常见的乳腺疾患，又称为乳腺囊性增生病。多发于25～45岁的女性，绝经前达发病高峰，绝经后一般不再进展，极少在青春期前发病。发病多与卵巢内分泌失调有关，孕激素减少而雌激素分泌过多对此病的发生起一定的作用，但确切的发病机制仍不十分清楚。

病理变化：分为非增生型和增生型两种：

1. 非增生型纤维囊性变 肉眼观，常为双侧，多灶小结节性分布，边界不清，囊肿大小不一，多少不等，相互聚集的小囊肿和增生的间质纤维组织相间交错，可产生斑驳不一的外观。大的囊肿因含有半透明浑浊液体，外观呈蓝色，故称为蓝顶囊肿（blue-domed cysts）。

镜下观，囊肿被覆的上皮可为柱状或立方上皮，但多数为扁平上皮，亦可上皮完全缺如，仅见纤维性囊壁，腔内偶见钙化。如囊肿破裂，内容物外溢进入周围的间质，致炎症性反应和间质纤维组织增生，纤维化的间质进一步发生玻璃样变。

囊肿上皮常可见大汗腺化生（apocrine metaplasia），化生的上皮细胞体积增大，胞质嗜酸性，细胞质的顶部可见典型的顶浆分泌小突起，形态和大汗腺的上皮相似。

2. 增生型纤维囊性变 除了囊肿形成和间质纤维增生外，增生型纤维囊性变往往伴有末梢导管和腺泡上皮的增生。上皮增生可使层次增多，并形成乳头突入囊内，乳头顶部相互吻合，构成筛状结构。囊肿伴有上皮增生，尤其是有上皮异型增生时，有演化为乳腺癌的可能，应视为癌前病变。

依据上皮增生程度的轻重不同分为：①轻度增生；②旺炽性增生；③非典型性增生；④原位癌。

非增生型纤维囊性变无继发浸润性癌的危险性，旺炽性增生型纤维囊性变癌变的危险度增加1.5～2倍，导管和小叶的非典型性增生演变为浸润性癌机会增加5倍，而导管和小叶的原位癌进一步发展为浸润性癌的可能性则增加至10倍。说明乳腺纤维囊性变无论是临床、影像，还是病理变化均与乳腺癌有某些相似之处，和癌的发生的确有一定关系，但是否发展为乳腺癌主要取决于导管和腺泡上皮增生的程度和有无非典型增生。

（二）硬化性腺病

硬化性腺病（sclerosing adenosis）是增生型纤维囊性变的一少见类型，主要特征为小叶末梢导管上皮、肌上皮和间质纤维组织增生，小叶中央或小叶间的纤维组织增生使小叶腺泡受压而扭曲变形，一般无囊肿形成。

肉眼观，灰白质硬，与周围乳腺界限不清。

镜下观，每一终末导管的腺泡数目增加，小叶体积增大，轮廓尚存。病灶中央部位纤维组织呈程度不等的增生，腺泡受压而扭曲，病灶周围的腺泡扩张。腺泡外层的肌上皮细胞明显可见。在偶然的情况下，腺泡明显受挤压，管腔消失，形成细胞条索，组织图像和浸润性小叶癌很相似。

二、乳腺纤维腺瘤

纤维腺瘤是乳腺最常见的良性肿瘤，可发生于青春期后的任何年龄，多在20～30岁之间。单个或多个，单侧或双侧发生。

肉眼观，圆形或卵圆形结节状，与周围组织界限清楚，切面灰白色、质韧、略呈分叶状，可见裂隙状区域，常有黏液样外观。

镜下观，肿瘤主要由增生的纤维间质和腺体组成。腺体圆形、卵圆形，或被周围的纤维结缔组织挤压呈裂隙状。间质通常较疏松，富于黏多糖，也可较致密，发生玻璃样变或钙化(图10-19)。

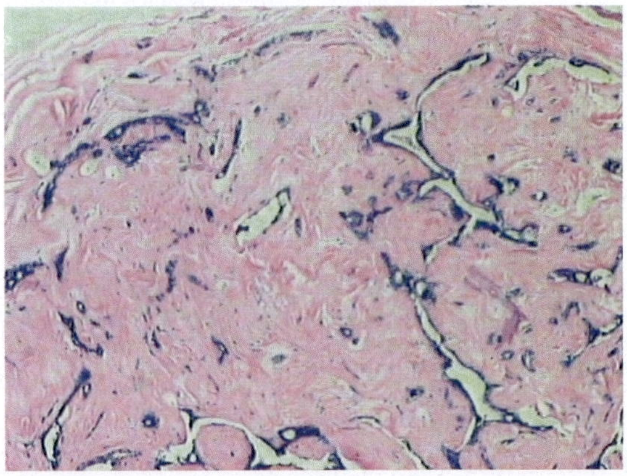

图10-19 乳腺纤维腺瘤

肿瘤主要由增生的纤维间质和腺体组成，腺体圆形、卵圆形，或被周围的纤维结缔组织挤压呈裂隙状

三、乳 腺 癌

乳腺癌是起源于乳腺各级导管及腺泡上皮的恶性肿瘤。发病率在过去50年中呈缓慢上升趋势，已跃居女性恶性肿瘤第一位。乳腺癌常发生于40～60岁的妇女，小于35岁的女性较少发病。男性乳腺癌罕见，约占全部乳腺癌的1%左右。

1. 病理变化 乳腺癌半数以上发生于乳腺外上象限，其次为乳腺中央区和其他象限。肉眼观，肿瘤呈灰白色，质硬，切面有砂粒感，无包膜，与周围组织分界不清，活动度差。常可见癌组织成树根状侵入邻近组织内，大者可深达筋膜。如癌肿侵及乳头又伴有大量纤维组织增生时，由于癌周增生的纤维组织收缩，可导致乳头下陷。如癌组织阻塞真皮内淋巴管，可致皮肤水肿，而毛囊汗腺处皮肤相对下陷，呈橘皮样外观。晚期乳腺癌形成巨大肿块，在癌周浸润蔓延，形成多个卫星结节。如癌组织穿破皮肤，可形成溃疡(图10-20)。

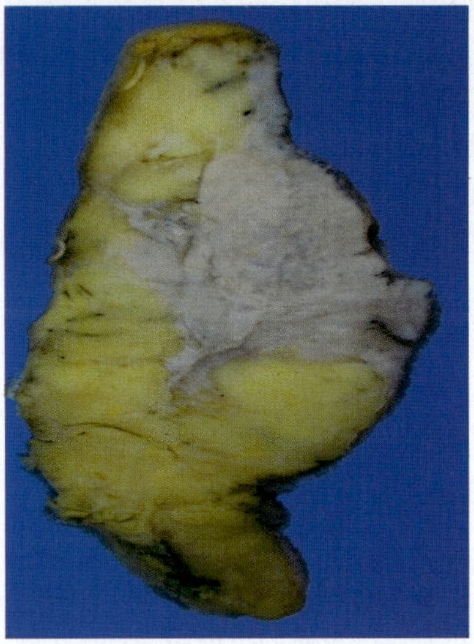

图10-20 乳腺癌

肿瘤形成巨大肿块，呈灰白色，质硬，无包膜，与周围组织分界不清，伴乳头下陷及皮肤相对下陷，呈橘皮样外观。癌组织穿破皮肤，有溃疡形成

乳腺癌组织形态十分复杂，类型较多，主要的组织学类型有：

(1) 乳腺原位癌：包括导管内原位癌和小叶原位癌。

1) 导管内原位癌(intraductal carcinoma in situ)：发生于乳腺小叶的终末导管小叶单元上皮细胞。导管明显扩张，癌细胞局限于扩张的导管内，导管基膜完整。由于乳腺放射影像学检查和普查，检出率明显提高，已由过去占所有乳腺癌的5%升至15%～30%。根据组织学改变分为粉刺癌和非粉刺型导管内原位癌。

A. 粉刺癌(comedocarcinoma)：肉眼观，一半以上位于乳腺中央部位，切面可见扩张的导管内含灰黄色软膏样坏死物质，挤压时可由导管内益处，状如皮肤粉刺，故称为粉刺癌。由于粉刺癌间质纤维化和坏死区钙化，质地较硬，肿块明显，容易被临床和乳腺摄片查见。

镜下观，癌细胞体积较大，胞质嗜酸，分化高低不等，大小不一，核仁明显，伴丰富的核分裂象。癌细胞呈实性排列，中央总会查见坏死，是其特征性的改变(图10-21)。坏死区常可查见钙化。导管周围见间质纤维组织增生和慢性炎细胞浸润。

B. 非粉刺型导管内癌(noncomedo intraductal carcinoma)：包括微乳头状癌、筛孔状癌和实体癌等多种组织类型。细胞呈不同程度异型，但不如粉刺癌明显，细胞体积较小，形态比较规则，一般无坏死或仅有轻微坏死。癌细胞在导管内排列成实性、乳头状或筛状等多种形式。导管周围间质纤维组织增生亦不如粉刺癌明显。

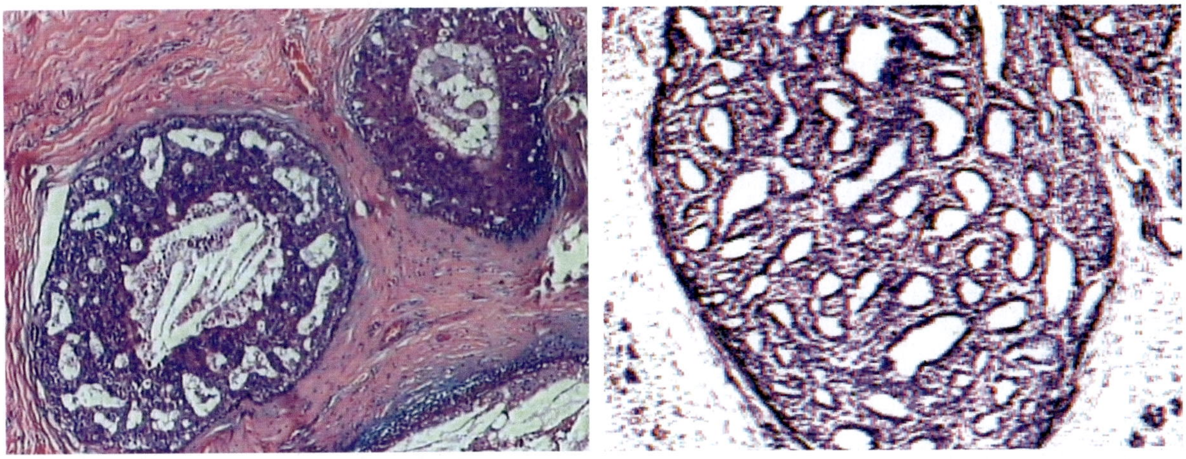

图 10-21 乳腺导管内原位癌

癌细胞体积小，胞质嗜碱性，癌细胞呈实性排列，特征性改变是中央见坏死(左)，或癌细胞呈筛孔状排列(右)

经活检证实的导管内原位癌如不经任何治疗，20 年后，其中 30%可发展为浸润癌，说明并不是所有的导管内原位癌都能转化为浸润癌，如转变为浸润癌，通常需历经几年或十余年。转变为浸润癌的几率与组织类型有关，粉刺癌远远高于非粉刺型导管癌。

2) 小叶原位癌(lobular carcinoma in situ)：小叶原位癌亦发生于乳腺小叶的末梢导管和腺泡。扩张的乳腺小叶末梢导管和腺泡内充满呈实体排列的癌细胞，癌细胞体积较导管内癌的癌细胞小，大小形状较为一致，核圆形或卵圆形，核分裂象罕见。增生的癌细胞未突破基膜，小叶结构尚存。一般无癌细胞坏死，亦无间质的炎症反应和纤维组织增生。

约 30%的小叶原位癌累及双侧乳腺，常为多中心性，因肿块小，临床上一般扪不到明显肿块，不易和乳腺小叶增生区别。发展为浸润性癌的几率和导管内原位癌相似。

(2) 乳腺浸润癌

1) 浸润性导管癌(invasive ductal carcinoma)：由导管内癌发展而来，癌细胞突破导管基膜向间质浸润，是最常见的乳腺癌类型，约占乳腺癌 70%左右。镜下观，组织学形态多样，癌细胞排列成巢状、团索状，或伴有少量腺样结构。可保留部分原有的导管内原位癌结构，或完全缺如。癌细胞大小形态各异，一般多形性明显，核分裂象多见，常见局部肿瘤细胞坏死。癌细胞周围间质有致密的纤维组织增生，癌细胞在纤维间质内浸润生长，二者比例各不相同。以往根据癌实质和纤维组织间质的比例不同分为单纯癌(carcinoma simplex)(癌实质与间质比例大致相等)、硬癌(scirrhous carcinoma)(间质成分占优势，少量癌细胞呈条索状分布于增生的纤维组织中)和非典型髓样癌(癌实质多于间质)，现统称为浸润性导管癌。

2) 浸润性小叶癌(invasive lobular carcinoma)：由小叶原位癌穿透基膜向间质浸润所致，大约占乳腺癌的 5%～10%左右。癌细胞呈单行串珠状或细条索状浸润于纤维间质之间，或环形排列在正常导管周围。癌细胞小，大小一致，核分裂象少见，细胞形态和小叶原位癌的瘤细胞相似。

约 20%的浸润性小叶癌累及双侧乳腺，在同一乳腺中呈弥漫性多灶性分布，因此不容易被临床和影像学检查发现。肉眼观，表面呈橘皮样，色灰白柔韧，与周围组织无明确界限。该瘤的扩散和转移亦有其特殊性，常转移至脑脊液、浆膜表面、卵巢、子宫和骨髓。

恶性肿瘤具有异质性，这种异质性要求对恶性肿瘤患者必须提供个性化治疗。基于肿瘤标志物的分子分型、分子诊断和分子预后是个性化治疗的前提，高效且毒副作用小的分子靶向药物治疗是个性化治疗的关键。原癌基因人类表皮生长因子受体 2(human epidermalgrowth factor receptor-2，HER2)基因，即 c-erbB-2 基因，定位于染色体 17q12-21.32 上，编码相对分子质量为 185000 的跨膜受体样蛋白，具有酪氨酸激酶活性。是重要的乳腺癌预后判断因子，HER2 阳性(过表达或扩增)的乳腺癌，其临床特点和生物学行为有特殊表现，治疗模式也与其他类型的乳腺癌有很大的区别。乳腺癌是与性激素关系密切的恶性肿瘤，雌激素受体(ER)、孕激素受体(PR)对乳腺癌的发生发展起一定的作用。检测乳腺癌组织中 HER2、ER、PR，评价乳腺癌的 HER2 蛋白表达和基因扩增状态以及 ER、PR 的表达状态，对乳腺癌的临床治疗和预后判断至关重要，并可作为化疗、内分泌治疗和曲妥珠单抗等药物治疗的重要依据之一。

2. 扩散方式

(1) 直接蔓延：癌细胞沿乳腺导管直接蔓延，可累及相应的乳腺小叶腺泡，或沿导管周围组织间隙向周围组织扩散到脂肪组织。随着癌组织不断扩大，甚至可侵及胸大肌和胸壁。

（2）淋巴道转移：乳腺淋巴管丰富，淋巴管转移是乳腺癌最常见的转移途径。早期转移至同侧腋窝淋巴结，晚期可相继转移至锁骨下淋巴结、逆行转移至锁骨上淋巴结。位于乳腺内上象限的乳腺癌常转移至乳内动脉旁淋巴结，进一步至纵隔淋巴结。偶尔可转移到对侧腋窝淋巴结。少部分病例可通过胸壁浅部淋巴管或深筋膜淋巴管转移到对侧腋窝淋巴结。

（3）血道转移：晚期乳腺癌可经血道转移至肺、肝、骨、脑等组织或器官。

3. 与乳腺癌发生的相关因素

（1）内分泌因素：临床及实验观察到，月经初潮早、闭经晚、生育晚或不育，长期服用雌激素或雌激素水平高者均为乳腺癌的高危因素。

（2）遗传因素：约5%～10%的乳腺癌患者有家族遗传倾向，发病危险性是普通人群的2～3倍，此类患者50%有BRCA1基因突变和缺失。BRCA2基因突变也与遗传性乳腺癌发病有关。

（3）环境因素：乳腺癌的发病有明显地区差异，在多数亚洲和非洲国家发病率较低，而在欧美国家发病率最高。从乳腺癌低发区移居高发区的妇女，其下一代乳腺癌的发病率逐渐升高。此外可能与高脂饮食、肥胖、放射线污染等生活方式有一定关系。

（4）乳腺纤维囊性变：患乳腺纤维囊性变伴有非典型增生者，发生乳腺癌的几率增加5倍左右。

[案例10-4]

患者，女性，56岁。无意中发现右乳房无痛性肿块，以往有结核病史。查右乳房较对侧为高，外上象限皮肤凹陷（酒窝征），乳头下陷，局部可触及约4cm大小肿块，肿块单个，质硬，边界欠清，活动度差，右腋下可触及1.5cm×1cm大小淋巴结2个，质稍硬、活动。X线检查：肺部正常。患者行活体组织检查（手术中冷冻切片病理检查），见肿块约4cm大小，灰白色，质硬，界限欠清。镜下观：肿瘤呈浸润性生长，癌细胞排列成实性片状、条索状，间质多于实质，癌细胞异型性明显。

病理诊断：右乳腺浸润性导管癌。

[问题]

（1）结合案例10-4，患者有哪些临床表现和病理改变？应做何诊断？

（2）乳腺癌的主要组织类型有哪些？

（3）与乳腺癌发生的相关因素有哪些？

（4）乳腺癌的扩散方式有哪些？

[案例10-4分析讨论]

（1）乳腺癌患者早期为无痛性肿块，往往不易发现，偶然自我发现或在体检发现时，约50%的病例已发生局部淋巴结转移。癌组织侵犯乳头并伴有明显纤维组织增生，可引起局部皮肤凹陷和乳头下陷。案例10-4患者右侧腋窝淋巴结肿大、进行根治手术及清扫右侧腋窝淋巴结。其镜下病变同于乳腺病变。最后诊断：右乳腺浸润性导管癌（硬癌），右腋窝淋巴结转移。

（2）乳腺癌的主要组织类型：

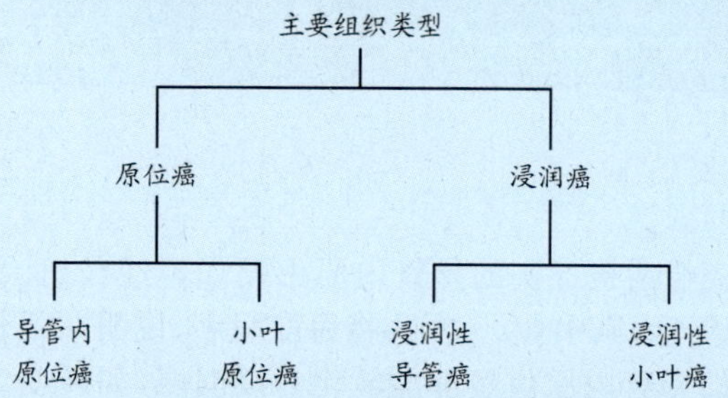

（3）与乳腺癌发生的相关因素包括：①内分泌因素；②遗传因素；③环境因素；④乳腺纤维囊性变。

（4）乳腺癌的扩散方式有：①直接蔓延；②淋巴道转移；③血道转移。

四、男性乳腺发育

男性乳腺发育（gynecomastia）是指由于乳腺腺体和间质的共同增生引起的乳腺肥大，功能性睾丸肿瘤和肝硬化所致的雌激素过多或药物均可能导致男性乳腺发育。

男性乳腺发育发生于单侧或双侧。在乳晕下可查见纽扣样增大的结节，大者如女性青春期乳腺。镜下观，显著的病变是导管的变化，导管上皮呈乳头状增生。细胞形态规则，呈柱状或立方状，很少有小叶形成。可见导管周围密集的玻璃样胶原纤维增生。该病变易于在临床检查时发现，但须与少见的男性乳腺癌鉴别。

【易混淆的概念】

1. 子宫颈原位癌和原位癌累及腺体 原位癌是指异型增生的细胞累及子宫颈黏膜上皮全层，但病变局限于上皮层内，未突破基膜。若原位癌的癌细胞由表面沿基膜通过宫颈腺口蔓延进入子宫腺体内，取代腺上皮的部分或全部，但仍未突破腺体的基膜，保留原有腺体的轮廓，称为原位癌累及腺体，仍然属于原位癌的范畴。

2. 良性葡萄胎和侵袭性葡萄胎 侵袭性葡萄胎和良性葡萄胎的主要区别是水泡状绒毛侵入子宫肌层。

3. 粉刺癌与乳腺Paget病 粉刺癌是乳腺导管原位癌的一种类型。癌细胞位于扩张的导管内，因中央有大片坏死，挤压时由导管内溢出，状如皮肤粉刺，故称粉刺癌。Paget病是伴有或不伴有间质浸润的导管内癌，癌细胞沿乳腺导管向上扩散，累及乳头和乳晕，可见渗出和浅表溃疡，呈湿疹样改变，故又称湿疹样癌。

4. 子宫颈癌与子宫体癌

5. 卵巢浆液性腺瘤与黏液性肿瘤

6. 良性畸胎瘤与恶性畸胎瘤

7. 子宫内膜异位症和子宫内膜增生症

【重点词汇的中英文对照】

慢性子宫颈炎(chronic cervicitis)
子宫颈糜烂(cervical erosion)
子宫颈腺体囊肿(nabothian cyst)
子宫颈息肉(cervical polyp)
子宫颈上皮内肿瘤(cervical intraepithelial neoplasia, CIN)
子宫颈癌(cervical carcinoma)
子宫内膜异位症(endometriosis)
子宫内膜增生症(endometrial hyperplasia)
子宫平滑肌瘤(Leiomyoma of the uterus)
浆液性囊腺瘤(serious cystadenoma)
黏液性肿瘤(mucinous tumors)
绒毛膜癌(choriocarcinoma)
侵袭性葡萄胎(invasive mole)
子宫内膜增生症(endometrial hyperplasia)
滋养层细胞疾病(trophoblastic disease, GTD)
成熟畸胎瘤(mature teratoma)
浸润性导管癌(invasive ductal carcinoma)
小叶原位癌(lobular carcinoma in situ)

思　考　题

1. 什么是非典型增生？非典型增生是如何进行分级的？怎样理解子宫颈上皮内肿瘤？
2. 子宫颈癌的病理变化是什么？发生发展过程如何？扩散的方式有哪些？
3. 子宫内膜增生、子宫内膜癌的病理变化特点及其发生发展。
4. 常见滋养叶肿瘤的类型及其病理变化特征。
5. 卵巢上皮性肿瘤的病变特点和临床表现如何？
6. 乳腺癌的主要类型及其病变特点及常见转移途径？在乳腺癌的病理诊断中，检测雌激素受体和孕激素受体最常用的方法是什么？有何意义？

（贵阳医学院　于燕妮）

第十一章 淋巴造血系统疾病

【学习目标】

(1) 熟悉急性非特异性淋巴结炎的病理变化，了解慢性非特异性淋巴结炎的三种病理变化，了解常见淋巴结特殊感染的病因和病理变化。

(2) 熟悉淋巴组织肿瘤的概念和主要类型，掌握霍奇金淋巴瘤的病理变化和组织学类型，了解非霍奇金淋巴瘤的常见类型和各自特点。

(3) 熟悉髓系肿瘤的常见分类，了解急性髓性白血病的分类、病理变化和临床特点，了解慢性髓性白血病的病理变化和临床表现。

(4) 了解组织细胞和树突状细胞肿瘤。

淋巴造血系统包括髓样组织(myeloid tissue)和淋巴样组织(lymphoid tissue)。髓样组织包括骨髓和骨髓来源的细胞，如红细胞、血小板、粒细胞和单核细胞。淋巴样组织包括胸腺、脾、淋巴结和分散的淋巴组织(如肠道的淋巴组织)。由于淋巴造血组织终身处于不断的增殖状态，因此，对机体内外的刺激非常敏感，容易发生各种疾病。淋巴造血系统的疾病范围很广，包括红细胞系统的疾病、白细胞系统的疾病和凝血机制障碍性疾病。红细胞系统的疾病常表现为红细胞减少而导致的贫血，白细胞系统则经常增生过度并导致肿瘤性疾病，凝血机制障碍主要导致出血性疾病。由于淋巴造血系统的特殊解剖生理学特点，所以该系统疾病和其他器官系统疾病不同，往往并不局限于某一特定解剖部位。因此，在考虑淋巴造血组织疾病时，不应将病变局限在单一的组织和器官。

本章将简要介绍淋巴结的一些常见的良性病变，重点讨论淋巴造血组织的肿瘤性疾病，并按照2001年WHO关于淋巴造血组织肿瘤的分类，以细胞起源为线索，分别介绍淋巴样肿瘤、髓样肿瘤、组织细胞和树突状细胞肿瘤。

第一节 淋巴组织良性增生

淋巴结是机体重要的免疫器官，各类病原微生物感染、化学药物、外来毒素、异物和机体自身代谢产物等多种因素均可引起淋巴结内的细胞成分，主要是淋巴细胞、组织细胞和树突状细胞的增生，导致淋巴结肿大。淋巴结增生是机体抗损伤的免疫反应的具体体现。根据病因、组织病理学改变及临床表现，可将淋巴结的良性增生分为三类：一是淋巴结反应性增生；二是淋巴结的各种特殊感染；三是原因不明的淋巴增生性疾病。

一、淋巴结反应性增生

淋巴结反应性增生(reactive hyperplasia of lymph nodes)，可由多种因素引起，是淋巴结最常见的良性增生性病变，又称为非特异性淋巴结炎(non-specific lymphadenitis)，可分为急性和慢性非特异性淋巴结炎。

(一) 急性非特异性淋巴结炎

急性非特异性淋巴结炎通常位于感染病灶引流区域的一组淋巴结，如果是全身性的感染，也可累及全身淋巴结。肉眼，受累的淋巴结肿大，呈灰红色。组织学，滤泡增生，生发中心扩大，核分裂象增多。化脓菌引起的感染，在滤泡周围和淋巴窦内可见中性粒细胞浸润。严重时，滤泡中央可有坏死和脓肿形成。如果脓肿较大，可出现波动感，淋巴结表面的皮肤变红，脓肿可穿破皮肤形成窦道。

(二) 慢性非特异性淋巴结炎

根据病原体不同，淋巴结可出现以下三种病变，即淋巴滤泡增生、副皮质区淋巴增生和窦组织细胞增生。

1. 淋巴滤泡增生 与可以活化B淋巴细胞的感染或炎症有关。增生的B淋巴细胞可处于不同的阶段，聚集在生发中心内(图11-1)。淋巴结内还可见散在的巨噬细胞，胞质内可见核碎片。滤泡增生有下列特点：淋巴结结构保存，淋巴滤泡大小和形态明显不同；可见不同分化阶段的淋巴细胞；生发中心有明显的核分裂和吞噬现象；生发中心间有正常淋巴组织。

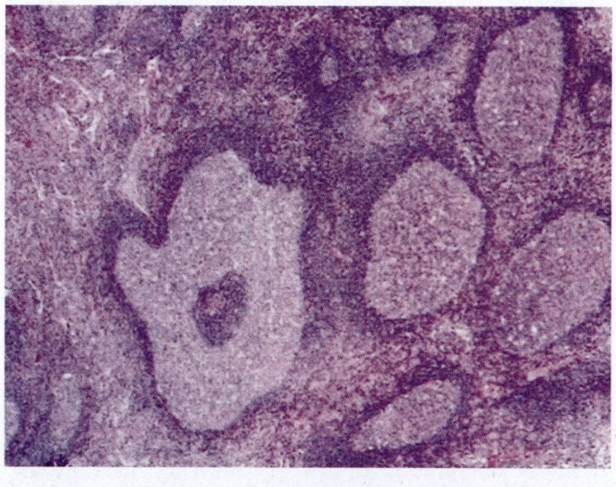

图11-1 淋巴结反应性增生
淋巴滤泡数量增多、体积增大，生发中心扩大

2. 副皮质区淋巴增生 通常见于病毒感染和天花疫苗的接种,也可见于药物诱导的免疫反应。镜下,主要是T细胞区的反应性增生。滤泡旁T细胞增生并转化为淋巴母细胞,使生发中心变小。

3. 窦组织细胞增生 多见于肿瘤的引流区的淋巴结,表现为淋巴窦扩张,窦组织细胞增生肥大。

二、淋巴结的特殊感染

除了非特异性淋巴结炎,淋巴结内还可发生各种特殊感染。

(一) 结核性淋巴结炎

结核性淋巴结炎是淋巴结最常见的特殊感染。淋巴结结核可单独存在,也可与肺结核同时存在或作为全身播散性结核的一部分,常表现为一组淋巴结肿大,颈部淋巴结多见,肿大的淋巴结可相互融合,也可穿破皮肤形成经久不愈的窦道,常有液化的干酪样坏死物流出。组织学基本病变是结核性肉芽肿性炎。

(二) 淋巴结真菌感染

淋巴结较常见的真菌感染主要是曲菌、新型隐球菌和组织胞质菌等。淋巴结的真菌感染常是机体全身感染的一部分。临床上常表现为局部或全身淋巴结的轻度肿大。组织学,曲菌感染主要是化脓性炎及脓肿形成;新型隐球菌感染则为肉芽肿性炎。

(三) 猫抓病

猫抓病(cat-scratch disease)是由一种被称为巴尔通体(*Bartonnella henselae*)的革兰阴性杆菌感染引起的自限性淋巴结炎。本病多见于儿童,主要表现为局部淋巴结肿大,多位于腋下和颈部。被猫抓伤后2周出现淋巴结肿大,偶尔被物品划伤或刺伤发病。受损皮肤可以出现肿胀,结痂。多数患者的肿大淋巴结在2~4个月后消退。

淋巴结的病变具有以下特征:早期为结节病样(sarcoid-like)的肉芽肿,随后肉芽肿中央坏死,并出现大量中性粒细胞聚集,后期可有脓肿形成。脓肿常位于中央,其外周有类上皮细胞增生,有时呈栅栏样排列。病原体多位于细胞外,只有在银染或在电镜下可以观察到。

(四) 传染性单核细胞增多症

传染性单核细胞增多症(infectious mononucleosis)是青壮年的一种急性自限性疾病,由嗜B淋巴细胞的EB病毒感染引起。主要特征为:发热、咽痛和全身淋巴结肿大;血液中淋巴细胞增多,可有异型淋巴细胞;抗EB病毒抗体滴度可增加。巨细胞病毒感染也可引起类似症状,可通过血清学检查予以鉴别。

[案例 11-1]

患者,女性,19岁,学生。主诉:乏力1周,发热、咽痛3天。现病史:1周前觉乏力,头晕、头痛及全身关节疼痛,无活动障碍。近3天有咽痛,为持续性疼痛,伴畏寒,自测体温39℃,弛张热,夜间为重。曾口服红霉素,效果不佳。个人史:2周前曾与陌生网友有密切接触史。体格检查:体温38.8℃,脉搏110次/分,呼吸19次/分,血压110/70mmHg。口咽部黏膜充血、肿胀(++),悬雍垂、咽腭弓、舌腭弓充血肿胀,双侧扁桃体Ⅱ°肿大。颌下、颈部可扪及多个1~2cm的肿大淋巴结,脾脏肋下2cm。实验室检查:周围血白细胞9.1×10^9/L,中性粒细胞64%,淋巴细胞25%,嗜酸粒细胞2%,单核细胞9%,异常淋巴细胞占15%。血嗜异性凝集试验(+),抗-EBV IgM(+),抗-CMV IgM(-),抗-CMV IgG(-),肝功能正常。B超检查,脾斜径119mm,厚55mm,中度肿大。临床诊断:传染性单核细胞增多症。

[问题]

(1) 什么是传染性单核细胞增多症?

(2) 传染性单核细胞增多症的病因及病理和临床特点是什么?

EB病毒是一种分布非常广泛的疱疹病毒。在原发性感染以后,EB病毒仍然长期存在于宿主体内,而且可以间歇从口咽部排放出来。EB病毒相对不稳定,传染性较小,可经血液传播,但易感者和EB病毒健康携带者口咽接触(接吻)更为常见。病毒首先感染口咽上皮细胞,然后扩散至其下淋巴组织中的B淋巴细胞,并以染色体外游离体(extrachromosomal episome)方式潜伏下来。被病毒感染的B淋巴细胞出现多克隆活化和增生,进入循环中并分泌多种特殊抗体,包括嗜异性抗绵羊红细胞抗体,检测这种抗体可辅助诊断传染性单核细胞增多症。

病理变化:病变常累及血液、淋巴结、肝脏、脾脏等。外周血淋巴细胞绝对数增加;多数淋巴细胞体积变大,直径12~16μm,并出现异型性,表现为胞质丰富,边缘锯齿状,胞质中含有多个清亮空泡,核卵圆形,这种异型淋巴细胞带有T淋巴细胞标记,是传染性单核细胞增多症的重要诊断依据(图11-2)。

全身淋巴结肿大,以颈后、腋下和腹股沟为常见。淋巴结内可见大量异型淋巴细胞,多出现于副皮质区(T细胞区)。此外,B淋巴细胞也可出现反应性增生,滤泡增大。偶尔在淋巴结中也可出现与霍奇金淋巴瘤标志性的R-S细胞(Reed-Sternberg cells)相似的异型细胞,此时应做进一步的检查以区别两

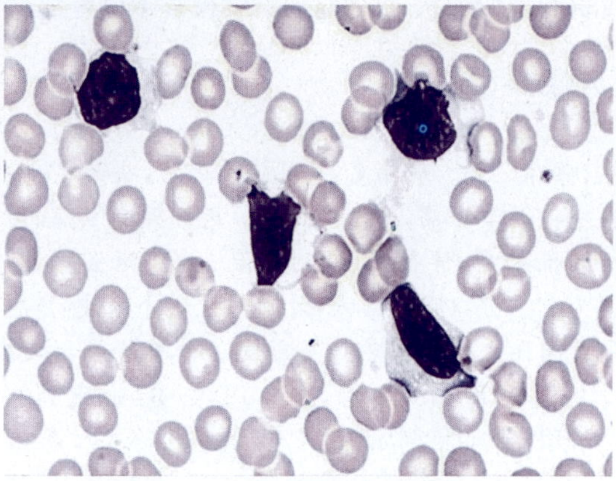

图 11-2 异型淋巴细胞(血涂片)
异型淋巴细胞体积大,胞质丰富,边缘有锯齿或皱褶,细胞核中可见核仁

种疾病。

多数病例还出现脾肿大,组织学改变与淋巴结类似。肝脏则出现短暂的功能性损伤,异型淋巴细胞浸润汇管区和肝窦,肝小叶内可见点状或灶状坏死,其内可见淋巴细胞浸润。

临床特点:典型的传染性单核细胞增多症常表现为发热、咽痛、淋巴结肿大。明确诊断有赖于以下依据:①周围血淋巴细胞增多,出现特征性异型淋巴细胞;②异染反应阳性;③抗 EB 病毒特异性抗体阳性。

[案例 11-1 分析讨论]

(1) 传染性单核细胞增多症是青壮年的一种急性自限性疾病,由嗜 B 淋巴细胞的 EB 病毒感染引起。

(2) EB 病毒普遍存在于人群,常通过密切接触传播(如接吻),感染后首先累及口咽上皮,随后进入 B 淋巴细胞,造成潜伏感染,当机体免疫力低下时,即可导致发病。本案例患者的临床表现如发热、咽炎、颈淋巴结肿大和脾肿大,都符合传染性单核细胞增多症的临床特点。此外,外周血出现异型淋巴细胞,血异嗜性凝集试验阳性也是该病的重要诊断依据。抗-EBV IgM 阳性支持该病的病原学诊断。

第二节 淋巴组织肿瘤

近年来,淋巴组织肿瘤的发病在国内外均呈上升趋势。我国资料显示,淋巴瘤在我国约占所有恶性肿瘤的 3%～4%;急性淋巴细胞白血病约占所有白血病的 30%。

一、概 述

淋巴组织肿瘤(lymphoid neoplasms)是一组来源于淋巴细胞的恶性肿瘤,包括淋巴瘤、淋巴细胞白血病、毛细胞白血病和浆细胞肿瘤等,其临床表现和生物学行为有很大差异。一部分肿瘤类似于白血病,肿瘤起源于骨髓和外周循环血。另一部分肿瘤如淋巴瘤(lymphoma)则在淋巴结或器官中形成肿块。发生肿瘤性增生的细胞为淋巴细胞以及其前体细胞,淋巴组织肿瘤可以认为是被阻断在淋巴细胞分化过程中某一阶段的细胞单克隆增生所致(图 11-3)。由于肿瘤性增生的淋巴细胞在形态学、免疫表型和生物学特性上部分相似于其相应的正常细胞,所以可以在形态学、免疫表型和基因水平上判断肿瘤的属性,从而辅助淋巴组织肿瘤的诊断。

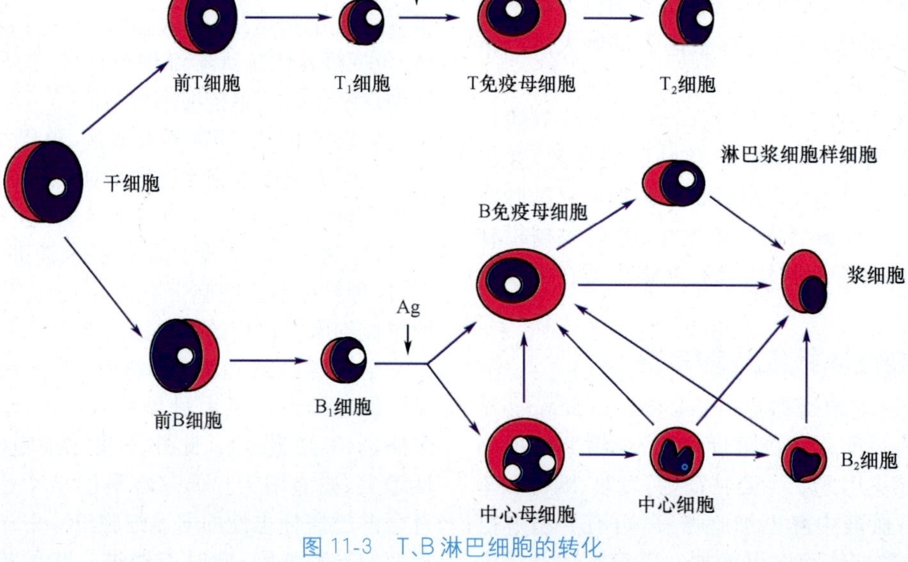

图 11-3 T、B 淋巴细胞的转化

2008年，WHO制定了新的淋巴造血组织肿瘤分类(表11-1)，种类繁多，其中一些肿瘤比较少见。本节主要介绍以下几种，它们占所有淋巴组织肿瘤90%。

霍奇金淋巴瘤
非霍奇金淋巴瘤
　前体B细胞和T细胞淋巴瘤
　成熟外周B细胞淋巴瘤

表11-1 WHO关于淋巴组织肿瘤的分类(2008)

一、前驱肿瘤	四、成熟T/NK细胞淋巴瘤
1. 母细胞性浆细胞样树状突细胞肿瘤，以前称为母细胞性NK细胞淋巴瘤	1. T细胞前淋巴细胞白血病
2. 谱系未定的急性白血病	2. T细胞大颗粒淋巴细胞白血病
二、前驱淋巴性肿瘤	3. 慢性NK细胞淋巴增殖性疾患
1. B淋巴母细胞白血病/淋巴瘤，非特殊类型	4. 侵袭性NK细胞白血病
2. B淋巴母细胞白血病/淋巴瘤伴重现性遗传学异常	5. 成人T细胞白血病/淋巴瘤
3. T-淋巴母细胞白血病/淋巴瘤	6. EBV相关的克隆性淋巴组织增殖性疾患(儿童)
三、成熟B细胞淋巴瘤	7. 结外NK/T细胞淋巴瘤，鼻型
1. 慢性淋巴细胞性白血病/小淋巴细胞性淋巴瘤	8. 肠病相关T细胞淋巴瘤
2. B-前淋巴细胞性白血病	9. 肝脾T细胞淋巴瘤
3. 脾边缘带淋巴瘤	10. 皮下脂膜炎样T细胞淋巴瘤
4. 毛细胞白血病	11. 蕈样霉菌病
5. 脾淋巴瘤/白血病，不能分类	12. 赛塞里(Sezary)综合征
6. 淋巴浆细胞淋巴瘤	13. 原发皮肤间变性大细胞淋巴瘤
7. 重链病	14. 原发皮肤侵袭性嗜表皮CD8阳性细胞毒性T淋巴瘤
8. 浆细胞骨髓瘤/浆细胞瘤	15. 原发皮肤γ/δT细胞淋巴瘤
9. 结外黏膜相关淋巴组织边缘带B细胞淋巴瘤(MALT淋巴瘤)	16. 原发皮肤小/中CD4阳性T细胞淋巴瘤
10. 原发皮肤滤泡中心淋巴瘤	17. 外周T细胞淋巴瘤，非特殊类型
11. 滤泡性淋巴瘤	18. 血管免疫母细胞T细胞淋巴瘤
12. 结内边缘带B细胞淋巴瘤	19. ALK阳性间变性大细胞淋巴瘤
13. 套细胞淋巴瘤	20. ALK阴性间变性大细胞淋巴瘤
14. 弥漫大B细胞淋巴瘤	五、霍奇金淋巴瘤
15. 伯基特淋巴瘤	1. 结节性淋巴细胞为主型霍奇金淋巴瘤
16. 介于弥漫大B细胞淋巴瘤和伯基特淋巴瘤之间的不能分类的B细胞淋巴瘤	2. 经典型霍奇金淋巴瘤
17. 介于弥漫大B细胞淋巴瘤和经典霍奇金淋巴瘤之间的不能分类的B细胞淋巴瘤	结节硬化型霍奇金淋巴瘤
	富于淋巴细胞的经典霍奇金淋巴瘤
	混合细胞型霍奇金淋巴瘤
	淋巴细胞减少型霍奇金淋巴瘤

二、霍奇金淋巴瘤

霍奇金淋巴瘤(Hodgkin lymphoma, HL)是一组发生于淋巴组织的恶性肿瘤，具有以下特点：①常累及淋巴结，以颈部淋巴结为常见；②以儿童和青年成人为主；③肿瘤组织中有形态特异的肿瘤巨细胞，统称为R-S(Reed-Sternberg)细胞，这种细胞与各种非肿瘤性的反应性炎细胞混合存在；④肿瘤患者有相对特殊的临床表现，包括发热等全身症状；⑤由于肿瘤的扩散方式特殊，所以临床治疗上和其他淋巴组织肿瘤不同。

HL由两大类组成，结节性淋巴细胞为主型HL和经典型HL，两种类型的生物学行为、形态学改变、免疫学标记和免疫球蛋白重排等方面有着不同的特点。

[案例11-2]

患者，男性，21岁。主诉：右颈部无痛性包块2个月余。现病史：2个月前无意中发现右颈部包块，包块逐渐增大，数目增多。近半个月出现发热，自测体温38.5℃。体格检查：右颈部多个包块，相互粘连，直径2～4cm。淋巴结活检：镜下可见大量胶原纤维增生，将淋巴结分割成界限清楚的结节。结节内散布体积较大，胞质丰富而空亮的陷窝细胞。

病理学诊断：结节硬化型霍奇金淋巴瘤。

[问题]

(1) 什么是霍奇金淋巴瘤？其一般特点是什么？

(2) 霍奇金淋巴瘤有哪些组织学分型？

(一) 病理改变

HL最常累及的是颈部和锁骨上淋巴结，常表现为局部淋巴结的进行性无痛性肿大。肉眼，病变淋巴结肿大，早期可活动，随病程进展，相邻淋巴结相互粘连，甚至可形成围绕颈部的巨大包块。肿块呈结节状，由于纤维化，肿块逐渐变硬。切面灰白色，鱼肉状，可有局灶性坏死。组织学，突出的特点是有组织学诊断意义的经典R-S细胞及其变异细胞。经典的

R-S 细胞是一种直径平均在 15～45μm 双核或多核瘤巨细胞。瘤细胞呈圆形或椭圆形，胞质丰富，略嗜酸性或嗜碱性。细胞核圆形或椭圆形，双核或多核，染色质粗糙，沿核膜聚集呈块状，核膜厚而清晰，核内有一个大而清晰的，直径和红细胞相当的嗜酸性中位核仁，呈包涵体样，周围有空晕。典型的 R-S 细胞的双核并列，彼此对称，形成所谓镜影细胞（mirror image cell）（图 11-4）。除经典的 R-S 细胞外，还有一些变异的 R-S 细胞：①陷窝细胞（lacunar cell）（图 11-5），细胞体积大，直径约为 40～50μm，胞质丰富而空亮，核多叶，核膜薄，染色质稀疏，核仁多，较典型的 R-S 细胞的核仁小，嗜碱性；②多形性 R-S 细胞，瘤细胞大，大小形态不规则，有明显的多形性，核大，形态不规则，染色质粗，有明显的大核仁，核分裂象多见，常见多极核分裂。经典 R-S 细胞及其变异细胞仅见于经典型 HL，而不见于结节性淋巴细胞为主型 HL。在结节性淋巴细胞为主型中出现的肿瘤细胞为 L&H 型 R-S 细胞，或称为"爆米花"细胞（popcorn cell），大小类似免疫母细胞或者更大，常为单核，胞质少，核有褶皱或分叶状（图 11-6）。

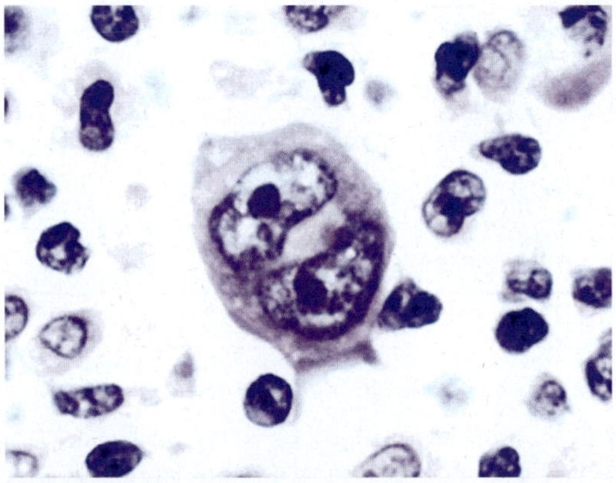

图 11-4 典型 R-S 细胞

细胞体积大，胞质丰富，核椭圆形，核内有大而明显的核仁，双核对称，故又称镜影细胞

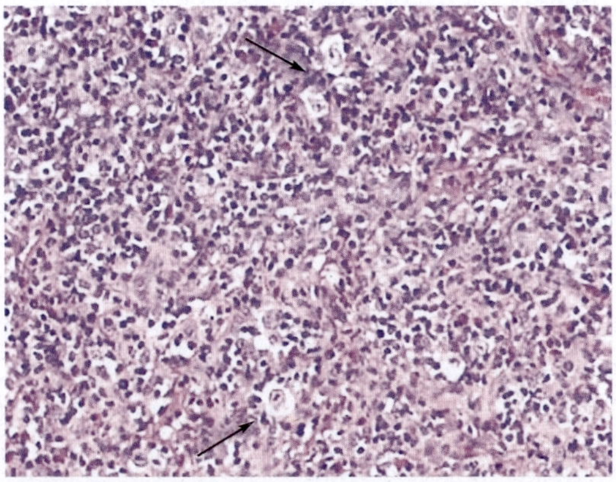

图 11-5 陷窝细胞

细胞体积大，胞质丰富而空亮（↑）

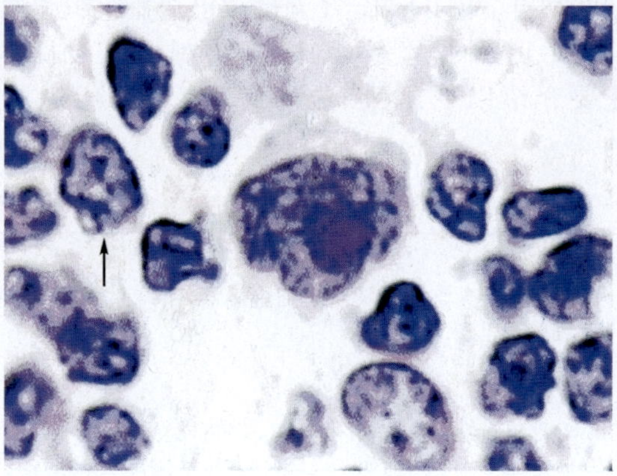

图 11-6 L&H 性 R-S 细胞

可见分叶核的"爆米花"细胞（↑），图中央见单核的 R-S 细胞

HL 组织内还有数量不等的反应性成分组成的"背景"，以淋巴细胞为主，还有浆细胞、中性粒细胞、嗜酸粒细胞和组织细胞等，这些成分在一定程度上反映了机体抗肿瘤的免疫状态，与 HL 的组织学分类和预后密切相关。反应性成分的数量和比例随病程进展逐渐减少，而纤维组织增生及玻璃样变则逐渐增多。

（二）组织学分型

1. 结节性淋巴细胞为主型霍奇金淋巴瘤（nodular lymphocyte predominant Hodgkin lymphoma，NLPHL） 是一种以结节性或者结节性和弥漫性增生为特点的单克隆性 B 细胞肿瘤。结节性淋巴细胞为主型 HL 约占所有 HL 的 5%，患者多为 30～50 岁男性。病程发展较慢，易复发，对于治疗的反应性好，部分病人可转化为大 B 细胞淋巴瘤。

镜下观，淋巴结结构全部或部分为结节性或结节性及弥漫性浸润所取代。结节由弥漫分布的小淋巴细胞、散在的组织细胞和上皮样细胞组成，其中有散在的 L&H 型 R-S 细胞；在结节边缘可见组织细胞和多克隆浆细胞，缺乏嗜酸粒细胞。弥漫性区域由小淋巴细胞组成，组织细胞或上皮样细胞散在或分簇排列，可见数量不等的 L&H 型 R-S 细胞。

2. 经典型霍奇金淋巴瘤（classical Hodgkin lymphoma，CHL） 经典型 HL 占所有 HL 的 95%，发病高峰在 10～35 岁和老年。根据反应性背景浸润和肿瘤性 R-S 细胞的特点，经典型 HL 可分为 4 种亚型，结节硬化型 HL、富于淋巴细胞的经典 HL、混合细胞型 HL 和淋巴细胞减少型 HL。在以上各组织学亚型中，肿瘤性 R-S 细胞的免疫表型和分子遗传学特点是一致的，而各亚型的组织学和临床特点存在差异。

（1）结节硬化型霍奇金淋巴瘤（nodular sclerosis Hodgkin lymphoma）：组织学特点是存在腔隙性 R-S 细胞（陷窝细胞）以及至少一个胶原纤维包绕的结节。镜下观，累及的淋巴结呈结节状生长，胶原束将淋巴结分割为界限清楚的结节，纤维化程度不一；结节内腔隙性 R-S 细胞分散在炎性反应背景中。陷窝细胞的免疫表型和典型的 R-S 细胞相同，表达 CD15 和 CD30，不表达 B 和 T 特异性标记。临床上，该型在欧美为最常见的亚型，在我国约占 30%～40%，常累及颈部、锁骨上和纵隔淋巴结，预后较好。

（2）富于淋巴细胞的经典型霍奇金淋巴瘤（lymphocyte-rich classical Hodgkin lymphoma）：组织学特点是反应性背景中有大量小淋巴细胞和数量不等的组织细胞，缺乏嗜酸粒细胞、中性粒细胞和浆细胞。典型 R-S 细胞少见，可见“爆米花”细胞。镜下多以结节性生长，多个结节侵犯淋巴结，可导致结节之间的 T 区减少或缺失。免疫组化证实肿瘤细胞表达 B 细胞标记（如 CD20）。临床上此种肿瘤占 HL 的 5%，多在腋下和颈部出现淋巴结肿大，预后良好。

（3）混合细胞型霍奇金淋巴瘤（mixed cellularity Hodgkin lymphoma）：组织学特点为散在的经典 R-S 细胞分散在小淋巴细胞、浆细胞、嗜酸粒细胞和组织细胞间，无明显结节性硬化和纤维化。镜下观，淋巴结结构被破坏，淋巴结可呈灶性或弥漫性受累。典型的 R-S 细胞分散在反应性增生的各种炎细胞之间，偶有灶性坏死（图 11-7）。临床上较常见，在我国约占所有 HL 的 40%，常与 HIV 和 EB 病毒感染有关。此型病变常可播散，患者常有全身症状，预后较好。

（4）淋巴细胞减少型霍奇金淋巴瘤（lymphocyte deletion Hodgkin lymphoma）：组织学特点为反应性淋巴细胞的数量较少，而经典 R-S 细胞和变异型多形性的 R-S 细胞较多。根据背景不同，又可分为弥漫纤维化型和网状细胞型。前者细胞成分较少，结缔组织增生，可以找到典型的诊断性 R-S 细胞，常有坏死。后者细胞丰富，有大量的多形性 R-S 细胞和少量典型诊断性 R-S 细胞组成，而淋巴细胞、嗜酸粒细胞、浆细胞等反应性细胞依然少见。临床上此类型少见，多见于男性，常伴有 HIV 感染，预后不好。

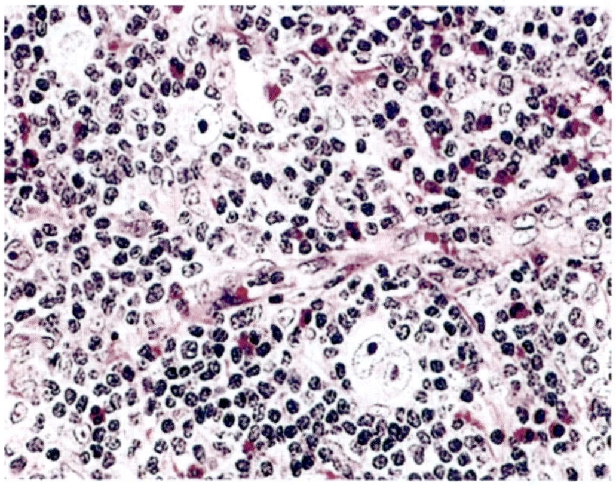

图 11-7 经典霍奇金淋巴瘤（混合细胞型）
病变组织背景为嗜酸粒细胞、小淋巴细胞等反应性成分，可见具有诊断意义的典型 R-S 细胞

HL 的组织形态差异很大，有些病变有明显纤维化、嗜酸粒细胞、中性粒细胞和浆细胞，形态上和炎症很相似，易误诊。故 HL 的确诊有赖于在反应性的背景中正确识别 R-S 细胞。R-S 细胞包括单核（陷窝）细胞、双核（镜影）细胞和多核及“爆米花”样核的肿瘤细胞。免疫表型的检测也有助于 HL 的诊断。

（三）病因和发病机制

HL 的肿瘤性 R-S 细胞来源很难确定。淋巴细胞为主型中的 R-S 细胞表达 B 细胞标记，说明其来源于 B 细胞。近来通过显微切割法从混合细胞型和结节硬化型 HL 获得单个 R-S 细胞进行 DNA 扩增和序列分析，结果显示，从不同病例取出的 R-S 细胞都有免疫球蛋白的基因重排，重排后又发生体细胞超突变（hypermutation），而超突变仅见于生发中心 B 细胞。因此，有人认为多数的 HL 是生发中心 B 细胞转化而来的肿瘤，仅少数为 T 细胞源性的。

分子生物学研究提示，EB 病毒可能是 HL 的病原体，在混合型和部分结节硬化型的 HL 中，有 70% 的病例的 R-S 细胞中存在 EB 病毒基因，并且 EB 病毒基因是以单克隆的形式存在，提示 EB 病毒可能导致淋巴细胞的转化。HL 中的反应性炎性细胞成分可能与 R-S 细胞分泌的多种细胞因子有关，而炎性细胞可以产生各种因子配体如 CD30 配体，有助于 R-S 细胞的生长和存活。

（四）临床分期和预后

HL 常表现为无痛性淋巴结肿大，并且临床表现通常更多地依赖其临床分期，而与其组织学分型关系不大。HL 的临床分期对肿瘤的诊断、治疗方案的选择以及预后的判断都有重要的意义，至今仍沿用修改后的 Ann Arbor 分期系统（表 11-2）。通常处于临床Ⅰ期和Ⅱ期的年轻患者预后较好，而处于Ⅲ期和Ⅳ期的患者常有全身症状如发热、原因不明的体重下降、瘙痒和贫血，且多预后不良。

表 11-2 霍奇金淋巴瘤的临床分期

分期	累及的部位和范围
Ⅰ期	累及单组淋巴结或单个结外淋巴样器官（如脾、胸腺、咽环淋巴组织等）
Ⅱ期	累及膈肌同侧的两组或两组以上的淋巴结，或蔓延至邻近的结外器官组织
Ⅲ期	累及膈肌两侧的淋巴结或结构
Ⅲ1	伴有脾、肺门、回盲部或肝门淋巴结受累
Ⅲ2	伴有主动脉旁、髂或肠系膜淋巴结受累
Ⅳ期	累及一个或多个结外器官组织，出现多发性或播散性病灶，可有或无淋巴结受累

[案例 11-2 分析讨论]

(1) 青壮年单一部位的淋巴结无痛性肿大伴随相应的全身性症状(此病例有发热),可以考虑霍奇金淋巴瘤,明确诊断主要依赖淋巴结活检。肿瘤中出现形态特殊的肿瘤巨细胞 R-S 细胞是诊断的重要依据。本例镜下见大量胶原纤维增生,将淋巴结分割成结节状,可见较多胞质透亮的陷窝细胞,故诊断为结节硬化型霍奇金淋巴瘤。

(2) 霍奇金淋巴瘤可分为两大类共 5 种类型(详见表 11-1),具体分型有赖于病理组织学检查。

三、非霍奇金淋巴瘤

非霍奇金淋巴瘤(non-Hodgkin lymphomas, NHLs)约占所有淋巴瘤的 80%~90% ,其中 2/3 原发于淋巴结,1/3 原发于淋巴结外器官和组织。NHL 的诊断依赖于对病变淋巴结及其相关组织的活检。病理学诊断应包括组织学分型以及对肿瘤细胞的免疫表型检测,必要时进行免疫球蛋白和 T 细胞受体基因重排的分析。此外,肿瘤的细胞遗传学分析也很重要。非霍奇金淋巴瘤有以下常见类型:

(一) 前 B 和前 T 细胞白血病/淋巴瘤(precursor B- and T-cell lymphoblastic leukemia/lymphoma)

前 B 和前 T 细胞白血病/淋巴瘤是由不成熟的淋巴细胞——前体 B 细胞或前体 T 细胞来源的一组具有高度侵袭性的肿瘤,常见于儿童和青少年。由于两种肿瘤在组织学、临床症状和体征有相似性,因此在这里一并讨论。

前 B 细胞淋巴瘤广泛累及骨髓和外周血,而前 T 细胞淋巴瘤主要累及胸腺,在纵隔形成肿块,但很快进入白血病期,因此在临床上和组织学上既可以表现为淋巴母细胞淋巴瘤(lymphoblastic lymphoma, LBL),又可以表现为急性淋巴母细胞白血病(acute lymphoblastic leukemia, ALL),或者两者共存。由于 ALL 和 LBL 同属一个亚型,组织学上很难区别,根据临床表现,如果病变局限于肿块,没有或只有最少的骨髓和外周血累及,称为 LBL;如果有广泛的外周血受累,则称为 ALL。

1. 病理改变 骨髓内肿瘤性淋巴母细胞弥漫性增生,取代原正常骨髓组织,并浸润全身各器官、组织,尤其是淋巴结、肝和脾,多引起全身淋巴结肿大。组织学,淋巴结结构不同程度被破坏,大量淋巴母细胞浸润,可累及淋巴结的被膜和结外淋巴组织;脾脏受累时淋巴母细胞浸润红髓;在肝脏则主要浸润汇管区和周围的肝窦。

2. 免疫表型和细胞遗传学 约 95%的病例表达原始淋巴细胞标记——末端脱氧核苷酸转移酶(TdT),该标记对淋巴母细胞瘤/白血病的诊断有重要意义。区分前 B 与前 T 细胞性,需进一步进行免疫组化染色,如 B 细胞 CD19 阳性,而 T 细胞则 CD2 阳性。约 90%的病例有染色体数目和结构的异常,但未发现有特异性细胞遗传学改变。

3. 临床特点 前 B 细胞淋巴瘤多见于 10 岁以内的儿童。骨髓广泛受累。肿瘤细胞播散至骨髓外,可导致肝、脾和淋巴结肿大,外周血出现异常细胞(图 11-8)。前 T 细胞淋巴瘤患者多为青少年,常有纵隔肿块。由于骨髓内肿瘤细胞的增生抑制了骨髓的正常造血功能,从而导致患者出现贫血、成熟粒细胞减少、血小板减少、出血和继发感染等。骨痛和关节痛也比较普遍。2~10 岁的前 B-细胞淋巴瘤的患儿预后较好,其他年龄组预后较差。

[案例 11-3]

患儿,男性,5 岁。关节痛,腿痛,发热。查体见皮下瘀斑,肝脾肿大。实验室检查:白细胞总数升高(50×10^9/L),血红蛋白和血小板降低。血涂片可见淋巴母细胞。

临床诊断:淋巴母细胞淋巴瘤/白血病。

[问题]

(1) 本例可能是什么疾病诊断,如何解释该患儿的临床表现?

(2) 应采用哪些检查以进一步明确该患者的诊断?

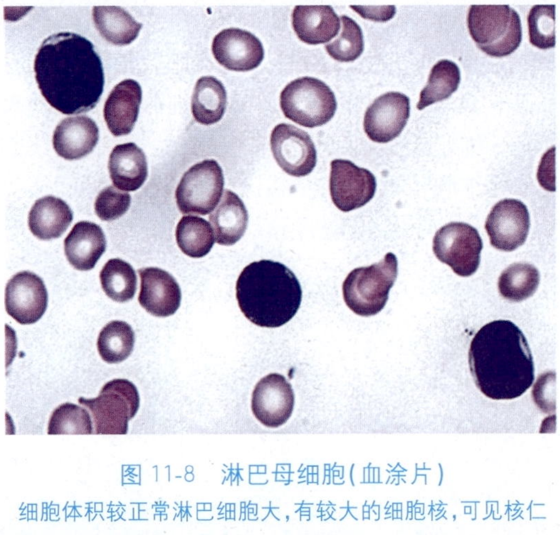

图 11-8 淋巴母细胞(血涂片)

细胞体积较正常淋巴细胞大,有较大的细胞核,可见核仁

(二) 小淋巴细胞淋巴瘤/慢性淋巴细胞白血病(small lymphocytic lymphoma/chronic lymphocytic leukemia ,SLL/CLL)

SLL/CLL 是由成熟 B 细胞来源的同一种肿瘤,但外周血的受累程度不同。血液中有大量瘤细胞时称慢性淋巴细胞白血病(CLL),外周血无受累称小细

胞淋巴瘤(SLL)。

1. 病理改变 淋巴结正常结构消失,瘤细胞呈片状排列,为成熟的小淋巴细胞(图 11-9),其中可见少量前淋巴细胞和免疫母细胞组成的模糊结节,又称“假滤泡”(pseudofollicle),该结构具有诊断意义。除淋巴结外,肿瘤常累及骨髓、脾和肝脏。肿瘤性的淋巴细胞很脆弱,涂片时容易破裂,出现特征性的墨水点细胞。血涂片中还可见数量不等的淋巴母细胞。

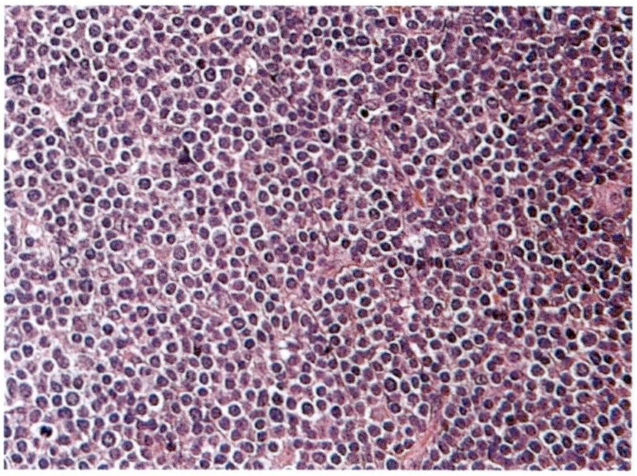

图 11-9 小淋巴细胞淋巴瘤/慢性淋巴细胞白血病
可见相对单一形态的小淋巴细胞弥漫性浸润

2. 免疫表型和细胞遗传学 CLL/SLL 是一种成熟的 B 细胞肿瘤,表达所有的 B 细胞标记,同时还表达 CD5(T 细胞标记)。常见的染色体异常为 12 号染色体三体,13q 缺失以及 11q 缺失。

3. 临床特点 CLL/SLL 多见于 50 岁以上的老年人,症状不明显,可有疲劳、体重减轻、厌食等。血液中丙种球蛋白降低,易出现细菌感染。患者还可出现自身免疫性溶血和自身免疫病。CLL/SLL 的病程和预后差异很大,中位生存期为 6 年。

(三) 滤泡性淋巴瘤(follicular lymphoma,FL)

FL 是来源于淋巴滤泡生发中心的 B 细胞肿瘤,在我国约占 NHL 的 25%～45%。

1. 病理变化 淋巴结结构消失,低倍镜下见肿瘤排列成结节状或滤泡状结构。肿瘤性滤泡主要由中心细胞(centrocyte, CC)和中心母细胞(centroblast, CB)以不同比例混合而成。CC 的体积比正常淋巴细胞稍大,胞质少,核不规则,可见明显的核裂,染色质粗糙致密。CB 的体积较大,是正常淋巴细胞的 3～4 倍,胞质中等,核圆形或分叶状,核分裂多见,染色质呈空泡状,有多个核仁,此种细胞形态类似正常生发中心的分裂活跃细胞。一般以 CC 为主,随病情进展,CB 的数量逐渐增多,生发方式由滤泡性发展为弥漫性,提示肿瘤恶性程度增高。

2. 免疫表型和细胞遗传学 FL 的肿瘤细胞具有正常生发中心的 B 细胞标记。大多数肿瘤细胞表达 bcl-2 蛋白,这是由于肿瘤细胞有 t(14;18)易位,使 14 号染色体的 IgH 基因和 18 号染色体的 bcl-2 基因拼接,从而导致 bcl-2 基因高表达。因此,bcl-2 蛋白也是区别反应性增生的滤泡和肿瘤性滤泡的重要标记。

3. 临床特点 FL 多见于中年人,无性别差异。患者出现全身性无痛性淋巴结肿大,可有骨髓受累。外周血无明显白血病表现。肿瘤对化疗不敏感,中位生存期为 7～9 年。有 40%的病例可进展为弥漫性大 B 细胞淋巴瘤。

(四) 弥漫性大 B 细胞淋巴瘤(diffuse large B-cell lymphoma, DLBCL)

DLBCL 是一类形态范围变化较大的 NHL,表达 B 细胞表型,弥漫性生长,侵袭性强,是成人淋巴瘤最重要的一种类型,约占所有成人淋巴瘤的 5%。

1. 病理变化 组织学表现为相对单一形态的大细胞弥漫性浸润,细胞直径为正常淋巴细胞的 4～5 倍,细胞形态多样,胞质中等,常嗜碱性,细胞核圆形或卵圆形,有核裂,可见单个或多个核仁。

2. 免疫表型和细胞遗传学 肿瘤细胞表达 B 细胞分化抗原 CD19 和 CD20,由 FL 转化而来的病例还可表达 Bcl-2 蛋白,并可检测到 t(14;18)。1/3 的病例可有 Bcl-6 的表达,此基因位于 3q27,可出现突变。

3. 临床特点 DLBCL 主要发生于中年人,但也有 15%出现在儿童。肿瘤生长迅速,只有一组淋巴结或一个结外部位受累就可出现症状。当累及胃肠道、皮肤、骨和脑时则出现相应部位的症状,但肝、脾和骨髓不常受累,也不常出现白血病。弥漫性大 B 细胞淋巴瘤侵袭性强,如不治疗可迅速导致死亡。临床用强化联合化疗,可使 60%～80%的病例完全缓解。

(五) 伯基特淋巴瘤(Burkitt lymphoma,BL)

BL 流行于非洲的某些地区,EB 病毒感染可能和非洲地区的 BL 发病有关。此病在世界其他地区也有散发。尽管临床表现和病毒感染状态不尽相同,但组织学表现却是一致的。

1. 病理变化 组织学上,淋巴结结构被破坏。肿瘤细胞中等大小,形态较一致,胞质嗜碱性或双色性,核圆形或卵圆形,核分裂常见。一些肿瘤细胞死亡后被散在的巨噬细胞吞噬,形成所谓的“满天星”(starry sky)现象(图 11-10)。

2. 免疫表型和细胞遗传学 BL 细胞为相对成熟的 B 细胞,表达单克隆性细胞表面免疫球蛋白 IgM 和泛 B 细胞标志如 CD19 和 CD20,肿瘤的发生与 8 号染色体上 c-myc 基因易位有关。

3. 临床特点 BL 主要见于儿童和青少年。不论是流行性的还是散在性的病例,极少始发于淋巴结,肿瘤也常不出现白血病。BL 被认为是人类肿瘤

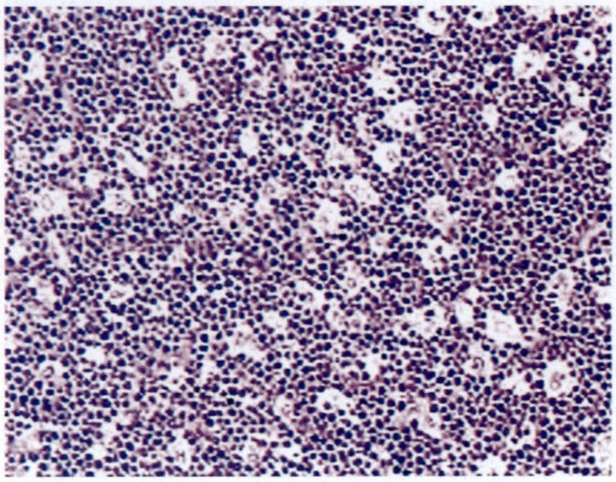

图 11-10 伯基特淋巴瘤

小圆形细胞间散在吞噬细胞，形成所谓“满天星”现象

中生长最快的肿瘤，但在大剂量化疗下，多数患者可痊愈。

（六）外周 T 细胞淋巴瘤（peripheral T-cell lymphoma，PTCL）

PTCL 是一组形态和免疫学表型均是异质性的 T 细胞肿瘤。

1. 病理变化 尽管在形态学上具有多样性，但各种类型的 PTCL 都具有以下特点：淋巴结结构被破坏，肿瘤主要侵犯副皮质区，常有血管增生。肿瘤细胞为大小不等的多形性细胞，常伴较多的非肿瘤性反应性细胞，如嗜酸粒细胞、浆细胞和组织细胞。

2. 免疫表型和细胞遗传学 肿瘤细胞表达 CD2、CD3、CD5 等成熟 T 细胞标记，T 细胞受体基因重排为单克隆性。

3. 临床特点 患者多为成年人，常有全身性淋巴结肿大，有时还有嗜酸性粒细胞增多、皮疹、发热、体重下降等症状。肿瘤播散性强，病情发展快，对治疗反应差。

（七）结外 NK/T 细胞淋巴瘤（extranodal natural Killer/T-cell lymphoma）

结外 NK/T 细胞淋巴瘤是细胞毒性细胞（细胞毒性 T 细胞或者 NK 细胞）来源的肿瘤，多发生于淋巴结外，又因为鼻腔是该类肿瘤的好发部位，故而得名鼻型。

1. 病理改变 鼻 NK/T 细胞淋巴瘤的组织学表现多样，常见凝固性坏死以及大量炎细胞浸润，肿瘤性淋巴样细胞弥漫分布，大小不等，形态多样；胞质着色浅；细胞核形态不规则，深染，可有多个核仁。肿瘤细胞常浸润血管壁和鼻腔上皮。

2. 免疫表型和细胞遗传学 肿瘤细胞常表达 T 细胞抗原和 NK 细胞抗原，多数病例还可检出 EB 病毒 DNA 的克隆性整合以及病毒编码的 EBER。

[案例 11-3 分析讨论]

（1）淋巴母细胞淋巴瘤/白血病是儿童最常见的白血病，根据患儿的临床表现及血涂片的发现，该患儿最可能的诊断是淋巴母细胞淋巴瘤/白血病。首先该患儿的临床表现，如关节痛、腿痛说明有骨髓受累并累及骨膜；发热说明有炎症，且白细胞总数异常升高，可能是由于白细胞功能异常所致；血红蛋白降低说明红细胞系统受到抑制，皮下淤血及血小板减少说明血小板也受到抑制，这些现象提示骨髓内肿瘤细胞的增生抑制了骨髓的正常造血功能；肝、脾肿大说明肝脾受累。血涂片发现淋巴母细胞说明异常增生是以淋巴细胞为主。

（2）为了进一步明确诊断，应进一步做骨髓检查和流式细胞检查。骨髓检查进一步证实骨髓的病变，流式细胞学检测可以明确肿瘤细胞的免疫表型，从而得出明确诊断。

第三节 髓系肿瘤

髓系肿瘤（myeloid neoplasms）来源于骨髓造血干细胞，肿瘤呈单克隆增生，可向粒细胞、红细胞和巨核细胞系统分化。由于干细胞位于骨髓，因此髓系肿瘤多表现为白血病，而淋巴结、肝、脾和淋巴结的受累较淋巴组织肿瘤为轻。髓系肿瘤主要有三大类：①急性髓性白血病，肿瘤细胞受阻于分化早期，未成熟的髓母细胞在骨髓中积聚，替代正常骨髓并进入外周血；②慢性骨髓增生性疾病，肿瘤细胞有终末分化能力，生长快且不受机体调节，导致外周血中一种或多种细胞成分增加；③骨髓异常增生综合征，肿瘤细胞达到终末分化，但是生长无序。本节主要介绍急性髓性白血病和慢性骨髓增生性疾病。

[案例 11-4]

患者，男性，32 岁。乏力 2 个月，双下肢麻木，瘫痪 1 天。体格检查：右胸 2、3 肋间有一包块，质硬，不活动。实验室检查：周围血白细胞 11.0×10^9/L，原始粒细胞 29%，早幼粒细胞 4%；骨髓：原始粒细胞 65%，早幼粒细胞 12%。入院后因感染和衰竭死亡。尸体解剖：右侧胸膜近第 3 肋处有一圆形结节，直径 1.5cm，切面呈绿色。肝肿大，边缘钝。股骨干骨髓呈灰白色。股骨干骨髓内粒细胞增生，主要为原始粒细胞。肝窦和脾窦内原始粒细胞浸润。胸膜的绿色结节内为原始粒细胞。免疫组化染色显示原始粒细胞为髓过氧化物酶阳性反应。

[问题]

根据临床检查及尸检结果，该病例应诊断为何种疾病？

一、急性髓性白血病

急性髓性白血病(acute myelogenous leukemia，AML)是一类异质性非常明显的肿瘤，主要见于成人，随年龄的增长，发病率逐渐提高。根据白血病细胞的分化程度和主要的细胞类型，可将AML分为8种类型(表11-3)。

(一) 病理变化

AML主要有以下特点：

(1) 在骨髓内肿瘤细胞弥漫性增生，取代正常骨髓造血组织。用常规的瑞-基姆萨染色可区别髓母细胞和淋巴母细胞。某些病例可见明显的红染棒状结构(Auer小体)，因其只见于肿瘤性的髓母细胞，故有诊断意义。由于红细胞系统细胞大量减少，骨髓组织肉眼观呈灰红色。

(2) 白血病细胞还可浸润其他器官，但一般不形成肿块。

(3) 淋巴结一般不肿大或轻微肿大，镜下淋巴结结构破坏不明显，肿瘤细胞主要集中在副皮质区和窦内。

(4) 出现髓细胞分化的病例可有髓过氧化酶阳性，可依此与ALL相鉴别。

表11-3　急性髓性白血病的FAB分类

分类	特点
M0 最少分化型	无髓母细胞的形态特点及化学标记，但表达髓细胞系统的抗原。占AML的2%～3%
M1 未分化型	主要为极不成熟的髓母细胞，极少粒细胞或Auer小体。占AML的20%。其中10%～15%的病例有Ph染色体，预后很差
M2 分化型	主要为髓母细胞和前髓细胞，常有Auer小体。占AML的30%，可有t(8;21)转位，预后较好
M3 急性前髓细胞白血病	主要是胞质内充满颗粒的早幼粒细胞，每个细胞内有多个Auer小体，可有肾形或双叶核。占AML的5%～10%，常有DIC，以t(15;17)转位为特征，用维A酸治疗有效
M4 急性髓性单核细胞白血病	有髓细胞和单核细胞分化证据，髓样成分与M2相似，外周血单核细胞增多。占AML的20%～30%，有inv16或16q的缺失，预后较好
M5 急性单核细胞白血病	以单核细胞和前单核细胞为主。占AML的10%，常有牙龈浸润，染色体11q23异常
M6 急性红白血病	以奇异多核巨型母细胞样红母细胞为主，可见髓母细胞。占AML的5%，血细胞少，无器官浸润，老年人常见
M7 急性巨核细胞白血病	以巨核细胞系母细胞为主，抗血小板抗体阳性，骨髓纤维化，网状纤维增多

粒细胞肉瘤(granulocytic sarcoma)，又称绿色瘤(chloroma)，因瘤组织在新鲜时肉眼观呈绿色而得名。当暴露于空气后，绿色迅速消退，用还原剂(如过氧化氢)处理后可使绿色重现。绿色瘤好发于扁骨和不规则骨，也可发生于皮肤、淋巴结、胃肠道等部位。肿瘤本质是骨髓外局限性原始粒细胞肿瘤。

(二) 临床特点

AML多见于成人，儿童少见。常有原因不明的皮肤和黏膜出血，以及贫血、乏力、发热、肝脾肿大等，常有骨痛。疾病破坏性强，患者最终死于多器官衰竭、继发感染等。AML目前主要是化学药物治疗，但5年生存率仅为15%～30%。骨髓移植是目前唯一能根治AML的方法。

二、慢性骨髓增生性疾病

慢性骨髓增生性疾病(chronic myeloproliferative disorders，CMPD)是由骨髓中的多能干细胞来源的一类慢性克隆性增生性疾病，包括费城染色体(Philadelphia chromosome，Ph1)阳性的慢性髓性白血病、慢性特发性骨髓纤维化、真性红细胞增多症和原发性血小板增多症等。本节仅介绍慢性髓性白血病(chronic myelogenous leukemia，CML)和真性红细胞增多症(polycythemia vera)。

(一) 慢性髓性白血病

1. 病理变化　骨髓增生极度活跃，以粒细胞系统增生为主，与AML不同的是增生的细胞以较成熟的粒细胞为主，而原始细胞较少，且红细胞系和巨核细胞系的成分并不减少，甚至在肿瘤早期还有不同程度的增生。外周血中白细胞总数明显增高，也以较成熟的粒细胞为主。CML的肿瘤性中性粒细胞的碱性磷酸酶水平降低甚至消失，从而可以和类白血病相互鉴别。CML时淋巴结肿大不明显，但是脾脏有明显的肿大，重量可达4000～5000g。组织学，红髓的脾窦内有大量的肿瘤细胞浸润，肿瘤细胞压迫或浸润血管可以导致梗死。CML均有独特的染色体异常，90%以上的病例可有Ph1，它是由t(9;22)形成(图11-11)，22号染色体长臂转到9号染色体长臂，导致22号染色体的ABL基因和9号染色体上的BCR基因拼接为新的融合基因——BCR/ABL基因，该基因编码一种相对分子量在210000具有酪氨酸激酶活性的蛋白，该蛋白和CML的发病有关。

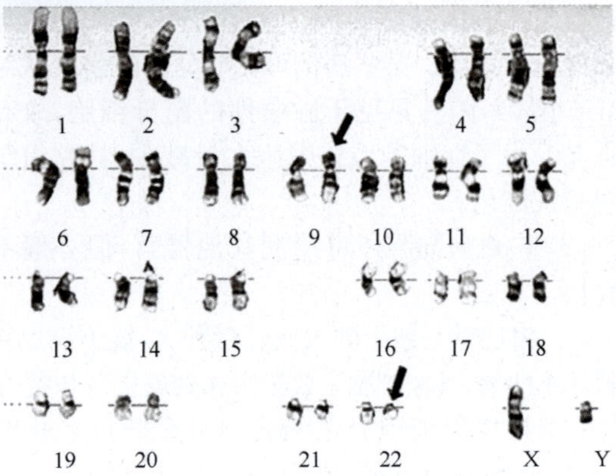

图 11-11 CML 的 Ph1 染色体 t(9;22)
原来位于 9 号染色体的 BCR 基因和位于 22 号染色体的 ABL 基因融合，形成 BCR/ABL 基因

2. 临床特点 CML 主要见于成年人，占所有白血病的 15%～20%，发病高峰年龄在 40～50 岁。起病隐匿，病程发展缓慢，最初症状无特异性，主要为乏力、心悸、体重下降等。贫血和脾脏肿大是 CML 的重要表现。对 CML 的治疗已有较大进展，骨髓移植可治愈 70%的患者。

（二）真性红细胞增多症

真性红细胞增多症是来源于单个干细胞的肿瘤性增生，包括红细胞、粒细胞和巨核细胞。

1. 病理变化 主要的病变是由于血容量和血黏性增加所致。肝脾淤血肿大，可有血栓形成和梗死。骨髓细胞增多，可见红细胞、粒细胞和巨核细胞。一部分患者可见骨髓纤维化。

2. 临床表现 多见于 40～60 岁的中年人。起病隐匿，患者有多血症或轻度发绀。由于嗜碱性粒细胞释放组胺增加，常有严重瘙痒，并可引起消化道溃疡。血栓形成和出血倾向也不少见。所以，部分病例由于细胞更新太快而出现症状性痛风和高尿酸血症。未经治疗的患者可因反复出血而死亡，通过放血疗法可使病情缓解。

［案例 11-4 分析讨论］

该病例外周血提示粒细胞系统异常，骨髓片示原始粒细胞 65%，早幼粒细胞 12%，周围血和骨髓中幼稚粒细胞比例均明显增多。尸体解剖可见股骨干骨髓呈灰白色，骨髓、脾窦、肝窦、胸膜等处均可见原始粒细胞增生和浸润说明由于粒细胞系统的增殖，红细胞系统受到严重抑制。免疫组织化学显示髓过氧化物酶阳性反应。周围血、骨髓片，尸体解剖及免疫组化结果均支持急性髓母细胞白血病的诊断。

附：类白血病反应

类白血病反应（leukemoid reaction）通常是由于严重感染、恶性肿瘤、药物中毒、大量出血和溶血反应等刺激造血组织而产生的异常反应。表现为周围血中白细胞数量的明显增多（可达 50×10^9/L 以上），并有幼稚细胞出现。类白血病反应与粒细胞白血病有本质的不同。一般根据病史、临床表现和细胞形态可以与白血病鉴别，但有时比较困难。类白血病反应有以下特点可协助鉴别：①引起类白血病反应的原因去除后，血象恢复正常；②一般无明显贫血和血小板减少；③粒细胞有严重中毒性改变，如胞质内有中毒性颗粒和空泡等；④中性粒细胞的碱性磷酸酶活性和糖原皆明显增高，而粒细胞白血病时，两者均显著降低；⑤慢性粒细胞白血病时可出现特征性的 Ph1 染色体，类白血病反应时则无。

第四节 组织细胞和树突状细胞肿瘤

相对于 B 细胞、T 细胞、NK 细胞肿瘤及霍奇金淋巴瘤而言，组织细胞和树突状细胞肿瘤相对罕见，其发病率通常不足淋巴结肿瘤的 1%。

一、概 述

组织细胞增生症（histiocytosis）是对于各种组织细胞或巨噬细胞的增生性疾病的统称，其中包括一些恶性疾病，如罕见的组织细胞淋巴瘤，而一些则是良性反应性病变，如感染引起的巨噬细胞性组织细胞增生症（伤寒）。此外，还有少见的树突状细胞来源的肿瘤，如朗格汉斯组织细胞增生症（Langerhans cell histiocytosis）。

二、朗格汉斯细胞组织细胞增生症

朗格汉斯组织细胞增生症在临床上有三种形式：急性进行性、慢性进行性和惰性。在各种类型中均可见朗格汉斯细胞的增生，伴不同程度的嗜酸性粒细胞、淋巴细胞、中性粒细胞、泡沫细胞、多核巨细胞和成纤维细胞等的浸润，并伴有局限性纤维化。增生的朗格汉斯细胞中等大小，胞质丰富，弱嗜酸性，界限清楚；核圆形，有凹陷、折叠、扭曲或分叶，核仁小，单个，染色质细（图 11-12）。细胞 CD12 和 S-100 蛋白反应阳性。电镜下可见 Birbeck 小体，对于朗格汉斯组织细胞增生症的诊断有决定性意义。

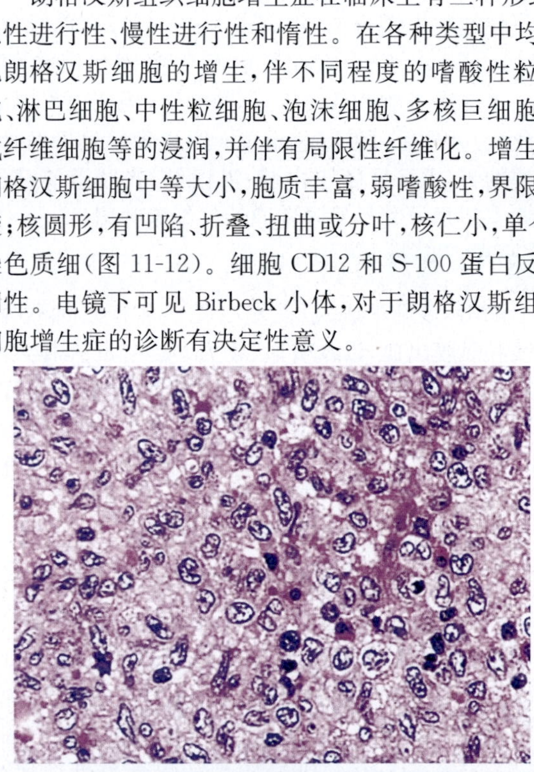

图 11-12 朗格汉斯组织细胞增生症
增生的朗格汉斯细胞中等大小，胞质丰富，核不规则

【易混淆的概念】

1. **泡性反应增生与滤泡性肿瘤** 滤泡性反应增生是指淋巴滤泡数量增多，体积增大，但滤泡的结构正常，是良性的反应性增生；而滤泡性肿瘤是指滤泡生发中心B细胞来源的恶性淋巴瘤，肿瘤细胞异常增生，形成滤泡样结构，大小不等，有所谓的“背靠背”现象，且细胞本身有明显的异型性。

2. **白血病与类白血病反应** 白血病是来源于造血干细胞的恶性肿瘤，在骨髓和外周血中可见幼稚细胞；而类白血病反应是由于各种原因刺激造血组织产生的异常反应，外周血白细胞明显增多，并有幼稚细胞出现，但当刺激因素消除后可恢复正常。

【重点词汇的中英文对照】

淋巴结反应性增生(reactive hyperplasia of lymph nodes)
猫抓病(cat-scratch disease)
传染性单核细胞增多症(infectious mononucleosis)
R-S细胞(Reed-Sternberg cells)
淋巴组织肿瘤(lymphoid neoplasms)
淋巴瘤(lymphoma)
霍奇金淋巴瘤(Hodgkin lymphoma, HL)
镜影细胞(mirror image cell)
陷窝细胞(lacunar cell)
绿色瘤(chloroma)
髓系肿瘤(myeloid neoplasms)
非霍奇金淋巴瘤(non-Hodgkin lymphomas,NHLs)
类白血病反应(leukemoid reaction)
急性髓性白血病(acute myelogenous leukemia, AML)
组织细胞增生症(histiocytosis)
慢性髓性白血病(chronic myelogenous leukemia, CML)

思 考 题

1. 淋巴造血系统的肿瘤性疾病和其他系统的实体肿瘤有什么不同？
2. 试述淋巴造血组织肿瘤的新WHO分类特点。
3. 淋巴结的反应性增生和淋巴瘤有什么区别？
4. 霍奇金淋巴瘤和非霍奇金淋巴瘤在病理和临床上有什么区别？
5. 急性髓性白血病和慢性髓性白血病有什么病理和临床区别？

（沈阳医学院 张 忠）

第十二章 免疫性疾病

【学习目标】

(1) 了解自身免疫性疾病概念及发病机制。

(2) 熟悉自身免疫性疾病类型,掌握系统性红斑狼疮、类风湿性关节炎典型病变特点了解其病因和发病机制,了解口眼干燥综合征、炎性肌病和系统性硬化等病的概念和病理变化。

(3) 掌握艾滋病病因、发病机制、流行病学特征及病理改变,了解其临床及预后特点。

(4) 了解移植排斥反应类型及发生机制,比较并掌握各类移植排斥反应的病变特征,掌握骨髓移植排斥反应类型及病理改变。

免疫反应是机体在进化过程中所获得的"识别自身、排除异己"的一种重要生理功能。是机体免疫系统通过细胞和体液免疫机制抵抗外界入侵的病原生物、消除突变细胞以维持自身生理平衡的保护性过程。一旦免疫反应异常,无论是反应过高或过低均能引起组织损害,导致疾病。本章着重叙述常见的几种自身免疫性疾病、免疫缺陷病,并介绍器官和骨髓移植排斥反应的发生机制及病理变化。

第一节 自身免疫性疾病

自身免疫性疾病(autoimmune disease)是指由机体自身产生的抗体或致敏淋巴细胞破坏、损伤自身的组织和细胞成分,导致组织损害和器官功能障碍的原发性免疫性疾病。需要指出,自身抗体的存在与自身免疫性疾病并非两个等同的概念。自身抗体如抗甲状腺球蛋白、胃壁细胞、细胞核 DNA 的抗体等,可存在于无自身免疫性疾病的正常人,特别是老年人。受损或抗原性发生变化的组织也可激发自身抗体的产生,如心肌梗死后,机体能产生相应的抗心肌自身抗体,但此抗体并无致病作用,是一种继发性自身免疫反应。故确诊自身免疫性疾病一般需要根据:①有自身免疫反应的存在;②排除继发性免疫反应的可能;③排除其他病因的存在。

一、自身免疫性疾病的发病机制

免疫耐受性的终止和破坏是自身免疫病发生的根本机制,可能与下列因素有关。

(一) 免疫耐受(immune tolerance)的丢失及隐蔽抗原的暴露

免疫耐受是指个体对特定抗原的无反应状态,其机制十分复杂,可通过下述不同途径获得耐受状态:①克隆消除(clonal deletion),未成熟或成熟的 T、B 细胞在中枢或外周免疫器官中接触自身抗原,诱导自身反应性细胞克隆死亡并被除去;②克隆无应变性(clonal anergy),在某些情况下,T、B 细胞虽然仍有与抗原反应的 T 细胞受体或膜免疫球蛋白表达,但对该抗原递呈功能上呈无应答或低应答状态;③T 细胞外周抑制(peripheral suppression by T cell),抑制性 T 细胞抑制其他自身反应性 T 细胞的功能。通常机体对自身抗原是耐受的,即自身耐受(self tolerance)。下列情况可导致耐受丢失:

1. 回避 T_H 细胞的耐受 许多自身抗原属于一种半抗原和载体的复合体,其中 B 细胞识别的是半抗原的决定簇,T 细胞识别的是载体的决定簇,引起免疫应答时两种信号缺一不可,机体对这类抗原的耐受往往出现在相应 T_H 细胞处于克隆消除或克隆无应变状态。下述情况可导致免疫应答的发生:①分子修饰:如果自身抗原被 T 细胞识别的载体部分经过修饰,改变其构造,则可被相应 T_H 细胞克隆作为外来抗原识别,而具有对该抗原发生反应潜能的 B 细胞一旦获得 T_H 细胞的信号,就会分化、增殖,产生大量的自身抗体。这种情况可发生在药物或微生物作用下,如使用某些药物所导致的自身免疫性溶血性贫血(autoimmune hemolyticanemia);②协同刺激分子(costimulatory molecule)表达:抗原特异性 T 细胞的激活需同时识别表达于抗原呈递细胞的两类分子,即主要组织相容性复合体(major histocompatibility complex, MHC)和协同刺激分子(如 B7-1 和 B7-2)。当 T 细胞暴露于只表达自身抗原的体细胞时,表现为无反应状态。感染等可激活巨噬细胞表达协同刺激分子,同时呈递自身抗原,从而导致自身反应性 T 细胞活化。

2. 交叉免疫反应 与机体某些组织抗原成分相同的外来抗原称为共同抗原。由共同抗原刺激机体产生的共同抗体,可与相应组织发生交叉免疫反应,引起免疫损伤。例如 A 组 B 型溶血性链球菌细胞壁的 M 蛋白与人体心肌纤维的肌膜有共同抗原,链球菌感染后,抗链球菌抗体可与心肌纤维发生交叉反应，引起损害，导致风湿性心肌炎。

3. Ts细胞和T_H细胞功能失衡 Ts细胞和T_H细胞对自身反应性B细胞的调控作用十分重要，当Ts细胞功能过低或T_H细胞功能过强时，则可有多量自身抗体形成，系统性红斑狼疮小鼠模型的研究验证了这一结论。

4. 隐蔽抗原(sequestered antigen) 有些器官组织的抗原成分从胚胎期开始就与免疫系统隔离，成为隐蔽抗原，机体对这些组织、细胞的抗原成分无免疫耐受性。一旦由于外伤、感染或其他原因使隐蔽抗原释放，则可发生自身免疫反应。例如一侧眼球外伤后，可导致双侧眼球发生交感性眼炎(sympathetic ophthalmitis)。

(二)遗传因素

自身免疫性疾病具有遗传易感性：①一些自身免疫病如系统性红斑狼疮，自身免疫性溶血性贫血、自身免疫性甲状腺炎等均具有家族史；②有些自身免疫病与HLA，特别是Ⅱ类抗原相关，例如系统性红斑狼疮与DR2、DR3、类风湿性关节炎与DR1、DR4、自身免疫性甲状腺炎与DR3有关；③在转基因大鼠可诱发自身免疫病，例如人类强直性脊柱炎(ankylosing spondylitis)与HLA-B27关系密切，将HLA- B27基因转至大鼠，可导致转基因大鼠发生强直性脊柱炎。HLA基因在自身免疫中的确切作用尚未完全清楚，其机制可能是HLA-II类基因影响自身抗原向T细胞的呈递过程。值得提出的是，HLA以外的基因也与自身免疫病的易感性有关，其机制尚不清楚。

(三)微生物因素

各种微生物，包括细菌、支原体和病毒可导致自身免疫病的发生。其方式包括：①在微生物作用下，自身抗原决定簇发生改变，或微生物抗原与组织的抗原结合形成复合抗原，从而回避了T_H细胞的耐受；②某些病毒(如EB病毒)和细菌产物可激活非特异性多克隆B细胞，从而产生自身抗体；③导致Ts细胞功能丧失；④存在自身抗原。

此外，自身免疫性疾病女性多发，可能是女性激素对某些自身免疫性疾病有促发作用。

二、自身免疫性疾病的类型

自身免疫性疾病可分为器官或细胞特异性和系统性自身免疫性疾病两类(表12-1)。前者的病理损害和功能障碍仅限于抗体或致敏淋巴细胞所针对的某一器官或某一类细胞；后者的自身抗原为多器官、组织的共有成分，例如细胞核、线粒体等，故能引起多器官的损害。病变主要出现在多种器官的结缔组织或血管内，故又称之为胶原病或结缔组织病。本节简述几种常见的系统性自身免疫病。

表12-1 自身免疫性疾病的类型

器官或细胞特异性自身免疫性疾病	系统性自身免疫性疾病
慢性淋巴细胞性甲状腺炎(Hashimoto's thyroiditis)	系统性红斑狼疮(systemic lupuserythematosus)
自身免疫性溶血性贫血(autoizimune hemolytic anemia)	类风湿性关节(rheumatoid arthritis)
恶性贫血伴自身免疫性萎缩性胃炎(autoimmune atrophic gastritis of pernicious anemia)	口眼干燥综合征 (sjogren's syndrome)
自身免疫性脑脊髓炎(autoimmune encephalomyelitis)	多发性肌炎(polymyositis)
自身免疫性睾丸炎(autoimmune orchitis)	硬皮病(scleroderma)
肺出血肾炎综合征(Goodpasture's syndrome)	结节性多动脉炎(polyarteritis nodosa)
自身免疫性血小板减少症(autoimmune thrombocytopenia)	
胰岛素依赖型糖尿病(insulin-dependent diabetes mellitus)	
重症肌无力(myasthenia gravis)	
格雷夫斯病(毒性弥漫性甲状腺肿)(Graves'disease)	
原发性胆汁性肝硬化(primary biliary cirrhosis)	
慢性活动性肝炎(chronic active hepatitis)	
溃疡性结肠炎(ulcerative colitis)	
膜性肾小球肾炎(membranous glomerulonephritis)	

(一)系统性红斑狼疮

系统性红斑狼疮(systemic lupus erythematosus, SLE)是一种比较常见的全身性自身免疫病，由抗核抗体为主的多种自身抗体引起。多见于年轻女性，男女之比接近1∶10。临床表现复杂多样，主要有发热及皮肤、肾、关节、心、肝、浆膜等损害，病程迁延反复，预后不良。

[案例 12-1]

患者，女性，18岁，无明显诱因出现双手近指关节、双足趾、双膝、踝关节肿痛、灼热，渐出现周身关节肿痛，腰痛，关节活动不利伴晨僵10分钟。发热，咽痛，以“感冒、扁桃体炎”抗感染治疗无效。双下肢皮肤紫癜、腹痛、欲呕、纳差，面部、耳轮、颈部出现小水疱伴瘙痒，脱发。既往体健，曾有过敏，其母患类风湿关节炎。入院检查：T 37.8℃，双侧腹股沟触及2～3个黄豆大小淋巴结，可移动无触痛。心肺(—)，腹软，上腹部压痛无反跳痛，肝大肋下2cm，脾大肋下1cm，肾区无叩击痛。颈椎压痛，活动受限；双手近指关节Ⅱ度肿胀，握拳不紧；双膝、双踝关节Ⅱ度肿胀。

辅助检查：PPD试验(—)，布氏杆菌试验(—)；ESR 72mm/n，RF(+)1:20，CRP>10，ASO≤200；血WBC 4.5×10^9/L、RBC 4.08×10^{12}/L、Hb 21g/L、PLT 58×10^9/L；尿蛋白质(+)0.3g/L，尿白细胞3～8个/HP，透明管型0～2个/LP；抗Sm抗体(—)、抗ds-DNA(+)、C3低(0.49)、BUN、Cr正常；B超显示肝大、脾大；双肾皮质回声略增高；X线片示双手部分近指关节软组织肿胀，间隙略狭窄；心电图报告Ⅰ型房室传导阻滞。

[问题]

(1) 诊断本患者为SLE的指标有哪些？

(2) SLE基本病变是什么？典型病变常累及那些组织器官？

1. 病因与发病机制 免疫耐受的终止和破坏导致大量自身抗体产生是本病发生的根本原因。抗核抗体(antinuclear antibody)是其中最主要的自身抗体，可分为四类：①抗DNA抗体；②抗组蛋白抗体；③抗RNA-非组蛋白性抗体；④抗核仁抗原抗体。临床上常用间接免疫荧光法检测患者血清中抗核抗体的类型，其中抗双股DNA和抗核糖核蛋白(Smith抗原)抗体具有相对特异性，阳性率分别为40%～70%和15%～30%。此外，许多患者血清中还存在抗血细胞(包括红细胞、血小板和淋巴细胞)的自身抗体。本病发病机制不明，目前的研究主要集中在以下三个方面。

(1) 遗传因素：与本病的关系表现为：①在纯合子双胞胎中有很高(30%)的一致性；②SLE患者家族成员中发病的可能性明显增加；③北美白人中SLE与HLA DR_2、DR_3有关，这可能是由于位于HLA D区的免疫反应基因Ir对抗原(包括自身抗原)所激发的免疫反应的程度有调节作用的缘故；④部分(6%)患者表现为补体成分的遗传缺陷，补体成分的缺乏可能导致循环中的免疫复合物清除障碍，从而使其在组织内沉积并引起组织损伤。

(2) 免疫因素：患者体内有多种自身抗体形成，提示B细胞活动亢进是本病的发病基础，其原因尚未完全清楚。理论上B细胞克隆本身的缺陷、T_H细胞的过度刺激或Ts细胞功能过低皆可导致B细胞活动亢进，$CD4^+$ T_H细胞可能在这一过程中发挥重要作用。导致免疫功能紊乱的原因还包括遗传因素和环境因素的作用。

(3) 其他：非遗传因素在启动自身免疫反应中亦起一定作用。这些因素包括：①采用盐酸肼屈嗪(hydralazine)和普鲁卡因胺治疗超过六个月的患者大部分可出现抗核抗体，约15%～20%的患者可出现SLE样反应；②性激素对SLE的发生有重要影响，其中雄激素似有保护作用，而雌激素则有助长作用，故患者以女性为多；③紫外线可通过损伤DNA启动DNA—抗DNA免疫复合物形成。

2. 组织损伤机制 SLE的组织损伤与自身抗体的存在有关，多数内脏病变为免疫复合物所介导(Ⅲ型变态反应)，其中主要为DNA-抗DNA复合物所致的血管和肾小球病变；其次为特异性抗红细胞、粒细胞、血小板自身抗体，经Ⅱ型变态反应导致相应血细胞的损伤和溶解，引起全血细胞减少(pancytopenia)。抗核抗体并无细胞毒性，但能攻击变性或胞膜受损的细胞，一旦它与细胞核接触，即可使细胞核肿胀，呈均质一片，并被挤出胞体，形成狼疮小体(苏木精小体)，为诊断SLE的特征性依据。狼疮小体对中性粒细胞和巨噬细胞有趋化作用，在补体存在时可促进细胞的吞噬作用。吞噬了狼疮小体的细胞称狼疮细胞。

3. 病理变化 SLE的病变多种多样，但除狼疮细胞外，并无其他特异性改变。急性坏死性小动脉、细动脉炎是本病的基本病变，几乎存在于所有患者并累及全身各器官。活动期病变以纤维素样坏死为主。慢性期血管壁纤维化明显，管腔狭窄，血管周围有淋巴细胞浸润伴水肿及基质增加。

(1) 皮肤：约80%的SLE患者有不同程度的皮肤损害，以面部蝶形红斑最为典型，亦可累及躯干和四肢。镜下观，表皮常有萎缩、角化过度、毛囊角质栓形成、基底细胞液化，表皮和真皮交界处水肿，基膜、小动脉壁和真皮的胶原纤维可发生纤维素样坏死，血管周围常有淋巴细胞浸润，免疫荧光证实真皮与表皮交界处有IgG、IgM及C3的沉积，形成颗粒或团块状的荧光带即“狼疮带”，对本病有诊断意义。

(2) 肾：约60%的SLE患者出现以狼疮性肾炎为主要表现的肾损害。原发性肾小球肾炎的各种组织学类型在狼疮性肾炎时均可出现，但以系膜增生型(10%～15%)、膜型(10%～20%)和弥漫增生型(40%～50%)常见，晚期可发展为硬化性肾小球肾炎。其中弥漫增生型狼疮性肾炎中内皮下大量免疫复合物的沉积，是SLE急性期的特征性病变(图12-1)。狼疮小体的出现有明确的诊断意义，肾功能衰竭是 SLE 患者的主要死亡原因。

(3) 心：约半数病例有心脏受累，心瓣膜非细菌性疣赘性心内膜炎（nonbacterial verrucous endocarditis）最为典型，赘生物常累及二尖瓣或三尖瓣。

(4) 关节：95%的病例有不同程度的关节受累，表现为滑膜充血水肿，单核细胞、淋巴细胞浸润，紧接上皮处浅表部位结缔组织内可出现灶性纤维素样坏死。

(5) 脾：体积略增大，滤泡增生常见，红髓中出现多量浆细胞。最突出的变化是小动脉周围纤维化，形成洋葱皮样结构。

此外，可出现肺纤维化和肝汇管区非特异性炎症。

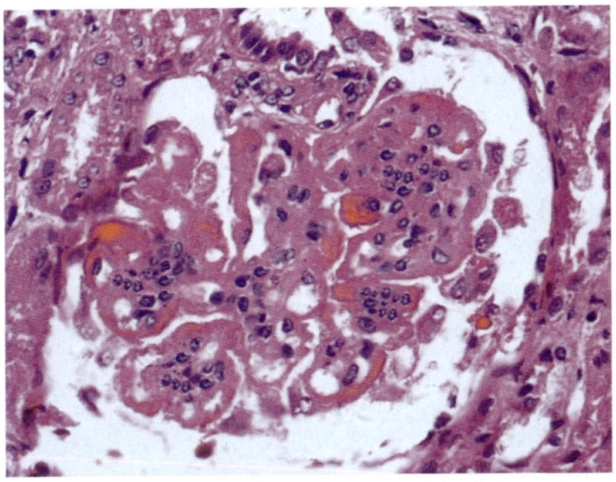

图 12-1　狼疮性肾炎

狼疮性肾小球肾炎的肾小球呈典型的"白金耳"样，内皮细胞下广泛的免疫复合物沉积（PAS 染色）

[案例 12-1 分析讨论]

(1) 诊断依据：①青年女性，18 岁；②四肢关节肿痛伴高热；③脱发，过敏；④肾脏损害：蛋白尿、管型尿；⑤血液学异常：血小板 $58\times10^9/L$ ($<80\times10^9/L$)；⑥抗 ds-DNA 抗体（＋），C3 抗体低于正常；⑦心电图报告：Ⅰ型房室传导阻滞；⑧肝脾肿大。

(2) SLE 病变多样，除狼疮细胞外无特异性改变。基本病变为细、小动脉急性坏死性炎症和慢性纤维化，常累及皮肤、肾脏、心脏、关节和脾脏等。

（二）类风湿性关节炎

类风湿性关节炎（rheumatoid arthritis）是以多发性和对称性增生性滑膜炎为主要表现的慢性全身性自身免疫性疾病。由于炎症的加剧和缓解反复交替进行，引起关节软骨和关节囊的破坏，最终导致关节强直畸形。本病发病年龄多在 25～55 岁，也可见于儿童。女性发病率比男性高 3～5 倍。绝大多数患者血浆中有类风湿因子（rheumatoid factor，RF）及其免疫复合物存在。

1. 病理变化

(1) 关节病变：最常发生病变的关节是手、足小关节，其次肘、腕、膝、踝、髋及脊椎等也可被累及，多为多发性及对称性。组织学上，受累关节表现为慢性滑膜炎：①滑膜细胞增生肥大，呈多层，有时可形成绒毛状突起；②滑膜下结缔组织多量淋巴细胞、巨噬细胞和浆细胞浸润，常形成淋巴滤泡；③血管新生明显，其内皮细胞可表达高水平黏附分子；④处于高度血管化、炎细胞浸润、增生状态的滑膜覆盖于关节软骨表面形成血管翳（pannus）。随着血管翳逐渐向心性伸展和覆盖整个关节软骨表面，关节软骨严重破坏，最终血管翳充满关节腔，发生纤维化和钙化，引起永久性关节强直。

(2) 关节以外的病变：由于类风湿性关节炎是一种全身性疾病，因此多种器官组织可被累及。类风湿小结（rheumatoid nodule）主要发生于皮肤，其次为肺、脾、心包、大动脉和心瓣膜，具有一定特征性。镜下观，小结中央为大片纤维素样坏死，周围有细胞核呈栅状或放射状排列的上皮样细胞，在外围为肉芽组织（图 12-2）。有 1/4 患者可出现类风湿皮下结节。动脉可发生急性坏死性动脉炎，累及浆膜可导致胸膜炎或心包炎。

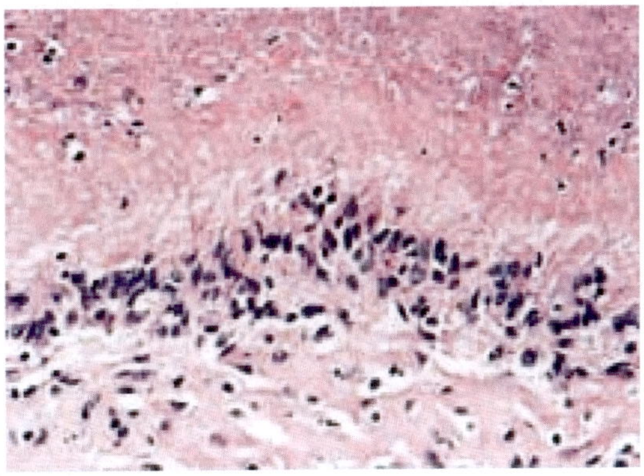

图 12-2　类风湿结节

中央为大片纤维素样坏死（图上方），周围有细胞核呈栅状或放射状排列的上皮样细胞，外围为肉芽组织

2. 病因和发病机制

本病的病因及发病机制尚不清楚，可能与遗传因素、免疫因素及感染因素有关。滑膜病变中浸润的淋巴细胞大部分是活化的 $CD4^+$ T_H 细胞，其可分泌多种细胞因子和生长因子，从而激活其他免疫细胞（B 细胞、其他 T 细胞）和巨噬细胞，后者可分泌一些炎症介质和组织降解因子。此外，IL-1 和 TGF-β 可引起滑膜细胞和成纤维细胞增殖，刺激滑膜细胞和软骨细胞分泌蛋白水解酶和基质降解酶，导致滑膜和关节软骨的破坏。

虽然细胞免疫在类风湿性关节炎中发挥主要作用，但有许多证据表明体液免疫也参与其病变的发生。近 80%患者存在 IgG 分子 Fc 片段的自身抗体，即类风湿因子，其可存在于血清或滑膜液中。血清中RF最主要的成分是IgM，亦有IgA和IgE。RF的出现及滴度高低与疾病的严重程度一致，因而可作为临床诊断及预后判断的重要指标。血循环中的RF在本病发生中的意义尚不确定，但存在于关节的RF被认为是导致炎症反应的原因。滑膜液中IgG型RF(IgG-抗IgG)可形成免疫复合物，固定并激活补体，吸引中性粒细胞和单核细胞游出，通过Ⅲ型变态反应引起组织损伤。导致T细胞激活或RF形成的原因尚不清楚，推测的感染因子包括EB病毒、支原体、小DNA病毒和分枝杆菌等。

(三) 口眼干燥综合征

口眼干燥综合征(Sjögren's syndrome)临床上表现为眼干、口干等特征，是由于唾液腺、泪腺受免疫损伤所致。本病可单独存在，也可与其他自身免疫病同时存在，后者最常见的是类风湿性关节炎、SLE等。

1. 病理变化 病变主要累及唾液腺和泪腺，其他外分泌腺包括鼻、咽、喉、气管、支气管及阴道腺体也可受累。受累腺体主要表现为大量淋巴细胞和浆细胞浸润，有时可形成淋巴小结并有生发中心形成，伴腺体结构破坏。唾液腺的破坏可引起口腔黏膜干裂及溃疡形成，泪腺结构破坏可导致角膜上皮干燥、炎症及溃疡形成(干燥性角膜结膜炎)，呼吸道受累可导致相应的鼻炎、喉炎、支气管炎和肺炎，近25%患者(尤其是抗SS-A抗体阳性的患者)可累及中枢神经系统、皮肤、肾和肌肉。肾脏病变主要表现为间质性肾炎伴肾小管运输障碍，与SLE不同，极少发生肾小球肾炎。

2. 发病机制 不明。研究结果提示，口眼干燥综合征是以腺管上皮为靶器官的自身免疫性疾病。高γ球蛋白血症和抗核抗体及RF的存在表明B细胞功能过度，其原因可能是T_H细胞的作用。近年来发现两种特征性抗核糖核蛋白成分的自身抗体，分别命名为抗SS-A和抗SS-B，对本病的诊断有参考价值。原发患者HLA-DR3出现频率增加，而伴有类风湿性关节炎的患者与HLA-DR4相关，提示原发及继发性口眼干燥综合征的发病机制不同。

(四) 多发性肌炎

多发性肌炎(polymyositis)罕见，属炎性肌病(皮肌炎、包涵体肌炎和多发性肌炎)的一种，是以肌肉损伤和炎症反应为特征的自身免疫病。可单独发生，或伴发其他自身免疫病，如系统性硬化症等。临床表现主要为肌肉无力，常为双侧对称，往往起始于躯干、颈部和四肢的肌肉。组织学上主要表现为淋巴细胞浸润及肌纤维的变性和再生。本病的发生可能是由细胞毒性T细胞所介导，大多数患者有抗核抗体存在，其中抗t-RNA合成酶的Jo-1抗体具有特异性。

(五) 系统性硬化症

系统性硬化症(systemic sclerosis)以全身多个器官间质纤维化和炎症性改变为特征，病变严重者因多器官功能衰竭而危及生命。可发生于任何年龄，但以30～50岁多见，男女比例1∶3。按其临床表现可分为两类：①弥漫性，以广泛皮肤病变伴早期、快速进行性内脏受累为特征；②限制性，皮肤病变相对局限，常仅累及手指和面部。内脏损伤出现晚，预后较好。

1. 病因和发病机制 本病病因不明。纤维化是本病的特征性病变，其启动可能与免疫系统激活、血管损伤及成纤维细胞活化有关。其过程可能是：识别某一与本病相关的$CD4^+$ T细胞在皮肤内积聚并释放细胞因子，激活肥大细胞和巨噬细胞，后者活化后可释放能激活纤维细胞的细胞因子和生长因子，如IL-1、PDGF和FGF等，最终导致纤维化。

高丙种球蛋白血症和抗核抗体的出现表明B细胞活化过度，两种自身抗体对本病具有相对特异性。一为抗DNA拓扑异构酶-1(DNA topoisomerase Ⅰ)抗体(Scl-70)，存在于70%～75%弥漫性患者，而其他胶原病患者此抗体阳性率低于1%；另一为抗着丝点抗体，存在于60%～80%限制性病例。但也有些学者认为，B细胞的活化与纤维化无关。

本病早期即可出现微血管病变。临床观察发现，100%的患者指小动脉出现纤维化，可能由于内皮损伤的反复发生伴血小板凝集导致血小板源性生长因子的释放(如PDGF、TGF-β)，引起管壁纤维化。其结果可造成管腔狭窄，从而导致组织缺氧而引起纤维化。

2. 病理变化

(1) 皮肤：病变由指端开始，向心性发展，累及前臂、肩、颈、面部。镜下观，疾病早期仅表现为真皮水肿，血管周围$CD4^+$ T细胞浸润。随着病变的发展，真皮中胶原纤维明显增加，表皮萎缩变平，附属器萎缩消失，真皮内小血管壁增厚、玻璃样变。有时可出现局灶性或弥漫性皮下组织钙化，尤其是限制性硬皮病患者更易发生钙化(calcification)，并可出现雷诺现象(Raynaud's phenomenon)、食管蠕动障碍(esophageal dysmotility)、手指硬皮病(sclerodactyly)和毛细血管扩张(telangiectasia)，即CREST综合征。晚期手指细而呈爪状，关节活动受限，有时指端坏死甚至脱落。面部无表情呈假面具状。

(2) 消化道：约80%患者消化道受累，主要表现为管壁进行性萎缩和纤维化，伴血管周围淋巴细胞浸润，小血管壁进行性增厚。

(3) 肾：叶间小动脉病变最为突出，表现为内膜黏液样变性，伴内皮细胞增生及随后的管壁纤维化，引起管腔明显狭窄，部分病例伴有细动脉纤维素样坏死，约50%患者死于肾功能衰竭。

(4) 肺：可出现弥漫性间质纤维化，肺泡扩张、肺泡隔断裂，形成囊样空腔，本病是造成蜂窝肺的重要原因之一。

此外，关节和骨骼肌也可受累，导致关节周围结缔组织硬化和肌肉萎缩。

第二节 免疫缺陷病

免疫缺陷病(immunodeficiency disease)是一组由于免疫系统发育不全或遭受损害所致的免疫功能缺陷而引发的疾病。有两种类型：①原发性免疫缺陷病，又称先天性免疫缺陷病，与遗传有关，多发生在婴幼儿；②继发性免疫缺陷病，又称获得性免疫缺陷病，可发生在任何年龄，多因严重感染尤其是直接侵犯免疫系统的感染、恶性肿瘤、应用免疫抑制剂、放射治疗和化疗等原因引起。

一、原发性免疫缺陷病

原发性免疫缺陷病是一组少见病，与遗传相关，常发生在婴幼儿，出现反复感染，严重威胁生命。按免疫缺陷性质的不同，可分为体液免疫缺陷为主、细胞免疫缺陷为主以及两者兼有的联合性免疫缺陷三大类。此外，补体缺陷、吞噬细胞功能缺陷等非特异性免疫缺陷也属于此类(表 12-2)。

表 12-2 原发性免疫缺陷病的常见类型

体液免疫缺陷为主	联合性免疫缺陷病
原发性丙种球蛋白缺乏症	重症联合性免疫缺陷病
孤立性 IgA 缺乏症	Wiscott-Aldrich 综合征
普通易变免疫缺陷病	毛细血管扩张性共济失调症
细胞免疫缺陷为主	腺苷酸脱氢酶缺乏症
DiGeorge 综合征	补体缺陷
Nezelof 综合征	吞噬细胞功能障碍
黏膜皮肤念珠菌病	

二、继发性免疫缺陷病

继发性免疫缺陷病较原发性者更为常见。许多疾病可伴发继发性免疫缺陷病，包括感染(风疹、麻疹、巨细胞病毒感染、结核病等)，恶性肿瘤(霍奇金淋巴瘤、白血病、骨髓瘤等)，自身免疫病(SLE、类风湿性关节炎等)，免疫球蛋白丧失(肾病综合征)，免疫球蛋白合成不足(营养缺乏)，淋巴细胞丧失(药物、系统感染等)和免疫抑制剂治疗等。

继发性免疫缺陷病可因机会性感染引起严重后果，如发病率日增而死亡率极高的获得性免疫缺陷综合征(acquired immunodeficiency syndrome，AIDS)，即艾滋病。

艾滋病乃由一种逆转录病毒即人类免疫缺陷病毒(human immunodeficiency virus，HIV)感染引起，其特征为免疫功能缺陷伴机会性感染和(或)继发性肿瘤。临床表现为发热、乏力、体重下降、全身淋巴结肿大及神经系统症状。截至 2009 年 10 月底，我国 HIV 实际感染人群已超过 70 万人，防治形势紧迫。

(一) 病因和发病机制

1. 病因 本病由 HIV 感染所引起，HIV 属逆转录病毒科，慢病毒亚科，为单链 RNA 病毒。已知 HIV 分为 HIV-1 和 HIV-2 两型。世界各地的 AIDS 主要由 HIV-1 所引起，被分为 A 至 H 及 O 共 9 个亚型；HIV-2 在西非地区呈地方性流行。至今为止我国已有 2 个病毒类型(HIV-1 和 HIV-2)及其 8 种亚型存在。

HIV-1 病毒为圆形或椭圆形，病毒核心由二条 RNA 链(病毒基因组)、逆转录酶和核心蛋白 p17 及 p24 构成，并由来自宿主细胞的脂质膜包被，膜上嵌有由病毒编码的糖蛋白，即外膜蛋白 gp120 和跨膜蛋白 gp41(图 12-3)，在感染宿主细胞过程中发挥重要作用。HIV-1 基因组包括 9 个基因，其中 gag、pol 和 env 基因分别编码核心蛋白、逆转录酶和嵌于膜上的糖蛋白。

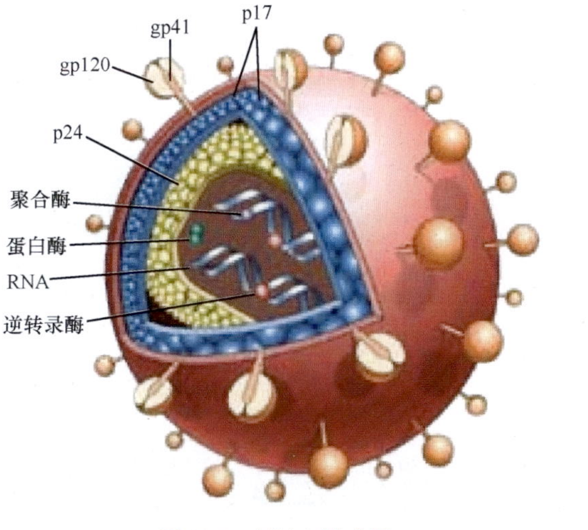

图 12-3 HIV-1 模式图

本病的传染源包括患者和无症状病毒携带者。HIV 主要存在于宿主血液、精液、子宫和阴道分泌物和乳汁中。其他体液如唾液、尿液或眼泪中偶尔可分离出病毒，但迄今为止尚无证据表明能够传播本病。AIDS 的传播途径包括：①性接触传播，同性恋或双性恋男性曾是高危人群，占报告病例的 60%以上，但目前全球 HIV 感染者中 3/4 是通过异性性接触感染；②应用污染的针头作静脉注射；③输血和血制品的应用；④母体病毒经胎盘感染胎儿或通过哺乳、黏膜接触等方式感染婴儿。

2. 发病机制 其发病机制包括以下两个方面。

(1) HIV感染CD4$^+$ T细胞：CD4分子是HIV的主要受体，故CD4$^+$ T细胞在HIV直接和间接作用下，细胞功能受损和大量细胞被破坏，导致细胞免疫缺陷。由于其他免疫细胞均不同程度受损，因而促进并发各种严重的机会性感染和肿瘤。

当HIV进入人体后，嵌于病毒包膜上的gp120与CD4$^+$ T细胞膜上CD4受体结合，同时，HIV又以趋化因子受体CXCR4和CCR5作为共受体(coreceptor)进行识别，即HIV必须同时与CD4受体和共受体结合后才能进入细胞内。CXCR4为HIV附着淋巴细胞所必需，而CCR5则促进HIV进入巨噬细胞。进入细胞后，病毒RNA链经逆转录酶的作用在细胞内合成反义链DNA，然后被运送至细胞核，在核内经多聚酶作用复制为双股DNA，经整合酶的作用，与宿主基因组整合。整合后的环状病毒DNA称前病毒(provirus)，此时病毒处于潜伏状态。经数月至数年的临床潜伏期，前病毒可被某些因子所激活(如肿瘤坏死因子、IL-6等)而开始不断复制，在细胞膜上装配成新病毒并以芽生方式释放入血，释出后的病毒再侵犯其他靶细胞。病毒复制的同时可直接导致受感染CD4$^+$ T细胞破坏、溶解。因CD4$^+$ T细胞在免疫应答中起核心作用，CD4$^+$ T细胞的消减可导致：①淋巴因子产生减少；②CD8$^+$ T细胞的细胞毒活性下降；③巨噬细胞溶解肿瘤细胞、杀灭胞内寄生菌、原虫的功能减弱；④NK细胞功能降低；⑤B细胞在特异性抗原刺激下不产生正常的抗体反应，而原因不明的激活和分化引起高丙种球蛋白血症；⑥作用于骨髓中造血干细胞，影响造血细胞的分化。

(2) HIV感染单核巨噬细胞：存在于脑、淋巴结和肺等器官组织中的单核巨噬细胞可有10%～50%被感染，其感染过程与CD4$^+$ T细胞存在不同之处，具体表现在：①因巨噬细胞表达低水平CD4，所以HIV一方面可通过gp120与CD4结合的方式感染巨噬细胞；另一方面也可通过细胞的吞噬作用进入细胞或经Fc受体介导的胞饮作用而使由抗体包被的H1V进入细胞；②病毒可在巨噬细胞内大量复制，但通常储存于胞质内，不像CD4$^+$ T细胞那样在胞膜上大量出芽。单核巨噬细胞能抵抗HIV的致细胞病变作用，因而不会迅速死亡，反可成为HIV的储存场所，并在病毒扩散中起重要作用，可携带病毒通过血-脑屏障，从而引起中枢神经系统感染。

淋巴结生发中心的滤泡树突状细胞也可受到HIV的感染并成为HIV的“储备池”。其树突可表达IgG的Fc受体，从而与由IgG型抗体包被的IlIV结合，使病毒进入细胞内(图12-4)。综合以上后果，导致严重免疫缺陷，构成了AIDS发病的中心环节。

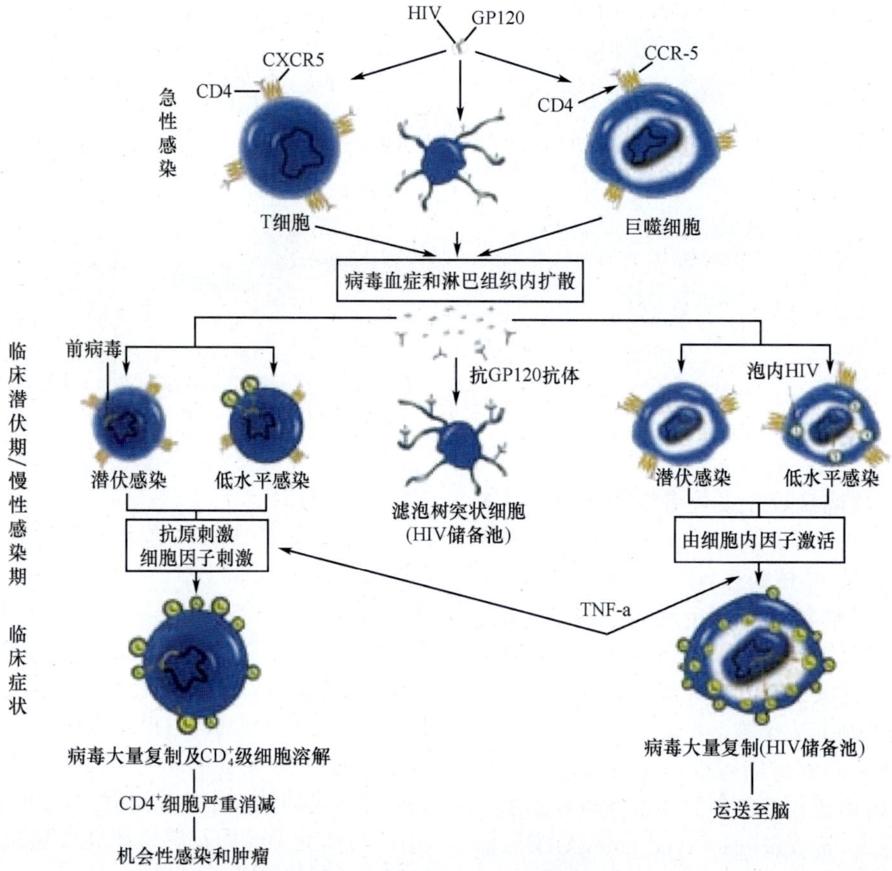

图12-4 HIV感染过程示意图

[案例 12-2]

患者,男性,16 个月。出生后一个月发热,卡介苗接种处红肿、水疱、化脓。随后左腋下长出包块,卡介苗接种处反复溃疡,长期间歇性发热、腹泻;反复呼吸道感染,肝大,曾被诊断为巨细胞型病毒肝炎。活检诊断为淋巴结结核。拟诊断为先天性免疫缺陷综合征。入院后微粒子免疫荧光检测结果为 7.35,ELISA 检测 s/co 值为 14.2。HIV-1 抗体阳性,带型 gp160、gp120、p66p51、p14p24 和 p17。新鲜病毒载量检测血浆为 1000 000copies/ml,陈旧血浆为 390000copies/ml。流行病学调查发现患者及父母均为 HIV 感染者,三人病毒核酸亚型均为 AE 亚型,该婴儿无受血史。

[问题]

(1) 患儿属哪型免疫缺陷综合征? 如何传播而来?

(2) HIV 典型病变包括哪型?

(二) 病理变化

病变可归纳为全身淋巴组织的变化,机会性感染和恶性肿瘤三个方面。

1. 淋巴组织的变化 早期,淋巴结肿大。镜下观,最初有淋巴小结明显增生,生发中心活跃,髓质内出现较多浆细胞。电镜下或通过原位杂交法检测 HIV 分子位于生发中心内,主要集中于滤泡树突状细胞,也可出现于巨噬细胞及 $CD4^+$ 细胞。随后滤泡外层淋巴细胞减少或消失,小血管增生,生发中心被零落分割。副皮质区的 $CD4^+$ 细胞进行性减少,代之以浆细胞浸润。晚期的淋巴结病变,往往在尸检时才能看到,呈现一片荒芜,淋巴细胞几乎消失殆尽,仅有一些巨噬细胞和浆细胞残留。有时特殊染色可显现大量分枝杆菌、真菌等病原微生物,却很少见到肉芽肿形成等细胞免疫反应性病变。脾、胸腺也表现为淋巴细胞减少。

2. 继发性感染 继发性机会感染是本病另一特点,感染范围广泛,可累及各器官,其中以中枢神经系统、肺、消化道受累最为常见。由于严重的免疫缺陷,感染所致的炎症反应往往轻而不典型。如肺部结核菌感染,很少形成典型的肉芽肿性病变,而病灶中的结核杆菌却甚多。

70%～80%的患者可经历一次或多次肺孢子虫(pneumocystis)感染,在艾滋病因机会感染而死亡的病例中,约一半死于肺孢子虫感染,因而对诊断本病有一定参考价值。

约 70%的病例有中枢神经系统受累,其中继发性机会感染有弓形虫(toxoplasma)或新型隐球菌(cryptococcus neoformans)感染所致的脑炎或脑膜炎;巨细胞病毒(cytomegalovirus)和乳头状瘤空泡病毒(papovavirus)所致的进行性多灶性白质脑病等。由 HIV 直接引起的疾病有脑膜炎、亚急性脑病、痴呆等。因此除淋巴细胞、巨噬细胞外,神经系统也是 HIV 感染的靶组织。

3. 恶性肿瘤 约有 30%的患者可发生 Kaposi 肉瘤,其他常见的伴发肿瘤为淋巴瘤。

(三) 临床病理联系

本病潜伏期较长,一般认为经数月至 10 年或更长才发展为 AIDS。AIDS 按病程可分为三个阶段:

1. 早期(急性期) 感染 HIV3～6 周后可出现咽痛、发热、肌肉酸痛等一些非特异性表现。病毒在体内复制,但由于患者尚有较好的免疫反应能力,2～3 周后这种症状可自行缓解。

2. 中期(慢性期) 机体的免疫功能与病毒之间处于相互抗衡阶段,在某些病例此期可长达数年或不再进入末期。此期病毒复制持续处于低水平,临床可以无明显症状或出现明显的全身淋巴结肿大,常伴发热、乏力、皮疹等。

3. 后期(危险期) 机体免疫功能全面崩溃,患者有持续发热、乏力、消瘦、腹泻,并出现神经系统症状,明显的机会性感染及恶性肿瘤,血液化验可见淋巴细胞明显减少,$CD4^+$ 细胞减少尤为显著,细胞免疫反应丧失殆尽。

[案例 12-2 分析讨论]

(1) 该患儿长期间歇性发热、腹泻、淋巴结肿瘤和反复感染,结合实验室检查结果可诊断为获得性(而非先天性)免疫缺陷综合征。其父母均为 HIV 感染者,患儿无受血史,其传播途径为母婴传播。

(2) 艾滋病典型病变包括:①淋巴组织变化;②继发感染;③恶性肿瘤。该患儿淋巴结肿大为继发结核病所致。CMV 肝炎亦为机会性感染。

第三节 器官和骨髓移植

机体的某种细胞、组织或器官因某些病变或疾病的损伤而导致不可复性结构及功能损害时,采用相应健康细胞、组织或器官植入机体的过程称之为细胞、组织或器官移植,统称移植(transplantation)。根据供体的来源可将移植分为:①自体移植(autoplastic transplantation);②同种异体移植(allotransplantation);③异种移植(heterotransplantation)。移植成败的关键取决于供体的移植物能否适应新的受体环境而为受体所容纳和接受,本质是移植免疫的问题。本节着重介绍移植排斥反应及其机制、实体器官移植及骨髓移植时排斥反应的类型和病理变化。

一、移植排斥反应及机制

在同种异体细胞、组织和器官移植时，受者的免疫系统常对移植物产生移植排斥反应(transplant rejection)，这一现象涉及细胞和抗体介导的多种免疫损伤机制，皆针对移植物中的人类主要组织相容性抗原HLA(human leucocyte antigen)，供者与受者HLA的差异程度决定了排斥反应的轻或重。

(一)单向移植排斥理论

同种异体移植物排斥反应的方式与受体(recipient)或宿主的免疫反应状况、移植物性质有密切关系。免疫功能正常的个体接受异体移植物后，若不经任何免疫抑制处理，将立即发生宿主免疫系统对移植物的排斥反应，即宿主抗移植物反应(host versus graft reaction，HVGR)，导致移植物被排斥，其过程既有细胞介导的免疫反应又有抗体介导的免疫反应参与。

1. T细胞介导的排斥反应 T细胞介导的迟发性超敏反应与细胞毒作用对移植物的排斥起着重要作用。移植物中供体的淋巴细胞(过路细胞)、树突状细胞等具有丰富的HLA-Ⅰ、Ⅱ，是主要的致敏原。它们一旦被宿主的淋巴细胞识别，即可使$CD8^+$细胞分化，成为成熟的$CD8^+$细胞毒性T细胞，溶解破坏移植物。同时，使$CD4^+$细胞活化，启动经典的迟发型超敏反应。此外，与迟发型超敏反应相伴随的微血管损害、组织缺血及巨噬细胞介导的破坏作用，也是移植物损毁的重要机制。

2. 抗体介导的排斥反应 T细胞在移植排斥反应中无疑起着主要作用，但抗体也能介导排斥反应，其形式有二：①过敏排斥反应，发生在移植前循环中已有HLA抗体存在的受者。该抗体可来自过去曾多次妊娠、接受输血、或感染过某些表面抗原与供者HLA有交叉反应的细菌或病毒。在这种情况下，移植后可立即发生排斥反应，此乃由于循环抗体固定于移植物的血管内皮，固定并激活补体，引起血管内皮受损，导致血管壁的炎症、血栓形成和组织坏死。②在原来并未致敏的个体中，随着T细胞介导的排斥反应的形成，可同时有抗HLA抗体形成，造成移植物损害。

此外，在机体的免疫功能缺陷且移植物又具有大量的免疫活性细胞(如骨髓、胸腺移植)的情况下，宿主无力排斥植入的组织器官，而移植物中的供体免疫活性细胞可被宿主的组织相容性抗原所活化，产生针对宿主组织细胞的免疫应答，导致宿主全身性的组织损伤，即移植物抗宿主病(graft versus host disease，GVHD)。

(二)双向移植排斥理论

单向移植排斥理论反映了自然状态下移植排斥规律，但在临床器官移植的条件下，即受者由于终身使用免疫抑制药物，移植排斥的方式和特点可能与自然状态不同。双向移植排斥理论的主要观点是：

(1)具有血管的器官移植一旦血流接通后，即发生细胞迁移，移植物中的过路细胞(主要为各种具有免疫功能的细胞)可移出移植物进入受者体内并分布于全身各组织。在强有力的免疫抑制的情况下，宿主往往不能完全清除过路细胞。因此，在实体器官移植和骨髓移植中，都可同时发生宿主抗移植物反应(lIVGR)和移植物抗宿主反应(GVHR)。

(2)在持续的免疫抑制剂作用下，这种相互免疫应答可因诱导各种免疫调节机制而逐渐减弱，最终达到一种无反应状态，形成供、受者白细胞共存的微嵌合现象(microchimerism)。微嵌合状态长期存在可导致受者对供者器官的移植耐受，具有过路细胞越多的器官，越易形成移植耐受。

(3)不成熟树突状细胞在微嵌合体形成的移植耐受中发挥关键作用。树突状细胞存在于非淋巴组织如肝、肾、皮肤和血液等，不成熟的树突状细胞表达低水平MHC分子，不表达B7分子，具有极强的摄取、处理和一定的呈递抗原的能力。但由于缺乏B7协同刺激分子，所以不能活化T细胞，反而引起T细胞凋亡，导致移植耐受。

二、实体器官移植排斥反应的病理改变

实体器官移植排斥反应按形态变化及发病机制的不同有超急性排斥反应、急性排斥反应和慢性排斥反应三类，兹以肾移植中各类排斥反应的病理变化为例加以说明。

(一)超急性排斥反应

一般于移植后数分钟至数小时出现。本型反应的发生与受者血循环中已有供体特异性HLA抗体存在，或与受者、供者ABO血型不符有关。本质上属Ⅲ型变态反应，以广泛分布的急性小动脉炎、血栓形成和因而引起的组织缺血性坏死为特征。现因术前已广泛采用了组织交叉配型，故本型已属少见。

移植肾肉眼观表现为色泽迅速由粉红色转变为暗红色，伴出血或梗死，出现花斑状外观。镜下表现为广泛的急性小动脉炎伴血栓形成及缺血性坏死。

[案例12-3]

患者，男性，50岁，高血压3年半、肾功能不全2年余入院。肾功能进行性减退并出现少尿、恶心、呕吐等尿毒症症状，行右侧同种异体肾移植术，开放血流后肾脏充盈，张力好，搏动强，色红润，即刻输尿管排尿；但15分钟后肾脏即开始呈现花斑状，张力逐渐减低，搏动减弱。25分钟

后肾脏呈紫色，检查动、静脉内无血栓，张力搏动尚好，考虑移植排斥反应，即行移植肾摘除术。术后继续行血液透析及抗感染治疗两周后病情稳定出院。摘除肾病理检查：光镜下肾小球无分叶及硬化，体积增大，细胞数减少，较多单核、中性白细胞浸润；系膜区不宽，袢腔开放，内淤滞大量红细胞，多处扩张状，内见嗜伊红物沿内皮侧分布，袢节段坏死。Masson染色沿肾小球毛细血管袢嗜伊红物沉积。肾小管上皮细胞较多空泡变性，细胞脱落，基膜完整。间质散在出血，浸润细胞沿管周毛细血管分布，数处中性白细胞堆积，间质血管纤维素样坏死。免疫荧光：IgM（++），C3（++），呈细颗粒状沿肾小球毛细血管袢、管周毛细血管分布分布，C3（+）弥漫分布于肾小球基膜。

［问题］

（1）移植排斥反应分哪几类？本案例属哪一种？

（2）以肾移植为例，说明各类移植排斥反应的病理变化。

（二）急性排斥反应

急性排斥反应较常见，在未经治疗者此反应可发生在移植后数天内；而经免疫抑制治疗者，可在数月或数年后突然发生。此反应可以细胞免疫为主，主要表现为间质内单个核细胞浸润；也可以体液免疫为主，以血管炎为特征；有时两种病变可同时看到。

1. 细胞型排斥反应　常发生在移植后数月，临床上表现为骤然发生的移植肾功能衰竭。镜下，可见肾间质明显水肿伴以 $CD4^+$ 和 $CD8^+$ T 细胞为主的单个核细胞浸润。肾小球及肾小管周围毛细血管中有大量单个核细胞，可侵袭肾小管壁，引起局部肾小管坏死（图 12-5）。

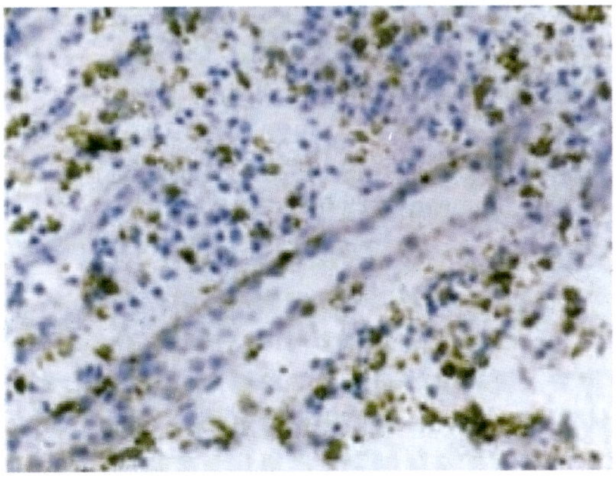

图 12-5　移植肾急性排斥反应（细胞型）
肾间质明显水肿伴以 $CD8^+$ T 细胞为主的单个核细胞浸润，侵袭肾小管壁

2. 血管型排斥反应　主要为抗体介导的排斥反应。抗体及补体的沉积引起血管损伤，随后出现血栓形成及相应部位的梗死。此型更常出现的是亚急性血管炎，表现为成纤维细胞、肌细胞和泡沫状巨噬细胞增生所引起的内膜增厚，常导致管腔狭窄或闭塞（图 12-6）。

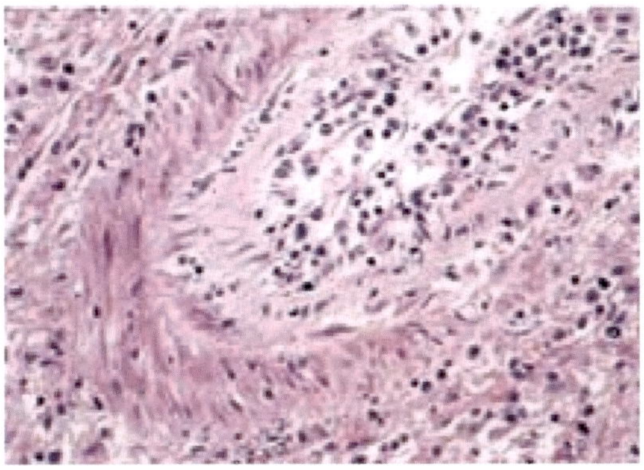

图 12-6　移植肾急性排斥反应（血管型）
成纤维细胞、肌细胞和泡状核巨噬细胞增生引起血管内膜增厚，常致管腔狭窄或闭塞

（三）慢性排斥反应

慢性排斥反应乃由急性排斥反应延续发展而成，常表现为慢性进行性的移植器官损害，其突出病变是血管内膜纤维化，引起管腔严重狭窄（图 12-7），从而导致肾缺血。其形态表现为肾小球毛细血管袢萎缩、纤维化、玻璃样变，肾小管萎缩，间质除纤维化外尚有单核细胞、淋巴细胞及浆细胞浸润。

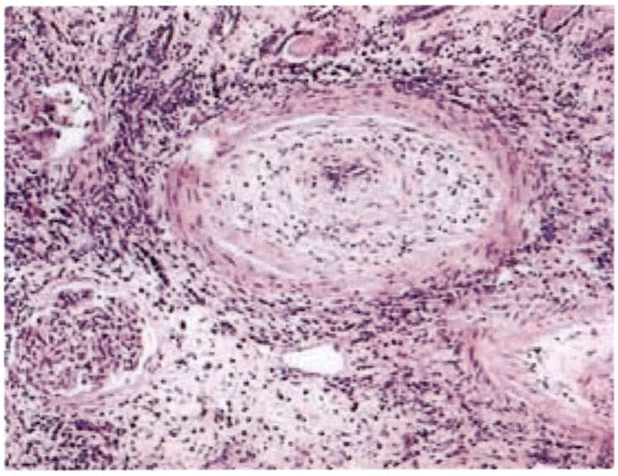

图 12-7　移植肾慢性排斥反应
血管内膜纤维化，引起管腔严重狭窄

三、骨髓移植排斥反应的病理改变

骨髓移植可纠正受者造血系统及免疫系统的不可逆的严重疾病，目前已应用于造血系统肿瘤、再生障碍性贫血、免疫缺陷病和某些非造血系统肿瘤等疾病。骨髓移植所面临的两个主要问题是移植物抗宿主病（GVHD）和移植排斥反应。

GVHD可发生于具有免疫活性细胞或其前体细胞的骨髓移植入免疫功能缺陷的受者体内。当其接受骨髓移植后，来自于供者骨髓的免疫活性细胞可识别受者组织并产生免疫应答，使 $CD4^+$ 和 $CD8^+$ T 细胞活化，导致受者组织损害。GVHD 可分为急性、慢性两种。急性 GVHD 一般在移植后 3 个月内发生，可引起肝、皮肤和肠道上皮细胞坏死。肝小胆管破坏可导致黄疸；肠道黏膜溃疡可导致血性腹泻；皮肤损害主要表现为局部或全身性斑丘疹。慢性 GVHD 可以是急性 GVHD 的延续或在移植后 3 个月自然发生，其皮肤病变类似于硬皮病。

同种异体骨髓移植的排斥反应由宿主的 T 细胞和 NK 细胞介导。T 细胞介导的排斥反应机制与实体器官的排斥反应机制相同，而供体骨髓细胞因为不能与表达于 NK 细胞表面的宿主自身 HLA-1 分子特异性的抑制性受体结合，而被 NK 细胞直接破坏。

［案例 12-3 分析讨论］

（1）移植排斥反应按形态变化及发病机制的不同，分超急性排斥反应、急性排斥反应和慢性排斥反应三类。本病例属超急性排斥反应。

（2）实体器官（如肾）移植排斥反应病理变化有三类。超急性排斥反应的移植肾肉眼表现为色泽迅速变为暗红色伴出血或梗死，呈现花斑状外观，镜下表现为广泛的急性小动脉炎伴血栓形成及缺血性坏死。急性排斥反应分两种情况：①细胞免疫为主时表现为间质内 $CD4^+$ 和 $CD8^+$ T 细胞为主单个核细胞浸润，可侵袭肾小管壁引起局部肾小管坏死；②体液免疫为主以血管炎为特征，血管内血栓形成及相应部位的梗死。更常见的是亚急性血管炎，表现内膜增厚导致管腔狭窄或闭塞。慢性排斥反应的突出病变是血管内膜纤维化、管腔严重狭窄，从而导致肾缺血，肾小球萎缩、纤维化、玻璃样变，肾小管萎缩，间质纤维化伴有单核细胞、淋巴细胞及浆细胞浸润。

【易混淆的概念】

1. 自身抗体与自身免疫性疾病 自身抗体并无致病作用，可存在于无自身免疫性疾病的正常人特别是老年人（如抗甲状腺球蛋白抗体）和受损或抗原性发生变化的组织（如心肌梗死后的抗心肌自身抗体）。自身免疫性疾病是指由机体自身产生的抗体或致敏淋巴细胞破坏、损伤自身的组织和细胞成分，导致组织损害和器官功能障碍的原发性免疫性疾病。

2. 狼疮小体与狼疮细胞 狼疮小体为诊断 SLE 的特征性依据，是指 SLE 时，抗核抗体攻击变性或胞膜受损的细胞，一旦它与细胞核接触，即可使细胞核肿胀，呈均质一片，并被挤出胞体，形成狼疮小体（苏木精小体）。狼疮细胞则是指吞噬了狼疮小体的中性粒细胞和巨噬细胞。

3. 类风湿结节与风湿结节 类风湿小结主要发生于皮肤，其次为肺、脾、心包、大动脉和心瓣膜。镜下观，小结中央为大片纤维素样坏死，周围有细胞核呈栅状或放射状排列的上皮样细胞，在外围为肉芽组织。风湿结节也叫风湿小体，多位于心肌间质小血管旁，由吞噬纤维素坏死物质后形成的风湿细胞聚集而成，周围可见少量淋巴细胞浸润。

4. 获得性免疫缺陷病与获得性免疫缺陷综合征 获得性免疫缺陷病，又称继发性免疫缺陷病，多因严重感染尤其是直接侵犯免疫系统的感染、恶性肿瘤、应用免疫抑制剂、放射治疗和化疗等原因引起。获得性免疫缺陷综合征即艾滋病，是获得性免疫缺陷病的一种，由一种逆转录病毒即人类免疫缺陷病毒感染引起，其特征为免疫功能缺陷伴机会性感染和（或）继发性肿瘤。

5. GVHR 与 GVHD GVHR 指宿主抗移植物反应（host versus graft reaction）；GVHD，即移植物抗宿主病（graft versus host disease）。

【重点词汇的中英文对照】

自身免疫性疾病（autoimmune disease）
自身耐受（Self tolerance）
系统性红斑狼疮（systemic lupus erythematosus，SLE）
抗核抗体（antinuclear antibody）
类风湿性关节炎（rheumatoid arthritis）
类风湿小结（rheumatoid nodule）
口眼干燥综合征（Sjogren's syndrome）
多发性肌炎（polymyositis ）
系统性硬化症（systemic sclerosis）
获得性免疫缺陷综合征（acquired immunodeficiency syndrome，AIDS）
自体移植（autoplastic transplantation）
同种异体移植（allotransplantation）
异种移植（heterotransplantation）
移植排斥反应（transplant rejection）
移植物抗宿主病（graft versus host disease，GVHD）

思 考 题

1. 确定自身免疫性疾病一般需要哪些依据？简要说明自身免疫性疾发生的可能机制。
2. 何谓狼疮细胞？它的出现有什么临床意义？
3. 比较类风湿关节炎与风湿性关节炎的病变特点及发生发展规律。
4. 什么是口眼干燥综合征（Sjogren's syndrome）？
5. 艾滋病有哪些病理改变？
6. 实体器官移植排斥反应有哪些类型？

（咸宁学院 刘复兴）

第十三章 内分泌系统疾病

【学习目标】

(1) 掌握甲状腺癌的肉眼特点、组织学类型、临床表现和扩散途径。

(2) 掌握非毒性(地方性)和毒性(甲亢)甲状腺肿的病因、发病机理,病理变化和临床病理联系。

(3) 了解甲状腺炎的类型和病变。

(4) 熟悉垂体腺瘤的组织学类型,病理特点和临床病理联系。

(5) 熟悉糖尿病的分类和病理变化。

内分泌系统(endocrine system)包括内分泌腺及弥散分布于各系统或组织内的内分泌细胞。由内分泌腺或散在的内分泌细胞所分泌的高效能的生物活性物质称为激素(hormone),其合成与分泌既受神经系统调控,同时也受下丘脑-垂体-靶器官之间的调节所控制。根据激素的化学性质可分为含氮激素和类固醇激素两大类,前者主要在粗面内质网和高尔基复合体内合成,其分泌颗粒有膜包绕;后者在滑面内质网内合成,不形成有膜包绕的分泌颗粒。大多数激素经血液运输至远距离的靶细胞或组织而发挥作用;某些激素可不经血液运输,仅由组织液扩散而作用于邻近细胞;有的作用于分泌激素细胞本身;还有的内分泌细胞的信息物质不分泌出来,原位作用于该细胞质内的效应器上。内分泌系统与神经系统共同调节机体的生长发育和代谢,维持体内平衡和稳定。

内分泌系统的组织或细胞发生增生、肿瘤、炎症、血液循环障碍、遗传疾病及其他病变均可引起激素分泌增多或不足,导致功能的亢进或减退,使相应靶组织或器官增生、肥大或萎缩。本章主要介绍以下几类内分泌疾病:垂体功能亢进、低下和垂体肿瘤;甲状腺肿、甲状腺炎和甲状腺肿瘤;肾上腺皮质功能亢进、低下和肿瘤;糖尿病和胰岛细胞瘤。

第一节 垂体疾病

垂体(hypophysis)也称脑垂体,位于颅中窝蝶骨体上的垂体窝内。垂体体积很小,只有 0.6～0.7g 重,呈椭圆形,色灰红,表面有被膜包绕。女性垂体略大于男性。垂体按其胚胎发育、功能和形态的不同,分为腺垂体和神经垂体两部分。垂体以漏斗与下丘脑相连,由于在形态与功能上下丘脑与垂体的联系非常密切,可将它们看作一个功能单位。

腺垂体是体内最重要的内分泌腺,它由不同的腺细胞分泌七种激素。垂体前叶在 HE 染色切片中可见三种细胞:嗜酸性细胞、嗜碱性细胞以及嫌色细胞;而神经垂体不含腺体细胞,不能合成激素。所谓的神经垂体激素是指在下丘脑视上核、室旁核产生而储存于神经垂体的加压素(抗利尿剂激素)与缩宫素,由神经垂体释放进入血液循环。

一、下丘脑-垂体后叶疾病

下丘脑-垂体后叶任何部位发生功能性或器质性病变时,都会引起内分泌功能异常,导致一种或数种激素的分泌过多或减少,临床上表现为各种综合征,如尿崩症和性早熟症等。

(一) 尿崩症

尿崩症(diabetes insipidus)是由于抗利尿激素(ADH)缺乏或减少,使肾远曲小管对水分再吸收功能显著降低,因而表现为多尿(24 小时排尿 5-20L)、低比重尿(多在 1.001～1.005),及由于大量水分丧失而出现的烦渴和多饮等临床综合征。按其病因分为:①因下丘脑-垂体后叶轴的肿瘤、外伤、感染等引起,称为继发性尿崩症;②因垂体后叶释放 ADH 不足引起,称为垂体性尿崩症;③因肾小管对血内正常 ADH 缺乏反应所致,称为肾性尿崩症;④少数原因不明者,找不出器质性病变,称为特发性或原发性尿崩症。

(二) 性早熟症

性早熟症(precocious puberty)表现为女孩 6～8 岁、男孩 8～10 岁前出现性发育,系因脑肿瘤、脑积水等中枢神经系统疾病或遗传异常,使下丘脑一垂体过早分泌释放促性腺激素所致。

二、垂体前叶功能亢进与低下

垂体前叶功能亢进(hyperpituitarism)是垂体前叶分泌的一种或多种激素增多引起的综合征。多数由前叶功能性肿瘤引起,少数由下丘脑作用或其靶器官的反馈抑制作用消失所致。最常见的如生长激素(GH)过高引起的垂体性巨人症及肢端肥大症,催乳素过高血症和促肾上腺皮质激素(ACTH)过高引起的垂体性 Cushing 综合征。

垂体功能低下(hypopituitarism)主要由垂体前叶 75%以上组织的破坏,偶尔也可因下丘脑病变所引起。多因肿瘤、外科手术、外伤或血液循环障碍等破坏而致，较常见的临床表现如 Sheehan 综合征、Simmond 综合征和垂体性侏儒症等。

（一）垂体性巨人症及肢端肥大症

多为垂体生长激素细胞腺瘤分泌过多的 GH 所致。如在青春期以前（即骨骺未闭合时）发病，表现为骨骼、肌肉、内脏器官及其他组织的过度生长，致使按比例性出现身材异常高大和内脏器官增大，但生殖器官发育不全，称垂体性巨人症（pituitary gigantism）。在青春期后（即骨骺已闭合时）发病，则引起肢端肥大症（acromegaly），表现为头颅骨增厚，下颌骨、眶上嵴及颧骨弓增大突出，鼻、唇、舌增厚变大，皮肤粗糙增厚，呈现特有面容。手足宽而粗厚，手指及足趾粗钝，内脏器官亦肥大。约有半数患者伴有其他内分泌功能障碍，如高胰岛素血症、糖耐量减低或性功能减退等。

（二）催乳素过高血症

催乳素过高血症（hyperprolactinemia）是由于垂体催乳激素细胞瘤分泌过多的催乳素（PRL）所致，或由下丘脑的病变或雌激素、多巴胺能阻断剂等药物所引起，女性患者临床表现为溢乳-闭经综合征（galactorrhea-amenorrhea syndrom），男性患者有性功能降低，少数亦可溢乳。

（三）垂体性 Cushing 综合征

垂体性 Cushing 综合征（库欣综合征），主要由促肾上腺皮质激素（AGH）细胞腺瘤所引起，少数由于下丘脑异常分泌过多的皮质激素释放因子（corticotropine releasing factor，CRF）所致。由于 ACTH 分泌过多，使两侧肾上腺皮质增生，分泌过多的糖皮质激素，表现为满月脸、向心性肥胖等。

（四）Sheehan 综合征

Sheehan 综合征（席汉综合征）是垂体缺血性萎缩、坏死，使垂体前叶各种激素分泌减少的一种临床表现。多由于分娩时大出血或休克引起。妊娠期垂体增生肥大，压迫自身的血管，血流供应相对不足，易发生梗死。当坏死面积超过垂体前叶的 60%时，可出现轻度功能障碍，超过 90%时出现功能衰竭。典型病例在分娩后2～3周出现乳腺急骤退缩，乳汁分泌停止，相继出现生殖器官萎缩、闭经、甲状腺功能低下及肾上腺皮质功能低下，皮肤色素脱失，毛发脱落，进而表现为全身萎缩与老化。

（五）Simond 综合征

Simond 综合征（西蒙综合征）也是垂体前叶全部激素分泌障碍的一种综合征，呈慢性经过，病程可达 30～40 年，临床上以出现恶病质和过早衰老及各种激素分泌低下和产生相应症状为特征。Simond 综合征的病因多为无功能性垂体腺瘤、炎症或循环障碍等引起垂体大面积坏死所致。病变主要表现为腺体萎缩、间质纤维组织增生及淋巴细胞浸润。

（六）垂体性侏儒症

垂体性侏儒症（pituitary dwarfism）是在青春前期的儿童垂体前叶发育障碍或各种病因破坏垂体，引起 GH 部分或完全缺乏（常伴有促性腺激素缺乏），所致儿童期生长发育障碍性疾病，表现为骨骼发育障碍，身材矮小，身体各部分比例停滞于儿童期状态。皮肤及颜面出现老人状皱纹，常伴有一定程度的性腺、甲状腺及肾上腺发育障碍，但智力发育正常。

三、垂 体 肿 瘤

垂体部位肿瘤约占颅内肿瘤的 10%～15%，如垂体腺瘤、垂体腺癌、颅咽管瘤、脑膜瘤、胶质瘤、纤维瘤、血管肿瘤、生殖细胞瘤、颗粒细胞瘤、错构瘤和转移瘤等，最常见的是垂体腺瘤和颅咽管瘤。

（一）垂体腺瘤

垂体腺瘤是垂体前叶腺上皮细胞形成的良性肿瘤，女性较多见，常发生于 30～60 岁。临床主要表现：①功能性垂体腺瘤分泌过多的某种激素，表现为有关功能亢进，但晚期可由于肿瘤过大压迫血管，引起大面积坏死而转为功能低下；②压迫正常垂体组织使其激素分泌障碍，表现为功能低下；③瘤体过大可压迫视交叉及视神经，引起同侧偏盲、视野缺失及其他神经系统症状。

病理变化：垂体腺瘤通常生长缓慢，直径可由数毫米到 10 厘米。肿瘤多数有包膜，境界清楚，少数无包膜，可侵入周围组织，称之为侵袭性腺瘤。肿瘤质地柔软，色灰白或微红，有时可见灶状出血、坏死、囊性变、纤维化和钙化。

镜下观，瘤细胞呈圆形、多角形，形似正常的垂体前叶细胞，在同一肿瘤内大小比较均匀。细胞排列成团状、条索状、片状或乳头状，少数呈弥漫散在分布，仅有少量血管丰富的间质。

以往根据肿瘤细胞 HE 染色不同分为：①嫌色性细胞腺瘤（chromophobic adenoma），约占垂体腺瘤的 50%（图 13-1）。②嗜酸性细胞腺瘤（acidophile adenoma），约占 40%（图 13-2）。③嗜碱性细胞腺瘤（basophile adenoma）和混合细胞腺瘤，约占 10%。近年来根据内分泌检测的新技术、免疫组化、电镜等，将形态和功能特点结合分类为：

1. 生长激素细胞腺瘤（somatotroph adenoma） 约占垂体腺瘤的 25%，主要由嗜酸性和嫌色性瘤细胞组成。该腺瘤约一半胞质内可见致密的分泌颗粒，免疫组化抗 GH 染色强阳性，血中 GH 水平增高，临床主要表现为巨人症或肢端肥大症。另一半只有稀

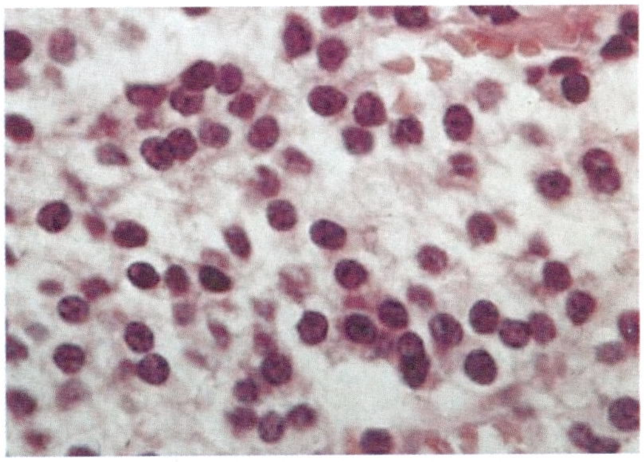

图 13-1 嫌色性细胞腺瘤

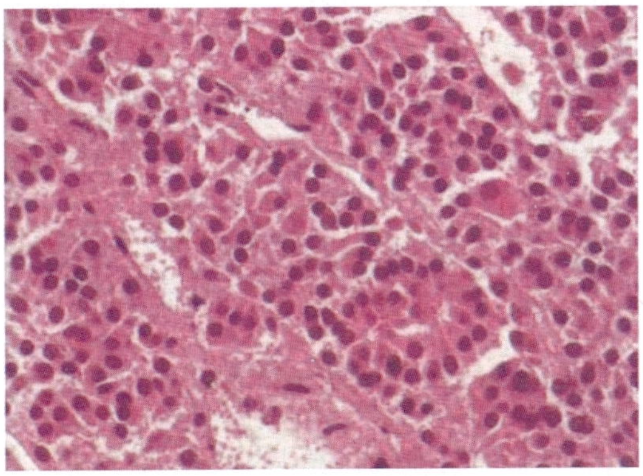

图 13-2 嗜酸性细胞腺瘤

疏的分泌颗粒，免疫组化抗 GH 呈弱阳性反应，不伴有血中 GH 水平增高。因正常垂体组织受其压迫，临床主要表现为垂体前叶功能低下。

2. 催乳素细胞腺瘤(lactotroph adenoma) 约占垂体腺瘤 30%，瘤细胞多由嫌色性或弱嗜酸性细胞构成，血中催乳素(PRL)水平增高，女性早期就可出现溢乳－闭经综合征，而男性及老年妇女症状不明显。

3. 促肾上腺皮质激素细胞腺瘤(corticotroph adenoma) 约占垂体腺瘤的 15%，瘤细胞常呈嗜碱性，PAS 反应阳性，免疫组化显示 ACTH 及其相关肽 β-LPH 和内啡肽等均为阳性。部分患者表现 Cushing 综合征，部分患者可能是该瘤细胞只合成 ACTH 的前身，故无该激素功能异常表现。

4. 促性腺激素细胞腺瘤(gonadotroph adenoma) 约占 5%～15%，镜下多为嫌色细胞，少数为嗜碱性细胞，可分泌促卵泡激素(FSH)或 FSH/促黄体激素(LH)，临床性激素功能障碍的症状不明显。

5. 促甲状腺细胞腺瘤(thyrotroph adenoma) 仅占 1%，为嗜碱性和嫌色性细胞构成，PAS 反应阳性，免疫组化染色促甲状腺激素(TSH)阳性，大多数患者表现为甲状腺功能低下。

6. 多种激素细胞腺瘤(plurihormonal adenoma) 约占 10%～15%，多数为 GH 细胞及 PRL 细胞混合腺瘤，少数有 TSH 细胞分别或共同与上述两种细胞混合在一起，镜下瘤细胞染色呈多样化。

7. 无功能性细胞腺瘤(null cell adenoma) 约占 25%，为嫌色细胞构成，免疫组化显示多数细胞激素为阴性，少数细胞可含 FSH、TSH 及 ACTH 等。

(二) 颅咽管瘤

颅咽管瘤(craniopharyngioma)约占颅内肿瘤的 2%～6%，是胚胎期颅咽囊残留上皮发生的良性肿瘤，多见于儿童和青少年。肿瘤位于蝶鞍内，也可位于蝶鞍外沿颅咽管的各部位。肿瘤大小不一，呈实性或囊性，内有棕色油脂性液体。镜下观，瘤细胞排列成巢，周边有 1～2 层柱状细胞，细胞巢中心部常有坏死，胆固醇结晶及钙盐沉着。囊性肿瘤的囊壁由鳞状上皮或柱状上皮被覆。肿瘤压迫垂体或下丘脑，可引起垂体功能低下；压迫第三脑室和视神经分别引起脑积水及视野缺失。

第二节 甲状腺疾病

甲状腺分成左右侧叶，平均重量约为 20～25g，滤泡上皮细胞合成和分泌甲状腺激素(TSH)。甲状腺激素主要有甲状腺素，又称四碘甲状腺原氨酸(T_4)和三碘甲状腺原氨酸(T_3)。TSH 的主要作用是促进物质分解代谢与能量代谢，促进组织分化，生长和发育成熟，不但影响中枢神经系统的发育，对已分化成熟的神经系统活动也有作用。甲状腺疾病主要有甲状腺肿，甲状腺炎及甲状腺肿瘤。

一、弥漫性非毒性甲状腺肿

弥漫性非毒性甲状腺肿(diffuse nontoxic goiter)又称单纯性甲状腺肿(simple goiter)，是由于甲状腺素分泌不足，使促甲状腺素分泌增多而引起的甲状腺肿大，一般不伴甲状腺功能亢进，可分为地方性和散发性两种，地方性甲状腺肿(endemic goiter)以远离海洋的内陆山区和半山区多见。本病主要是颈部甲状腺肿大，一般无临床症状，少数患者后期有窒息、吞咽和呼吸困难，可伴甲亢或甲低等症状。

(一) 病因及发病机制

1. 缺碘 地方性水、食物中缺碘是引起地方性甲状腺肿的主要因素。碘缺乏可使甲状腺素合成和分泌减少，血液中甲状腺素水平降低，通过反馈作用，腺垂体的 TSH 分泌增多，甲状腺滤泡上皮细胞增生、肥大，致甲状腺肿大，使血中甲状腺素水平恢复正常。但长期持续缺碘，使甲状腺滤泡上皮持续增生，合成的甲状球蛋白不能充分碘化和吸收，作为胶质堆积在滤泡腔内，致使滤泡腔扩张甲状腺肿大。随着病程的发展，由于甲状腺内不同部位滤泡上皮增生与复旧不同步，形成不规则的结节。此外在青春期、妊娠期和哺乳期，机体对甲状腺素需求量增加，机体相对缺碘，也会引起甲状腺肿大。

2. 致甲状腺肿因子的作用 有些物质可使甲状腺素合成过程的某个环节发生障碍，从而引起甲状腺素缺乏，导致甲状腺肿大，如：①水中大量钙、氟、硅、硼影响肠道对碘的吸收，且使滤泡上皮细胞膜的钙离子增多，从而抑制甲状腺素的分泌；②某些食物如卷心菜、甘蓝、芹菜、木薯、菜花、大头菜等含有硫氰酸盐或有机氯酸盐，妨碍碘向甲状腺聚集，抑制碘化物在甲状腺内运送；③某些药物如硫脲类药、磺胺类药、锂、钴及高氯酸盐等，可抑制碘离子的浓聚或碘离子有机化。

3. 高碘 碘摄食过高，可使过氧化物酶的功能基过多的被占用，影响了酪氨酸氧化，造成碘的有机化障碍，甲状腺代偿性肿大。

4. 遗传与免疫 家族性甲状腺肿的原因是激素合成中酶的遗传性缺乏。

（二）病理变化

按病变发展过程弥漫性非毒性甲状腺肿可分为三期：

1. 增生期 又称弥漫性增生性甲状腺肿（diffuse hyperplastic goiter）。肉眼观，甲状腺弥漫性对称性肿大，表面光滑无结节。镜下观，滤泡上皮增生活跃，呈立方状或矮柱状，胶质含量少，可伴有小滤泡新生，间质充血。

2. 胶质储积期 又称弥漫性胶样甲状腺肿（diffuse colloid goiter）。肉眼观，甲状腺弥漫性对称性显著肿大，重量增加，表面光滑。切面淡褐色，半透明胶胨状（图 13-3）。镜下观，大部分滤泡显著增生肥大，内积浓厚的胶质，上皮细胞受压变扁平（图 13-4）。

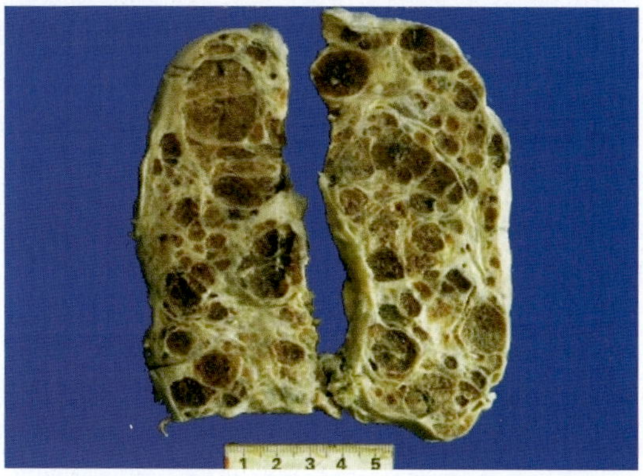

图 13-3 弥漫性胶样甲状腺肿

3. 结节期 由于甲状腺内不同部分滤泡上皮增生与复旧不同步，形成不规则的结节，即结节性胶样甲状腺肿（nodular colloid goiter）。肉眼观，甲状腺不对称性肿大，表面有数目不等、大小不一的肿瘤样结节，直径可达数厘米，无包膜或包膜不完整。切面因含胶质多少及继发改变的有无而呈不同颜色的结节，可伴有出血、坏死、囊性变以及钙化。镜下观，滤泡大小差别较大，部分滤泡上皮细胞扁平或低立方形，部分上皮增生呈乳头状，可发生癌变。扩张的滤泡充满胶质，增生的小滤泡内含有较少胶质。

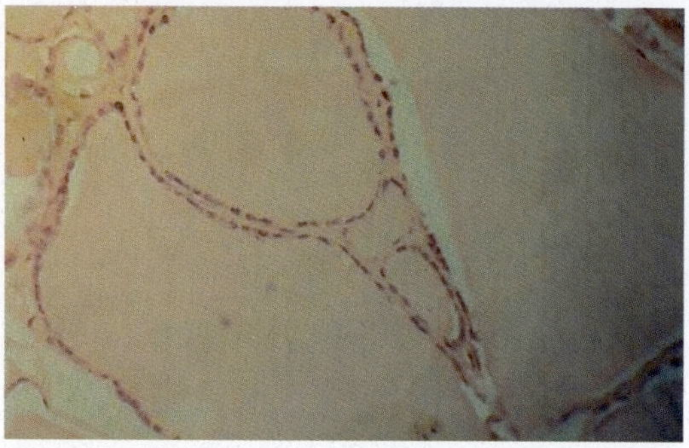

图 13-4 弥漫性胶样甲状腺肿

（三）临床病理联系

临床上主要症状为甲状腺肿大，可引起压迫症状，造成呼吸和吞咽困难。甲状腺功能一般无明显变化，癌变者约占 1%～2%。

二、弥漫性毒性甲状腺肿

弥漫性毒性甲状腺肿（toxic goiter）是指甲状腺肿大并伴有甲状腺机能亢进，临床上又称为甲状腺功能亢进症（hyperthyroidism），又称 Graves 病或 Basedow 病。本病多见于女性，以 20～40 岁多见，男女之比为 1∶4～6。临床上起病一般缓慢，主要表现为甲状腺肿大，因 T_3、T_4 分泌过多而引起心悸，多食，消瘦，多汗，手震颤等症状。因有 1/3 患者伴有眼球突出，故又称为突眼性甲状腺肿。

[案例 13-1]

患者，女性，28 岁，因心悸、多汗怕热、食欲增加、消瘦、双眼球前突、爱激动、急躁易怒、四肢无力来我院就诊入院。体格检查：体温 37.2℃，脉搏 102 次/分，呼吸 20 次/分，血压 100/80mmHg。双眼球前突，手掌心潮湿，有明显的手震颤。双侧甲状腺弥漫性、对称性肿大，随着吞咽上下移动，可闻及血管杂音。心尖区第一心音亢进，可闻及Ⅱ级收缩期杂音，间或闻及早搏。胸片未见异常。腹平软，肝脾未触及。化验结果：FT3 35pmol/L（正常值为 9～25pmol/L），FT4 16pmol/L（正常值为 3～9pmol/L）。血清甲状腺刺激性抗体阳性。

临床诊断：毒性甲状腺肿。

[问题]

(1) 引起该疾病发生的原因是什么?

(2) 其与弥漫性非毒性甲状腺肿有何不同?

(一)病因及发病机制

本病是自身免疫性疾病。其根据是:①血中球蛋白增高,并有多种抗甲状腺的自身抗体,且常与一些自身免疫性疾病(如重症肌无力、溶血性贫血、血小板减少性紫癜等)并存;②血中存在与 TSH 受体结合的抗体,具有类似 TSH 的作用,如甲状腺刺激免疫球蛋白(TSI)和甲状腺生长刺激免疫球蛋白(TGI),分别引起甲状腺素过多分泌和刺激甲状腺滤泡上皮增生,两者共同作用引起毒性甲状腺肿。此外,本病有家族性倾向,可能与遗传有关。也可因精神创伤,干扰了免疫系统而促进自身免疫疾病的发生。

(二)病理变化

肉眼观,甲状腺双侧弥漫性对称性肿大,可为正常的 2~4 倍,表面光滑无结节,质较软,切面灰红质实呈牛肉样,胶质含量少。

镜下观,①滤泡增生,大小不等,上皮多呈高柱状,向腔内突出形成乳头;②滤泡腔内胶质稀薄,在紧靠上皮的胶质内出现很多吸收空泡;③间质血管增生,明显充血,大量淋巴细胞浸润,并形成淋巴滤泡(图 13-5)。

除甲状腺病变外,约 1/3 患者有眼球突出,系眼球外肌水肿,球后纤维脂肪组织增生,淋巴细胞浸润和黏液水肿所致,故又称突眼性甲状腺肿。此外,全身淋巴组织、胸腺、脾脏、心肌、肝脏皆可受累,发生增生、变性、坏死及纤维化等变化。

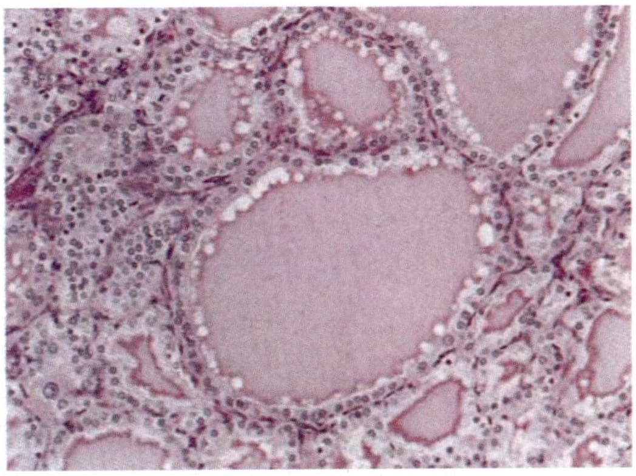

图 13-5　弥漫性毒性甲状腺肿

[案例 13-1 分析讨论]

(1) 血清甲状腺刺激性抗体阳性,支持本病是自身免疫性疾病。

(2) 弥漫性毒性甲状腺肿多发生在女性,以20~40 岁多见。起病一般缓慢,典型病例常有心悸、多汗怕热、食欲增加、消瘦、爱激动、急躁易怒、四肢无力等 T_3、T_4 分泌过多综合征,甲状腺肿及突眼征。除以上典型表现外,少数患者有皮肤色素沉着,或伴有胫骨前黏液性水肿。一般认为弥漫性甲状腺肿、浸润性突眼及胫骨前黏液性水肿的发病并非因甲状腺激素过多,而是与免疫功能紊乱有关。弥散性非毒性甲状腺肿一般无上述临床表现。

三、甲状腺功能低下

甲状腺功能低下(hypothyroidism)是甲状腺素合成和释放减少而出现的综合征,可表现为克汀病和黏液水肿。

1. 克汀病　克汀病(cretinism)又称呆小病,是由严重的甲状腺功能减退引起,其特征为侏儒与智力发育障碍,分为先天性和地方性两种,以后者多见。先天性是由于甲状腺发育不良和功能缺陷;地方性是由于当地水中缺乏碘。母孕期缺碘可严重影响胎儿中枢神经系统的发育和机体的代谢功能,女孩发病是男孩的三倍。主要临床表现为大脑发育不全,智力低下,表情痴呆,愚钝颜貌,骨形成及成熟障碍,四肢短小,形成侏儒。

2. 黏液水肿　黏液水肿(myxoedema)是由于甲状腺功能低下,组织间质内出现大量类黏液(氨基多糖)积聚。镜下可见间质胶原纤维分解、断裂变疏松,充以 HE 染色为蓝色的胶状液体。临床上可出现怕冷、嗜睡、月经不规则,动作、说话及思维减慢,皮肤粗糙发凉、非凹陷性水肿以及声音嘶哑、心室扩张、肠蠕动减慢及便秘等。

四、甲状腺炎

甲状腺炎可分为急性、亚急性和慢性三种。急性甲状腺炎是细菌感染引起的化脓性炎,很少见;亚急性和慢性甲状腺炎是与病毒感染或自身免疫有关的具有特征性病变的疾病,较常见。

(一)亚急性甲状腺炎

亚急性甲状腺炎(subacute thyroiditis)是与病毒感染有关的巨细胞性或肉芽肿性炎症,又称为巨细胞性甲状腺炎或肉芽肿性甲状腺炎。发病年龄以 20~50 岁多见,女性居多,男女比例约为 1∶3~4。发病前多有感冒、咽痛等上呼吸道感染病史,初始可出现全身不适、乏力,甲状腺突然肿大并感觉疼痛,疼痛可放射至下颌部、耳部或枕骨部,在吞咽、咳嗽或头部转动时疼痛加重,伴发热、怕冷、食欲不振等全身症状。少数患者可有心慌、怕热、神经过敏等表现,持续时间一般不超过2周。两侧甲状腺肿大，质地较硬，可摸到结节，压痛明显。本病多可自行缓解，病程一般持续数周至数月，可复发。一般不留后遗症。

[案例 13-2]

患者，女性，35岁，3周前感冒伴咽痛，2周前已痊愈。近5天颈前疼痛明显，有低热就诊。查体：体温37.8℃，皮肤无汗，甲状腺Ⅱ°大，右叶硬，明显触痛，拒按，WBC 7.8×10^9/L。

[问题]

该患者患有何疾病？临床表现怎样？

肉眼观，两侧性甲状腺呈不均匀结节状轻度增大（也可先一侧，以后波及对侧），质硬。切面灰白或淡黄色，可见坏死或瘢痕，常与周围组织有粘连。

镜下观，部分滤泡被破坏，胶质外溢，引起巨噬细胞性肉芽肿形成，类似结核，但无干酪样坏死，周围伴有多量的中性粒细胞及不等量的嗜酸性粒细胞、淋巴细胞和浆细胞浸润，后期巨噬细胞消失，滤泡上皮细胞再生，间质纤维化及瘢痕形成。

[案例 13-2 分析讨论]

患者，女性，35岁，起病较急，发病前3周有感冒、咽痛等上呼吸道感染病史。疾病刚开始甲状腺突起肿大并感觉疼痛，伴有发热等全身症状。检查时发现右侧甲状腺肿大，质地较硬，可摸到结节，压痛明显，该患者临床诊断为亚急性甲状腺炎。此外，本病多可自行缓解，病程一般持续数周至数月，可复发。一般不留后遗症。

（二）慢性甲状腺炎

1. 慢性淋巴细胞性甲状腺炎（chronic lymphocytic thyroiditis）　又名桥本甲状腺炎（Hashimoto thyroiditis）或自身免疫性甲状腺炎，是一种自身免疫性疾病。大约占甲状腺疾病的20%，多见于中年妇女，男女比例约为1∶(10～20)，临床上常表现为甲状腺弥漫性肿大，晚期可发展为甲状腺功能低下。

[案例 13-3]

女性，35岁，诉感到颈部不适一年，偶尔有呼吸困难或吞咽困难，严重时有疼痛感，自觉心慌、怕热、多汗、食欲亢进、消瘦，近一个月自觉怕冷、水肿、食欲不振、大便干燥及皮肤粗糙。查体：甲状腺呈弥漫性肿大，一侧稍大，表面光滑，质地较硬，呈橡皮样，有压痛。实验室检查：基础代谢偏低，血沉快，血浆中白蛋白减少，丙种球蛋白增加，血凝法（滴度＞1～160）及酶联免疫法（在1～50以上）甲状腺球蛋白检出阳性。CT表现为双侧甲状腺弥漫性增大，密度均匀，轮廓不光滑，有轻度强化。临床诊断为慢性淋巴细胞性甲状腺炎。

[问题]

（1）是什么原因引起该疾病的发生？其发病机制如何？

（2）有哪些主要病理变化和临床表现？

（1）病因和发病机制：血浆中白蛋白减少而丙种球蛋白增加，血凝法（滴度＞1～160）及酶联免疫法（在1～50以上）检出表明体内高价的甲状腺球蛋白存在。此外，有的患者同时伴随其他自身免疫疾病如恶性贫血、播散性红斑狼疮、类风湿关节炎、干燥综合征、1型糖尿病等。

（2）病理改变：肉眼观，甲状腺呈弥漫性对称性肿大，质地坚实，且有弹性感如橡皮，边界清楚，表面光滑，与四周无粘连，晚期少数可出现轻度局部压迫。镜下观，甲状腺腺泡上皮破坏，萎缩，大量淋巴细胞和浆细胞浸润及淋巴滤泡形成，纤维组织增生，有时可出现多核巨细胞（图13-6）。

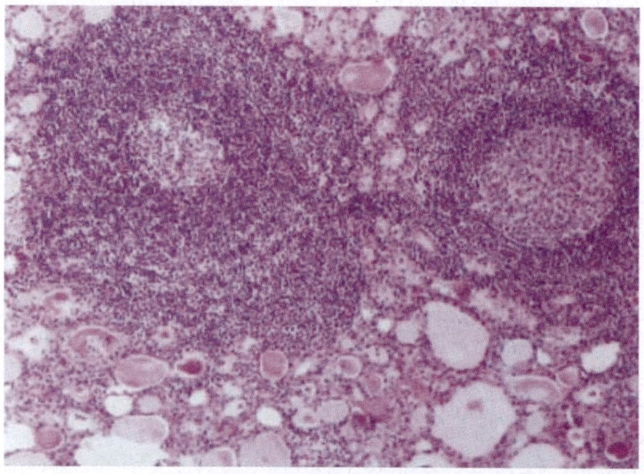

图 13-6　慢性淋巴细胞性甲状腺炎

（3）临床病理联系：本病多见于中年女性，临床主要表现为甲状腺肿大，多数为弥漫性，可随吞咽运动活动。晚期少数可出现轻度局部压迫症状，有呼吸困难或吞咽困难。本病发展缓慢，初期时甲状腺功能正常。病程中有时也可出现甲亢，如心慌、怕热、多汗、食欲亢进、消瘦，继而功能正常，甲减，再正常，其过程类似于亚急性甲状腺炎，但不伴疼痛、发热等，故称此状态为无痛性甲状腺炎，产后发病则称为产后甲状腺炎。但当甲状腺破坏到一定程度，患者逐渐出现甲状腺功能减退，少数呈黏液性水肿。有时患者体内存在胃壁细胞的自身抗体，可合并恶性贫血。

[案例 13-3 分析讨论]

（1）实验室检查血浆中白蛋白减少而丙种球蛋白增加，表明体内可能有高价的甲状腺球蛋白存在，血凝法（滴度＞1～160）及酶联免疫法（在

1～50 以上)检出阳性，为支持本病是自身免疫性疾病提供了充分证据。此外，有的患者同时伴随其他自身免疫疾病如恶性贫血、播散性红斑狼疮、类风湿关节炎、干燥综合征、1 型糖尿病等。

(2) 临床病理联系：本病多见于中年女性，临床主要表现为甲状腺肿大，多数为弥漫性，可随吞咽运动活动。晚期少数可出现轻度局部压迫症状，偶尔有呼吸困难或吞咽困难。本病发展缓慢，初期时甲状腺功能正常。病程中有时也可出现甲亢，继而功能正常，甲减，再正常，其过程类似于亚急性甲状腺炎，但不伴疼痛、发热等。当甲状腺破坏到一定程度，许多患者逐渐出现甲状腺功能减退，少数呈黏液性水肿。本病有时患者体内存在胃壁细胞的自身抗体，可合并恶性贫血。

2. 纤维性甲状腺炎 又称 Riedel 甲状腺肿或慢性木样甲状腺炎，病因不清，少见。多见于中年妇女，男女比例约为 1∶3～4。病变多从一侧开始，甲状腺中度肿大，表面略呈结节状，与周围明显粘连，切面灰白，质硬如木样。镜下观，甲状腺滤泡明显萎缩，大量纤维组织增生，玻璃样变，少量淋巴细胞浸润。临床上常有甲状腺功能低下的表现。

五、甲状腺肿瘤

(一) 甲状腺腺瘤

甲状腺腺瘤(thyroid adenoma)是最常见的甲状腺良性肿瘤，多见于中青年妇女。腺瘤生长缓慢，大部分患者无明显症状，约 1%的患者可出现甲亢。

1. 病理变化 肉眼观，甲状腺腺瘤多为单发，呈圆形或椭圆形，大小从直径数毫米到 3～5 厘米，局限在一侧腺体内，质地稍硬，表面光滑，边界清楚，无压痛，常压迫周围组织，能随吞咽上下移动。切面可见有完整包膜，肿瘤中心有时可见纤维化、囊性变或钙化(图 13-7)。甲状腺腺瘤易与结节性甲状腺肿的单

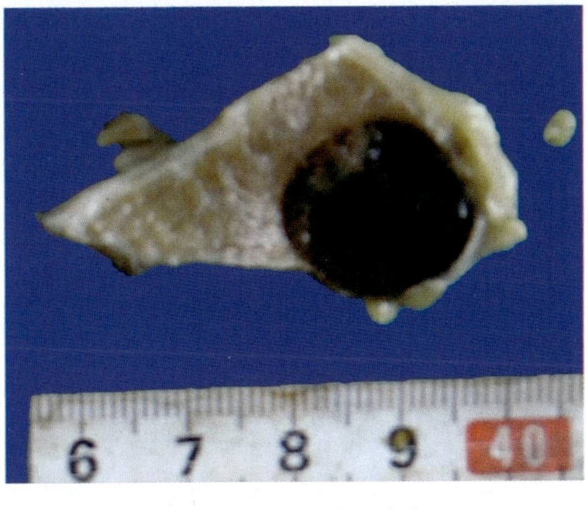

图 13-7 甲状腺俄腺瘤

发结节相混淆，两者的主要区别在于：①前者一般单发，有完整包膜；后者常为多发结节，无完整包膜。②前者瘤内组织结构比较一致；后者滤泡大小不一致，一般比正常的大。③腺瘤压迫周围正常甲状腺组织，但周围和邻处甲状腺组织均正常；后者周围甲状腺组织无压迫现象，邻近甲状腺组织与结节组织有相似病变。

2. 分型 甲状腺腺瘤有以下六种组织学类型：

(1) 胚胎性腺瘤：瘤细胞小，排列成条索状或小片状，很少形成完整的滤泡，间质结缔组织疏松。

(2) 胎儿性腺瘤：有许多含有少量胶质的小滤泡组成，上皮细胞小立方形，较一致，类似胎儿甲状腺组织，间质疏松、水肿、黏液变性，此型易出血和囊性变。

(3) 单纯性腺瘤：类似正常甲状腺滤泡，滤泡大小较一致，腔内有胶质储积，间质少(图 13-8)。

(4) 胶样腺瘤：由含较多胶质的大滤泡构成，胞质丰富，上皮细胞扁平，但有些滤泡较小。

(5) 嗜酸性细胞腺瘤：较少见，瘤细胞呈大多边形，胞质丰富，含有嗜酸性颗粒。瘤细胞排成巢状或索状，不形成完整的滤泡结构。

(6) 非典型腺瘤：瘤细胞丰富，生长较活跃，有轻度典型增生，可见核分裂象。瘤细胞排列成巢、索状，很少形成完整滤泡，间质少，无包膜和血管侵犯。

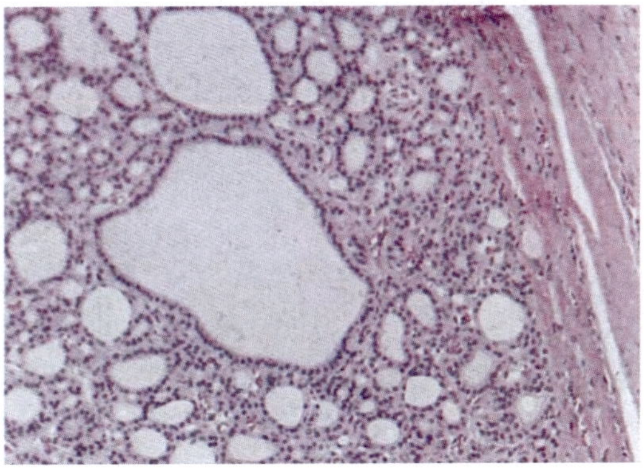

图 13-8 甲状腺单纯性腺瘤

(二) 甲状腺癌

甲状腺癌(thyroid carcinoma)是由甲状腺滤泡上皮或滤泡旁细胞发生的恶性肿瘤，约占所有恶性肿瘤的 1.3%以下，女性明显多于男性。一般来说，甲状腺癌比其他器官的癌发展相对缓慢，病程相对较长。但有时原发灶很小，临床上常首先发现转移灶。其组织学上主要有以下四种类型：

1. 髓样癌(medullary carcilnoma) 由滤泡旁细胞发生的癌，又称 C 细胞癌，属于 APUD 肿瘤的一种，占甲状腺癌的 5%～10%。有家族发病倾向性者，发病年龄多在 30 岁左右；散发病例年龄多在 40～60 岁。恶性程度不一，平均存活 6.6 年。90%肿瘤分泌降钙素，产生严重腹泻和低钙血症，有的还同时分泌生长抑素、前列腺素及其他激素样物质。

肉眼观，多为单个肿块，无包膜，但境界清楚，较软，呈黄褐色。镜下观，肿瘤细胞为圆形，多角形或梭形的小细胞，呈巢状、索状或小滤泡状排列。间质较丰富，常有淀粉样物和钙盐沉着（图 13-9）。电镜下，肿瘤细胞胞质内有大小较一致的神经分泌颗粒。

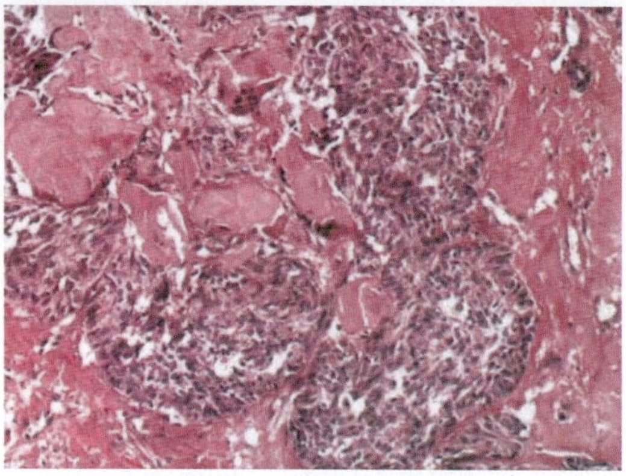

图 13-9 甲状腺髓样癌

2. 乳头状腺癌（papillary carcinoma） 占甲状腺癌的 40%～60%，年轻女性多见，恶性程度较低，生长较缓慢，预后较好，五年存活率达 75%。生存率与肿瘤大小及是否远处转移有关，而与局部淋巴结是否有转移无关，临床上往往以颈部甲状腺旁淋巴结转移为首发症状。

肉眼观，肿瘤一般呈圆形，直径约 1～3cm，质较硬，无包膜或包膜不完整，切面灰白或灰棕色，常伴有出血、坏死、纤维化和钙化。部分患者有囊形成，囊内可见乳头，故称乳头状囊腺癌。镜下观，癌组织以具有多级分支的乳头状结构为特征，乳头上皮为单层或多层低柱状或立方形细胞，细胞核呈透明或毛玻璃状，无核仁。乳头中心为纤维血管间质，间质中常见同心圆状的钙化小体（砂粒体），癌组织侵犯血管及包膜（图 13-10）。

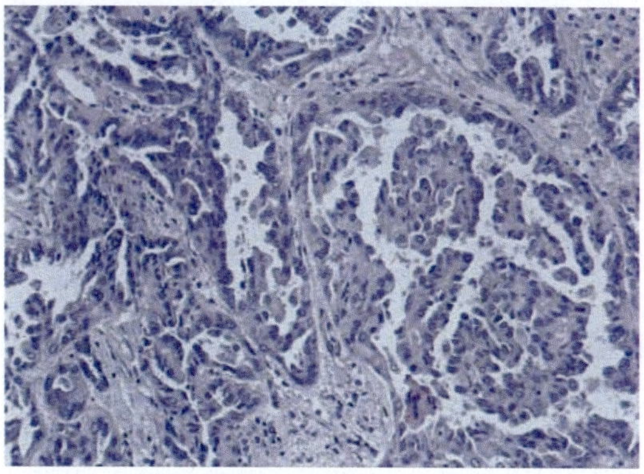

图 13-10 甲状腺乳头性腺癌

3. 滤泡性腺癌（follicular carcinoma） 占甲状腺癌的 10%～20%，多见于 40 岁以上的女性，以具有滤泡结构为特征，分化良好者与滤泡性腺瘤不易区别，可根据包膜或血管是否浸润来确定。癌肿呈圆形、椭圆形或分叶结节状，质地柔软，具有弹性，或橡皮样，包膜不完整，切面灰白或红褐色，可见出血、坏死、纤维化及钙化。分化良好的滤泡性腺癌在镜下可见与正常甲状腺相似的组织结构，但有包膜、血管和淋巴管受侵袭的现象。分化差的滤泡性腺癌细胞异型性大，核分裂象多见，呈团状或条索状排列，很少形成滤泡（图 13-11），可早期出现血道转移，五年存活率为 30%～40%。偶见瘤体由嗜酸性癌细胞构成，称为嗜酸性细胞癌。播散途径虽可经淋巴转移，但主要是通过血液转移到肺、骨和肝。有些滤泡性腺癌可在手术切除后很长时间才见复发，但其预后不及乳头状腺癌好。

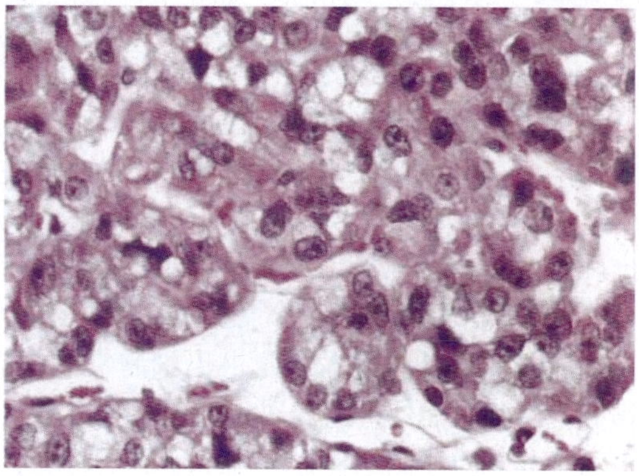

图 13-11 甲状腺滤泡性腺癌

4. 未分化癌（undifferetiated carcinoma） 又称间变性癌或肉瘤样癌，约占甲状腺癌的 15%。恶性度高，生长快，早期即可向周围组织浸润和转移，预后差。根据组织学形态可分为小细胞癌、巨细胞癌、梭形细胞癌（图 13-12），其中巨细胞癌预后最差。

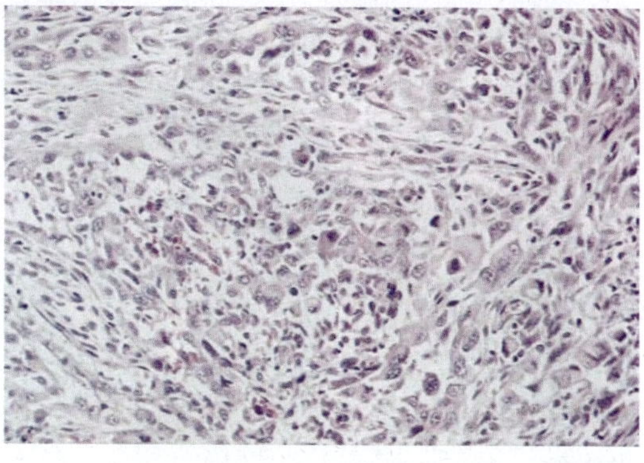

图 13-12 甲状腺未分化癌

第三节 肾上腺疾病

一、肾上腺皮质功能亢进

肾上腺皮质由球状带、束状带和网状带构成，分泌糖皮质激素（皮质醇）、盐皮质激素（醛固酮）和肾上腺雄激素或雌激素。皮质激素分泌过多为肾上腺皮质功能亢进（hyperadrenalism）。根据何种激素分泌过多肾上腺皮质功能亢进可引起不同的临床综合征，常见的有以下两种。

（一）Cushing 综合征

库欣综合征（Cushing syndrome）又称皮质醇增多症（hypercortisolism），是由于糖皮质激素长期分泌过多，促进糖异生、蛋白质异化及继发性脂肪沉积，表现为满月脸、向心性肥胖、皮肤变薄并出现紫纹、多毛、高血压、糖耐量降低、月经失调、性欲减退、骨质疏松、肌肉乏力等。本征成人多于儿童，常见于 20～40 岁；女性多于男性，约 2.5∶1。其病因及病变如下：

1. 垂体性　垂体腺瘤分泌 ACTH 或下丘脑分泌皮质激素释放因子（corticotropine releasing factor，CRF）过多，使血清中 ACTH 增高。双侧肾上腺呈弥漫性中度肥大，重量可达 20g（正常约 8g），切面皮质厚度可超过 2mm，呈脑回状。镜下观，主要是网状带和束状带细胞增生。

2. 异位性　为异位分泌的 ACTH 或 CRF 肿瘤引起，最常见的原因为小细胞性肺癌，其他还有恶性胸腺瘤、胰岛细胞瘤等，肾上腺变化与垂体性相同，血中 ACTH 增高。

3. 肾上腺性　由于肾上腺功能性肿瘤或结节性增生，分泌大量皮质醇，血中 ACTH 降低。功能性肿瘤除肿瘤组织外，非肿瘤部分萎缩，结节性增生者双侧肾上腺在弥漫性肿大的基础上有多个增生的结节。弥漫增生的主要为网状带及束状带细胞，结节内多为束状带细胞。

4. 医源性　长期使用糖皮质激素如地塞米松等引起。由于反馈抑制，垂体前叶释放 ACTH 减少，故血中 ACTH 降低，可导致双侧肾上腺皮质萎缩。

（二）醛固酮增多症

醛固酮增多症（hyperaldosteronism）分为原发性和继发性两种。①原发性醛固酮增多症（primary aldosteronism）：大多数由功能性肾上腺肿瘤引起，少数为原因不明的肾上腺皮质增生所致。镜下观，主要为球状带细胞增生，少数可见少量束状带细胞。临床主要表现为高血钠症、低血钾症及高血压。由于钠水潴留及肾小球旁器萎缩，血清中肾素降低。②继发性醛固酮增多症（secondary aldosteronism）：各种疾病如慢性肾小球肾炎、肝硬化以及 Bartter 综合征等，引起肾素—血管紧张素分泌过多，刺激球状带细胞引起醛固酮分泌增多。

二、肾上腺皮质功能低下

肾上腺皮质功能低下 90％以上是由于实质细胞的破坏所致。肾上腺皮质自身的破坏，称为原发性肾上腺皮质功能低下，可分为急、慢性二类。①急性肾上腺皮质功能低下（acute adrenocortical insufficiency）：主要原因是败血症引起的皮质大片出血或坏死、血栓形成或栓塞，或应急反应及长期使用皮质激素治疗后突然停药等。临床表现为血压下降、休克、昏迷、抽搐等症状，少数严重者可致死。②慢性肾上腺皮质功能低下（chronic adrenocorltical insuffciency）又称艾迪生病（Addison disease）：由双侧肾上腺皮质严重破坏超过 90％所致。主要病因为双侧肾上腺结核和特发性肾上腺萎缩，后者为自身免疫病，极少数为肿瘤转移或其他原因引起。主要临床表现为皮肤和黏膜及瘢痕处黑色素沉着增多、低血糖、低血压、食欲不振、肌力低下、易疲劳、体重减轻等。黑色素沉着增多是由于肾上腺皮质激素减少，促使垂体 ACTH 及 β-LPH 分泌增加，促进黑色素细胞产生黑色素。

三、肾上腺肿瘤

（一）肾上腺皮质腺瘤

肾上腺皮质腺瘤（adrenocortical adenoma）是肾上腺皮质细胞发生的良性肿瘤，女性约 2 倍于男性，且儿童多见。肉眼观，通常单发，直径为数毫米至数厘米，有包膜，对周围组织有压迫，切面棕黄色。镜下观，主要由富含类脂质的透明细胞构成，有时亦可由含类脂少的嗜酸细胞构成，或两种瘤细胞同时存在。大多数肿瘤是非功能性，部分可引起醛固酮增多症或 Cushing 综合征。

（二）肾上腺皮质腺癌

肾上腺皮质腺癌（adrenocortical adenocarcinoma）少见，多为功能性，临床上常表现为女性男性化及肾上腺功能亢进。一般体积较大，呈侵袭性生长，边界不清，切面呈棕黄色，可见出血、坏死及囊性变。镜下观，分化差者瘤细胞异型性大，常可见多核瘤巨细胞及核分裂象，分化好的似腺瘤。皮质腺癌易发生局部浸润和转移，一般平均存活期为 2 年。

（三）肾上腺髓质肿瘤

肾上腺髓质来自神经嵴，可发生神经母细胞瘤、神经节细胞瘤和嗜铬细胞瘤。嗜铬细胞瘤大多数发生于肾上腺髓质，90％为良性，好发于 20～50 岁，少数发生在肾上腺髓质以外的器官或组织内，多位于主动脉两侧交感神经节细胞处。嗜铬细胞瘤临床上特征性的表现是阵发性高血压，这是由于嗜铬细胞瘤可以产生多种激素，以去甲肾上腺素为主，并可以产生相应的其他症状，如头痛、出汗、心动过速、心悸、基础代谢率升高和高血糖等，甚至可出现心力衰竭、肾衰竭、脑血管意外和猝死。肿瘤常为单侧单发，右侧多于左侧。肉眼观，肿瘤大小不一，最大可达2000g，有包膜。切面灰白色，常有出血、坏死、钙化及囊性变。镜下观，瘤细胞主要为大多角形细胞，并有一定程度的多形性，可出现瘤巨细胞，瘤细胞胞质内可见大量嗜铬颗粒。瘤细胞呈索状或巢状排列，间质为血窦。电镜下，胞质内含有被单位膜包绕的、具有一定电子密度的神经分泌颗粒。良、恶性嗜铬细胞瘤在细胞形态上很难鉴别，包膜被侵犯或侵入血管不能作为恶性的肯定证据，只有广泛浸润邻近组织、器官或发生转移才能确诊为恶性。

第四节 胰岛疾病

一、糖 尿 病

糖尿病（diabetes mellitus）是一种体内胰岛素相对或绝对不足和（或）胰岛素的生物效应降低而引起的全身慢性代谢性疾病，以持续性血糖升高和出现糖尿为特征。基本病理改变是由胰岛素分泌不足或对其反应缺陷引起糖类、脂肪和蛋白质代谢紊乱，并导致全身多器官和组织的损害。临床上主要表现为“三多一少”症状（即多饮、多食、多尿和体重减轻）。本病发病率日益增高，已成为世界性常见病、多发病。

糖尿病依其病因一般分为原发性糖尿病（primarydiabetes mellitus）和继发性糖尿病（secondary diabetes mellitus）两大类，通常所称的糖尿病是指原发性糖尿病，又分为1型糖尿病（胰岛素依赖型糖尿病，insulin-dependent diabetes mellitus，IDDM）和2型糖尿病（非胰岛素依赖型糖尿病，non-insulin-dependent diabetes mellitus，NIDDM）两种，1型糖尿病“三多一少”症状明显，而2型糖尿病的发病多很隐匿。

（一）分型

1. 原发性糖尿病

（1）1型糖尿病：又称胰岛素依赖型或幼年型糖尿病，约占糖尿病的10%～20%，青少年多见。主要特点是起病急，病情重，胰岛B细胞明显减少，血中胰岛素降低，易出现酮症，治疗依赖胰岛素。本型是在遗传易患性的基础上由病毒感染（如腮腺炎病毒、风疹病毒、柯萨奇B_4病毒、原细胞病毒等）或受毒性化学物质（如吡甲硝苯脲等）影响诱发的针对B细胞的一种自身免疫性疾病。患者胰岛B细胞严重损伤，胰岛素分泌绝对不足。其根据是：①90%患者发病后一年内血中可测到抗胰岛细胞抗体和细胞表面抗体，而且10%的患者同时与其他自身免疫性疾病并存；②与HLA类型有明显关系，特别是HLA-DR3、HLADR4的人群患此病的危险性高于其他人5～7倍，说明与遗传有关；③血清中抗病毒抗体滴度显度增高，表明与病毒感染有关。

（2）2型糖尿病：又称非胰岛素依赖型或成年型糖尿病，约占糖尿病的90%，发病年龄多在40岁以上。主要特点是起病缓慢，病情较轻，胰岛数目正常或轻度减少，血中胰岛素正常、增多或降低，不易出现酮症，一般可以不依赖胰岛素治疗，肥胖者多见。本型病因、发病机制不如1型糖尿病清楚，可能是与肥胖有关的胰岛素相对不足及组织对胰岛素不敏感所致，而靶细胞对胰岛素反应降低被认为是本病的初始环节。此外，缺乏运动、营养过剩、外伤、感染、手术、妊娠及精神刺激等都可能成为本病的诱因。

2. 继发性糖尿病 是指由炎症、肿瘤、血色病或某些内分泌疾病（如肢端肥大症、Cushing综合征、甲亢、嗜铬细胞瘤和类癌综合征）等已知原因造成胰岛内分泌功能不足所致的糖尿病。

（二）病理变化

1. 胰岛病变 主要为胰岛的退行性改变，但不同类型、不同时期病变差异较大。1型糖尿病早期为非特异性胰岛炎，胰岛内及其周围有大量淋巴细胞浸润。继而胰岛B细胞颗粒脱失、空泡变性、坏死，胰岛变小、数目减少。有的胰岛纤维组织增生、玻璃样变。2型糖尿病早期病变不明显，后期B细胞减少，常见胰岛淀粉样变性。

2. 血管病变 是本病的重要病变之一。可累及大、中、小动脉，大中动脉常发生动脉粥样硬化，较非糖尿病患者出现较早且较严重；细动脉则发生玻璃样变性，高血压患者更明显；全身毛细血管基膜增厚，并可发生多囊性扩张，形成微小血管瘤。

3. 肾脏病变 ①肾小球硬化：可有两种类型。一种是结节性肾小球硬化，是糖尿病特异性病变之一，主要表现为肾小球系膜内有玻璃样物质沉积，呈结节状，结节直径20～200μm不等，结节增大可使外周毛细血管阻塞。另一种为弥漫性肾小球硬化，约见75%的患者，多数肾小球受累，主要损害肾小球毛细血管壁和系膜，肾小球内有玻璃样物质沉积，弥漫分布，肾小球基膜普遍增厚，系膜区弥漫性增宽，系膜细胞增生，毛细血管腔变窄或完全闭塞。②肾小管-间质损害：肾小管上皮细胞糖原沉积，颗粒样和空泡样变性，晚期肾小管萎缩。肾间质纤维化、水肿，淋巴细胞、浆细胞和多形核白细胞浸润。③血管损害：糖尿病累及所有的肾血管，尤其是入球和出球动脉，多数损害是动脉硬化。④肾盂肾炎和肾乳头坏死：是糖尿病常见的并发症，后者常见于糖尿病病人患急性肾盂肾炎时，因缺血加感染所致。⑤肾脏体积增大：由于肾血流量增加，肾小球滤过率增高，主要见于糖尿病早期，通过治疗可恢复正常。

4. 视网膜病变 眼底血管脆性增加，发生渗出、水肿、微血栓形成、出血等非增生性视网膜病变；还可因血管病变引起缺氧，刺激纤维组织及新生血管等增生性视网膜病变，视网膜病变易引起失明。此外，糖尿病易合并白内障，支配眼部肌肉的神经发生功能异常会引起“重影”。

5. 神经系统病变　周围神经可因血管病变引起缺血性损伤，表现为节段性脱髓鞘和不同程度的轴索脱失或变性，并出现如肢体疼痛、麻木、感觉丧失、肌肉麻痹等各种症状。脑细胞也可发生广泛变性。

6. 其他组织或器官病变　可出现骨骼肌肌萎缩、皮肤黄色瘤、肝脂肪变和糖原沉积、骨质疏松、糖尿病性外阴炎及化脓性和真菌性感染等。

二、胰岛细胞瘤

成人胰岛内主要含四种细胞，即分泌胰岛素的 B 细胞、分泌高血糖素的 A 细胞、分泌生长抑素的 D 细胞和分泌胰多肽的 PP 细胞，胚胎和新生儿胰腺内还可能有分泌胃泌素的 G 细胞。大多数胰岛细胞肿瘤为功能性。

(一) 胰岛素瘤

胰岛素瘤(insulinoma)是由胰岛 B 细胞发生的内分泌细胞肿瘤，其临床特点为：①饥饿或运动后发生低血糖症状。②发作时血糖＜2.8mmol/L(50mg/dl)。③注射葡萄糖后立即缓解。本瘤占胰腺内分泌肿瘤的 70%～75%，居第 1 位。任何年龄均可发生，无性别差异。肉眼观，90%为单发，大多数肿瘤最大直径 1～2cm，包膜完整或不完整，分界清楚。切面似淋巴结，灰白、均质、质软。镜下观，瘤细胞与正常 B 细胞相似，核可有不同程度的异型性，可呈索状、巢状、腺样或菊形团排列，间质为血窦，可有淀粉样变性、纤维化和钙化。电镜下，可见神经分泌颗粒。胰岛素瘤多数为良性，恶性率＜10%，而良、恶性的区别主要取决于有无转移或广泛浸润周围组织或器官。

(二) 胃泌素瘤

胃泌素瘤(gastrinoma)又称 G 细胞瘤，占胰腺内分泌肿瘤的 20%～25%，居第 2 位。其特点是：①体积一般＜2cm，多发；②恶性率高；③产生 Zollinger-Ellison 综合征(过多的胃泌素造成的高胃酸、顽固性消化道溃疡和胃泌素瘤三者的统称)；④常有水样泻及脂性腹泻。

【易混淆概念】

1. 垂体性侏儒症和克汀病　前者是在青春前期的儿童腺垂体发育障碍或各种病因破坏垂体，引起生长激素部分或完全缺乏(常伴有促性腺激素缺乏)所致儿童期生长发育障碍性疾病，表现为骨骼发育障碍，身材矮小，身体各部比例停滞于儿童期状态，皮肤及颜面出现老人状皱纹，常伴有一定程度的性腺、甲状腺及肾上腺发育障碍，但智力发育正常。后者是由严重的甲状腺功能减退引起，其特征为侏儒与智力发育障碍，分为先天性和地方性两种，主要是地方性。

2. 弥漫性非毒性甲状腺肿和弥漫性毒性甲状腺肿　前者又称单纯性甲状腺肿，是由于甲状腺素分泌不足，使促甲状腺素(TSH)分泌增多而引起的甲状腺肿大，一般不伴甲状腺功能亢进，可分为地方性和散发性两种。后者是指甲状腺肿大并伴有甲状腺机能亢进，临床上又称为甲状腺功能亢进症。

3. 髓样癌和甲状腺髓样癌　前者是腺上皮发生的低分化腺癌，癌细胞较大，呈片块状排列，实质多间质少，质软如脑髓，故称为髓样癌。后者是由滤泡旁细胞发生的癌，又称 C 细胞癌，属于 APUD 肿瘤的一种。90%肿瘤分泌降钙素，有的还同时分泌生长抑素、前列腺素及其他激素样物质。镜下观，肿瘤细胞为圆形，多角形或梭形的小细胞，呈巢状、索状或小滤泡状排列。间质较丰富，常有淀粉样物质和钙盐沉着。电镜下，肿瘤细胞胞质内有大小较一致的神经分泌颗粒。

【重点词汇中英文对照】

尿崩症(diabetes insipidus)
性早熟症(precocious puberty)
巨人症(pituitary gigantism)
肢端肥大症(acromegaly)
催乳素过高血症(hyperprolactinemia)
垂体性侏儒症(pituitary dwarfism)
弥漫性非毒性甲状腺肿(diffuse nontoxic goiter)
弥漫性毒性甲状腺肿(diffuse toxic goiter)
甲状腺功能低下(hypothyroidism)
克汀病(Cretinism)
黏液水肿(myxoedema)
髓样癌(medullary carcinoma)
库欣综合征(Cushing syndrome)

思　考　题

1. 根据功能特点，垂体腺瘤的组织学类型有哪些？
2. 试述弥漫性非毒性甲状腺肿与弥漫毒性甲状腺肿的异同。
3. 试述桥本甲状腺炎的病理变化。
4. 试述结节性甲状腺肿与甲状腺瘤的诊断和鉴别要点。
5. 试述甲状腺瘤和甲状腺癌的组织分型及其病理变化。
6. 试述 1、2 型糖尿病的异同点。
7. 试述糖尿病时各脏器的病理变化。

(佳木斯大学　姚海涛)

第十四章 神经系统疾病

【学习目标】

(1) 了解神经细胞、神经胶质细胞的基本病理变化，了解颅内压增高、脑水肿、脑积水等中枢神经系统常见的并发症。

(2) 掌握化脓性脑膜炎、流行性乙型脑炎的病因和发病机制、病理变化以及临床病理联系，熟悉两种疾病的异同点，了解其结局和并发症以及脑脓肿的病理变化。

(3) 熟悉海绵状脑病的病理变化，了解其病因和发病机制以及临床表现。

(4) 掌握阿尔茨海默病、帕金森病的病理变化，了解病因和发病机制。

(5) 了解缺血性脑病、阻塞性脑血管病和脑出血的病理变化。

(6) 了解神经系统肿瘤的分类，熟悉常见中枢神经系统肿瘤（星形胶质细胞瘤、少突胶质细胞瘤、室管膜瘤、髓母细胞瘤、脑膜瘤）和周围神经系统肿瘤（神经纤维瘤、神经鞘瘤）的病理变化，了解转移性肿瘤的来源和转移方式。

第一节 神经系统疾病的基本病理变化

神经系统由神经细胞、神经胶质细胞以及脑脊膜、血管等组成，神经胶质细胞包括星形胶质细胞、少突胶质细胞、小胶质细胞和室管膜细胞。

一、神经细胞的基本病理变化

神经细胞又称神经元，是中枢神经系统的基本结构和功能单位，由胞体和胞突（树突、轴突）组成。胞体内含丰富的神经丝、核糖体和内质网，树突和轴突起传递电冲动的作用，神经细胞对缺血缺氧、感染中毒等极为敏感。

（一）中央性尼氏小体溶解

尼氏小体（Nissl body）又称虎斑小体，中央性尼氏小体溶解由粗面内质网脱颗粒所致，表现为神经细胞肿胀，多极形状丧失而变圆形，胞核偏位，胞质中央的尼氏小体崩解成为细尘状颗粒，进而完全溶解消失。早期为可逆性变化，如果病变继续发展，则可导致细胞死亡。常见的病因有病毒感染、维生素 B、C 缺乏以及轴突断离等。

（二）神经细胞急性坏死

神经细胞急性坏死是神经细胞的凝固性坏死，表现为神经细胞萎缩变形，核固缩，胞质尼氏小体消失，HE 染色呈深伊红色，又称为红色神经元（red neuron）。如果细胞酶性分解过程继续发展，细胞溶解消失，或隐约可见细胞轮廓，称为鬼影细胞（ghost cell）。缺血、缺氧、严重急性中毒或感染均可引起神经细胞急性坏死。

（三）神经细胞的慢性病变

神经细胞的慢性病变为一组特殊病变，包括：

1. 单纯性神经细胞萎缩 是神经细胞慢性渐进性变性以至死亡的过程，表现为神经细胞胞体缩小，核固缩，但无明显的尼氏小体溶解，一般不伴炎症反应，晚期可伴明显的胶质细胞增生。

2. 神经原纤维变性 又称神经原纤维缠结，病变的神经原纤维变粗，卷曲成缠结状，是神经元趋向死亡的一种标志，常见于 Alzheimer 病。

3. 包涵体形成 主要见于某些病毒感染和变性疾病。包涵体可位于神经细胞胞质和胞核，如狂犬病 Negri 小体、Parkinson 病的 Lewy 小体为胞质包涵体，而单纯疱疹病毒包涵体多位于神经细胞核中，呈圆形，嗜酸性染色，周围有空晕，核仁被挤向一侧；巨细胞病毒包涵体可同时出现在胞质和胞核中。

（四）轴索的 Waller 变性和脱髓鞘

1. Waller 变性（Waller degeneration） 是指中枢或周围神经纤维被切断后，其远端和部分近端的轴索及其所属髓鞘发生变性、崩解和被吞噬细胞吞噬的过程，又称轴突反应。与此同时，受累神经细胞的胞体发生中央性尼氏小体溶解。Waller 变性可发生于机械性损伤以及任何造成神经细胞胞体与轴索断离者。

2. 脱髓鞘（demyelination） 由于髓鞘形成细胞或轴索变性导致的髓鞘板层分离、断裂，进而完全脱失，称为脱髓鞘。脱髓鞘可发生于脱髓鞘疾病，是由于少突胶质细胞受损影响髓鞘形成，或由于免疫或毒性因素损害髓鞘所致，即原发性脱髓鞘。轴突变性、感染、缺氧、代谢障碍和某些原因不明的少见疾病（如脑桥中央白质溶解）时亦可出现脱髓鞘病变，称继发性脱髓鞘。

二、神经胶质细胞的基本病理变化

神经胶质细胞由四种成分组成，神经胶质细胞的总数是神经细胞的5倍。

1. 星形胶质细胞　是血-脑屏障的重要组成部分，在中枢神经系统中具有支持和隔离神经元、调节神经元的代谢和离子环境、合成分泌神经营养因子、修复等作用。

2. 少突胶质细胞　具有合成和保持中枢神经髓鞘的功能。

3. 小胶质细胞　属于单核－吞噬细胞系统，在炎症、脱髓鞘等疾病时发挥作用。

4. 室管膜细胞　呈立方状或柱状覆盖于脑室及脊髓中央管的腔面。

（一）星形胶质细胞的基本病变

1. 星形胶质细胞增生　又称反应性胶质化，是脑组织损伤后的修复反应。主要表现为纤维型星形胶质细胞增生，胶质纤维大量形成，最后成为胶质瘢痕。缺氧、低血糖、感染、中毒等，均能导致星形胶质细胞增生。

2. 星形胶质细胞肥大　形成肥胖型星形胶质细胞(gemistocytic astrocyte)，表现为细胞体积增大，胞质丰富，呈伊红色，胞核偏位。电镜见胞质中充满线粒体、内质网、高尔基体、溶酶体和胶质纤维。该病变多发生在脑组织局部缺血缺氧、梗死、脓肿或肿瘤周围。

（二）少突胶质细胞的基本病变

正常神经细胞周围仅1～2个少突胶质细胞若神经细胞胞体周围被5个以上少突胶质细胞围绕，称为卫星现象(satellitosis)(图14-1)，多见于神经细胞变性、坏死，与神经细胞损害的程度和时间并无明显的关系，其意义尚不清楚。另外，少突胶质细胞受损可致髓鞘形成障碍或髓鞘崩解、脱失性改变。

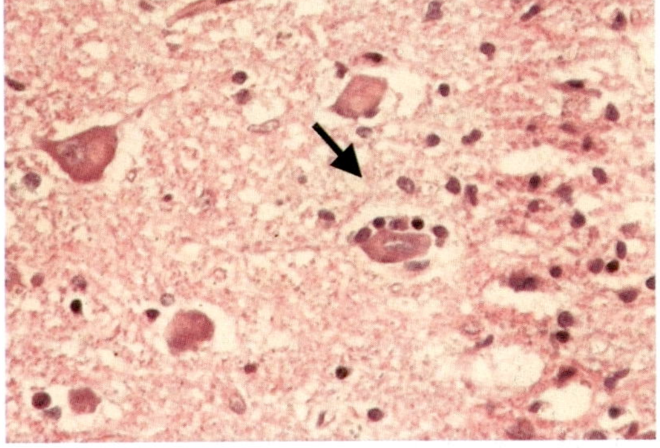

图14-1　卫星现象

少突胶质细胞围绕神经细胞(↑)

（三）小胶质细胞的基本病变

1. 噬神经细胞现象(neuronophagia)　坏死的神经细胞被增生的小胶质细胞或巨噬细胞吞噬的过程，称为噬神经细胞现象(图14-2)，是小胶质细胞对坏死的神经元的一种反应。

2. 格子细胞(gitter cell)　又称泡沫细胞，是小胶质细胞或巨噬细胞吞噬神经组织崩解产物后所形成，胞质中常出现大量小脂滴，HE染色呈空泡状，苏丹Ⅲ染色呈阳性反应。

3. 胶质细胞结节(glial nodules)　表现为小胶质细胞局灶性增生，聚集成团，常见于中枢神经系统感染，特别是病毒性脑炎。

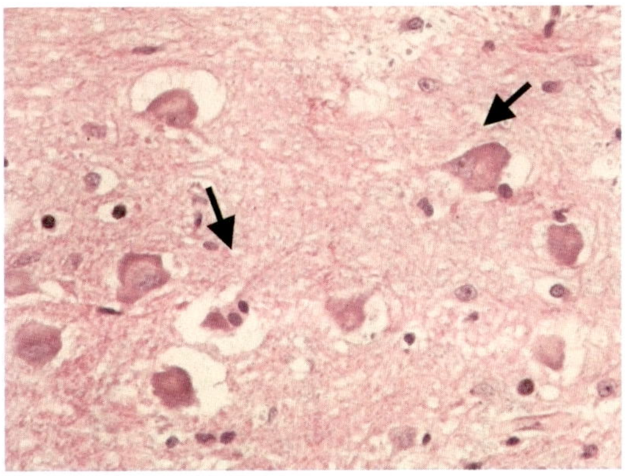

图14-2　噬神经细胞现象

坏死的神经细胞被小胶质细胞吞噬(↑)

（四）室管膜细胞的基本病变

各种致病因素均可引起局部室管膜细胞丢失，随之室管膜下的星形胶质细胞增生，充填缺损，形成向脑室面突起的多数小颗粒，称为颗粒性室管膜炎。病毒感染，特别是巨细胞病毒感染时，室管膜细胞内可见病毒包涵体。

第二节　中枢神经系统疾病常见并发症

中枢神经系统疾病最常见而重要的并发症为颅内压升高、脑水肿和脑积水，三者可合并发生，互为因果，后果严重可引起脑疝形成，导致死亡。

一、颅内压升高及脑疝形成

（一）颅内压升高

侧卧位的脑脊液压超过2kPa(正常为0.6～1.8kPa)即为颅内压增高，主要原因是颅内占位性病变和脑脊液循环阻塞所致的脑积水，常见的占位性病变为脑出血和血肿形成、脑梗死、肿瘤、炎症(如脑膜脑炎、脑脓肿等)、脑膜出血等。由于颅内容物的容积增加，超过了颅腔所能代偿的极限致颅内压升高，其后果与病变的大小及其增大的速度有关。颅内压升高可分为三个时期：

1. 代偿期 反应性血管收缩及脑脊液吸收增加和形成减少，使血容量和脑脊液容量相应减少，颅内空间相对增加，以代偿占位性病变引起的脑容积增加。

2. 失代偿期 占位性病变和脑水肿使颅内容物容积继续增大，超过颅腔所能容纳的范围，可引起头痛、呕吐、眼底视乳头水肿等症状，严重者出现意识障碍、血压升高及反应性脉搏变慢，甚至脑疝形成。

3. 血管运动麻痹期 颅内压严重升高使脑组织灌流压降低，脑缺氧造成脑组织损害和血管扩张，继而引起血管运动麻痹，加重脑水肿，引起昏迷、死亡。

（二）脑疝形成

颅内压升高可引起脑移位、脑室变形，使部分脑组织嵌入颅脑内的分隔（大脑镰、小脑天幕）和颅骨孔道（如枕骨大孔等）导致脑疝形成（herniation）。常见的脑疝有以下三种类型（图 14-3）。

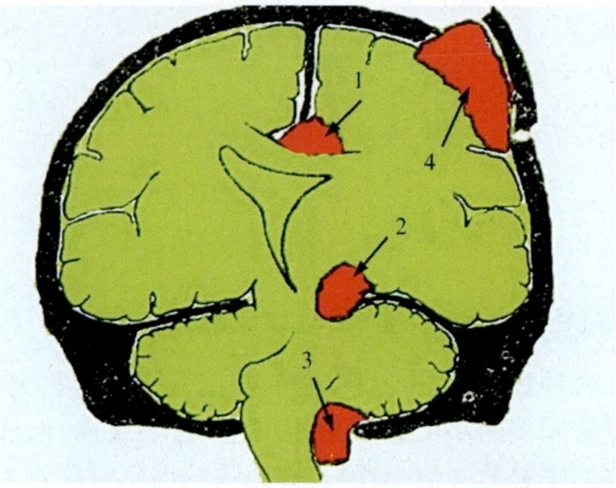

图 14-3 脑疝模式图

1. 扣带回下疝；2. 小脑天幕疝；3. 小脑扁桃体疝；4. 硬膜外血肿

1. 扣带回疝 又称大脑镰下疝。因一侧大脑半球，特别是额、顶、颞叶的血肿或肿瘤等占位性病变，引起中线向对侧移位，同侧扣带回从大脑镰的游离边缘向对侧膨出，形成带回疝。疝出的扣带回背侧受大脑镰边缘压迫形成压迹。受压处可发生脑出血或坏死。此外，大脑前动脉的胼胝体支也可受压引起相应脑组织梗死。

2. 小脑天幕疝 又称海马沟回疝。因小脑天幕以上的额叶或颞叶内侧的肿瘤、出血、梗死等病变引起脑组织体积肿大，导致颞叶的海马沟回经小脑天幕孔向下膨出，形成小脑天幕疝。可致以下后果：①同侧动眼神经受压，引起同侧瞳孔一过性缩小，继之散大固定，同侧眼上视和内视障碍。②中脑及脑干受压后移，导致意识丧失；导水管变窄，脑脊液循环受阻加剧颅内压升高；血管牵伸过度，引起中脑和脑桥上部出血梗死，可导致昏迷死亡。③中脑侧移，对侧中脑的大脑脚抵压于该侧小脑天幕锐利的游离缘上，形成 Kernohan 切迹。严重时导致同侧肢体瘫痪，引起假定位症。④压迫大脑后动脉引起同侧枕叶距状裂脑组织出血性梗死。

3. 小脑扁桃体疝 又称枕骨大孔疝。主要因颅内高压或后颅窝占位性病变将小脑和延髓挤向枕骨大孔并向下移位而形成。疝入枕骨大孔的小脑扁桃体和延髓成圆锥形，其腹侧出现枕骨大孔压迹。由于延髓受压，生命中枢及网状结构受损，严重可致呼吸骤停、心脏停搏而猝死。

二、脑 水 肿

脑组织液体潴积过多，引起脑容积增大称为脑水肿（brain edema），是颅内压升高的一个重要原因，缺氧、创伤、梗死、炎症、肿瘤、中毒等均可伴发脑水肿。脑组织易发生水肿与下列解剖生理特点有关：①血-脑屏障的存在限制了血浆蛋白通过脑毛细血管的渗透性运动；②脑组织无淋巴管以运走过多的液体。常见脑水肿的类型为：

（一）血管源性脑水肿

血管源性脑水肿是微血管通透性增加的结果，最常见。当毛细血管内皮细胞受损，血管内富于蛋白质的液体大量渗入细胞外间隙，引起脑水肿。此型水肿主要累及白质，常见于脑肿瘤、出血、创伤或炎症。

（二）细胞毒性脑水肿

细胞毒性脑水肿多见于缺血或中毒引起的细胞损害。由于细胞膜的钠-钾依赖性 ATP 酶失活，细胞内水、钠潴留所致，微血管通透性不增高。此型水肿可同时累及灰质和白质，引起细胞（神经细胞、胶质细胞、内皮细胞）肿胀，细胞外间隙减小。

脑水肿的肉眼形态为脑体积和重量增加，脑回宽而扁平，脑沟狭窄，白质水肿明显，脑室缩小，严重的脑水肿常同时有脑疝形成。镜下，脑组织疏松，血管源性水肿见细胞和血管周围空隙变大，液体积聚。细胞毒性水肿见细胞肿胀，胞质淡染，间隙无明显增宽。

三、脑 积 水

脑室系统内脑脊液含量异常增多伴脑室扩张称为脑积水（hydrocephalus）。脑积水发生的主要原因有：①脑脊液循环通路受阻：由脑先天性畸形、炎症、外伤、肿瘤、蛛网膜下腔出血等引起，称为阻塞性脑积水或非交通性脑积水；②脑脊液产生过多或吸收障碍：脑室内通路通畅，脉络丛乳头状瘤分泌过多脑脊液，或蛛网膜颗粒或绒毛吸收脑脊液障碍导致脑积水，称为非阻塞性脑积水或交通性脑积水。

轻度脑积水时，脑室轻度扩张，脑组织轻度萎缩。严重脑积水时，脑室高度扩张，脑组织受压萎缩、变薄，甚至消失。

婴幼儿颅骨缝闭合前发生脑水肿，颅内压升高症状发生晚而轻，但由于大脑皮质萎缩，患儿可出现智力减退，肢体瘫痪。成人脑积水，颅内压升高的症状发生早而且严重，甚至导致脑疝形成。

第三节　感染性疾病

中枢神经系统的感染性疾病是中枢神经系统疾病中最常见的一种类型，由病毒、细菌、立克次体、螺旋体、真菌、寄生虫等多种病原体引起。感染途径主要有：

1. 血源性感染　如脓毒血症的感染性栓子，蚊虫叮咬媒介传播(乙型脑炎)等。

2. 局部扩散　如颅骨开放性骨折、乳突炎、中耳炎、鼻窦炎等。

3. 直接感染　如创伤或医源性(腰椎穿刺等)感染。

4. 经神经感染　某些病毒如狂犬病病毒可沿周围神经，单纯疱疹病毒可沿嗅神经、三叉神经，入侵中枢神经而引起感染。

一、细菌感染性疾病

(一) 化脓性脑膜炎

[案例 14-1]

患者，女性，20 岁，发热、头痛、流涕、咳嗽 3 天，加重伴呕吐 3 小时入院。患者 3 天前出现发热(38.5℃)、咽痛、流涕、咳嗽，当地医院诊断为“感冒”，服药 3 天症状无明显好转。3 小时前出现头痛加重，伴呕吐、颈部强直。体格检查：体温 39℃，脉搏 120 次/分，昏睡状态，全身皮肤及眼结膜散在小出血点，颈项抵抗(+)。双瞳孔等大，对光反射存在，未引出病理征。CT 示脑沟回变浅。实验室检查：外周血 WBC $30.0\times10^9/L$，中性粒细胞 90%，腰穿颅内压 3.5kPa，脑脊液 WBC $16.5\times10^9/L$，中性粒细胞 92%。涂片示革兰阴性的双球菌。用罗氏芬抗炎、甘露醇脱水治疗病情逐渐好转。

[问题]

(1) 该病例临床诊断是什么？诊断依据有哪些？

(2) 分析该病例的病理变化和病理临床联系。

(3) 分析该病例结局，需要避免哪些并发症？

脑膜炎(meningitis)包括硬脑膜、蛛网膜和软脑膜的炎症。硬脑膜炎(pachymeningitis)多继发于颅骨感染，由于抗生素广泛的应用，发病率已大为降低。因此目前脑膜炎主要指包括蛛网膜和软脑膜炎症的软脑膜炎(leptomeningitis)。

脑膜炎主要有三种基本类型：化脓性脑膜炎(由化脓菌引起)，淋巴细胞性脑膜炎(多由病毒引起)和慢性脑膜炎(多由结核杆菌、梅毒螺旋体、布氏杆菌及真菌引起)。流行性脑脊髓膜炎(epdemic cerebrospinal meningitis)即是由脑膜炎双球菌感染引起的化脓性脑膜炎。

1. 病因和发病机制　化脓性脑膜炎由化脓菌感染引起，通常表现为急性炎症。在我国，以脑膜炎双球菌、肺炎链球菌和流感嗜血杆菌脑膜炎感染多见，但致病菌类型随患者的年龄不同而异。新生儿常见的致病菌是大肠埃希菌、B 组溶血性链球菌和葡萄球菌；3 岁以下婴幼儿多由流感嗜血杆菌引起；而青少年患者中以脑膜炎双球菌感染为主。

化脓菌以不同的方式感染脑膜，如脑膜炎双球菌通常存在于病人和带菌者的鼻咽部，借飞沫经呼吸道传染，多数成为健康带菌者，仅小部分机体抵抗力低下的患者。细菌从上呼吸道黏膜侵入血流，在血液中繁殖，到达脑脊膜后引起脑脊髓膜炎的急性渗出性炎症。流行性脑脊髓膜炎在冬春季可流行，其他病原菌引起的化脓性脑膜炎多为散发性，多半是其他感染性疾病(上呼吸道炎症、肺炎或皮肤疖肿等)的并发症。少数脑膜炎还可通过邻近组织感染，如头面部软组织感染、中耳炎、乳突炎、鼻窦炎等直接蔓延至脑膜。

2. 病理变化　化脓性脑膜炎属于急性化脓性炎症。根据病情的发展过程，可分为上呼吸道感染期、败血症期、脑膜炎期。

肉眼观，脑脊膜血管高度扩张充血，蛛网膜下腔充满灰黄色脓性渗出物，覆盖脑沟、脑回，使其结构模糊不清，脓性渗出物可累及大脑凸面矢状窦附近或脑底部视神经交叉及邻近各脑池(图 14-4A)。边缘病变较轻的区域，可见脓性渗出物沿血管分布。由于炎性渗出物的阻塞，使脑脊液循环发生障碍，可引起不同程度的脑室扩张。

镜下观，蛛网膜软脑膜血管高度扩张充血，蛛网膜下腔增宽，其内有大量中性粒细胞及纤维蛋白渗出和少量单核细胞、淋巴细胞浸润(图 14-4B)。用革兰染色，在细胞内外均可找到致病菌。脑膜及脑室附近脑组织轻度水肿，小血管周围可见少量中性粒细胞浸润。病变严重者，动、静脉管壁可受累并进而发生脉管炎和血栓形成，从而导致脑实质的梗死。

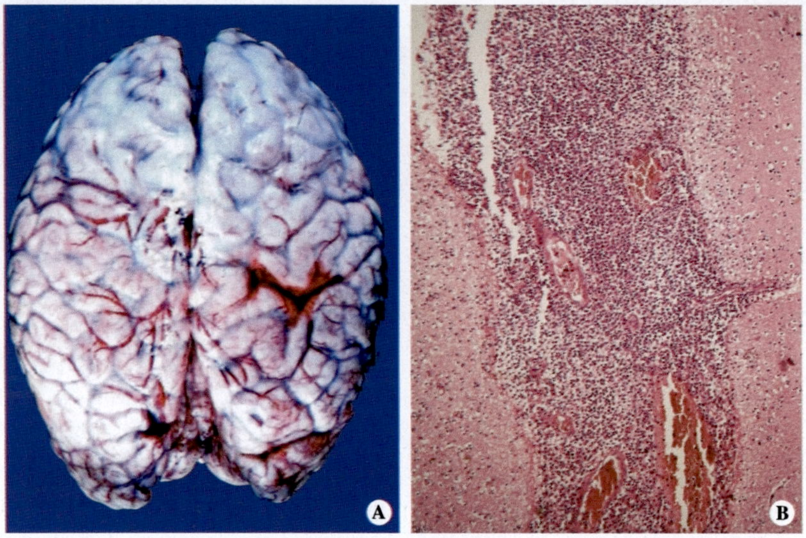

图 14-4 化脓性脑膜炎

A. 肉眼观：蛛网膜下腔充满黄白色脓性渗出物；B. 镜下观：蛛网膜下腔充血，有大量中性粒细胞浸润

3. 临床病理联系 脑膜炎在临床上除了发热等感染性全身性症状外，还出现一系列神经系统症状。

（1）脑膜刺激症状：表现为颈项强直或屈髋伸膝征（Kerning 征）阳性。当炎症累及脊髓神经根周围的蛛网膜、软脑膜及软脊膜，致使神经根在通过椎间孔处受压，而颈部或背部肌肉运动时可刺激神经根产生疼痛和颈项强直。婴幼儿腰背肌肉发生保护性痉挛可引起角弓反张（episthotonus）。Kerning 征阳性是由于腰骶节段神经后根受到炎症波及而受压所致，当屈髋伸膝试验时，坐骨神经受到牵引而导致疼痛。

（2）颅内压升高症状：表现为头痛、喷射性呕吐、视乳头水肿、小儿前囟饱满等。这是由于脑膜血管扩张充血，蛛网膜下腔脓性渗出物堆积，蛛网膜颗粒因渗出物阻塞而影响脑脊液吸收所致。若伴脑水肿，则颅内压升高更加显著，严重时可致脑疝、死亡。

（3）脑神经麻痹：基底部脑膜炎累及自该处出颅的Ⅲ、Ⅳ、Ⅴ、Ⅵ、Ⅶ 对脑神经，可引起相应的神经麻痹征。

（4）脑脊液变化：脑脊液混浊不清，含大量脓细胞，蛋白增多，糖减少，经涂片和培养检查可找到病原体。脑脊液检查是诊断本病的一个重要依据。

4. 结局和并发症 化脓性脑膜炎由于及时治疗和抗生素的广泛应用，病死率已由过去 70%～90% 降低到 5%以下。少数患者治疗不当，可由急性转为慢性，发生以下后遗症：①脑积水：由于脑膜粘连，脑脊液循环障碍所致；②脑神经受损麻痹：如耳聋、视力障碍、斜视、面神经瘫痪等；③颅底脉管炎导致管腔阻塞，引起相应部位脑缺血梗死。

少数病例起病急骤，病情凶险，称为暴发型流行性脑脊膜炎，多见于儿童。暴发性脑膜炎球菌败血症是其中的一种类型，主要表现为周围循环衰竭、休克和皮肤大片紫癜，脑膜的炎症病变较轻。与此同时，两侧肾上腺严重出血，肾上腺皮质功能衰竭，称为华-佛综合征（Waterhouse-Friederichsen syndrome），发生机制主要是大量内毒素释放所引起的中毒性休克和弥散性血管内凝血。本病可在起病 24 小时内死亡。

[案例 14-1 分析讨论]

（1）本例患者为年轻人，冬季发病，病变早期出现发热、流涕、咳嗽等症状，很像感冒，往往不被重视，延误了治疗，故早发现早诊治非常重要。有发热、头痛、呕吐、颈项强直等症状，结合实验室脑脊液压力增高、白细胞数明显增多、涂片检出双球菌等检查结果，可以诊断该患者是由脑膜炎双球菌所致的化脓性脑膜炎。

（2）显微镜下可见蛛网膜软脑膜血管扩张充血，蛛网膜下腔增宽，其内有大量中性粒细胞浸润；肉眼观，脓液可覆盖脑沟脑回，使其结构模糊不清。早期因毒血症，出现头痛、发热，后因脓液聚积，病变波及脑实质导致颅内压增高，患者头痛加剧，并伴呕吐症状。

（3）临床应使用抗生素及时治疗，并结合脱水剂降低颅内压，以避免弥漫性血管内凝血和脑疝的形成。

（二）脑脓肿

脑脓肿（brain abscess）大多继发于颅外感染，少数因开放性颅脑损伤或开颅术后感染所致。脑脓肿的病原体多为化脓性细菌，如葡萄球菌、链球菌、变形杆菌、大肠埃希菌等。发病部位和数目与感染途径有关。脑脓肿的感染途径有血源性感染和局部直接蔓延。血源性感染多因脓毒血症或远处感染灶经血行播散到脑内而形成，常为多发性，可分布于大脑各部；局部直接蔓延者常为单个病灶，耳源性脑脓肿多见于颞叶或小脑，鼻窦炎引起的脑脓肿多见于额叶。

脑脓肿的病理变化与颅外器官的脓肿相似。急性脓肿无包膜，境界不清，发展快，可破入脑室，引起脑室积脓，甚至迅速致死；慢性脓肿周边有纤维包膜围绕，境界清楚(图 4-13)。脑脓肿周围组织常有水肿和星形胶质细胞增生。脑 CT 是目前临床诊断脑脓肿的主要方法。

二、病毒感染性疾病

[案例 14-2]

患儿，男性，5 岁，以高热、头痛呕吐 2 天，嗜睡、不语 1 天为主诉入院。2 天前无明显诱因高热，体温很快上升到 39℃，持续不退，同时伴头痛呕吐，啼哭不止，以流感治疗。今日起出现嗜睡、不语。体检：呈昏睡状，体温 39.5℃，脉搏 130 次/分，呼吸 35 次/分，血压 110/80mmHg，颈项强直，对光反射迟钝，膝腱反射消失，布氏征(＋)、凯尔尼格征(＋)，心、肺、腹(－)。实验室检查：脑脊液压力增高，外观清亮，蛋白质轻度增高，糖与氯化物正常，白细胞为 0.100×10^9/L，淋巴细胞 80%。入院后患者很快出现抽搐、昏迷，经对症及支持治疗无效，于入院后 20 小时死亡。尸检摘要：身高 110cm，发育、营养尚可。脑重 1350g，脑膜充血，脑回增宽，脑沟狭窄；切面上可见粟粒大小的软化灶，以大脑皮质及基底核、视丘最为严重，小脑皮质、延髓及桥脑次之。光镜下：脑水肿伴血管扩张充血，血管周淋巴细胞浸润，散在神经细胞变性并见噬神经细胞现象、卫星现象，见弥漫筛状软化灶，局部有胶质细胞增生结节形成。

[问题]

(1) 试述本例疾病的诊断和诊断依据。

(2) 如何预防流行性乙型脑炎？流行性乙型脑炎可出现哪些并发症？

引起中枢神经系统病毒性疾病的病毒种类繁多，如疱疹病毒、虫媒病毒、肠源性病毒、狂犬病毒和人类免疫缺陷病毒(HIV)。病变可累及软脑膜、脑或脊髓。以下主要介绍流行性乙型脑炎(epidemic encephalitis B)。

流行性乙型脑炎是由乙型脑炎病毒感染所致的以脑实质变质性病变为主的急性传染病。多在夏秋季节流行，儿童发病率明显高于成人，尤以 10 岁以下儿童居多，约占乙型脑炎的 50%～70%。乙型脑炎之称在于与冬季发生的昏睡性甲型脑炎相区别。本病起病急，病情重，死亡率高，临床表现为高热、嗜睡、抽搐、昏迷等。

1. 病因和发病机制 流行性乙型脑炎病毒为嗜神经性 RNA 病毒，其传播媒介为蚊子，传染源为乙型脑炎病人和中间宿主的家畜、家禽，传播媒介为库蚊、伊蚊和按蚊，我国主要为三节吻库蚊。携带乙型脑炎病毒的蚊子叮人吸血时，病毒侵入人体，先在局部血管内皮细胞及全身单核-吞噬细胞系统中繁殖，然后入血引起短暂性病毒血症。病毒能否进入中枢神经系统，取决于机体免疫反应和血-脑屏障功能状态。免疫能力强，血-脑屏障功能完善者，病毒不易进入脑组织致病，成为隐性感染，通常为成年人；而在儿童，尤其是 10 岁以下，由于免疫功能相对低下，血-脑屏障功能不够健全，病毒可侵入中枢神经系统而致病。由于受感染的神经细胞表面有膜抗原存在，从而激发机体的体液免疫与细胞免疫，最终导致神经细胞损伤。

2. 病理变化 本病的病变特点是中枢神经系统灰质广泛受累，以大脑皮质及基底核、视丘最为严重，小脑皮质、延髓及脑桥次之，脊髓病变最轻，常仅限于颈段脊髓。

肉眼观，软脑膜充血，脑水肿明显，脑回增宽，脑沟变窄；切面上在大脑皮质深层、基底核、视丘等部位可见粟粒大小的软化灶，境界较清楚，弥漫分布或聚集成群。

镜下观，可出现病毒感染所出现的基本病变：

(1) 血管变化和炎症反应：脑实质内血管高度扩张充血，血管周围间隙增宽。浸润的炎性细胞多围绕在血管周围间隙形成血管套(图 14-5)，或以变性和坏死的神经元为中心呈灶性浸润，浸润的炎性细胞以淋巴细胞、单核细胞和浆细胞为主。

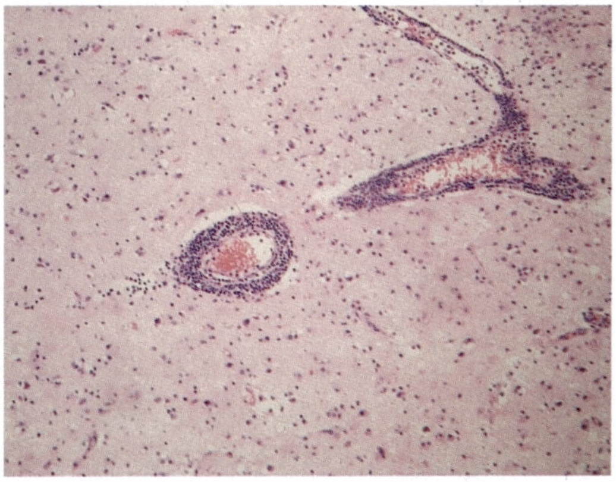

图 14-5 血管周围炎症细胞浸润

(2) 神经细胞变性、坏死：表现为神经细胞肿胀，尼氏小体消失，胞质内空泡形成，核偏位等。病变严重者神经细胞可发生核浓缩、溶解，出现卫星现象和噬神经细胞现象。

(3) 软化灶形成:对本病的诊断具有一定的特征性。病灶质地疏松,染色较淡呈镂空状,称为筛状软化灶(图 4-6),常见于大脑(顶叶、额叶、海马回)皮质灰、白质交界处,丘脑、中脑等处也颇常见。软化灶的发生可能与病毒或免疫反应对神经组织损害以及局部循环障碍有关,其机制尚未明确。

(4) 卫星现象与噬神经细胞现象:神经细胞胞体周围被 5 个以上少突胶质细胞围绕称为卫星现象;坏死的神经细胞被增生的小胶质细胞或巨噬细胞吞噬的过程为噬神经细胞现象。这两种改变常见于病毒感染性脑炎(如流行性乙型脑炎)时,少突胶原细胞量小胶质细胞及巨噬细胞对变性坏死神经元的反应。

(5) 胶质细胞增生:小胶质细胞增生明显,形成小胶质细胞结节(图 14-6),后者多位于小血管或坏死的神经细胞附近。少突胶质细胞和星形胶质细胞也可增生,软化灶由增生的胶质细胞取代而形成胶质瘢痕。

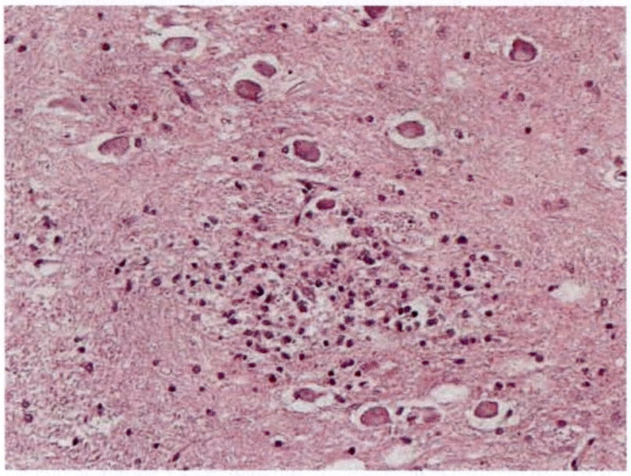

图 14-6 胶质细胞结节
坏死的神经细胞周围小胶质细胞增生

3. 临床病理联系 本病患者早期可出现高热、全身不适等毒血症表现,随着病变累及脑实质,患者常出现嗜睡、昏迷以及脑神经核受损所致的脑神经麻痹症状。继而由于颅内血管扩张充血,血管通透性增高,引起脑水肿和颅内压升高,患者出现头痛、呕吐。严重的颅内压增高可引起脑疝,常见的有小脑扁桃体疝和海马沟回疝,其中小脑扁桃体疝可致延髓呼吸和心血管中枢受挤压而致死。脑膜也可有轻度的炎症反应,临床上有脑膜刺激症状和脑脊液中细胞数增多的现象。

多数患者经过治疗后痊愈,病变较重者可出现痴呆、语言障碍、肢体瘫痪及颅神经麻痹引起的吞咽困难、中枢神经性面瘫、眼球运动障碍等并发症状。少数不能完全恢复而留下后遗症,个别因呼吸循环衰竭或并发小叶性肺炎而死亡。

[案例 14-2 分析讨论]

(1) 本例患者为小儿,有高热、全身不适等中毒症状,接着出现嗜睡、昏迷等神经系统受累的表现,以及头痛、呕吐等颅内压升高症状,结合实验室检查脑脊液外观、白细胞变化,病理检查为病毒性脑炎的改变。该患者病情进展迅速,夏季发病,诊断为流行性乙型脑炎,其与流行性脑脊髓膜炎的主要区别见表 14-1。

(2) 夏季是乙脑的高发季节,畜禽是主要传染源,由蚊子叮咬进行传播,因此预防乙脑的关键是抓好灭蚊、防蚊、儿童疫苗注射及对可传染乙脑动物的管理。乙脑的主要并发症有痴呆、肢体瘫痪及颅神经麻痹等,还可能因呼吸循环衰竭或脑疝导致死亡。

表 14-1 流行性脑脊髓膜炎与流行性乙型脑炎的鉴别

	流行性脑脊髓膜炎	流行性乙型脑炎
病因	脑膜炎双球菌	乙型脑炎病毒
发病年龄	儿童或青少年	儿童或成年人,10 岁以下儿童为多
发病季节	冬春季	夏秋季
传播途径	飞沫经呼吸道传播	蚊子叮咬
病变性质	化脓性炎	变质性炎
病变部位	病变以蛛网膜和软脑膜为主	累及脑实质,以大脑皮质及基底核、视丘最为严重
并发症	脑积水、局限性粘连性蛛网膜炎、脑底部脉管炎致脑梗死、脑神经受损	语言障碍、痴呆、肢体瘫痪、吞咽困难、中枢性面瘫

三、海绵状脑病

海绵状脑病(spongiform encephalopathy)是一组中枢神经系统慢性进行性退行性疾病,其特点是脑灰质疏松呈海绵状,具有传染性和遗传性,潜伏期长,以前被划归为慢病毒感染性疾病,包括人的库鲁病(Kuru disease)、克-雅病(Creutzfeldt-Jacob disease,CJD)、家族性传染性海绵状脑病(Gerstmann-Straeussler-Scheinker disease,GSS)和致死性家族性失眠症(fatal familial insomnia，FFI)，与之相关的动物疾病是疯牛病、羊瘙痒症等。

1. 病因与发病机制　目前认为，海绵状脑病的致病因子是朊蛋白(prion protein，PrP)。正常PrP(PrP^c)是神经细胞膜上的糖脂蛋白，蛋白构型为α-螺旋，本身并不致病。当蛋白构型变为β-折叠时，则成为异常PrP(PrP^{sc})，不能被降解，还可将PrP^c复制成PrP^{sc}，具有传染性。后者形成类淀粉沉积于神经系统内，导致神经系统病变。因此PrP病属于蛋白构型病，但具体的发病机制尚不完全明确。

2. 病理变化　病变主要累及大脑皮质，基底核、丘脑、小脑皮质也可累及。肉眼观，大脑萎缩，脑室扩张。镜下表现为：

(1) 大脑皮质呈海绵状外观，系神经元胞质和神经毡(神经胶质细胞突起构成的网状结构)出现的大量空泡所致，在空泡处有PrP阳性表达。

(2) 神经元脱失和反应性胶质化，神经元显示不规则的斑状脱失或固缩，可见淡染的鬼影神经元。星形胶质细胞增生，胶质瘢痕形成。

(3) 库鲁斑，即PrP淀粉样斑。HE染色中心呈粉红色，周围有放射状排列的细丝，PAS和刚果红染色阳性，电镜下可见淀粉样原纤维。

临床上患者表现为进行性痴呆，常有步态异常和肌阵挛，预后差，多在起病后1年内死亡。

第四节　变性疾病

变性疾病是一组原因不明、慢性进行性的中枢神经系统疾病，选择性地累及某1～2个功能系统的神经细胞，引起受累部位特定的临床表现。如累及大脑皮质神经细胞的病变，主要表现为痴呆，累及基底核椎体外运动神经系统则引起运动障碍，累及小脑可导致共济失调等。常见的变性疾病有Alzheimer病、Parkinson病、Pick病、肌萎缩性脊髓侧索硬化症等。本组疾病的共同病理特点为受累部位神经元的萎缩、死亡和星形胶质细胞增生，此外不同的疾病还可有各自特殊的病变，如在细胞内形成包涵体或发生神经原纤维缠结等。

一、阿尔茨海默病

阿尔茨海默病(Alzheimer disease，AD)又称老年痴呆症，是以进行性痴呆为主要临床表现的大脑变性疾病。多在50岁以后起病，近年发病率呈增高趋势。临床表现为进行性精神状态衰变，包括记忆、智力、定向、判断能力、情感障碍和行为失常甚至发生意识模糊等，通常在发病后5～10年内死于继发感染和全身衰竭。

1. 病因和发病机制　Alzheimer病的病因和发病机制尚不明确，可能与下列因素有关：

(1) 神经细胞代谢改变：淀粉样前体蛋白(amyloid precursor protein，APP)的崩解产物β-淀粉样物质的沉积被认为是AD发生的关键。APP是正常神经元的跨膜蛋白，由于代谢异常产生不溶性的β-淀粉样物质，对神经元具有毒性作用，进而引起神经原纤维缠结、老年斑形成等改变。

(2) 遗传因素：散发与家族性AD病例染色体21、19、14和1出现异常，14号和1号染色体上有2个基因位点与家族性早发病例相关，分别编码早老素-1和早老素-2。早老素突变使可引起β-淀粉样物质沉积。

(3) 受教育程度：有调查资料证实，本病的发病率与受教育程度有关。文盲及初小文化人群中发病率最高，受到高中以上教育人群中发病率较低，学习可促进突触的改建，防止突触的丢失。

(4) 继发性递质改变：最主要的改变是乙酰胆碱的减少，另外Alzheimer病也涉及多种细胞信号途径。

2. 病理变化

(1) 肉眼观，脑萎缩明显，脑回窄、脑沟宽，重量减轻，病变以额叶、顶叶及颞叶最显著，脑切面可见代偿性脑室扩张。

(2) 镜下观，本病主要的病理变化有：

1) 老年斑：直径为20～150μm的细胞外结构，最多见于内嗅区皮质、海马CA-1区，其次为额叶和顶叶皮质。HE染色为嗜伊红色斑块，银染色显示斑块中心为一均匀的嗜银团(图14-7)，刚果红染色阳性，免疫组化抗β-淀粉样蛋白阳性。中心周围有空晕环绕，外围有不规则嗜银颗粒或丝状物质。电镜下，该斑块主要由多个异常扩张变性的轴索突触终末和淀粉样细丝构成。

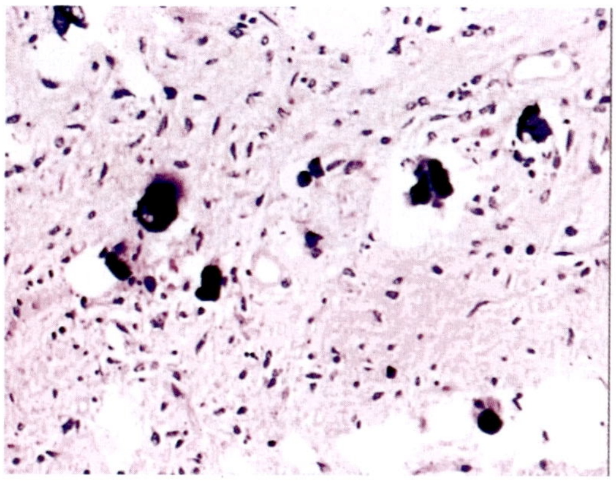

图14-7　阿尔茨海默病老年斑(嗜银染色)

2) 神经原纤维缠结：由神经原纤维增粗扭曲形成，为神经元趋向死亡的标志，可由银染清晰显示。电镜下为直径7～10nm双螺旋缠绕的细丝构成，多见于较大的神经元，尤以海马、杏仁核、颞叶内侧、额叶皮质的锥体细胞最多见。

3）颗粒空泡变性：表现为神经细胞胞质中出现小空泡，内含嗜银颗粒，多见于海马的锥体细胞。

4）Hirano小体：为神经细胞树突近端棒形嗜酸性包涵体，生化检测证实主要为肌动蛋白，多见于海马锥体细胞。

上述病理变化均为非特异性，可见于无特殊病变的老龄脑，仅当其数目增多达到诊断标准并具特定的分布部位，并除外其他引起痴呆的原因，才能作为Alzheimer病的诊断依据。

二、帕金森病

帕金森病（Parkinson disease，PD）又称原发性震颤性麻痹（paralysis agitans），是一种缓慢进行性疾病，以纹状体黑质损害为特征。多发生在50～80岁，临床表现为震颤、肌强直、运动减少、姿势及步态不稳、起步及止步困难、假面具样面容等。

1. 病因和发病机制 本病的病因和发病机制尚未阐明。可能与以下因素有关：

(1) 内源性和外源性毒素：环境中存在的MPTP（甲基-苯基-四氢吡啶）类毒素及一氧化碳、锰、汞中毒，或游离氧自由基等，可产生类似PD症状或病理改变。

(2) 遗传因素：目前已发现六种与PD有关的基因，其中最重要的是PARK-1基因，定位在染色体4q21-23。该基因突变后，α-共核蛋白功能丧失，形成的包涵体容易造成黑质神经元的凋亡和缺失。

(3) 其他：帕金森病随年龄增大而增多，机械性损伤、特别是头部外伤是帕金森病发病的一个诱发因素。

2. 病理变化

肉眼观，主要以中脑黑质、苍白球、纹状体和蓝斑等神经色素脱失为特点，丘脑底、迷走神经背核、中缝核及Meynert核也常受侵，疾病后期可见脑室扩大。

镜下观，该处含有黑色素的神经细胞减少或丧失，残留的神经细胞内有Lewy小体形成。该小体位于神经细胞胞质内，圆形，中心嗜酸性着色，折光性强，边缘着色浅。

由于黑质细胞的变性和脱失，多巴胺合成减少，以致多巴胺（抑制性）与乙酰胆碱（兴奋性）的平衡失调而致病。PD病程一般在10年以上，多死于外伤或继发感染。

第五节 缺氧与脑血管病

由于脑组织不能储存能量，缺氧可以激活谷氨酸受体，导致大量的Ca^{2+}进入神经元，引起神经元死亡，因此脑组织缺血缺氧极易导致病变发生。脑血管病分缺血性脑病和出血性脑病。

一、缺血性脑病

缺血性脑病（ischemic encephalopathy）是指由于低血压、心脏骤停、失血、窒息等原因引起的脑损伤。

1. 影响因素 脑缺血损伤的程度与脑组织不同部位、不同细胞、缺氧程度以及持续时间有关。

(1) 大脑较脑干各级中枢敏感，大脑灰质较白质敏感；动脉血管的远心端及边缘区易发生灌流不足，如位于大脑凸面顶颞区是大脑前动脉、中动脉和后动脉血供分布的边缘带，在脑缺血缺氧时最易受累。

(2) 大脑各类细胞对缺氧的敏感性不同，按照敏感性从高到低依次为：神经元、星形胶质细胞、少突胶质细胞、内皮细胞，神经元中以皮质第3、5、6层细胞，海马椎体细胞和小脑蒲肯野细胞最为敏感。

(3) 大脑缺氧时间长病变就严重，神经元缺血缺氧4分钟即可死亡。

2. 病理变化 轻度脑缺氧无明显病变，重度缺氧、存活时间短（几小时）者也可无明显病变，只有中度缺氧，存活时间在12小时以上才可出现典型病变。表现为神经细胞中央性尼氏小体溶解和坏死、轴突反应和脱髓鞘、星形胶质细胞肿胀。病变第1～2天出现脑水肿，并有中性粒细胞和巨噬细胞浸润，出现泡沫细胞；第4天星形胶质细胞明显增生，出现修复反应和胶质瘢痕；约30天可见蜂窝状胶质瘢痕。

二、阻塞性脑血管病

阻塞性脑血管病是由于血管阻塞引起局部血流中断所致的脑梗死性病变，可以是血栓形成，也可以是栓塞所致，梗死范围与血管供应区基本一致。

1. 类型

(1) 血栓性阻塞：血栓性阻塞常发生在动脉粥样硬化的基础上，由于斑块堵塞或者继发性病变（附壁血栓、斑块内出血）阻塞血管，导致脑缺血性梗死，好发于颈内动脉与大脑前动脉、中动脉分支、后动脉及基底动脉。血栓性栓塞所致的脑梗死发展较慢，逐渐出现偏瘫、神志不清和失语等症状。

(2) 栓塞性阻塞：来自全身各处的栓子可随着血液循环阻塞脑血管分支，心源性栓子多见，如亚急性感染性心内膜炎的栓子。病变多累及大脑中动脉供血区。临床表现急骤，发生突然，预后差，严重者可在短时间内死亡。

2. 病理变化 主要表现为贫血性梗死，若静脉堵塞先引起组织严重淤血，或阻塞的动脉发生再通血液经损伤的血管壁外溢，也可发生出血性梗死。

肉眼观，脑梗死数小时后梗死区灰白质界限不清，2～3 天后局部水肿，有出血点，1 周后脑组织软化，最后形成蜂窝状囊腔。小于 1.5cm 的囊性病变称为腔隙性坏死，常为多发性，与高血压细动脉硬化关系密切。光镜下，病变与缺血性脑病基本一致。

三、脑　出　血

脑出血（brain hemorrhage）包括脑实质出血、蛛网膜下腔出血和混合性出血。颅脑外伤可致硬脑膜外出血和硬脑膜下出血。

（一）脑内出血

脑内出血最常见的原因是高血压病，约占 50%，也可见于淀粉样脑血管病、肿瘤、血液病血管瘤等。

脑出血的症状和体征取决于出血量、出血部位和范围。脑出血量大者起病急，患者突感剧烈头痛、频繁呕吐、意识模糊，进而昏迷。脑出血好发部位在基底节，基底节外侧出血常引起对侧肢体偏瘫，内侧出血易破入侧脑室和丘脑，预后差；桥脑出血双侧瞳孔极度缩小；小脑出血表现为出血侧后枕部剧痛和频繁呕吐。脑内出血的死亡原因主要为脑室出血和脑疝形成。

（二）蛛网膜下腔出血

自发性蛛网膜下腔出血占脑血管意外的 10%～15%，常见原因为先天性动脉瘤和血管畸形破裂，好发于基底动脉环的前半部。临床表现为突发性剧烈头痛、脑膜刺激征，腰椎穿刺见血性脑脊液。蛛网膜下腔出血可引起颅内血管的严重痉挛，导致脑梗死，甚至死亡。

（三）混合性出血

常由介于动脉和静脉之间的动静脉畸形引起，管壁结构异常，走向扭曲，管腔大小不一，可成堆出现。由于动静脉畸形多分布于大脑半球浅表层，因此破裂后常导致脑内和蛛网膜下腔的混合性出血。

第六节　神经系统肿瘤

神经系统肿瘤包括中枢神经系统肿瘤和周围神经系统肿瘤两大类。

一、中枢神经系统肿瘤

中枢神经系统肿瘤包括脑、脊髓或脑脊膜的原发性和转移性肿瘤。原发性中枢神经系统肿瘤中 85%为颅内肿瘤，15%为椎管内肿瘤。颅内肿瘤以胶质瘤最为多见，约占 40%，其次为脑膜瘤（15%），听神经瘤（8%）。儿童的颅内肿瘤发病率仅次于白血病，占小儿恶性肿瘤的第 2 位。原发性肿瘤以胶质瘤和髓母细胞瘤常见，转移性肿瘤以转移性肺癌最多见。

颅内肿瘤可引起以下临床表现：①肿瘤压迫或破坏周围脑组织引起局部神经症状，如癫痫、瘫痪、视野缺损等；②颅内占位性病变引起颅高压症状，表现为头痛、呕吐、视神经乳头水肿等。

（一）胶质瘤

［案例 14-3］

患者，男性，45 岁，右侧肢体乏力，伴言语不清，症状进行性加重 1 个月入院。6 年前体检 CT 发现左额占位性病变，在外院手术切除，病理诊断为原浆型星形胶质细胞瘤，手术放射治疗后随访 2 年未见肿瘤复发。1 个月前出现右侧肢体乏力及言语不清，进行性加重。体格检查：神志清，反应迟钝。体温 36℃，脉搏 70 次/分，呼吸 18 次/分，血压 150/95mmHg，神经系统检查右侧肢体肌力Ⅲ～Ⅳ级，上肢远端肌力减退，肌张力增高，膝腱反射亢进，病理征阳性。MRI 检查显示原手术野囊性和实性占位性病变，大小 4cm×3cm×3cm，周围脑水肿明显，中线结构移位。行手术治疗，见左额叶肿瘤灰褐间灰红，质软，肿瘤无包膜，边界不清，周围脑水肿明显。行肿瘤全部切除。

病理诊断：多形性胶质母细胞瘤Ⅳ级。

［问题］

（1）星形胶质细胞瘤有哪些主要类型？

（2）应从哪些方面观察弥漫浸润性星形胶质细胞瘤的镜下改变？如何判断胶质瘤的类型和级别？

（3）胶质细胞瘤有哪些浸润和转移特性？

胶质瘤（glioma）具有相对特有的生物学特性。①良恶性的相对性：无论高分化或低分化的胶质瘤，均可通过血管周围间隙、软脑膜、神经衣等，呈浸润性生长，因此无包膜形成；间变性肿瘤由于生长迅速，与周围组织截然不同，故边界较清楚；②毛细胞型星形胶质细胞瘤尽管是 WHO Ⅰ级，但如果位于手术禁区（如第三脑室、脑干）则无法切除，预后较差；③转移：脑脊液转移是颅内肿瘤常见的转移方式，特别是位于脑室旁、脑池旁的肿瘤更为多见；颅外转移极少见。

1. 星形胶质细胞瘤　星形胶质细胞瘤（astrocytoma）是最常见的胶质瘤，约占原发性颅内肿瘤的 30%，占胶质瘤的 78%以上。男女发病比例为 1.8∶1，各个年龄段均可发生，高发年龄为 30～70 岁。肿瘤可发生于中枢神经系统的任何部位，但以大脑的额叶和颞叶最多见。

根据星形细胞分化程度不同，星形胶质细胞瘤可分为弥漫浸润型星形细胞瘤、毛细胞型星形细胞瘤、多形性黄色星形细胞瘤和室管膜下巨细胞星形细胞瘤，其中弥漫浸润型星形细胞瘤最多见(占60%)。星形胶质细胞瘤的细胞骨架含有胶质纤维酸性蛋白(GFAP)，免疫组织化学染色呈阳性反应，是该肿瘤的特异标志。

肉眼观，肿瘤为数厘米的结节或巨大肿块。分化较好的肿瘤，多数境界不清；而分化差的肿瘤因有坏死出血，似与周边组织境界分明。瘤体多为灰白色，有的呈胶冻状外观，可形成大小不等的囊腔。由于肿瘤占位和压迫邻近脑细胞，脑的原有结构可扭曲变形或中线发生偏移。

镜下观，根据肿瘤细胞核的多形性、核分裂象、瘤细胞密度、内皮细胞增生密度和瘤组织坏死情况，弥漫浸润型星形细胞瘤分为分化好(纤维型、原浆型、肥胖型)、分化不良(间变型)和胶质母细胞瘤。纤维型星形细胞瘤最常见，瘤细胞分化好，细胞突起长，形成红染的纤维性背景，无坏死和血管增生。原浆型星形细胞瘤细胞突起少而短，瘤细胞体积小，形态较一致；肥胖型星形细胞瘤瘤细胞体积大，胞质丰富，核偏位；间变型星形细胞瘤细胞密度增大，异型性明显，核深染，出现核分裂象，毛细血管内皮细胞增生。

胶质母细胞瘤(glioblastoma)是高度恶性的星形胶质细胞瘤，多见于成人。肿瘤好发于额叶、顶叶和颞叶白质，浸润范围广，常可穿过胼胝体到对侧，瘤体常因出血坏死而呈红褐色。镜下，细胞密集，异型性明显，可见怪异的单核或多核瘤巨细胞(图14-8)，丛状增生的毛细血管呈肾小球样结构。出血坏死明显，坏死周围的瘤细胞呈栅栏状排列，这是区别于间变性星形胶质细胞瘤的主要特征。肿瘤发展迅速，预后极差，患者多在1年内死亡。

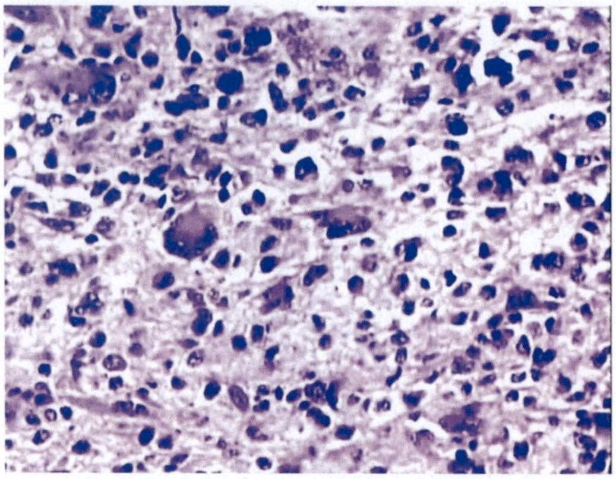

图14-8 多形性胶质母细胞瘤
瘤细胞异型性大，见多核瘤细胞

毛细胞型星形细胞瘤、多形性黄色星形细胞瘤和室管膜下星形细胞瘤常发生于儿童、青少年，生长缓慢，预后相对较好。其中毛细胞型星形细胞瘤的形态特殊，瘤细胞两端发出纤细的毛发状突起，平行或束状排列，有特征性的球形或棒状嗜酸性的Rosenthal纤维结构(图14-9)。

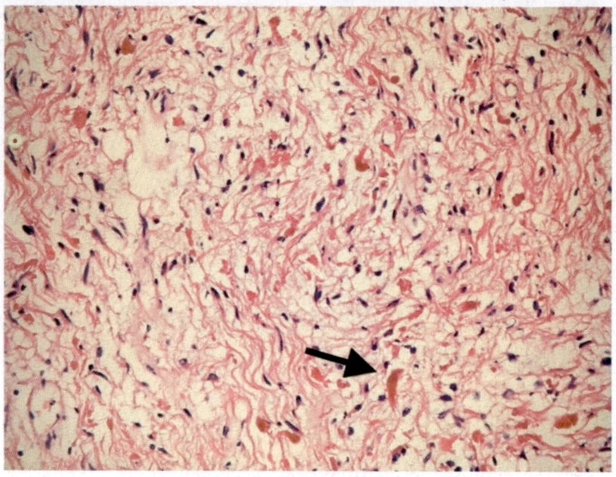

图14-9 毛细胞型星形细胞瘤
瘤细胞呈毛发状突起，见棒状嗜酸性的Rosenthal纤维(↑)

按WHO的分级标准(2007年)，毛细胞型星形细胞瘤、室管膜下星形细胞瘤为Ⅰ级，纤维型、原浆型、肥胖型和多形性黄色星形细胞瘤为Ⅱ级，间变型星形细胞瘤为Ⅲ级，胶质母细胞瘤为Ⅳ级。

[案例14-3分析讨论]

(1) 星形胶质细胞瘤是中枢神经系统最常见的肿瘤，可分为弥漫浸润型星形细胞瘤，毛细胞型星形细胞瘤、多形性黄色星形细胞瘤和室管膜下巨细胞星形细胞瘤，其中弥漫浸润型星形细胞瘤最多见(占60%)。

(2) 根据肿瘤细胞核的多形性、核分裂象、瘤细胞密度、内皮细胞增生密度和瘤组织坏死情况，弥漫浸润型星形细胞瘤分为分化好(纤维型、原浆型、肥胖型)、分化不良(间变型)和胶质母细胞瘤。低级别胶质瘤(WHO Ⅰ～Ⅱ级)并不等于良性，其复发后出现恶变的现象比较普遍，肿瘤复发后其恶性程度在肿瘤内不均匀分布，因此肿瘤切除后其标本应多点取材才能准确表达其真实情况。

(3) 胶质细胞瘤可通过血管周围间隙、软脑膜、室管膜、神经纤维束间浸润性生长，或通过脑脊液转移。

2. 少突胶质细胞瘤 少突胶质细胞瘤(oligodendroglioma)来源于少突胶质细胞的分化较为成熟的肿瘤，约占原发性脑肿瘤的4.3%，高发于40～50岁的成人，男性略高于女性。好发于大脑皮质的浅层，额叶最多见。

肉眼观，肿瘤呈灰红色边界清楚的球形肿块，多位于大脑白质，向外可累及皮质和软脑膜，向深部浸润者可突入脑室。囊性变、出血和钙化较为常见，其中钙化灶对影像学诊断有一定帮助。

镜下观，瘤细胞呈弥漫性生长，大小均匀，形态单一，分化良好，核分裂少见，胞核圆形居中，胞质淡染，形成核周空晕（图 14-10）。间质富有血管，有不同程度的内皮细胞增生。可见不同程度的钙化和砂粒体形成。

少数少突胶质细胞瘤细胞分化差，异型性明显，核分裂象较多，称为间变型少突胶质细胞瘤。如肿瘤组织中星形胶质细胞瘤成分达到 50% ，则称少突星形胶质细胞瘤。

少突胶质细胞瘤临床表现多为癫痫和局部性瘫痪，是目前唯一对化疗敏感的胶质瘤，生长缓慢，患者术后平均生存期为 3～5 年，有的病程可达十余年。间变型少突胶质细胞瘤生长迅速，预后不佳。

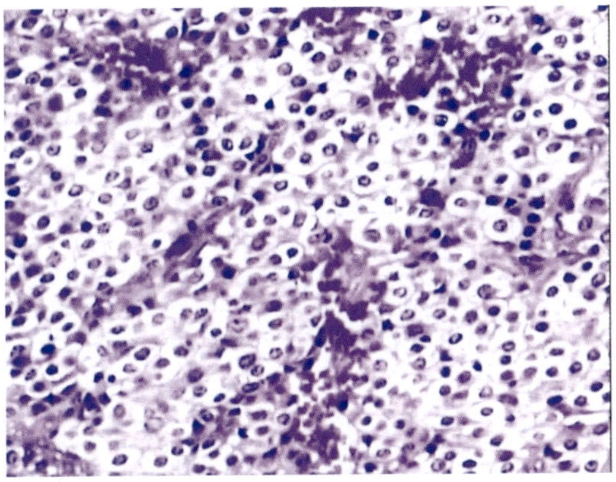

图 14-10　少突胶质细胞瘤
瘤细胞胞核圆形居中，胞质淡染，核周空晕形成

3. 室管膜瘤　室管膜瘤（ependymoma）起源于室管膜细胞，占神经上皮肿瘤的 3%～9%，可发生于脑室系统的任何部位，多见于第四脑室，其次为侧脑室、第三脑室和导水管，也可见于脊髓中央管（好发于腰骶及马尾部）。患者多为儿童和青少年。

肉眼观，肿瘤多呈膨胀性生长，边界清楚，呈球形、分叶状或乳头状，多在脑室内生长。切面灰白色或灰红色，可发生灶性出血坏死或囊性变及点状钙化。

镜下观，瘤细胞大小形态较一致，呈梭形或胡萝卜形，胞质丰富，有突起，核圆形或椭圆形，染色质呈细颗粒状。瘤细胞的排列有两种结构，一是环绕空腔排列成腺管状，形态上与室管膜腔相似，称为菊形团结构（图 14-11）；另一是环绕血管，瘤细胞细长的胞质突起与血管壁相连，形成假菊形团结构。在个别细胞的腔面或胞核旁可见室管膜细胞的特征性的纤毛体。有时还可形成乳头状结构。发生在脊髓圆锥和终丝的肿瘤呈黏液乳头状结构。室管膜瘤生长缓慢，可存活 8～10 年，但也可经脑脊液播散。

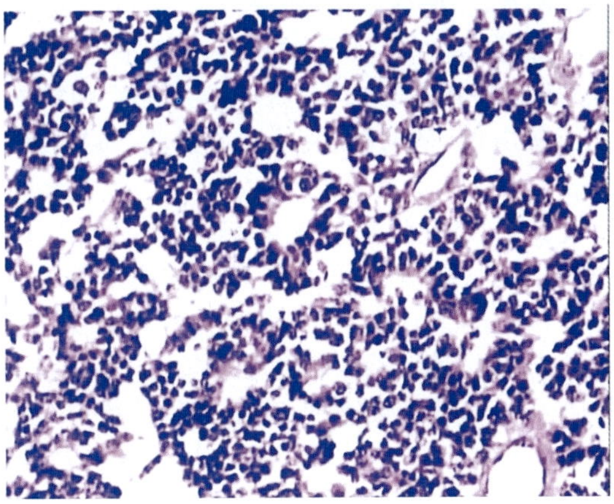

图 14-11　室管膜瘤
瘤细胞环绕空腔排列成腺管状（菊形团结构）

（二）髓母细胞瘤

髓母细胞瘤（medulloblastoma）是来源于小脑蚓部的原始神经上皮细胞或小脑皮质的胚胎性外颗粒层细胞的高度恶性肿瘤，预后差。肿瘤好发于儿童，发病高峰为 5～10 岁，占儿童颅内肿瘤的 22% ，仅次于星形胶质细胞瘤而占第 2 位。偶见于成人，男性多见。本瘤在儿童 75%发生于小脑蚓部，在成人则多见于小脑半球。

肉眼观，瘤组织呈鱼肉状，色灰红。镜下观，肿瘤由圆形、椭圆形细胞构成，胞核着色深，胞质少，有多少不等的核分裂象。瘤细胞排列密集，以神经纤维为轴心做放射状排列形成典型的菊形团（图 14-12），具有一定的诊断意义。瘤细胞具有向神经元及神经胶质双向分化的潜能，免疫组化表达 GFAP 和神经元分化标记（Syn，NSE，CgA 等）。一旦瘤细胞侵入软脑膜，可经脑脊液广泛播散转移。

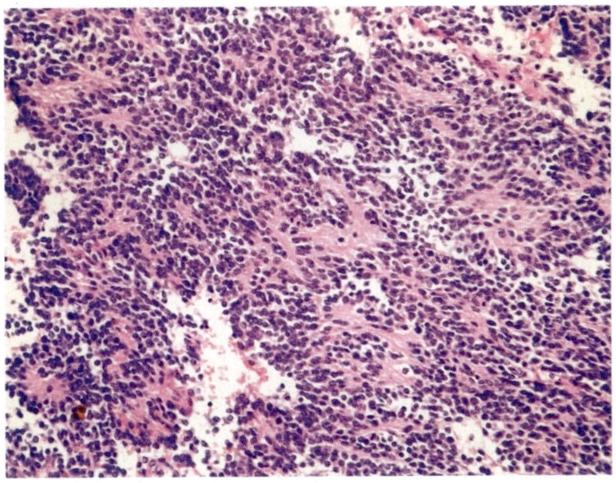

图 14-12　髓母细胞瘤
瘤细胞排列密集，以神经纤维为轴心排列形成典型的菊形团结构

（三）脑膜瘤

脑膜瘤（meningioma）是中枢神经系统常见的原发性肿瘤，仅次于神经上皮肿瘤而居第 2 位，占颅内肿瘤的 13%～26%。脑膜瘤好发于 40～50 岁以上的中老年人，女性较男性多见，多数生长缓慢，预后好。本瘤主要来源于蛛网膜颗粒中的蛛网膜细胞，好发部位与蛛网膜颗粒所在部位相同，常见于上矢状窦旁大脑镰两侧，其次为蝶骨嵴、嗅沟、小脑脑桥角，在脊髓则以胸段多见。

肉眼观，肿瘤界限清楚，呈球形，分叶状或不规则形，多为膨胀性生长，周围脑组织受压成凹陷切迹。少数肿瘤呈斑块状覆盖较广泛区域，甚至整个脑半球。肿瘤切面灰白色，呈颗粒状、条索旋涡状，质韧，或有砂粒感。

光镜下，脑膜瘤基本图像是瘤细胞呈大小不等同心圆或漩涡状结构，中央血管常有透明变性，或者钙化形成沙粒体。脑膜瘤组织学类型常见有：①脑膜细胞型或合体细胞型：瘤细胞胞质丰富，边界不清楚（图 14-13）；②纤维细胞型：瘤细胞呈长梭形，排列成致密的交织束状结构；③过渡型或混合型：合体细胞与纤维细胞混合；其他还有乳头型、透明细胞型、脊索样型、化生型脑膜瘤等少见类型。少数脑膜瘤细胞生长活跃，异型性大，或出现坏死甚至转移，称为间变型脑膜瘤或恶性脑膜瘤。

大多数脑膜瘤为良性，手术易于切除，预后好。少数间变型脑膜瘤细胞可发生颅外转移，累及肺及淋巴结。

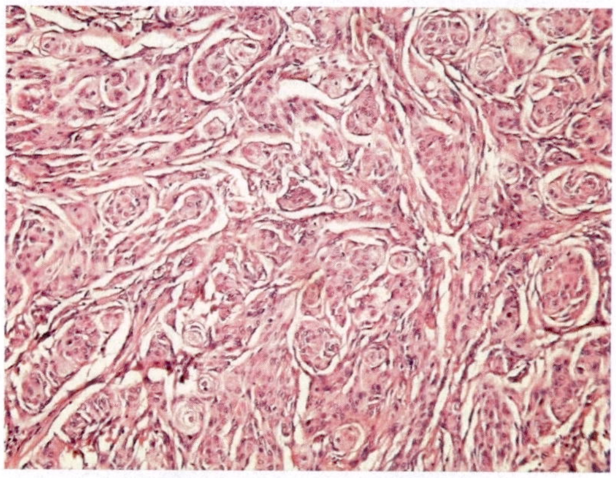

图 14-13　脑膜瘤（合体细胞型）
瘤细胞胞质丰富，排列成漩涡状结构

二、周围神经肿瘤

周围神经肿瘤分为两大类，一类来源于神经鞘膜，较常见，包括神经鞘瘤和神经纤维瘤；另一类为神经细胞源性肿瘤，较多发生在交感神经节与肾上腺髓质，中枢神经极为罕见，包括神经母细胞瘤和节细胞神经瘤。本节简要介绍神经鞘瘤和神经纤维瘤。

（一）神经鞘瘤

神经鞘瘤（neurilemoma）是起源于胚胎期神经嵴来源的神经膜细胞良性肿瘤，又称神经膜细胞瘤，可发生在全身任何部位的神经干或神经根。周围神经神经鞘瘤多见于四肢屈侧大神经干；脑神经鞘瘤多发生于听神经，又称听神经瘤（acoustic neurinoma），因位于小脑脑桥角，故又称小脑脑桥角瘤，其次见于三叉神经，其他颅神经则极少受累。此外，神经鞘瘤是椎管内最常见的肿瘤。

肉眼观，神经鞘瘤多呈圆形或结节状，包膜完整，切面灰白或灰黄色略透明，可见漩涡状结构，有时可见出血和囊性变，并常与其所发生的神经干粘连。

镜下观，肿瘤可见两种组织结构：①束状型（Antoni A 型），细胞梭形，境界不清，核长椭圆形，细胞紧密平行排列呈栅状或不完全的漩涡状，后者称 Verocay 小体；②网状型（Antoni B 型），细胞稀少，排列成稀疏的网状结构，常有小囊腔形成。以上两型结构往往同时存在于同一肿瘤（图 14-14），其间有过渡形式，但多数以其中一型为主。免疫组化检测瘤细胞表达 S-100 蛋白。

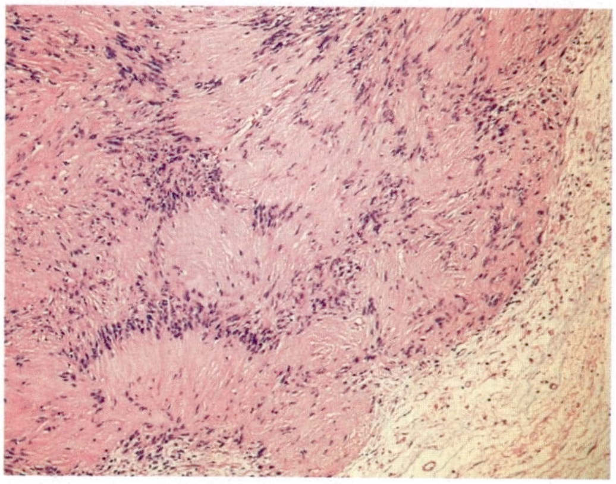

图 14-14　神经鞘瘤
Antoni A 型：梭形细胞紧密平行排列呈栅状；Antoni B 型：细胞排列成稀疏的网状结构（右下）

肿瘤的临床表现随其大小和部位不同而异。小肿瘤可无症状，较大者因受累神经受压而引起麻痹或疼痛，并沿神经放射。颅内听神经瘤可引起听觉障碍或耳鸣等症状。大多数肿瘤能手术根治，极少数与脑干或脊髓等紧密粘连未能完全切除者可复发，复发肿瘤仍属良性，神经鞘瘤恶变者少见，

（二）神经纤维瘤

神经纤维瘤（neurofibroma）可发生在皮肤和皮下组织的任何部位的良性肿瘤，可单发或多发。多发性神经纤维瘤又称神经纤维瘤病（neurofibromatosis，von Recklinghausen' disease），是常染色体显性遗传性疾病，大约 5%～13%可发生恶变。

肉眼观，皮肤及皮下单发性神经纤维瘤境界清楚，无包膜，切面质实，灰白略透明，可见漩涡状结构，极少发生出血或囊性变。镜下观，肿瘤由增生的周围神经所有成分组成，包括神经膜细胞、神经轴索、成纤维细胞和神经束膜细胞，交织排列，呈漩涡状，或呈小束分散在神经纤维之间，伴多量网状纤维和胶原纤维及疏松的黏液样基质。若瘤细胞数目增多，出现多形性及核分裂象并伴有血管增生，提示可能恶变为恶性外周神经鞘瘤（malignant peripheral nerve sheth tumor，MPNST）。

三、转移性肿瘤

在临床全部脑肿瘤中约有20%为转移性肿瘤，而在恶性肿瘤死亡的病例中约有24%出现脑转移，5%发生脊髓转移，发病率随着年龄增大而升高。

1. 转移性肿瘤的来源 以呼吸道肿瘤最常见，主要是肺癌（占50%），其次为乳腺癌（占15%）、恶性黑色素瘤（占10.5%）。其他肿瘤如胃癌、结肠癌、肾癌和绒毛膜上皮癌等也可发生脑转移，大约11%病例原发病灶不明。转移性肿瘤多为原发病灶经血道转移，少数邻近部位的肿瘤可直接蔓延到颅内。

2. 转移性肿瘤的形式 颅内转移常见于大脑和硬脑膜，脊髓转移最常发生于硬膜外间隙。转移瘤可呈现三种形式：

（1）转移结节：最常见（约占80%），结节界限清楚，单个或多个，呈实性或部分囊性，多数位于皮质白质交界处及脑的深部。

（2）软脑膜癌病（leptomeningeal carcinomatosis）：又称癌性脑膜炎（carcinomatous meningitis）：肿瘤细胞沿蛛网膜下腔弥漫性浸润，呈局部结节或斑块状，以脑底部或脊髓背侧腰、骶、马尾部最为多见，同时累及其中的脑神经或脊髓神经根。

（3）脑炎性转移：弥漫性血管周围瘤细胞浸润可形成局限性瘤结节或广泛浸润，常伴发软脑膜癌病。

转移性肿瘤的组织形态与原发肿瘤相似，肿瘤组织有不同程度的坏死、液化、囊性变或出血。肿瘤结节界限清楚，常压迫周边脑组织，脑组织水肿明显，坏死组织中常见淋巴细胞、巨噬细胞浸润及泡沫细胞形成。

【易混淆的概念】

1. 卫星现象与噬神经细胞现象 神经细胞胞体周围被5个以上少突胶质细胞围绕称为卫星现象；坏死的神经细胞被增生的小胶质细胞或巨噬细胞吞噬的过程称为噬神经细胞现象，这是小胶质细胞对坏死的神经元的一种反应。两种改变常见于病毒感染性脑炎（如流行性乙型脑炎）变性坏死的神经细胞中。

2. 脑水肿和脑积水 脑组织中由于液体过多储积而形成脑水肿，这是颅内压升高的一个重要原因。许多病理过程如缺氧、创伤、梗死、炎症、肿瘤、中毒等均可伴发脑水肿。脑脊液循环的通路被阻断致使脑脊液量增多伴脑室扩张称为脑积水。

3. 库鲁斑和老年斑 库鲁斑即PrP淀粉样斑，见于海绵状脑病。HE染色中心呈粉红色，周围有放射状排列的细丝，PAS和刚果红染色阳性。电镜下见直径10nm的淀粉样原纤维，抗PrP免疫组化标记阳性。老年斑见于阿尔茨海默病，HE染色为嗜伊红色斑块，银染色显示斑块中心为均匀的嗜银团，刚果红染色阳性，免疫组化抗β-淀粉样蛋白阳性，中心周围有空晕环绕，外围有不规则嗜银颗粒或丝状物质。电镜下见斑块主要由多个异常扩张变性的轴索突触终末和淀粉样细丝构成。

4. Hirano小体、Lewy小体和Verocay小体 Hirano小体见于阿尔茨海默病，为神经细胞树突近端棒形嗜酸性包涵体，生化检测证实主要为肌动蛋白，海马锥体细胞多见；Lewy小体多见于帕金森病，位于残留的黑质神经细胞胞质内，圆形，中心嗜酸性着色，折光性强，边缘着色浅，主要成分为α-共核蛋白；Verocay小体见于神经鞘瘤束状型（Antoni A型），瘤细胞细长，梭形，境界不清，核长圆形，互相紧密平行排列呈栅栏状或不完全的漩涡状。

5. 流脑与乙脑 流脑即流行性脑脊髓膜炎，由脑膜炎双球菌引起的脑脊髓膜化脓性炎症；乙脑是由乙型脑炎病毒引起的神经细胞的变质性炎症。流脑经飞沫呼吸道传播，病变以蛛网膜和软脑膜为主，冬春季多见；乙脑由蚊虫叮咬所致，主要累及脑实质，尤以大脑皮质及基底核，视丘最为严重，夏秋季常见。

【重点词汇中英文对照】

脑水肿（brain edema）
脑积水（hydrocephalus）
流行性脑脊髓膜炎（epidemic cerebrospinal meningitis）
华-佛综合征（Waterhouse-Friederichsen syndrome）
流行性乙型脑炎（epidemic encephalitis B）
海绵状脑病（spongiform encephalopathy）
阿尔茨海默病（Alzheimer disease，AD）
帕金森病（Parkinson disease，PD）
缺血性脑病（ischemic encephalopathy）
脑出血（brain hemorrhage）
星形胶质细胞瘤（astrocytoma）
少突胶质细胞瘤（oligodendroglioma）
室管膜瘤（ependymoma）
髓母细胞瘤（medulloblastoma）
脑膜瘤（meningioma）
神经纤维瘤（neurofibroma）
神经鞘瘤（neurilemoma）

思 考 题

1. 试比较流行性脑脊髓膜炎和流行性乙型脑炎的异同点。
2. 试述急性化脓性脑膜炎的病理变化和临床病理联系。
3. 流行性乙型脑炎的组织学变化有哪些？
4. 试述阿尔茨海默病和帕金森病的病理变化。
5. 胶质瘤的生物学特征是什么？试述五种中枢神经系统肿瘤的来源。

（福建医科大学 张文敏）

第十五章 传染病

【学习目标】

(1) 掌握结核病的基本病理变化、转归规律及临床病理联系，掌握原发性肺结核与继发性肺结核的病变特点，熟悉肺外结核病的病变特点。

(2) 掌握伤寒的病理变化及临床病理联系，了解其发病机制。

(3) 掌握细菌性痢疾的病变特点及临床病理联系，了解其发病机制。

(4) 熟悉钩端螺旋体病、流行性出血热、狂犬病的病变特点，了解其发病机制及临床病理联系。

(5) 熟悉淋病、尖锐湿疣及梅毒的病因，掌握其病变特点，了解临床病理联系。

(6) 熟悉深部真菌病的类型及病变特点，了解其发病机制及临床病理联系。

传染病(infections disease)是机体受各种病原微生物(病毒、支原体、立克次体、细菌、真菌、螺旋体等)感染引起的有传染性的一类疾病。传染病流行必须具备三个基本环节:传染源,传播途径和易感人群。机体对入侵的病原体的反应能调动细胞免疫和体液免疫,同时引起局部或全身的炎症反应。传染病病程发展具有一定的阶段性,在临床上表现出相应的程期性,即潜伏期、前驱期、发病期和愈复期。病变发展过程决定于病原体的数量、毒力以及机体免疫功能状态和是否及时合理治疗。机体抵抗力强和治疗得当可以缩短病程和减轻损伤,否则病原体繁殖、播散,可造成严重的后果。

传染病是严重威胁人类的健康并在世界各地流行的一类疾病。随着人类社会的发展,社会教育水平的提高,卫生条件及生活习惯的改变,传染病的病谱也发生了重要的改变。在发达国家,传染病的疾病发病率和死亡率明显下降,但在许多发展中国家,传染病仍是主要影响健康的疾病。传染病的病理改变基本属于炎症范畴,其局部表现和全身反应的变化规律和炎症基本相同。近年来由于病原微生物检测技术的进展和有效抗生素的应用,传染病的诊断和治疗取得了很大进展。有的传染病已经被消灭如天花,有些接近消灭如麻风、脊髓灰质炎等。但同时又有一些传染病近年来死灰复燃,呈上升趋势,如梅毒、淋病、结核病等;目前又出现一些新的传染病如艾滋病、艾波拉出血热(Ebola hemorrhagic fever, EHF)、禽流感和严重急性呼吸道综合征(severe acute respiratory syndrome, SARS)等。病毒性肝炎、乙脑、流脑等传染病已在其他章节中论述,本章仅介绍下列几种传染病。

第一节 结核病

结核病(tuberculosis)是由结核杆菌(tubercle bacillus)引起的一种慢性传染病。全身各器官均可发生,但以肺结核最多见。典型病变为结核结节形成,并伴有不同程度的干酪样坏死。

结核病是危害人类健康疾病中历史最悠久、后果最严重的疾病之一。由于有效抗结核药物的发明和应用,结核病曾得到有效治疗和控制。但上世纪 80 年代以来,随着艾滋病的流行和耐药菌株的出现,结核病的发病率又趋上升。据调查,全球三分之一的人口感染了结核菌,全球结核病人达 2000 万,我国结核病人数位于世界第二。

一、病因和发病机制

结核病的病原菌是结核分枝杆菌(mycobacterium tuberculosis),对人致病的菌型主要是人型和牛型。其中人型结核杆菌感染的发病率最高,牛型次之。结核病主要经呼吸道传染,也可经消化道感染(如食入带菌的食物),少数经皮肤伤口感染。

呼吸道传播是最常见和最重要的途径。空洞型肺结核病人是主要的传染源,患者从呼吸道排出大量带菌微滴,尤其是直径小于 5μm 的微滴易到达肺泡,健康人吸入这些带菌微滴即可造成感染。结核病的发生、发展及结局主要取决于感染细菌的数量、毒力的强弱和机体的反应性。

结核杆菌致病机制非常复杂,到目前为止仍不完全清楚。当结核杆菌到达肺泡后,趋化和吸引巨噬细胞,并为巨噬细胞所吞噬。由于巨噬细胞杀灭结核杆菌的能力有限,结核杆菌在巨噬细胞内繁殖,一方面可引起局部炎症,另一方面可发生全身性血源性播散,成为以后肺外结核病发生的根源。机体初次感染结核杆菌后,使 T 淋巴细胞致敏,当再次接触抗原后,已经致敏的 T 淋巴细胞迅速分裂、增殖并释放各种淋巴因子,如巨噬细胞趋化因子、巨噬细胞游走抑制因子和巨噬细胞激活因子等。这些因子使巨噬细胞移向结核杆菌并聚集,激活的巨噬细胞吞噬、消化和杀灭结核杆菌的免疫反应增强,同时也引起强烈的变态反应造成组织损伤,具体过程如图 15-1。

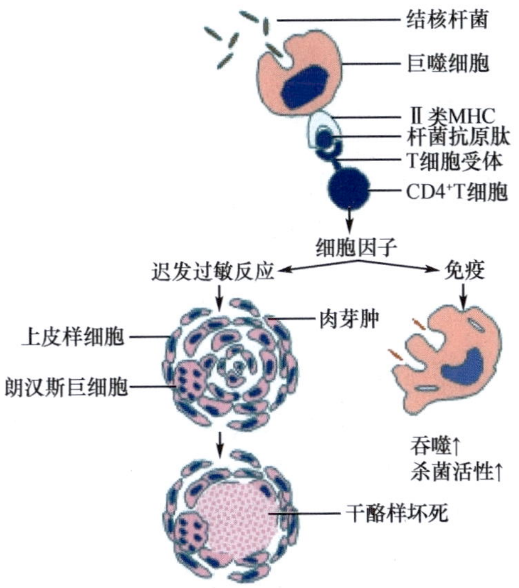

图 15-1 结核杆菌引起的免疫反应和变态反应

一般认为结核病的免疫反应以细胞免疫为主，结核病时发生的变态反应属于迟发型变态反应（Ⅳ型变态反应），本质上亦为细胞免疫反应，结核病的免疫反应和变态反应常同时发生和相伴出现。免疫反应的出现提示机体已获得免疫力，对病原菌有杀伤作用。然而变态反应除包含免疫力外，常同时伴随干酪样坏死，破坏和消灭结核杆菌的同时也引起组织结构的破坏。已致敏的个体动员机体防御反应较未致敏的个体快，但组织坏死也更明显。结核杆菌感染后如以免疫反应为主，则病灶局限，结核杆菌被杀灭；如以变态反应为主，则呈现急性渗出性炎和组织结构的破坏。结核病的基本病变与机体免疫状态的关系见表 15-1。

二、基本病理变化

（一）以渗出为主的病变

主要表现为浆液性或浆液纤维素性炎，出现于结核性炎症的早期或机体抵抗力低下，菌量多，毒力强或变态反应较强时。病变早期局部有中性粒细胞浸润，但很快被巨噬细胞所取代。在渗出液和巨噬细胞中可查见结核杆菌。该病变好发于肺、浆膜、心包膜、滑膜和脑膜等处，渗出物可完全吸收不留痕迹，也可转变为以增生为主或以坏死为主的病变。

表 15-1 结核病的基本病变与机体的免疫状态

病变	机体状态		结核杆菌		病理特征
	免疫力	变态反应	菌量	毒力	
渗出为主	低	较强	多	强	浆液性或浆液纤维素性炎
增生为主	较强	较弱	少	较低	结核结节
坏死为主	低	强	多	强	干酪样坏死

（二）以增生为主的病变

当人体免疫反应较强，或细菌量少，毒力较低时，发生以增生为主的变化，形成具有诊断价值的结核结节。结核结节（tubercle）又称结核性肉芽肿（tuberculous granuloma）是在细胞免疫的基础上形成的，由上皮样细胞（epithelioid cell）、朗汉斯（Langhans）巨细胞加上外周局部集聚的淋巴细胞和成纤维细胞构成，典型者结节中央有干酪样坏死。上皮样细胞是巨噬细胞吞噬结核杆菌体积增大逐渐转变而来，呈梭形或多角形，胞质丰富，染淡伊红色，境界不清；核呈圆或卵圆形，染色质少，甚至可呈空泡状，核内有 1～2 个核仁。上皮样细胞的活性增加，有利于吞噬和杀灭结核杆菌。若多数上皮样细胞互相融合、或一个细胞核分裂成多核而胞质不分裂，即形成朗汉斯巨细胞。朗汉斯巨细胞直径可达 300μm，胞质丰富，胞质突起常和上皮样细胞的胞质突起相连接，核与上皮样细胞核相似。核的数目由十几个到几十个不等，排列在胞质周围呈花环状或马蹄形，有时密集胞体一端（图 15-2）。

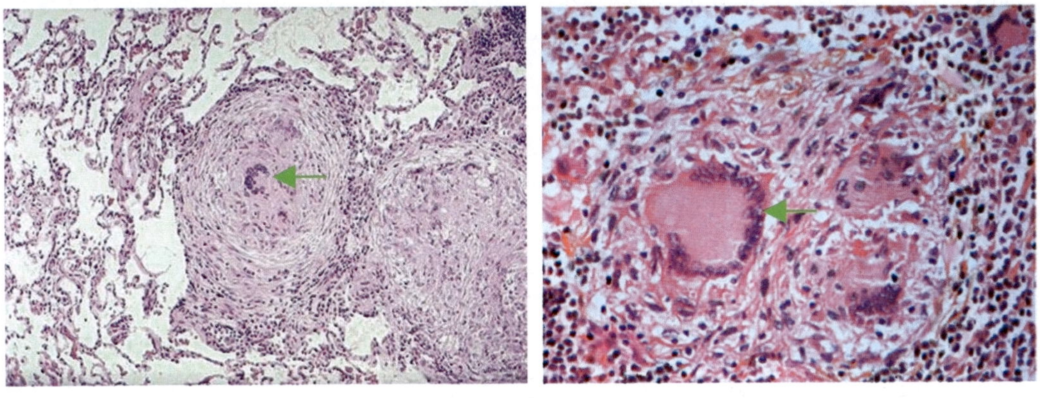

图 15-2 结核结节
中央为干酪样坏死，周围为上皮样细胞、朗汉斯巨细胞（↑），外周为淋巴细胞和成纤维细胞

单个结核结节非常小，直径约0.1mm，三、四个结节融合成较大结节时肉眼和X线才能见到。融合结节境界分明，约粟粒大小，呈灰白半透明状；有干酪样坏死时略显微黄，可微隆起于器官表面。

（三）以坏死为主的病变

在结核杆菌数量多、毒力强，机体抵抗力低或变态反应强力时，上述以渗出为主或以增生为主的病变均可继发干酪样坏死。

结核坏死灶由于含脂质较多呈淡黄色、均匀细腻，质地较实，状似奶酪，故称干酪样坏死（caseous necrosis），镜下为红染无结构的颗粒状物。干酪样坏死对结核病病理诊断具有一定的意义。干酪样坏死物中大都会有一定量的结核杆菌，可成为结核病恶化进展的原因。

渗出、坏死和增生三种变化往往同时存在而以某一种改变为主，而且可以互相转化。

三、病变转化规律

结核病的发展和结局取决于机体抵抗力和结核杆菌致病力之间的矛盾关系。机体抵抗力增强并且治疗及时，结核杆菌被抑制，杀灭，病变转向愈合；反之，则转向恶化。

（一）转向愈合

1. 吸收消散 是渗出性病变的主要愈合方式，渗出物通过淋巴道或者小血管吸收而使病灶缩小或消散。X线检查可见边缘模糊、密度不匀、呈云絮状的渗出性病变的阴影逐渐缩小，直至完全消失，临床上称为吸收好转期。较小的干酪样坏死灶及增生性病灶，经积极治疗也有吸收消散或缩小的可能。

2. 纤维化、纤维包裹和钙化 增生性病变和小的干酪样坏死灶以及未被完全吸收的渗出性病灶等，均可由周围增生的成纤维细胞长入而逐渐纤维化，最后形成瘢痕愈合。较大的干酪样坏死灶难以全部纤维化，则由其周边纤维组织增生将坏死物包裹，并有钙盐沉着而发生钙化。钙化的结核灶内常有少量结核杆菌残留，机体抵抗力降低时仍可复发进展。X线检查，可见纤维化病灶呈边缘清楚，密度增高的条索状阴影；钙化灶为密度较高，边缘清晰的阴影，临床称为硬结钙化期。

（二）转向恶化

1. 浸润进展 疾病恶化时，病灶周围出现渗出性病变，范围不断扩大，并继发干酪样坏死。X线检查，原病灶周围出现絮状阴影，边缘模糊，临床上称为浸润进展期。

2. 溶解播散 病情恶化时，干酪样坏死物可发生液化，经体内的自然管道（如支气管、输尿管等）排出。一方面在局部形成空洞，另一方面空洞内液化的干酪样坏死物中含有大量结核杆菌，可通过自然管道播散到其他部位，形成新的结核病灶。X线检查，可见病灶阴影密度深浅不一，出现透亮区及大小不等的新播散病灶阴影，临床称为溶解播散期。此外，结核杆菌还可循血道、淋巴道播散至全身各处。

四、肺结核病

结核病主要通过呼吸道传染，其中以肺结核最常见，约占全身各器官结核病的90%左右。肺结核病可因初次感染和再次感染结核菌时机体反应性的不同，可分为原发性和继发性肺结核病两大类。

原发性肺结核病（primary pulmonary tuberculosis）是指第一次感染结核杆菌所引起的肺结核病。多发生于儿童，故又成为儿童型肺结核病，偶而也见于未感染过结核杆菌的青少年或成人。免疫功能严重受抑制的成年人由于丧失对结核杆菌的免疫力，因此可多次发生原发性肺结核病。

继发性肺结核病（secondary pulmonary tuberculosis）是指再次感染结核杆菌所引起的肺结核病，多见于成人。可在原发肺结核病后很短时间内发生，但大多在初次感染后十年或几十年后由于机体抵抗力下降使原发病灶再活化而形成。

（一）原发性肺结核病

［案例15-1］

患者，女性，11岁。近三年常周身无力，疲倦，常咳嗽，痰不多，偶尔头痛。10天前开始呕吐、发热，嗜睡3天而入院。体检：X线片示双肺弥漫性粟粒大小结节，右肺上叶下部近胸膜处有一直径1.5cm圆形结节状病灶，纵隔增宽，肺门淋巴结增大，呈哑铃状阴影。入院5天后，突然喷射性呕吐，呼吸不规则而死亡。尸体剖检：患者脑膜、双肺及双侧肾脏表面布满粟粒大小灰白色病灶，微突起于器官表面；右肺上叶下部近胸膜处有圆形结节状病灶，肺门、气管及支气管处淋巴结肿大，甚至相互粘连；胸膜增厚。镜下结节中央干酪样坏死，周围有大量上皮样细胞及散在朗罕巨细胞，外周聚集少量淋巴细胞及成纤维细胞。

［问题］

（1）患者可能的诊断及死因是什么？肺部X线片示肺内和肺门淋巴结病灶呈哑铃状阴影说明什么？

（2）什么是肺原发综合征？

（3）肺结核病血源性播散的病变特点？

原发性肺结核病的病理特征是原发综合征（primary complex）形成。结核杆菌被吸入肺后，最先引起的病变称为原发灶，又称为 Ghon 灶，以右肺多见，通常只有一个，偶见两个或两个以上，位于通气较好的上叶下部或下叶上部近胸膜处，形成直径 1～1.5cm 的灰白色炎性实变灶，绝大多数病例病灶中央有干酪样坏死。由于初次感染结核杆菌，机体还没有形成免疫力，原发灶中的结核杆菌游离或被巨噬细胞吞噬，迅速侵入淋巴管，循淋巴液引流到局部肺门淋巴结，引起相应结核性淋巴管炎和淋巴结炎，表现为淋巴结肿大和干酪样坏死。肺的原发病灶、淋巴管炎和肺门淋巴结结核称为原发综合征（图 15-3）。X 线呈哑铃状阴影。临床上症状和体征多不明显。

原发综合征形成后，虽然在最初几周内有细菌通过血道或淋巴道播散到全身其他器官，但由于细胞免疫的建立，95%左右的病例不再发展。小的病灶可完全吸收，较大的病变可发生纤维化和钙化。有时肺门淋巴结病变继续发展，形成支气管淋巴结结核。少数营养不良或同时患有其他传染病的患儿，病灶扩大，形成干酪样坏死和空洞，有的甚至肺内播散形成粟粒性肺结核病或全身播散形成全身粟粒性结核病。

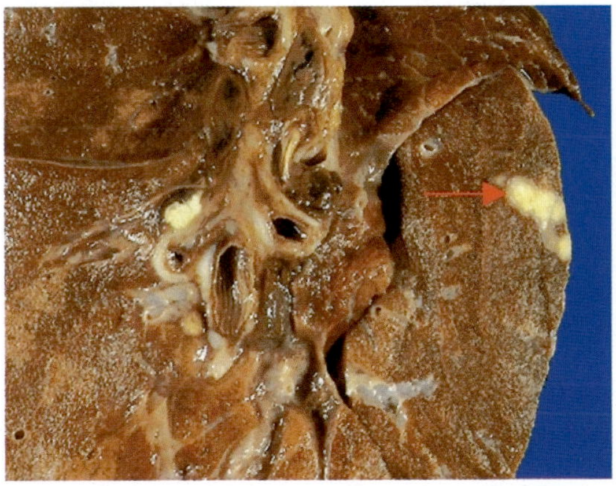

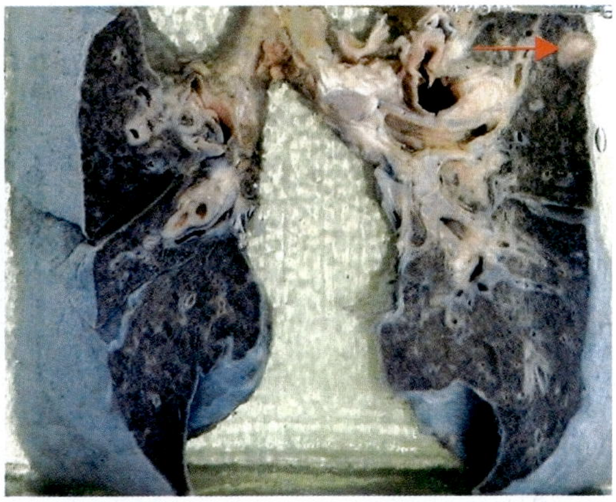

图 15-3 原发综合征

肺的原发病灶（↑）、淋巴管炎和肺门淋巴结结核构成原发综合征

[案例 15-1 分析讨论]

（1）本例患者为儿童，感染结核杆菌后首先形成原发性肺结核，可能由于免疫力低下或者感染的结核杆菌数量多，经血道播散累及双肺、肾及脑膜，并引起相应的临床症状。本例患者的死亡原因是结核杆菌通过血源播散导致结核性脑膜炎而死亡。

（2）患者胸片的哑铃形阴影是由于肺原发综合征的肺内和肺门淋巴结病变所致，即肺原发综合征由：肺原发病灶、淋巴管炎及肺门淋巴结炎形成。

（3）根据入血结核杆菌的数量、毒力、时间及机体抵抗力的强弱可将血源性播散性结核病分成以下几个类型：急性全身性粟粒性结核病、慢性全身性粟粒性结核病、急性肺粟粒性结核病、慢性肺粟粒性结核病。在急性期病变时结核杆菌在短时间内侵入肺静脉进入大循环，在各个器官上所形成的结核结节分布均匀，病变性质及大小一致，灰白色境界清楚。

（二）继发性肺结核病

继发性肺结核病病理变化和临床表现都比较复杂，可分以下几种类型：

1. 局灶型肺结核（focal pulmonary tuberculosis）

是继发性肺结核病的早期的相对静止的病变。病灶多位于右肺尖下 2～4cm 处，0.5～1cm 直径大小，境界清楚，有纤维包裹（图 15-4）。镜下病变以增生为主，中央可有干酪样坏死。X 线示肺尖部有单个或多个结节状边界清楚的阴影。临床上患者常无任何症状和体征，多在体检时发现。极少数患者因免疫力低下而发展为浸润型肺结核。

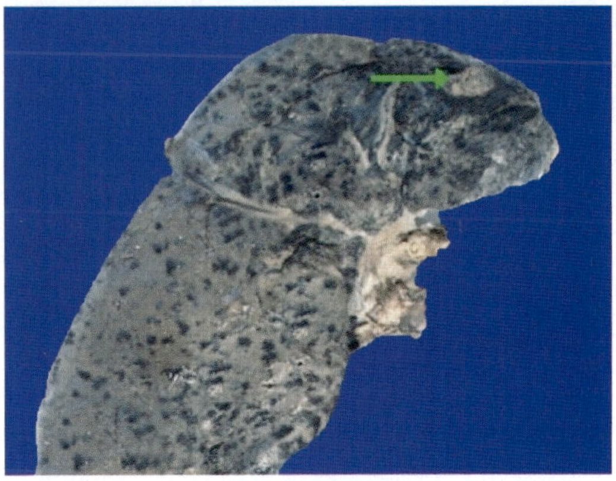

图 15-4 局灶型肺结核

肺尖处可见一境界清楚的结节状病灶（↑）

2. 浸润型肺结核(infiltrative pulmonary tuberculosis) 是临床上最常见的活动性、继发性肺结核。多由局灶型肺结核发展而来。病灶多位于右肺尖部或锁骨下区,又称锁骨下浸润,病灶周围界限不清(图 15-5)。镜下病变以渗出为主,中央常有干酪样坏死,病灶周围有炎症渗出。X线显示病变部有边缘模糊的云絮状阴影。患者常有低热、乏力、盗汗、咳嗽和咯血等症状。

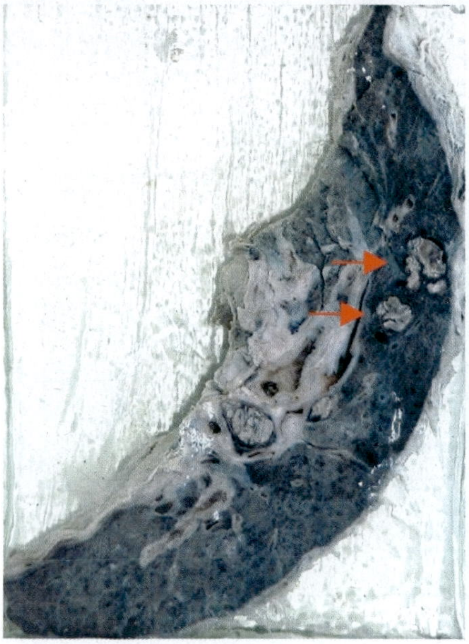

图 15-5 浸润型肺结核
中央常有干酪样坏死,病灶周围有炎症渗出(↑)

浸润型肺结核如及早发现,合理治疗,渗出性病变可部分或完全吸收;增生、坏死性病变则可通过纤维化、包裹和钙化而痊愈。如病变继续发展,干酪样坏死扩大(浸润进展),坏死物液化后经支气管排出,局部形成急性空洞。急性空洞壁薄,洞壁主要由两层构成,内层为干酪样坏死,外层是肉芽组织。坏死层内含大量结核杆菌,经支气管播散,可引起干酪性肺炎(溶解播散)。急性空洞经适当治疗后,洞壁肉芽组织增生,洞腔逐渐缩小,闭合,最后形成瘢痕组织而愈合;也可通过空洞塌陷,形成条索状瘢痕而愈合。如果急性空洞经久不愈,可发展为慢性纤维空洞型肺结核。

3. 慢性纤维空洞型肺结核(chronic fibro-cavitative pulmonary tuberculosis) 是成人慢性肺结核常见的类型,其病变复杂多样,有以下特点:①肺内有一个或多个厚壁空洞。多位于肺上叶,大小不一,不规则,壁厚可达 1cm 以上(图 15-6)。镜下洞壁分三层:内层为干酪样坏死物,其中有大量结核杆菌;中层为结核性肉芽组织;外层为纤维结缔组织。②同侧或对侧肺组织,特别是肺小叶可见由支气管播散引起的很多新旧不一、大小不等、病变类型不同的病灶,越往下越新鲜。③由于上述两种病变,后期肺组织严重破坏,广泛纤维化、胸膜增厚并与胸壁粘连,使肺体积缩小、变形,严重影响肺功能,甚至使肺功能丧失。

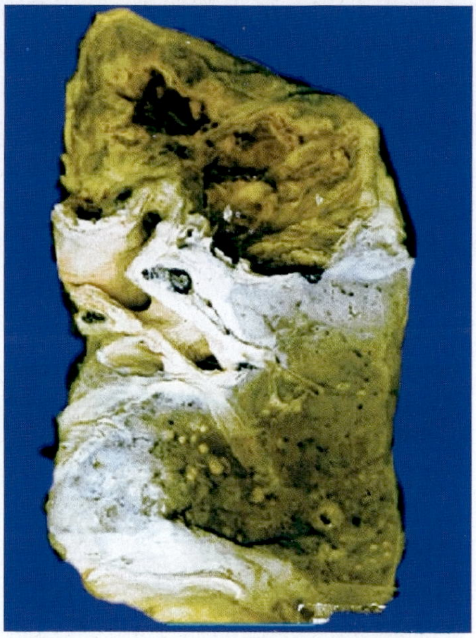

图 15-6 慢性纤维空洞型肺结核
肺上叶有两个厚壁空洞,大小不一,形状不规则

X片上可见肺内有一个或多个厚壁空洞及不同程度的支气管播散病灶和肺的纤维化。临床上患者病变多年反复,时好时坏。由于病变空洞与支气管相通,成为结核病的传染源,故此型又有开放性肺结核(open pulmonary tuberculosis)之称。如空洞壁的干酪样坏死侵蚀较大血管,可引起大咯血,患者可因吸入大量血液而窒息死亡。空洞突破胸膜可引起气胸或脓气胸。经常排出含菌痰液可引起喉结核。咽下含菌痰液可引起肠结核。后期由于肺广泛纤维化,破坏了肺的血液循环引起肺动脉高压而致肺源性心脏病。

体积较大的空洞,主要通过下述两种方式愈合:①开放性愈合,经抗结核治疗后空洞内结核杆菌已被消灭,内层坏死组织清除,肉芽组织逐渐变成纤维瘢痕组织,由支气管上皮覆盖,此时,空洞虽仍然存在,但已无菌,故称开放性愈合。②闭合性愈合,当与空洞相连的支气管被阻塞时,干酪样坏死物质积聚于空洞内,周围有大量纤维组织包绕,使病变处于相对静止状态。

4. 干酪性肺炎(caseous pneumonia) 较少见,发生在感染的结核菌量大、毒力强及患者的变态反应强时,可由浸润型肺结核恶化进展而来,也可由急、慢性空洞内的细菌经支气管播散所致。肉眼可见整个肺叶或肺叶大部肿大实变,灰黄色变质坏死灶,切面呈黄色干酪样,常常可看到因坏死液化排出而形成的急性空洞(图 15-7)。镜下肺组织广泛干酪样坏死,肺泡腔内有大量浆液纤维素性渗出物,内含巨噬细胞等炎细胞。

根据病灶范围的大小分小叶性和大叶性干酪性肺炎。此型结核病病情危重，如救治不及时，死亡率较高。

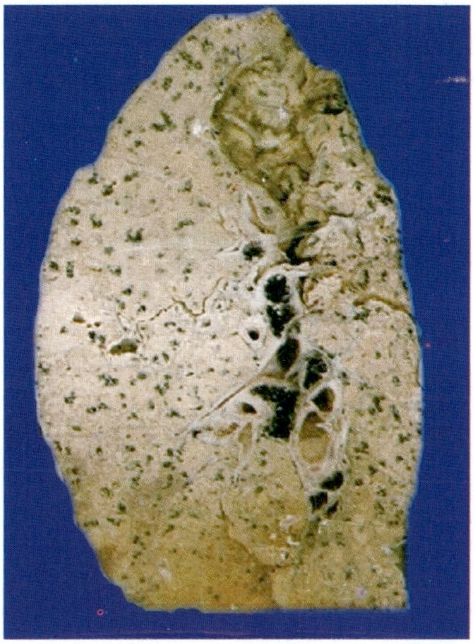

图 15-7 干酪性肺炎
肺叶肿大实变，切面呈黄色干酪样

5. 结核球 又称结核瘤（tuberculoma），是直径2～5cm有纤维包裹的孤立的境界清楚的干酪样坏死灶（图 15-8）。多为单个，也可多个，常位于肺上叶靠近胸膜处。结核球是一种相对静止的病变，临床上多无明显症状。结核球可来自：①浸润型肺结核的干酪样坏死灶纤维包裹；②结核空洞引流支气管阻塞，空洞由干酪样坏死物填充；③多个干酪样坏死病灶融合并纤维包裹。结核球由于其纤维包膜的存在，虽然可以防止结核杆菌的进一步播散，但也同时阻止了抗痨药的作用，且有恶化进展的可能。X 片上有时与周围型肺癌鉴别较困难，因此临床上多采取手术切除。

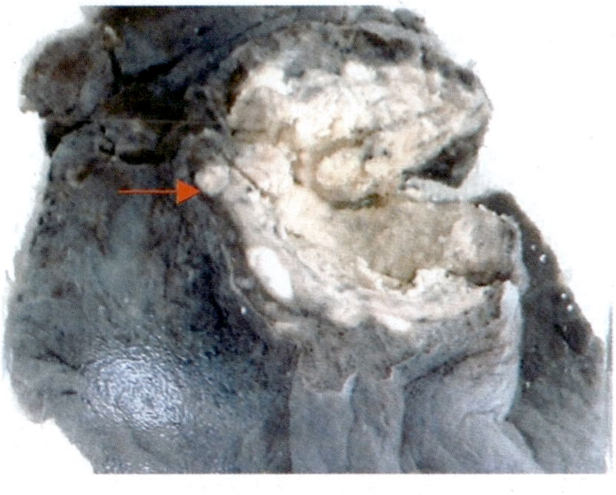

图 15-8 结核球
肺上叶可见一孤立的境界清楚的结核球

6. 结核性胸膜炎（tuberculous pleuritis） 结核性胸膜炎是结核杆菌累及胸膜所致，可分干性和湿性两种，以湿性结核性胸膜炎为常见。

湿性结核性胸膜炎又称渗出性结核性胸膜炎，多见于年轻人。病变主要为浆液纤维素性炎，渗出液体多时常引起胸腔积液，可引起血性胸腔水。一般经适当治疗可吸收，如渗出物中纤维素较多，不易吸收，则可因机化而使胸膜增厚粘连。

干性结核性胸膜炎又称增生性结核性胸膜炎，多见于成人，很少有胸腔积液，是由肺膜下结核病灶直接蔓延到胸膜所致。常发生于肺尖，病变多为局限性，以增生性改变为主。一般通过纤维化而愈合，常常造成局部胸膜增厚粘连。

原发性肺结核病与继发性肺结核病在许多方面有不同的特征，其区别见表 15-2。

表 15-2 原发性和继发性肺结核病的比较

	原发性肺结核病	继发性肺结核病
结核杆菌感染	初次	再次
发病人群	儿童	成人
对结核杆菌的免疫力或过敏性	先无，病程中发生	有
病理特征	原发综合征	病变多样，新旧病灶并存，较局限于肺尖部
起始病灶	上叶下部、下叶上部近胸膜处	肺尖部
病变性质	以渗出和坏死为主	以增生和坏死为主
主要播散途径	多为淋巴道或血道	多为支气管
病程	短、大多自愈	长，波动性，需治疗

近年来，随着免疫缺陷病毒（HIV）传播扩散，HIV 和结核杆菌双重感染者明显增加，HIV 阳性患者感染结核菌后，结核病发病率较 HIV 阴性者高 30 倍。结核病已成为 HIV/AIDS 最常见的机会感染之一，1/3 的 AIDS 死于结核病。

五、肺外结核病

肺外结核病多为原发性肺结核病血源播散所形成的潜伏病灶进一步发展的结果，也可由淋巴道播散或通过皮肤伤口感染。肺外器官均可发生结核病，但一般仅局限于一个器官，病变特点和临床特征如下：

（一）肠结核病（intestinal tuberculosis）

肠结核病可分原发性和继发性两型。原发性者很少见，常发生于婴幼儿。一般由饮用带有结核杆菌（牛型）的牛奶或乳制品而感染，病变特点是形成与肺原发综合征相似的肠原发综合征（肠的原发性结核灶、结核性淋巴管炎和肠系膜淋巴结结核）。绝大多数（70%～80%）肠结核继发于活动性空洞型肺结核病，因反复咽下含结核杆菌的痰液所引起。

肠结核病约85%发生于回盲部，一般认为这与回盲部淋巴组织丰富和肠内容物在此停留较长时间有关，依其病变特点不同分两型。

1. 溃疡型 此型多见。结核杆菌侵入肠壁淋巴组织，形成结核结节，以后结节逐渐融合并发生干酪样坏死，破溃后形成溃疡。肠壁淋巴管环肠管行走，病变沿淋巴管扩散，因此典型的肠结核溃疡多呈环形，其长轴与肠腔长轴垂直（图15-9）。溃疡一般较浅，边缘参差不齐，底部有干酪样坏死物，其下为结核性肉芽组织。溃疡愈合后由于瘢痕形成和纤维收缩，而致肠腔狭窄。肠溃疡背对的浆膜面上，常可见到纤维素渗出和成串的结核结节形成，这是结核性淋巴管炎所致。纤维素渗出机化后，可与邻近的肠段和大网膜等组织发生粘连。临床上可有腹痛、腹泻、营养障碍和结核中毒症状。

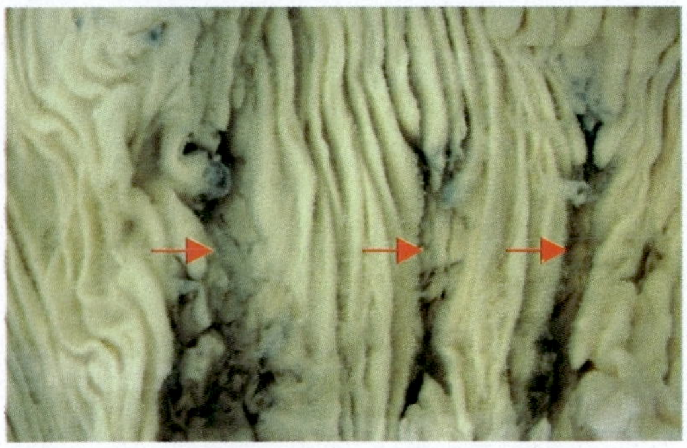

图15-9 溃疡型肠结核

溃疡呈环形（↑），其长轴与肠腔长轴垂直，溃疡较浅，边缘参差不齐，底部有干酪样坏死物

2. 增生型 较少见。以肠壁大量结核性肉芽组织形成和纤维组织增生为其病变特征，肠壁高度肥厚、变硬、肠腔狭窄，黏膜面可有浅溃疡或息肉形成。临床上表现为慢性不完全低位肠梗阻，右下腹可触及肿块，故需与肠癌相鉴别。

（二）结核性腹膜炎（tuberculosis peritonitis）

青少年多见。感染途径以腹腔内结核灶直接蔓延为主，特别是溃疡型肠结核病、肠系膜淋巴结结核或结核性输卵管炎直接蔓延所致。由腹膜外结核灶经血道播散至腹膜者少见。根据病理特征可分干性和湿性两型，湿性结核性腹膜炎以大量结核性渗出引起腹水为特征，腹水呈草黄色或血性；干性结核性腹膜炎可因大量纤维素性渗出物机化而引起腹腔脏器的广泛粘连，有时可出现肠梗阻症状，腹部触诊时扪及柔韧感的肿块。

（三）结核性脑膜炎（tuberculosis meningitis）

结核性脑膜炎多见于儿童，往往是肺原发综合征血行播散的结果，故常为全身粟粒性结核病的一部分。在成人，除肺结核病外，骨关节结核和泌尿生殖系统结核病常是血源播散的根源。部分病例也可由于脑实质内的结核球液化溃破，大量结核杆菌进入蛛网膜下腔所致。

病变以脑底最明显，在脑桥、脚间池、视神经交叉及大脑外侧裂等处之蛛网膜下腔内，有大量灰黄色混浊的胶冻样渗出物积聚，脑室脉络丛及室管膜和大脑中动脉周围有时有结核结节形成（图15-10）。镜下观，蛛网膜下腔变宽，内有大量纤维素、单核巨噬细胞、淋巴细胞等渗出物，常有干酪样坏死，典型结核结节少见。病变严重者可累及脑皮质而引起脑膜脑炎，病程较长者则可发生闭塞性血管内膜炎，从而引起多发性脑软化。

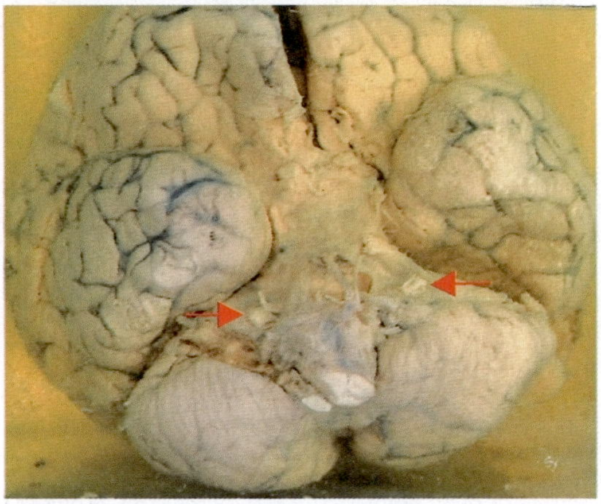

图15-10 结核性脑膜炎

脑底部有大量灰黄色混浊的胶冻样渗出物（↑）。脑室脉络丛及室管膜周围有结核结节形成

（四）泌尿生殖系统结核病

1. 肾结核病（tuberculosis of the kidney） 最常见于20～40岁男性，多为单侧性。结核杆菌来自肺结核病的血道播散。病变大多起始于肾皮、髓质交界处或肾乳头。最初为局灶性结核病变，继而发生干酪样坏死，然后破坏肾乳头进入肾盂成为结核性空洞。随着病变的继续扩大，形成多个空洞，最后可使肾仅剩一空壳，肾功能丧失（图15-11）。干酪样坏死物随尿

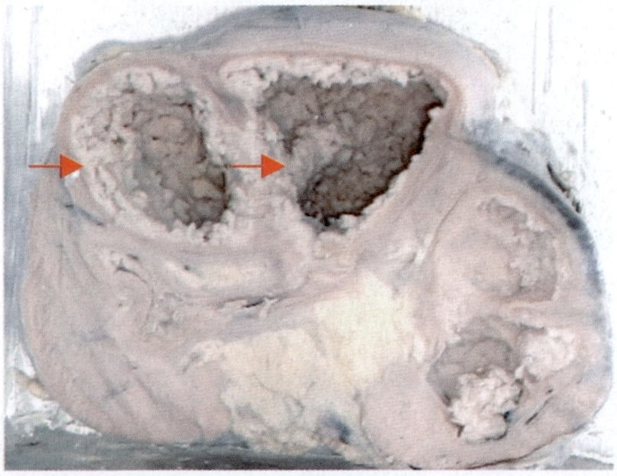

图15-11 肾结核

肾内有多个结核性空洞形成，最后可使肾仅剩一空壳（↑）

下行，常使输尿管和膀胱相继感染。临床上可出现血尿、脓尿，并常伴有尿频、尿急和尿痛等膀胱刺激征。

2. 生殖系统结核病

(1) 男性生殖系统结核(tuberculosis of male genital system)与泌尿系统结核病有密切关系，结核杆菌经尿道使前列腺和精囊感染，并蔓延至输精管、附睾等处。血源感染偶见，病变器官有结核结节和干酪样坏死形成。附睾结核是男性不育的重要原因之一。

(2) 女性生殖系统结核(tuberculosis of female genital system)多由血道或淋巴道播散而来，也可由邻近器官的结核病蔓延而来。以输卵管结核最多见，为女性不孕的原因之一，其次是子宫内膜和卵巢结核。

(五) 骨与关节结核病

骨关节结核多见于儿童和青少年，多由血源播散所致。

1. 骨结核(tuberculosis of the bone) 多侵犯脊椎骨、指骨及长骨骨骺(股骨下端和胫骨上端)等处。病变常由松质骨内的小结核病灶开始，以后可发展为干酪样坏死型或增生型。

坏死物液化后在骨旁形成结核性“脓肿”，由于局部并无红、热、痛，故又称“冷脓肿”。病变穿破皮肤可形成经久不愈的窦道。

脊椎结核是骨结核中最常见者，多见于第10胸椎至第2腰椎。病变起自椎体，常发生干酪样坏死，以后破坏椎间盘和邻近椎体。由于病变椎体不能负重而发生塌陷，引起脊椎后突或驼背畸形，严重者可压迫脊髓引起截瘫。

2. 关节结核(tuberculosis of joint) 以髋、膝、踝、肘等关节结核多见，多继发于骨结核。病变通常开始于骨骺或干骺端，病变扩大侵入关节软骨和滑膜时则成为关节结核。关节滑膜增生，有结核性肉芽肿形成，关节腔内有浆液和纤维素渗出。渗出的纤维素长期相互撞击可形成圆形或卵圆形白色瓜子样小体，被称为关节鼠。关节结核痊愈时，关节腔常被大量纤维组织充填，可造成关节强直而失去运动功能。

(六) 淋巴结结核病(tuberculosis of the lymph mode)

淋巴结结核病多发生于儿童和青年，颈部淋巴结结核(俗称瘰疬)最为常见，其次为颈部、肺门和肠系膜淋巴结。结核杆菌可来自肺门淋巴结结核的播散，亦可来自口腔、咽喉部结核感染灶。淋巴结常成群受累，淋巴结逐渐肿大，彼此粘连，形成较大的包块。颈淋巴结结核干酪样坏死物质液化后，可在颈部形成经久不愈的窦道。

六、肺结核病血源性播散所致病变

原发性和继发性肺结核除通过上述淋巴道和支气管播散外，也可通过血道播散引起粟粒性结核和肺外结核病。除肺结核病外，肺外潜伏结核杆菌复燃也可引起全身播散性结核病。根据入血结核杆菌的数量、毒力、时间及机体抵抗力的强弱，可将血源性播散性结核病分成以下几个类型：

(一) 急性全身粟粒性结核病(acute systemic miliary tuberculosis)

本病多见于原发性肺结核病恶化进展，在短时间内结核杆菌一次或反复多次大量侵入肺静脉分支，经左心至大循环，播散到全身各器官如肺、肝、脾和脑膜等处。肉眼观，各器官内均匀密布大小一致、灰白色或灰黄色、圆形、境界清楚的粟粒大小的结节。镜下观，主要为增生性病变，偶尔出现渗出、坏死为主的病变。患者多为儿童，临床上病情凶险，有高热、衰竭、盗汗、烦躁不安等中毒症状，常有肝脾肿大及脑膜刺激症状。X线可发现两肺有散在分布、密度均匀、粟粒大小细点状阴影。少数病例可因结核性脑膜炎而死亡。

(二) 慢性全身性粟粒性结核病(chronic systemic miliary tuberculosis)

如急性期不能及时控制而病程迁延3周以上，或结核杆菌在较长时期内每次以少量反复多次不规则进入血液，则形成慢性粟粒性结核病。此时，病变的性质和大小均不一致，新旧混杂，同时可见增生、坏死及渗出性病变，病程长，成人多见。

(三) 急性肺粟粒性结核病(acute military pulmonary tuberculosis)

由于肺门、纵隔、支气管旁的淋巴结干酪样坏死破入邻近大静脉，或因含有结核杆菌的淋巴液由胸导管回流，经静脉入右心，沿肺动脉播散于两肺，而引起两肺急性粟粒性结核病(图15-12)。急性粟粒性肺结核也可是急性全身性粟粒性结核病的一部分。肉眼观，肺表面和切面可见灰黄或灰白色粟粒大小结节。X线发现两肺有弥漫分布、密度均匀，粟粒大小的细点状阴影。

(四) 慢性肺粟粒性结核病(chronic military pulmonary tuberculosis)

本病多见于成人。患者原发灶已痊愈，由肺外某器官的结核病灶内的结核杆菌长期、间歇入血而致病。病程较长，病变新旧混杂，大小不一。小的如粟粒，大者直径可达数厘米以上。病变以增生性改变为主。

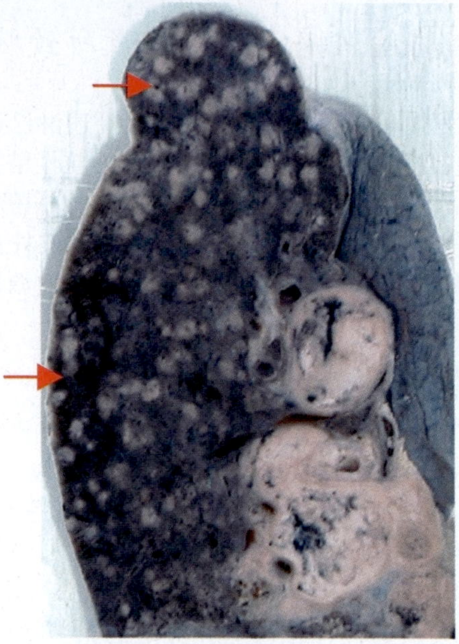

图 15-12 急性肺粟粒性结核
肺表面和切面可见灰黄或灰白色粟粒大小结节(↑)

(五) 肺外结核病(extrapulmonary tuberculosis)

肺外结核病除淋巴结结核由淋巴道播散所致、消化道结核可由咽下含菌的食物或痰液直接感染引起、皮肤结核可通过损伤的皮肤感染外，其他各器官的结核病多为原发性肺结核病血源播散所形成的潜伏病灶进一步发展的结果。

第二节 伤 寒

[案例 15-2]

男性，患者，28 岁，农民。7 月 15 日来诊。主诉发热 24 天，血便一天。入院查体：体温 39℃，脉搏 90 次/分，神志清晰，躯干背侧隐约可见 3 颗比米粒小，压之褪色的淡红色皮疹。无贫血貌。肝脏右肋缘下可及 2cm，脾脏左肋缘下可及 4cm。实验室检查：血白细胞 3.8×10^9/L，Widal reaction："H"为 1∶660；"O"1∶300。便常规红细胞计数满视野。

[问题]

(1) 本例患者患有何种疾病？其病变特点是什么？

(2) 本病患者肠道发生了什么病理变化？其病变特点是什么？

(3) 本病患者肝、脾发生了什么病理变化？其病变特点是什么？

(4) 本病患者发热，体温 39℃，但实验室检查血白细胞数反而降低，达 3.8×10^9/L，为什么外周血白细胞数会降低呢？

伤寒(typhoid fever)是由伤寒杆菌引起的一种急性传染病。病变的主要特征为全身单核-吞噬细胞系统增生，尤以回肠末端集合淋巴小结和孤立淋巴小结、肠系膜淋巴结的病变最为突出，临床表现主要为持续高热、相对缓脉、脾肿大、嗜中性粒细胞减少和皮肤玫瑰疹等。

一、病因及传染途径

伤寒杆菌为革兰阴性杆菌，属沙门氏菌属中的 D 族。伤寒杆菌的菌体"O"抗原、鞭毛"H"抗原和表面"Vi"都能使人体产生相应抗体，其中以"O"和"H"抗原性较强，因此可用血清凝集实验(肥达反应，Widal reaction)来测定血清中抗体效价的增高，作为临床诊断的依据之一。菌体裂解时所释放的内毒素是致病的主要因素。

伤寒患者和带菌者为本病的传染源。病菌随粪便和尿排出体外，污染食物和水，以苍蝇为传播媒介，经口入消化道而感染。患者以儿童及青壮年为多见。全年均可发病，以夏秋两季最多。病后可获得比较稳固的免疫力，很少再被感染。

二、发 病 机 制

伤寒杆菌是否发病主要决定于到达胃的菌量。如菌量较少，一般可被胃酸杀灭；当感染菌量较大时，未被杀灭的细菌进入肠腔，通过小肠黏膜上皮细胞而侵入肠壁淋巴组织，尤其是回肠末端集合淋巴小结和孤立淋巴小结，并沿淋巴管到达肠系膜淋巴结。在此伤寒杆菌一方面被-吞噬细胞吞噬，并在其中大量繁殖；另一方面经胸导管进入血液，引起菌血症。血液中的细菌很快被全身单核-吞噬细胞系统如肝、脾、骨髓和淋巴结中的巨噬细胞吞噬，并进一步在其中大量繁殖。这段时间，虽然有单核-吞噬细胞系统的增生反应，但临床上无明显症状，成为潜伏期，一般为 10 天左右。

此后，在全身单核-吞噬细胞系统内繁殖的细菌及其释放的内毒素再次大量进入血液，并随之散布至全身各器官和皮肤等处，引起败血症和毒血症，出现全身中毒症状和各器官的病理性改变，回肠末端肠壁淋巴组织明显增生肿胀，此时相当于疾病的第 1 周，血液细菌培养为阳性。

第 2～3 周伤寒杆菌在胆囊内繁殖到一定数量，大量细菌随胆汁再次进入小肠，又可穿过肠黏膜再次侵入肠道淋巴组织，使已致敏的肠壁淋巴组织发生强烈的过敏反应，导致坏死、脱落和溃疡形成。细菌随坏死组织经粪便排出体外，故此段时间粪便细菌培养呈阳性。随着机体免疫力的逐渐增强，血中的抗体不断上升，一般在发病第二周以后肥大反应呈阳性。

第4周，随机体免疫力的逐渐增强，血液和脏器内的细菌逐渐被吞噬消灭，全身中毒症状减轻，溃疡逐渐愈合，病变开始痊愈。

三、病理变化与临床病理联系

伤寒是主要累及全身单核-吞噬细胞系统的急性增生性炎，病变主要分布在回肠末端肠壁淋巴组织、肠系膜淋巴结、肝、脾和骨髓等处。此外，由于败血症的存在，在细菌及其释放的内毒素的作用下，全身许多器官也可受累。

增生的巨噬细胞体大，吞噬功能活跃，细胞质内吞噬有伤寒杆菌、红细胞、淋巴细胞和坏死的细胞碎片，其中吞噬红细胞的作用尤为明显，这种巨噬细胞被称为伤寒细胞，是伤寒的特征性细胞（图 15-13）。伤寒细胞常聚集成团，形成小结，称为伤寒肉芽肿（typhoid granuloma）或伤寒小结（typhoid nodule），是伤寒的特征性病变，具有病理诊断价值。伤寒杆菌引起的炎症反应的特点是病灶内一般没有中性粒细胞浸润。

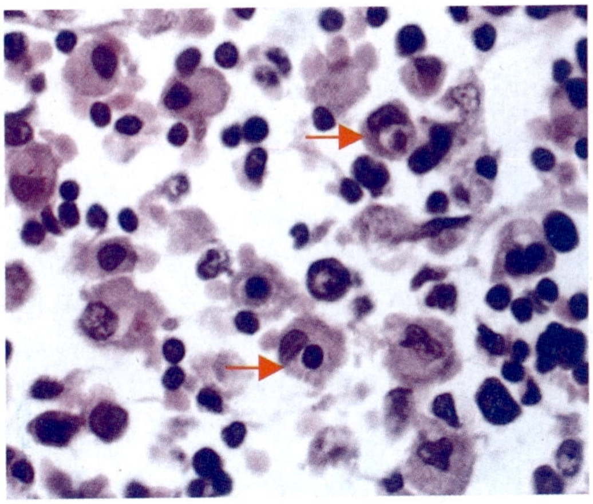

图 15-13 伤寒细胞（↑）
增生的巨噬细胞体大，细胞质内吞噬有红细胞、淋巴细胞和坏死的细胞碎片等

（一）单核-吞噬细胞系统病变

1. 肠道病变 以回肠末端集合淋巴小结和孤立淋巴小结、肠系膜淋巴结的病变最为明显。按其发展过程分为以下四期，每期大约持续一周。

（1）髓样肿胀期：相当于发病的第1周。肉眼观，回肠末端淋巴组织明显肿胀，突出于黏膜表面呈圆形或椭圆形，色灰红，质软，状似脑回（图 15-14），故称为“髓样肿胀”。肠黏膜有充血、水肿、黏液分泌增多等变化。镜下见，肠壁淋巴组织内伤寒细胞增生，形成伤寒肉芽肿。病变周围肠壁组织充血、水肿、有淋巴细胞、浆细胞浸润。如果在此期进行适当的治疗，细菌被消灭，病变可以被逐渐吸收、消散而愈合。反之，病变将发展进入坏死期。

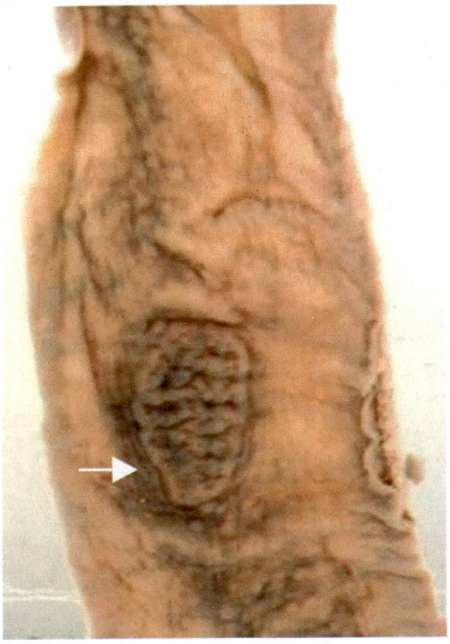

图 15-14 肠伤寒髓样肿胀期
淋巴组织明显肿胀，突出于黏膜表面呈圆形或椭圆形，色灰红，质软，状似脑回（↑）

（2）坏死期：相当于发病的第2周。肿胀的淋巴组织中心部位发生多数灶性坏死。坏死组织失去正常光泽，色灰白或被胆汁染成黄绿色。镜下见，坏死组织呈一片红染无结构组织，而周边及底部可见典型的伤寒肉芽肿。

由于此期伤寒杆菌的内毒素不断吸收入血和组织坏死，所以中毒症状更加明显，体温可持续在39～40℃，多呈稽留热型，皮肤出现玫瑰疹。此期血中抗体效价升高，肥大反应呈阳性。

（3）溃疡期：相当于第3周。此期坏死组织溶解脱落而形成溃疡，溃疡边缘稍隆起，底部高低不平，外形与淋巴小结的分布及形态一致，呈圆形或椭圆形，溃疡的长轴与肠管纵轴平行，此为肠伤寒溃疡的特点。溃疡深浅不一，常穿透黏膜肌层达黏膜下层，严重者可穿透肌层和浆膜层，引起肠穿孔（图 15-15）。如果累及血管，则引起肠出血。此期的临床表现与坏死期大致相同。

（4）愈合期：相当于第4周。溃疡面坏死组织完全脱落，并长出肉芽组织逐渐将溃疡填平，然后由周围的肠黏膜上皮再生进行覆盖而愈合。由于溃疡的长轴与肠管纵轴平行，所以不会因为瘢痕收缩而引起肠管狭窄。此期，患者症状及体征逐渐消失。

2. 肠系膜淋巴结 回肠末端的肠系膜淋巴结明显肿大、充血、质软。镜下观，淋巴窦扩大，其中充满伤寒细胞，并有伤寒肉芽肿形成和灶性坏死形成。

3. 脾 呈中度肿大，约为正常的2～3倍，包膜紧张，质软，切面呈暗红色。镜下观，脾高度充血，巨噬细胞增生，并有伤寒肉芽肿及灶性坏死形成。临床上在发病后第6天左右可触及肿大的脾，质软并有压痛。

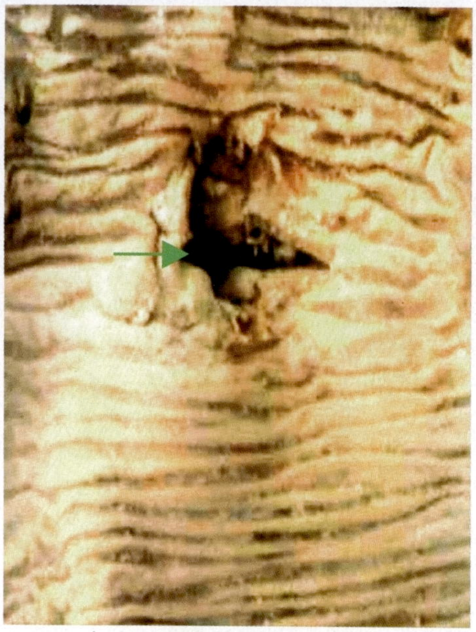

图 15-15 伤寒肠穿孔
肠伤寒溃疡穿透肌层和浆膜层，引起肠穿孔（↑）

4. 肝 肝肿大、质软，肝细胞水肿、伤寒肉芽肿形成。肝细胞也可因细菌毒素的直接作用或伤寒小结压迫引起的缺血而发生灶性坏死，肝窦扩张充血，汇管区可见单核细胞、淋巴细胞浸润。

5. 骨髓 也有巨噬细胞增生、伤寒肉芽肿形成和灶性坏死。粒细胞系统被增生的巨噬细胞所代替，故中性粒细胞减少。由于骨髓内巨噬细胞吞噬的细菌较多，存在时间较长，因此，骨髓培养阳性率可高达 90%。

（二）其他脏器病变

1. 胆囊 虽然伤寒杆菌易在胆汁中大量繁殖，但多数患者胆囊无明显病变或仅有轻度炎症。患者临床痊愈后，胆汁中的细菌并没有被消灭，常通过胆汁不断向肠道排出，称为带菌者，是伤寒的主要传染源。

2. 心肌 心肌纤维水肿，严重者发生心肌坏死及中毒性心肌炎。毒素使心肌收缩力减弱或毒素使迷走神经兴奋性增高，可能是临床上相对缓脉的原因。

3. 中枢神经系统 细菌毒素可引起脑的小血管内膜炎，脑神经细胞变性、坏死以及胶质细胞增生。

4. 肾 肾小管上皮细胞水肿。

5. 皮肤 部分患者在病程 7～13 天，皮肤出现淡红色小斑丘疹，称玫瑰疹，以胸、腹及背部为多，直径 2～4mm，压之褪色，一般在 2～4 天内消失。在皮疹中可查见伤寒杆菌。其发生的原因是由于伤寒杆菌形成的细菌栓子，栓塞了皮肤毛细血管或伤寒杆菌及其毒素刺激皮肤毛细血管，使之扩张、充血。

6. 肌肉 膈肌、腹直肌和股内收肌发生凝固性坏死（亦称蜡样变性），可出现肌肉疼痛和皮肤知觉过敏。

四、并 发 症

1. 肠穿孔 肠穿孔是伤寒最严重的并发症，多发于溃疡期。穿孔多为一个，有时也可多个，常在肠胀气和腹泻时发生，穿孔后引起弥漫性腹膜炎，甚至危及生命。

2. 肠出血 肠出血是较常见的并发症，常发生于坏死期和溃疡期，严重时可发生出血性休克。

3. 支气管肺炎 以小儿患者为多，常因其抵抗力低下，继发肺炎球菌或其他细菌感染所致，少数也可由伤寒杆菌直接引起。

［案例 15-2 分析讨论］

（1）本例患者患有的疾病为伤寒。其病变特点是全身单核-吞噬细胞系统的巨噬细胞反应性增生，尤以回肠淋巴组织最为明显，其病变性质属于急性增生性炎。巨噬细胞吞噬伤寒杆菌、受损的淋巴细胞、红细胞及坏死细胞的碎屑形成具有诊断意义的伤寒细胞，由伤寒细胞聚集形成的小结称为伤寒小结。

（2）肠道病变：表现为回肠下段淋巴小结和集合淋巴小结，出现四期变化，即髓样肿胀期、坏死期、溃疡期、愈合期。本病患者发热二十四天，血便一天，提示肠道病变进展为坏死期及溃疡期，出现了肠出血并发症。

（3）本病患者肝、脾发生肿大，说明伤寒病变已累及其他单核-吞噬细胞系统。镜下见脾高度充血，巨噬细胞增生，并有伤寒肉芽肿形成及灶性坏死形成。肝细胞水肿、灶性坏死，伤寒肉芽肿形成。肝窦扩张充血，汇管区可见单核细胞、淋巴细胞浸润。

（4）由于骨髓也发生伤寒病变，骨髓中粒细胞系统被增生的巨噬细胞所代替，故中性粒细胞减少。

第三节 细菌性痢疾

细菌性痢疾（bacillary dysentery），简称菌痢，是由痢疾杆菌引起的一种假膜性肠炎。病变多局限于结肠，以大量纤维素渗出形成假膜（psudomembrane）为特征，假膜脱落伴有不规则浅表溃疡形成。临床主要表现为腹痛、腹泻、里急后重、黏液脓血便。

一、病因与发病机制

痢疾杆菌是革兰阴性杆菌，按抗原结构和生化反应可分四种，即福氏、鲍氏、宋内和志贺菌。四种均能产生内毒素，志贺菌还可产生强烈的外毒素。在我国引起痢疾的病原菌主要为福氏和宋内痢疾杆菌。

患者和带菌者是本病的传染源。痢疾杆菌从粪便中排出后可直接或间接(苍蝇为媒介)经口传染,全年均可发生,但以夏秋季为多见。多为散发性,有时也可引起流行。儿童发病率较高,其次是 20～39 岁青壮年,老年患者较少。

痢疾杆菌经口进入胃,大部分被胃酸消灭,仅少部分进入肠道。痢疾杆菌进入人体后是否发病,主要取决于机体抵抗力的强弱、侵入细菌数量的多少和毒力的大小。当受凉、暴饮、暴食、过度疲劳等诱因使机体抵抗力降低时,即使感染少量痢疾杆菌也会致病。痢疾杆菌侵入肠黏膜上皮后,首先在上皮细胞内大量繁殖,再经基膜进入固有膜层,并在此处进一步繁殖,菌体裂解后释放出内毒素,破坏细胞、使肠黏膜产生溃疡。内毒素吸收入血引起全身中毒症状和肠黏膜炎症,志贺菌释放的外毒素,是导致水样腹泻的主要因素。

二、病理变化及临床病理联系

菌痢的病理变化主要发生在直肠和乙状结肠,病变严重者可波及整个结肠甚至回肠下段,很少有肠道以外的组织反应。根据肠道病变特征、全身变化及临床经过的不同,痢疾分为以下三种。

(一) 急性细菌性痢疾

典型病变过程为初期的急性卡他性炎、随后的特征性假膜性炎和溃疡形成、最后愈合。

[案例 15-3]

患者,男性,36 岁,因发热、腹痛、脓血便 3 天来诊。患者因出差有不洁饮食于 3 天前回来后突然发热,体温 38.2℃,畏冷,无寒战,同时有下腹部阵发性疼痛和腹泻,大便每天 10 余次至数十次,为少量脓血便,以脓为主,无特殊恶臭味,伴里急后重,偶见片状灰白色膜状物排出,无恶心和呕吐,自服小檗碱和退热药无好转。发病以来进食少,睡眠稍差,体重略下降,小便正常。既往体健,无慢性腹痛、腹泻史,无药物过敏史,无疫区接触史。查体:T 38.5 ℃,P 96 次/分,R 20 次/分,BP 120/80mmHg。急性热病容,无皮疹和出血点,浅表淋巴结未触及,巩膜无黄染,咽(一),心肺(一),腹平软,左下腹有压痛,无肌紧张和反跳痛,未触及肿块,肝脾肋下未触及,移动性浊音(一),肠鸣音 5 次/分。实验室检查:Hb 124g/L,WBC 16.4×10^9/L,中性粒细胞 88%,淋巴细胞 12%,血小板 200×10^9/L;粪便常规:黏液脓性便,WBC 多数/HP,RBC 3～5/HP;尿常规(一)。

[问题]

(1) 本病患者发生了什么病理变化?

(2) 本病患者的临床表现为腹痛、腹泻、里急后重、黏液脓血便及发热、乏力、食欲减退等与病理变化有何联系?

病变初期为肠黏膜的急性卡他性炎,表现为黏液分泌亢进,黏膜充血、水肿、中性粒细胞和巨噬细胞浸润,可见点状出血。病变进一步进展形成本病特征性的假膜性炎,表现为肠黏膜上皮坏死脱落,并有大量纤维蛋白渗出。坏死组织与渗出的纤维蛋白、红细胞、中性粒细胞及细菌一起形成假膜(图 15-16)。假膜首先出现在黏膜皱襞的顶部,呈糠皮状,随着病变的扩大可融合成片。假膜一般为灰白色,如出血明显则呈暗红色,被胆色素浸染时则呈灰绿色。大约在发病后一周左右,假膜开始脱落,形成大小不等、形状不一的“地图状”溃疡,这是由于中性粒细胞破坏后释出的蛋白溶解酶作用,使纤维蛋白和坏死组织溶解液化,致使假膜成片脱落,但溃疡多较表浅。当病变趋向愈复时,肠黏膜的渗出物和坏死物逐渐被吸收、排出,组织的缺损经再生而修复。浅小的溃疡愈合后无明显瘢痕形成,深而较大的溃疡愈合后可形成浅表瘢痕,很少引起肠腔狭窄。

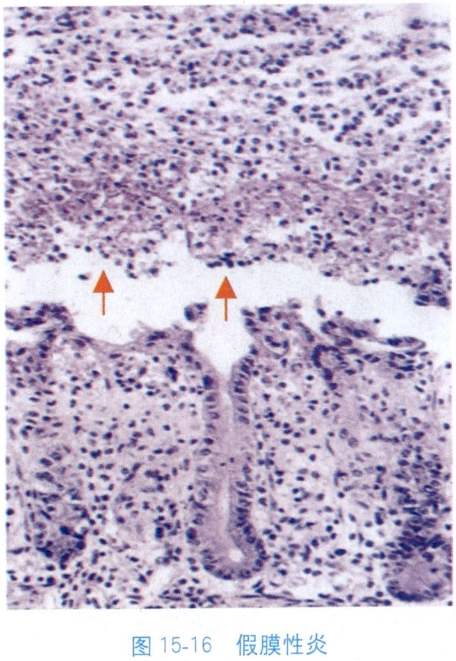

图 15-16 假膜性炎

肠黏膜表面有大量纤维蛋白渗出,与坏死组织、红细胞、中性粒细胞及细菌一起形成假膜

临床上最初为水样便和黏液便,后因假膜溶解、脱落及小血管损伤引起出血转为黏液脓血便;由于炎症刺激直肠壁内的神经末梢及肛门括约肌,表现出里急后重、腹痛和腹泻等症状。细菌的毒素被吸收后,患者出现头痛、发热、乏力、食欲减退等全身中毒症状及白细胞增多;严重者可伴有呕吐,出现脱水、酸中毒

和水、电解质紊乱，血压下降，甚至休克。

急性菌痢的病程一般1～2周，经适当治疗，大多数痊愈，很少发生肠出血、肠穿孔等并发症，少数可转为慢性。

[案例15-3分析讨论]

（1）急性细菌性痢疾的病变特征是：初期为急性卡他性炎，随后发生本病特征性的假膜性炎，表现为肠黏膜上皮坏死脱落，并有大量纤维蛋白渗出。坏死组织与渗出的纤维蛋白、红细胞、中性粒细胞及细菌一起形成假膜。

（2）病变初期是急性卡他性炎，临床表现为水样便和黏液便。后因假膜溶解、脱落及小血管损伤引起出血，则转为黏液脓血便，临床表现为黏液脓血便。由于炎症刺激直肠壁内的神经末梢及肛门括约肌，导致患者出现里急后重、腹痛和腹泻等症状。由于细菌的毒素被吸收，患者出现头痛、发热、乏力、食欲减退等全身中毒症状及白细胞增多。

（二）慢性细菌性痢疾

痢疾病程超过2个月以上者成为慢性菌痢。多由急性菌痢转变而来，且多是福氏菌感染。肠道病变此起彼伏，原有溃疡尚未愈合，新的溃疡又形成，因此新旧病变同时存在。由于组织的损伤修复反复进行，一方面形成慢性溃疡，另一方面有肉芽组织进行修复并形成纤维瘢痕。肠壁各层有慢性炎症细胞浸润和纤维组织增生，慢性溃疡边缘不规则，黏膜常过度增生而形成息肉。从而使肠壁不规则增厚、变硬，严重者可致肠腔狭窄(图15-17)。

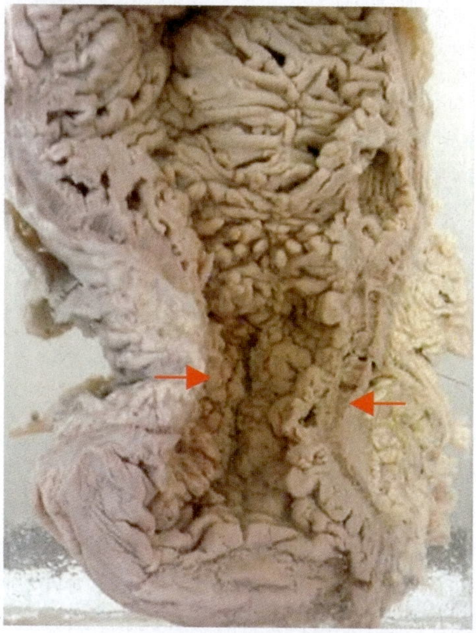

图15-17 慢性菌痢

黏膜过度增生而形成息肉，肠壁不规则增厚、变硬，肠腔狭窄(↑)

临床表现依肠道病变而定，可有腹痛、腹胀、腹泻等肠道症状。有时腹泻与便秘交替出现，大便常带有黏液或少量脓血。在急性发作期间，可出现急性菌痢的症状。少数慢性菌痢患者无明显症状和体征，但大便细菌培养为持续阳性，成为慢性带菌者，是菌痢的传染源。

（三）中毒型细菌性痢疾

中毒型细菌性痢疾为细菌性痢疾中最严重的一型，多见于2～7岁儿童，成人少见。其特点是起病急，肠道病变和症状轻，而全身中毒症状严重，发病数小时内可出现中毒性休克或呼吸衰竭而死亡。常由毒力较低的福氏或宋内痢疾杆菌引起，而毒力较强的志贺菌反而少见。

肠道病变一般表现为卡他性炎，有时肠壁集合和孤立淋巴小结滤泡性增生肿大，而呈滤泡性肠炎改变。其发病机制尚不清楚，可能与特异性体质对细菌毒素发生强烈的过敏反应有关。

第四节 麻 风

麻风(leprosy)是由麻风杆菌引起的慢性传染病，主要病变在皮肤和周围神经。临床表现为麻木型皮肤损害，神经粗大，严重者甚至指端残废。本病在世界上流行甚广，以热带地区为多，在我国该病已基本消灭。

一、病因及传染途径

麻风杆菌是一种抗酸性杆菌，与结核杆菌形态相似，但较粗短。传染途径不明确，其传染源为瘤型和界线类患者，患者的鼻、口分泌液、汗液、泪液、乳汁、精液及阴道分泌物均含有麻风杆菌，通常认为主要传染方式是上述分泌液或者患者皮肤病变的微小伤口排出的菌感染他人。麻风杆菌侵入体内后，先潜伏在周围神经的鞘膜细胞或组织内的巨噬细胞内，受染后是否发病以及发展为何种病理类型，取决于机体的免疫力。对麻风杆菌的免疫反应是以细胞免疫为主，在细胞免疫力强的状态下，麻风杆菌被巨噬细胞消灭而不发病；反之，麻风杆菌得以繁殖，引起病变。本病的潜伏期长达2～4年，但也有感染数月后发病者。

二、病理变化

针对麻风杆菌的细胞免疫力不同，麻风分为结核样型麻风(tuberculoid leprosy)和瘤型麻风(lepromatous leprosy)两型和界线类麻风(borderline leprosy)和未定类麻风两类。

表 15-3 结核样型和瘤型麻风比较

	发病率	细胞免疫	病灶中细菌	传染性	主要病变部位	病理特征
结核样型	70%	较强	极少	低	皮肤、神经	结核样结节
瘤型	20%	缺乏	多	强	皮肤、神经、内脏、黏膜	泡沫细胞组成的肉芽肿

真皮浅层中的结核样型麻风病变类似结核结节，但极少有干酪样坏死，而神经病变常有干酪样坏死。瘤型麻风病变由多数泡沫细胞组成的肉芽肿，夹杂有少量的淋巴细胞。泡沫细胞来源于巨噬细胞，在吞噬麻风杆菌后，麻风杆菌的脂质聚集于巨噬细胞质内，而呈泡沫状。病灶围绕小血管和皮肤附件，随后病变融合成片，但表皮与浸润灶之间有一层无细胞浸润的区域，这是区别于结核样型麻风的主要特征之一。

界线类麻风的免疫反应介于瘤型和结核样型之间，病灶中同时有两型病变的特征。

未定类麻风是麻风病的早期改变，病变非特异性，只在皮肤血管周围或小神经周围有灶性淋巴细胞浸润，抗酸染色不易找到麻风菌。多数病例转变为结核样型，少数转变为瘤型。

麻风的早期诊断和分型有赖于活体组织检查，及时的有效治疗可治愈。

第五节 钩端螺旋体病

钩端螺旋体病（leptospirosis）是由钩端螺旋体（Leptospira）引起的一组自然疫源性急性传染病。本病世界各地均有流行，以热带和亚热带较多见，我国尤以长江以南诸省较为常见。临床表现为高热、头痛、全身酸痛和显著的腓肠肌痛、表浅淋巴结肿大、眼结膜充血、皮疹等全身感染症状，以及脏器损害所致的相应症状。

一、病因与传染途径

钩端螺旋体，长约 6～10um，宽 0.1～0.2um，具有细密规律的螺旋，钩体一端或两端弯曲成钩状，用暗视野显微镜观察新鲜标本，可见螺旋体沿长轴作快速旋转运动。有研究表明某些钩端螺旋体含有内毒素样活性物质，是其引起组织病变的主要因素。

猪和鼠类为本病的主要传染源。在田间劳作时接触污染的水，可使钩端螺旋体经皮肤进入人体，导致本病流行。另外，污染的食物或水也可通过消化道黏膜导致感染。患有本病孕妇，钩端螺旋体还可能经胎盘使胎儿受染。

二、发 病 机 制

钩端螺旋体及其毒素是致病的主要因素，并导致全身中毒症状和程度不同的脏器损害。机体对钩端螺旋体的抵抗力主要是体液免疫所形成的特异性抗体 IgM 等。由于钩端螺旋体菌型不同，对人的致病力不同，累及的器官也有差异。

患者感染钩端螺旋体后潜伏期 1～2 周，此后由于菌体繁殖和裂解释放毒素而发病。根据疾病的发病过程及其发病机制，其病程可分为三期：①败血症期，即早期，相当于起病后的 1～3 天，伴有明显的早期急性感染症状，但组织损伤不明显；②器官损伤期，即中期，多发生于起病后的 3～10 天，此期引起不同程度的内脏器官病变，以及轻重程度不同的出血、黄疸、脑膜炎与肾衰竭等，重症感染者多在此期死亡；③恢复期，即后期，多在发病后 7～10 天。多数患者逐渐恢复健康，一般不留后遗症，少数患者因特异的免疫反应可伴有眼或神经系统后遗症。

三、病变及临床病理联系

本病的病理变化属急性全身中毒性损害，主要累及全身毛细血管，引起不同程度的循环障碍和出血，并造成广泛的实质器官变性、坏死所致严重功能障碍，炎症反应一般轻微。主要累及器官改变如下：

1. 肺 主要表现为肺出血。最初出血呈点状分布，以后点状出血不断增多和扩大，融合形成全肺弥漫性出血，为近年来无黄疸钩端螺旋体的常见死亡原因。

2. 肝 肝的病变主要为肝细胞水肿和脂肪变性，小叶中央灶性坏死，汇管区胆小管可见胆汁淤积及炎细胞浸润。由于肝细胞损害可引起胆汁排泄功能降低和凝血因子合成障碍，临床上可出现重度黄疸和广泛皮肤、黏膜出血。严重者可发生急性肝功能不全或肝肾综合征。

3. 肾 病变主要为间质性肾炎和肾小管上皮细胞不同程度的变性、坏死，肾小球一般无明显变化。严重者可引起急性肾功不全。

4. 心脏 心肌细胞变性、灶状坏死，间质非特异炎。心外膜和心内膜可见出血点。临床上可出现心动症过速，心律不齐及心肌炎的征象。

5. 横纹肌 以腓肠肌病变最为明显，主要改变为肌纤维节段性变性、肿胀，横纹模糊或消失，并可见肌浆空泡或肌浆、肌原纤维溶解消失。间质水肿、出血，少量炎细胞浸润。

6. 神经系统 部分病例可见脑膜和脑实质充血、水肿、出血，炎细胞浸润及神经细胞变性，临床上出现脑膜炎的症状和体征。

第六节 流行性出血热

流行性出血热(epidemic hemorrhagic fever, EHF)又称肾综合征出血热(hemorrhagic fever with renal syndrome, HFRS),是汉坦病毒(Hantaan virus)引起一种由鼠类传播给人的自然疫源性急性传染病。临床上以发热、出血、休克和急性肾功能衰竭为主要表现,治疗不及时或重症病例多在短期内死于急性肾功能衰竭。本病广泛分布于欧、亚和南美等国家,我国是本病流行高发区,发病率逐年增高。

[案例 15-4]

患者,女性,56 岁,农民,因呕吐、腹痛 1 周,呕吐鲜血 1 次入院。神志清楚,精神极差,急性病容,体温最高达 39℃。腹肌稍紧张,腋下及侧背部有散在出血点,有抓痕,余未见明显阳性体征,查血常规,白细胞 15×10^9/L,淋巴细胞 0.45,血小板 90×10^9/L,尿常规蛋白(++),红细胞(+),白细胞(++),管型(++),查血尿素氮明显升高,血钾偏高。详追病史,患者在深山区种养木耳,并吃住在深山区,饮用或食用了老鼠污染的水源和食品,仔细体检后诊断为流行性出血热。

[问题]

流行性出血热的病因、发病机制和临床表现特点。

一、病因与发病机制

EHF 由感染汉坦病毒引起,黑线姬鼠为主要传染源。传播途径主要通过带病毒的疫鼠体液、排泄物,经易感人群皮肤、黏膜伤口而传染;也可经过吸入污染的尘埃以及摄入污染的食物或水而发病。亦可经蜱螨叮咬传播给人而致病。

EHF 的发病机制尚未完全清楚。多数研究提示,汉坦病毒感染细胞导致细胞功能和结构的损害,感染病毒后尚能诱发免疫应答与各种细胞因子的释放,既有清除病毒保护机体的作用,又有引起组织损伤的不利因素。因为汉坦病毒对机体组织呈泛嗜性感染,故能导致多器官损害。

二、病理变化与临床病理联系

EHF 的基本病变是各器官、组织、小血管的损害,尤其是毛细管内皮细胞肿胀、脱落和纤维素样坏死,以肾、心、垂体等器官病变最突出。表现为严重血液循环障碍和组织充血、水肿、出血,以及实质细胞变性、坏死,间质炎症反应轻微,仅见淋巴细胞和单核细胞浸润。其主要病变为:心脏最特征的病变是在心房和右心耳内膜下大片状出血,具有病理诊断意义。肾脏髓质的出血呈暗红色,与肾脏皮质呈贫血苍白色构成鲜明比较。垂体的病变主要在前叶,垂体水肿、出血。其他器官也出现相应改变,肾上腺皮质变薄,有散出血灶。肝细胞水肿及脂肪变性,可见灶状坏死。脾脏充血肿大,质软,组织细胞增生。脑组织有不同程度的水肿和灶状出血,部分神经细胞变性、坏死、胶质细胞轻度增生。皮肤可见出血点和瘀斑。镜下,肾、肾上腺、下丘脑和垂体的出血、血栓形成和坏死是 EHF 的特征性病变。常见出血的原因除血管壁损害外,血小板减少、DIC 消耗凝血因子及抗凝物质的增加都具有参与作用。综上所述,EHF 病变虽可累及全身多个组织器官,但主要以肾脏髓质、右心房、垂体前叶的病变最为突出,可作为诊断本病的病理依据。

EHF 的临床病程可分发热期、低血压休克期、少尿期、多尿期和恢复期。大部分病例较轻,主要临床表现为发热和上呼吸道感染等症状,而肾脏损害较轻。少数重症病例发热急骤,通常伴有头晕、头痛、眼眶痛、腰痛,以及全身极度乏力、食欲不振、恶心、呕吐、腹痛、腹泻和烦躁不安。体征为颜面、颈部和上胸部潮红(酒醉貌)、结膜充血、水肿、皮肤和黏膜进行性出血等。

临床上,多数患者可痊愈,极少数患者可因休克、急性肾功衰竭、肺和脑水肿、心功能不全及继发感染而死亡。

[案例 15-4 分析讨论]

流行性出血热是一种由鼠类带毒传播,以发热、出血、肾损害为主要特征的传染病。EHF 的临床表现轻重程度极为悬殊,轻者类似一般感冒,重者可因多种并发症而死亡。临床上以发热、休克、充血、出血和急性肾功能衰竭为主要表现。可有恶心、呕吐、腹痛、腹泻、食欲不振等;面部、颈部、上胸部充血潮红,咽部、软腭、双腋下出现细小出血点和(或)球结膜水肿、充血;白细胞增高或异常淋巴细胞升高,而血小板减少;尿蛋白定性(++)以上,尿中排膜状物;有明显头痛、腰痛、眼眶痛或腹痛;低血压休克;出血热抗体检查阳性即可确诊。

第七节 狂 犬 病

狂犬病(rabies)是由狂犬病病毒(rabies virus)侵犯中枢神经系统所致一种人兽共患疾病。本病临床表现为伤口疼痛、头痛、发热、狂躁不安、怕风,饮水时反射性咽喉痉挛,后期可出现昏迷和呼吸衰竭。其特征性症状是恐水现象,故又名"恐水症"。狂犬病死亡率极高,发病几乎全部死亡。偶被狂犬咬伤后,若能及时进行预防注射,则可在很大程度上避免发生本病。

一、病因和传播途径

病犬是主要传染源，猫、猪及牛、马等家畜和野狼等温血动物亦能传播本病。通常情况下，狂犬病患者不属于传染源。非染病的带毒动物若抓咬伤人后亦可导致人的发病。

狂犬病毒属弹状病毒科，大小为 75nm×180nm，外形呈弹状，核衣壳呈螺旋对称，内含单股负链RNA，外绕以蛋白质外壳。狂犬病病毒的蛋白质由 5 个主要蛋白和 2 个微小蛋白构成。狂犬病毒具有两种主要抗原：一种是病毒外膜上的糖蛋白抗原，能与乙酰胆碱受体结合使病毒具有神经毒性，并使体内产生中和抗体及血凝抑制抗体，中和抗体具有保护作用；另一种为内层的核蛋白抗原，可使体内产生沉淀素，无保护作用。病毒经狂犬的唾液从伤口进入体内，沿周围神经上行至中枢神经系统，在神经细胞内繁殖而引起病变。

二、病 理 变 化

脑和脊髓血管充血明显，病变最显著的部位一般位于神经根节、脑干下端、下丘脑等。镜下，在神经细胞胞质内可见特征性的 Negri 小体，具有病理诊断意义。该小体是神经细胞胞质的包涵体，呈圆形或椭圆形，边界清楚，体积大，呈嗜酸性染色，周围有空晕。甲苯胺染色呈淡蓝色，Giemsa 染成紫红色(图 15-18)。包涵体在神经细胞胞内数目从一个到数个不等，以大脑海马椎体细胞、小脑 Purkinje 细胞和大脑椎体细胞内较多见。血管周围有淋巴细胞、浆细胞浸润，形成血管套。

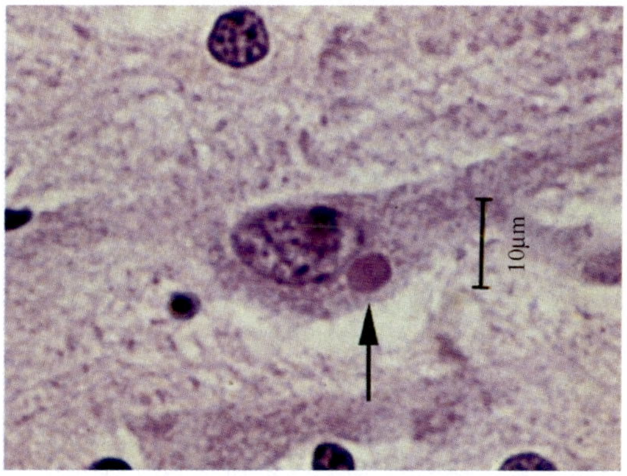

图 15-18 狂犬病病毒包涵体
神经细胞胞质内可见特征性的 Negri 小体(↑)

三、临床病理联系

患者有被病犬或猫等咬伤的病史。从咬伤到发病的潜伏期长短不一，从 10 天到几年不等，一般为 31 天到 60 天，约 15%发生在 3 个月之后。通常情况下，儿童的潜伏较短，成人较长。咬伤部位距脑越近则潜伏期越短，头部咬伤潜伏期最短，而下肢咬伤潜伏期最长。狂犬病毒对神经组织有特强的亲和力，自咬伤部侵入人体，主要通过神经逆向性向中枢传播，再从中枢神经向器官扩散而引起临床症状。病毒一般不入血。

狂犬病在临床上可表现为前驱期、兴奋期和麻痹期。临床的初期症状为伤口再次疼痛、发痒、头痛、不安、失眠、体温升高、饮食困难等。约 2～3 天后出现本病的特征性症状，兴奋期出现恐水症状，并逐渐出现呼吸困难、恐水、怕风、畏光，看到水或听到水声亦能引起饮水时严重的咽喉肌痉挛。病人惊恐异常，愤怒咆哮，以至自残。患者因呼吸衰竭而死亡。

第八节 性传播性疾病

性传播性疾病(sexually transmitted disease, STD)是指以性接触为主要传播方式的传染病，在社会上有重要的流行病学意义。近些年来，发病种类已多达 20 余种。本书仅简述淋病、尖锐湿疣和梅毒。

一、淋 病

淋病(gonorrhea)是由淋球菌引起的急性化脓性炎症，是最常见的性传播疾病，传染性很强。

(一) 病因和发病机制

淋球菌属奈瑟菌属，是革兰阴性球菌。成人主要经性接触直接传染，儿童可经接触患者用过的衣物等传染。

淋球菌对泌尿生殖系统的柱状上皮和移行上皮有特别的亲和力。感染始于男性前尿道、女性尿道、子宫颈，并向上扩散引起泌尿生殖系统各器官病变。由于机体产生抗体，炎症通常不致扩散至全身。

(二) 病理变化和临床病理联系

男性的病变始于前尿道，并可蔓延至后尿道，涉及前列腺、精囊和附睾。尿道口充血、水肿，有脓性渗出物由尿道口流出。镜下观，黏膜充血、水肿，并有溃疡，黏膜下层有大量中性粒细胞浸润，临床表现为急性尿道炎症状，局部有疼痛及烧灼感等。女性的病变累及外阴和阴道腺体、子宫颈内膜、输卵管及尿道，如果治疗不彻底或反复感染，可转化为慢性淋病。淋球菌可长期潜伏在病灶内，并反复引起急性发作。

二、尖 锐 湿 疣

尖锐湿疣(condyloma acuminatum)是人乳头状瘤病毒(HPV)引起的良性疣状物，好发于湿润温暖的黏膜和皮肤交界处，发病年龄高峰在 20～30 岁。

（一）病因和发病机制

尖锐湿疣的病原微生物为 HPV，属 DNA 病毒，本病主要为 HPV6 型及 11 型所致，人是其唯一宿主。绝大多数由性接触传播，也可通过非接触的间接感染致病。

（二）病理变化和临床病理联系

女性多见于阴蒂、阴唇、会阴部及肛周；男性常见于阴茎冠状沟、龟头、系带、尿道口或肛门附近。初期为散在幼小尖乳头，淡红或暗红，表面凹凸不平，呈疣状颗粒，互相融合则呈菜花状生长。镜下观，上皮呈乳头状增生，表皮细胞角化不全，棘层细胞明显增生伴有上皮钉突增厚延长。在棘细胞层中可见多少不等的凹空细胞，其较正常细胞大，胞质空泡状。核大或有双核，且大小不一，染色质粗、深染、核周有空晕。真皮层可见毛细血管和淋巴管扩张，并伴有大量慢性炎细胞浸润。

三、梅　　毒

梅毒（syphilis）是梅毒螺旋体（microspironema pallidum）引起的传染病。在世界各地流行，新中国成立后曾基本消灭了梅毒，但近年其发病率又呈上升趋势。

［案例 15-5］

患者，男性，70 岁。退休后经商，既往体健。患者 2 个月前家人发现其记忆力下降，不能回忆是否吃饭及吃的内容。思睡，每天卧床达 17、18 小时，有时不能叫出子女姓名。伴头痛，无呕吐，说话含糊不清，易生气、激动。在外院头颅 MRI 提示多发小缺血灶，以“脑梗死”治疗症状无好转转入我院。入院体检：血压 120/70mmHg，神志清楚，计算力下降。近记忆减退，肌力 5 级，感觉正常，病理征未引出。脑电图：轻度异常。血梅毒螺旋体特异抗体测定阳性。血清快速血浆反应素试验（RPR）：1∶32。梅毒螺旋体乳胶凝集试验（TPPA）：阳性。脑脊液：无色透明。追问病史 10 年前有不洁性交史。

［问题］

患者可能的诊断是什么？

（一）病因及发病机制

梅毒的病原体为梅毒螺旋体，体外活力低，对理化因素的抵抗力弱，对青霉素、四环素、汞、砷、铋剂敏感。主要通过性接触传染，少数可因输血、接吻、医务人员不慎受染等直接传染引起后天性梅毒，亦可经过胎盘传染给胎儿引起先天性梅毒。

患者感染梅毒螺旋体后会产生免疫反应，免疫力的强弱决定感染后是痊愈、潜匿或发展。

（二）基本病变

1. 闭塞性动脉内膜炎及血管周围炎　小动脉内皮细胞及纤维细胞增生，管壁增厚，管腔狭窄、闭塞，血管周围有淋巴细胞、浆细胞和单核细胞浸润，浆细胞的恒定出现是本病特点之一，这些病变可见于各期梅毒。

2. 树胶肿（gumma）　又称梅毒瘤（syphiloma），病变呈灰白色，境界清楚，质地坚韧，略有弹性，如树胶状。镜下观，颇似结核结节，中央为干酪样坏死，弹力纤维染色可见血管壁轮廓，坏死灶周围肉芽肿中富含淋巴细胞和浆细胞，上皮样细胞和朗汉斯巨细胞较少，且常有闭塞性小动脉内膜炎和血管周围炎。最终树胶肿可被吸收、纤维化，但很少钙化，有别于结核结节。树胶肿可累及任何器官，最常见于皮肤、黏膜、肝、骨和睾丸，是三期梅毒的特征性病变。

（三）类型

1. 后天性梅毒　病变分三期。其中第一、二期梅毒称早期梅毒，有传染性，第三期梅毒属晚期梅毒，因常累及内脏，故又称内脏梅毒。

（1）第一期梅毒：梅毒螺旋体侵入人体后约 3 周左右，入侵部位发生炎症反应，形成下疳（chancre）。单个下疳，直径为 1cm，表面可发生糜烂或溃疡，溃疡边缘及底部质硬，称硬下疳。病变多见于龟头、冠状沟、子宫颈、阴唇，亦可发生在口唇舌、肛周等处，无痛。镜下观，溃疡底部为闭塞性小动脉内膜炎和血管周围炎。硬下疳及局部淋巴结肿大均可不治自愈。临床上处于静止状态，但螺旋体仍繁殖。

（2）第二期梅毒：约在下疳发生后 6～7 周，螺旋体在体内大量繁殖，引起全身皮肤、黏膜广泛的梅毒疹及全身淋巴结肿大。镜下观，为闭塞性动脉内膜炎和血管周围炎，病灶可见螺旋体，此期具有传染性。

（3）第三期梅毒：发生在感染后 4～5 年，病变可侵犯内脏，尤其是心血管和中枢神经系统。病变特点为树胶肿形成及组织严重破坏，树胶肿纤维化和瘢痕形成可致器官变形及功能障碍。

病变累及主动脉，则可引起梅毒性主动脉炎，以及主动脉瓣关闭不全和主动脉瘤，主动脉瘤破裂可引起猝死。梅毒螺旋体还可侵犯神经及脑脊髓膜，可导致脊髓痨及麻痹性痴呆。梅毒性肝脏病变可形成树胶肿，肝呈结节性肿大。亦可造成骨和关节损害，破坏鼻骨形成马鞍鼻。

2. 先天性梅毒　根据感染胎儿后引起发病的早晚，可以分为早发性先天性梅毒和晚发性先天性梅毒。

（1）早发性先天性梅毒：胎儿或婴幼儿期发病属先天性梅毒。螺旋体在胎儿组织内大量繁殖，可致流产、早产或死胎。皮肤黏膜出现多种梅毒疹、广泛的大疱及大片剥脱性皮炎。

(2) 晚期先天性梅毒：患儿发育不良，智力低下。亦可引发间质性角膜炎、神经性耳聋和楔形门齿、哈钦森牙(Hutchiuson 牙)，合称哈钦森三联综合征，构成晚发性先天性梅毒重要特征。

[案例 15-5 分析讨论]

本病为神经梅毒，神经梅毒是一种由梅毒螺旋体感染引起的神经组织及血管病变的中枢神经系统疾病。麻痹性痴呆是梅毒螺旋体侵入中枢神经系统引起的慢性脑膜脑炎，因破坏了皮质的神经元细胞而出现精神神经功能障碍。最主要、最普遍的症状是单纯痴呆(约 60%)，在疾病早期(麻痹前期)与任何痴呆相类似，表现为进行性记忆力减退、易怒、不注意个人形象，有的表现为躁狂和夸大妄想。随着疾病进展，严重者可发生定向障碍，各种不同智能障碍与神经精神病特征混在一起，部分病人可伴有躁狂和抑郁的表现，少数病人可出现类似精神分裂症的症状，晚期出现腱反射亢进及锥体束征。

第九节 深部真菌病

真菌病(mycosis)是由真菌感染引起的疾病。真菌种类很多，目前发现已超过 10 万种，与细菌相比，对人致病者相对较少。据 WHO 统计，现在已知能导致人类疾病的真菌约有 270 余种。而且来由于广谱抗生素、肾上腺皮质激素和免疫抑制剂的大量应用，真菌感染有明显增长。而且由于 AIDS 的流行，真菌病也成为 AIDS 的主要机会感染。真菌病根据病变的部位不同，可分为浅部真菌病和深部真菌病两大类。浅部真菌病主要侵犯含有角质的组织，如皮肤、毛发和指甲等处，引起各种癣病。深部真菌病侵犯皮肤深层和内脏，如肺、脑、消化道器官，危害性较大。

真菌一般不产生外毒素和内毒素，其致病作用可能与真菌在体内繁殖引起的机械性损伤及所产生的酶类、酸性代谢产物有关。真菌及其代谢产物具有弱抗原性，在人体内可引起变态反应导致组织损伤。真菌的致病力一般较弱，与其致病力有关的因素是感染量和毒力，感染途径与机体免疫状态。只有当机体抵抗力降低时才能侵入组织，大量繁殖引起疾病，因此深部真菌多与诱发因素有关。

真菌病常见病理变化有：①轻度非特异性炎，如脑的隐球菌感染，病灶中甚至没有明显组织反应，仅见少量淋巴细胞、单核细胞浸润；②化脓性炎，如念珠菌病、曲菌病、毛霉菌病等，病灶内有大量中性粒细胞浸润形成小脓肿；③坏死性炎，如毛霉菌、曲菌感染等，可出现大小不等的坏死灶，常伴有明显出血，而炎细胞则相对较少；④肉芽肿性炎，病变类似典型的结核结节，病灶中心为干酪样坏死，周边可见上皮样细胞及朗汉斯巨细胞，亦可见淋巴细胞浸润及纤维组织增生，有时也可发生钙化。上述病变可单独存在，也可同时存在。不同病菌及其变态反应不同或同一病菌的不同时期，其组织反应也不一样。真菌在人体引起的病变没有特异性，诊断依据是病灶中找到病原菌。

一、念 珠 菌

念珠菌病(candidiasis)是由念珠菌引起的一种常见的真菌病，其中以白色念珠菌(*candiada albicans*)最常见。念珠菌病多为内源性感染，常发生于婴儿及消耗性疾病患者口腔、糖尿病妇女的阴道和会阴。尤其应当指出的是，阴道念珠菌病可见于健康妇女，特别是孕妇和口服避孕药的妇女。深部念珠菌病多为继发性，常继发于慢性消耗性疾病、体弱婴儿、严重的营养不良、疾病终末期病人、恶性肿瘤及 AIDS 患者。

黏膜念珠菌病常在黏膜面形成白色膜状物，口腔黏膜的念珠菌病称为鹅口疮；膜状物由假菌丝等构成，脱落则形成溃疡。内脏器官的念珠菌病常出现明显的组织坏死和小脓肿形成，晚期则出现肉芽肿。在病变组织内，可见念珠菌的芽生孢子和假菌丝。

二、曲 菌 病

曲菌病(aspergillosis)由曲菌引起。曲菌是最常见的污染杂菌，人类曲菌病中最常见的致病菌为烟曲菌(*aspergillus fumigatus*)。外环境中的曲菌孢子主要通过呼吸道进入人体，吸入的曲菌孢子不一定在人体内繁殖致病，多数情况下曲菌是一种条件致病菌。

曲菌可在身体许多部位引起病变，如皮肤、耳、鼻腔、眼眶、心、脑、肾、呼吸道、消化道等，但以肺部病变最常见。曲菌在组织内可形成小脓肿，有时不化脓而发生组织坏死、出血，周围多数中性粒细胞和单核细胞浸润。在小脓肿和坏死灶内有大量菌丝。曲菌常侵入血管引起血栓形成，使血管阻塞致组织缺血、坏死。慢性病灶有肉芽肿形成。曲菌菌丝粗细均匀，直径约 2～7um，有隔，分支状，常呈 45 度的锐角分支。HE 染色呈蓝色(图 15-19)，PAS 或银染法更清晰。此外，还有一种过敏性支气管肺曲菌病，临床表现类似支气管哮喘，其发病机制可能与曲菌抗原引起的变态反应有关，见于接触大量曲菌孢子的人员。

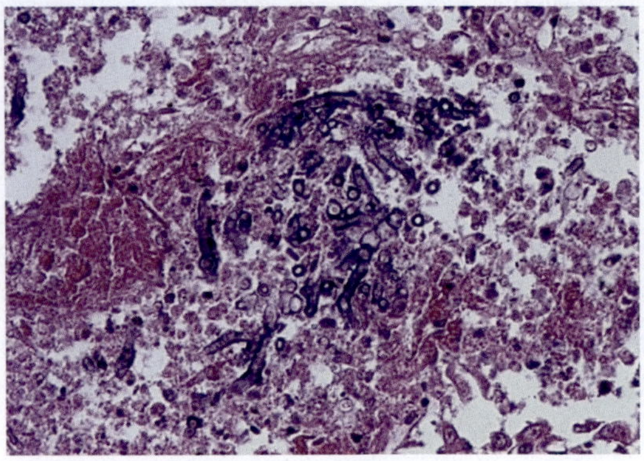

图 15-19 肺曲菌病
曲菌菌丝粗细均匀，有隔，分支状，常呈 45 度的锐角分支，HE 染色呈蓝色

三、毛霉菌病

毛霉菌病（mucormycosis）由毛霉菌（*mucor*）引起。毛霉菌病多表现为急性化脓性炎症，发展很快，常侵袭血管引起血栓形成和梗死，易引起广泛播散，脑毛霉菌可在短期内造成死亡。毛霉菌常大量繁殖于霉烂的蔬菜、水果、干草、肥料中，因此土壤、空气中常有大量毛霉菌。毛霉菌孢子通过呼吸道和消化道感染，病变主要为急性化脓性炎症，并且侵犯血管，引起血栓形成和血道播散。毛霉菌侵袭血管比曲菌严重，常造成血管腔阻塞和梗死。有时病变可转为慢性，有多数巨噬细胞和异物巨细胞，期间伴有较多中性和嗜酸粒细胞浸润，间质纤维组织增生，毛细血管壁增厚。毛霉菌丝粗大，壁厚，多数直径为 10～15um 之间，不分隔，分支较少而不规则，常呈钝角或直角分支。

头面部毛霉菌最易见于糖尿病酸中毒者。病原体先侵入鼻黏膜，在其黏膜上形成黑色坏死灶，并向周围扩散、蔓延至硬腭引起黏膜溃疡，还可蔓延至同侧眼眶，累及眼球及眶内组织。毛霉菌侵入眼动脉引起血栓形成，可造成颊部、眼眶内容物、眼睑梗死及局部皮肤坏疽。病原体可通过眼眶蔓延至颅腔，导致颈内动脉或海绵窦血栓，以及毛霉菌性脑膜炎和脑坏死。头面部毛霉菌病病情凶险，发展迅速，故早期诊断至关重要。毛霉侵入呼吸道可引起肺动脉血栓形成和肺梗死，侵入消化道可引起食管、胃和小肠坏疽、溃疡或穿孔。毛霉菌从原发感染灶侵入血流可导致全身播散，在多数器官引起急性炎症和栓塞病变。

四、隐球菌病

隐球菌病（cryptococcosis）是新型隐球菌（*cryptococcus neoformans*）引起的一种亚急或慢性真菌病，最常见于中枢神经系统，也可发生于肺、皮肤等其他器官。病原体主要通过呼吸道，以及皮肤或消化道进入人体致病。隐球菌病多数为继发性，且以 AIDS、白血病、恶性淋巴瘤患者更为多见。

新型隐球菌为圆形或卵圆形的酵母，一般为单芽，厚壁，有宽阔、折光性的胶质样荚膜。大小相差很大，不包括荚膜一般直径为 4～7μm 左右，有些直径可达 20μm。周围荚膜由黏多糖组成，厚约 3～5μm。在 HE 染组织切片中，隐球菌呈淡黄色，不易察见，用 PAS 反应或 Alcian 蓝染色则清晰可见。

新型隐球菌性脑膜炎起病缓慢，临床上有时易误诊为结核性脑膜炎。脑实质病变范围较大时，常与占位性病混淆。肺隐球菌病可在肺内形成肉芽肿性病灶，其结节大小不等，直径约 1～8cm，单个或多个，有时易误诊为结核病或肺癌。

五、放线菌病

放线菌病（actinomycosis）主要是以色列放线菌（*actinomyces israeli*）引起的一种慢性化脓性炎症。根据现代生物学分类，放线菌不属于真菌而属于厌氧菌。因其所致病变与真菌病相似，习惯性仍将放线菌病与真菌病一起叙述。放线菌有细胞壁，其化学成分与细菌相似，直径不超过 1um，菌丝有分支。仅有少数菌株对人类有致病性，其中最主要的为以色列放线菌，是人口腔中的腐物寄生菌，可由伤口侵入，亦可通过吞咽或吸入带菌物质进入胃肠或肺，故放线菌病主要发生于颈面部和胸腹腔器官。

放线菌病的病变为慢性化脓性炎症，病灶内有大量中性粒细胞及单核细胞浸润，并形成多数小脓肿。脓肿大小不等，常互相融合，并向邻近组织蔓延而形成许多窦道和瘘管。脓肿壁和窦道周围肉芽组织内有大量中性粒细胞、淋巴细胞和单核细胞浸润，可见少数多核巨细胞和大量吞噬脂类的巨噬细胞，故肉眼观常带黄色。放线菌在脓肿壁、窦道壁和脓腔内繁殖，形成菌落。肉眼可见脓液内有细小的黄白色颗粒，直径约 1～2mm，称为"硫黄颗粒"，取其直接压片或在组织切片中可见颗粒由分支的菌丝交织而成。在 HE 染色的组织切片中，颗粒中央部分染蓝紫色，周围部分菌丝排列成放射状，菌丝末端常有胶样物质组成的鞘包围而膨大呈棒状，染伊红色，所以称放线菌（图 15-20）。

颈部放线菌病最多见，约占放线菌病总数的一半。多发生在颌骨附近，早期牙龈及邻近软组织肿胀、质硬、皮肤表面呈暗红色，之后形成脓肿，并向周围组织扩展，形成多数脓肿，彼此沟通形成窦道，常穿破皮肤形成瘘管。腹内放线菌病多发生于阑尾、结肠和直肠。病变常穿透肠壁引起局部限性腹膜炎，且可侵入邻近肠袢、腹膜后组织和腹壁，形成排脓的窦道。胸内放线菌病可因吸入放线菌所致或因腹部放线菌病蔓延而来，常形成肺脓肿，逐渐扩散则形成肺胸膜瘘或脓肿。

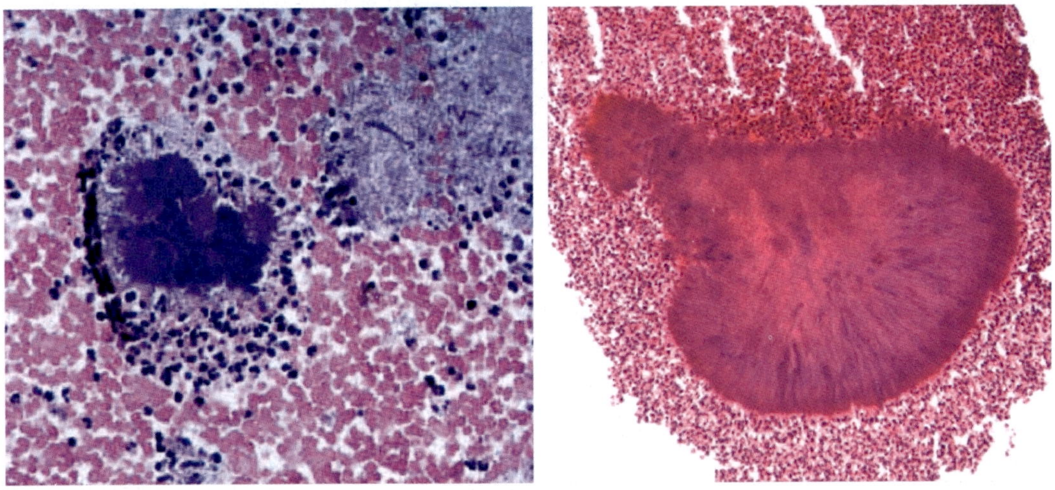

图 15-20 放线菌病

菌落中央的细颗粒为“硫黄颗粒”(↑),颗粒中央部分染蓝紫色,周围部分菌丝成放射状,菌丝末端膨大呈棒状,嗜伊红色

【易混淆的概念】

1. 结核球与结核结节 结核球又称结核瘤,有纤维包裹的孤立的境界清楚的结节性病变,直径多在 2～5cm,多为单个,也可多个,常位于肺上叶靠近胸膜处。结核结节又称结核性肉芽肿,是在细胞免疫的基础上形成的,显微镜下,典型的结核结节中央为干酪样坏死,外周为朗汉斯细胞和类上皮细胞,以及淋巴细胞和成纤维细胞构成的境界清楚的结节状病灶。二者名称相似,结核球是继发性肺结核的一个类型,属于大体表现,结核结节则是镜下表现,具有诊断意义。

2. 肺原发综合征与肠原发综合征 肺原发综合征为原发性肺结核的病变特征,由肺的原发病灶、淋巴管炎和肺门淋巴结结核三者组成,X 线胸片上呈哑铃状阴影。肠原发综合征则是肺外结核病中原发性肠结核病的病变特征,由肠的原发性结核病灶、结核性淋巴管炎和肠系膜淋巴结结核构成。二者原因不同,组成不同,病变相似。

3. 开放性愈合与闭合性愈合 慢性纤维空洞型肺结核经抗结核治疗后,内层坏死组织清除,肉芽组织纤维化,表面被覆长入的支气管上皮,空洞虽然存在但已无菌;称为开放性愈合。闭合性愈合是指与空洞相连的支气管被阻塞,干酪样坏死被积聚于空洞内,周围有大量纤维组织包绕,病变暂停发展。二者虽然都称为愈合,前者属于真正意义上的愈合,虽有空洞与外界相通,但已无菌;而后者则是结核杆菌被包裹,当条件允许时则病变会进一步恶化,所以并非真正意义上的愈合。

4. 原发性肺结核与继发性肺结核 原发性肺结核通常见于儿童,初次感染结核杆菌,对结核杆菌无免疫力,以原发综合征为病变特点。起始病灶位于上叶下部、下叶上部靠近胸膜处,主要通过淋巴道或血道播散,病程短,大多随着抵抗力的增强而自愈。继发性肺结核通常见于成人,再次感染结核杆菌,对结核杆菌有免疫力,病变复杂多样,新旧病灶共存。起始病灶多位于肺尖部,主要通过支气管播散,病程长,需要经过系统抗结核治疗。

5. 结核肉芽肿与伤寒肉芽肿 此两者都是肉芽肿性病变,但病因和病变特点各异。结核肉芽肿或结核结节是结核病时在细胞免疫基础上形成的,中央有干酪样坏死,周围由上皮样细胞、朗汉斯巨细胞及外周局部集聚的淋巴细胞、少量反应性增生的成纤维细胞构成。伤寒病时,以巨噬细胞增生为特征,吞噬有伤寒杆菌、红细胞和细胞碎片的巨噬细胞被称为伤寒细胞。伤寒细胞聚集成团,形成小结节被称为伤寒肉芽肿或称伤寒小结。

6. 结核结节与结核样型麻风结节 结核结节是结核病时在细胞免疫基础上形成的,主要发生在肺,也可见于全身器官。典型病变中央有干酪样坏死,周围由上皮样细胞、朗汉斯巨细胞及外周局部集聚的淋巴细胞和少量反应性增生的成纤维细胞构成。结核样型麻风是麻风病最常见的类型,因其病变类似结核结节,所以称为结核样型麻风。结核样型麻风结节也是在细胞免疫基础上形成的,细胞免疫力较强,真皮浅层中的病变极少有干酪样坏死,而神经病变常有干酪样坏死。

7. 结核样型麻风与瘤型麻风 结核样型麻风是麻风病最常见的类型,细胞免疫力较强,病灶中细胞量少,传染性低,主要发生在皮肤和神经,其病变类似结核结节。瘤型麻风发病率低,主要发生在皮肤、神经、内脏、黏膜处,其病变由多数泡沫细胞组成的肉芽肿,夹杂有少量的淋巴细胞。瘤型麻风病灶围绕小血管和皮肤附件,随后病变融合成片,但表皮与浸润灶之间有一层无细胞浸润的区域,这是区别于结核样型麻风的主要特征之一。

【重点词汇的中英文对照】

结核病(tuberculosis)
原发性肺结核(primary pulmonary tuberculosis)
继发性肺结核(secondary pulmonary tuberculosis)
原发综合征(primary complex)
局灶肺结核(apical tuberculosis)
浸润型肺结核 (infiltrative pulmonary tuberculosis)
慢性纤维空洞型肺结核(chronic fibrocavitary tuberculosis)
干酪性肺炎(caseous pneumonia)
结核性胸膜炎(tuberculous pleurisy)
结核球/结核瘤(tuberculoma)
粟粒性结核病 (miliary tuberculosis)
伤寒(typhoid fever)
伤寒肉芽肿(typhoid granuloma)
伤寒小结(typhoid nodule)
细菌性痢疾(bacillary dysentery)
假膜(psudomembrane)
麻风(leprosy)
钩端螺旋体病(leptospirosis)
肾综合征出血热(hemorrhagic fever with renal syndrome, HFRS)
性传播疾病(sexually transmitted disease,STD)
淋病(gonorrhea)
尖锐湿疣(condyloma acuminatum)

梅毒(syphilis)
树胶肿(gumma)
梅毒瘤(syphiloma)
真菌病(mycosis)

思 考 题

1. 结核病的病因和发病机制是什么?
2. 结核病基本病变有哪些?其转化规律是什么?
3. 原发性肺结核的病变特点、转归规律?各型继发性肺结核的病变特点?
4. 肺外常见结核病有哪些?其病变特点是什么?肺结核病血源性播散的病变特点?
5. 肠伤寒病变常出现在什么部位?依据病变发展过程,肠伤寒的病变特征是什么?
6. 急性细菌性痢疾肠道病变常出现在什么部位?结合其病变特点,请分析急性细菌性痢疾患者可能出现的临床表现。
7. 麻风常出现在什么部位?请比较结核样型麻风和瘤型麻风的病变特点。
8. 试分析钩端螺旋体病病变分期、流行性出血热的临床病程分期及狂犬病的病理变化。
9. 试分析后天梅毒的基本病变及树胶样种的镜下特点。
10. 试分析念珠菌病、曲菌病、毛霉菌病、隐球菌病、放线菌病的病变特点。

(北华大学 董志恒)

第十六章 寄生虫病

【学习目标】

(1) 了解寄生虫病的发病情况及常见寄生虫病的种类和基本病理变化。

(2) 掌握阿米巴病的病原和感染途径、发病机制及肠阿米巴病、肠外阿米巴病的病理特点。

(3) 熟悉血吸虫病的感染途径、发病机制及病理变化。

(4) 熟悉丝虫病的感染途径、发病机制及病理变化。

(5) 了解华支睾吸虫病、肺型并殖吸虫病、棘球蚴病的感染途径、发病机制及病理变化。

寄生虫病是以寄生虫为病原体引起的一类疾病。寄生虫病在人群中的发生或流行是一个复杂的过程，通常是以被寄生虫感染的人、动物或污染的水体、土壤作为传染源，经过适合于寄生虫生活史的环境条件、感染途径和感染方式(传播途径)，感染无免疫力的人群或免疫力较低的个体(易感人群)，这三个相互关联的基本环节同时具备并相互作用时就会造成寄生虫病的发生与蔓延。因此，寄生虫病在人群、动物群或人和动物之间的传播，不仅受到生物因素，而且受到自然因素和社会因素的影响，寄生虫病的发生也就具有了地理分布的区域性、明显的季节性和人兽共患病的自然疫源性等特点。

人体感染寄生虫后，其发病情况主要取决于侵入体内的寄生虫数量和毒力及寄主免疫力。寄生虫侵入人体后，在造成局部组织损伤的同时引起全身损害。其局部基本病理变化包括对寄生部位产生机械性刺激和(或)损伤；压迫或阻塞腔道器官；寄生虫代谢产物、分泌的毒素或酶以及死亡虫体分解产物对宿主产生毒性作用；寄生虫的分泌物、排泄物和虫体分解产物具有抗原性，诱发寄主的免疫应答形成肉芽肿和嗜酸性脓肿。全身损害主要包括导致宿主营养不良和贫血；引发过敏性休克等各种变态反应或继发性免疫缺陷的发生。寄生虫病可分为急性和慢性，大多数表现为慢性感染经过，部分宿主感染后可不表现症状称为隐性感染或带虫者。也有寄生虫出现在常见寄生部位外的器官或组织内的异位寄生，甚至出现同时感染两种或两种以上寄生虫的多寄生现象。不同的寄生虫通常以自身特有的感染途径和传播方式由传染源入侵人体，并且定位于一定的组织或器官。

寄生虫病是世界上分布广、种类多、危害严重的一类疾病。我国曾是寄生虫病严重流行的国家之一，新中国成立后经过全面防治，寄生虫病的感染率和发病率显著下降，许多寄生虫病的防治走在世界的前列。但由于我国寄生虫种类和数量众多、自然条件复杂、人口流动频繁以及生活方式多样等诸多因素，决定了我国在相当长的时间里寄生虫病的流行仍会比较严重。除原有的一些寄生虫病依然存在外，食物源性寄生虫病的流行范围和波及人群也呈不断扩大趋势。此外，一些机会致病寄生虫所致的卡氏肺孢子虫肺炎(pneumosystis carinii pneumonia，PCP)、隐孢子虫病(cryptosporidiasis)、弓形虫病(toxoplasmosis)等机会性致病寄生虫病，近年也有增多的趋势。因此，积极有效控制、防治寄生虫病，仍然是医务工作者面临的一项十分重要的任务。

第一节 阿米巴病

阿米巴病(amebiasis)是由致病性溶组织内阿米巴原虫(*amoeba*)感染引起的一种具有传染性的人兽共患寄生虫病。阿米巴原虫多寄生在人和动物的结肠中，一定条件下可扩延至肝、脑、皮肤、泌尿生殖系和其他部位，并以滋养体形式侵袭机体，引起寄生部位组织坏死、液化，形成阿米巴溃疡或阿米巴脓肿。现已知寄生于人体的阿米巴原虫有7种，其中主要致病虫种为溶组织内阿米巴，其余种类一般不致病。

阿米巴病流行于世界各地，以热带和亚热带地区多见。据统计，全球至少有10%的人口感染了溶组织内阿米巴，每年发病人数4000多万例，我国每年死于阿米巴病的人数至少在4万以上，仅次于疟疾和血吸虫病，是严重危害人体健康的一种寄生虫病，并被列为法定传染病。我国以南方多见，其发病率和感染率在乡村、男性和成年人群中分别高于城市、女性和儿童。由于我国生活环境和卫生状况的不断改善，近年本病的流行和急性病例显著减少。

阿米巴病病变主要累及大肠，称肠阿米巴病。少数病例病变累及肝、肺、脑等其他肠外器官，可称肠外阿米巴病。

一、肠阿米巴病

[案例16-1]

患者，男性，29岁，因右下腹疼痛伴腹泻、大便次数增多7天，出现里急后重伴低热2天而就诊。查体：右下腹压痛明显。大便呈暗红果酱样、腥臭。粪便检查：红细胞(＋＋)，白细胞(＋)，其中查见阿米巴滋养体。肠镜检查见整个大肠和回肠下段，尤其是盲肠、升结肠黏膜表面有絮片状坏死物附着，并见多发性溃疡性病变，溃疡大小不一，边缘潜行，口小底大烧瓶状，溃疡间黏膜相对正常。

[问题]

(1) 患者所患何种疾病？诊断依据是什么？

(2) 从病理变化角度本病应属于何种性质的病变？

(3) 应注意与何种疾病鉴别？

肠阿米巴病(intestinal amebiasis)是由溶组织内阿米巴寄生于大肠组织内所致。因临床上常出现类似于痢疾的腹痛、腹泻和里急后重等症状，故又称阿米巴痢疾(amebic dysentery)。

(一) 病因及发病机制

肠阿米巴病是侵袭型溶组织内阿米巴经口感染，入侵结肠壁引起的疾病。溶组织内阿米巴原虫侵入人体后的生活史主要有滋养体期和包囊期，前者是致病型病原体，后者是感染型病原体。

滋养体具有运动和摄食功能，是阿米巴原虫的生长、发育、繁殖和致病阶段。由于其对外环境抵御能力很弱，故在传播上不起作用。根据虫体大小、运动、摄食种类及寄生部位不同，滋养体分为大滋养体及小滋养体。大滋养体也称组织型滋养体，有致病力，寄生于结肠黏膜、黏膜下组织及肠外器官组织中。大滋养体形态多变，其中可含有糖原、吞噬的红细胞和组织细胞碎片。胞质可向外伸出舌状或指状伪足，作定向运动。小滋养体也称肠腔型滋养体，个体较小，直径约10～20μm，以肠道细菌和肠内容物为营养，不吞噬红细胞。虫体运动不活泼，能形成包囊。包囊通常直径5～20μm，见于慢性阿米巴病患者或包囊携带者的大便中。包囊虽处于静止状态，但对外界抵抗力较强，于粪便中存活至少2周，是该原虫的传染阶段。

人感染阿米巴原虫的途径多为食入被包囊污染的水或食物。包囊进入消化道后，可耐受胃酸的消化作用，通常在小肠末段至盲肠处经碱性消化液作用，发育成小滋养体。大多数小滋养体在结肠腔内移行过程中又转化为包囊，并随粪便排出，成为重要的传染源。如果虫株的毒力和侵袭力强，或宿主消化道局部有损伤等情况，小滋养体可分裂繁殖并随粪便下行到结肠，进入肠壁黏膜，转变为大滋养体，并大量繁殖，造成局部肠黏膜溶解坏死和溃疡形成。

阿米巴滋养体的致病机制尚不完全清楚，其毒力和侵袭力主要表现在对宿主组织的溶解破坏作用。可能包括以下几个方面：①接触性溶解作用(触杀机制)：致病株阿米巴滋养体表面具有溶酶体活性的膜结合磷脂酶A，可介导滋养体表面植物凝集素样黏附分子与宿主细胞膜上相应的糖基配体吸附并结合，转化为溶血性卵磷脂，溶解宿主细胞。滋养体吸附于宿主细胞表面后也可通过释放其胞质颗粒中的穿孔素，造成靶细胞膜的孔状破坏，使细胞因离子流失而死亡；此外阿米巴原虫释放半胱氨酸蛋白酶可使靶细胞溶解。②酶的水解作用：大滋养体溶酶体可释放胰蛋白酶、透明质酸酶、胶原酶等，在补体和白细胞产物参与下能起到溶组织作用。③细胞毒素作用：从溶组织内阿米巴培养中分离出一种不耐热的蛋白质肠毒素，可能导致阿米巴病者的肠黏膜损伤和腹泻。④机械性损伤和吞噬功能：滋养体特别是大滋养体能在组织中进行伪足运动，破坏所到之处的组织，并吞噬和降解已受破坏的细胞。⑤免疫抑制与逃避：阿米巴抗原中含有激发机体免疫抑制的决定簇；侵袭型滋养体的凝集素对补体介导的溶解作用有抵抗力，半胱氨酸蛋白酶也能降解补体C3为C3a，具有独特的逃避宿主免疫攻击的能力，因而能长期存在，发挥其致病作用。此外，宿主对病原体易感性的增加和抵抗力的下降、合并其他肠道细菌感染、肠道功能紊乱等，都有利于阿米巴滋养体对机体的侵袭与致病。总之，阿米巴致病作用是其多种化学性和机械性因素联合作用的结果，与阿米巴共生于肠道的细菌在协同致病方面也起重要作用。

(二) 病理变化

肠阿米巴病的主要病变位于盲肠、升结肠，其次为乙状结肠和直肠，严重时可累及整个结肠和回肠下段。基本病变是以组织溶解液化坏死为主的变质性炎，以形成口小底大的烧瓶状溃疡为特点，可分为急性期和慢性期两期。

1. 急性期病变 溶组织内阿米巴滋养体侵入肠黏膜组织，首先破坏黏膜表层及肠隐窝上皮细胞，形成小坏死灶。肉眼观，早期在黏膜表面可见多个灰黄色隆起的点状坏死或浅溃疡，周围有出血充血带环绕。随后阿米巴滋养体突破黏膜肌层到达黏膜下层，并迅速分裂繁殖，溶解破坏肠壁组织，造成组织明显液化性坏死，同时向四周蔓延，使病灶不断扩大。液化坏死组织脱落，形成具有一定的病理诊断意义的烧瓶状溃疡(flask shaped ulcer)。肉眼观，溃疡大小不等、圆形或不规则，口小底大，边缘呈潜行性。溃疡周围黏膜肿胀，但溃疡间黏膜组织尚属正常或仅表现为轻度炎症。严重者，相邻溃疡间黏膜下层组织坏死相互贯通，形成隧道样病变。表面黏膜层组织可大片坏死，形成絮片状坏死物悬挂于肠腔表面，或坏死脱落融合形成边缘潜行的巨大溃疡。少数严重溃疡可深及浆膜层造成肠穿孔，引起局限性腹膜炎(图16-1)。

光镜观察，阿米巴病变以组织的坏死溶解液化为

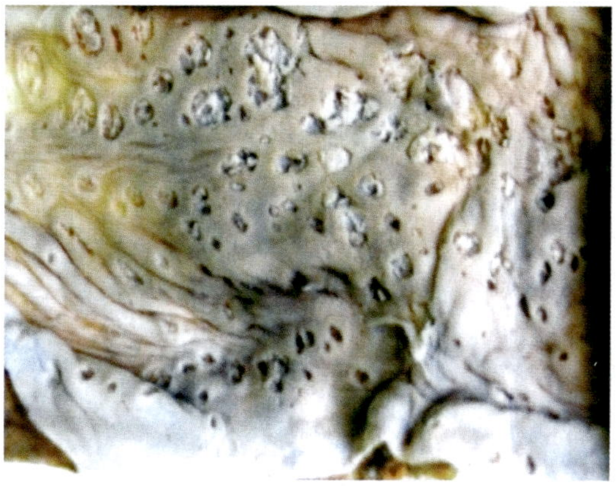

图 16-1 肠阿米巴病(大体)
结肠黏膜面多个大小不等的圆形或不规则形,口小底大的烧瓶状溃疡,溃疡间黏膜组织尚属正常

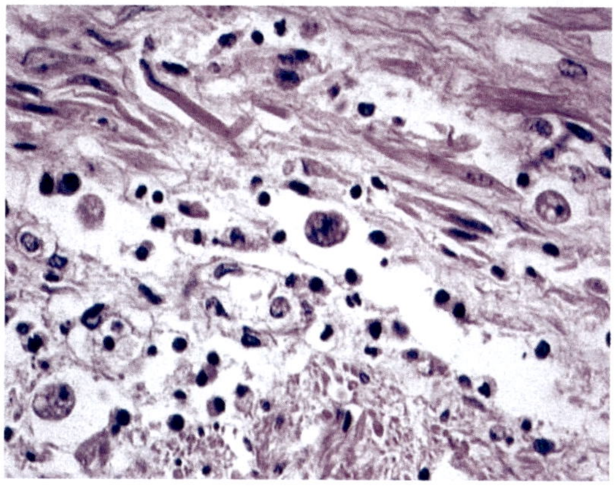

图 16-3 肠阿米巴病(高倍镜)
结肠肌层中可见多个散在分布的阿米巴大滋养体,其周围因组织溶解而呈现空晕

主要特征。低倍镜下可见黏膜面多个大小不等的口窄底宽的烧瓶状溃疡,边缘潜行(图 16-2)。溃疡灶内坏死组织呈无结构、淡红染状,其边缘或附近组织仅有轻度炎症反应,表现为轻度充血、出血、水肿和少量淋巴细胞、浆细胞和巨噬细胞浸润,如继发细菌感染可见较多中性粒细胞浸润。在溃疡边缘组织与正常组织交界处和肠壁小静脉腔内,常可找到成群或散在分布的阿米巴大滋养体。组织切片中的大滋养体呈圆形,直径约 20～40μm,核小而圆呈空泡状,直径 4～7μm,胞质内含有糖原空泡,其中可见吞噬的红细胞、淋巴细胞和细胞碎屑,滋养体周围常因组织溶解而呈现空晕(图 16-3)。肠腔面或坏死物内常可找见小滋养体,用 PAS 染色更易观察到。

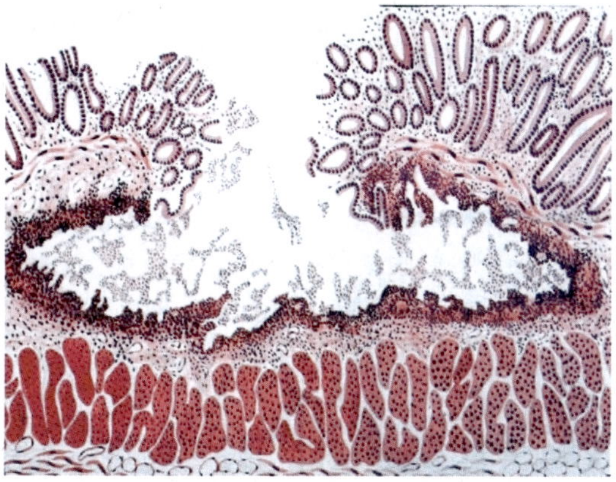

图 16-2 肠阿米巴病(低倍镜)
结肠黏膜面可见口窄底宽的烧瓶状溃疡,边缘呈潜行性

临床上肠阿米巴病以腹痛、腹泻、排暗红色果酱样大便为特征,患者全身中毒症状较轻。急性期在临床上主要表现为肠道症状,如腹痛、腹泻。因临床类型不同,可出现轻度、间歇性、暴发性等不同程度的腹泻,粪便因混杂有血液、黏液和液化坏死的肠壁组织而呈棕红色果酱样,伴有有腐败腥臭味,粪便检查易查到滋养体。由于直肠及肛门病变较轻,里急后重现象可不明显。肠阿米巴病急性期常见的合并症为肠穿孔、肠出血,但穿孔过程较缓,多仅形成局限性腹膜炎。肠出血多为小血管破裂所致,大出血者少见。急性期大多可治愈,少数因治疗不及时或不彻底而转为慢性。本期肠阿米巴病须与细菌性痢疾相鉴别(表 16-1)。

表 16-1 肠阿米巴病和细菌性痢疾的鉴别

	肠阿米巴病	细菌性痢疾
病原体	溶组织内阿米巴	痢疾杆菌
好发部位	盲肠、升结肠	乙状结肠、直肠
病变性质	局限性变质性炎	弥漫性纤维素性渗出性炎
黏膜表面	见破絮状黏膜坏死物附着	见糠皮状、灰白色假膜附着
溃疡形态	较深,烧瓶状	较浅,不规则的地图状
溃疡边缘	潜行性、挖掘状	不呈挖掘状
溃疡间黏膜	大致正常	为炎性假膜
临床症状	轻、发热少	重、常发热
肠道症状	右下腹压痛	左下腹压痛
	腹泻,一般不伴里急后重	腹泻,常伴里急后重
粪便检查	味腥臭,暗红色果酱样,镜检红细胞多,找到阿米巴滋养体	粪质少,黏液脓血便,镜检脓细胞多

2. 慢性期病变 该时期肠道病变较复杂,往往有组织修复和溶解坏死改变同时存在。由于肠壁内组织坏死、溃疡形成、肉芽组织增生及瘢痕形成等情况混杂存在,且反复发作,致使肠黏膜逐渐失去正常形态,或呈现破絮状外观,或伴有黏膜萎缩,或黏膜组织增生显著形成息肉。当大量纤维组织增生时,可使肠壁弥漫性变厚变硬,甚至造成肠腔套状狭窄。有时肠壁可因肉芽组织过度增生而形成局限性包块,称为阿米巴肿(ameboma),多见于盲肠,可引起肠梗阻,临

床上易误诊为结肠癌。

慢性期患者可持续存在腹痛、腹泻、腹胀，或腹泻与便秘交替出现等症状，亦可反复发作。机体因消化道症状或久病不愈导致营养不良、消瘦和贫血或神经衰弱症状。肠壁增厚偶可触及块物，轻度压痛，肝脏可肿大伴有压痛等。粪便内可混有脓血、滋养体，有时有包囊。慢性患者和包囊携带者是阿米巴病的主要传染源。

［案例 16-1 分析讨论］

(1) 本例患者所患疾病为肠阿米巴，主要诊断依据是患者具有腹痛、腹泻、暗红果酱样大便伴腥臭等肠阿米巴的典型临床表现。盲肠、升结肠是本病的好发部位，肠黏膜破絮状坏死物和口小底大的烧瓶状溃疡是本病的特征性形态学改变，粪便和病变组织中检出阿米巴滋养体是诊断本病的可靠依据。

(2) 阿米巴病变是以溶组织阿米巴产生的凝集素、穿孔素、肠毒素及各种酶类等致病作用，导致组织的坏死溶解液化为主要特征。病变处组织坏死液化，呈无结构、淡红染状，而炎症反应较轻度，仅见少量淋巴细胞、浆细胞浸润和巨噬细胞，故本病的病变性质属于变质性炎症。

(3) 本病腹痛、腹泻，累及直肠时可有里急后重，应注意与细菌性痢疾鉴别(见表 16-1)。

(三) 常见并发症

阿米巴痢疾可出现肠道并发症与肠外并发症。

1. 肠道并发症

(1) 肠出血：当肠黏膜溃疡深达肌层时，可侵蚀血管引起不同程度的肠出血，但大量出血少见。肠出血有时成为本病的主要症状。

(2) 肠穿孔：多见于暴发型和深溃疡的患者，穿孔部位以盲肠、阑尾和升结肠为多见，急性穿孔可引起弥漫性或局限性腹膜炎。慢性穿孔较急性穿孔多见，造成周围组织粘连，形成局部脓肿。

(3) 阑尾炎：盲肠病变波及阑尾，可形成阿米巴性阑尾炎，临床症状与阑尾炎相似，易形成脓肿。

(4) 结肠肉芽肿：见于慢性病例，由于肠壁组织的慢性炎症性反应性增生，可形成肉芽肿及纤维性狭窄，导致肠套叠或肠梗阻。因有肿块，临床上易误诊为结肠癌，活检有助于诊断。

2. 肠外并发症 阿米巴滋养体可自肠道经血液、淋巴管蔓延至远处器官如肝、肺、胸膜、心包、脑、腹膜及泌尿生殖道等，形成脓肿或溃疡，其中以肝脓肿最为常见。

(四) 各型肠阿米巴的临床特点

因临床类型不同，其症状也各异。

1. 无症状型 此型临床常不出现症状，多次粪检时发现阿米巴包囊。

2. 普通型 多起病缓慢，以腹痛、腹泻开始，大便次数增多，病变累及直肠时可有里急后重。中毒症状不明显，大便呈黏液状，果酱样，腥臭，也可表现为单纯性腹泻。右下腹压痛明显，可自行缓解，症状缓解后未经治疗可复发。粪便镜检可见阿米巴滋养体或包囊以及大量红细胞。

3. 轻型 见于体质较强者，症状轻微，腹泻次数较少或无腹泻，仅感下腹不适或隐痛，粪便偶见黏液或少量血液，粪便中可查及本病包囊和滋养体。无并发症，预后较好。

4. 暴发型 极少见，起病急骤，有明显的全身及肠道中毒症状，腹泻日十余次，便前剧烈腹部绞痛，里急后重明显。大便呈黏液血性或血水样，奇臭，内含大量活动阿米巴滋养体。可出现高热、休克、肠出血、肠穿孔及腹膜炎等并发症，预后差，甚至可致死亡，多见于体弱或营养不良者或严重感染以及并发细菌感染者。

5. 慢性型 多由普通型转变而来。病程迁延，反复发作，常为腹痛、腹胀，腹泻与便秘交替出现。常伴有贫血、乏力、消瘦、肝肿大等改变，粪便镜检可见滋养体或包囊。

二、肠外阿米巴病

阿米巴病也累及肝、肺、脑及其他肠外器官，称为肠外阿米巴病(extraintestinal amebiasis)，以肝、肺、脑为最常见，也可累及脑膜，皮肤和泌尿生殖系统等。

(一) 阿米巴肝脓肿

阿米巴肝脓肿(amebic abscess of liver)是最常见的肠外阿米巴病，多发生在阿米巴痢疾后 1～3 个月内，亦可发生于肠道症状消失数年之后。尸检资料发现因阿米巴痢疾死亡患者中，有 1/3 伴有肝阿米巴病。本症多作为肠阿米巴病的合并症出现，亦可发生在从未有过肠阿米巴病症状者。

阿米巴肝脓肿系阿米巴滋养体通过侵入肠壁小静脉并经肠系膜静脉、门静脉血行播散抵达肝内所致，也可直接移行进入腹腔侵犯肝脏。阿米巴肝脓肿可为单个或多个，其中 80%发生在肝右叶，10%在肝左叶，左右两叶均有者占 10%。其原因可能与肝右叶门静脉系统血液分流占全肝五分之四，因此感染原虫机会相对较多，以及肠阿米巴病好发部位盲肠和升结肠的血液，由肠系膜上静脉—门静脉回流多进入肝右叶有关。

肉眼观，阿米巴肝脓肿大小不一，呈圆形或不规则形，大者可几乎占据整个肝右叶。与细菌感染引起的局限性化脓性炎症不同，阿米巴肝脓肿的内容物由阿米巴溶解组织所形成的液化性坏死物与陈旧性血液混合而成，呈黏稠果酱样。周围有脓肿壁形成，脓肿壁上附着不易被液化而残存的汇管区结缔组织、肝管、血管，形成有一定特征性的破絮状外观（图 16-4）。

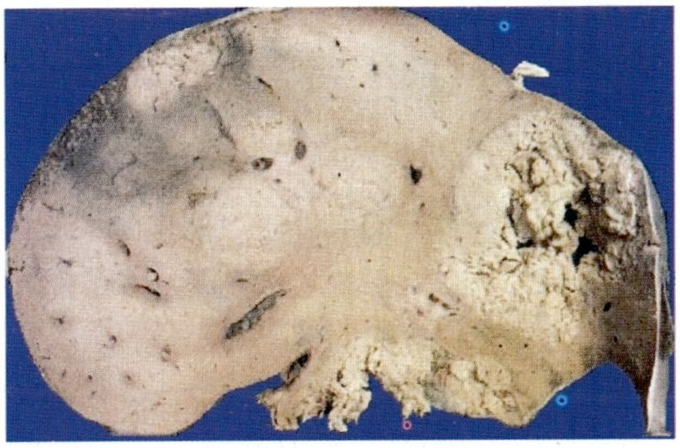

图 16-4 阿米巴肝脓肿
肝左叶阿米巴性脓肿，组织液化坏死，脓肿壁呈破絮状外观

镜下观，阿米巴肝脓肿病灶中央以肝细胞等实质细胞变性、坏死、液化为主要表现，脓肿壁多附有不易彻底溶解坏死的纤维结缔组织和小血管及小胆管，在脓肿与周围正常组织交界处常可查见阿米巴滋养体。病灶周围炎症反应不明显，尤其缺乏大量嗜中性粒细胞渗出，故与一般化脓菌引起的脓肿不同。但由于命名习惯，故仍沿用“脓肿”一词，而当合并细菌感染时可形成真正的脓肿。慢性脓肿周围则有较多肉芽组织和纤维组织包绕。

阿米巴肝脓肿的主要临床表现有发热伴右上腹痛，肝脏肿大、压痛、白细胞增多及全身消耗性症状。若诊断延误或治疗不及时，病变可继续发展，脓肿逐渐扩大并向周围组织溃破，引起相邻器官组织的病变，如膈下脓肿、腹膜炎、肺脓肿和脓胸等，也可穿破至腹腔器官。

（二）阿米巴肺脓肿

阿米巴肺脓肿（amebic lung abscess）较阿米巴肝脓肿少见，绝大多数由阿米巴肝脓肿穿过横膈直接蔓延而来（肝源性），少数为肠阿米巴滋养体经血流到肺（肠源性）。所以脓肿多位于右肺下叶，单发多见，经常与膈下或肝的脓肿相通。临床上，患者多有发热、胸痛、咯血。脓肿如与支气管相通，还可形成胸膜-肺-支气管瘘，以致病人咳出大量棕褐色脓样痰液。阿米巴脓肿中液化性坏死物质被咳出而在局部形成肺空洞，此时病人的痰液中也可查见阿米巴滋养体。

（三）阿米巴脑脓肿

阿米巴脑脓肿（amebic brain abscess）更为少见，多因肠、肝和肺部病灶中的阿米巴滋养体经血道进入脑而引起，病变多见于大脑半球。病变部位脑组织液化性坏死，形成充满咖啡色坏死液化物质的脓肿腔，且常由慢性炎细胞和增生的神经胶质细胞构成脓肿壁。腔内坏死物质中可查见阿米巴滋养体，患者可有发热、头痛、昏迷等症状。

第二节 血吸虫病

血吸虫病（schistosomiasis）是由血吸虫（blood fluke）又称为裂体吸虫（*schistosoma*）寄生于人体而引起的一种地方性寄生虫病，其感染途径是人体通过皮肤接触含血吸虫尾蚴的疫水而感染。血吸虫侵入人体所导致的主要病变是沉着于肝及结肠肠壁等组织处的虫卵引起的肉芽肿形成和纤维化。寄生于人体的血吸虫主要有 6 种：日本血吸虫（*S. japonicum*）、曼氏血吸虫（*S. mansoni*）、埃及血吸虫（*S. haematobium*）、间插血吸虫（*S. intercalatum*）、湄公血吸虫（*S. mekongi*）和马来血吸虫（*S. malayensis*）。在我国仅有日本血吸虫病流行，简称为血吸虫病。

血吸虫病广泛流行于亚非拉美地区，我国长江中下游流域及其以南 13 个省市过去曾是本病的主要流行区域。在湖南长沙马王堆出土的西汉女尸和湖北江陵出土的西汉男尸的体内均发现有大量血吸虫卵存在，说明本病在我国存在至少已有二千一百多年历史。新中国成立后，许多地区已基本消灭了血吸虫病。但由于本病的传播媒介与自然条件、传播途径及农渔生产方式均密切相关，在一些地区依然存在本病的流行和复发。目前我国受血吸虫病感染威胁的人口约 1 亿，有症状患者 80 多万。因此，血吸虫病的防治工作任务依然十分艰巨。

一、病因和感染途径

血吸虫的生活史可分为虫卵、毛蚴、胞蚴、尾蚴、童虫及成虫等发育阶段。成虫以人体或牛、羊等动物为终宿主，成虫雌雄异体合抱，寄生在终宿主人体的门静脉-肠系膜静脉系统内。毛蚴、胞蚴及尾蚴则以淡水螺类为唯一的中间宿主，并在其内发育成熟。雌虫可逆血流移行，在肠壁黏膜下层末梢静脉内产卵，一部分虫卵随门静脉系统流至肝内静脉并沉积在肝组织内，另一部分虫卵破坏肠壁进入肠腔，随宿主粪便排出体外。排出的虫卵入水后，可在适宜的环境下孵化成毛蚴，侵入中间宿主钉螺体内，再经过母胞蚴、子胞蚴阶段发育成尾蚴。尾蚴自螺体逸出并在水中游弋，当人畜与疫水接触时尾蚴可钻入皮肤或黏膜并发育成童虫，继而经静脉或淋巴管系统进入右心至肺脏，再经肺静脉到达左心入体循环散布至全身。其中，仅有那些到达肠系膜静脉的童虫才能在体内发育为成虫。通常在感染尾蚴后 3 周左右即可发育为成虫，雌雄成虫交配后产卵，约经 11 天虫卵发育成熟，内含毛蚴的虫卵可引起虫卵周围组织和血管壁炎症反应和坏死，之后虫卵可随破溃的组织落入肠腔，并随粪便排出体外，重复其生活周期。因此，通常在感染尾蚴后1个月以上的时间，才可在宿主粪便中查见虫卵。不同种的血吸虫在人体内的寿命不一，日本血吸虫的平均寿命为4.5年，而虫卵在组织内的寿命仅为21～22天。

不论何种性别、年龄和种族，人类对血吸虫皆有易感性。在多数流行区，易感人群年龄由11～20岁逐渐升至高峰，以后下降。在血吸虫的传播途径中，含有虫卵的粪便污染水源、钉螺的孳生以及人体接触疫水，是三个重要的环节。

二、基本病理变化及发病机制

血吸虫发育阶段中的尾蚴、童虫、成虫及虫卵均能引起病变，其中以虫卵对人体造成的损害最重，危害最大。除对机体造成机械性损伤外，其主要原因和机制是血吸虫抗原成分，如肠相关抗原(gut associated antigens，GAA)、膜相关抗原(membrane associated antigens，MAA)和可溶性卵抗原(soluble eggantigens，SEA)，以及虫体代谢或死亡产物等，诱发宿主的免疫反应性损伤。

(一) 尾蚴所致病变

尾蚴钻入皮肤后，其头部腺体组织分泌毒素和溶组织酶，引起人畜宿主接触部位的尾蚴性皮炎(cercarial dermatitis)。一般在接触疫水后数小时至2～3日内发生。肉眼观，局部皮肤可出现红色小丘疹，丘疹可大至黄豆大小，奇痒，持续数日后可自然消退。镜下观，尾蚴接触部位真皮内毛细血管扩张充血、水肿、出血，并伴有嗜酸粒细胞及吞噬细胞浸润。研究表明，尾蚴性皮炎是由IgG介导的Ⅰ、Ⅳ型变态反应性炎症。

(二) 童虫所致病变

童虫在体内移行至肺时，可引起肺部产生血管炎或血管周围炎，表现为局部肺组织充血、水肿、灶状出血，同时伴有嗜酸粒细胞和巨噬细胞浸润，临床上可出现发热、咳嗽和痰中带血等症状。童虫对机体的损伤除机械性作用外，其代谢产物也可导致速发型或迟发型超敏反应的产生。幼龄童虫表面有特异抗原，在抗体依赖性细胞介导的细胞毒性反应下，嗜酸性粒细胞和巨噬细胞对童虫具有杀伤作用。因此，当宿主再次感染尾蚴时有一定免疫力。

(三) 成虫所致病变

成虫主要寄生在门静脉系统内，可致寄生部位的静脉内膜炎和静脉周围炎。成虫的代谢产物能使机体发生贫血、嗜酸粒细胞增多、脾肿大、肝脾单核巨噬细胞增生等改变，并可见巨噬细胞吞噬黑褐色血吸虫色素的现象。该色素是由于血吸虫成虫摄取红细胞后，血红蛋白被虫体内的珠蛋白酶降解，而形成一种黑褐色的血红蛋白样色素，称为血吸虫色素。在死亡成虫周围组织坏死，大量嗜酸粒细胞浸润，形成嗜酸性脓肿。成虫的分泌物和排泄物可形成免疫复合物，沉积在肾毛细血管基膜而对肾脏造成损害，此为血吸虫病引起的免疫复合物型超敏反应。成虫对机体的损害作用相对较轻，可能与成虫表面抗原与宿主的某些抗原具有相似性有关，因此逃避了宿主的免疫攻击。

(四) 虫卵所致病变

虫卵所致损害是本病的主要病变。虫卵主要在肠壁、肝脏沉着，亦可沉着于肺脏等器官而形成各类虫卵结节。未成熟虫卵因其中毛蚴不成熟，无毒性分泌物，所致病变轻微。成熟虫卵中毛蚴头腺分泌物中的可溶性卵抗原物质可引起以增生和坏死为主的严重变态反应，形成特征性虫卵结节(血吸虫性肉芽肿)。

1. 急性虫卵结节 为成熟虫卵所致的以坏死、渗出为主的病变。肉眼观，结节呈灰黄色，粟粒至绿豆大小。镜下观，结节中央有多少不等的成熟虫卵，虫卵表面附有放射状嗜酸性均质火焰状物，是宿主对虫卵抗原产生相应抗体而形成的抗原抗体复合物，称为Hoeppli现象。虫卵周围有大量变性、坏死的嗜酸粒细胞聚集，病变状似脓肿，故称嗜酸性脓肿(eosinophilic abscess)(图16-5)。在坏死组织中可见由嗜酸粒细胞的嗜酸性颗粒相互融合而成的、菱形或多面形、有折光性的蛋白质晶体，即Charcot-Leyden结晶。随病程进展，结节周围肉芽组织增生，伴有以嗜酸粒细胞为主的炎性细胞浸润。在急性期后期，肉芽组织逐渐包裹虫卵，并出现围绕结节呈放射状排列的上皮样细胞，此时嗜酸粒细胞显著减少，形成晚期急性虫卵结节(过渡期肉芽肿)。之后，逐渐演变成为慢性虫卵肉芽肿。目前认为急性虫卵结节的形成可能与成熟虫卵毛蚴释放的SEA并诱导T淋巴细胞产生各种淋巴因子所致的变态反应有关。

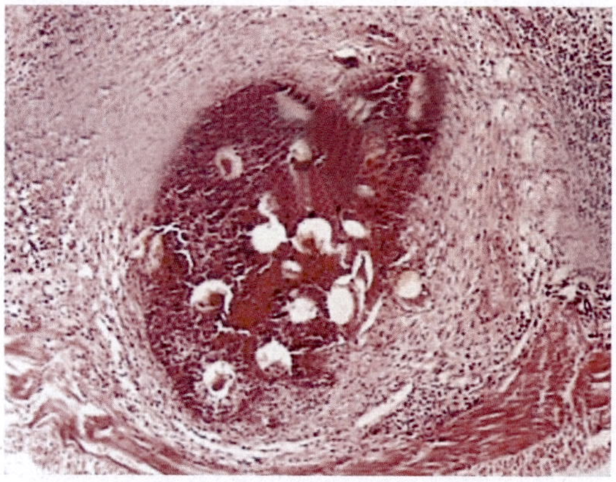

图16-5 急性虫卵结节

结节中央有多个成熟虫卵，虫卵周围有大量嗜酸粒细胞聚集，病变状似脓肿，故称嗜酸性脓肿

2. 慢性虫卵结节 急性虫卵结节经历约10～15天后，其中的毛蚴便发生死亡、分解、钙化，虫卵结节内的坏死物质也被清除、吸收或钙化，病灶内巨噬细胞衍变为上皮样细胞，形成由钙化的虫卵、上皮样细胞、异物巨细胞以及淋巴细胞和成纤维细胞构成的慢性虫卵结节(又称慢性虫卵肉芽肿)。由于其形态类似结核结节，故被称为假结核结节(pseudotubercle)(图16-6)。之后，慢性虫卵肉芽肿中的上皮样细胞演变为成纤维细胞并产生胶原纤维使结节发生纤维化，转变为瘢痕性肉芽肿。其中央的卵壳碎片和钙化虫卵则可长期保留，可作为诊断血吸虫病的重要病理依据。

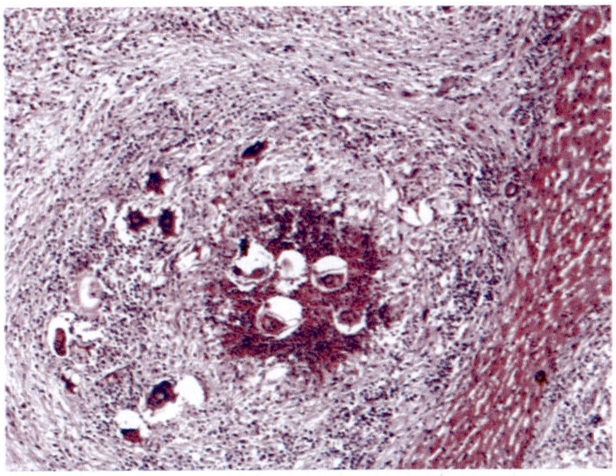

图16-6 慢性虫卵结节
形态类似结核结节，故被称为假结核结节

(五) 循环抗原引起的免疫损害

血吸虫童虫、成虫和虫卵的代谢物、分泌物和排泄物，以及虫体表面更新的脱落物，入血后随血流运行成为循环抗原，主要有GAA、MAA和SEA。宿主对这些抗原产生免疫应答，如所形成的免疫复合物不能被有效清除，则可在血管、关节、肾脏中沉积，激活补体C3a、C5a，造成Ⅲ型变态反应，引起相应部位组织损伤和炎症反应。

三、主要器官的病变及其后果

(一) 肠道

病变主要累及大肠，因成虫多寄生于肠系膜下静脉及痔上静脉，故以直肠、乙状结肠和降结肠的病变最为显著。

1. 急性期 虫卵沉积在肠黏膜下层和黏膜层，形成急性虫卵结节，并向黏膜表面破溃形成表浅小溃疡。肉眼观，肠黏膜充血、水肿，表面可见多发性点状溃疡和出血。虫卵可随肠壁坏死组织脱落排入肠腔，故在粪便中可查见虫卵。镜下肠壁各层均可见急性虫卵肉芽肿，以黏膜下层为甚。临床上可出现腹痛、腹泻等痢疾症状。

2. 慢性期 由于虫卵反复沉积，肠黏膜反复发生溃疡肠和壁纤维组织增生，导致肠壁增厚变硬或呈息肉状增生，严重者可致肠腔狭窄、梗阻。镜下在黏膜和黏膜下层均可见不同阶段的虫卵结节以及大量纤维组织增生(图16-7)。一些慢性病例可并发管状或绒毛状腺瘤甚至腺癌，并有数个息肉同时发生癌变者。晚期由于肠壁纤维化，虫卵难以排出，故粪检虫卵可为阴性。

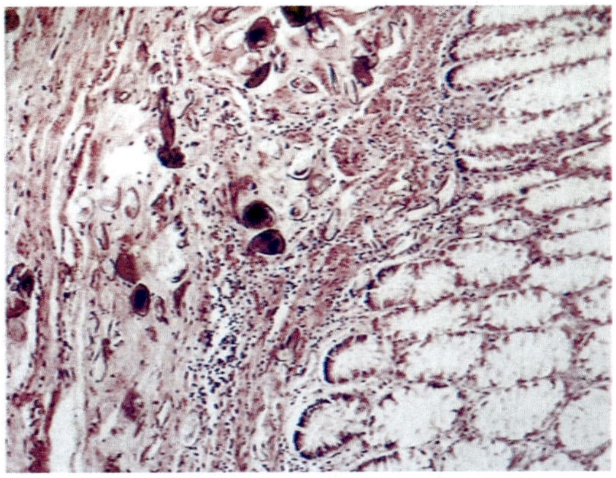

图16-7 结肠慢性血吸虫病
肠黏膜下层可见大量已经钙化的血吸虫虫卵沉积

(二) 肝脏

虫卵随门静脉血分流到达肝脏并停留在汇管区门静脉末梢分支内，以肝左叶更为明显。

1. 急性期 肝脏呈轻度肿大，其表面和切面呈粟粒或绿豆大小灰黄色结节改变。镜下观，汇管区附近有较多急性虫卵结节，同时可见肝窦充血，肝细胞水样变性、灶状坏死或受压萎缩，Kupffer细胞增生及褐色血吸虫色素沉着。

2. 慢性期 可见慢性虫卵结节，由于肝内反复出现虫卵结节形成和纤维化，最终形成血吸虫性肝硬化。肉眼观，肝脏体积缩小，质地变硬，表面可见散在的浅沟纹将肝脏分割成大小不等、形状不一的隆起区，严重者可形成粗大结节。切面上，纤维组织增生并沿门静脉分支呈树枝状分布，故有干线型或管道型肝硬化(pipestem cirrhosis)之称(图16-8)。镜下观，病变主要分布在汇管区，汇管区及其周围纤维组织增生显著，其内可见多量慢性虫卵结节，伴慢性炎性细胞浸润(图16-9)。因肝小叶未受到严重破坏，故肝实质中一般不形成明显的假小叶，仅有肝纤维化，与结节性肝硬化病变不同。

由于虫卵栓塞于门静脉分支内，或伴发静脉内膜炎和血栓形成与机化，加之门静脉周围纤维组织增生所致的门静脉分支阻塞、受压，最终导致窦前性门静脉高压的形成。血吸虫病肝硬化较门脉性肝硬化所致的门静脉高压出现的早，且更为严重。临床上常出现腹水、巨脾、食管静脉曲张等后果。

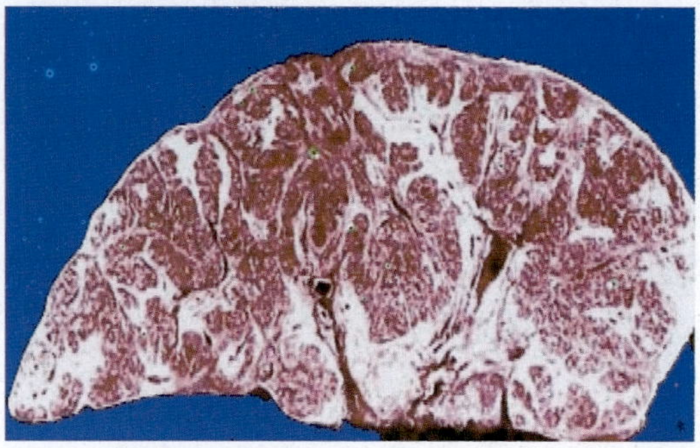

图 16-8 血吸虫性肝硬化

血吸虫性肝硬化肝脏剖面，增生的纤维组织呈灰白色，并沿门静脉分支呈树枝状分布

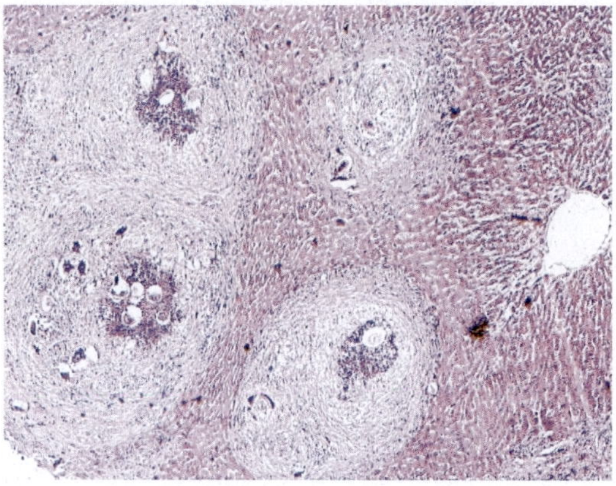

图 16-9 血吸虫性肝硬化镜下

汇管区及其周围纤维组织增生显著，其内可见多量慢性虫卵结节

（三）脾脏

早期可出现脾脏轻度肿大，主要因成虫及代谢产物引起单核-吞噬细胞增生所致。晚期由于门静脉高压所致脾淤血和结缔组织增生，脾脏可显著肿大，甚至形成巨脾，重达 4000g 以上。肉眼观，脾脏包膜增厚，质地坚韧；切面呈暗红色，脾小梁增粗，有时亦可见多数梗死灶。

镜下观，脾小体萎缩减少，脾窦扩张充血，血窦内皮细胞、网状细胞和窦壁纤维组织增生，单核-吞噬细胞内可有血吸虫色素沉着，陈旧出血灶内可有钙盐和铁质沉着以及纤维组织增生，构成含铁小结（siderotic nodule）。临床上可出现贫血、白细胞及血小板减少等脾功能亢进的症状。

（四）异位寄生

日本血吸虫一般寄生于肝门静脉系统中，虫卵沉积在肝肠组织内。若在门静脉系统以外的器官和组织中出现成虫和虫卵，则称为异位寄生，主要见于肺、脑和脊髓等，此外还可见于皮肤、肾脏、骨髓、睾丸鞘膜、阴囊、膀胱、子宫颈、甲状腺、心包等处。

1. 肺血吸虫病 肺是常见的血吸虫异位寄生部位，目前认为肺血吸虫病多数是由于虫卵通过门-腔静脉交通支进入肺脏。当大量血吸虫卵进入肺脏时，可在栓塞部位形成许多急性虫卵结节，结节周围肺组织呈渗出性炎症，X 线可见类似肺粟粒性结核的形态学改变。一般来说，血吸虫病所致肺脏病变相对轻微，不会造成严重后果，临床上可有咳嗽、气促、哮喘、肺部湿罗音等表现。

2. 脑血吸虫病 病变主要见于于大脑顶叶、颞叶、枕叶。虫卵主要是通过肺进入体循环，到达脑内病变部位，可见急、慢性虫卵结节及胶质细胞增生，临床上主要出现脑炎、癫痫、头痛等症状。

3. 其他器官病变 血吸虫感染也可引起其他器官病变，如肾脏因血吸虫感染可引起Ⅲ型变态反应性免疫复合物肾炎。长期反复感染血吸虫病可严重延缓儿童个体发育与生长，造成血吸虫病侏儒症，现已少见。

4. 急性血吸虫病 无免疫力的人群在初次感染血吸虫后，由于产生的虫卵数量多、毒力强，沉积在肝、肠组织内形成急性虫卵结节，并形成免疫复合物，造成血管损伤，产生免疫病理反应，形成急性血吸虫病。

第三节 丝 虫 病

丝虫病（filariasis）是丝虫寄生于人体淋巴系统所引起的疾病，又称淋巴丝虫病（lymphatic filariasis）。本病是以蚊虫为主要传播媒介的组织内寄生虫病，主要病变为淋巴管炎及淋巴结炎、淋巴液回流障碍、乳糜尿和象皮肿等。本病流行于世界各地，尤以热带、亚热带地区为甚。在我国古医书上早有本病的记载，主要流行区域为中原和南方各省。

一、病因和发病机制

目前已知可寄生于人体的丝虫有 8 种，在我国主要以班氏吴策线虫（又称班氏丝虫）和马来布鲁线虫（又称马来丝虫）引起的丝虫病为主，两者的生活史基本相似。当蚊子叮咬时，其携带的感染期蚴虫侵入人体，并迅速进入附近的淋巴管，在宿主淋巴系统内发育成熟。雌雄成虫交配后其虫卵发育成微丝蚴，由淋巴系统进入血液循环，白天滞留于肺等器官的毛细血管内（图 16-10），夜间出现于周围血液中，这种现象称夜现周期（nocturnal periodicity）。

丝虫病的发生发展与多种因素有关，主要取决于机体对丝虫抗原性刺激的反应性、丝虫的类别、感染程度和次数、虫体发育阶段和寄居部位等。有些人感染后，体内虽有成虫寄生，但却无任何临床症状，称为带虫者。一般认为在急性期，虫体及其代谢、崩解产物都具有抗原性，引起局部和全身性免疫反应，构成了周期性淋巴管炎和淋巴结炎的基础。而慢性期淋巴管内皮细胞反应性增生、丝虫成虫阻塞淋巴系统回

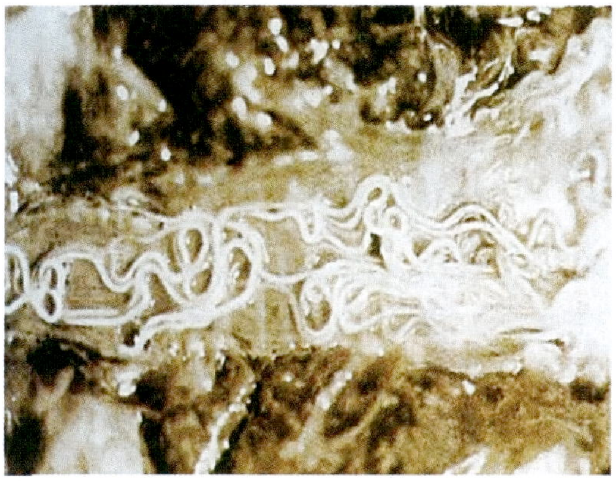

图 16-10 肺血管内的丝虫成虫

流，是阻塞性淋巴管炎的主要原因。

二、病理变化及临床病理联系

丝虫对人体的致病作用主要由成虫引起，其次由感染期幼虫所导致。感染者的病程发展，一般可分为二期。

（一）急性过敏及炎症反应期

感染期幼虫侵入人体皮肤至发育为成虫阶段，幼虫蜕皮时的分泌物、幼虫和成虫的代谢产物、排泄物及死亡虫体的分解产物等，均可作为异物引起机体全身性过敏反应及局部淋巴系统的组织反应。

1. 急性淋巴管炎 病变大多发生于较大的淋巴管，以下肢、精索、附睾、腹腔内淋巴管及乳腺等处多见。急性淋巴管炎时可见皮下呈红线样自上而下蔓延，称离心性淋巴管炎。

2. 丝虫性丹毒性皮炎 当炎症波及皮肤的表浅毛细淋巴管时，局部皮肤出现片状弥漫性红肿、发亮，有压痛及烧灼感，似丹毒性皮炎，称丝虫性丹毒性皮炎，以小腿内侧及内踝上方为病变好发部位。镜下观，淋巴管内皮细胞增生、内膜肿胀，继之淋巴管壁和周围组织产生炎症反应及细胞浸润，最终导致淋巴管壁增厚，瓣膜功能受损，淋巴管内有蛋白成分和大量的嗜酸粒细胞成分，甚至形成栓子。

3. 丝虫性嗜酸性脓肿 虫体死亡后引起局部组织凝固性坏死和大量嗜酸性粒细胞浸润，形成嗜酸性脓肿，病变区可找见死亡虫体和微丝蚴。

4. 淋巴结炎 可单独发生，也可与淋巴管炎同时发生，好发部位为腹股沟、腘窝及腋窝等处，表现为淋巴结显著肿大、疼痛，并逐渐变硬。镜下观，急性期淋巴结充血，嗜酸性粒细胞浸润，病变进一步发展可发生纤维化。

5. 丝虫热 在出现淋巴管炎和淋巴结炎局部症状的同时，患者多伴有畏寒、发热、头痛、乏力、全身不适等全身症状，称为丝虫热。

6. 其他 班氏丝虫病成虫如寄生于精索、附睾和睾丸附近的淋巴管时，可引起精索炎、附睾炎和睾丸炎。

（二）慢性阻塞病变期

通常见于反复发作的再感染者。

1. 结核样肉芽肿形成 由于病变不断发展，淋巴管炎、淋巴结炎反复发作，使感染局部形成增生性肉芽肿。肉芽肿中心可见变性的虫体和嗜酸粒细胞，周围往往有纤维组织和上皮样细胞包绕，还可有大量的淋巴细胞、浆细胞和巨噬细胞聚集浸润。

2. 淋巴系统阻塞 由于上述病变使淋巴管管腔进一步狭窄，最终导致淋巴管的部分或完全阻塞，使淋巴液回流严重受阻，阻塞部位以下的淋巴管内压显著增高，可引起淋巴管曲张或破裂。由于阻塞部位不同，患者产生的临床表现亦各异，最常见的病变为以下几种：

（1）丝虫性象皮肿：是晚期丝虫病最突出的病变。多见于下肢、阴囊、女阴等处，其次为上肢和乳房。由于淋巴管的慢性机械性阻塞，淋巴液回流受阻，造成局部组织淋巴水肿。由于淋巴液含有较多的蛋白质成分，可刺激局部纤维组织大量增生，导致局部皮肤及皮下组织增厚、变粗、变硬。肉眼观，病变部位皮肤及皮下组织明显增厚、粗糙、肥大而下垂，皮皱加深，似大象的皮肤，故称象皮肿（elephantiasis）（图 16-11）。镜下观，表皮过度角化，棘细胞层增厚，真皮及皮下有致密的纤维组织显著增生，淋巴管和小血管周围有少量炎性细胞浸润。汗腺、皮脂腺及毛囊功能萎缩，易继发细菌或真菌感染。象皮肿一般病程较长，最长可达 45 年之久。

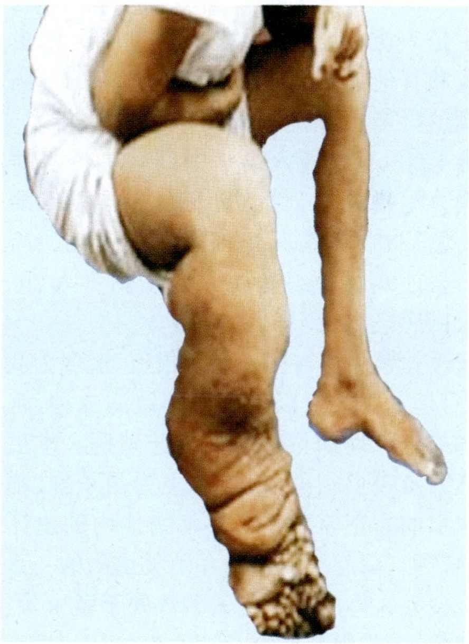

图 16-11 丝虫性象皮肿

（2）乳糜尿：是丝虫引起的常见症状之一。通常是由于乳糜池以下的主动脉前淋巴结或肠淋巴干受阻，使小肠吸收的乳糜液经腰淋巴干反流到肾盂、输尿管和膀胱等处淋巴管，引起淋巴管曲张、破裂，乳糜液溢入尿液中，形成洗米水样小便，称为乳糜尿（chyluir），也称"米汤尿"。若乳糜液溢入消化道或腹腔，则可引起乳糜腹泻和乳糜腹水的产生。

（3）其他部位病变：当阻塞发生于精索及睾丸淋巴管时，淋巴液可流入睾丸鞘膜腔内，引起睾丸鞘膜积液；当肾盂、输尿管和膀胱等处淋巴管阻塞可形成淋巴尿；淋巴管内大量的淋巴液滞留时可引起淋巴管曲张。

第四节 肺型并殖吸虫病

并殖吸虫病（paragonimiasis）是由并殖吸虫引起，因该虫引起肺部病变常见，故又称肺型并殖吸虫病。本病是并殖吸虫的童虫、成虫在人体组织内随意穿行或寄居而引起病变，以形成窦道和多房性小囊肿为其主要病变特点。本病广泛分布于亚、非、拉和大洋洲，全世界有30多个国家和地区有本病流行，我国有24个省、市、自治区有本病报告。

一、病因及感染途径

并殖吸虫的变种、亚种有50多种，在我国致病的主要是卫氏并殖吸虫（*Paragonismus westermanni*）和斯氏并殖吸虫（*Paragonimus skrjabini*）两种，其中又以前者更为多见。

卫氏并殖吸虫是引起肺并殖吸虫病的主要病原体，故又称肺吸虫。除肺组织外，该寄生虫也可寄生于人体其他部位，引起相应病变。卫氏并殖吸虫的终宿主是人类，保虫宿主是哺乳动物。成虫主要寄生于人和其他哺乳动物如猫、犬、猪等的肺内或肺外组织、器官，当虫卵随痰咳出或随粪便排出入水后，可孵出毛蚴，毛蚴侵入第一中间宿主淡水螺内发育成尾蚴。尾蚴分期分批逸出螺体，再侵入第二中间宿主石蟹或蝲蛄，在其体内发育为囊蚴。当含活囊蚴的石蟹或蝲蛄被终宿主人或动物食入，可造成并殖吸虫的感染。

斯氏狸殖吸虫在国外尚无报道，迄今为我国独有的虫种，是人兽共患以兽为主的致病虫种，常引起人体局部或全身性幼虫移行症的并殖病。本虫生活史与卫氏并殖吸虫相似，但终宿主为果子狸、猫、犬等，人是本虫的非正常宿主。在动物体内的虫体可在肺部成熟产卵，引起类似卫氏并殖吸虫病的一系列典型病变。侵入人体的虫体绝大多数处于童虫阶段，到处移行窜扰，造成局部或全身性幼虫移行症病变。主要临床表现为游走性皮下结节或包块，常见于腹部、胸背部，亦可出现于头颈、四肢、腹股沟、阴囊等处皮下。患者有低热、胸痛、腹痛、乏力、食欲减退等症状，血象嗜酸粒细胞增多。患儿症状常较明显，多数显示肝、脾肿大体征。

二、发病机制

被食入的囊蚴进入宿主消化道后，在小肠中经消化液的作用脱囊成为幼虫。幼虫可穿过肠壁进入腹腔，沿腹膜移行，在各内脏之间徘徊或钻入腹背部肌肉，约1～3周后由肝脏表面或直接从腹腔穿过膈肌进入胸腔到达肺脏，最终发育为成虫（图16-12）。并殖吸虫无论幼虫或成虫，都具有移行的特性，其致病作用主要是童虫或成虫在脏器组织间移行窜扰所致机械损伤，以及代谢产物等抗原物质所致的免疫病理反应。一般自囊蚴侵入人体肺部至发育成熟产卵，约需2个月时间。成虫一般可存活5～6年，少数可长达20年之久。

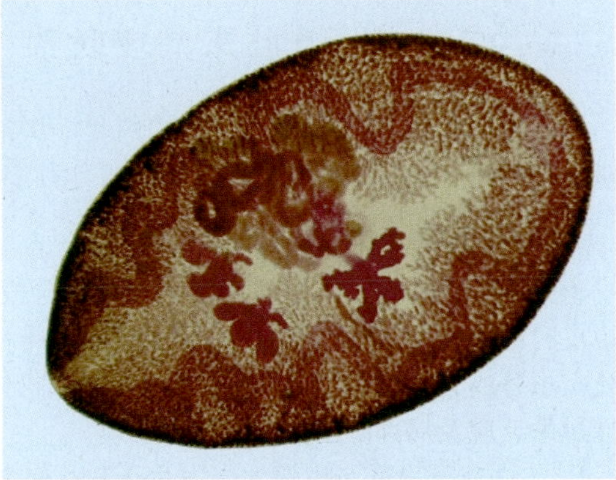

图16-12 卫氏并殖吸虫虫体

三、病理变化和临床病理联系

（一）出血和浆膜炎

由于虫体在腹、胸腔徘徊穿行，可损伤血管引起点状或片状出血，并导致胸膜和腹膜纤维素性或浆液纤维素性炎症。若渗出物未被吸收，发生机化、纤维化可导致胸膜、腹膜或脏器间粘连，引起胸痛、腹痛、肠梗阻等症状。

（二）组织破坏窦道形成

虫体在穿行时可引起局部组织破坏，导致出血和坏死，形成迂曲的窦道或窟穴状病灶，其中可有虫卵，周围有嗜酸性粒细胞、淋巴细胞浸润，伴有纤维组织增生。根据受损部位和破坏程度不同，可引起相应的临床症状。

（三）脓肿及纤维瘢痕形成

虫体在脏器内定居引起组织坏死、出血和炎症反应，局部大量中性粒细胞和嗜酸性粒细胞浸润，继而周围肉芽组织增生形成的薄膜状脓肿壁，逐渐形成脓肿，患者有发热、腹痛、嗜酸粒细胞增多等表现。病变进一步发展，脓肿内容物崩解液化坏死，成为含有坏死组织、虫卵和 Charcot-Leyden 结晶等成分的深褐色黏稠液体，由此成为虫囊肿。囊肿之间可由窦道相沟通，呈大小不等的蜂窝状。脓肿或囊肿可逐渐被肉芽组织填充变为瘢痕结节，导致器官硬化、变形，影响其功能。

四、各器官的病变

肺部虫囊肿内坏死物可通过支气管随痰液排出，形成肺空洞。临床上，患者主要有咳嗽、胸痛、血痰或铁锈色痰等。腹型患者有腹痛、腹泻、大便带血；脑型患者可因虫体进入颅内，对脑组织产生破坏，引起头痛、癫痫、偏瘫、视力障碍，甚至死亡；皮肤型患者由于虫体进入皮下组织，可见皮下包块、结节等。

第五节 华支睾吸虫病

华支睾吸虫病(Clonorchis)是由华支睾吸虫成虫寄生于人体或其他脊椎动物的肝内胆管而引起的一种寄生虫病，俗称肝吸虫病(liver fluke disease)。1874 年首次在印度华侨尸体胆管内发现华支睾吸虫。1975 年，湖北江陵县先后在西汉古尸和战国楚墓尸内发现该虫卵，证明华支睾吸虫病在我国流行至少有 2300 多年的历史。本病主要分布在亚洲国家，我国除西北地区外均有流行，以台湾和广东为主。

一、病因和感染途径

华支睾吸虫在发育过程中有世代交替和宿主转换现象，人和脊椎动物分别为终宿主和保虫宿主，而淡水螺类、鱼、虾及溪蟹等则为其中间宿主。在发育过程中，发育期因虫种而异，包括虫卵、毛蚴、胞蚴、尾蚴、囊蚴、童虫及成虫等发育阶段，其中尾蚴或囊蚴为感染期(图 16-13)。

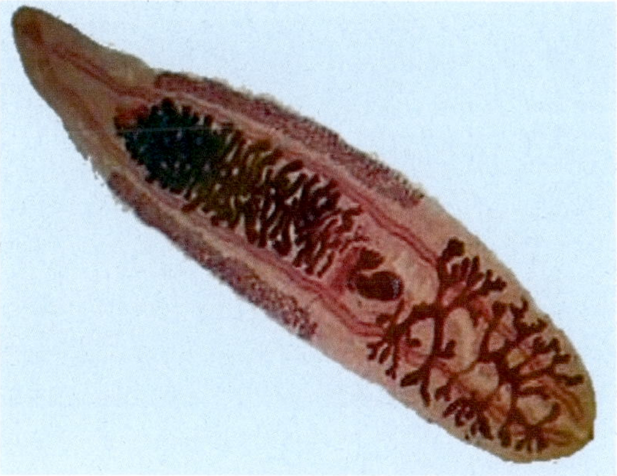

图 16-13 华支睾吸虫虫体

本病为人畜共患寄生虫病，传染源广。除患者和带虫者外，保虫宿主在流行病学上也具有重要的意义。在目前已知的保虫宿主中猫、犬、猪等动物与人接触密切，因而是华支睾吸虫病的重要传染源。含有成熟毛蚴的虫卵随人或动物粪便入水后，可被第一中间宿主淡水螺吞食，在其消化道内，虫卵内毛蚴逐渐发育为尾蚴。成熟的尾蚴自螺体逸出后入水，可侵入第二中间宿主淡水鱼或虾体内，在其肌肉内发育成囊蚴。当终宿主人或动物食入未经煮熟的含有活囊蚴的鱼或虾后，经胃肠消化酶和胆汁的作用，在十二指肠内囊蚴发育为成童虫，并经胆总管至肝内胆管内寄生发育为成虫，引起肝吸虫病的发生。

华支睾吸虫主要寄生于肝内胆管中，轻度患者仅有几条或几十条，严重时可达数千条。虫体的排泄物、分泌物、代谢产物和虫体本身的机械性刺激均可引起局部病变，其病变程度主要与感染虫数、寄生时间长短和机体状态等因素有关。

二、病理变化及并发症

华支睾吸虫所致病变以肝左叶为主，表现为肝脏轻度肿大，病变主要发生于肝内二级胆管中。由于虫体在寄生时产生的分泌物、代谢产物和机械刺激等因素诱发变态反应，可引起胆管内膜及胆管周围的炎性反应，表现为胆管扩张、管壁增厚，管腔内充满胆汁和数量不等的成虫。镜下可见胆管上皮细胞呈不同程度增生，严重者呈乳头状或腺瘤样增生，甚至出现非典型增生，少数病例可发生癌变。慢性病例可出现纤维结缔组织增生和肝细胞的萎缩变性，甚至导致肝硬化。由于胆管腔变窄甚至堵塞，可导致胆汁淤积，最终出现阻塞性黄疸。

成虫亦可在胆囊内寄生，导致胆囊炎症改变。若合并细菌性感染，可发生急性胆管炎和急性胆囊炎(图 16-14)。虫卵、死亡虫体及其碎片以及脱落的胆管上皮均可构成结石的核心，引起胆结石。当成虫寄生于胰腺导管内时可引起胰腺导管的炎症性改变，胰腺实质一般无明显病变，但也可引发急性胰腺炎的发生。少数患者可出现其他脏器的形态学改变和相应临床症状。

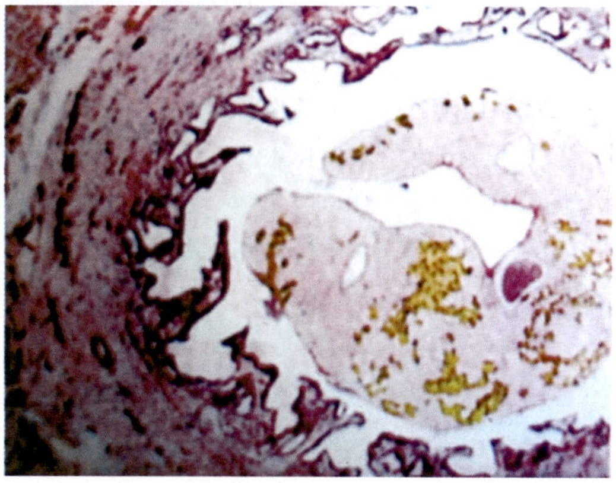

图 16-14 华支睾吸虫性胆囊炎

第六节 棘球蚴病

棘球蚴病(echinococcosis),又称包虫病(hydatidosis),是人类感染棘球绦虫的幼虫所致的一类寄生虫病。本病分布于世界各地的畜牧区,是一种全球性危害严重的人畜共患病。我国各省均有发生,但主要流行于西北的畜牧区。寄生于人体的幼虫有细粒棘球绦虫(*Echincoccus granulosus*)及泡状(或多房)棘球绦虫(*Echinococcus alveolaris S. multilocularis*)两种,在我国以前者更为常见。

一、细粒棘球蚴病

[案例 16-2]

患者,男性,42 岁,牧民,因食欲下降、消瘦、右上腹部不适,有轻微疼痛和坚胀感月余,伴黄疸 3 天,而就诊。查体:巩膜黄染,右上腹部饱满,有压痛;B 超检查:显示肝右叶占位性病变;进一步做 CT 检查,见肝脏右叶有 12cm 囊性病变,囊内有众多低密度子囊。随即入院行手术治疗,术中见肝右叶一囊性病变,边界较清楚,其内有多量灰白色半透明的小囊泡。术中送快速冷冻病理检查,示子囊内含有棘球绦虫的六钩蚴结构。手术完整切除病变后痊愈。

[问题]

(1) 患者所患何种疾病?

(2) 该疾病的主要临床特征是什么?

(3) 应注意与何种疾病鉴别?

(一) 病因及发病机制

细粒棘球绦虫(*Echinococcus granulosus Batsch*,1786),又称包生绦虫,是绦虫类最细小的虫种。虫体长 2~7mm,雌雄同体,由一个头节和三个体节(即幼节、成节和孕节)组成,成虫寄生于终宿主狗、狼、狐等食肉动物的小肠内。含有感染性虫卵的孕节或虫卵可随粪便排出,并污染水或食物,被中间宿主人及家畜食入后,即在胃或十二指肠内孵化脱出六钩蚴,先附着于小肠黏膜,再钻入肠壁血管,随血流经门静脉到达肝,故肝棘球蚴病最多见。六钩蚴经数月发育为囊状幼虫,称为棘球蚴或包虫囊,囊内有很多原头蚴(图 16-15)。如果含棘球蚴的器官被狗、狼等吞食,其中的每一个原头蚴均能在小肠壁发育为成虫。以后陆续排出孕节和虫卵,造成污染和感染。

(二) 病理变化及临床特点

细粒棘球蚴可以寄生在人体的任何部位,依次为肝(69.9%)、肺(20%~30%)、腹腔(10%),其他部位少见(10%)。近年来,肌肉的感染有增多趋势。

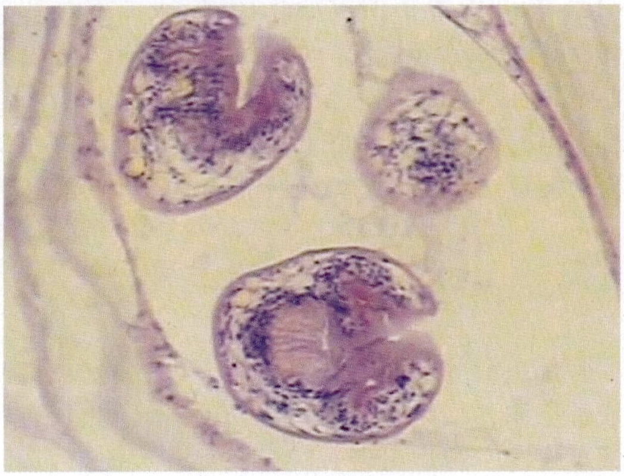

图 16-15 细粒棘球蚴囊内多个原头蚴

六钩蚴侵入组织后,可引起周围组织巨噬细胞反应和嗜酸性粒细胞浸润,大多数六钩蚴因而被破坏,仅少数发育成棘球蚴囊。棘球蚴囊生长极为缓慢,每年仅增长 1~5cm,在腹腔中可长成巨大囊肿,最大者可达 50cm。包虫囊壁分为内、外两层,内层为生发层,由单层或多层的生发细胞构成,具有显著的繁殖能力。生发层细胞向囊内壁形成无数小突起状的生发囊。生发囊脱落,即变子囊,其内壁又可生出 5~30 个原头蚴。子囊结构与母囊相同,并且同样还可再产生生发囊或孙囊,致使子囊可多达数百个。囊壁外层有角皮层,肉眼呈白色半透明粉皮状,镜下为红染呈平行排列的板层结构(图 16-16)。棘球蚴周围有类上皮细胞、异物巨细胞、嗜酸粒细胞浸润及纤维母细胞增生,最终可形成纤维性包膜,位于两层囊壁之外,称为棘球蚴外囊。外囊的厚薄与囊肿形成的时间有关,一般约 3~5mm,也可达 1cm 左右。虫囊内含无色或微黄色液体,其中所含的蛋白质具有抗原性。囊壁破裂后可引起周围组织发生局部过敏性反应,严重者可发生过敏性休克。主要器官病变及其后果:

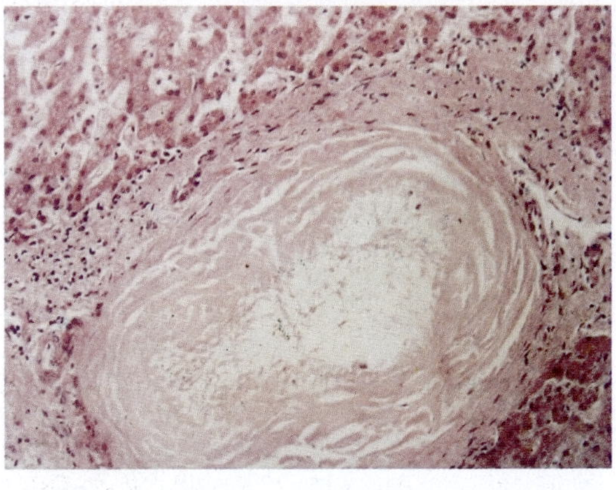

图 16-16 肝棘球蚴子囊

镜下肝组织内可见棘球蚴子囊,其囊壁为红染呈平行排列的板层结构

1. 肝棘球蚴囊肿 肝棘球蚴囊肿是本病的最常见病变,多见于右叶。囊肿多为单个或多个,向

腹腔突出(图 16-17)。囊肿逐渐增大,可致周围肝细胞压迫性萎缩或变性,其外纤维组织增生,形成纤维性外囊。棘球蚴囊肿长大后常并发继发感染和囊肿破裂。继发感染主要由于被包入外囊中的小胆管破入包虫囊肿腔内引起,也可因外伤、穿刺及血道感染引起。感染后引起的病理变化似肝脓肿,但症状较轻。肝包虫囊肿破裂为常见且严重的并发症,多由外伤、穿刺或继发感染引起,若破入腹腔可导致过敏性休克而致患者死亡,还产生腹腔内继发性包虫囊肿。如果子囊破入胆管或肝静脉内,可造成胆管阻塞及肺动脉栓塞。

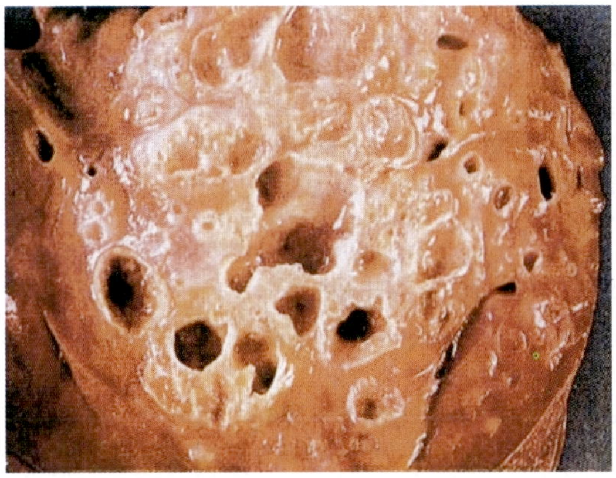

图 16-17 肝棘球蚴囊肿
肝内形成多个大小不等的囊肿

2. 肺棘球蚴囊肿 囊肿多位于右肺下叶和肺的周边区。通常为单个,多发者少见。由于肺组织疏松和血循丰富,肺棘球蚴囊肿生长较快,可压迫周围肺组织,引起肺萎陷和纤维化。肺棘球蚴囊肿壁较薄,常破入支气管,囊内容物可被咳出而自行痊愈;若大量囊液破入支气管时可引起窒息。少数病例可破入胸腔,引起棘球蚴性胸膜炎。

二、泡状棘球蚴病

泡状棘球蚴病又称泡型包虫病、多房性包虫病,在我国仅西北及四川、内蒙古等农牧业省区有病例报告,是一种由泡状棘球蚴引起的严重人兽共患病,主要侵犯肝,但较少见。

(一)病因及感染途径

泡状棘球绦虫的成虫与细粒棘球绦虫相似,但虫体更短小(1.4~3.4mm),体节 2~5 节。泡球蚴的囊泡呈小泡海绵状,生长较快;子囊外生性,原头蚴数目也较少。泡状棘球绦虫成虫的终宿主为狗、猫等,中间宿主主要是鼠类,人类受感染较少。

(二)病理变化

泡球蚴主要寄生在肝脏,其病变及后果均较细粒棘球蚴病为重。其囊肿一般为单个巨块型,有时也为结节型。泡球蚴囊泡常呈灰白色,质较硬,由无数小囊泡集合而成海绵状。囊泡内容物为豆腐渣样蚴体碎屑及小泡。若发生坏死溶解则呈胶冻样,如继发感染,可酷似脓肿。囊肿外周无纤维包膜,故与周围组织分界不清。向外芽生性子囊可以像癌肿一样向周围组织浸润,甚至侵入周围组织及血管淋巴管,播散到脑、肺、心、肾及淋巴结等处,肉眼上易误为肝癌及其转移。镜下肝组织中散在大小不等的泡球蚴小囊泡,仅见角皮层而少见生发层,偶见原头蚴。囊泡周围有嗜酸性粒细胞浸润,伴有结核样肉芽组织形成及纤维组织增生。囊泡间的肝组织常发生凝固性坏死,病变周围肝细胞萎缩、变性或坏死及淤胆现象,最后可导致肝硬变、黄疸、门静脉高压和肝功能衰竭及恶病质。

[案例 16-2 分析讨论]

(1) 患者所患疾病为肝棘球蚴囊肿。

(2) 该疾病的主要临床特点有:①过敏症状:棘球蚴在发育过程中,其抗原物质可被宿主部分吸收,因此易发生超敏反应,如皮肤出现瘙痒、荨麻疹等;胃肠道出现恶心、呕吐、腹痛腹泻等症状;呼吸道可出现胸闷、痉挛性哮喘、咳嗽、呼吸困难;甚至发生过敏性休克等症状。②局部刺激和压迫症状:位常有轻微疼痛和坠胀感。如寄生于肝脏可致肝区疼痛,压迫胆管可产生阻塞性黄疸;寄生于肺可致胸痛、咳嗽等;③全身性中毒症状:棘球蚴寄生宿主体内,其囊液及代谢物不断被人体吸收。时间较长可产生全身性中毒症状,引起食欲下降、体重减轻、消瘦、贫血、发育迟缓,甚至出现恶病质等。④包块形成:寄生于表浅部位或腹腔内的巨大囊肿,在体表可触及包块形成或腹部明显肿大,压之有弹性,叩诊可有震颤感。

(3) 肝棘球蚴囊肿由于病变呈囊性,尤其是合并感染时其病理变化似肝脓肿,故应注意与下列疾病鉴别。阿米巴肝脓肿是最常见的肠外阿米巴病,病灶多为单个,大小不一,呈圆形或不规则形,大者可几乎占据整个肝右叶。阿米巴肝脓肿属于变质性炎症,其内容物由阿米巴滋养体溶解组织所形成的液化性坏死物与陈旧性出血混合而成,呈黏稠果酱样,病灶周围肉芽组织增生包绕、纤维化,形成脓肿壁样结构,其内壁组织呈破絮状,周围炎症反应较轻。细菌性肝脓肿是化脓性炎症,主要由金黄色葡萄球菌引起。由于大量嗜中性粒细胞浸润,组织液化坏死,形成含有黄绿色脓液的腔,周围炎症反应明显。因此,病原检验前者可检见溶组织内阿米巴,后者可检见金黄色葡萄球菌。

【易混淆的概念】

1. 阿米巴痢疾与细菌性痢疾 肠阿米巴病时,由于溶组织内阿米巴寄生于大肠组织，导致肠壁组织溶解液化、坏死，引起患者腹痛、腹泻和里急后重等症状。由于其临床表现与细菌性痢疾相似，故又称阿米巴痢疾（amebic dysentery）。而细菌性痢疾是由痢疾杆菌感染引起的纤维素性渗出性炎症，其病变性质不同。

2. 阿米巴肿、阿米巴脓肿、假性脓肿与脓肿 阿米巴肿是慢性肠阿米巴病变肠壁因肉芽组织过度增生而形成局限性包块，多见于盲肠。阿米巴脓肿是由阿米巴滋养体溶解组织所形成的液化性坏死，属于变质性炎症。液化坏死物与陈旧性出血混合，形成黏稠果酱样内容物，周围炎症反应较轻，为假性脓肿。脓肿通常是指由细菌感染引起的局限性化脓性炎症，伴有脓腔形成，属于渗出性炎症，主要由金黄色葡萄球菌引起。

3. 嗜酸性脓肿（假性脓肿）与脓肿 血吸虫病时，在虫卵或虫体周围出现大量变性、坏死的嗜酸粒细胞聚集，因其病变类似脓肿，故称为嗜酸性脓肿，为假性脓肿。而脓肿是细菌感染引起的大量嗜中性粒细胞浸润，导致局部组织液化坏死。

4. 血吸虫性肝硬化与门脉性肝硬化 血吸虫虫卵随门静脉血分流到达肝脏并停留在门静脉小分支内，导致肝组织出现各种病变。由于肝内反复出现虫卵结节形成和纤维化，致使肝实质大量纤维组织增生，最终形成血吸虫性肝硬化，表现为肝体积缩小，质硬，表面可见散在的浅沟纹及大小不等的结节病变。血吸虫性肝硬化必须与门脉性肝硬化相鉴别，后者主要由肝炎病毒所致各类肝炎所引起，有肝小叶结构改建、肝细胞再生和假小叶形成；前者无肝小叶结构改建，不形成假小叶。

【重点词汇的中英文对照】

阿米巴病（amebiasis）
阿米巴肿（amoeboma）
阿米巴肝脓肿（amebic abscess of liver）
阿米巴痢疾（amebic dysentery）
血吸虫病（schistosomiasis）
尾蚴性皮炎（cercarial dermatitis）
假结核结节（pseudotubercle）
干线型或管道型肝硬化（pipestem cirrhosis）
嗜酸性脓肿（eosinophilic abscess）
丝虫病（filariasis）
象皮肿（elephantiasis）
乳糜尿（chyluir）
并殖吸虫病（paragonimiasis）
华支睾吸虫病（Clonorchis）
棘球蚴病（echinococcosis）
包虫病（hydatidosis）

思 考 题

1. 名词解释：阿米巴痢疾、假结核结节、干线型肝硬化、嗜酸性脓肿、象皮肿
2. 肠阿米巴溃疡与其他肠道疾病所形成的溃疡有何不同？试从形态学特征上给予鉴别。
3. 血吸虫对机体造成损伤的主要病理学基础是什么？其形成的假结核结节与结核结节有何不同？
4. 简述丝虫病慢性期的主要病变特征。
5. 在你所学习的寄生虫疾病中哪些可以形成肉芽肿性病变？与结核肉芽肿如何鉴别？
6. 哪些寄生虫疾病可引起肝脏体积增大？各有何病变特点？
7. 根据你所掌握的知识，如何有效防止寄生虫病的发生？

（滨州医学院 吴淑华）

主要参考文献

陈杰,李甘地.2008.病理学.北京:人民卫生出版社

崔进,张雅洁.2007.病理学.北京:科学出版社

董郡.1996.病理学.北京:人民卫生出版社

陈杰.2005.病理学.北京:人民卫生出版社

李甘地.2001.病理学.北京:人民卫生出版社

周庚寅,姜叙诚.2006.病理学.北京:科学出版社

李玉林.2008.病理学.第7版.北京:人民卫生出版社

李玉林.2002.分子病理学.北京:人民卫生出版社

李玉林.2003.病理学.第6版.北京:人民卫生出版社

李媛,常晓燕,陈杰.2010.胃上皮内瘤变分类及形态学探讨.中华病理学杂志,39(7):492-496

刘彤华.1994.诊断病理学.北京:人民卫生出版社

刘新民.1997.实用内分泌学.第2版.北京:人民军医出版社

陆慰萱.2004.呼吸系统疾病诊断与诊断评析.上海:上海科学技术出版社

陆再英,钟南山.2010.内科学.第7版.北京:人民卫生出版社

宋继谒.1999.病理学.北京:科学出版社

孙保存.2009.病理学.北京:北京大学医学出版社

唐建武.2007.病理学.第2版.北京:人民卫生出版社

王恩华.2003.病理学.北京:高等教育出版社

王恩华.2008.病理学.第2版.北京:高等教育出版社

卫生部卫生统计信息中心.2009年中国卫生事业发展情况统计公报

武忠弼.1996.病理学.第4版.北京:人民卫生出版社

武忠弼,杨光华.2002.中华外科病理学(中卷).北京:人民卫生出版社

杨光华.2001.病理学.第5版.北京:人民卫生出版社

郭慕依,叶诸榕.2001.病理学.上海:上海医科大学出版社

詹希美.2005.人体寄生虫学.北京:人民卫生出版社

宗永生,钟思陶.2000.病理学.广州:广东高教出版社

郭慕依.2005.病理学.第3版.上海:上海医科大学出版社

夏同礼.2002.现代泌尿病理学.北京:人民卫生出版社

中国胃肠道间质瘤专家组.2009.中国胃肠道间质瘤诊断治疗共识.中华病理学杂志,38:697-702

《乳腺癌HER2检测指南(2009版)》编写组.2009.乳腺癌HER2检测指南(2009版),中华病理学杂志,38:836-840

谭郁彬.1990.弥漫内分泌系统病理研究进展.中华病理学杂志,19:81

Alizadeh AA, Elsen MB, Davis RE, et al. 2000. Distinct types of diffuse large B-cell lymphoma identified by gene expression profiling. Nature, 403: 503-511

Belin AC, Westerlund M. 2008. Parkinson's disease: a genetic perspective. FEBS J, 275: 1377-1383

Das G, Sheridan S, Janeway CA, et al. 2001. The source of early IFN-γ that plays a role in the priming. J Immunol, 167: 2370-2378

Dayan CM, Daniels GH. 1996. Chronic autoimmune thyroiditis. N Eng J med, 335: 99-107

Dennisk B. 2002. The male genital system. Christopher PC, Susan CL, Ramzi SC. The female genital system. In: Vinay K, Ramzi SC, Stanley L. Robbins Pathology 英文原版, 7th et. 北京:北京大学医学出版社

Emanuel R. 2008. Rubin's Pathology Clinicpathologic Foundations of Medicine. 5th Ed. Philadelphia: Lippincott Williams and Wilkins

Fahmy TM, Bieler JG, Edidin. M. 2001. Increased TCR avidity after T cell activation: a mechanism for sensing low-density antigen. Immunity, 14: 135-143

Fenderson BA. 2007. Lippincott's Review of Pathology. Philadelphia: Lippincott Williams and Wilkins

Harris NL, Stein H, Coupland SE, et al. 2001. New approaches to lymphoma diagnosis. Hematology, 194-220

Horst A. 2000. Molecular Pathology. 1st ed. Boca Ra—Raton. Florida: NW Blvd, 255-279

Hountis P, Moraitis S, Dedeilias P, et al. 2009. Sarcomatoid lung carcinomas: a case series. Cases J, 11; 2: 7900

Janeway CA. Immunobiology. 1999. The Immune Systgm in Health and Disease. 4th ed. New York: Curren Biology Publications

John N. Eble. 2009. Tumors of the urinary tract. (美)弗莱彻(Fletcher, C. D. M.)著. 回允中译. Diagnostic Histopathology of Tumors. 北京:北京大学医科出版社

Katzka DA. Rustagi AK. 2000. Gastroesophageal reflux disease and Barrett's esophagus. Med Clin North Am. 84: 1137-1161

Klatt EC, Kumar V. 2010. Robbins and Cotran review of pathology. 3th Ed. Phladelphia: W. B. Saunders

Ksiazek TG. Rollin PE, Wiliams AJ, et al. 1995. Clinical virology of Ebola bemorrgagic fever(EHF): virus, virus antigen, and IgG and IgM antibody findings among EHF patients in kikwit, Democratic Republic of the Congo. J Infet Dis, 179(Supp 1): S177-187.

Kumar V, Abbas AK, Fausto N, Aster J. 2010. Robbins and Cotran Pathologic Basis of Disease. 8th ed. Philadelphia: W. B. Saunders

Kumar V, Cotran RS, Robbins SL. 2003. Robbins Pathologic Bases of Disease. 7th ed. Philadelphia: W. B. Saunders

Kumar V, Abbas AK, Fausto N. 2005. Robbins and Contran Pathologic Bases of Disease. 7th ed. Philadelphia: Elsever Saunders

Larsen PR, Ingbar SH. 1992. Williams Textbook of Endocrinology. 8th ed. Philadelphia: W. B. Saunders

Liu TH, et al. 1993. Thoracic ACTH — producing tumors with Cushing's syndrome Zentralblatt fuer Pathologie, 131-139

Pilheu JA. 1998. Tuberculosis. 2000: Problems and solutions. Int J Tuberc Lung Dis, 2: 696-703

Richard NM, Ramzi SC. 2003. Hematopoietic and lymphoid system. In: Cotran RS, Kumar V, Collins T. Robbins Basic Pathology. 7th ed. Philadelphia: W. B. Saunders

Robbins SL, Cotran R s. 1997. Endocine system Basic pathology. 6th ed. Philadelphia: W. B. Saunders

Robbins. 2008. Basic Pathology. 8th edition. the Nervous System. International edition

Rosai and Ackerman. 2006. 外科病理学,第 9 版. 北京:北京大学医学出版社

Rubin R, Strayer DS. 2005. Rubin's Pathology : clinicopathologic foundations of medicine. 4th ed. Philadelphia: Lippincott Williams & Wilkins

Sastre M, Klockgether T, Heneka MT, et al. 2006. Contribution of inflammatory processes to Alzheimer's disease: molecular mechanisms. Int J Dev Neurosci, 2006, 24: 167-176

Stephenson TJ. 1999. Inflammation. In: Underwood JCE ed. General and Systematic Pathology. 2nd ed. London: Churchill Livingstone

Travis WD. 2002. Pathology of lung cancer. Clin Chest Med, 23(1): 65-81

Underwood JCE. 1999. General and Systematic Pathology,第 2 版. 北京:科学出版社

Underwood. JCE. 1999. General and systematic Pathology. 2th ed. New York: Harcourt Asia Pte, Ltd

Vales GM, Reybum H, Strominger J, et al. 2000. Interaction between the human NK receptors and their ligabnds. Crit Rew Immunol, 20: 223-224

Vinay K, Abul KA, Nelson F, Richard M. 2007. Robin's Basic Pathology. New York: Saunders

Woo HN, Park JS, Gwon AR, et al. 2009. Alzheimer's disease and Notch signaling. Biochem Biophys Res Commun, 390: 1093-1097